제2판

BIOMATERIALS

생체재료학

한국생체재료학회 지음

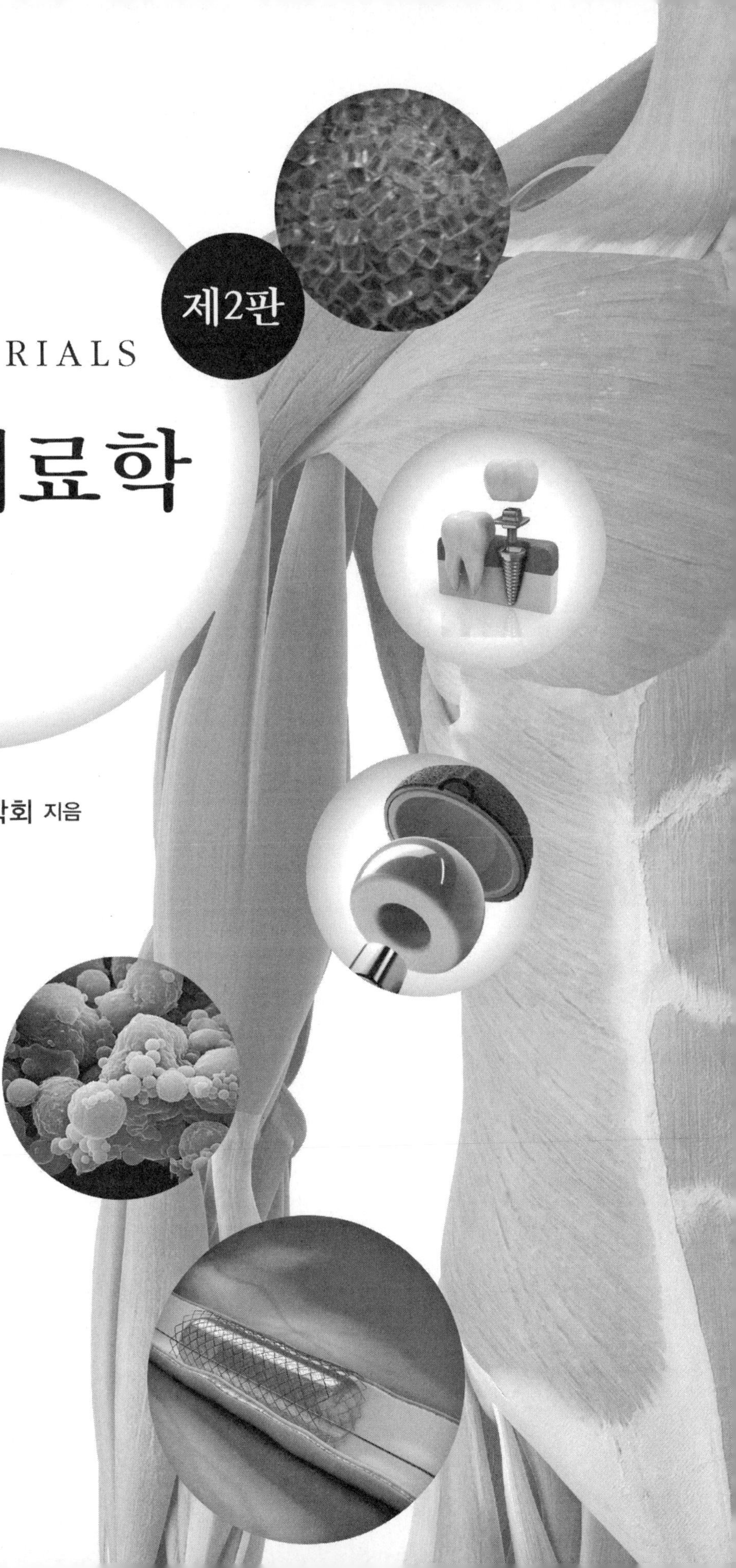

자유아카데미

머리말

생체재료학 교재는 지난 2009년 한국생체재료학회 강인규 교수님을 위시한 편찬위원과 70여 명의 저자 분들의 각고의 노력으로 15장 500여 페이지에 이르는 초판이 발간되었다. 집필 시 재료의 다양성과 다학제 학문의 특성상 교재내용의 수렴과정에 어려움이 있었지만 개요 및 이해부터 임상적용까지 한 분야에 치우치지 않고 초판으로서 짜임새 있게 잘 구성되었다고 본다.

이로부터 6년이 지난 2015년에 한국생체재료학회에서는 학부 교재로서 내용이 좀 어려운 부분, 대학원 교재로서 미진한 부분, 각 장별 업데이트 및 축약 부분, 그리고 생체재료의 최근 동향에 따른 신규 내용 추가 등을 보완해서 개정하기로 결정하였다. 초판의 15장에서 개정판에서는 신규로 줄기세포, 3D 프린팅, 바이오센서 내용이 추가되어 17장으로 늘었으며 초판의 내용도 이해하기 쉽도록 압축해서 집필하려고 노력하였다. 처음 논의 과정에서 서술형의 기존 교재가 가진 가독성 결여 부분을 탈피하고 개조식 형태의 교재를 구성하려고 하였으나 많은 저자 분들의 서술형 교재 선호도를 반영하여 같은 형식을 유지하였다. 또한 강의하시는 분들에게 도움을 주고자 교재에 따른 강의용 PPT 작업을 향후 추가로 진행할 예정이다.

아직도 미진한 부분, 그리고 추가되어야 할 내용들이 있지만 페이지 수의 한계로 모두 수록할 수 없었음을 인정하고, 짧은 집필 기간이었지만 적극적으로 참여해 주신 모든 저자 분들께 감사드린다. 출간 후에라도 수정 사항이 있을 경우에는 자유아카데미 홈페이지(www.freeaca.com) 자료실에 제공할 예정이다.

끝으로, 적극적인 지원을 해주신 한국생체재료학회 회장님 및 임원 여러분을 비롯하여 교재 출판에 애써 주신 자유아카데미 관계자 여러분께 깊이 감사드린다.

본 개정판이 교재로 다양한 학문분야에서 널리 사용되길 고대하며...

2016년 1월 30일

교재 편찬위원장 김 용 희

차례

17장 생체재료의 임상적 응용 521

1장

생체재료의 개요

• 박상준 (한국원자력의학원)
• 전흥재 (가톨릭대학교 의과대학)
• 김천호 (한국원자력의학원)

1.1 생체재료의 정의

생체재료(biomaterials)는 질병의 진단 및 치료를 위하여 인체에 접촉 또는 이식되는 의료기기뿐만 아니라 의약품에도 널리 사용되고 있다. 또한 약물을 전달하기 위한 의약제제, 우리 몸에 바르는 화장품의 원료, 상처 드레싱, 1회용 주사기 등 비교적 간단한 제품에서 인체의 손상된 장기를 대체 및 복구할 수 있는 인공장기에 이르기까지 다양하게 사용된다.

생체재료의 정의에 대한 필요성이 부각되면서 미국의 국립보건원은 1984년에 생체재료를 '인체조직 및 장기의 기능을 치료, 개선 및 대체하는 목적으로, 단기간 및 장기간의 모든 기간 동안, 의약을 제외한 시스템의 전체 또는 일부로 사용되는 모든 천연물질과 합성물질 및 이 물질들의 조합'으로 정의하였다. 또한 1989년 영국에서 개최된 유럽 생체재료학회에서는 생체재료를 '일정기간 인체에 접촉 또는 삽입되어 인체 조직 또는 기관을 일부 또는 전부 대체하거나 복구하여 그 기능을 회복시킬 수 있는 합성, 천연 및 복합재료'로 정의하였고, 이때 의약품은 제외하였다. 한국의 식품의약품안전처는 유럽 생체재료학회의 생체재료 정의를 인용하여 의료기기의 생물학적 안전에 관한 공통기준규격(고시 제2014-115호, 2014. 4. 24, 개정)에서 생체재료를 '신체의 조직, 기관 또는 기능을 평가, 처치, 수복 또는 대체하기 위해 생물학적 시스템과 상호접촉(interface)하여 사용하는 물질'로 정의하고 있다.

생체재료는 좁은 의미에서 생체의 손상된 조직 및 장기의 일부를 대체 또는 복구하여 기능을 보완 및 복원시킬 수 있는 물질로 정의할 수 있으며, 넓은 의미로는 인체의 질병을 진단 및 치료하기 위한 재료로서 인체에 접촉 또는 이식될 때 생체적합하고 독성이 없는 물질로 정의될 수 있다.

생체재료는 재료에 따라 천연 및 합성재료로 나누고, 또한 금속, 세라믹, 고분자 및 그들의 복합재로 분류할 수 있다. 금속은 강도가 높은 인공관절, 인공치근 등에 적용되고 있으나, 체내의 염 때문에 부식되기 쉬운 단점이 있다. 스테인리스강(SUS), 니켈-크롬 합금, 타이타늄 등은 쉽게 부식되지 않아 생체재료용 금속으로 많이 사용되고 있지만, 이들도 체내에 장기간 이식되면 천천히 부식되어 이온을 방출하므로 주의가 필요하다. 세라믹은 체내에서 가장 안정하고 단단하지만 충격에 약하여 쉽게 깨지는 단점이 있다. 알루미나, 지르코니아 등 세라믹은 인공관절 부품 및 치과용 재료로 사용되고 있고, 특히 하이드록시아파타이트는 뼈의 성분과 유사하므로 인공뼈 재료로 적용되고 있다. 고분자는 금속 및 세라믹보다 강도는 약하지만 가볍고 유연성을 가지며 필름, 도관, 스펀지 등 다양한 형태로 가공하기 쉬우므로 1회용 주사기, 수액 세트, 상처 드레싱, 카테터 등과 같은 단순한 의료제품부터 매우 복잡한 인공조직, 인공장기 등에 응용되고 있다. 고분자는 합성고분자와 천연고분자로 분류할 수 있으며, 합성고분자는 말 그대로 단량체로부터 합성된 폴리에틸렌, 폴리에스터, 폴리유레테인 등과 같은 고분자이고, 천연고분자는 콜라겐, 피브린, 알부민 등과 같은 단백질 및 셀룰로오스, 알지네이트, 히알루론산, 키틴 등과 같은 다당류 등 동식물에서 추출된 고분자이다. 합성고분자는 합성공정에서 분자량 조절이 가능하므로 기계적 및 물리적 특성 제어가 비교적 쉽고 가격이 저렴한 장점을 가지지만, 천연고분자는 동식물에서 추출함으로써 분자량 제어가 어려워 물성 조절이 용이하지 못한 단점을 가진다. 하지만 천연고분자는 자연에 풍부하게 존재하고, 인체를 구성하는 주요 성분이므로 일반적으로 합성고분자보다 생체적합성이 우월한 것으로 평가되고 있다. 복합재는 고분자와 무기물이 복합된 재료로 주로 강도를 개선하기 위한 목적으로 개발되어 왔으나, 현재 물성 개질과 생체적합성을 개선하는 연구도 진행 중이다. 이들 생체재료에 대한 분류 및 특성은 2장과 3장에서 자세히 다룰 것이다.

생체재료는 인체에 접촉 또는 이식되어 사용하는 물질이므로 생물학적 시스템과 상호작용이 매우 중요하다. 인체는 대부분이 70% 이상의 물로 구성되어 있고, 단백질, 다당류, 효소, 염, 이온 등 생체분자가 있다. 또한 체내의 pH는 대부분이 중성상태를 유지하지만 그 기능에 따라 중추신경계나 소화기관의 경우는 산성이다. 이러한 체내의 조건을 고려해 볼 때 체내 조직에 이식된 생체재료는 그 계면에서 인체의 다양한 성분과 접촉하여 다양한 반응을 일으킬 것이다. 그림 1.1과 같이 체내에 이식된 생체재료 표면에서 금속 같은 경우는 체내의 염

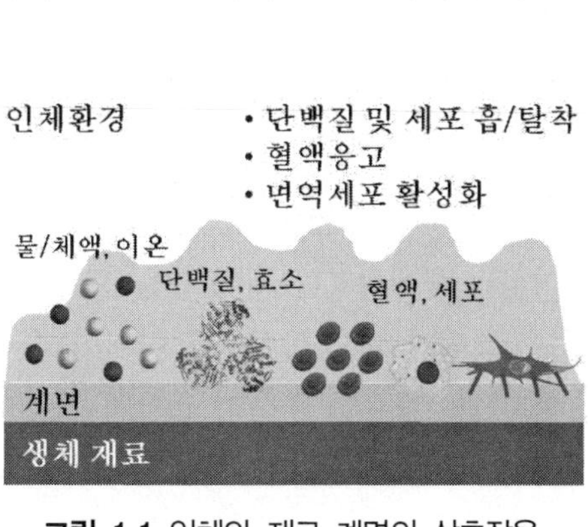

그림 1.1 인체와 재료 계면의 상호작용

이나 이온과 반응하여 수 나노미터 두께의 금속산화층이 형성되어 산화반응에 의해 금속이온이 방출될 것이며, 고분자 같은 경우는 생체분자에 의해 가수분해나 효소분해 반응이 일어나 분해반응물들이 방출될 수 있을 것이다. 생체재료와 이식된 주변 조직과의 반응성은 생체재료의 친수성과 소수성 차이에 의해 결정되며 이러한 표면 반응성은 체내의 단백질, 혈액, 세포의 부착 및 거동에 중대한 영향을 미친다. 따라서 생체재료와 인체의 상호작용을 정확히 이해하고, 개선시키기 위해서는 생체재료의 최상층 표면의 특성을 정확히 분석하고 물성을 조절해야 할 것이다.

체내에 이식될 생체재료가 갖춰야 할 조건으로 첫 번째는 생체적합성과 생체안전성이 우수해야 할 것이며, 두 번째는 이식되어 대체할 조직과의 물리적 특성이 유사해야 하며, 세 번째는 체내 이식을 위해서 소독 및 멸균 작업이 가능해야 할 것이다. 이러한 조건을 충족시키는 생체재료라도 체내에 이식하게 된다면 조직절개 시 손상된 혈관에서 혈액이 유출되면서 생체재료 표면에서 응고가 되어 혈전을 형성시킬 수 있다. 또한 본능적인 면역방어기전에 의해 이식된 재료를 마치 외부에서 침입한 박테리아 등 이물질로 인식하여 이를 제거하기 위해 이식된 재료 주변부로 다양한 면역세포가 모이고 이들이 이식된 재료를 파괴하면서 이식주변부의 정상 조직 역시 괴사(Necrosis)를 동시에 유발하여 심각한 부작용을 일으킬 수 있다. 이렇게 생체재료가 체내에 이식되었을 때 발생되는 현상을 이물반응(foreign body reaction)이라고 하며, 이상적인 생체재료는 인체와 접촉 시 이물반응을 최소화해야 할 것이다.

생체재료는 생체 내 이식 후 생체조직과의 결합이 우수하여야 한다. 금속재료를 이용한 인공관절의 경우 인체 내 조직 및 세포와의 친화성이 부족하여 생체조직과 약한 결합을 이룬다. 또한 테플론을 이용한 인공혈관의 경우 감염성이 낮고 우수한 기계적 특성 탄성과 유연성을 가지지만, 혈액 속 일부 단백질이 소수성의 테플론 표면과 흡착하여 혈전을 발생시킬 수 있는 문제점이 있다. 이와 같이 생체재료와 생체조직과의 상이한 기계적, 생리학적 물성 차이로 본래의 기능을 발휘하지 못할 수가 있다. 이를 극복하기 위해 생체재료 표면을 화학적으로 개질하거나 생체친화성이 높은 다른 물질로 표면을 코팅하여 생체조직과의 결합력을 높이는 연구가 많이 진행되고 있다.

인체에 이식된 생체재료는 체내에서 산화 또는 가수분해가 되지 않아야 한다. 금속재료가 산화되면 세포 독성이 높아지며, 물성이 저하되기 때문에 표면을 산화막으로 피복하여 우수한 내식성을 갖게 해야 한다. 그리고 고분자재료는 다량의 인체 수분으로 인해 가수분해되면 물성이 저하되기 때문에 코팅 또는 합성을 통해 이를 방지해야 한다. 반면에 체내에서 분해되는 고분자의 특성을 이용하여 수술봉합사, 골절 고정기구, 인공혈관 등 일시적으로 강도를 유지한 후에 분해되는 생분해성 생체재료를 사용하는 경우도 있다. 생분해성 생체재료는 인체 내에서 분해되는 동안 안정적으로 조직을 형성해야 하며, 분해속도를 조절할 수 있어야 하고 분해산물의 독성이 없어야 된다.

모든 생체재료는 가공성이 우수하여 제작이 용이해야 하며, 생체 내외에 접촉 및 이식을 통해 독성, 감염, 면역반응 및 거부반응 등이 없어야 한다. 특히 감염을 최소화하기 위해 모든 생체재료를 이용한 의료기기는 열, 감마선, 또는 EO(ethylene oxide) 가스 등으로 멸균할 수 있어야 된다.

인체 내의 뼈, 연골, 혈관, 심장 등 각각의 부위에 따라 특성, 형상 등이 다르기 때문에 인체 적용 부위에 따른 적절한 생체재료를 선택하는 것이 중요하다. 예를 들어 경조직인 뼈나 치근의 손상을 대체하기 위해서는 강도가 우수한 타이타늄, 하이드록시아파타이트와 같은 금속 및 세라믹 재료를 사용해야 하며, 연조직인 피부, 연골, 혈관 등을 위해서는 탄성과 유연성이 우수한 폴리유레테인, 콜라겐 등과 같은 천연/합성 고분자재료를 이용해야 된다. 생체 내 삽입을 위해서는 생체재료의 생체적합성이 우수해야 함은 당연한 것이며, 장기간 신체와 접촉하게 되므로 혈전 형성이 최소화되어야 하고, 염증 반응과 감염으로부터 효과적으로 대처할 수 있어야 된다. 따라서 인체의 부위 및 특성에 따라 생체재료를 효과적으로 선정해야 하며, 생체의 거부 반응이나 이상 반응 없이 기존의 기능을 수행할 수 있게 개선하는 것이 중요하다. 또한 개인에 따라 손상된 조직 및 장기가 다르기 때문에 환자 맞춤형의 인공조직 및 인공장기가 요구되고 있으나, 실제 임상에서 사용할 수 있는 크기로의 제작이 어렵고, 매우 복잡한 인체조직 및 장기와 유사한 3차원의 인공 이식물의 개발은 어려운 문제로 남아 있었다. 하지만 최근 3D 바이오 프린팅 기술의 발전으로 인공심장, 인공혈관, 인공뼈 등과 같은 인체 조직 및 장기를 모방한 다양한 형태의 3차원 인공 이식물의 개발이 가능할 것으로 기대되므로 생체재료의 적용 범위가 확대될 것이다.

생체재료는 그 자체가 의료기기로 사용될 수 있으며, 의료기기의 일부로도 사용된다. 모든 의료기기의 인허가는 식품의약품안전처에서 관리하며, 인체에 접촉하는 특성 및 기간에 따라 절차 및 평가기준이 크게 차이가 있다. 접촉의 특성은 비접촉형, 표면접촉형, 체내외 연결형, 체내 이식형 의료기기 등의 소분류로 나눠지며, 접촉 기간에 따라 24시간 이내(제한접촉), 24시간 이상 30일 이내(지속접촉), 30일 초과(영구접촉)하여 1회 노출 또는 그 이상일 때로 세분화되어 있다. 또한 의료기기의 위해도에 따라 4등급으로 분류된다. 1등급은 잠재적 위

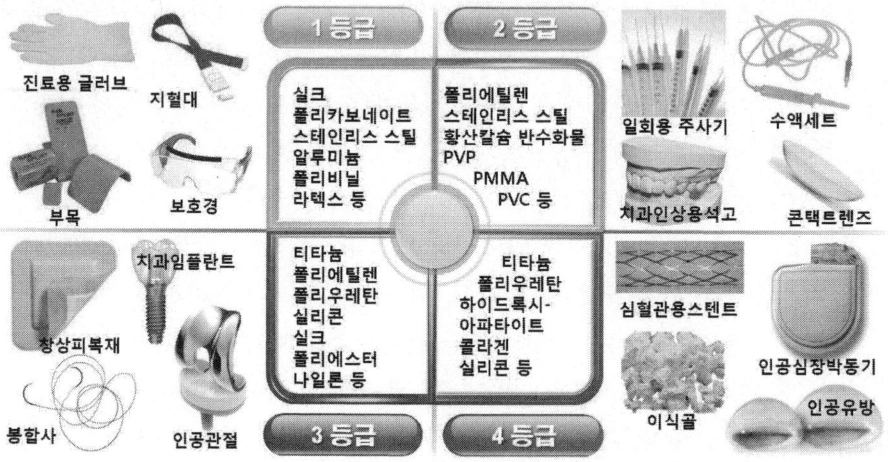

그림 1.2 생체재료의 응용 및 의료기기 등급

해성이 거의 없는 의료기기로 인체에 직접 접촉되지 않거나 접촉하더라도 고장이나 이상으로 인해 인체에 미치는 위험성이 경미한 의료기기이다. 2등급은 잠재적 위해성이 낮은 의료기기로, 사용 중 고장이나 이상으로 인해 인체에 위험성은 있으나 생명을 위해할 위험성이 낮은 의료기기이다. 3등급은 중증도의 잠재적 위해성을 가지며 인체 내에 일정기간 삽입되어 사용되거나, 잠재적 위험성이 높은 의료기기이다. 4등급은 고도의 위해성을 가지는 의료기기로 인체의 중요 장기인 심장 중추신경계 등에 영구적으로 이식되거나 안전성이 검증되지 않은 원자재를 사용한 의료기기를 뜻한다. 따라서 생체재료를 이용한 의료기기는 인체와의 접촉 부위 및 기간에 따라 평가 절차가 달라지며, 인체에 대한 위해도에 따라 등급이 분류된다.

1.2 생체재료의 역사

21세기 현재 생체재료는 거듭 진보하고 있으며, 그 결과 수많은 새로운 의료기기의 개발로 이어지고 있다. 그러나 불과 제2차 세계대전 이전만 하더라도 '생체재료'는 매우 생소한 단어였으며, 이와 관련된 전문적인 내용은 전무하였다. 인류의 역사를 돌이켜 보면, 인류는 재료 혹은 물질이 인체에 미치는 영향에 대한 지식이 전혀 없었던 시절부터 여러 재료를 필요에 의하여 인체에 적용하기 시작하였다. 고대 로마, 중국, 그리고 아즈텍 문명에서 금을 사용한 치과재료가 2,000여 년 전부터 시작되었으나, 현재 우리가 사용하는 의치와 유사한 개념의 치과재료는 AD 600년경 조개껍질을 소재로 하여 마야 문명에 의하여 개발되었으며, 최초의 세라믹소재에 의한 치과재료라고 할 수 있다. 또한 AD 200년경 유럽에서는 금속재료가 사용된 보철물이 사용되었음이 확인되었다. 치과재료와 더불어 그 중요성이 대두되는 생체재료는 봉합사이며, 32,000여 년 전부터 사용되어 왔다. 고대 이집트에서는 linen을 사용한 봉합사가 사용되었으며, 중세의 유럽에서는 인류 최초의 생분해성 봉합사인 catgut이 사용되었다. 19세기에 이르러 은 혹은 납 등을 사용한 금속봉합사가 사용되었고, 1849년 J. Marion Sims는 은으로 제조된 봉합사를 사용하여 많은 수술을 성공하였으나, 독성반응, 면역반응, 염증, 생분해성 등에 대한 이해 없이 제조되었던 생체재료이다. 재료의 생체적합성은 모양과 형태, 디자인 등에 의해서도 결정되지만, 가장 원천적인 요인은 재료의 화학적 특성에 의한 생물학적 반응이라는 점이 인식되기 시작하면서 19세기부터 20세기 초반에 이르기까지 여러 금속재료를 사용한 생체적합성 관련 연구가 이루어졌으며, 1924년 Zierold에 의하여 집대성되었다. 그는 여러 금속 및 합금재료를 사용하여, 부식이 체내에 미치는 영향을 연구해 부식에 매우 안정한 금, 은, 백금 등의 우수한 조직적합성을 밝혀냈지만, 그들의 취약한 기계적 강도 역시 제시하였다. 비슷한 시기에 금속 생체재료의 발전에 큰 영향을 미친 Co-Cr-Mo 합금 및 SUS 18-8, 그리고 Vitallium 등이 개발되었고, 1947년에 타이타늄계 재료들이 등장하게 되었다.

고분자를 소재로 하는 생체재료는 현재 사용되는 의료기기 재료의 대부분을 차지하지만, 그 역사가 매우 짧은데 그 이유는 합성고분자의 역사가 짧기 때문이다. 1869년 W. Hyatt는 코끼리의 상아와 비슷한 재료를 만들기 위하여 colodion을 camphor와 반응시킨 Celluloid를 합성하였고, 이듬해 이를 주조하여 틀니를 제조하였다. Celluluoid는 인류 최초의 플라스틱 생체재료로 사용됨은 물론, 여러 용도에 다방면으로 사용되었다. 하지만 단점인 열에 대한 취약성을 극복하기 위하여, 1907년 Bakeland는 phenol formaldehyde 수지인 Bakelite를 개발하였다. Celluloid와 달리 열경화성 수지인 Bakelite는 1930년대까지 폭발적인 수요를 형성하였다. 그 과정 중 1920년대에 이르러 고분자의 구조가 밝혀지기 시작하였으며, 단량체(monomer)의 중요성이 인식되기 시작하였다. 동시기에 급격한 산업발전 및 자동차 수의 증가 등에 의하여 석유 및 가스 산업이 동반 성장하였으며, 석유자원으로부터 경제성이 충분한 단량체를 생산할 수 있게 되었다. 결국 1930 ~ 1940년대에 polyethylene(PE), polyvinylchloride, polystyrene, 나일론 등의 고분자가 생산되면서, 1936년 PE의 생체적합성이 입증되었으며, 1941년 나일론 봉합사가 소개되었고, 제2차 세계대전 중 PMMA가 각막에 최소한의 염증반응을 보임이 발견되면서, 현재까지 안과재료로서 부각되고 있다.

제2차 세계대전이 끝나고 군용으로 제한되었던 재료들의 사용 제한이 풀리기 시작하면서 당시 의사들은 여러 가지의 재료들을 임상에 적용을 하였고 몇몇 재료들은 엄청난 가능성을 보였다. 비행기와 자동차에 쓰이는 실리콘, polyurethane, Teflon, 나일론, methacrylate, 타이타늄, 스테인리스강 같은 재료들이 대표적인 재료들이다. 당시 의사들은 그들의 힘으로 환자를 진료하고 치료해야 한다는 생각이 우세했으며 정부의 간섭도 없던 시대였기 때문에 새로운 재료들을 자유로이 사용하였다. 그러나 의사들의 재료 자체에 대한 지식의 부재는 다학제적 학문으로서 재료과학 및 재료공학 그리고 관련 기초과학자들과의 조직적인 움직임을 형성시켰으며, 결국 재료의 안전성 및 유효성에 대한 가이드라인을 제시하게 되었다. 그 결과 체계적인 생체재료의 발전이 이루어졌으며, Bioglass, hydroxyapatite, poly(lactic-co-glycolic acid), poly(ethylene glycol) 및 poly(2-hydroxylethyl methacrylate) 등의 새로운 재료의 탄생을 가져오게 되었다.

2장

생체재료의 분류 및 특성

• 한동욱 (부산대학교)
• 김원종 (포항공대)
• 박종철 (연세대학교)

2.1 생체재료의 개념 및 분류

생체재료란 생체에 직접 접촉하고 있는 재료라는 의미에서 유래된 것으로, 재료의 근원에 따라 크게 천연재료(biologically derived material)와 인공재료(artificial synthetic material) 두 가지로 분류할 수 있다(그림 2.1). 인공재료로는 재료의 종류에 따라 고분자(polymer), 금속(metal), 세라믹(ceramic), 복합재료(composite)로 나눌 수 있으며 표 2.1에 각각의 분류에 따른 장단점과 응용 예를 나타내었다.

금속재료와 세라믹재료는 고분자재료에 비해 경도 등이 좋아서 비교적 단단한 조직인 뼈, 치아와 같은 부위의 대체 재료로 많이 이용된다. 특히 세라믹은 금속재료에 비해 파괴 인성이 낮아 단단한 부위 중에서도 기계적 하중을 크게 고려하지 않아도 되는 부위에 사용된다. 한편 고분자재료는 종류가 다양하며 물리 화학적 성질, 표면 성질 및 기계적 성질을 폭넓게 변화시킬 수 있어 많이 이용된다. 복합재료는 두 가지 이상의 재료를 혼합하여 물리적 또는 화학적으로 서로 다른 상을 형성하면서 보다 유용한 기능을 발현하는 재료로서 목적에 부합하는 맞춤형 성형이 가능하기 때문에 다양한 재료를 조합하는 연구들이 활발하게 진행되고 있다.

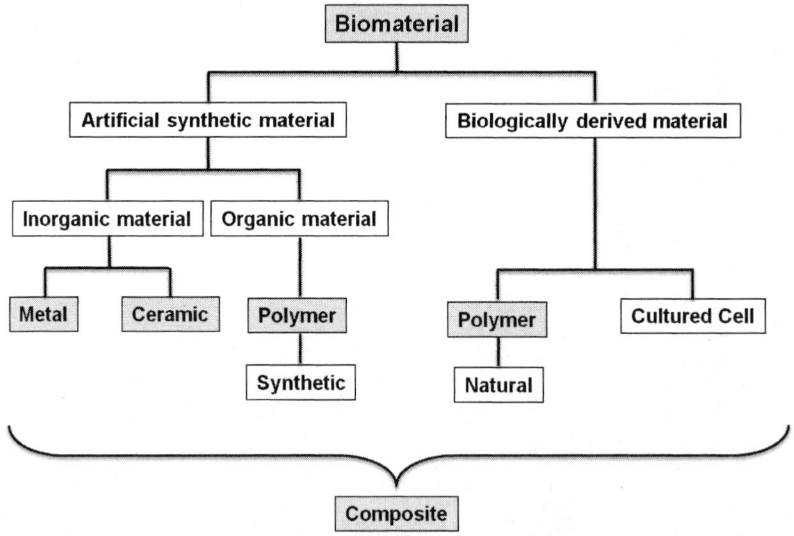

그림 2.1 생체재료의 분류

표 2.1 생체재료별 특성 비교

재료	종류	장점	단점	응용 예
금속	단일금속: 스테인리스강, Co, Cr, Ti, Ir, Pt Alloy: Co-Cr, Co-Cr-Mo, Ti-6Al-4V, Ni-Ti (nitinol)	고강도 연성 우수 내마모성 우수	낮은 생체적합성 체내 부식성 큼 무거움 높은 강성 성형의 어려움	인공관절, 치근/치주 이식재, 골절 고정장치, 뼈 보강재, 스텐트
세라믹	Ca/P, Hydroxyapatite(HA) Alumina(Al_2O_2) Zirconia(ZrO_2)	높은 생체적합성 생체불활성 압축강도 우수 내부식성	깨지기 쉬움 제조가 어려움 복원력 결여 낮은 기계적 신뢰성	인공관절, 인공치아, 치과용 재료, 골시멘트, 골충전제
고분자	PMMA Nylon Teflon Silicone PLA, PGA, PLGA, PDA, PCL	굽힘성/탄성 우수 제조 용이 가벼움	기계적 강도 낮음 시간에 따른 변형 생분해	봉합사, 인공혈관, 인공인대, 골시멘트, 치아 접착제, 인공 연조직, 인공조직/장기
복합 재료	Carbon-Titanium HA-Polymer	높은 생체적합성 고강도 및 불활성 내부식성	제조가 힘듦 성형시 균일성 부족	인공관절, 인공심장판막, 체내고정장치

(1) 금속재료

금속재료는 Fe, Cr, Co, Ni, Ti, Mo 등으로 구성된 물질로서 기계적 성질(강도, 마모, 탄성, 내구성)이 뛰어난 특징을 가지고 있어 치아, 뼈, 관절과 같은 경조직의 대체물로 사용되고 있다. 금속재료는 생체 내에서 극소량으로 존재할 경우에는 거부 반응을 일으키지 않지만 다량의 금속이 생체 내에 존재할 경우에는 거부 반응을 일으킬 수 있고, 부식하여 원래의 특성이 변해 기계적 강도가 떨어지고 부식물이 주변 조직으로 침투하여 부작용을 유발할 수 있는 한계점이 있다. 따라서 단일 원소로 구성되어 있는 순금속보다는 비교적 생체적합성이 뛰어난 합금(alloy) 형태로 이용되고 있다.

(2) 세라믹재료

세라믹은 고온의 열처리를 통해 만든 비금속의 무기질 고체재료이다. 세라믹은 주위 생체조직과 아무런 생화학적 반응을 하지 않는 생체불활성(bioinert) 세라믹, 표면 주위의 생체조직을 자극하여 칼슘의 축적을 촉진시켜 삽입된 세라믹, 생체조직과의 접착력을 증가시키는 생체활성(bioactive) 세라믹, 삽입된 이후 일정 시간이 경과하면 궁극적으로 생체 내에서 흡수되는 생체흡수성(bioresorbable) 세라믹으로 분류할 수 있다. 생체활성재료로는 인산3칼슘(TCP), 아파타이트(apatite), 글라스 세라믹스(glass ceramics) 등이 있고 생체불활성 재료로는 알루미나(alumina) 및 카본 세라믹스 등이 있다. 이 중 바이오세라믹스는 생체 내에 존재하는 Ca, P, K, Na, K, Si 등의 원소로 이루어져 있어서 독성이 없고 생체적합성이 뛰어나다. 특히 이 바이오세라믹스는 생체에 이식시켰을 때 뼈나 조직과 강한 화학결합을 이룬다고 알려져 있어서 기존의 물리적인 성질을 유지하기 위해 사용되어 온 금속재료의 대체물로서 많은 관심을 받고 있다.

(3) 고분자재료

고분자는 많은 수의 단량체가 화학적인 결합을 통해 길게 연결된 분자량이 큰 유기 물질이다. 특히 고분자재료는 조성이 다양하여 기능에 맞는 기계적 물성을 설계하기 쉬울 뿐만 아니라 목적하는 형태로 쉽게 가공할 수 있어 금속 및 세라믹재료보다 광범위하게 이용되고 있다. 고분자재료는 인공적으로 합성된 재료뿐만 아니라 단백질(protein), 다당류(polysaccharide), 지질(lipid), 핵산(nucleic acid)과 같이 생체에서 유래된 재료도 포함한다. 이러한 천연고분자재료는 생체적합성이 우수하고 물질 고유의 생물학적 기능을 활용할 수 있고 인체 내에서 분해 및 흡수 기작이 잘 알려져 있다는 장점이 있다. 하지만 균일한 조성을 갖는 물질을 얻기 힘들고 다양한 기능화가 제한적인 한계점이 있다. 한편 합성고분자재료는 천연고분자와 달리 목적에 적합한 단량체를 이용하여 다양한 조성 및 구조의 고분자를 제조할 수 있기 때문에 여러 종류의 소재를 개발할 수 있다는 장점이 있다. 합성고분자는 외부 조건에 의해서 주사슬이 잘리는 여부에 따라 분해성 및 비분해성 고분자로 분류할 수 있는데 분해성 고분자는 주로 지지체, 수술용 봉합사 및 약물 전달체로 이용되고 비분해성 고분자는 손상된 장기나 조직의 일부를 대체하는 인공 혈관, 골시멘트 등으로 활용되고 있다.

(4) 복합재료

복합재료는 유기·무기, 생체·유기, 생체·무기, 유기·무기 복합재료의 코팅 및 재료의 표면 개질을 통한 복합화를 통칭한다. 이러한 복합재료를 이용함으로써 단일 생체재료의 단점이나 이종의 조직 및 장기 이식 시에 나타나는 문제점 등을 극복할 수 있다.

2.2 생체재료의 요건

생체재료는 앞서 언급한 바와 같이 살아있는 생체(혈액을 포함한 신체 내 모든 세포, 조직 및 장기)에 직접 접촉하는 재료로서 신체 각 부위가 불가역적으로 질병이나 손상을 입을 경우 대체 시술에 이용되기 때문에 일반적인 재료와는 달리 생체 내에서 특정 기능을 수행해야 하는 특성인 생체기능성(biofunctionality)뿐만 아니라 생체 내에서 거부 반응이나 독성(toxicity)을 유발하지 않아야 하는 요건인 생체적합성(biocompatibility)을 모두 겸비해야 한다(그림 2.2).

이러한 필수적인 요건 이외에도 생체재료가 체내 환경에서 서서히 분해되어 사라지거나 흡수되는 성질인 생분해성(biodegradability)은 생체재료의 임상적 활용도를 높일 수 있으며, 생체재료의 기능성과 적합성을 향상시키기 위해서는 특정 단백질이나 펩타이드, 다당류 등의 생물 유래 고분자 물질로 재료의 표면을 개질(surface modification)하는 것이 효과적인 전략으로 널리 알려져 있다.

(1) 생체기능성

생체재료는 체내에 존재하는 동안 목표한 기능을 완전히 수행할 수 있어야 하므로 재료 자체가 지니는 성능(efficiency)을 나타내는 지표인 생체기능성을 만족해야 한다. 이러한 성능 지표에는 다음과 같은 재료의 물리·화학·역학적 특성 및 물성 이외에 가공성과 멸균 가능성 등이 포함될 수 있다.

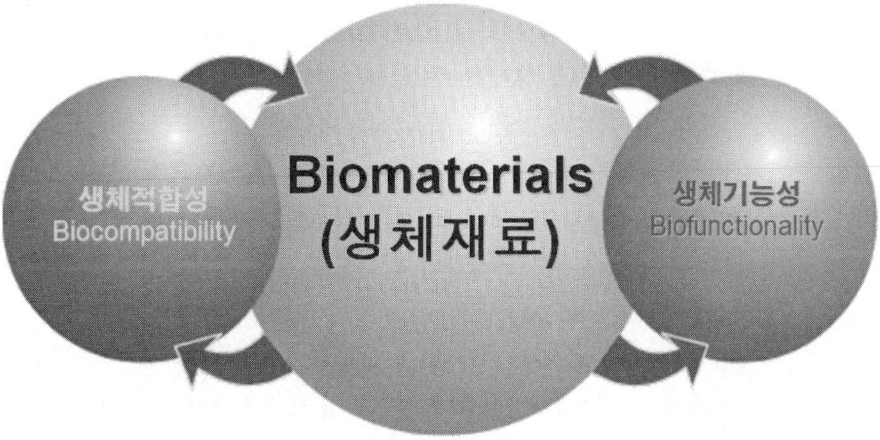

그림 2.2 생체재료의 요건

- 화학적 안정성(chemical stability)
- 적당한 기계적 강도(proper mechanical strength)
- 적절한 피로 강도(adequate fatigue strength)
- 적합한 모양으로 설계(suitably-shaped design)
- 용이한 가공성(easy to fabricate)
- 멸균 또는 소독 가능성(possible to sterilize and disinfect)
- 재현성(reproducibility)

따라서 생체기능성을 만족하는 생체재료라 함은 심장, 폐, 신장, 간 등과 같은 장기나 상피(피부, 점막), 결합(혈액, 뼈, 연골), 근육(골격근, 평활근, 심근) 및 신경과 같은 조직 본래의 기능을 생체 내에서 대체하거나 실현할 수 있음을 의미한다. 생체재료 각각의 종류에 따른 개별적 물성이나 성능은 이 책의 각 장에서 다루기로 한다.

(2) 생체적합성

생체재료는 인체의 조직 및 기관(장기)에 장기간 노출되어 이용되므로 인체에 대한 안전성을 나타내는 지표인 생체적합성을 충족해야 한다. 생체적합성이란 재료가 혈액 또는 세포 조직과 친화력을 가지거나 반응하는 정도를 의미한다. 예를 들어 혈액에 접촉해 있는 고분자의 생체적합성은 고분자가 혈액의 다양한 구성 요소들과 특정한 상호작용을 하느냐에 의해 결정된다. 한편 혈액에 직접 접촉하지 않는 고분자의 생체적합성이란 세포 조직과의 융합 정도를 의미한다.

생체적합성은 생체재료가 생체에 접촉했을 때 재료에서의 반응과 생체에서 나타나는 반응을 통해서 평가할 수 있다. 재료에서 나타나는 반응은 재료의 용출성(elution), 흡착성(adsorption), 흡수성(absorption), 생분해성 등의 물리-화학적 변화나 인장강도, 피로강도, 신장률, 경도, 마모율 등과 같은 열적 또는 기계적 변성 등을 통해 평가할 수 있다.

한편 생체에서의 반응은 접촉하는 대상에 따라서 조직에서의 반응과 혈액에서의 반응으로 나누어 평가할 수 있다. 일반적으로 세포/조직적합성 재료(cell/tissue compatible materials)의 경우는 체내에서 주변 조직에 거부 반응을 유발하지 않으면서도 조직과의 친화성을 갖는 생체활성의 특징을 보이고, 혈액적합성 재료(blood compatible materials)의 경우는 체내에서 혈전(thrombus) 생성을 최소화할 수 있는 생체불활성의 특징을 갖는다.

생체재료의 조직적합성이란 재료가 조직과 접촉해 있을 때 조직 내 세포의 접착 유무, 증식의 정도, 활성화 등을 나타내는 척도이다. 특정 재료를 생체에 도입하면 접촉한 조직은 이를 외부 물질로 인식하여 여러 가지 생체 방어시스템을 가동시켜 염증, 독성, 알레르기 등을 유발시킬 수 있다. 하지만 조직적합성이 우수한 생체재료를 이용할 경우에는 거부 반응을 일으키기보다는 앞에서 언급한 주변 조직과의 상호작용으로 원하는 물성을 효과적으로 나타낼 수 있다. 생체재료의 조직적합성은 생체적합성이 뛰어난 물질과 융합시키거나 세포 외 기질(extracellular matrix)과의 복합체를 형성함으로써 극대화시킬 수 있다. 예를 들어 생분해성 고분자로 제조된 지지체(scaffold)에 세포를 배양하여 원하는 조직에 이식하면, 세포는 증식하면서 조직을 재생하고 지지체인 고분자는 서서히 분해되어 제거됨으로써 조직에의 매우 뛰어난 적합성을 유도할 수 있다. 한편 세포막에 존재하는 각종 세포외 기질에 대한 수용체가 반응할 수 있는 리간드를 고분자재료에 도입하면 수용체와 리간드의 특이적인 상호작용을 통해 고분자가 세포에 잘 접착하게 되어 고분자재료의 세포에 대한 친화성을 증진시킬 수 있다. 이를 위해 콜라겐(collagen), 피브로넥틴(fibronectin), 라미닌(laminin) 등과 같은 접착성 단백질(adhesive protein)이나 이들 분자에 공통적으로 존재하는 RGD(arginine-glycine-aspartic acid) 등의 펩타이드(peptide)를 고분자에 도입하여 세포에의 접착성을 향상시키는 연구들도 진행되고 있다.

이와 달리 혈액적합성은 생체재료가 혈액과 접촉할 때 항혈소판(anti-platelet), 항혈전성(anti-thrombotic), 항응고성(anti-coagulating) 등의 혈액에서의 반응으로 평가된다. 생체재료를 체내에 이식할 경우 대부분의 물질이 혈액과 접촉하게 되므로 이 물질의 혈액적합성을 정확하게 판단하여 향상시켜야 한다. 여러 가지의 혈액 반응 중에서도 혈액의 성분이 재료에 흡착되지 않으면서도 자기들끼리 굳지 않는 항혈전성은 생체재료로서 요구되는 가장 중요한 성질 중 하나이다. 일반적으로 생체재료가 혈액과 접촉하면 수초 이내에 재료 표면에서 단백질 성분이 흡착되고 혈소판의 점착활성이 일어나 혈소판에 의한 혈전증(thrombosis)이 나타난다. 이후 응고(coagulation)와 관련된 단백질의 활성이 진행되어 최종적으로 트롬빈(thrombin)에 의한 피브리노겐(fibrinogen)-피브린(fibrin) 전환 반응이 일어나 이로 인해 적혈구(erythrocyte), 백혈구(leukocyte), 혈소판(thrombocyte)이 서로 엉겨 적색 혈전을 형성한다. 이러한 일련의 반응이 일어나는 정도와 속도는 재료 표면 성질과 혈액의 유체역학적 조건에 의해 달라진다. 따라서 이들 생체재료의 표면에서 일어나는 혈전과 색전(embolus)을 최소화하여 혈액적합성을 높이기 위한 표면 개질(surface modification)에 대한 연구가 활발히 일어나고 있다. 예를 들어, 헤파린(heparin)은 혈액 내에서 음전하를 갖는 다당류(polysaccharide)로서 이를 이용해 고분자의 표면을 개질하면 혈액의 응고 반응을 크게 억제하여 항혈전 효과를 얻을 수 있다. 한편 polyethylene glycol(PEG) 등의 친수성(hydrophilicity)이 높은 고분자 물질로 재료 표면을 개질하면 각종 혈장 단백질, 혈구 성분, 응고 인자 등과의 상호작용을 감소시켜 높은 혈액적합성을 유도할 수 있다.

(3) 생분해성

생분해성이란 생체재료가 생체 내에서 존재하는 일정 기간 동안 원하는 목적을 달성하면서 체내 환경에서 서서히 분해되어 없어지는 성질로 정의된다. 고분자의 경우, 생체에 적용했을 때 그 기능을 다한 이후에는 제거되어야 안전하게 이용될 수 있기 때문에 고분자의 분해성은 매우 중요한 특징 중 하나이다. FDA에서 허가를 받은 대표적인 생분해성 고분자로는 poly(lactic acid, PLA), poly(glycolic acid, PGA), poly(lactic-co-glycolic acid, PLGA), poly(dioxanone, PDA), poly(ε-caprolactone, PCL) 등이 있다. 이러한 생분해성 고분자들은 체내에서 물에 의해 가수분해(hydrolysis)되거나 특정 효소(enzyme)에 의해 분해되도록 합성될 수 있다. 인체에서 고분자가 가수분해될 경우에는 개인에 따른 편차가 크지 않지만 효소에 의해 분해될 경우에는 개개인에 따라, 특정 조직에 따라 분포하는 효소의 종류 및 양이 다르기 때문에 이를 인체에 적용할 때는 보다 많은 주의가 요구된다. 하지만 이러한 분해 효소를 이용하면 특정 부위에서만 선택적으로 분해될 수 있는 고분자재료를 설계하여 질병 특이적인 기능을 부여할 수 있는 장점이 있다.

고분자의 가수분해는 메커니즘에 따라 분해가 고분자 전체에서 한꺼번에 일어나는 '전분해'와 표면에서만 일어나는 '표면분해'로 분류된다. 전분해는 고분자가 분해되는 속도에 비해 물이 고분자 내부로 침투하는 속도가 더 빠르기 때문에 발생한다. 전분해 메커니즘에 의해 분해되는 고분자재료를 인체에 이식한 경우에는 전체적으로 분해가 일어나기 때문에 균열이 형성되고 기계적 강도가 급격히 떨어지는 특징을 보인다. 반면 표면분해 메커니즘에 의해 분해되는 고분자재료의 경우에는 분해가 상대적으로 천천히 일어나며 전체적인 형태를 유지하면서 두께가 서서히 감소되므로 기계적 강도를 유지하는 특징을 보인다. 특히 표면분해가 일어나는 고분자는 물의 투과를 방지하는 소수성 물질과 물에 의해 가수분해되는 부분을 모두 가지고 있어 이들의 조성 및 구조를 변형함으로써 가수분해되는 속도를 조절할 수 있다. 한편 고분자의 분해는 그 구조에 따라 가교결합, 곁사슬, 주사슬에서 다양하게 일어난다(그림 2.3).

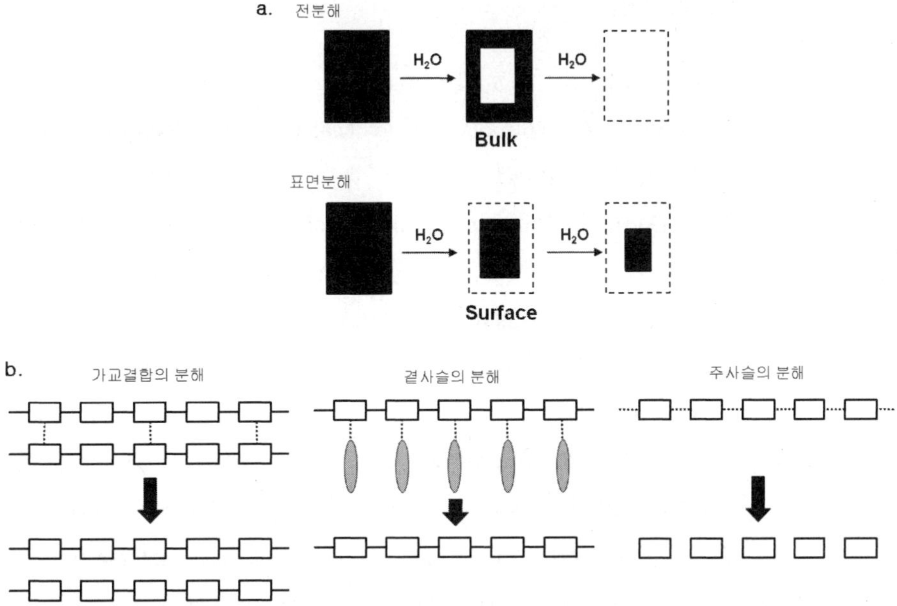

그림 2.3 고분자의 분해 기작 모식도 a. 전분해와 표면 분해 b. 다양한 결합의 분해

(4) 표면 특성

생체재료는 인체 조직과 직접적으로 접촉하고 있기 때문에 표면의 특성은 여러 가지 생화학적 반응을 좌우하는 중요한 요소 중 하나이다. 생체재료 표면의 원자들은 주변 원자들과 모두 결합하고 있지 않기 때문에 '표면장력(surface tension)'이라는 여분의 에너지를 갖는다. 이러한 표면의 원자들은 열역학적으로 불안정하기 때문에 주위 다른 원자나 분자에 흡착함으로써 표면장력을 최소화하려는 경향을 갖는다. 즉, 분자들이 주위 물질의 표면에 붙는 흡착이라는 현상이 특히 고분자 표면에서 많이 나타나게 된다. 이때 고분자에 흡착되는 물질에는 이온, 물, 단백질 등이 있다. 따라서 생체재료 표면의 흡착 현상을 연구함으로써 재료의 생체적합성을 평가할 수 있다.

생체재료의 표면 흡착은 표면장력에 의해 나타나지만 이를 깊이 이해하기 위해서는 표면과 용액 간의 상호작용을 살펴보아야 한다. 일반적으로는 재료 표면의 소수성(hydrophobic) 성질과 표면 전위(surface charge)가 표면 흡착에 영향을 미치는 중요한 요소이다. 재료 표면의 소수성 성질은 표면에 존재하는 물방울과 표면 사이의 접촉각을 측정하여 평가할 수 있다. 표면 전위 또한 물질의 흡착에 큰 영향을 미치는데 표면 전위는 이온화된 물질 또는 용액으로부터 해리된 특정 흡착 이온 등에 의해 나타난다.

■ 참고문헌

1. B.D. Ratner, A.S. Hoffman, F.J. Schoen, J.E. Lemons, Biomaterials Science: An Introduction to Materials in Medicine, 2nd ed., Elsevier, Amsterdam (2004).
2. S. Dumitriu, Polymeric Biomaterials, Marcel Dekker, New York (1994).
3. S.A. Guelcher, J.O. Hollinger, An Introduction to Biomaterials, Taylor & Francis, Boca Raton, FL (2006).
4. J.B. Park, R.S. Lakes, Biomaterials-An Introduction, 2nd ed., Plenum, New York (1992).
5. 유지, 이일우, 조직공학과 재생의학, 군자출판사, 서울 (2002).
6. 유지, 이일우, 생체조직공학: 개념과 응용, 고려의학, 서울 (1998).
7. J.S. Temenoff, A.G. Mikos, Biomaterials: The intersection of biology and materials science, Prentice Hall, 2008, pp1-31.
8. 한국생체재료학회, 생체재료학, 자유아카데미, 2009, pp40-240.
9. J. Jagur-Grodzinski, Biomedical application of functional polymers, React. Funct. Polym. 1999, 39, 99-138.
10. S. Ramakrishna, J. Mayer, E. Wintermantel, K.W. Leong, Biomedical applications of polymer-composite materials: a review. Compos. Sci. Tech. 2001, 61, 1189-1224.

3장

고분자 생체재료(1)

• 한동근 (한국과학기술연구원)
• 노인섭 (서울과학기술대학교)
• 태기웅 (광주과학기술원)

3.1 고분자 생체재료의 분류

고분자, 금속, 세라믹, 복합재료로 나누어지는 생체재료 중 고분자 생체재료는 단백질 및 다당류와 같은 천연고분자와 열가소성 및 열경화성의 합성고분자로 나눌 수 있다. 특히 합성고분자는 다양성, 순도 및 일관성, 무면역성, 가공 편리성, 소독 가능성 및 무독성 등의 장점 때문에 천연고분자에 비해서 더 다양하고 광범위하게 응용되고 있다. 의료용으로 사용되고 있는 합성고분자는 일반적으로 부가중합(addition polymerization)과 축합중합(condensation polymerization)으로 합성할 수 있으며 그 수평균 분자량은 대략 25,000 ~ 100,000 정도로 알려져 있다. 특히 합성고분자를 제조하기 위해서 하나의 단량체를 이용하여 중합할 경우 단일중합체(homopolymer)가 만들어지는 반면에 2개의 단량체를 이용하여 중합할 경우 4가지 형태[교대(alternating), 블록(block), 랜덤(random), 그래프트(graft) 공중합체(copolymer)]를 만들 수 있다. 따라서 고분자는 섬유, 필름, 쉬트, 관 등 목적하는 다양한 형태대로 쉽게 가공할 수 있으며, 특히 유기물로서 경우에 따라 화학적 및 생리적 활성을 나타내는 특징을 가지고 있다. 이러한 장점으로 의료용 생체재료 중 고분자가 금속 및 세라믹보다 더 많고 광범위하게 사용되고 있으며 조성이 다양하여 기능에 맞는 기계적 물성을 설계할 수 있다.

이 장에서는 이와 같은 여러 가지 구조와 물성을 가지고 있는 고분자 생체재료의 종류와 각각에 대한 특성 및 의료용 분야로의 적용 예(그림 3.1)에 대해서 상세히 기술하고자 한다.

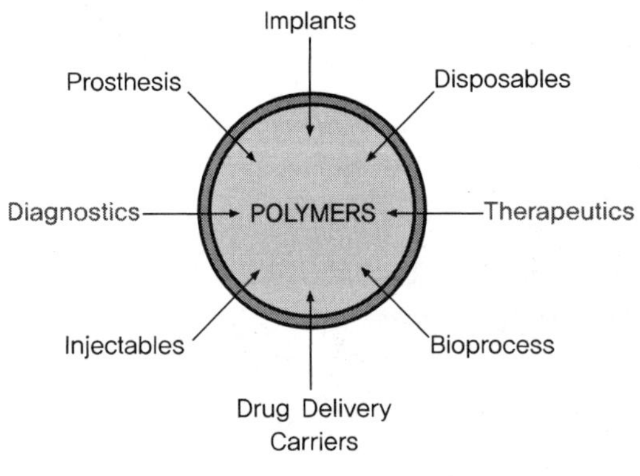

그림 3.1 고분자 생체재료의 주요 용도

3.1.1 천연고분자

천연고분자 생체재료는 생물학적으로 생성된 재료를 의미한다. 이러한 천연재료는 식물이나 미생물에 의해서 생성된 것들도 있으나 동물, 특히 인체 내에 존재하는 것들이 주로 많이 사용되고 있다. 고분자 천연재료는 면역 반응을 일으키지 않을 경우, 합성고분자들에 비해서 생체적합성이 우수하고, 물질 고유의 생물학적 활성을 이용하여 생물학적 기능성을 가지는 생체재료로 활용할 수 있다. 또한 인체 내에서의 분해 및 흡수 기작이 잘 밝혀져 있는 것이 많아서 이를 이용한 제품 개발 시 승인을 받기에 유리한 점들도 있다. 하지만 균일한 조성을 가지는 물질을 얻기 힘들고, 화학적 치환이 제한적인 단점도 있다.

천연고분자 생체재료는 먼저 만들어 내는 생물체에 따라서 동물계 중 인체를 포함한 척추동물 유래, 곤충 유래, 갑각류 유래, 그리고 식물 유래와 미생물 유래 등으로 분리해 볼 수 있다(표 3.1). 식물 유래로는 세포벽의 주성분인 셀룰로스와 감자 주성분인 전분, 해조류에서 추출하는 알긴산, 아가로스 등이 있다. 미생물 유래로서는 그람-네거티브 박테리아가 비정상적인 상황에서 생산하는 폴리하이드록시알카노에이트 계열의 고분자가 있고, 이 중 폴리하이드록시뷰티레이트가 미생물에 의해서 분해되는 성질을 이용하여 분해성 포장재로 사용되고 있다. 이외에, 발효된 콩에서 관찰되는 폴리감마글루탐산은 주로 바실리우스 계열의 미생물에 합성되는 아미노산 고분자로서, 흡습 및 보습성, 항면역 특성 등을 가지고 있어, 식품 이외에 화장품, 의료재료 등 다양한 용도로 적용이 시도되고 있다. 갑각류 유래 생체재료로서는 키틴 및 이의 화학적 변형체인 키토산이 있다. 곤충 유래로는 실크 단백질이 대표적이다. 그 외의 주요 생체재료는 척추동물 유래이다.

천연고분자 생체재료는 또한 구조적 특성에 따라서 섬유성 단백질계와 다당

표 3.1 주요 천연고분자 생체재료의 분류

유래		단백질	다당류
동물 유래	척추동물	콜라겐, 젤라틴, 엘라스틴, 피브린, 피브리노넥틴, 라미닌, 비트로넥틴	히알루론산, 헤파린, 황화 콘드로이틴, 황화 케라탄, 황화 더마탄
	곤충	실크(피브로인, 세리신)	
	갑각류		키틴, 키토산
식물 유래			셀룰로스, 전분, 알긴산, 아가로스
미생물 유래		폴리감마글루탐산	폴리하이드록시알카노에이트

류계로 구분할 수 있다. 다당류계는 다시 글리코사미노글리칸 계열과 순수한 탄수화물이 있는데, 글리코사이노글리칸은 아미노당 변형체를 포함하는 이당체 반복구조를 가지는 다당체로서, 세포 표면이나 세포외 기질에 존재하며, 음전하를 가지고 있다. 섬유성 단백질계로는 콜라겐과 변성체인 젤라틴 외에, 피브린과 접착성 단백질인 피브리노넥틴, 엘라스틴, 라미닌, 비트로넥틴 등이 주요 생체재료들이다.

(1) 콜라겐(collagen) 및 젤라틴(gelatin)

콜라겐은 다세포 동물 전체에 분포하는 섬유성 단백질로서, 인체 단백질 전체의 약 1/4에 해당한다. 콜라겐 분자는 세 가닥의 폴리펩타이드 알파 사슬이 삼중나선으로 꼬여 있는 상태를 기본으로 한다. 프롤린과 글리신의 비중이 매우 높은데, 프롤린의 소수성과 매 세 번째 아미노산으로 존재하는 글리신이 삼중 나선구조가 안정적으로 형성되도록 한다. 또한, 콜라겐은 생성 후 효소반응에 의해서 변형 아미노산인 수화리신과 수화프롤린을 갖게 된다. 지금까지 25종 이상의 알파 사슬과 이로부터 20종 이상의 다른 콜라겐 분자가 발견되었다. 섬유형을 만드는 콜라겐(fibril forming collagen)으로는 1, 2, 3, 5, 11형이 있는데, 1형 콜라겐은 가장 양이 많고, 피부와 뼈의 주성분이다. 1.5 nm의 지름을 가지는 삼중나선이 세포에서 생성 후 자발적 결합에 의해서 10 ~ 300 nm의 지름을 가지는 섬유형 콜라겐(collagen fibril)을 형성하며, 이것이 여러 개 모인 콜라겐 섬유(collagen fiber) (지름: 0.5 ~ 3 micrometer) 형태로 존재하여, 적은 양으로 세포외 기질의 기계적 물성을 결정한다.

물에 녹지 않는 콜라겐 섬유를 고온에서 산이나 염기로 처리하여 물에 녹도록 변성된 콜라겐이 젤라틴이다. 젤라틴은 농도를 증가시키면 부분적으로 형성되는 삼중나선 결합에 의해서 하이드로젤 형태를 만들 수 있고, 온도를 올리면 액체로 되었다가 내리면 다시 하이드로젤이 되는 온도 가역성을 보인다.

(2) 엘라스틴(elastin)

콜라겐 섬유가 조직의 높은 탄성계수를 유지하도록 하는 데에 반해서, 결합조직, 동맥 등 신축성이 필요한 조직에는 엘라스틴이 존재한다. 엘라스틴 섬유는 리신기 사이의 가교에 의해서 무질서 코일(random coil)이 서로 결합된 망상 구조를 형성한다. 고무의 탄성과 마찬가지로 신축 변형을 가하게 되면, 이에 의해서 감소된 무질서도를 만회하기 위해서 다시 원상태로 복원하려는 성질을 갖게 된다.

(3) 피브린(fibrin)

피브린은 인체에서 지혈작용 중 만들어지는 단백질 기반의 하이드로젤로서, 수용성인 피브리노겐(fibrinogen) 단백질이 트롬빈(thrombin)의 효소작용에 의해서 3차원 망구조의 결합체가 만들어진다. 340 kDa의 분자량을 가지는, 3종류(Aα, Bβ, γ)의 쌍인 총 6가닥의 단백질인 피브리노겐이 트롬빈에 의해서 한쪽 끝 부분(A와 B)들이 잘려나가게 되고, 이로 인해 새로 생기는 부분이 감마(γ) 사슬과 특이적 결합을 함으로써 3차원 망구조를 형성한다. 그 후 인체 내에서 다시 글루타민변환효소(transglutaminase)에 의해서 글루타민기와 리신기 사이의 화학결합이 추가적으로 일어난다. 조직 부착성 및 분해성으로, 의료용 조직 접작체로 사용되고 있다.

(4) 접착성 단백질

세포외 기질에서 세포가 기질에 잘 부착되도록 하는 역할을 하며 접착성을 가지는 주요 단백질로서 피브리노넥틴(fibrinonectin), 라미닌(laminin), 비트로넥틴(vitronectin) 등이 있다. 그 외에 테네이신(tenacin), 트롬보스폰틴(thrombospontin)도 있다. 피브리노넥틴(분자량 440 kDa)이 가장 대표적으로서, 이황화 결합(disulfide bond)에 의해 결합된 2개의 사슬 내에 헤파린 결합 영역과 콜라겐 결합 영역 외에 아르기닌-글리신-아스파라긴산(RGD)으로 구성된 세포결합 영역을 가지고 있어서 세포와 세포외 기질이 잘 부착되도록 하는 역할을 한다.

(5) 실크(silk) 단백질

실크는 누에, 거미, 나방 유충 등의 다양한 곤충으로부터 방사되는 단백질 고분자이다. 크게 피브로인(fibroin)과 세리신(sericin)의 두 단백질로 구성되어 있는데, 피브로인은 실크의 기계적 물성을 결정하고, 세리신은 그 표면에서 섬유 사이의 접착성을 가지도록 하는 역할을 한다. 피브로인의 결정성 영역은 글리신-알라닌 아미노산의 반복구조로 되어 있고, 베타 판(beta-sheet)의 2차 구조에 의해서 안정화되어 있다. 피브로인은 가벼운 사슬(~26 kDa)과 무거운 사슬(~390 kDa)의 이중 구조가 이황화 결합에 의해 연결된 형태이다. 피브로인은 생체적합성이 좋고, 물에 안 녹으며, 매우 가볍고 강하며, 신축성도 뛰어나다.

실크 세리신은 피브로인과 달리 극성 아미노산이 많아서(세린이 1/3 이상) 물에 녹는다. 세리신의 수용성을 이용하여 하이드로젤 등으로 활용이 되고 있지만, 실크 단백질이 인체에서 면역반응을 일으키는 원인으로도 보고되어 있다.

(6) 키틴(chitin) 및 키토산(chitosan)

키틴은 게, 새우, 가재 등의 갑각류 껍질에 주로 존재하여, 셀룰로스 다음으로 가장 양이 많은 다당류이다. 물에 녹지 않는 키틴의 탈아세틸화를 통해서 얻어지는 것이 키토산으로서, 묽은 산 용액에서 용해된다. 키토산의 성질은 탈아세틸화 정도에 따라서 달라지지만, 탈아세틸화된 부분이 1차 아민기를 가지게 되고, pKa 값이 약 6.4로서 약산성이기는 하지만, 천연유래 고분자 중에서는 거의 유일하게 양전하를 가지는 물질이어서 다양하게 응용되고 있고, 리소자임에 의한 체내 분해기작이 있다.

(7) 히알루론산(hyaluronic acid)

글리코사미노글리칸(glycosaminoglycan, GAG) 계열 중 인체에 가장 많으며, 연골 세포외 기질의 주성분이다. 분자량이 매우 커서(> 1,000 kDa), 사슬 엉킴에 의한 물리적 하이드로젤 형태로 공간을 채우고 있다. 글루쿠론산(glucuronic acid)과 N-아세틸 글루코사민(acetyl glucosamine) 이당체의 반복구조를 가지며, 글루로닌산의 카복실 그룹에 의해서 음전하를 띠고 있다.

(8) 헤파린(heparin)

헤파린은 우론산(uronic acid)의 카복실 그룹 외에 많은 황화 그룹를 가지고 있어서 글리코사미노글리칸 계열 중 가장 강한 음전하를 가지고 있다. 간 등의 세포외 기질의 주요 성분이며, 다른 조직의 세포 표면에는 거의 유사한 구조와 기능을 하는 황화 헤파란(heparan sulfate)이 존재한다. 대부분의 주요 성장인자들이 헤파린 결합 영역을 가지고 있으며, 헤파린 혹은 황화 헤파란의 역할은 세포외 기질에서 이러한 성장인자들의 활성을 조절하고 유지하는 역할을 한다. 이외에 헤파린은 항트롬빈 III(antithrombin III)과의 결합을 통한 트롬빈의 활성을 저하시킬 수 있어서 항혈전제로 사용되고 있다. 이밖에 다양한 글리코사미노글리칸들이 세포외 기질에 존재하는데, 주요한 것들로서 황화 콘드로이틴(chondroitin sulfate), 황화 케라탄(keratan sulfate), 황화 데르마탄(dermatan sulfate) 등이 있다.

(9) 알긴산(alginate) 및 아가로스(agarose)

해초에서 분리하는 알긴산은 베타(β)-D-만누론산(mannuronic acid)과 알파(α)-L-굴루로닌산(guluronic acid)의 두 가지 성분이 블록 형태로 분포되어 있는, 음전하를 띤 수용성 다당류이다. 이 중에서 굴루로닌산 블록이 소위 '달걀 상자

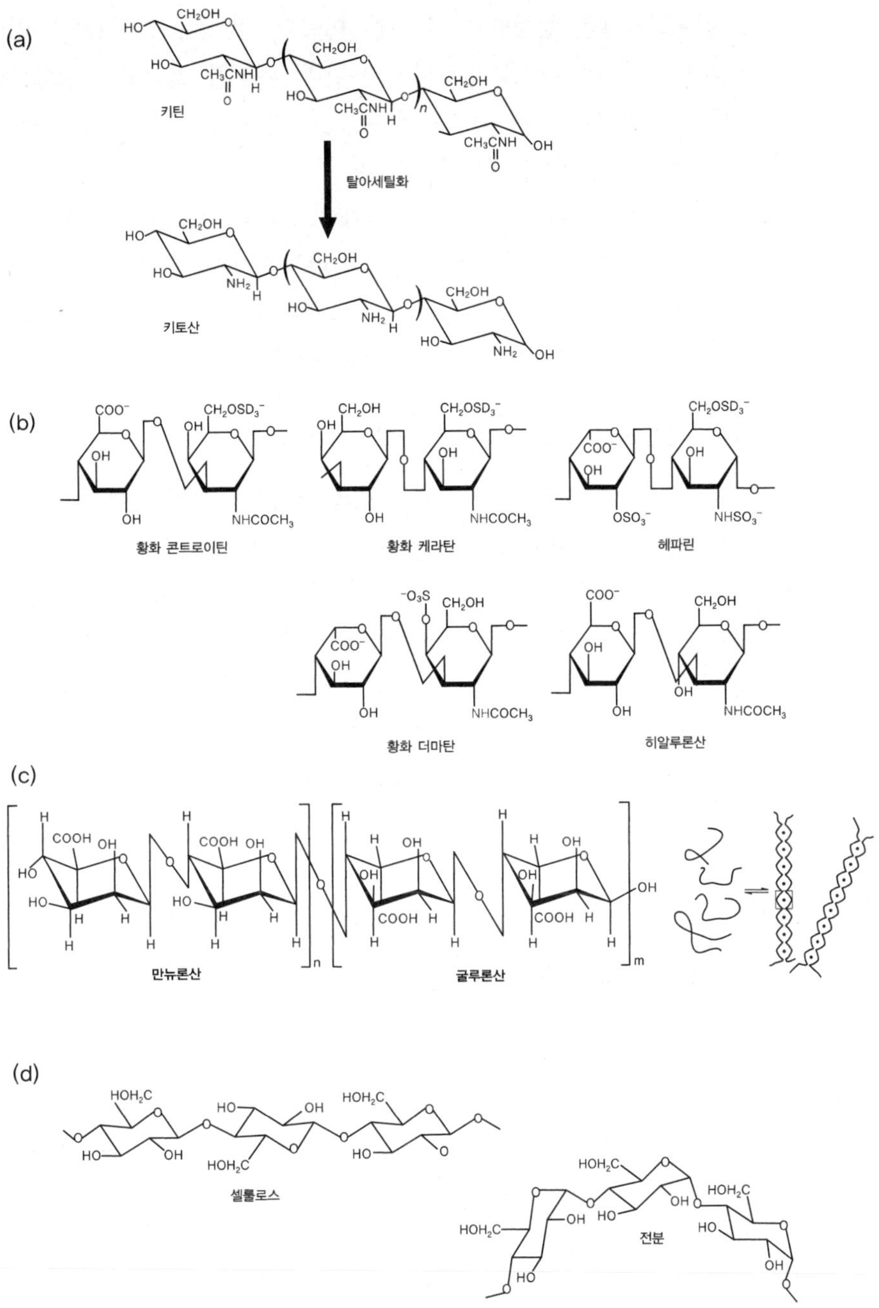

그림 3.2 주요 천연 다당류: (a) 키틴 및 키토산, (b) 글리코사미노글리칸, (c) 알긴산 및 경화 모델, (d) 셀룰로스 및 전분.[9, 17]

(egg box)'라고 하는 공간을 형성하게 되고, 이 안으로 칼슘 이온(Ca^{2+})이 들어가서 투명한 하이드로젤을 형성한다(그림 3.2 (c)). 굴루로닌산 블록의 함량에 의해서 하이드로젤의 성질이 달라지며, 칼슘보다 큰 2가의 양이온들은 더 안정

한 하이드로젤을 형성할 수 있지만, 이보다 작은 마그네슘(Mg^{2+})이나 1가의 양이온들은 하이드로젤을 형성하지 못한다. 이러한 알긴산 하이드로젤은 세포나 단백질의 고정화 등에 응용되어 왔고, 생체재료 지지체로도 사용되고 있으나, 생체 내 분해 기작이 명확하지 않다.

해조류 기반의 다른 다당류로 아가로스가 있는데, 고온의 아가로스 수용액에 온도를 낮추면 부분적인 이중 나선형성에 의해서 물리적 하이드로젤을 형성하게 된다. 농도에 따라서 형성된 하이드로젤의 기공 크기를 쉽게 조절할 수 있으므로, 단백질 혹은 핵산의 전기영동의 매개체로서 널리 사용되고 있다.

(10) 셀룰로스(cellulose)와 전분(starch)

셀룰로스는 식물의 세포벽의 주성분으로서, 지구상에서 가장 양이 많은 다당류이다. D-글루코스(glucose)가 베타(β)-(1 → 4) 결합에 의해서 연결되어 있어서 선형의 분자구조를 가지는데, 인접한 분자 사이의 강한 수소결합에 의해서 판(sheet) 형태로 존재하기 때문에 물에 녹지 않고 기계적 물성이 강한 세포벽을 만들 수 있다. 이에 반해 곡류에 존재하는 전분은 같은 D-글루코스가 알파(α)-(1 → 4) 결합에 의한 주사슬과, 알파(α)-(1 → 6) 결합에 의한 가지를 가지고 있는데, 주사슬이 알파(α)-(1 → 4) 결합에 의해서 선형이 아닌, 나선형의 분자구조를 가지고 있어서 분자 사이의 결합이 강하지 않게 되고 이에 따라서 물에 녹는다.

3.1.2 합성고분자

합성고분자 생체재료는 의료용 고분자를 의미하며, 천연고분자와는 달리 다양한 단량체를 선택하여 고분자로 제조할 수 있기 때문에 다양한 특성의 고분자로 제조할 수 있다. 즉 제조방법에 따라서 섬유, 부직포, 필름, 튜브, 구형 등 다양한 형태로 가공이 용이하며, 고분자의 화학구조, 결정성 및 분자량에 따라서 표면의 물리화학적 개질의 용이성, 탄성 및 강도 등과 같은 기계적 물성 등을 다양하게 변화시킬 수 있기 때문에 의료용 제품 및 환자의 대체조직과 장기를 위한 생체재료로 폭넓게 사용된다.

합성고분자는 고분자의 이화학적 구조에 따라 다른 특성을 가진 고분자로 분류된다. 즉, 선형 고분자 또는 가지가 달린 고분자로서 특정형태로 가공시킨 다음, 열을 가해 용융하여 다른 형태로 재가공할 수 있는 고분자인 열가소성 고분자와, 특정 형태로 가공된 다음에는 열에 의해 용융되지 않기 때문에 재가공이 불가능한 열경화성 고분자로 구분된다. 또한 합성고분자는 고분자 측쇄가 동일한 쪽에 위치하면서 일정한 배열을 가지는 아이소탁틱(isotactic), 동일한 쪽에 위치하나 배열이 일정하지 않은 신디오탁틱(syndiotactic), 측쇄가 일정한 방향성이 없는 아탁틱(atactic)과 같은 형태학적으로 구분된다.

합성고분자는 효소, 물, 광 에너지 등과 같은 조건에 따라 고분자 주사슬이 절단되는지 여부에 따라 분해성과 비분해성으로 분류된다. 비분해성 고분자는 골시멘트, 인공혈관, 주사기 및 혈액 백의 재료나 의료용품으로 사용되고 있는 반면에, 분해성 고분자는 주로 약물 전달용 제재, 조직공학용 지지체, 수술용 봉합사 등 일시적인 대체재로 활용된다.

(1) 비분해성 고분자재료

생체재료로 사용되는 비분해성 합성고분자들은 범용 고분자들 중에서 의료목적에 맞고 생체적합한 특성을 가진 고분자들이 사용되고 있고, 다음에 서술한 바와 같이 대표적인 비분해성 합성고분자들과 의료용 적용현황을 관찰할 수 있으며, 그들의 화학구조식은 그림 3.3에 나타나 있다.

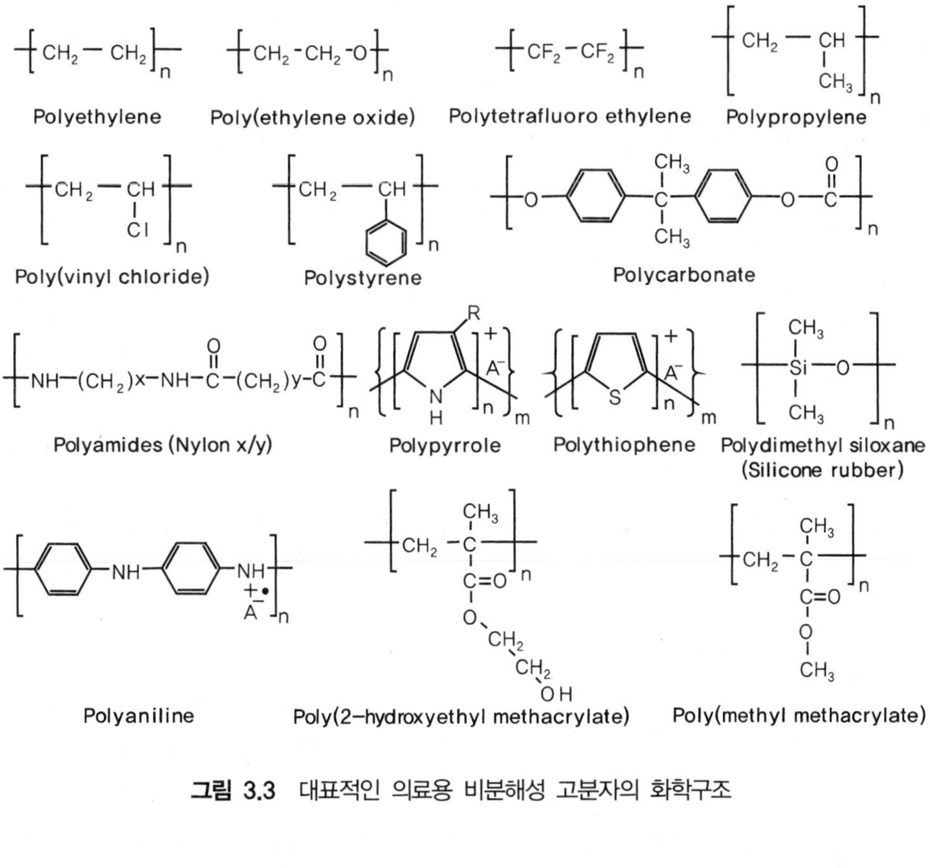

그림 3.3 대표적인 의료용 비분해성 고분자의 화학구조

1) 폴리올레핀(polyolefin)

폴리올레핀 고분자란 폴리에틸렌이나 폴리프로필렌과 같이 탄소와 수소로 구성된 열가소성 고분자들을 의미한다. 폴리에틸렌은 유리전이온도(T_g)가 약 −50 ~ −90℃이며, 분자량, 밀도 및 곁가지 사슬 유무에 따라 결정성이 달라진다. 인공식도, 신장투석기 튜브와 카테터로 적용되는 고밀도 폴리에틸렌[선형 사슬; 0.92 ~ 0.96 밀도; 70 ~ 80% 결정화도; 약 5×10^5 g/mole 분자량]과, 인공고관절로 적용되는 초고분자량 폴리에틸렌(UHWPE: 2×10^6 g/mole 이상의 분자량)이 의료용으로 사용된다. 폴리프로필렌은 곁사슬의 배열(tacticity)에 따라 결정성이 달라진다. 혈액세포 성분으로부터의 혈장 분리기, 인공인대, 손가락관절 대체 적용 이외에도, 외부충격 저항과 멸균공정에 대한 저항성이 우수하여 일회용 주사기 몸체나 튜브로 적용된다.

2) 폴리스티렌(polystyrene)

폴리스티렌은 벤젠고리가 아탁틱 형태로 존재하여 비결정성을 가지며, 투명성을 띠고 있기 때문에 세포배양 플라스틱과 관련 실험용품으로 활용된다. 폴리스티렌의 측쇄인 페닐기의 부피성으로 인하여 유연성이 낮고, 상온에서 깨지기 쉬운 특성을 가지며, 유리전이온도는 약 100℃이다.

3) 폴리에틸렌옥사이드[poly(ethylene oxide), PEO]

수용성의 합성고분자 중 하나로서, 분자량 크기가 작으면 폴리에틸렌글라이콜(PEG)이라고도 한다. 폴리에틸렌옥사이드는 우수한 생체적합성과 단백질, 기타 생물학적 분자나 바이러스 등에 대한 저항성이 우수하다. 즉 약학적용과 단백질 합성, 산업적 프로세싱을 위한 효소와의 결합체, 세포나 단백질 부착방지를 위한 고분자 표면 결합체, 세포함유, 약물전달 및 드레싱 하이드로젤로의 응용, 단백질과 세포정제를 위한 수용성 2-상(phase) 분리고분자로 활용, 작은 분자 약물의 개질고분자, 생리활성물질 합성 결합체, 생물학적 타겟과 신호전달 분자와의 결합체, 약물전달용 리포좀 혹은 미셀과의 결합, 생체 접착제, 점도증강제 등과 같이 다양하게 활용된다.

4) 폴리염화비닐[poly(vinyl chloride), PVC]

일반적으로 수도관이나 연결체로 사용되는 폴리염화비닐은 약 85℃의 유리전이온도를 가지고 있으며, 주로 수혈, 혈액 투석 등에 사용되는 튜브 및 혈액 백에 사용되는 의료용 고분자이다. 순수한 폴리염화비닐은 매우 딱딱한 물질이지만 가소제(프탈레이트)를 첨가하여 유연하고 부드러운 제품으로 사용된다. 장기간 사용하는 경우, 가소제의 용출로 인하여 독성을 유발할 수가 있고 재질의 유연성이 감소되기도 한다.

5) 불소계 고분자(fluorocarbon polymers)

불소계 고분자는 고분자량(수백만)으로 합성되고, 결정성이 높은 소수성 고분자이며, 매우 낮은 마찰계수, 고내열성[용융 온도(T_m): 약 327℃]를 가지면서 화학적으로 매우 안정된 합성고분자이다. Teflon이라는 상품명으로 널리 알려져 있는 폴리테트라플루우오로에틸렌(polytetrafluoroethylene, PTFE) 이외에도, 폴리트리플루우오로클로로에틸렌 등이 있다. 테플론은 가공이 어려운 단점이 있으나, 제조공정 중에 확장시킴으로써 미세 다공구조를 갖도록 만들어, 의료용으로는 연신된 PTFE 형태(ePTFE)의 인공혈관과 카테터에 활용되고 있으며, 일반적으로 Gore-Tex로 알려져 있다.

6) 폴리아마이드(polyamide, Nylon)

폴리아마이드는 일명 Nylon이라고도 하며, ω-amino acid 단량체로부터 합성되는 Nylon-6, -11, -12 폴리아마이드와, diamine과 diacid 2종류의 단량체로부터 합성되는 Nylon 6/6, 6/10(숫자는 각각 고분자의 반복단위 내 함유되어 있는 탄소 개수를 나타냄) 등과 같이 단량체의 종류에 따라서 두 가지 형태의 고분자로 분류된다. 폴리아마이드는 사슬 간 강한 수소결합과 결정성이 커 섬유 형성능력이 뛰어나기 때문에, 주로 수술용 봉합사로 사용된다. 폴리아마이드는 흡습성이 비교적 크므로, 체내에 이식되었을 때 물과 단백질 분해효소에 의해 고분자의 물성저하가 유발된다. 물은 주로 고분자의 무정형 영역에 침투하는 일종의 가소제 역할을 하고, 단백질 분해효소는 고분자사슬의 아미노기를 공격해 가수분해를 촉진하는 것으로 알려져 있다.

7) 폴리메틸메타크릴레이트[poly(methyl methacrylate), PMMA]

PMMA는 다른 고분자들에 비교하여 빛 투과도와 굴절률이 매우 높고, 강도와 경도가 크기 때문에 경질 콘택트렌즈와 인공 수정체, 안면 성형용 및 의치소재로 널리 사용된다. 또한 PMMA 분말과 액상 메틸 메타아크릴레이트 단량체를 혼합하고, 벤조일퍼옥시드를 개시제로 사용하여 액체에서 고체로 전이시킴으로써 무결정성의 고분자로 제조한다. 제조된 골시멘트는 상업적인 골시멘트의 최대 인장강도인 68.9 MPa에 달하며, 인공관절 및 골절 고정용으로 악안면 성형 및 골격계 결손부위를 채우는 용도 이외에, 골다공증 환자에서 주로 발생하는 골절을 안정화시키는 척추수술로 사용한다. 그러나 고분자들로 도포한 후 접착과정에서 단량체의 중합열 발생으로 인한 주변조직 손상과 함께, 레올로지 및 잔존 단량체 등이 PMMA의 의료용 적용에 있어서 해결해야 할 중요한 요소들이다.

8) 폴리히드로옥시에틸메타크릴레이트[poly(hydroxyethyl methacrylate), PHEMA]

PHEMA는 물 흡수량이 살아있는 인체조직과 유사하고 생체불활성이며, 물성을 변화시키지 않고, 열에 의한 멸균도 가능하기 때문에 하이드로젤 합성고분자로 널리 응용되고 있다. 재료의 안정성, 우수한 굴절률, 높은 산소 투과도 등의 특성으로 인하여 콘택트렌즈 소재로 활용된다. PHEMA를 일반적으로 연질 콘택트렌즈로 응용하고 있으나, 곁가지에 친수성인 수산화기(-OH)를 가지고 있어 쉽게 수화된다. 이때 친수성 고분자가 물에 용해되는 것을 방지하기 위해서 에틸렌글라이콜 디메타아크릴레이트를 가교제로 고분자 사슬들을 화학적으로 약한 가교결합을 유도하여 사용한다.

9) 고무(rubbers)

고무는 일반적으로 천연고무, 합성고무, 실리콘고무로 구분된다. 천연고무는 'Hevea brasiliensis'라는 나무에서 추출된 cis-1,4-polyisoprene으로, 생체적합성이 매우 우수하지만 물성이 약해 생체재료로 거의 응용이 되지 않는다. 합성고무는 SBR(styrene-butadiene rubber), 뷰틸 고무(butyl rubber), 네오프렌(Neoprene) 등으로 합성되어 일반 공업용으로 사용되지만 생체적합성이 낮아 생체재료로 사용되지 않고 있다.

약한 가교결합을 가진 폴리디메틸실록산 실리콘 고무는 카테터, 튜브 및 심장박동 조율기(pacemaker) 전선 부분의 절연체 재료로 사용된다. 우수한 산소투과도의 특성으로 인하여 산소부화막(oxygenator membrane)에 적용하고 있으며, 유연성과 안정성이 우수하기 때문에 손가락관절, 혈관, 심장판막 대체재료 이외에도 유방을 포함한 각 부위 성형재료로 사용된다. 고분자 주사슬이 규소(Si)와 산소로 되어 있기 때문에 일명 '무기 고분자'라고도 일컬으며, 분자량이 수 천정도로 탄소가 주사슬인 고분자들에 비해 분자량이 작다.

10) 폴리우레탄(polyurethane, PU)

폴리우레탄은 '유연한 블록(soft block)'과 '단단한 블록(hard block)'으로 이루어진 블록 공중합체이다. 단단한 블록은 디이소시아네이트(diisocyanate)와 사슬 확장제로 구성되며, 유리전이온도가 상온 이상의 온도를 가진 고분자로 구성되어 물성 강화효과를 제공한다. 사슬 확장재로는 짧은 사슬의 지방족 글라이콜이나 탄소 2~6개 정도를 가진 디아민이 사용된다. 디이소시아네이트는 2,4-toluene diisocyanate(TDI)와 methylene di(4-phenyl isocyanate) (MDI)를 사용하나, 생체재료로 사용되는 폴리우레탄은 거의 MDI를 사용한다. 유연한 블록은 주로 유리전이온도가 상온보다 낮은 폴리에테르폴리올 혹은 폴리에스테르폴리올 고분자로 구성되며, 고무와 같은 탄성을 폴리우레탄에 제공한다. 폴리에테르폴리올은 가수분해에 대한 저항성이 크기 때문에 대략 1,000 ~ 2,000의 분자량을 가진 폴리올을 생체재료용으로 주로 사용한다.

폴리우레탄은 고무와 같은 탄성, 유연성, 질긴 성질 등과 같은 강한 물성을 가지며, 체내에서 비교적 안정하다. 특히 우수한 혈액적합성을 가지고 있어서, 혈액과 직접 접촉하는 인공혈관, 인공심장, 인공심장판막 이외에도 심장박동 조율기 절연체, 카테터, 화상피복재, 스텐트 등에 널리 사용되고 있다. 대표적인 폴리우레탄으로는 미국 에티콘사의 선형 폴리우레탄인 'Biomer'와 업존화학의 'Pellethane', 카보네이트, 불소 혹은 실리콘 함유 폴리우레탄 등이 상품화되어 있다.

11) 폴리에스테르

폴리카보네이트와 폴리에틸렌테레프탈레이트(PET)는 가공공정과 열 이력에 따라서 비결정성의 투명한 형태 혹은 반결정성으로 가공되는 고분자로서, 매우 천천히 가수분해하지만 분해성 고분자로 분류되지 않는 폴리에스테르 고분자이다. PET는 필름형태의 마일러(Mylar)와 섬유형태의 다크론(Dacron)으로 잘 알려진 열가소성 합성고분자로서 음료수병, 음식물 용기 등으로 사용된다. 더 규칙적인 구조를 가진 PET는 265℃의 용융점과 약 85℃의 유리전이온도를 가진 반결정성 고분자로서 직물(woven) 다크론(Dacron) 메시는 대구경 인공혈관으로 적용되며, 섬유상으로 제조하여 백혈구 제거 필터로 활용된다.

폴리카보네이트는 비스페놀 A와 디페닐카보네이트 단량체의 중합에 의해 만들어지는 고분자로서, 렉산(Lexan)이나 메를론(Merlon)과 같은 상품명으로 잘 알려진 카르본산의 폴리에스테르 합성고분자이다. 대칭성을 가진 폴리카보네이트는 PET보다도 반복단위가 더 복잡하며 유연성이 약하고, 냉각시키면 약 150℃에서 유리형태를 취하기 때문에 투명하다. 폴리카보네이트는 충격에 강하고, 기계적 및 열적 저항성이 매우 우수하여 심장이나 폐 보조기구, 혈액세포 성분으로부터의 혈장 분리기, 혈액투석기(oxygenator)의 몸체부분, 인공심장판막 개폐기 등에 응용된다.

12) 고강도 열가소성 수지

고강도 열가소성 수지는 매우 강인한 화학구조의 주사슬로 이루어져 있어 가볍고 강한 물성을 제공하며, 폴리카보네이트, 폴리아세탈, 폴리설폰 등이 포함된다. 폴리아세탈은 포름알데히드 중합에 의해 형성되는 고분자로서, 인공고관절의 관골접합부, 인공심장판막 개폐기 등에 응용된다. 폴리설폰은 금속 정형외과용 이식재료의 다공성 도포재료, 산소부화막 등에 응용되고 있다.

13) 전도성 고분자

살아있는 세포의 부착과 세포 내에서 발생하는 생물분자의 활성을 위하여 전기적 자극을 이용해 전기를 전달할 수 있는 전도성 고분자를 의료용 고분자로 활용하는 연구를 진행하고 있다. 이러한 메커니즘에 대한 정확한 이해는 알려지지 않았으나, 표면 소수성, 계면 pH, 이온력 등의 변화를 유도함으로써 전자 전이반응에 대한 전기 유도가 생물분자 진행을 유도하는 것으로 간주된다. 또한 적절한 계면화학을 유도하는 능력을 세포에 제공하기 때문에 전기전도성 고분자의 생체재료활용은 고분자의 산화와 환원에 대한 이해가 중요하다. 현재는 폴리나프탈렌, 폴리페닐렌, 폴리피롤, 폴리티오펜과 폴리아닐린이 전도성 고분자에 해당된다.

14) 기타

상기에서 서술한 것 이외에도 콘택트렌즈와 인공유방에 사용되는 실리콘 하이드로젤, 생접착제와 분산제로 활용되는 폴리비닐피롤리돈, 의치 고정제로 활용되는 수용성의 폴리무수말레산, 폴리비닐 알코올 등과 같은 고분자들이 있다.

(2) 분해성 고분자재료

분해성 고분자란 에스테르, 아마이드, 에터 작용기로 구성되며, 물, 효소, 광 등과 같은 요소에 의하여 고분자의 주사슬이 파괴되어 분자량이 감소하여 최종적으로는 가스(CO_2, N_2), 물, 바이오매스, 무기염과 같은 천연 부산물로 전환되는 고분자를 의미한다. 현재 분해성 고분자들 중에서 미국 식품의약품안전청(FDA)에서 의료용으로 승인을 받은 고분자는 폴리글라이콜라이드(PGA), 폴리락타이드(PLA), 폴리카프로락톤(PCL) 및 폴리디옥산온(PDS) 등이 있다.

1) 지방족 폴리에스테르(aliphatic polyester)

폴리에스테르는 주사슬에 에스테르 작용기를 가지는 고분자이며, 폴리락타이드, 폴리글라이콜라이드, 폴리카프로락톤, 폴리하이드로옥시알카노에이트[poly(hydroxy alkanoate)], 폴리하이드로옥시부티레이트[poly(hydroxy butyrate)]와 이들의 공중합체[poly(lactic-co-glycolic acids), PLGA] 등이 포함된다. 폴리글라이콜라이드는 곁가지가 없는 단순한 선형 고분자로 높은 결정성을 가지며, 유기용매에는 거의 녹지 않기 때문에 가공은 용융시킨 상태에서 성형한다. 폴리글라이콜라이드는 최초로 생분해성 수술용 봉합사로 개발되어 'Dexon'이라는 상품명으로 1970년대부터 시판되었으나, 이식 2~4주 후 분해에 의해 물성이 급격히 감소되기 때문에 사용상 제약을 받아왔다.

폴리락타이드는 폴리글라이콜라이드에 비해 소수성인 메틸기 곁가지를 가지고 있기 때문에 폴리글라이콜라이드보다 더 소수성을 나타내고, 물의 침투가 더 어려워 가수분해 속도가 더 늦은 고분자라는 특성을 이용하여 폴리글라이콜라이드와 폴리락타이드와의 공중합체를 개발하였다. PLGA의 공중합체 내 락트산과 글라이콜산의 구성 비율에 따라 서로 다른 분해속도를 나타내는데, 락트산 : 글라이콜산의 비가 50 : 50일 때 가장 빠른 분해속도를 보이며, 약 두 달 후에는 완전히 분해되는 것으로 보고된다.

PLGA족 고분자들은 결정성, 분해성 및 분자량에 따라 'Vicryl', 'Polyglactin 910'이라는 상품명으로 수술용 봉합사가 개발되었고, 저분자량(수천 정도)의 무정형 PLGA는 주로 약물전달 재료로 사용된다. 수만~수십만의 분자량을 가진 PLGA족 고분자들은 강도를 필요로 하는 조직공학용 지지체에, 고분자량(수십만~수백만)의 결정성 PGA, L-PGA 등은 강한 기계적 강도가 요구되는 정형외과용 뼈 고정 핀 및 나사 등에 사용된다.

또한 결정성의 폴리카프로락톤(polycaprolactone, PCL)은 독성이 없어 생체적합성이 우수한 고분자로 간주된다. 다른 분해성 고분자에 비교하여 현저히 낮은 유리전이온도(−60℃ 정도)와 용융점(55~60℃ 정도)을 가지며, 다른 고분자들과의 혼합이 용이하고 분해속도는 폴리락타이드보다 늦으며, 상처 봉합용 분해성 스태플과 골 조직재생용 3D 바이오프린팅 소재로 적용되고 있다. 고리형 폴리에스터로는 폴리에틸렌테레프탈레이트(PET)가 있으며 고리 구조를 주사슬에 포함되는 특성으로 인하여 분해성이 매우 낮기 때문에 음료수병으로 사용된다.

2) 폴리무수산(polyanhydrides)

폴리무수산은 주사슬의 반복단위를 무수물 작용기로 연결하고 있는 생분해성 고분자로서, 선형, 불포화 및 고리형 고분자로 구분되고, 멜트(melt) 중합방법으로 합성되고 있으며, 직물용 폴리에스테르 섬유 대체재료로 개발되었으나 가수분해에 따른 물성저하가 발생하여 최근 들어 생분해성 이식재료로 적용되고 있다. 지방족 폴리무수산은 수일 내에 분해되지만, 일부 방향족 폴리무수산은 수년에 걸쳐 분해되기도 한다. 폴리무수산은 체내에서 분해되어 배출되기 때문에 생체적합성이 매우 우수한 것으로 알려져 있어 단백질, 성장호르몬, 효소 등 약물이나 생체활성물질을 수일 동안 전달할 수 있는 소재(예: 뇌종양)에 주로 응용되고 있지만, 화학적으로 큰 반응성으로 인하여 가공 시 약물과 반응하는 문제점도 발생하고 있다.

3) 폴리아미노산[poly(amino acids)]

폴리아미노산은 체내 독성이 적고 약물과 화학결합을 유도할 수 있는 다양한 곁사슬을 가질 수 있어 약물전달 제재용으로 활용하는 데 가능성을 보였다. 그러나 난용성이고, 가공과, 약물 방출속도를 예측하기 어려워 실제 응용에는 어려움이 있다. 최근에 폴리글루탐산과 같은 일부 폴리아미노산은 수술용 봉합사, 인공 피부 등으로의 응용연구가 진행 중에 있다.

3.2 고분자 생체재료의 특성

3.2.1 서론

고분자 생체재료는 식료품, 화장품뿐만 아니라 의약, 약학 등에 널리 쓰이고 있는 재료 중 하나이다. 특히 고분자 생체재료가 널리 쓰이고 있는 의약학 분야로는 수술용 봉합사, 인공장기, 의료보조기구, 약물전달체, 바이오센서, 진단시약, 생체접착제 등 이루 헤아릴 수 없이 많은 분야에 적용되고 있다. 고분자 생체재료는 원하는 물리화학적 특성에 따라 다양하게 합성될 수 있고 다른 생체재료인 금속, 세라믹 등에 비해서 여러 가지 다양한 구조 및 물성을 가진 고분자재료로 비교적 쉽게 합성될 수 있다는 장점을 지니고 있다. 하지만 이러한 고분자 생체재료를 충분히 활용하기 위해서는 각각의 특성을 파악하여 적재적소에 적용해야만 한다. 여기에서는 고분자 생체재료의 화학적, 물리적, 기계적 특성 등의 기본적인 성질에 대하여 논하고 생분해성, 표면특성 등의 다양한 특성을 살펴보고 각각의 장단점과 앞으로의 과제에 관해서 논해 보고자 한다.

3.2.2 고분자의 화학적 특성

(1) 고분자의 일반적 화학적 구조

고분자란 일반적으로 단량체라고 하는 반복단위의 물질이 무수히 많이 연결된 고분자량의 물질을 말한다. 단량체들의 중합반응은 연속적으로 일어나며, 단량

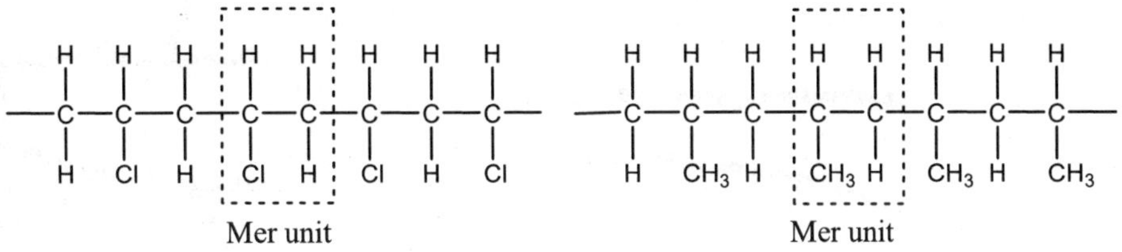

그림 3.4 고분자의 기본적인 구조를 이루는 단량체

체 둘이 반응하여 이량체(dimer)를 이루고, 이량체가 단량체와 반응하여 삼량체(trimer)를 이루는 식으로 반응이 진행된다. 다시 삼량체가 사량체, 오량체 등을 이루며, 이러한 저분자량의 중합물인 올리고머(oligomer)가 서로 중합하여 고분자를 이룬다. 그림 3.4에 단량체들이 무수히 많이 연결되어 고분자를 구성하는 모식도와 각각의 단량체들을 표시하였다.

(2) 고분자의 중합도와 분자량 분포

고분자의 가장 큰 특징은 사슬이 길다는 것이다. 사슬의 길이를 나타내는 방법으로는 중합도(고분자의 반복단위의 수)를 많이 쓰고 있으며 n으로 나타낸다. 예를 들면, 에틸렌은 다음 반응 (1)에서와 같이 중합반응을 일으켜 폴리에틸렌이 되며 간단히 (2)로 나타낼 수 있다. 고분자 사슬의 크기는 분자량이라는 단위로 표시한다.

$$CH_2 = CH_2 \rightarrow - CH_2 - CH_2 - CH_2 - CH_2 - CH_2 - CH_2 - CH_2 - CH_2 - CH_2 - \quad (1)$$

$$-[CH_2 - CH_2]_n - \quad (2)$$

고분자는 중합과정 중에 여러 가지 분자량을 가진 물질들이 혼재하게 된다. 그러므로 고분자는 일반적으로 분자량 분포를 가지게 되고 이러한 분자량 분포를 가지는 물질들의 크기를 평균분자량을 이용하여 나타낸다.

(3) 고분자의 여러 가지 구조

고분자는 일반적으로 그림 3.5와 같이 여러 가지 구조를 가진다. 선형 고분자(linear polymer)는 치환기가 붙은 골격원소들의 긴 사슬로 이루어져 있다. 선형 고분자들은 보통 용매에 녹으며, 일반적인 온도하에서 고체상태이며 고무상이나 유연한 물질 또는 유리상의 열가소성 플라스틱으로 존재한다. 가지형 고분자(branched polymer)는 선형 고분자에 가지가 붙어 있는 구조로서, 가지의 종류에 따라 다양한 특성을 띨 수 있다. 일반적으로 가지형 고분자는 결정화 경향이 낮고, 용액의 점성도가 다르며, 광산란성이 있다는 점에서 선형고분자와는 다른

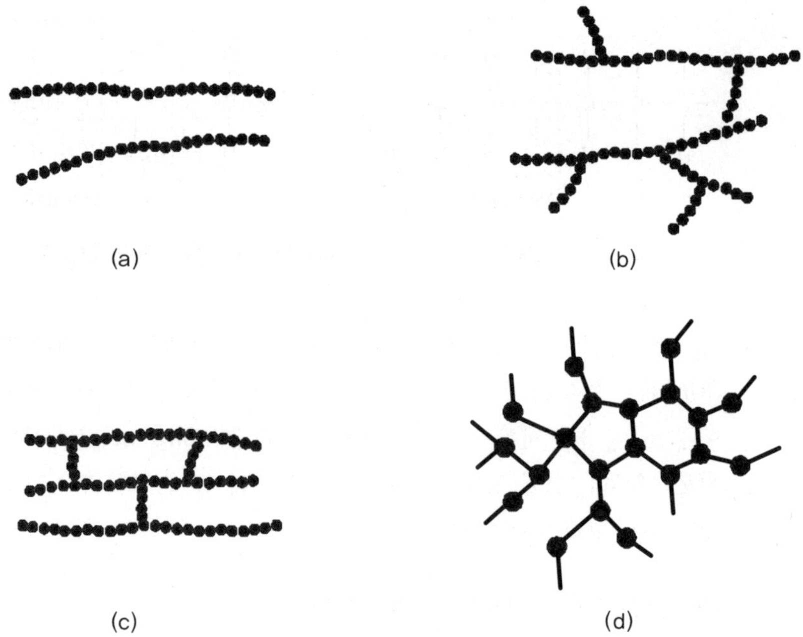

그림 3.5 다양한 고분자의 구조: (a) 선형 고분자(linear polymer), (b) 가지형 고분자(branched polymer), (c) 가교 고분자(crosslinked polymer), (d) 망상 고분자(network polymer).

성질을 지닌다. 가교 또는 망상 고분자(crosslinked or network polymer)는 그림 3.5에 나타낸 바와 같이 사슬들이 화학결합으로 서로 연결되어 있는 형태를 띤다. 이러한 물질들은 용매에 의해 팽윤되나 용해되지는 않는다. 액체에 의해 팽윤되는 양은 가교밀도에 따라 다르며 가교가 많을수록 팽윤량은 적어지게 된다. 가교도가 충분하면 고분자는 매우 단단해지며, 고용융점을 갖고, 팽윤도 잘 안 되는 성질을 띠게 된다. 가교의 정도가 낮은 물질은 고무상인 탄성체의 성질을 갖는다.

(4) 고분자의 합성

고분자의 합성은 단량체들이 서로 연결되어가는 과정인 중합(polymerization)을 통해 완성된다. 이러한 고분자의 중합에는 크게 부가중합(addition polymerization)과 축합중합(condensation polymerization)등을 들 수 있다.

부가중합을 그림 3.6에서 나타낸 바와 같이 폴리에틸렌(polyethylene)의 중합을 예로 들어 나타내기로 하자. 폴리에틸렌 고분자는 단량체인 에틸렌(ethylene)이 부가중합에 의해 연결되면서 형성된 고분자이다. 부가중합은 한 개의 단량체에 같은 작용기를 두 개 가지고 있는 물질이 서로 부가되어 가면서 이루어진다. 부가중합은 개시, 성장, 종료 등의 단계반응을 거친다. 개시반응은 단량체의 말

$$\text{Initiation}\quad \begin{cases} I \xrightarrow{k_d} 2R\cdot \\ R\cdot + M \xrightarrow{k_i} M_1\cdot \end{cases}$$

$$\text{Propagation}\quad M_n\cdot + M \xrightarrow{k_p} M_{n+1}\cdot$$

$$\text{Termination}\quad \begin{cases} M_n\cdot + M_m\cdot \xrightarrow{k_{tc}} M_{n+m} & \textit{Coupling} \\ M_n\cdot + M_m\cdot \xrightarrow{k_{td}} M_n + M_m & \textit{Disproportionation} \end{cases}$$

그림 3.6 부가중합(연쇄반응)의 반응 메커니즘

단에 반응성이 강한 자유라디칼이나 또는 이온으로 인해 시작되며 성장반응을 통해 고분자의 사슬을 형성하게 된다. 이러한 성장반응 중에는 개시반응 중에 형성된 반응성이 큰 이온이나 라디칼 등이 새롭게 형성된 고분자 물질의 말단으로 이동하면서 사슬이 점점 형성되게 된다. 고분자의 성장반응을 멈추고 싶을 때는 외부로부터 반응성이 강한 라디칼이나 이온 등의 반응성을 억제시키는 물질을 넣어주어 종료반응을 일으킨다. 일반적으로 라디칼중합으로 인해 생성된 고분자는 비교적 큰 분자량 분포를 가지게 되고 이온중합으로 형성된 고분자는 이에 비해 작은 분자량 분포를 가지게 된다.

축합중합은 부가중합과는 달리 한 가지 이상의 단량체가 단계적으로 반응하는 중합법을 말한다. 그림 3.7에서 나타낸 바와 같이 축합중합은 서로 다른 단량

(a)

$$nA{-}A + nB{-}B \longrightarrow -\!\left(A{-}AB{-}B\right)_n\!-$$

$$nH_2N{-}R{-}NH_2 + nHO_2C{-}R'{-}CO_2H \longrightarrow H\!\left(\overset{H}{N}{-}R{-}NHCO{-}R'{-}CO\right)_n\!OH + (2n-1)\,H_2O$$

(b)

$$nA{-}B \longrightarrow -\!\left(A{-}B\right)_n\!-$$

$$nH_2N{-}R{-}CO_2H \longrightarrow H\!\left(NH{-}R{-}CO\right)_n\!OH + (n-1)\,H_2O$$

그림 3.7 축합중합(단계반응)의 반응 메커니즘

체들이 반응하여 새로운 화학결합을 가진 물질을 형성하게 되며 고분자량을 얻기 위해서는 비교적 긴 반응시간이 요구된다. 축합중합으로 형성되는 대표적인 고분자로는 나일론을 들 수 있으며 천연고분자로는 다당류, 단백질 등을 들 수 있다.

3.2.3 고분자의 물리적 특성

(1) 고분자재료의 결정화도

고분자재료의 물리적 성질을 결정짓는 특성 중의 하나가 결정화도이다. 고분자에 있어서 결정화도는 비교적 다양해서 결정화도가 일정한 금속 등과는 그 양상이 다르며 고분자는 분자량이 크기 때문에 구조, 결정화도 등이 매우 복잡하다. 여기에서는 고분자재료의 결정화도가 무엇인가에 대해 살펴보고 결정화도가 고분자 생체재료의 물성에 미치는 영향에 대해서 알아본다.

고분자재료에 있어서 결정화의 정도는 고분자의 형태뿐만 아니라 단량체의 화학구조에 의해 결정된다. 고분자 사슬의 배향이나 2차 결합을 방해하는 요소들은 고분자재료의 결정화도를 방해하는 역할을 한다. 결정화도에 영향을 미치는 요소로는 곁사슬(곁가지)의 종류, 사슬의 branching 정도 등을 들 수가 있다.

먼저, 곁사슬의 부피가 크면 이웃하는 사슬이 서로 다가서는 데 방해를 하기 때문에 결정화가 어렵게 된다. 예를 들어, 벤젠링이 곁사슬인 폴리스티렌의 경우는 벤젠링의 부피가 크기 때문에 결정화도가 매우 낮은 상태를 띠게 된다. 이와 비슷한 이유로 가지형 고분자인 경우도 낮은 결정화도를 보이게 된다. 또한 곁사슬이 랜덤한 배향을 하고 있을 때도 서로 겹쳐지기 어렵기 때문에 낮은 결정화도를 보인다. 이러한 이유로 교차 중합체(alternative polymer)나 블록 공중합체(block polymer)인 경우에는 일정한 배향성을 보이므로 비교적 높은 결정화도를 보이는 경우가 많다. 일반적으로 고분자는 크기가 크고 분자의 유연성이 높으므로 서로서로 섞이고 접혀 있기 때문에 100% 결정화를 이루는 것은 불가능하다.

(2) 고분자재료의 열전이

고분자재료가 열에 의해 어떻게 영향을 받는지를 조사함으로써 생체재료를 설계하거나 성형할 때 이를 고려하여 설계할 수가 있다. 결정성 고분자와 비결정성 고분자는 열에 의해 변성되는 성질이 서로 다르므로 이러한 열적 영향을 잘 고려해야 한다. 고분자재료는 온도에 따라서 액체, 고무, 또는 유리와 같은 형태를 띨 수 있다. 다른 결정성 물질과 같이 결정성 고분자는 용융점(T_m)보다 낮은 온도에서는 배향성이 높은 결정성 구조를 띠고 있지만 용융점보다 높은 온도에서는 무배향성의 랜덤한 형태의 구조를 띠고 있다. 높은 온도에서는 고분자 사슬들이 서로 진동하고 운동성이 강하며 사슬들 간의 2차 결합을 방해함으로써 랜덤한 형태를 띠고 있다. 고분자의 T_m에 영향을 미치는 또 다른 요소로는 branching의 정도, 고분자의 분자량 등을 들 수 있다. 고분자의 곁가지 사슬들이 많게 되면 서로 밀집하게 겹치기 어려우므로 분자간력이나 수소결합이 약하게 되어 T_m이 낮아지게 된다. 한편 고분자의 분자량이 커질수록 T_m이 높아지게 되는데, 이것은 분자량이 커질수록 고분자의 말단이 적어지기 때문이다. 일반적으로 고분자재료가 용융된다는 것은 고분자 사슬의 움직임이 활발해서 랜덤한 형태를 띠고 있다는 것을 의미한다. 고분자의 주쇄는 움직임이 덜하고 말단은 움직임이 활발하므로 주쇄의 움직임을 활발하게 하기 위한 에너지도 많이 필요하게 된다. 말단이 적은 분자량이 큰 고분자의 경우는 녹이기 위해 더 많은 에너지가 필요하게 되고 T_m이 높아지는 원인이 된다.

3.2.4 고분자의 기계적 특성

고분자재료에 미치는 힘은 인장강도(tensile strength), 전단강도(shear strength), 압축강도(compressive strength), 뒤틀림강도(torsion strength) 등으로 나눌 수 있다. 이러한 다양한 강도를 측정함으로써 원하는 특성을 가진 고분자재료를 설계할 수 있다. 인장강도 측정은 가장 보편적인 기계적 특성 중 하나이다. 인장강도 측정 시 샘플의 한쪽은 고정되어 있고 다른 한쪽은 반대방향으로 움직임으로써 샘플이 늘어나면서 인장강도를 측정하게 된다. 압축강도는 특히 고분자재료가 압축의 힘을 많이 받는 경우, 예를 들어 인공뼈, 인공관절 등에 쓰이는 경우에 중요한 측정 요소가 된다. 압축강도는 인장강도와 반대의 값을 가지게 된다. 전단강도의 경우는 힘이 고분자 샘플의 위와 아래에서 수평으로 반대방향으로 가해지고 이와 비슷하게 뒤틀림강도도 측정함으로써 고분자재료의 기계적 특성을 측정하게 된다.

비결정성 부분이 있는 대부분의 고분자재료는 유리전이온도(T_g)를 가지고 있는데 이 유리전이온도에 따라서 기계적 특성은 변하게 된다. 유리전이온도보다 낮은 온도에서는 고분자 사슬의 움직임이 경직되어 결과적으로 깨지기 쉬운 상태가 된다. 이와 반대로 유리전이온도보다 높은 온도에서는 고분자 사슬이 회전하면서 활발하게 위치를 바꾸게 되고 결과적으로 유연해진다.

3.2.5 고분자 생체재료의 생분해성

고분자를 생체에 적용했을 때 아무런 거부반응도 일으키지 않고 시간이 지남에 따라 점차 분해되어 없어져야 우리 몸에 안전하게 쓰일 수가 있다. 이러한 이유로 많은 고분자 생체재료가 설계되어 보고되었지만 미국 식품의약품안전청(U.S. Food and Drug Administration)에서 허가를 받은 고분자재료는 극히 드물다.

고분자재료는 수용액에서 물에 의해 가수분해되든지 또는 특정 분해효소에 의해 분해되어 지도록 설계될 수 있고 합성될 수 있다. 일반적으로 가수분해는 물에 의해 분해되므로 개개인의 편차가 크지 않고 비교적 일정하지만 효소에 의한 분해는 개개인의 편차가 크고 특정 조직에 존재하는 분해효소의 양이 다르므로 고분자 생체재료를 인체에 적용할 때는 주의해야 한다. 이러한 분해효소의 특징을 이용하면 원하는 부위에서만 특정하게 분해될 수 있는 고분자재료를 설계할 수가 있다.

특히 가수분해는 고분자재료의 분해가 고분자 전체에서 한꺼번에 일어나는 전분해와 표면에서만 일어나는 표면분해로 나눌 수 있다. 전분해는 고분자가 분해되는 속도보다 물이 침투하는 속도가 빠르기 때문에 발생한다. 예를 들어 고분자재료로 구성된 재료를 인체에 이식했을 때 이 물질의 분해가 전분해로 일어날 경우, 이식된 물질은 한꺼번에 분해되어 균열이 생기고 기계적 강도가 급격히 떨어질 수 있다. 대부분의 고분자재료가 이러한 전분해에 의해 분해되므로 고분자재료를 설계할 때는 미리 기계적 강도에 미치는 분해도를 고려해야 한다. 이와 대조적으로 고분자의 표면에서만 일어나는 표면분해는 고분자가 분해되는 속도보다 물이 침투하는 속도가 느리므로 분해가 천천히 일어난다. 이 경우에, 이식된 고분자 생체재료는 두께가 서서히 감소하게 되고 분해되는 과정 중에도 기계적 강도를 유지할 수 있다. 표면분해가 일어나는 고분자재료는 물의 침입을 제어하는 소수성 물질과 물에 의해 가수분해되는 부분을 모두 가지고 있기 때문에 각각의 부분을 달리함으로써 가수분해되는 속도를 제어할 수 있다.

3.2.6 고분자 생체재료의 표면특성

고분자 생체재료의 특성인 열적 성질, 기계적 성질, 생분해성 등과 더불어 고분자재료의 표면은 생체와 직접 접하고 있기 때문에 여러 가지 생화학적 반응을 좌우하는 중요한 특성이다. 여기에서는 고분자 생체재료의 표면의 물리화학적 성질 및 생화학적 성질에 대해서 알아보도록 하자.

고분자 생체재료의 표면의 모든 원자들은 각각의 원자와 모두 결합하고 있지 않기 때문에 여분의 에너지가 존재하고 이 에너지를 표면장력이라고 한다. 이러한 상태는 열역학적으로 불안정하기 때문에 주위로부터 다른 원자나 분자들이 흡착함으로써 표면장력을 최소화하려는 경향이 있다. 다시 말해 흡착이란 분자들이 고체표면에 붙는 현상을 말하며 생체 내에서 흡착되는 물질에는 이온, 물, 단백질 등이 있다. 고분자재료 표면의 흡착현상을 연구함으로써 고분자재료의 생체적합성을 알 수 있다.

고분자재료의 표면흡착의 원인은 표면장력이지만 더 자세히 살펴보기 위해서는 단백질, 표면물질, 용액 등과의 상호작용을 이해해야 한다. 일반적으로 표면의 소수성과 표면전위가 단백질 등의 표면흡착에 큰 영향을 미치는 주요 요소이다. 물질의 소수성이란 물과 친하지 않은 성질을 말하며 소수성을 측정하기 위해서 고분자재료의 표면에 존재하는 물방울의 접촉각을 측정한다. 이러한 소수성 고분자 물질은 곁가지에 methyl group[예: poly(methylmethacrylate)] 또는 styrene group[예: poly(styrene)]을 가지고 있다. 고분자재료 표면의 소수성이 단백질 흡착에 미치는 영향을 정확히 계산하기는 힘들지만 일반적으로 고분자 표면의 소수성이 증가하면 단백질 흡착도 증가한다. 고분자의 표면전위 또한 단백질흡착에 많은 영향을 미치는데 표면전위는 이온화된 물질 또는 용액으로부터 유리된 특정 흡착이온 등에 의해서 발생한다. 전위를 띤 고분자의 표면과 대전된 단백질간의 상호작용에 의해서 단백질의 흡착이 영향을 받는다.

■ 참고문헌

1. B.D. Ratner, A.S. Hoffman, F.J. Schoen, J.E. Lemons, Biomaterials Science: An Introduction to Materials in Medicine, 2nd ed., Elsevier, Amsterdam (2004).
2. J.B. Park, R.S. Lakes, Biomaterials-An Introduction, 2nd ed., Plenum, New York (1992).
3. 유지, 이일우, 조직공학과 재생의학, 군자출판사, 서울 (2002).
4. 유지, 이일우, 생체조직공학: 개념과 응용, 고려의학, 서울 (1998).
5. P.B. Malafaya, G.A. Silva, R.L. Reis, Adv. Drug Deliv. Rev., 30, 207 (2007).
6. R.W. Lenz, R.H. Marchessault, Biomacromolecules. 6, 1 (2005).
7. J.M. Berg, J.L. Tymoczko, L. Stryer, Biochemistry, 5th ed., Freeman, New York (2002).
8. K.B. Djagny, Z. Wang, S. Xu, Crit. Rev. Food Sci. Nutr., 4, 481 (2001).

9. T. Kim, B.V. Kharod, Curr. Opin. Ophthalmol., 18, 39 (2007).
10. H. Mori, M. Tsukuda, J. Biotechnol., 74, 95 (2000).
11. Z. Shao, F. Vollrath, Nature, 418, 741 (2002).
12. G.H. Altman, F. Diaz, C. Jakuba, T. Calabro, R.L. Horan, J. Chen, H. Lu, J. Richmond, D.L. Kaplan, Biomaterials, 24, 401 (2003).
13. A.K. Singla, M. Chawla, J. Pharm. Pharmacol., 53, 1047 (2001).
14. I. Capila, R.J. Linhardt, Angew. Chem. Int. Ed. 41, 390 (2002).
15. S. Wee, W.R. Gombotz, Adv. Drug Deliv. Rev., 31, 267 (1998).
16. A.H. Clark, S.B. Ross-Murphy, Adv. Polymer Sci., 83, 57 (1987).
17. P. Upcroft, J.A. Upcroft, J. Chromatogr., 618, 79 (993).
18. K. Park, W.S.W. Shalaby, H. Park, Biodegradable Hydrogels for Drug Delivery, 1st ed., Technomic Publishing, Lancaster (1993).
19. J. Bronzino, The Biomedical Engineering Handbook., CRC Press, Boca Raton, pp. 537-580 (1995).
20. R. Gross, B. Kalar, Science, 297, 803 (2002).
21. H. Müller, D. Seebach, Angew Chem (Internet ed.), 32, 477 (1993).
22. M. Hakkarainen, A. Albertsson, Adv. Polym. Sci., 169, 177 (2004).
23. B. Ratner, A. Hoffman, F. Schoen, J. Lemons, Biomaterials Science An introduction to Materials in Medicine, 1st ed., Academic Press, pp. 50-60 (1996).
24. T. Lindfors, H. Aarnio, A. Ivaska, Anal. Chem., 79, 8571 (2007).
25. Jr. W.D. Callister, Materials Science and Engineering: An Introduction, 3rd ed. New York: John Wiley and Sons (1994).
26. G. Odian, Principles of Polymerization, 3rd ed. New York: John Wiley and Sons (1991).
27. L.R.G. Treloar, The Physics of Rubber Elasticity, 2nd ed, Oxford University Press (1958).
28. J. Kohn, S. Abramson, R. Langer. “Bioresorbable and Bioerodible Materials.” In Biomaterials Science: An Introduction to Materials in Medicine, B.D. Ratner, A.S. Hoffman, F.J. Schoen, J.E. Lemons, Eds., 2nd ed. San Diego: Elsevier Academic Press, 115 (2004).

4장

고분자 생체재료(2)

- 박기동 (아주대학교)
- 성용길 (동국대학교)
- 이두성 (성균관대학교)
- 김수현 (한국과학기술연구원)
- 이상천 (경희대학교)
- 정윤기 (한국과학기술연구원)
- 박경민 (인천대학교)
- 이윤기 (아주대학교)

4.1 생분해성 고분자

인체를 구성하고 있는 조직이나 골격들은 대부분 생분해성이다. 생분해성을 갖는 고분자들을 이용해서 인체를 구성하고 있는 각 기관들의 소재와 유사한 생체적합성 고분자들을 개발하는 것은 매우 중요한 연구과제 중 하나이다.[1~3] 최근에 생분해성 고분자재료들의 새로운 개발이 활발하게 이루어지고 있다. 의료용 생분해성 고분자재료들은 치료를 위한 약물방출조절용 매트릭스, 흡수성 봉합사나 골접합재, 조직공학용 3차원 지지체 등의 사용 목적으로 개발하여 활용하고 있다.[4,5] 그 중에 생분해성 생체고분자재료로서 폴리에스터 공중합체 등이 연구되어 의료용 생체재료로 실제 사용되고 있다. 여기서는 생분해성 고분자를 생분해성 천연고분자(natural polymer)와 생분해성 합성고분자(synthetic polymer)로 나누어 살펴보고자 한다.

4.1.1 생분해성 천연고분자

현재까지 잘 알려져 있는 핵산, 단백질, 탄수화물, 섬유소(cellulose) 등이 생체를 이루고 있는 생분해성 천연고분자들이다. 이 천연고분자들은 생체고분자(biopolymer)로 알려져 있는데, 대부분의 생체고분자들은 박테리아, 진균(fungi), 알지(algae)와 같은 자연에 존재하는 미세유기체들의 작용에 의해서 생분해가 일어나거나 물과 같은 용매 속에서 가수분해되어 분해가 일어난다. 또한 생체고분자는 생체 내에서 합성될 수 있는 고분자들로서 단위체들로부터 생합성에 의해 거대분자들이 형성된다. 기본적으로 구성단위체들 사이의 결합은 수소결합, 소수결합, 이온결합, 공유배위결합, 반데르발스 힘 등에 의해서 이루어진다. 모든 생명체들의 구성 요소인 핵산, DNA 및 RNA 등도 이 생분해성 생체고분자들의 범주에 속한다.

(1) 핵산(nucleic acid)

핵산은 DNA, RNA와 같이 생체의 세포 중에 존재하며 유전자의 기능이나 단백질의 합성 등을 지배하는 중요한 생체물질이다. 생체고분자인 이 핵산들이 생분해되면 인산, 당류, 유기물, 염기 등의 분해물이 얻어진다. 핵산은 생체 내외에서 빛에 의해서 예민하게 감응된다. 이는 염색체를 변화시키고 핵을 간접적으로

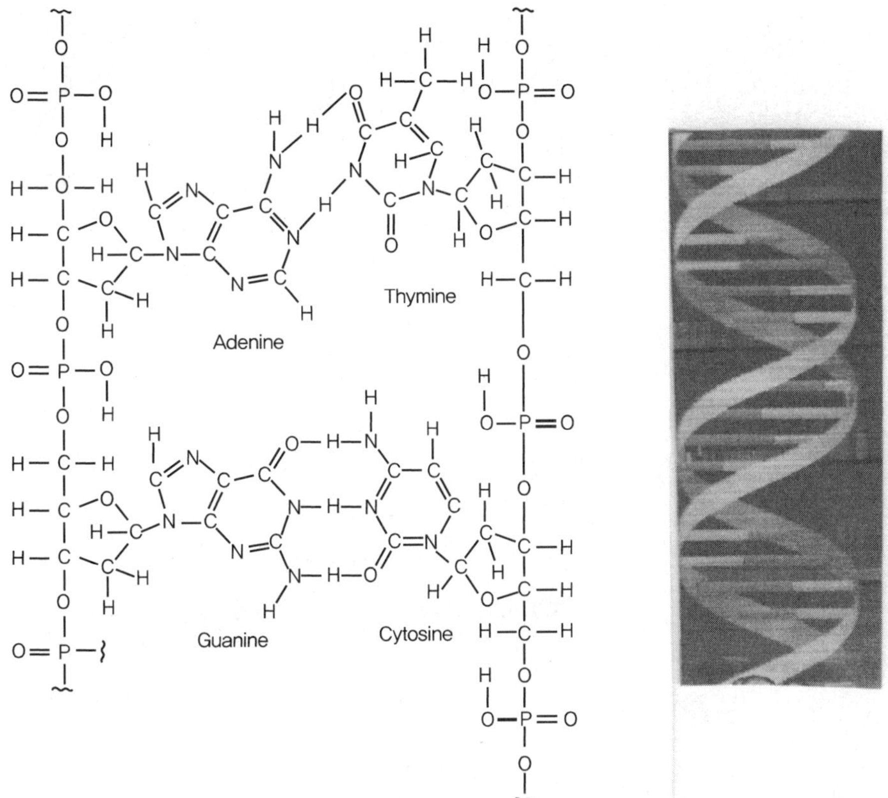

그림 4.1 DNA 기본 성분과 헬릭스 나선형 구조

분열시켜 변이를 일으킨다. 염료의 존재하에서 DNA의 구아닌뉴클레오타이드(guanine nucleotide)는 양자 효율이 높은 자외선에서 쉽게 산화된다.

생체의 유전과정에서 DNA의 주요 역할은 단백질의 생합성을 주도하는 정보의 저장과 전달(transmission)이라고 알려져 있다. 단백질은 필수적으로 20여 종의 서로 다른 아미노산으로 구성되어 있다. 그 DNA 헬릭스(helix) 사다리 골격에 서로 다른 4개의 단위요소, 즉 G(guanine), A(adenine), C(cytosine), T(thymine) 등이 연결되어 있다(그림 4.1). Watson과 Crick에 의하여 밝혀진 구조에 의하면 DNA는 이중나선형 사다리 모형으로 구성되어 있고, 그 조성에는 A, C, G, T, 펜토오스당 및 인산 등이 연결되어 있다(그림 4.2). 이 DNA가 주관하여 생명체를 구성하는 새로운 세포를 기본적으로 형성하고, 필요한 단백질들을 합성하여 다양한 생명체의 조직들을 구축하고 있다.

RNA는 DNA 헬릭스형 지퍼 분자의 풀림으로부터 떨어져 나온 외가닥 단일 형태의 분자이다. 그 RNA 분자는 기능에 따라 전달 *m*RNA(messenger RNA), 리보솜과 아미노산 등을 운반하는 *t*RNA(transfer RNA), 가용성 부분을 함유하고

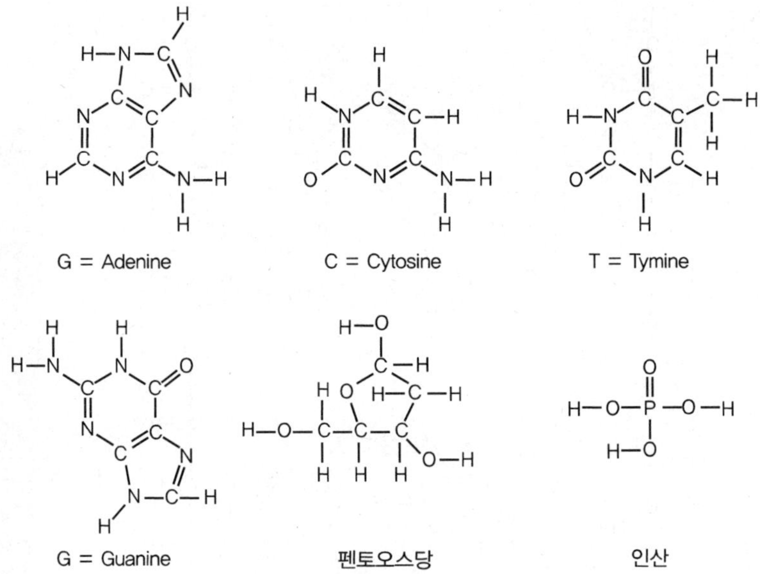

그림 4.2 DNA의 조성과 각 분자들의 화학구조식

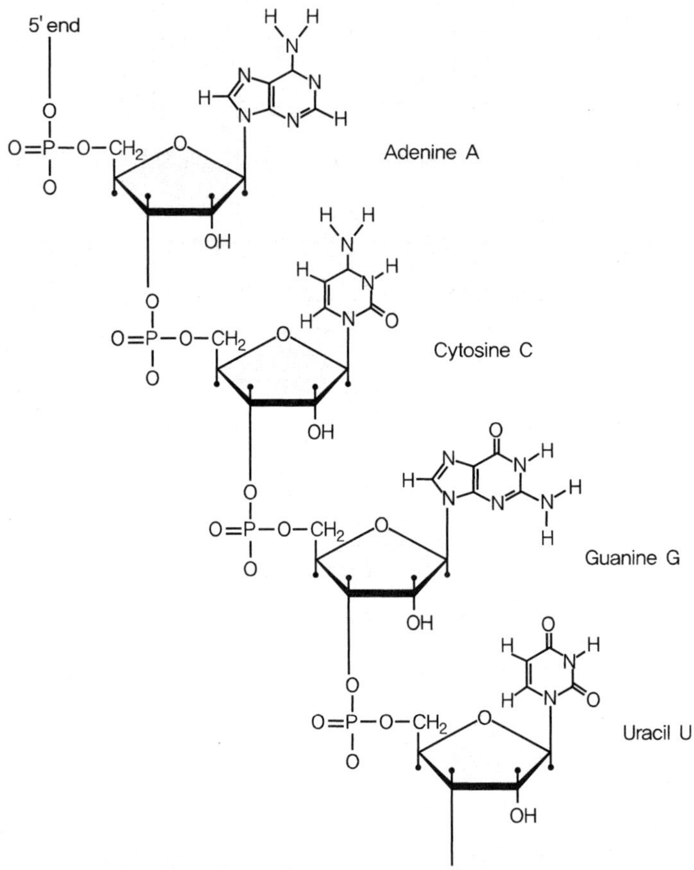

그림 4.3 *m*RNA의 기본 성분과 구조식

있는 *s*RNA(soluble RNA), 리보솜 *r*RNA(ribosomal RNA), 간섭 *si*RNA(small interfering RNA) 등으로 구분되고 단백질 합성에 깊이 관여한다. 예를 들면 *m*RNA의 외가닥 일부 구조식 연결되어 있는 C(cytosine), U(uracil), G(guanine), A(adenine) 등이 그림 4.3에 나타나 있다.

(2) 단백질(protein)

세포의 원형질의 주성분으로 생명체의 기본적 구성 물질이다. 이 단백질은 산과 효소에 의하여 가수분해가 이루어지며 각종 아미노산으로 생성되는 생분해성 천연 생체고분자이다. 단백질은 펩타이드 결합(peptide bond)으로 아미노산들이 길게 연결된 생체고분자이고, 인체의 세포막 등의 주요 구성성분으로 밝혀져 있다. 아미노산은 일반적으로 기본구조가 R-CH(NH_2)COOH로 되어 있고, 여기에 R기는 다양한 기능성을 갖고 있다. 이 기능기는 때로는 산성, 염기성 또는 중성기 등을 갖고 있다. 단백질 사슬에서의 아미노산의 결합서열 등에 의해서 단백질의 1차 구조(primary structure)가 결정되고, 그 가닥(strand)이 3차원 공간에 배치되어 2차 구조(secondary structure)의 배열 상태를 유지하게 된다. 그리고 주위의 작은 물과 같은 분자들과 수소 결합이나 반데르발스(van der Waals) 결합력에 의해서 한층 더 특유한 입체적 3차 구조(tertiary structure)를 이루어 복합물로 존재하게 된다. 그 보기로 효소(enzyme)나 인슐린(insulin) 등은 생화학적으로 촉매 역할을 하는 단백질들로 생체 내에 존재하고 있다. 알부민, 글로브린, 콜라겐과 같은 단순단백질들도 있고, 핵산단백질, 리보인지질 단백질, 당단백질, 헤모글로빈 색소단백질 등과 같은 복합단백질들도 있으며, 콜라겐, 케라틴, 효소, 호르몬과 같은 구형구조 단백질들도 있다.

(3) 탄수화물(carbohydrate)

함수탄소라고 부르는 탄수화물은 탄소, 수소, 산소로 구성되어 있는 화합물(Cn(H_2O)n)로 단백질 및 지방과 더불어 인체의 3대 영양소 중 하나이다. 생물계에 널리 존재하는 물질로서 당(sugar)의 대사에서 중간체로 생성된다. 탄수화물은 그 조성에 따라 포도당 등의 단당류, 유당 등의 소당류, 전분(starch) 등의 다당류로 크게 나눌 수 있다.

(4) 섬유소(cellulose)

셀룰로스, 피브린(fibrin) 등은 생물체를 구성하는 데 매우 중요한 역할을 하는 요소들이다. 가는 실 모양의 물질로 인피 섬유, 신경 섬유 등이 있다. 생체의 신경조직이나 세포막 등을 재생하는 경우에는 천연 섬유소의 모형을 디자인할 수 있을

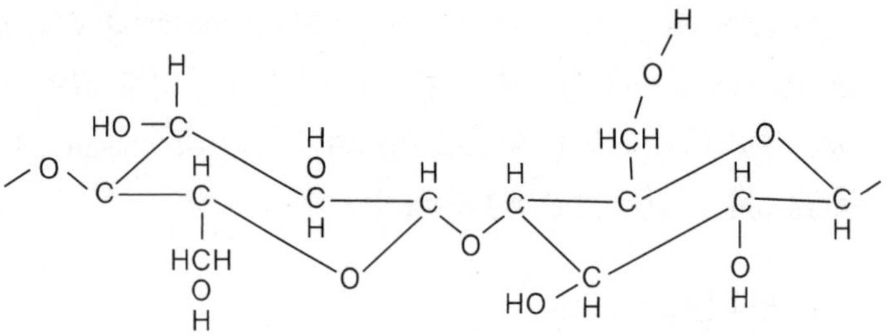

그림 4.4 셀룰로스의 사슬 화학구조식

것으로 예상된다. 식물의 줄기와 나무의 주요부분을 이루고 있는 셀룰로스도 중요한 천연 생체고분자들이다. 이것들은 글루코사이드(glucoside)고리, $C_6H_9O_4$의 축합으로 생성된다. 그 셀룰로스의 기본사슬의 화학구조식을 그림 4.4에 나타내었다. 셀룰로스는 단당류인 D-글루코스(glucose)체가 β-1,4-글루코사이드(glucoside) 결합으로 형성된 다당류인 폴리-1,4-D-글루코스(Poly-1,4-D-lucose)이다.

(5) 미생물에 의해 생산된 생분해성 고분자

바이오-셀룰로스(bio-cellulose)는 미생물 및 균(*Acetobacter(A)*, *A. Xylinum* 등)에 의해서 생산되는 셀룰로스로서 필름상으로 얻어지는 생분해성 천연고분자이다. 한편 플루란(pullulan)은 *Aureobasidium pullulans*가 세포 외에서 생산하는 수용성 다당의 일종으로 주로 3개의 글루코스(glucose)가 α-1,4 결합된 말토트리오스가 α-1,6 결합에 의해서 이루어진 직쇄상의 생분해성 고분자 화합물이다. 그리고 미생물에 의해서 제조되는 생분해성 폴리에스터(polyester)의 대표적인 보기로는 폴리(3-하이드록시 뷰틸레이트)[Poly(3-hydroxy butylate), P(3HB)]가 있다[그림 4-5(a)]. P(3HB)는 생분해성이 우수하며, 미생물 *Bacillus megaterium*,

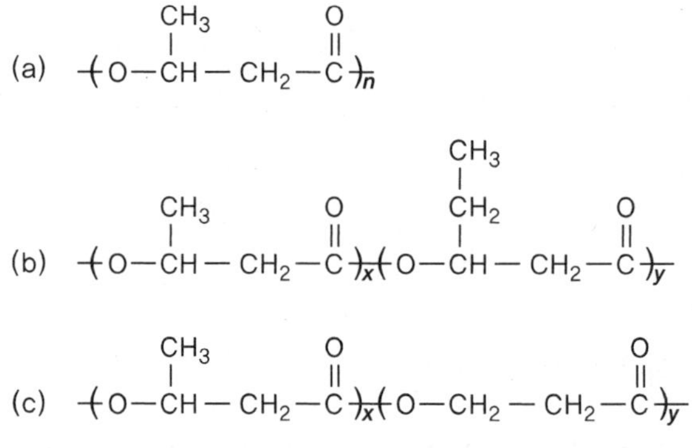

그림 4.5 (a) P(3HB), Poly(3-hydroxybutylate), (b) P(3HB-*co*-3HV), Poly(3-hydroxybutylate-*co*-3-hydroxy varelate), (c) P(3HB-*co*-3HP), Poly(3-hydroxybutylate-*co*-3-hydroxy propionate) 등의 화학구조식

A. eutrophus 등에 의해 체내에서 생산된다. 이 P(3HB)의 공중합체로는 P(3HB-*co*-3HV), P(3HB-*co*-3HP) 등이 있다[그림 4-5(b), (c)].

4.1.2 생분해성 합성고분자

생분해성 합성고분자는 인공적인 방법에 의해 만들어진 생분해성 고분자이다. 생분해성 천연고분자는 생체적합성(biocompatibility)을 갖는 데 비해 물성이 취약하고 분해특성의 조절이 어렵다. 이에 반해 생분해성 합성고분자는 생체와의 친화성은 떨어지나 다양한 합성 기술에 의해 예측 가능한 물성을 갖는 생분해성 고분자의 제조가 가능하며, 광범위한 범위의 물리적, 기계적, 분해특성을 부여할 수 있다. 합성에 의해 만들어지는 이 소재는 출발 원료물질의 적절한 선택에 의해 생분해성 천연고분자에서 흔히 발견되는 면역문제를 피해갈 수 있다. 생체 내에서 많이 사용되고 있는 생분해성 합성고분자를 표 4.1에 나타내었다. 생분해성 합성고분자의 특징은 고분자 주사슬에 있는 이종원자(heteroatom)에 의해 결정된다. 고분자 주쇄 중 -C-C- 결합은 안정하여 분해가 되지 않는 데 비해 에

표 4.1 생분해성 합성고분자의 종류와 그 분해물

Polymers	Examples	Decomposion products
Poly(α-hydroxy acids)	Polyglycolide Polylactide Poly(α-malic acids)	Glycolic acid Lactic acid Malic acid
Poly(ω-hydroxy acids)	Poly-ε-caprolactone Poly(β-hydroxyalkanoate)	5-Hydroxyhexanoic acid 3-Hydroxybutyric acid
Poly(ester-ether)	Poly(1,4-dioxane-2-one) Poly(1,4-dioxpan-7-one)	(2-hydroxyethoxy) acetic acid
Poly(ester-carbonate)	Poly(glycolide-1,3 -dioxane-2-one	Glycolic acid
Polyanhydride	Poly(sebacic anhydride)	Sebacic acid
Polyorthoester		Alcohol
Polycarbonate	Poly(1,3-dioxane-2-one)	Trimetylene glycol
Poly(amide ester)	Polydepsipeptide	Amino acid Hydroxy acid
Poly(α-cyanoacrylate)	Poly(ethyl-α-cyanoacrylate)	Formalin, Ethyl cyanoacrylate
Inorganic polymers	Polyphosphazene Hydroxyapatite	Phosporic acid, ammonia Calcium phosphate

스터(ester), 아마이드(amide), 안하이드라이드(anhydride)와 같은 이종원자는 분해가 쉽게 일어나 고분자 전체에 분해특성을 부여하게 된다. 따라서 분해성 고분자의 설계는 이들 원자를 주사슬에 배열하는 방식에 의해 결정된다.

(1) 폴리글라이콜라이드(polyglycolide, PGA)

폴리알파하이드록시액시드(poly-α-hydroxyacid)는 대표적인 생분해성 합성고분자이다. 폴리알파하이드록시액시드의 일종인 PGA는 1940년대 흡수성 봉합사로 개발되었으며, 뛰어난 생체적합성과 적절한 분해특성이 있어 합성된 생분해성 소재로 인체에 광범위하게 사용하는 계기를 제공하였다. PGA는 생체 내에서 가수분해에 의해 분해되며 분해 부산물인 글라이콜산(glycolic acid)은 글리신(glycine), 세린(serine), 피루빅산(pyruvic acid)을 거쳐 TCA(tricarboxylic acid) 사이클에 의해 물과 이산화탄소로 분해된다. PGA는 글라이콜라이드(glycolide)의 개환중합에 의해 만들어지는 결정성 고분자로, 주사슬의 친수성으로 인해 빠르게 분해되는 소재이다. PGA 흡수성 봉합사는 강도와 탄성이 매우 높은 소재로 수술 후 2주 내에 강도의 50%가 감소하며 4~6개월 내에 완전히 흡수되는 것으로 나타나 있다.

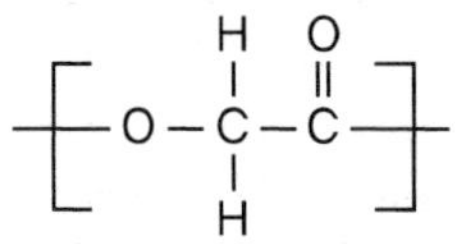

그림 4.6 폴리글라이콜라이드

(2) 폴리락타이드(polylactide, PLA)

PLA는 생분해성 고분자재료 중 가장 주목 받는 재료로, 옥수수나 설탕과 같은 천연물질을 원료로 하여 만들어진다. Poly(α-hydroxy acid)의 일종인 PLA는 PGA와 더불어 가장 간단한 지방족 폴리에스터이다. PLA는 L형, D형과 meso형의 광학이성질체가 있으며 L형과 D형이 고결정성 물질로서 meso형에 비해 융점이 높고 물성이 우수하다. 생체 내에서의 분해는 PGA와 같이 가수분해에 의하며, 부산물인 젖산은 피루브산으로 변하고 최종적으로 TCA 사이클에 의해 물과 이산화탄소로 분해된다. PGA에 비해 메틸기를 하나 더 갖고 있는 PLA는 메틸기의 소수성으로 인해 분해속도가 늦다. L형인 폴리-L-락트산은 생체 내에서 약 6개월의 강도유지기간을 갖는다. 이처럼 늦은 분해속도는 뼈와 같은 경조직의 지지체로 폭넓게 사용된다. 현재 사용 중인 뼈 고정용 지지체로서는 발목, 무릎, 손 등의 고정에 사용되는 스크류, 인대나 반월뼈 고정에 사용되는 택(tack)이나 핀, 봉합사의 고정(anchor), 두개 안면골의 지지에 사용되는 고정판 및 스크류 등이 있다. 또한 180℃의 융점과 37℃의 유리전이온도를 갖는 PLA는 다양한 가공 기술에 의해 섬유, 필름 및 조직공학용 다공성 지지체로 용이하게 만들어진다. 이 물질은 현재 의약의 방출 조절성 재료, 인조피부 및 흡수성 봉합사 등의 의료용 재료로 실용화되고 있는데, 이는 이 물질의 분해물인 L-젖산이 체내에 존재하는 물질이기 때문이다.

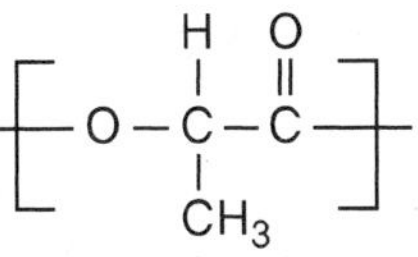

그림 4.7 폴리락타이드

(3) 폴리카프로락톤(polycaprolactone, PCL)

PCL은 ε-카프로락톤의 개환중합에 의해 얻어진다. 이 소재는 융점이 60℃이고 유리전이온도가 −60℃인 부분 결정성 고분자인데 유연성이 매우 좋아 여타 소재와 블렌딩하여 많이 사용된다. PCL은 PLA에 비해 소수성이 강해 분해가 더디게 일어나는데 이는 장기간의 약물을 방출하는 소재로 유용하게 사용된다. PCL은 가수분해뿐만 아니라 효소에 의해서도 분해가 진행된다. 분해산물인 하이드로헥사노익산(hydrohexanoic acid)은 대사과정에 의해 생체에 흡수된다. 이 소재는 장기간에 걸친 임상실험과 독성실험을 거친 후 현재 생체에 독성이 없으며 조직친화성이 우수한 소재로 취급되고 있다. 이 소재는 상처 봉합용 스테플러로 그 용도가 기대되며 앞서 언급하였듯이 여타 소재와의 블렌딩을 통해 의료용 용도가 증가할 것으로 기대된다.

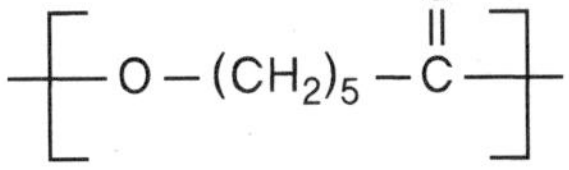

그림 4.8 폴리카프로락톤

(4) 폴리디옥산온(polydioxanone, PDS)

PDS는 주쇄에 에스터기와 에터기를 동시에 갖는 분해성 고분자로 흡수성 봉합사에 일반적으로 사용되는 소재이다. 대표적 소재인 폴리파라디옥산온(poly (para-dioxanone))은 파라디옥사논을 개환중합하여 만들어지는 결정성 고분자이다. PDS는 0 ~ 10도 부근의 낮은 유리전이온도를 갖는 유연한 고분자인데 이 성질은 주쇄의 에터기에 기인한다. 37~55%의 결정성을 갖는 이 소재는 낮은 열 안정성으로 인해 낮은 온도에서 중합하여야 높은 분자량을 얻을 수 있다. 단섬유(monofilament) 형태로 만들어지는 봉합사는 3주 내에 강도의 50%가 감소하며 6개월 이내에 완전 흡수된다. PDS의 분해는 가수분해에 의해 진행되며 분해가 일어나는 곳은 에스터기이다. 가수분해에 의해 분해가 일어나는 여타의 고분자와 같이 분해는 고분자의 비결정 영역에서 먼저 일어나며 따라서 분해 초기에 결정화도가 증가한다. PDS는 PLA 혹은 PGA와 공중합하여 약물전달에 사용되며 악안면 골절 고정, 혈관재생 등의 연구에 응용되기도 한다.

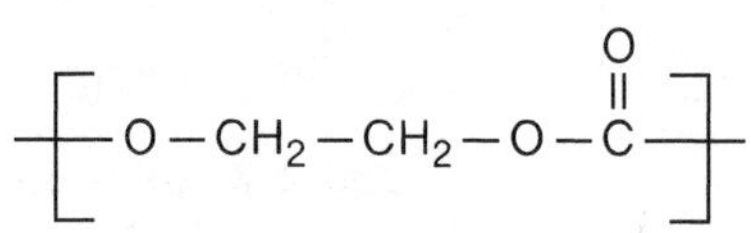

그림 4.9 폴리디옥산온

(5) 폴리안하이드라이드(polyanhydride)

폴리안하이드라이드는 원래 폴리에스터 섬유를 대체하기 위해 개발되었으나 가수분해로 인한 물성저하로 개발에 실패한 소재였다. 바로 이 점에 착안하여 Langer 등이 분해성 소재로 개발하였다. 방향족 폴리안하이드라이드는 분해하는 데 수년이 걸리는 데 비해 지방족 폴리안하이드라이드는 수일만에 분해된다. 따라서 이 둘을 적당이 조합해 분해기간을 조절하게 된다. 폴리안하이드라이드는 여타 소재에 비해 매우 불안정하고 반응성이 높은 소재이다. 약물 전달용 소재로 주로 사용되는 이 소재는 이로 인해 장단점을 갖게 된다. 장점으로는 이 소재의 빠른 분해특성으로 인해 고분자 표면에서부터 분해가 일어나는 이상적인 특성을 보인다. 이에 반해 높은 반응성은 사용 가능한 약물의 범위를 제한하게 된다. 그럼에도 불구하고 이 소재는 뇌의 암 치료에 쓰이는 bis-chloroethyl-nitrosourea의 전달에 이용되는 중요한 고분자재료이다.

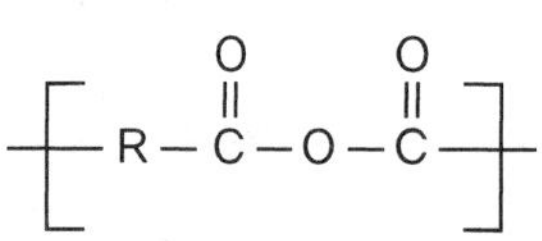

그림 4.10 폴리안하이드라이드

(6) 폴리오쏘에스터(polyorthoesters)

폴리오쏘에스터 또한 폴리안하이드라이드와 같이 고분자의 표면에서 분해가 일어나는 소재이다. 이와 같은 특성은 약물전달시스템에서 약물의 방출을 일정하게 조절하는 데 매우 중요하다. 따라서 이 소재는 약물 전달용 지지체로서 사용되며, 실제로 다양한 steroid 및 cyclobenzaprine 등 다양한 약물을 전달한 예가 보고되고 있다. 일반적으로 지방족 폴리에스터가 산보다 알칼리하에서 분해가 빨리 진행되는 데 비해 이 소재는 산보다 알칼리하에서 매우 안정하다. 따라서 폴리오쏘에스터는 산 또는 알칼리의 첨가량에 의해 분해속도를 조절하게 된다. 폴리오쏘에스터를 만드는 방법은 두 가지이다. 하나는 2, 2'-dimethoxyfuran과 diol을 반응시키는 것이고, 다른 하나는 di-keteneacetal과 diol을 반응시켜 만드는 것인데 후자가 더 진보된 방법이다.

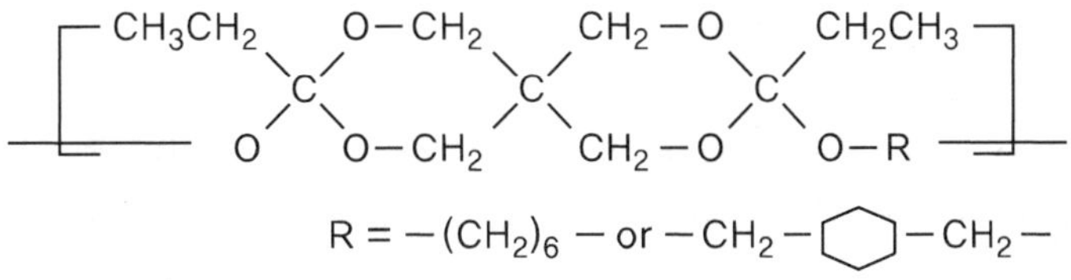

그림 4.11 폴리오쏘에스터

4.2 하이드로젤

4.2.1 정의 및 개요

여러 가지 특이한 성질을 나타내는 하이드로젤(hydrogel)은 다양한 생체 관련 분야에서 근래에 각광 받고 있는 고분자 생체재료 중 하나이다. 하이드로젤은 1954년에 Wichterle와 Lim가 개발한 이후, 1961년에 Bausch와 Lomb이 콘텍트렌즈로 개발한 것이 생체재료로 이용된 최초의 사례로 알려져 있다. 1971년에 Bruck에 의해 하이드로젤은 물에서 분해되지 않으며 다량의 물을 함유할 수 있는 밀착된 3차원 고분자 망상(network) 구조라고 정의되었다.[6] 하이드로젤의 구조적인 특성을 살펴보면, 고분자 사슬의 3차원 그물 구조가 공유 결합 또는 2차 결합을 통해 결합되어 있으며, 물 분자와 강한 수소 결합을 할 수 있는 친수성(hydrophilic) 고분자 사슬이 그 구조의 대부분을 구성하게 된다. 이와 같은 구조적 특성은 매우 독특한 하이드로젤만의 재료적 특성을 나타내게 한다.[7,8] 그림 4.12는 모식적인 하이드로젤의 구조를 보여 준다. 하이드로젤은 물과 접촉하면 강한 팽윤(swelling) 현상을 보이지만, 물에 쉽게 분해되거나 녹지 않는 특성이

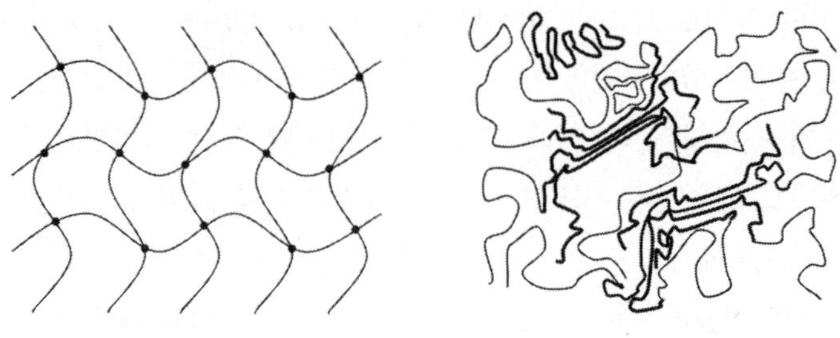

그림 4.12 (a) 화학적 하이드로젤과 (b) 물리적 하이드로젤의 구조에 대한 도식적 표현

있다. 또한 구조에 따라 다양한 탄성과 강도를 가지며 팽윤된 상태에서는 그 모양이 유지되는 특성이 있다. 이러한 물리적 성질들은 인체의 연조직(soft tissue)의 특성과 유사하여 생체재료로의 활용에 적합한 장점을 가진다.[9)]

하이드로젤은 다량의 물을 함유하는 수용액 또는 생물학적 유체에서 가교된 구조를 팽윤시켜 제조된다.[10)] 대다수의 경우, 가교된 구조의 형성 초기에 물이 존재할 수도 있다. 가교된 고분자 구조를 제조하는 방법은 빛의 조사나 화학 반응과 같은 방법들이 있다. 광반응에는 고분자를 활성화시키기 위해 전자빔, 감마선, X선 또는 자외선 등을 이용한다. 화학적 가교는 작용기를 포함하는 고분자나 가교제를 필요로 한다. 가교제는 이중 또는 다중 작용기를 통해 두 개의 고분자 사슬을 연결하는 기능을 가진다. 또 다른 화학적 가교법은 다량의 단량체와 매우 소량의 다관능성 단량체를 공중합하는 것이다. 또한 하나의 고분자와 상호가교제로서 단량체를 이용하여 중합하는 방법도 있다. 이외의 모든 경우는 물리적으로 사슬이 가교되는 경우이다. 수소결합 또는 이온결합이나 소수성 상호작용을 통해 사슬 간에 결합을 이루어 망상 구조를 형성하게 된다.

4.2.2 하이드로젤의 분류

하이드로젤의 종류는 제조 방법, 이온성, 물리적인 구조, 함수율, 고분자의 종류, 화학적 안정성 및 결합의 형태에 따라 다양하게 분류된다. 표 4.3은 여러 가지 기준에 따른 하이드로젤의 종류를 요약하여 나타낸 표이다.

하이드로젤은 고분자 사슬 간의 결합 형태에 따라 크게 화학적 하이드로젤(chemical hydrogel)과 물리적 하이드로젤(physical hydrogel)로 분류될 수 있다.[11)] 화학적 하이드로젤은 고분자 사슬 간의 화학 반응을 통해 사슬 간의 공유결합으로 연결되어 비교적 강한 망상 구조를 이룰 수 있으며, 이로 인해 물리적

표 4.2 생체재료로서의 하이드로젤의 장단점

장점	- 수용액 환경이 세포나 불안정한 약물을 보호 가능 - 세포로부터 나온 물질이나 세포로 공급되는 영양분의 이동이 용이 - 세포 부착 리간드로 쉽게 개질이 가능 - 체내에 쉽게 주입하여 이식이 가능 - 대체로 생체 적합함
단점	- 다루기가 어려울 수 있음 - 기계적 강도가 약함 - 약물이나 세포의 주입이 어려움 - 멸균하기 어려울 수 있음

강도가 높은 하이드로젤을 형성할 수 있다. 그러나 화학 반응에 따른 부산물로 인해 생의학용 활용에 제한을 줄 수도 있다. 이와 같은 하이드로젤은 외부의 자극에 대한 민감성이 낮아 비가역적인 구조의 변화를 수반하지 않는다. 반면 물리적 하이드로젤은 비공유 결합에 의해 망상 구조가 형성되고, 그로 인해 물리적 강도는 비교적 약하나 외부의 자극에 대해 민감할 수 있어 가역적인 구조의 변화가 가능하며 이에 따른 물리적 성상 변화나 졸-겔 상전이와 같은 현상이 수반될 수 있다. 이와 같은 분류는 일반적인 고분자재료에서와 같이 열경화성(thermoset)과 열가소성(thermoplastic)의 성질과 유사하여 열경화성 및 열가소성 하이드로젤로 부르는 경우도 있다.

물리적 하이드로젤에서는 특히 그 미세구조에 따라 무정형(amorphous), 반결정(seimcrystalline), 수소결합(hydrogen-bonded)형 하이드로젤로 분류될 수 있으며, 하이드로젤 재료가 지니는 전하에 따라 양이온성(cationic), 음이온성(anionic), 중성(neutral) 하이드로젤로도 분류될 수 있다. 또한 양이온성과 음이온성 하이드로젤은 이온성 하이드로젤로 통칭하여 구분하기도 하며, 주로 고분자 전해질(polyelectrolyte)을 이용해 제조하기 때문에 고분자 전해질 하이드로젤로 부르기도 한다. 함수율에 따라 저팽윤성(low swelling, 20 ~ 50%), 중팽윤성(medium swelling, 50 ~ 90%), 고팽윤성(high swelling, 90 ~ 99.5%), 초흡수제(super-absorbent, 99.5% 이상)와 같이 분류한다. 또한 하이드로젤은 생체 내에서의 안정성에 따라 생분해성(biodegradable), 생침식성(bioerodable), 비분해성(nondegradable) 하이드로젤로 분류된다. 하이드로젤 고분자재료에 따라 크게 천연 하이드로젤과 합성 하이드로젤 및 천연/합성 융합 하이드로젤로 구분하기도 한다. 합성 하이드로젤의 경우는 고분자의 단량체에 따라 단중합체(homopolymer)와 공중합체(copolymer) 하이드로젤로 나눌 수 있다. 이와 별도로 하나의 가교된 고분자 망상 구조에 다른 단량체의 중합을 통해 새로운 망상 구

표 4.3 여러 가지 기준에 따른 하이드로젤의 분류

분류 기준	하이드로젤	Hydrogels	특성
결합 형태	화학적 물리적	chemical physical	비가역적 거동 가역적 거동
고분자	천연 합성 천연-합성 유도체	natural synthetic natural derivatives	다당류, 단백질 등
팽윤도	저팽윤성 중팽윤성 고팽윤성 초흡수제	low swelling medium swelling high swelling super-absorbent	20 ~ 50% 50 ~ 90% 90 ~ 99.5% > 99.5%
체내 안정성	생분해성 생침식성 비분해성	biodegradable bioerodable non-degradable	화학적 성질 물리적 성질 화학적 성질
전하	양이온성 음이온성 중성	cationic anoinic neutral	
미세 구조	무정형 반결정형 수소결합형	armorphous semi-crystalline hydrogen-bonded	모두 physical gels
단량체	단중합체 공중합체 다중합체 상호침투형	homopolymer copolymer multipolymer interpenetrating (IPN)	

조가 침투하여 혼재하는 구조를 가지는 하이드로젤을 상호침투성(interpenetrating) 하이드로젤이라고도 한다.

4.2.3 하이드로젤에 이용되는 고분자

(1) 천연고분자

천연고분자의 대부분인 몇 가지 다당류와 단백질들은 하이드로젤을 형성할 수 있으며, 이들 중에는 조직의 연조직이나 세포외 기질(extracellular matrix, ECM)을 구성하는 성분이거나 그와 유사한 구조를 가진다.[12] 음이온성 고분자로는 히알루론산(hyaluronic acid), 알지네이트(alginate), 펙틴(pectin), 콘트로이틴 설페이트(chondroitin sulfate), 덱스트란 설페이트(dextran sulfate) 등이 포함된다. 히알루론산은 세포외 기질의 글리코사미노글리칸(glycosaminoglycan) 성분이며,

상처 수복에서 중요한 역할을 담당한다. 히알루론산은 체내에 존재하는 히알루로니다아제(hyaluronidase)에 의해 분해되며, 불순물과 내독소(endotoxins)가 함유되어 있어 생체재료로 활용하기 위해서는 철저한 정제 과정을 필요로 한다. 알지네이트는 갈조류(brown algae)에서 얻을 수 있는 매우 잘 알려진 생체재료이며, 생체적합성, 낮은 독성과 가격뿐 아니라 Ca^{2+}, Mg^{2+}, BA^{2+}, Sr^{2+}와 같은 2가 양이온을 이용하여 간단하게 하이드로젤을 제조할 수 있기 때문에 널리 이용되어 왔다. 그러나 이러한 여러 특성에도 불구하고, 수용액 상에서 이온의 손실로 인해 겔이 용해되는 성질 때문에 팽윤성이나 기계적 성질의 조절이 쉽지 않아 알지네이트 자체만으로 사용하는 것은 제한적이다.

키토산(chitosan), 폴리라이신(polylysine) 등은 대표적인 양이온성 고분자이다. 키토산은 키틴(chitin)의 *N*-탈아세틸화에 의해 제조되며, 생체적합성과 낮은 독성 및 천연 글루코사미노글리칸과의 구조적 유사성으로 인해 폭넓게 사용되어 왔다. 키토산아제(chitosanase)와 라이소자임(lysozyme)과 같은 효소에 의해 분해되며, 산성 용액에서 쉽게 용해되나 중성의 수용액이나 대부분의 유기용매에 녹지 않으며 높은 결정성을 가진다. 따라서 화학적 또는 물리적으로 개질된 형태로 하이드로젤을 제조하는 것이 일반적이다. 중성 고분자로는 덱스트란(dextran), 아가로스(agarose), 풀루란(pullulan) 등이 있다. 아가로스는 해조류계 다당류의 다른 하나의 종류이며, 알지네이트와 달리 열적으로 가역적인 성질을 가진다. 구조는 이중 나선구조 다발의 형태를 가지며 다수의 사슬이 연결 부위에 존재한다.

천연 단백질인 콜라겐(collagen)은 신체의 조직에서 유래된 천연 고분자로서 물리적으로 형성된 콜라겐 하이드로젤은 열가역적이며 제한적인 기계적 성질을 보여 준다.[13] 또한 콜라겐은 세포에서 분비되는 특정 효소(콜라게나제, collagenase)에 의해 분해되는 특성을 가지기도 한다. 콜라겐의 유도체인 젤라틴(gelatin)은 콜라겐의 3중 나선구조가 끊어져 단일 가닥의 구조를 가지는 고분자이다. 수용액에서 온도 조절을 통해 쉽게 하이드로젤이 형성되며, 약한 기계적 성질을 나타내므로, 생체재료로의 활용에 많은 제약이 따른다. 피브린(fibrin)은 상처의 수복에 중요한 역할을 하는 성질을 가지므로 수술 시에 봉합제와 접착제로 주로 사용된다. 피브린 겔은 환자의 혈액으로부터 채취될 수 있으며, 이러한 재료는 조직공학용 자가 이식물로 이용 가능하다.

(2) 합성고분자

단량체에 친수성기가 존재하는 고분자들은 물리적 하이드로젤을 형성할 수 있다. 중성 친수성기를 가진 고분자는 물 분자와의 수소결합을 통해 높은 함수율을 가진다. 에터기(ether group)를 가지는 폴리에틸렌글라이콜[poly(ethylene glycol), PEG]은 대표적인 생체고분자로서 하이드로젤의 제조에 널리 이용되고 있다.[14) 하이드록실기(hydroxyl group)를 포함하는 poly(vinyl alchol) (PVA) 또한 하이드로젤의 재료이다. 아마이드기(amide group)를 가지는 고분자 하이드로젤은 매우 다양하며, poly(HEMA), poly(N- isopropyl acrylamide) (polyNIPAAm), poly(glycerol methacrylate), polyDEGMA, polyMEAAM, PVPyrrolidone 등이 모두 하이드로젤을 형성하는 대표적인 아마이드기를 가진 고분자들이다. 폴리에스터(polyesters)는 생분해성을 가지는 재료로서 자체적으로 물에 녹지 않는 경우가 대부분이지만, 블록 공중합체의 형태로 하이드로젤에 이용되고 있으며, PEG-PLA-PEG, PEG-PLGA-PEG, PEG-PCL-PEG 등과 같은 사례가 있다. 이와 같은 고분자들은 전하에 따라 양이온성, 음이온성 및 중성 친수성기로 나눌 수 있다. 음이온성을 가지는 합성고분자는 단량체에 산성기가 존재한다. methacrylate salt, maleic acid salt, PAM metylene sulfate, vinyl sulfonate, styryl sulfonate 등은 친수성이면서 음이온성을 가지는 고분자 단량체이다. 이들의 중합체 또는 다른 단량체와의 공중합체는 하이드로젤을 형성할 수 있다. 반면 양이온성 고분자는 단량체에 염기성기를 가진다. ethylene imine, acryl amidine, quarternized vinyl pyridine, *N*-DMAP-N-AM 등은 양이온성을 지닌 단량체로서 고분자 하이드로젤에 이용될 수 있다. 양친성기(amphoteric)를 가진 고분자는 양친성 공중합체의 경우이다. carboxyle-amidine- carboxyle triades가 대표적인 예이다. 또한 양친매성 블록 공중합체(amphiphilic block copolymers)는 친수성과 소수성(hydrophobic) 중합체가 한 사슬 내에 블록 형태로 배열된 고분자를 말한다. 이와 같은 구조의 고분자들은 하이드로젤, 특히 물리적 겔을 형성하는 매우 좋은 재료가 된다.

(3) 합성-천연 고분자 결합체

합성고분자와 천연고분자가 화학적으로 결합되어 형성되는 합성/천연 결합체는 각각의 고분자의 장점을 모두 가지며 단점을 보완하는 기능성 하이드로젤의 제조를 위해 개발된다. PEG-co-polypeptides, alginate-g-(PEO-PPO-PEO), chitosan-Pluronic, PLGA-co-serine, collagen-acrylate, alginate-acrylate, poly (HEMA-g-peptides) 등이 대표적인 예이다.

4.2.4 하이드로젤의 특성

(1) 팽윤성(swelling)

하이드로젤은 제조 과정에서부터 물과의 접촉이 필연적이고, 최종적으로 수화된 망상 구조를 가지기 때문에, 그 물리적 거동의 총체적인 부분은 팽윤성 거동을 나타내게 된다. 그림 4.13은 팽윤 현상의 두 가지 가능한 구조를 보여 준다. 친수성의 가교된 고분자 사슬이 물과 접촉하게 되면, 고분자 사슬은 상대적으로 물과 열역학적 친화성을 가지기 때문에 그 용매 분자와 상호 작용하게 된다.[15] 따라서 고분자 사슬들은 수화된 상태로 팽창하게 된다. Flory-Huggins 이론은 이러한 혼합 과정과 관련된 열역학적 수량을 계산하는 데 사용할 수 있다. 이러한 열역학적 팽윤력(swelling force)은 가교된 사슬 구조의 수축력(retractive force)에 의해 상호균형을 이룬다. 그 수축력은 대개 Flory rubber elasticity 이론과 그 변수들에 의해 설명될 수 있다. 평형(equilibrium)은 두 힘이 같게 되는 특정 용매와 온도에서 획득된다. 이를 바탕으로 Flory는 부피 팽윤도(volume ratio of swelling, Q)를 건조 상태의 시료 부피당 팽윤 상태의 실제 시료에 대한 부피의 비율로 정의하였다. 또 다른 Flory의 정의로는 무게 팽윤도(weight ratio of swelling, q)가 있으며, 건조된 시료의 무게와 팽윤된 시료의 무게의 비로 나타

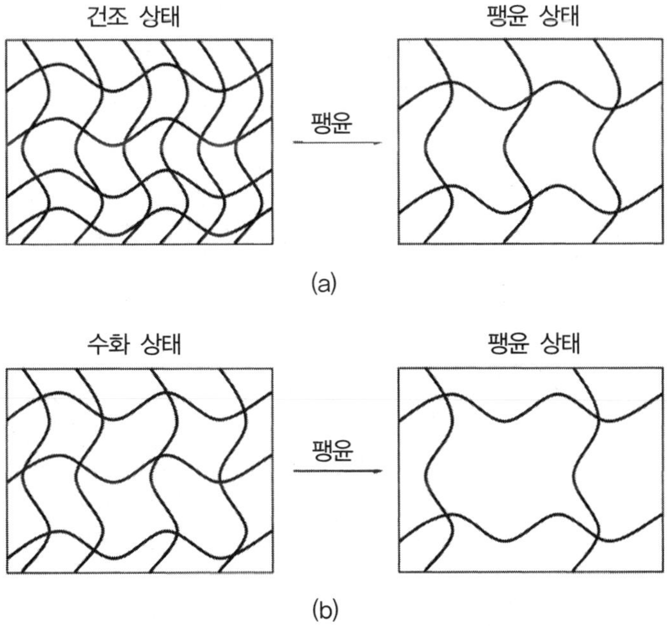

그림 4.13 화학적 가교에 의해 제조된 하이드로젤의 (a) 건조 상태에서의 팽윤과 (b) 수화 상태에서의 팽윤 현상에서 사슬 구조의 도식적 표현

낸다. 평형 상태의 팽윤 거동을 규정하기 위해, Yasuda는 하이드로젤을 이용한 콘택트 렌즈 연구에 수화도(hydration ratio, *H*)를 이용하기도 하였다. 일반적으로 고팽윤성 하이드로젤은 셀룰로스 유도체, PVA, poly(N-vinyl-2-pyrrolidone) (PNVP) 및 PEG 등이 포함된다. 중 또는 저팽윤성 하이드로젤은 poly(HEMA)와 이것의 많은 유도체들이 포함된다. 이들과 다른 소수성 또는 더 친수성인 고분자와의 공중합을 통해 얻은 공중합체를 제조하면 원하는 팽윤도로 조절할 수도 있다. 이러한 팽윤도는 하이드로젤을 통한 확산 계수, 표면 성질과 이동성(mobility), 광학적 성질 및 기계적 성질에 영향을 주기 때문에 생의학적 및 약제학적 응용 분야에서 매우 중요한 요소 중 하나이다.

(2) 생분해성(biodegradability)

생분해성은 하이드로젤이 생체 이식물로서 활용될 때 매우 중요한 의미를 가진다. 하이드로젤의 분해는 그림 4.14에서 볼 수 있듯이 3가지 기작으로 구분될 수 있다. 첫째는, 고분자 주사슬(backbone chain)이 가수분해나 효소분해에 의해 분해될 수 있다. 둘째는, 고분자 주사슬이 유지되더라도 가교제(crosslinkers)가 분해될 수 있다. 마지막으로, 고분자 주사슬에 결합된 펜단트기(pendant group)가 분해되는 경우가 있다. 물론 이러한 메커니즘이 복합적으로 작용할 수도 있다. 주사슬과 가교제의 분해는 하이드로젤이 용해되는 결과를 가져오지만, 펜단

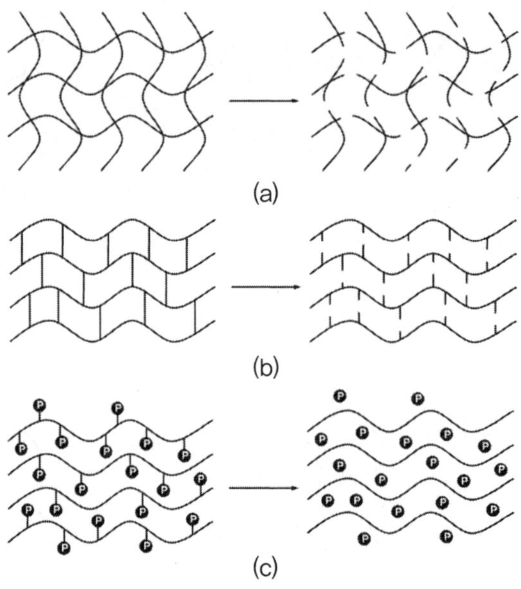

그림 4.14 하이드로젤의 분해를 유발하는 세 가지 기작: (a) 주사슬의 분해, (b) 가교제의 분해, (c) 펜단트기의 분해

트기의 분해는 하이드로젤이 용해되지 않을 수도 있다. 그러나 펜단트기가 제거되고 고분자 주사슬이 화학적으로 가교되어 있지 않다면 고분자 주사슬의 친수성이 증가되어 용해될 수 있다. 주사슬이 분해되는 하이드로젤은 단백질과 다당류를 포함하는 천연고분자와 폴리에스터 계열의 고분자로 구성된 하이드로젤이 있으며, 전자는 주로 효소에 의해, 후자는 가수분해에 의해 분해된다. 가교제가 분해되는 하이드로젤은 가교제의 종류에 따라 다양하며, 그 가교제는 N,N'-methylenebisacrylamide(BIS), glutarladehyde(GA), 수크로스(sucrose), 올리고펩타이드(oligopeptides)와 같은 단분자 가교제와 인슐린, 알부민, 합성 중합체와 같은 고분자 가교제로 나눌 수 있다.

(3) 솔-젤 상전이(sol-gel phase transition)

친수성 고분자(A)와 소수성 고분자(B)로 이루어진 솔(Sol) 상태의 양친성 고분자(Amphillic polymer)가 외부 환경(온도 등)에 의하여 젤(Gel) 형태로 이루어진 것으로서, 구성 고분자의 특성에 따라 그림 4.15와 같이 A-B-A 형태의 하이드로젤과 B-A-B 형태의 하이드로젤을 형성시킬 수 있다. 현재 상업적으로 시판되고 있는 BASF사의 Pluronic F-127인 PEO-PPO-PEO가 대표적인 A-B-A 형태의 하이드로젤로, 중심부인 코아가 비생분해성 고분자이면서 소수성 고분자로 형성되어 있어 난용성 약물을 담지할 수 있는 구조로 되어 있다. 반면 현재 임상시험 중인 Protheric사의 ReGel인 PLGA-PEO-PLGA는 대표적인 B-A-B 형태로 중심부인 코아가 생분해성 고분자이면서 친수성 고분자인 PEO로 이루어진 하이드로젤이라고 볼 수 있다.

A-B-A 형태의 하이드로젤인 BASF사의 Pluronic F-127의 온도 및 고분자 농도에 따른 솔-젤 전이도와 일정 농도(21%)에서의 온도에 따른 솔-젤 전이 거동을 보여 주는 개략도를 나타내었다. 낮은 온도에서는(A) Unimer 상태의 솔 형태를 보이다가 온도 B-C 구간에서는 마이셀 packing에 의한 젤 형태를 보여 주고 있다.

한편, 그림 4.15에 B-A-B 형태의 하이드로젤인 Protheric사의 ReGel의 온도 및 농도에 따른 솔-젤 전이도와 일정 농도에서의 온도에 따른 솔-젤 전이 거동을 보여 주는 개략도를 제시하였다. A-B-A 형태와 달리 고분자 사슬의 루프 형태나 브릿지 형태로 솔-젤 전이가 일어나는 것을 알 수 있다.

4.2.5 지능형 하이드로젤

모든 하이드로젤이 갖는 고유하고 공통된 성질 중에 하나는 물이 있을 때 팽윤

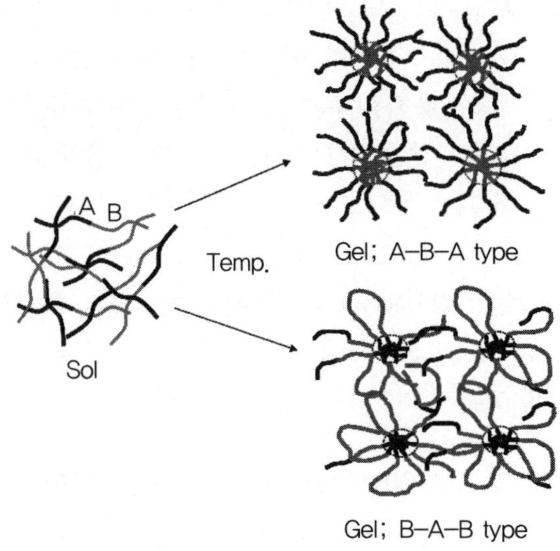

그림 4.15 솔–젤 상전이 거동을 보이는 고분자 사슬의 도식적 표현

하고, 없을 때는 수축된다는 것이다. 따라서 하이드로젤이 이러한 팽윤-수축 성질만을 보인다고 해서 특별히 흥미나 응용성을 가지는 하이드로젤이라고 할 수 없다. 최근에 많은 연구를 통해서 어떤 신호에 반응하여 팽윤되고 수축되는 성질을 보여 주는 등의 부가적인 기능을 가지는 하이드로젤이 개발되었으며, 이러한 하이드로젤을 '지능형, intelligent 또는 smart, 하이드로젤'이라고 하고 있다.[16)]

가장 많이 알려진 지능형 하이드로젤은 외부환경의 변화에 반응(팽윤, 수축, 휨 또는 분해)을 보이는 하이드로젤이며, 이런 이유로 자극- 또는 환경-응답성 하이드로젤(stimuli- 또는 environment-responsive hydrogels)이라고 일컬어진다. 이러한 자극-응답성 하이드로젤의 두드러진 특징 중에 하나는 외부 환경의 미세한 변화에도 팽윤도(swelling ratio)와 같은 하이드로젤의 성질이 변한다는 것이다. 표 4.4는 이러한 현상을 유발하는 외부자극을 요약하여 보여 준다.

표 4.4 자극 응답성을 유발하는 외부 자극과 이에 반응하는 대표적 고분자 하이드로젤

외부 자극	대표적인 예
온도	poloxamer, gelatin, PNIPAAm, poly(HEMA), PEG–PLGA
전기장	poly(ethyloxazoline)/poly(methacrylic acid) 혼합체
빛	poly(NIPAAm–co–bis(4–(dimethylamino)phenyl)(4–vinylphenyl) methyl leucocyanide)
압력	crosslinked PNIPAAm
pH	chitosan, amino acids, poly(acrylamide)
분자간 인식	biotin–avidin, antigen–antibody, glucose
이온강도	alginate (calcium), ionized poly(acrylamide)

(1) 온도-감응성 하이드로젤(thermoresponsive hydrogels)

여러 가지 외부 자극 중에서 지능형 하이드로젤로 가장 많이 활용되고 있는 것은 온도이다. 온도-감응성 하이드로젤은 물리적 하이드로젤이며, 따라서 열가역성을 나타낸다. 대부분의 경우 각각 친수성과 소수성을 가지는 두 개 이상의 고분자 사슬의 공중합체가 재료가 되며, 소수성 사슬 간의 소수성 상호작용(hydrophobic interactions)에 의해 고분자 망상구조를 형성한다. 고분자의 종류에 따라 온도에 의한 솔-젤 상전이 현상을 보여 주기도 하는데, 이러한 재료는 체내 주입형 하이드로젤로 최근에 조직공학과 약물전달과 같은 분야에서 각광받고 있는 생체재료이다.

(2) pH-민감성 하이드로젤(pH-sensitive hydrogels)

pH 민감성 하이드로젤로서 하이드로젤 구성 성분 고분자 중에 pH 감응형 고분자의 이온화에 의하여 음이온 또는 양이온을 띄게 된다. 대표적인 음이온 하이드로젤로서 methacrylic acid(MAA)와 2-methacryloxyethyl glucoside(MEG)가 공중합된 poly (methacrylic acid-co-methacryloxyethyl glucoside) [P(MAA-co-MEG)] 하이드로젤이 있다.[13)] 공중합 성분 중 MAA는 하이드로젤에 pH 감응성을 부여하기 위하여, 그리고 MEG은 글루코스가 함유된 단량체로서 하이드로젤 내부에 탑재되는 단백질 약물의 안정화 및 소장벽과의 결합력 향상 효과를 부여하기 위하여 사용하였다. 음이온 하이드로젤은 3차원의 네트워크 구조를 가지는 물질로서, 수용액상에서 다량의 물을 흡수하여 팽창할 수 있으며 이때의 팽창거동은 외부 환경조건(pH, 이온세기, 용매조성, 온도 등)의 변화에 의존한다. 음이온 하이드로젤은 주위의 pH 변화에 따라 급격한 팽창비의 변화를 보이는데 이러한 특징은 이들을 단백질 약물의 경구전달에 적합한 물질로 만든다. 즉 단백질 약물을 탑재한 하이드로젤은 산성 환경인 위장(pH 2)에서는 네트워크가 수축해서 내부에 탑재된 단백질 약물을 방출하지 않고 보호하며, 중성 또는 알칼리성인 소장(pH 7)에 도달하면 네트워크가 팽창하면서 빠른 속도로 약물을 방출할 수 있다. 이러한 pH 감응성 팽윤거동은 하이드로젤 내의 기능성 그룹이 주변 pH 변화에 따라 이온화하기 때문에 생기는 것으로 알려져 있다. 그리고 이온화에 따른 팽윤거동은 네트워크 내부로의 용매침투 메커니즘에 많은 영향을 미친다.

4.3 유·무기 복합재료

4.3.1 유기 및 무기 생체소재

(1) 유기 및 무기 생체소재 분류 및 특성

대표적인 유기 생체소재는 생체적합성 고분자로서, 자연에서 얻을 수 있는 천연고분자와 유기화학 공정을 통해서 합성할 수 있는 합성고분자로 분류할 수 있다. 천연고분자는 크게 다당류(polysaccharide)와 단백질(protein)로 분류할 수 있다. 다당류는 게, 새우의 껍질을 원료로 얻을 수 있는 키토산(chitosan), 동물의 관절액, 피분, 연골 등에 존재하는 히알루론산(hyaluronic acid) 등의 동물성 다당류와 해조류로부터 얻을 수 있는 알긴산(alginic acid), 식물로부터 얻는 셀룰로스(cellulose) 등의 식물성 다당류로 분류할 수 있다. 생체재료로서 각광받는 대표적인 단백질은 콜라겐(collagen)으로써 조직재생용 소재에 널리 응용되고 있다.

생체소재로 사용되는 합성고분자는 비분해성 고분자 및 생분해성 고분자로 크게 나눌 수 있다. 비분해성 고분자는 폴리에틸렌글라이콜[poly(ethylene glycol), (PEG)], 폴리하이드록시에틸메타아크릴레이트[poly(hydroxyethyl methacrylate), PolyHEMA] 등으로 고분자 주쇄(main backbone)를 이루는 주결합이 -C-O-C- 결합 또는 -C-C- 결합으로 이루어진 경우가 대부분을 차지한다. 생분해성 고분자는 폴리락타이드(polylactide), 폴리글라이콜라이드(polyglycolide), 폴리아미노산(poly(amino acid)) 등 고분자를 이루는 주쇄가 에스터(ester), 카보네이트(carbonate), 우레탄(urethane), 아마이드(amide) 결합으로 이루어진 경우이다. 생분해성 고분자들은 가수분해(hydrolysis) 또는 효소반응(enzymatic reaction)에 의해 생체 내에서 기능을 다한 후 주쇄를 이루는 결합이 끊어져서 저분자량의 화합물로 분해되어 체내 밖으로 배출되게 된다.

대표적 세라믹 생체재료는 생체활성 소재인 수산화아파타이트(hydroxyapatite, HAp), 삼인산칼슘(tricalcium phosphate, TCP) 등의 인산칼슘(calcium phosphate)과 바이오글라스(생체활성유리), 실리카(silica) 등이 있다. 수산화아파타이트는 $Ca_{10}(PO_4)_6(OH)_2$의 화학식을 갖고 치아 에나멜질의 95% 이상을 구성하며 뼈의 섬유성 단백질인 콜라겐을 제외한 약 65%를 구성하는 중요한 물질이다.[18] 하지만, 수산화아파타이트로만 이루어진 인공치근은 무기질 재질이기 때문에 깨지기 쉽고 급격한 힘을 가하면 부러지는 위험성이 있다. 따라서 현재 인성이나 강도 향상을 위해 현재 유·무기 하이브리드 생체재료의 개발이 시도되고 있다. 삼인산칼슘은 $Ca_3(PO_4)_2$의 화학식을 가지며, 수산화아파타이트와 유사한 성질의 화합물로, 현재 다공체로서 골 결손부의 충전용이나 두개골 보충 등에 응용되고 있다. 생체조직에 대한 용해도가 수산화아파타이트보다 큰 편이기 때문에 골치환 속도가 빠르고, 금속 임플란트 표면에 코팅하여 인공치근으로서의 응용도 고려되고 있다. 바이오글라스는 다량의 산화칼슘과 인산을 포함하는 유리로, 골조직과의 친화성이 매우 우수하다. 바이오글라스의 생체재료로서의 기능으로 손상된 대퇴골에 매입하면 유리의 표면이 먼저 용해하여 수산화아파타이트의 젤 층을 만들며, 이것을 사이에 두고 뼈와 결합한다. 바이오글라스는 강도가 낮기 때문에 금속의 심체에 코팅한 것이 치과용이나 정형외과용으로 활발히 검토되고 있다. 특히 강도 향상을 위한 결정화 기술이 핵심 화두로 떠오르고 있다. 실리카는 무기 솔-젤(sol-gel) 반응으로 형성되는 삼차원 네트워크 조를 갖는 생체세라믹이다. 실리카는 높은 생체적합성, 넓은 표면적 및 제어 가능한 나노기공을 가지므로 나노크기의 약물전달체로서의 응용가능성을 높여가고 있다.[19,20]

(2) 생체적합성 고분자 및 세라믹의 특성

생체적합성 고분자는 유기분자로 구성되어 있고, 생체활성 세라믹은 금속 산화물의 다양한 결정구조를 갖고 있으므로 확연한 구조 및 물성 차이가 있다. 고분자는 유기 분자의 조성 및 화학 구조 변화에 따라 다양한 기능, 예를 들어 생분해성, 외부자극 감응성(pH, 온도, 빛), 기계적 물성 등을 쉽게 부여할 수 있다.[21] 한 생분해성 고분자가 분해된 후 생성하는 부산물의 경우 낮은 독성이 보고된 바 있으나 염증(inflammation)이 종종 수반되는 것으로 알려져 있다. 예를 들어 대표적인 생분해성 고분자인 폴리락타이트는 분해 후 젖산(lactic acid)이라는 부산물을 생성하는데, 생성 시 주위 인체 조직의 pH를 낮추어 염증 반응을 일으키는 것이 보고된 바 있다. 반면에, 생체활성 세라믹은 결정상의 변화에 따라 흡수 특성을 제어할 수 있고, 구조적 안정성이 수반되며 인체 내에서 인체의 구성 이온으로 흡수될 수 있다는 장점이 있다. 예를 들어 인산칼슘의 경우, 혈액 및 세포 내에 존재하는 주요 이온성분인 칼슘(calcium) 이온 및 포스페이트(phosphate) 이온으로 용해되어 흡수되므로 체내 적합성이 우수하다고 할 수 있다.[22] 고분자에 비해서는 외부자극에 대한 감응성 부여가 힘들다는 점과 부서지기 쉬운 특성으로 기계적 강도에 한계가 있는 것으로 알려져 있다. 생체적합성 고분자와 생체활성 세라믹의 대표적인 특성을 표 4.5에 요약하였다.

표 4.5 생체고분자 및 생체활성 세라믹의 특성

Issue	생체고분자	생체세라믹
Biocompatibility	Good	Good
Side effects	Acceptable	Negligible
Foreign body reaction	Observed	Negligible
By-product chemicals	Unpredictable	Biocompatible
Geometry flexibility	Good	Bad
Process control	Solvent, pH	Room temperature
Drug encapsulation flexibility	Flexible	Flexible
Controlled drug release	Good	Good

(3) 유·무기 복합재료의 응용 분야

유기 생체고분자와 무기 생체활성 세라믹으로 구성된 복합소재는 의공학(biomedical engineering)의 다양한 응용 분야에 적용되어 왔으며, 현재 조직공학, 약물전달, 유전자 전달 등 조직재생 및 질병치료 분야에서 없어서는 안 될 필수적인 소재로서의 기능을 발현하고 있다. 두 소재의 조합으로 얻을 수 있는 복합재료는 생체적합성, 생분해성, 자극감응성을 모두 갖춘 지능형 생체소재로서의 역할을 수행하고 있다.[23,24] 조직재생 분야에서는 손상된 조직을 빠르게 재생시키는 스캐폴드(scaffold) 소재로서 생체적합성 고분자/인산칼슘 조합을 생각해 볼 수 있고, 고분자의 기계적 물성 및 인산칼슘의 우수한 세포친화성이 융합된 소재로서의 역할이 가능하다. 전달 분야에서는 약물 로딩(loading)이 가능한 메조다공성(mesoporous) 실리카와 지능형 고분자의 복합화로 특정 자극에서만 약물을 선택적으로 방출할 수 있게 하는 나노약물전달체를 유·무기 복합화를 통해 설계할 수 있다. 유전자 전달 분야에서도 전달체의 기본 틀을 이루는 자기조립형 나노 입자와 DNA/RNA 등의 유전자와 결합이 가능한 인산칼슘 생체세라믹 소재의 복합화를 통해, 특정 세포 내에 들어갔을 때 선택적으로 나노입자로부터 유전자를 방출시킬 수 있는 지능형 나노 유전자 전달체를 설계할 수 있다. 이 장에서는 각 분야에 적용되는 유·무기 복합재료의 특성 및 기능에 대해 상세히 고찰해 보고자 한다.

4.3.2 골대체 및 조직재생용 유 · 무기 복합재료

하이브리드 생체재료, 특히 세라믹 생체재료와 고분자의 하이브리드 소재에 대한 연구는 다음과 같은 부분에서 중요성을 갖고 있다. 첫째, 인체의 경조직(뼈 또는 치아)이 유·무기의 복합체로 이루어졌기 때문에 이에 대한 연구개발은 그 자체만으로도 생체경조직재료 개발의 궁극적 목표이며, 대표적인 생체모방 기술이라고 할 수 있다. 둘째, 유·무기 복합체는 기존의 고분자, 세라믹재료의 독자적 연구에서 융합적 연구에 학문적 중요성을 지닌다. 셋째, 기존에 골대체 재료 연구로 사용된 금속이나 고분자, 또는 세라믹 단일 종에 비해 그 구조적 특성이 치아 및 뼈와 가장 유사하고 생체적 특성이 단연 뛰어나므로 그 이용 가치가 막대하다. 조직재생용 소재 중 유·무기 복합재료가 탁월한 기능을 발휘하는 분야는 뼈재생(bone regeneration) 분야이다. 인체뼈 구조는 스펀지 형태의 해면골과 외부를 감싸고 있는 피질골로 구성되어 있다. 해면골을 형성하는 주요 성분은 콜라겐 유기고분자 성분과 인산칼슘의 한 형태인 수산화아파타이트 나노 생체세라믹이다. 이러한 유·무기 복합재료 표면에서 뼈조직을 형성하는 골아세포(osteoblast)가 부착되고, 성장하여 궁극적으로는 뼈를 만들게 된다. 따라서 손상된 뼈를 재생하는 데 유용한 지지체를 위한 재료는 생체적합성 고분자와 인산칼슘계 생체세라믹이 공존하는 유·무기 복합재료가 이상적이라고 할 수 있다.

표 4.6에 요약된 바와 같이 생체적합성 고분자와 생체활성 세라믹으로 구성된 다양한 복합재료가 연구되고 있으며, 기계적 물성 향상, 세포친화성 증진, 골재생 효능 증진 등을 주 목적으로 하고 있다. 다양한 조성의 복합재료를 평가하여 뼈재생을 촉진하는 이상적인 소재를 개발하는 것이 현대 의공학 분야에서의 주요 연구개발 동향이다.

(1) 천연고분자-생체세라믹 복합소재

인체뼈를 이루는 주 구성성분이 천연고분자인 콜라겐 및 생체세라믹인 수산화아파타이트이므로 두 소재의 조합을 통해 인체뼈 형성을 모방하는 연구 및 인체뼈를 재생하는 연구가 함께 진행되어 왔다. 이 장에서는 콜라겐과 인산칼슘 복합소재로 구성된 삼차원 다공 구조를 갖는 유·무기 복합 스캐폴드 및 나노섬유 형상의 유·무기 복합 나노섬유에 대해 소개하고자 한다.

1) 젤라틴-인산칼슘 삼차원 다공성 스캐폴드

인위적으로 생분해성 고분자와 생체활성 세라믹 복합체를 합성하여 삼차원 다공구조의 스캐폴드로 제작해, 손상된 뼈부분을 지탱하고 지속적으로 새로운

표 4.6 유 · 무기 하이브리드 골 소재 종류		
고분자(유기)	세라믹(무기)	유 · 무기 복합화 목적
PLA	HAp	생분해 특성이 도입된 생체활성 매트릭스 제조
PLA	Bioglass	생체활성 특성이 도입된 생분해성 유 · 무기 소재 개발
PEG–PLA copolymer	HAp	Porous HAp에 PEG–PLA의 생분해 특성에 의한 뼈 형성 방출기능이 도입된 유 · 무기 재료 개발
Polyanhydride	HAp	Polyanhydride의 표면 분해특성으로 인해 장기간 동안 기계적 물성을 유지하는 골전도 매트릭스 제조
Poly(ε-caprolactone)	HAp	우수한 생체적합성 및 생분해 특성의 유 · 무기 소재 개발
Poly(ε-caprolactone-co-DL–lactide)	bioglass	생체활성 특성이 도입된 생분해성 유 · 무기 소재 개발
Poly(propylene fumarate)	β–Tricalcium phosphate	가교반응에 의해 유 · 무기 복합재료 제조가 가능한 생분해성 injectable 재료 개발
Chitosan	HAp	생체적합성이 우수하고 골전도 기능이 함유된 소재 개발
Poly(vinyl phosphate)	HAp	Phosphate 그룹의 도입으로 HAp와의 결합특성이 강화된 재료 제조
Poly(hexamethylene adipamide)	HAp	HAp와 강한 결합을 하는 polyamide의 도입으로 기계적 물성이 향상된 골재료 개발
Poly(3–hydroxybutyrate–co–3–hydroxyhexanoate)	HAp	생분해성 스캐폴드 고분자의 기계적 강도 향상 및 골전도 유도기능 도입
Poly(alkyl oxybenzoate) phosphazene	HAp	생체적합성 polyphosphazene을 도입하여 인성(toughness)이 향상된 유 · 무기 재료 제조
polyHEMA with carboxy groups	HAp	바이오미네랄리제이션 유도가 가능한 복합재료 개발

조직을 대체, 재생하는 것이 실제 임상적으로 적용 가능함이 증명되고 있는 추세이다. 다양한 뼈재생용 유·무기 복합재료 중 아파타이트 결정과 천연고분자의 합성을 합친 혼합 시스템은 자연계와 비슷한 방법으로 손상된 뼈조직의 생물학적 기능과 구조를 보호한다는 점에서 많은 관심을 받고 있다.

젤라틴(gelatin)을 기본으로 한 콜라겐(collagen)은 스캐폴드 적용에 대한 가능성을 가지고 있다. 실질적으로, 현재 젤라틴은 우수한 세포 생존력 때문에 임상에서 제약, 상처 드레싱, 접착 테이프로 사용되고 있다. 뼈조직의 무기성분인 수산화아파타이트는 훌륭한 생체활성과 골전도성(osteoconduction) 때문에 뼈충전물과 보충제로서 다양한 응용 분야를 가지고 있다. 전통적으로 고분자-HAp 복합체는 고분자 용액 내에 HAp 입자를 분산시켜 제작해 왔다. 그러나 이 경우의 HAp 입자는 잘 분산되지 않고 또는 쉽게 응집되어 제어된 구조를 만들기가 힘들었다. 따라서 더 발전된 방법으로 고분자 용액 안에서 아파타이트 결정을 침전시키는 방법이 대두되었다. 이 방법을 이용하게 되면 콜라겐-HAp 복합체는 콜라겐 섬유들 사이에서 나노크기의 침전된 HAp 결정을 갖게 된다. 이러한 침전 방법을 이용하여 다공성 스캐폴드로 젤라틴-HAp 나노복합체를 만들 수 있다. 이 복합체는 구조적으로 잘 정렬된 콜라겐-HAp 나노복합체의 특징을 유지하고 복합체의 기공구조 또한 세포 내부성장과 혈액순환을 유도하기 위해 잘 발달되었다. Kim 등은 뼈를 형성하는 세포인 골아세포성 MG63 세포를 사용해 젤라틴-HAp의 재생특성을 평가하였다.[21] 알칼리 포스파타아제(alkaline phosphatase, ALP) 활성과 세포에 의해 생성된 오스테오칼신(osteocalcin)은 기존의 복합체 스캐폴드와 비교하여 현저하게 생체모방성 접근법으로 합성된 나노혼합 스캐폴드가 높음을 보여 주었다. 나노복합체는 다른 구조학적 형태학적 특징을 가지며 나노복합체 스캐폴드는 기존의 것보다 더 작은 크기의 아파타이트 결정을 유지하며 더 잘 발달된 기공 배열을 유지한다.

2) 콜라겐–인산칼슘 나노파이버

조직재생용 유·무기 복합 스캐폴드로 삼차원 다공성 스캐폴드 구조체뿐만 아니라 전기방사(electrospinning)로 제조하는 나노섬유형(nanofiber) 스캐폴드에 대한 관심이 증가하고 있다. 전기방사를 이용한 나노섬유 제조의 원리는 수 kV 이상의 고전압 정전기력(electrostatic force)을 가해 고분자 용액 또는 용융체가 저장소(reservoir)의 노즐을 통해 집속판(collector)으로 이동하면서 수십에서 수백 나노크기의 지름을 갖는 나노섬유로 연신되는 것이다. 분사시키는 고분자를 생체적합성 및 생분해성을 갖는 고분자로 사용할 경우 다공극률, 고표면적 특성을 가지므로 조직재생용 세포의 부착, 성장, 증식을 원활히 할 수 있다.[25] 고분자 용액에 HAp를 함유하여 제조한 나노섬유는 표면의 친수화도를 높여 세포가 부착하고, 성장하는 데 기존 고분자 자체 나노섬유보다 더 친화적인 환경을 제공해 준다고 알려져 있다.[26] 이 방식으로 제작된 나노섬유는 그림 4.16과 같이 균일한 나노직경을 가지며 고해상도 투과전자현미경(transmission electron microscopy, TEM)으로 관찰했을 때 균일하게 HAp 입자가 고분자 섬유구조체 안에 형성된

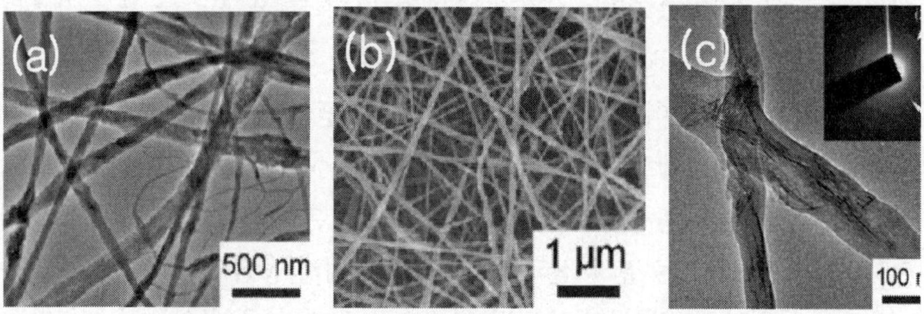

그림 4.16 전기방사로 제작된 고분자/HAp 유·무기 복합 나노섬유의 투과전자현미경 이미지 및 X-선 회절 패턴. (a)저배율, (b)고배율, (c) 내부구조 및 회절 패턴

것을 확인할 수 있다. X-선 회절기법으로 분석했을 때 그림에서 보듯이 HAp의 결정에 기인한 회절패턴이 나타나는 것을 볼 수 있다.

또한 나노크기의 HAp를 PLA에 균일하게 분산시킨 후 나노섬유를 제조하는 기술, 이와는 달리 나노섬유 안에서 HAp가 성장하게 하는 방법 등을 통해, 기존 고분자 나노섬유 자체보다 조직재생에 적합한 환경을 갖는 유·무기 복합 나노섬유형 스캐폴드의 응용가능성이 높아지고 있는 추세이다. 흥미로운 점은 뼈가 대부분 콜라겐 섬유들과 방향성 있는 HAp 미네랄들로 이루어져 있다고 알려져 있는데, 전기방사 기법을 이용하면 콜라겐 매트릭스 나노섬유 속에 완벽한 방향성을 가진 HAp 나노입자의 배열을 가능하게 할 수 있다.

(2) 합성고분자-생체세라믹 복합소재

현재 손상된 뼈에 대한 치료책으로는 자가이식, 동종이식, 이종이식 그리고 금속, 합성 시멘트 그리고 생체세라믹과 같은 인공적인 대체물이 있다. 그러나 이런 대체물은 이상적이지 못하며 각각 특정한 문제점과 한계점이 있다. 예를 들어 자가이식은 기증자 부족과 donor site의 유동성과 관계가 있고 동족이식과 이종이식은 질병감염과 면역반응의 위험을 가지고 있다.[25,26] 그 결과 최근 뼈 조직 공학에서는 특정한 살아 있는 세포 또는 자연 상태에서 조직 재생 또는 대체물을 유발시킬 수 있는 도입인자 조직을 넣은 3차원 기공성 스캐폴드 연구에 전념하고 있다.[27] 폴리락타이드 또는 폴리글라이콜라이드 그리고 이 둘의 공중합체 (PLGA)와 같은 대부분 폴리에스터(polyester)로 이루어진 생분해성 고분자들은 다양한 제조기술을 통하여 다공성의 3차원 스캐폴드로 제작되어 왔다. 이 합성 물질은 생체적합성이 증명되었고 생체 내에서 낮은 독성을 갖는 성분으로 분해될 수 있다. 현재, 뼈 조직공학의 목적으로 인산칼슘의 좋은 골재생력과 생분해성 폴리에스터의 생분해성을 결합시키기 위해서 직접 혼합 또는 생체모방의

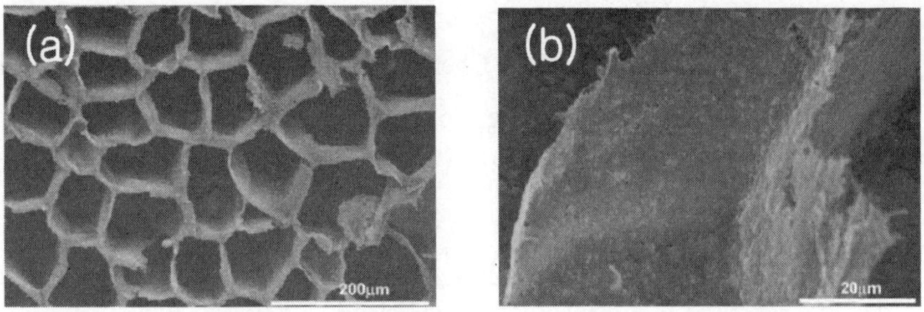

그림 4.17 PLA/HAp 복합 스캐폴드 기공구조 및 기공표면의 주사전자현미경 사진. (a) 스캐폴드 기공 이미지, (b) 내부기공 표면 이미지

접근법에 의한 고분자/세라믹 복합체 스캐폴드가 관심을 받고 있다. 최근에는 만약 합성된 HAp가 천연 미네랄의 조성, 크기, 형태와 더 비슷해진다면 더 좋은 골 재생 기능을 보일 것이라는 예측과 함께 나노크기의 HAp를 포함하는 복합체 연구가 진행되고 있다. 복합체 스캐폴드는 그림 4.17과 같이 100 um의 균일한 기공이 발달된 내부구조를 갖고, 수산화아파타이트 입자를 함유하고 있다.

복합체 스캐폴드의 형태, 기계적 특성, 단백질 흡수 능력을 조사한 결과, 90% 이상의 다공성은 쉽게 얻어졌고 마이크로 크기의 수산화아파타이트를 함유한 복합체의 경우, 나노크기의 수산화아파타이트를 함유한 복합체보다 세포의 부착을 돕는 fibronectin, vitronectin의 흡착이 낮았다. 이는 수산화아파타이트가 나노화되면서 더 넓은 표면적을 갖게 됨으로써 나타나는 현상으로 이해될 수 있다.

현재까지 생분해성 고분자/수산화아파타이트 복합체를 제조할 때는 solvent casting과 particulate leaching 방법 또는 상분리 방법을 이용해 왔으며, 필연적으로 복합체 제조 시 유기 용매를 사용해 왔다. 따라서 잔여 용매는 세포나 조직에 해로울 수 있다. 더욱이 용액상으로 고분자와 HAp를 혼합하는 공정을 사용하면 고분자상에 HAp 입자가 덮혀서 스캐폴드 표면에 세라믹의 노출을 저해한다. 이것은 골 형성 세포가 생체활성화 세라믹과 접촉하는 기회를 줄이게 된다. 따라서 스캐폴드 표면 위에 생체세라믹을 효과적으로 노출시키고 유기 용매 사용을 피할 수 있는 제작기술이 유용하다.

■ 참고문헌

1. E. A. MacGregor and C. T. Greenwood, "Polymers in Nature", John Wiley & Sons, New York, USA (1998).
2. T. McKee and J. R. McKee, "Biochemistry", 3rd Ed., McGraw-Hill, New

York, USA (2004).
3. R. Chang, "Physical Chemistry with Applications to Biological Systems", Macmillan Publishing Co., Inc, London, UK (2005).
4. Y. K. Sung and D. K. Song, "Biodegradable Polymers for Biomedical Applications", Polym. Sci. Tech., Vol. 5, No. 6, 551-557 (1994).
5. Y. K. Sung, "Synthesis and Characterization of Biodegradable Polymers for Biomedical Applications" Macromol. Chem. Symp. Vol.14, No. 2, 41-54 (2001).
6. R. M. Ottenbrite, S. J. Huang, K. Park, Hydrogels and biodegradable polymers for bioapplications, ACS symposium series, 1996.
7. B. D. Ratner, A. S. Hoffman, F. J. Schoen, J. E. Lemons, Biomaterials Science: An introduction to materials in medicine, Academic Press, 1996.
8. S. Dumitriu, Polymeric Biomaterials, Marcel Dekker Inc. (New York) 1994.
9. T. Okano, Biorelated polymers and gels: controlled release and applications in biomedical engineering, Academic Press, 1998.
10. K. Park, W. S. W. Shalaby, H. Park, Biodegradable hydrogels for drug delivery, Technomic Publishing Company, Inc., 1993.
11. K. Y. Lee, D. J. Mooney, Chem. Rev. 101(7), 1869-1879, 2001.
12. A. Khademhosseini, R. Langer, Biomaterials, 28, 5087-5092, 2007.
13. M. E. Furth, A. Atala, M. E. Van Dyke, Biomaterials, 28, 5068-5073, 2007.
14. N. Yui, R. J. Mrsny, K. Park, Reflexive Polymers and Hydrogels: Understanding and Designing Fast Responsive Polymeric Systems, CRC Press, 2004.
15. N. A. Pappas, Hydrogels in Medicine and Pharmacy: Polymers, CRC Press, 1987.
16. G. Gerlach, K. Arndt, Hydrogel Sensors and Actuators: Engineering and Technology (Springer Series on Chemical Sensors and Biosensors), Springer, 2008
17. J. Park, R.S. Lakes, Biomaterials: An introduction, 3rd Ed., Springer, 2007
18. K. Rezwan, Q. Z. Chen, J. J. Blaker, A. R. Boccaccini, Biomaterials, 3413-31, 27 (2006).

19. M. Vallet-Regi, A. Ramila, R. P. del Real, J. Perez-Pariente, Chem. Mater., 308-11, 13 (2001).
20. C.-Y. Lai, B. G. Trewyn, D. M. Jeftinija, K. Jeftinija, S. Xu, S. Jeftinija, V. S.-Y. Lin, J. Am. Chem. Soc., 4452-9, 125 (2003).
21. A. W. York, S. E. Kirkland, C. L. McCormick, Adv. Drug Deliv. Rev., 1018-36, 60 (2008).
22. S. V. Dorozhkin, J. Mater. Sci., 1061-95, 42 (2007).
23. H. J. Lee, H. W. Choi, K. J. Kim, S. C. Lee, Chem. Mater. 5111-8, 18 (2006).
24. S. C. Lee, H. W. Choi, H. J. Lee, K. J. Kim, J. H. Chang, S. Y. Kim, J. Mater. Chem., 174-80, 17 (2007).
25. N. Ignjatovic, D. Uskokovic, Applied Surface Science, 314-19, 238 (2004).
26. J. Wei, Q. Z. Chen, M. M. Stevens, J. A. Roether, A. R. Boccaccini, Materials Science and Engineering: C, 1-10, 28 (2008).
28. T. Kaito, A. Myoui, K. Takaoka, N. Saito, M. Nishikawa, N. Tamai, H. Ohgushi, H. Yoshikawa, Osteoarthritis and Cartilage, 405-417, 13 (2005).
29. H. Li, Y. Chen, Y. Xie, Mater. Lett., 2848-54, 57 (2003).
30. D. Choi, K. G. Marra, P. N. Kumta, Mater. Res. Bull., 417-32, 39 (2004).
31. G. Jiang, M. E. Evans, I. A. Jones, C. D. Rudd, C. A. Scotchford, G. S. Walker, Biomaterials, 2281-88, 26 (2005).

5장

금속생체재료

• 김영곤 (인제대학교)
• 이준희 (동아대학교)
• 이인섭 (연세대학교)
• 김승언 (한국재료연구원)
• 최성민 (부산가톨릭대학교)
• 공영민 (울산대학교)
• 한인호 (특허청)

5.1 개요

금속생체재료는 다른 재료에 비하여 기계적 성질이 우수하고 물리적으로 전기와 열을 잘 전달하며, 광학적으로 빛을 잘 반사하는 특성을 지니고 있다. 일반적으로 금속재료는 순수한 금속뿐만 아니라 기계적 성질이 더욱 우수한 합금상태로 많이 사용되고 있다. 금속결합은 자유전자에 의한 원자결합이기 때문에 일정한 범위 내에서는 원자의 위치가 바뀌더라도 원자결합이 계속 유지될 수 있다. 금속은 이러한 특성 때문에 전위(dislocation)라는 선결함이 결정 내부에 존재하며 전위의 움직임으로 인해 탄성변형(elastic deformation)과 소성변형(plastic deformation)이 가능하다. 이처럼 금속재료는 소성변형이 가능하기 때문에 인성이라는 성질이 있어 충격을 받아도 바로 파괴가 일어나지 않으며, 이러한 소성변형을 이용하여 특정한 형상을 갖는 부품을 제조할 수도 있다. 금속재료는 타 재료에 비해 높은 강도와 인성을 갖기 때문에 주로 경조직을 대체하는 정형외과 및 치과 임플란트용 소재로 사용되고 있다. 금속재료는 가공, 열처리, 합금원소 첨가 등의 방법으로 결정구조 및 미세조직을 제어하여 물리적 특성과 기계적 특성을 변화시킬 수 있는 장점이 있는 반면, 생체 내 환경에서 부식이 발생되거나, 생체조직보다 비중이나 탄성계수가 높은 특징 때문에 의료용 금속생체재료는 그 종류가 제한적이다. 최근에는 내식성을 향상시키고 탄성계수를 낮추어 생체적응성을 높이는 금속생체재료가 연구되고 있다.

5.2 금속생체재료의 역사

금속재료가 의료용 생체재료로 사용된 역사적 기록은 1565년 언청이 교정을 위해 Gold plate가 사용된 것이 처음이다.[1)] 1912년에는 Sherman이 바나듐합금강(vanadium steel)을 사용한 골절판(bone plate)과 골나사(bone screw)를 소개하면서 활발하게 발전되었다.[2)] 그러나 이 시기에 제작된 바나듐 골절판과 골나사는 열악한 가공기술 때문에 응력집중에 의한 파단현상이 발생되어 기계적인 취약성을 나타내는 경우도 있었다. 뿐만 아니라 바나듐합금강은 인체 내에서 빠르게 부식되는 단점이 있음도 발견되었다. 이러한 원인들이 밝혀지면서 금속재료가 의료용으로 사용되려면 생체 내에서 적절하게 목표기능을 수행할 수 있는 생체기능성과 생체 내에서 화학적 생물학적으로 안정하여야 되는 생체적합성이 필요하며 이러한 특성을 개선하려는 연구가 활발하게 추진되기 시작하였다. 1900년대 초기부터 강(steel)에 합금 원소를 첨가하여 내식성을 개선한 다양한 종류의 스테인리스강이 개발되기 시작하였다. 1926년에 처음으로 18Cr-8Ni 스테인리스강이 정형외과 수술용으로 사용되면서 기존의 바나듐강재를 대체하여 의료용으로 사용되었다. 1943년에는 302 스테인리스강이 개발되었고, 미 육군과 해군에서 이 금속을 사용한 골 고정장치의 사용을 공식적으로 허가하였다.[3,4] 그러나 1947년 미국 외과학회에서 18-8 스테인리스강과 코발트-크롬합금에 몰리브데늄(Mo)을 첨가하여 내식성을 개선한 제품들이 소개되기 전까지 의료용으로 스테인리스강의 사용은 보편화되지 않았다. 스테인리스강은 비교적 초기에 발견된 합금으로서 가공이 용이하고, 내식성이 우수하기 때문에 각종 임플란트 용도로 많이 사용되었다. 이외에도 코발트-크롬 합금과 타이타늄, 타이타늄 합금은 우수한 내식성과 탁월한 기계적 특성 때문에 의료용으로 많은 관심을 갖게 되었다.[5]

코발트-크롬 합금은 1907년에 Haynes에 의하여 개발되어 미국특허로 등록되었으며, 1913년에는 코발트-크롬 합금에 텅스텐을 첨가하여 내식성과 기계적 특성을 개선한 합금이 소개되었다. 제1차 세계대전 당시 코발트-크롬 합금은 우수한 기계적 특성 때문에 기계 가공용 공구로 많이 사용되었다. 또한 고온 내식성이 매우 우수하여 1930년대부터 제트엔진의 부품으로도 사용되었다. 그림 5.1은 1939년에 Smith-Peterson이 발표한 정형외과용 고관절 컵 소재의 역사적 변천과정을 보여 준 사진이다. 이 그림에서 보는 바와 같이, Smith-Peterson은 1939년에 코발트-크롬합금으로 Vitallium®을 사용하여 개발한 정형외과용 고관절 컵(hip arthroplasty cup)과 1923년에 개발되었던 유리(glass) 고관절 컵, 1933년에 개발된 플라스틱(bakelite) 고관절 컵을 시대순으로 비교하여 기계적 특성을 발표하였다.[6] 더욱이 Vitallium® 합금은 1949년에 치과용 의치로 사용되면서부터 의학적으로 응용이 더욱 확대되었다.

1940년 Bothe는 타이타늄 소재가 생체 이식용 임플란트로 사용이 가능함을 동물시험결과를 근거로 발표한[7] 이래, 많은 연구자들이 in vitro 또는 in vivo 시험을 거쳐 타이타늄과 타이타늄 합금이 인체 이식용 임플란트로 사용하기에 충

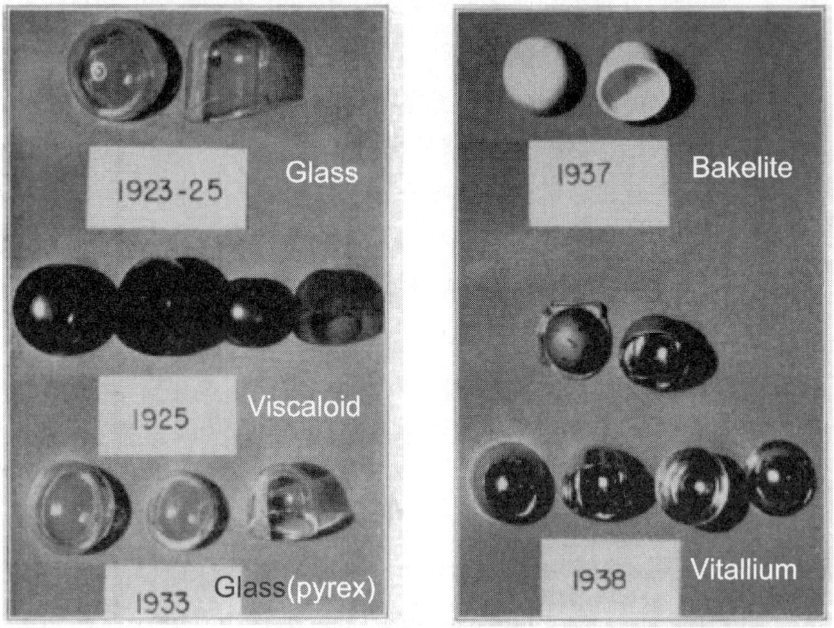

그림 5.1 1939년 Smith–Peterson에 의해 처음으로 소개된 Vitallium® 정형외과용 고관절 컵과 사용된 재료들의 역사적 변천 과정[6]; (좌상) 1923년에 제조된 Glass mold, (좌중) 1925년에 제조된 Viscaloid mold, (좌하) 1933년에 제조된 Glass(pyrex®) mold, (우상) 1937년에 제조된 Bakelite mold, (우중하) 코발트–크롬합금인 Vitallium® mold.

분한 내식성과 생체적합성을 지니고 있음을 확인하였다. 그러나 1993년 Breen은 타이타늄 임플란트로부터 생성된 미세입자에 의하여 생체조직 주변에 검은색 유체가 형성되는 검정착색(black staining) 현상이 발생할 수 있으므로 임상적 적용에 유의할 필요가 있다고 보고하였다.[8] 타이타늄과 타이타늄 합금은 무게 대비 기계적 특성이 우수하고 충분한 내식성을 나타내기 때문에 정형외과 및 치과 임플란트용 소재로 많이 사용되고 있다.

1963년에는 미국 해군병기연구소(U.S. Naval Ordnance Laboratory)의 Buehler에 의하여 니켈-타이타늄 형상기억합금이 개발되었으며, 그 후 1971년 미국 Iowa 대학의 Andreasen이 니켈-타이타늄 형상기억합금의 초탄성 효과를 활용하여 치열 교정 능력을 향상시켰음을 보고하였다.[9] 이 보고 이후 1972년 5월부터 니켈-타이타늄 형상기억합금의 의학적 사용이 확대되기 시작하였으며, 1977년에 Vena Cava filter,[10] 1983년에 스텐트(stent),[11] 가이드 와이어(guide wire) 등으로 개발되어 최소 침습적 의료용 시술 도구로 사용되고 있다.[12]

1984년에 Brezovich는 종양조직의 효과적인 온열 치료를 위하여 자가 온도조절형 발열임플란트(self-regulating thermo-seed)를 개발하여 발표하였다. 자성을 나

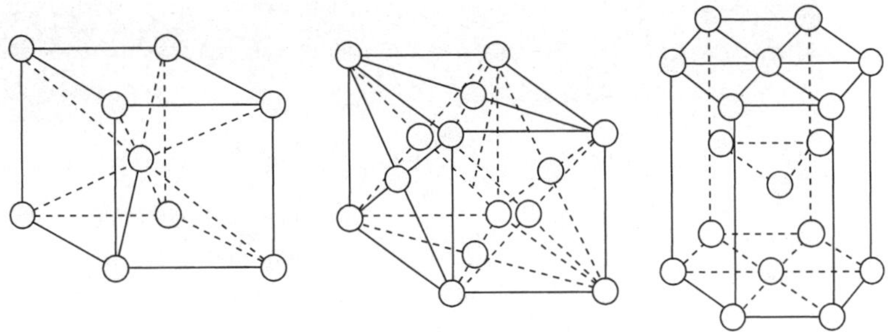

그림 5.2 금속생체재료의 주요 결정구조[14)]

타내는 합금은 특정 온도 이상으로 가열되면 자성을 상실하고 상자성으로 변화되는 특징이 있다. 이러한 특성을 나타내는 Ni-Cu 합금 임플란트를 종양조직에 매식하고 유도자기장을 인가하여 일정한 온도를 유지하면 종양을 효과적으로 온열치료가 가능함을 발표하였다.[12)] 이 후 많은 연구자들이 자동 온도조절 기능이 있는 금속재료로 개발된 발열 스텐트(thermo-stent), 발열 임플란트(thermo-implant), 한방용 온침 등 다양한 정온 유지형 발열 임플란트가 보고되었다.[13)]

5.3 금속생체재료의 상변태

대부분의 금속생체재료는 온도에 따라서 결정구조가 바뀌는 상변태 현상을 나타낸다. 금속의 결정구조는 원자들이 3차원 공간에서 규칙적으로 배열되는 형태에 따라서 분류되며, 대부분 그림 5.2에 보이는 바와 같이 체심입방격자(body centered cubic; bcc), 면심입방격자(face centered cubic; fcc) 및 조밀육방격자(hexagonal close packed; hcp) 중의 하나의 결정구조를 갖는다. 뿐만 아니라 단일 성분의 금속이라도 온도의 변화에 따라서 다른 결정구조를 나타낼 수가 있으며, 이를 동소체(allotropy)라고 한다. 그리고 결정구조가 달라지는 온도를 동소변태온도라고 한다. 현재 생체의료용으로 많이 사용되고 있는 대표적인 금속들의 결정구조와 변태온도를 표 5.1에 요약하였다. 예를 들어 타이타늄은 882℃ 이상의 온도에서는 bcc 구조의 β-Ti으로 존재하며, 그 이하의 온도에서는 hcp

표 5.1 주요 금속생체재료의 결정구조[15]

금속재료(동소체)		결정구조(동소변태온도)
Cr		bcc
Co	α-Co ϵ-Co	hcp (below 422℃) fcc (above 422℃)
Fe	α-Fe (ferrite) γ-Fe (austenite) δ-Fe (ferrite)	bcc (below 912℃) fcc (912℃~1394℃) bcc (above 1394℃)
Mo		bcc
Ni		fcc
Ti	α-Ti β-Ti	hcp (below 882℃) bcc (above 882℃)
Ta		bcc

구조의 α-Ti으로 존재한다.

금속생체재료는 순수 타이타늄과 같이 단일 원소를 사용하기도 하지만, 타이타늄 합금(Ti-6Al-4V), 316L 스테인리스강, 코발트 합금(CoCrMo), 니티놀(NiTi)과 같이 2종 이상의 금속원소들로 구성된 합금이 사용되기도 한다. 이러한 경우 금속의 결정구조는 온도뿐만 아니라 합금의 조성에 따라서도 달라진다. 그림 5.3은 타이타늄에 합금원소를 첨가하였을 때 특정한 결정구조의 온도 영역이 순수 타이타늄 경우와는 다른 것을 보여 준다. 타이타늄에 알루미늄이 첨가되면 hcp 구조의 α-Ti이 안정한 온도 영역이 더 확장되고, 반대로 바나듐이 첨가되면

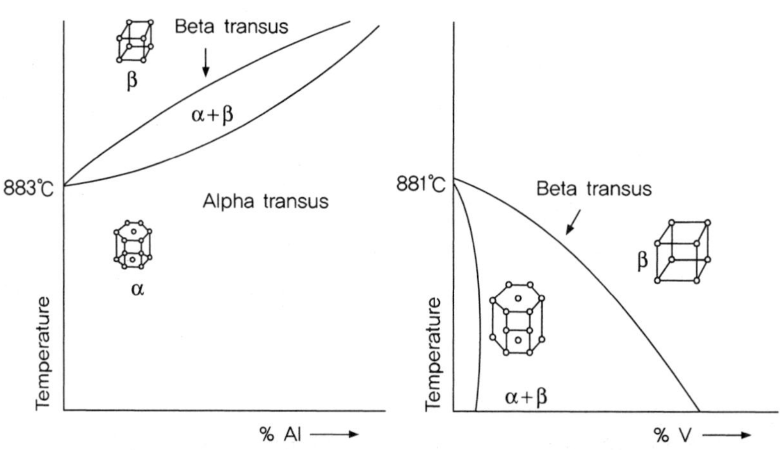

그림 5.3 타이타늄 합금 조성에 따른 상태도의 변화[15]

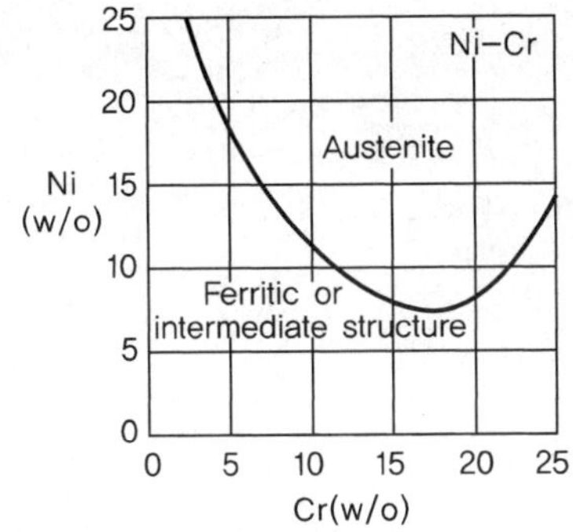

그림 5.4 0.1% C 스테인리스강에서 Ni과 Cr이 오스테나이트 상에 미치는 영향[5)]

bcc 구조의 β-Ti이 안정한 영역이 더 확장되는 양상을 나타낸다.

316/316L 스테인리스강은 주성분인 철에 크롬, 니켈 그리고 약간의 몰리브데늄을 합금화한 재료로서 상온에서 fcc 결정구조를 나타내는 오스테나이트(austenite)계 스테인리스강이다. 그러나 그림 5.4에서 보는 바와 같이 합금의 조성에 따라서 오스테나이트상이 안정화될 수 있는 영역이 제한되어 있다. 따라서 니켈과 크롬의 함량이 적어지면 오스테나이트 대신 bcc 구조의 페라이트(ferrite) 상이 형성되고 재료의 물성도 변화된다. 이 그래프에 의하면, 0.1% 탄소를 포함하는 스테인리스강에서 오스테나이트 상이 안정적으로 유지되려면 니켈 함량이 최소한 8% 이상 되어야 함을 알 수 있다. 이처럼 온도와 합금조성 또는 압력의 변화에 따라서 금속재료를 구성하는 결정구조 또는 상이 달라지는데, 이 같은 특성을 이용하여 여러 온도에서 열처리나 가공을 통해 결정구조 또는 상 구성 비율을 조절할 수 있고, 물성을 다양하게 변화시킬 수가 있다.

5.4 금속생체재료의 물리적 특성

일반적으로 금속생체재료는 자유전자가 에너지를 전달하는 매개체 역할을 담당하기 때문에 세라믹재료나 고분자재료에 비해 열전도도가 크다. 여기서 열전도도(thermal conductivity)란 일정시간 동안 재료의 일정 면적을 통과한 열량으로 정의된다. 생체조직 중에서 치아의 법랑질(enamel)과 상아질(dentin)은 모두 열

표 5.2 치과용 재료들의 열전도도[15]	
재료	열전도도 (W/mK)
Human enamel	0.82
Human dentin	0.59
Dental amalgam	23
Gold	297
Silver	421
Nikel	92
Platinum	70
Titanium	22
Porcelain	1

전도도가 매우 낮기 때문에 치수(dental pulp)를 열충격으로부터 보호하는 단열재 역할을 한다. 치과재료로 사용되는 금속생체재료의 열전도도를 비교하여 표 5.2에 나타내었다. 타이타늄은 금이나 다른 금속재료에 비해 낮은 열전도도를 나타내지만 치아나 세라믹 재료에 비해서는 열전도도가 높다. 따라서 치관 수복재로는 세라믹이나 복합레진이 많이 사용되고 있다.

금속생체재료의 전기전도도는 심장박동기(pacemaker), 자극기(stimulator)나 골성장을 촉진하는 압전 임플란트에서 중요한 평가기준으로 사용된다. 전기적으로 작동되는 의료용구들은 체내에서 생체조직과 전기적으로 절연이 되거나 전기저항이 아주 높은 상태를 유지해야 된다. 이런 점에서 보면 금속에 비해 고분자나 세라믹스 재료가 좋은 절연체이므로 유리하겠지만, 내구성 및 가공성 등을 감안할 때 아직은 금속생체재료가 가장 많이 사용되고 있다. 현재 사용되고 있는 여러 가지 생체재료들의 비저항 값을 표 5.3에 나타내었다.

표 5.3 생체재료들의 전기저항[15]	
재료	비저항 (Ωm)
Bone (wet, longitudinal)	46
Muscle (wet, longitudinal)	2
Stainless steel	7.3×10^{-7}
Titanium	4.2×10^{-7}
Platinum	1×10^{-7}
Gold	2.35×10^{-8}
Silver	1.6×10^{-8}
UHMWPE	5×10^{14}
PMMA	1×10^{14}
Al_2O_3	$10^{9} - 10^{12}$
ZrO_2 (3% Y_2O_3)	1×10^{10}

5.5 금속생체재료의 기계적 특성

5.5.1 경도

경도(hardness)란 누르는 압력에 대한 재료의 저항력으로 정의된다. 일반적으로 경도값은 압흔(indentation)에 의해 생성되는 영구 변형량으로 측정되며 대부분 항복강도나 내마모성과 직접적인 비례 관계를 나타낸다. 그러나 직접적인 비례 관계가 없는 경우도 있다. 경도시험은 대부분 금속생체재료의 시험편을 파괴하지 않고도 기계적 특성을 측정할 수 있기 때문에 많이 사용된다. 경도 측정법으로는 긁기경도(scratch hardness), 압흔경도(indentation hardness), 반발경도(rebound hardness) 등 세 가지로 대별되며 금속재료에서는 압흔경도가 많이 사용된다.

압흔경도는 압자(indener)의 형태와 해석 방식에 따라 브리넬(Brinell) 경도, 메이어(Meyer) 경도, 비커스(Vickers) 경도, 로크웰(Rockwell) 경도, 누프(Knoop) 경도 등이 있다. 치과용 금속생체재료에서 경도 값이 중요한 기계적 특성 평가지표 중 하나이다. 표 5.4에 주요 치과용 재료들의 누프 경도 값을 나타내었다.

5.5.2 강도

금속재료에 힘(하중)이 가해지면, 형상에 따라서 분사되는 외력에 대해 저항하려는 내력이 생성된다. 이때 재료가 단위면적당 받는 힘의 크기를 응력 (stress)이라고 한다. 재료가 응력을 받게 되면 변형이 일어나게 되는데, 변형된 크기를

표 5.4 주요 치과 재료들의 누프 경도[16)]

재료	누프 경도 (kg/mm^2)
Human enamel	343
Human dentin	68
Dental amalgam	110
Gold alloy (22K)	85
Ni–Cr alloy	330
Porcelain	460
Unfilled acrylic resin	20
Zinc phosphate cement	40

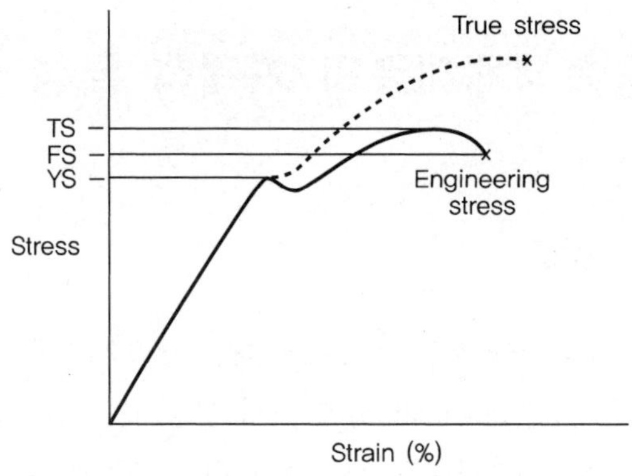

그림 5.5 금속재료의 응력-변형률 곡선[15)]

변형량(또는 변형률, strain)이라고 한다. 변형량은 변화된 길이를 초기의 길이로 나눈 값이다. 그림 5.5는 일반적인 금속재료의 인장 또는 압축시험 시 응력과 변형량의 관계를 도식화한 것으로 응력-변형률 곡선(stress-strain curve)이라고 한다. 응력이 가해지는 초기에 응력이 가해짐에 따라서 변형량이 비례적으로 증가하는 구간을 탄성영역이라고 하며 재료의 변형 거동은 아래와 같은 관계식을 나타낸다.

$$\sigma = E\varepsilon$$

여기서 비례상수(E)는 탄성계수(Modulus of elasticity) 또는 영률(Young's modulus)에 해당된다.

인공고관절의 스템(stem)이나 골절판(bone plate)을 시술하는 경우에 뼈와 임플란트의 탄성계수 차이가 크면 뼈 조직에 응력차폐(stress shielding) 현상이 유발되어 임플란트 주변의 뼈가 점점 얇아지는 골용해(osteolysis) 현상이 나타난다. 이러한 현상 때문에 임플란트 시술이 결국 실패하거나 임플란트 제거 후 수술부위에서 재골절이 일어나는 경우가 있다. 최근에는 이러한 금속 임플란트의 응력차폐현상을 최소화하기 위하여 베타 타이타늄 합금과 같은 저탄성계수를 나타내는 금속생체재료를 개발하여 생체기능성을 높이려는 연구가 활발하게 진행되고 있다.[17)]

탄성영역을 지나서 변형되면 응력이 제거된 후에도 재료가 원형으로 회복되지 못하는 소성변형이 일어난다. 이처럼 영구변형이 시작되는 점을 항복점(yield point)이라고 하고 이에 해당하는 응력을 항복강도(yield strength, YS)라고 한다. 그러나 대부분 많은 금속재료들은 뚜렷한 항복점을 측정하기가 어렵기 때문에 0.2% 또는 0.1%의 변형량에서 탄성영역의 직선 기울기와 평행하게 그은 직선

표 5.5 생체 경조직과 금속생체재료들의 기계적 특성[16)]

재 료	탄성계수 (GPa)	항복강도 (MPa)	인장강도 (MPa)
Human enamel	90.0	344	10
Human dentin	19.3	165	98
Cortical bone	17.0	–	133
Gold alloy	96.6	207–620	414–828
Type 316L (F139)	210	172–690	485–860
Co28Cr6Mo (F75)	200	450	655
Titanium (F67)	100	170–485	240–550
Ti6Al4V (F136)	105	795	860

이 응력-변형률 곡선과 만나는 점의 강도를 항복강도(offset yield strength)로 사용한다.

하중을 더 이상 견디지 못하고 파괴가 일어나기 전에 시험편이 도달하는 최대 응력을 인장강도(tensile strength, TS) 또는 최대인장강도(ultimate tensile strength, UTS)라고 한다. 표 5.5는 생체 경조직과 주요 금속생체재료들의 탄성계수, 항복강도, 인장강도 등을 비교하여 나타내었다.

금속재료가 소성변형이 가능한 이유는 금속 내에 존재하는 전위(dislocation)라고 하는 격자결함 때문이다. 금속재료가 힘을 받게 되면 결정격자가 밀리거나 어긋나서 격자 내에 과잉의 원자면이 생기고, 과잉의 원자면에 수직하거나 평행하게 불연속적인 경계선이 생기는데 이 선결함을 전위라고 한다. 전위의 움직임 때문에 금속원자들이 이론적인 파단강도보다 훨씬 낮은 응력에 의해서도 쉽게 변형될 수 있다. 전위에 의하여 금속원자들이 이동하는 현상을 슬립이라고 한다. 슬립이 이루어진 부분은 영구변형으로 남게 된다. 금속재료는 이 같은 전위의 역할 때문에 파괴가 일어나기 전에 소성변형이 가능하게 된다. 일반적으로 세라믹 재료는 전위가 생성되지 않기 때문에 탄성변형만 있고 탄성한계를 넘게 되면 바로 파괴가 일어난다. 그림 5.6은 금속재료에 발생된 인상전위와 나선전위를 도식화하였으며 인상전위의 위치에 따른 응력분포를 그림으로 설명하였다.

5.5.3 피로 특성

금속생체재료는 장기간 반복적인 하중을 받으면 단일 하중을 받아서 파괴될 때보다 훨씬 낮은 응력에서도 파괴가 일어난다. 이처럼 반복하중에 의하여 파괴되는 현상을 피로파괴(fatigue fracture)라고 한다. 반복적인 하중은 재료의 내부나 표면에 응력 집중이 일어나는 곳에 미소균열(microcrack)을 발생시키고, 또한 반

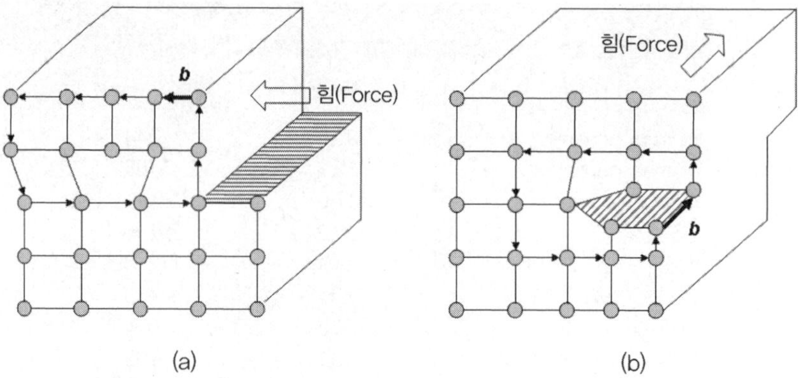

그림 5.6 금속재료 내 전위의 개념도. (a)인상전위, (b)나선전위.

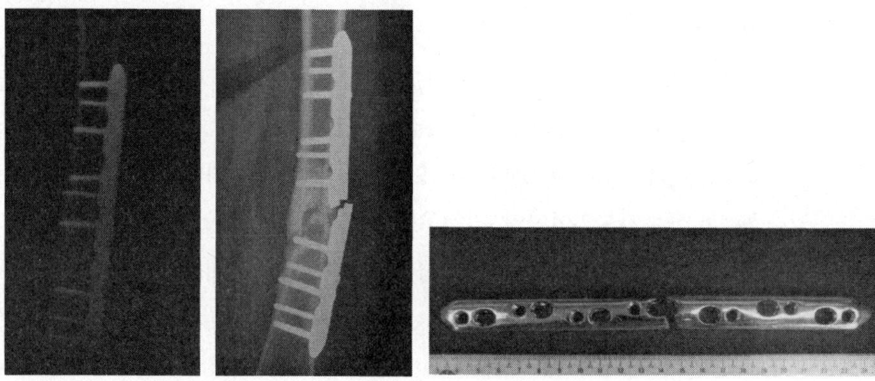

그림 5.7 정형외과용 bone plate의 피로파괴 사례[19]

복하중에 의하여 균열이 성장되고 전파되어 궁극적으로 파단을 일으키게 된다. 정형외과용 골절판이나 골나사,[18] 치과용 임플란트 등 반복적으로 하중을 받는 생체재료 부품은 피로파괴에 의하여 파단이 발생될 수 있다. 그림 5.7은 정형외과용 골절판의 반복하중에 따른 피로파괴 양상을 보여 주는 사진으로서 파괴 전(a)과 후(b)의 X-ray 사진 및 파손된 골절판 제품(c) 사진이다.

금속생체재료의 피로 특성은 특정한 응력(S)하에서 파괴가 발생할 때까지의 반복 사이클수(N)를 나타내는 S-N 곡선으로 나타낼 수 있다. 그림 5.8은 Type 316 스테인리스강과 Ti-6Al-4V 합금의 S-N 곡선이다. 그림에서 보는 바와 같이 주어진 응력이 감소할수록 시편이 견딜 수 있는 사이클수(N)는 계속 증가하게 되어 특정한 응력 이하에서는 아무리 오랫동안 반복하중을 가하여도 파괴가 일어나지 않는다. 이러한 임계응력을 피로한도(fatigue limit)라고 한다. Ti-6Al-4V 합금의 S-N 곡선에는 피로한도가 잘 나타나지만 Type 316 스테인리스강의 S-N 곡선에는 피로한도가 나타나지 않는다. 이러한 경우에는 특정 사이클수(대개

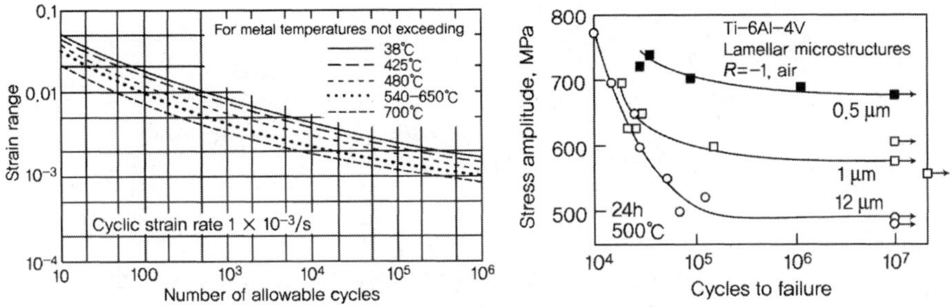

그림 5.8 Type 316 스테인리스강(좌)과 Ti–6Al–4V 합금(우)의 S-N curve[20]

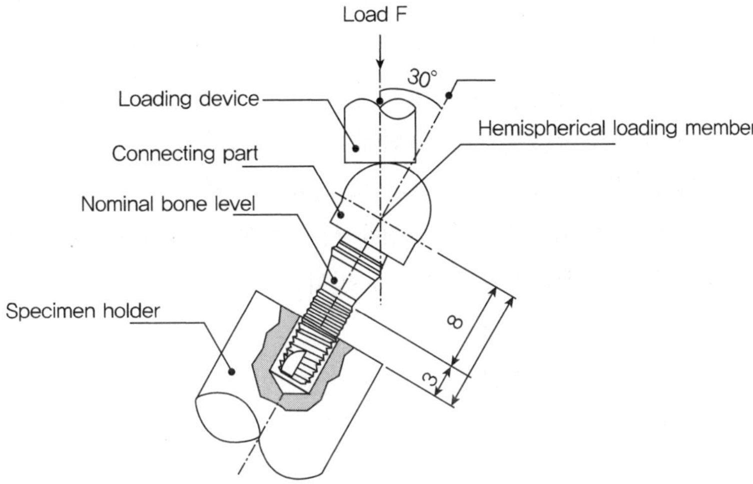

그림 5.9 치과용 임플란트 피로(내구성) 시험 방법

10^7)에 해당하는 응력을 피로강도(fatigue strength)로 규정하여 재료의 피로 특성을 나타낸다.

치과용 임플란트에서도 피로강도가 중요한 기계적 특성 지표 중 하나로 사용된다. ISO 14801 규격[21]에 의거한 치과용 임플란트의 피로시험 방법을 그림 5.9에 나타내었으며 피로시험 조건을 표 5.6에 제시하였다. 치과용 임플란트는 피로한도(또는 피로강도)가 250 N 이상이어야 하며, 시험 후 파단, 변형, 균열의

표 5.6 치과용 임플란트 피로시험 조건

구분	부식피로시험	피로시험
시험분위기	37℃ ± 2℃의 수용액 중에서 실시	20℃ ± 5℃의 대기 중에서 실시
주기[Hz]	2[Hz] 이하	2[Hz] 초과 ~ 15[Hz] 미만
싸이클수(N)	2 × 1,000,000	5 × 1,000,000

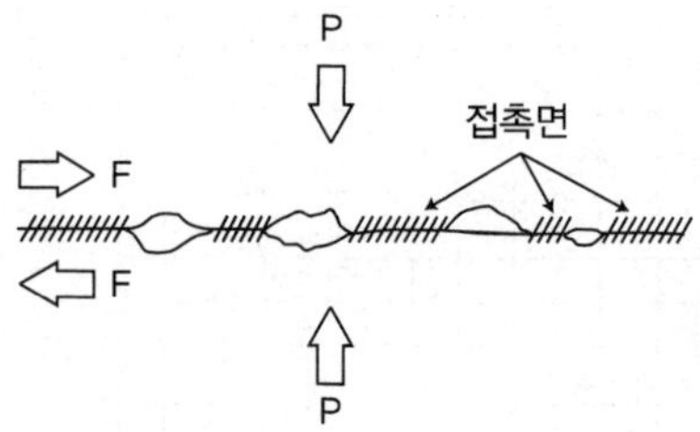

그림 5.10 하중이 가해지는 상태에서 두 물체의 소성 유착면 형성[15)]

발생이 관찰되지 않아야 한다.

한편, 금속생체재료가 이식되는 생체 내 환경은 염화물, 수산화물, 단백질, 용존산소 등이 복합적으로 존재하는 부식성 분위기이기 때문에 반복 응력과 화학적 부식이 동시에 수반되는 부식피로파괴(corrosion fatigue)가 발생될 수가 있다. 화학적 부식은 금속 표면에 피트(pit)나 틈(crevice)을 유발하고, 이들은 응력집중 현상이 발생하는 크랙으로 작용하기 때문에 재료의 피로강도를 크게 저하시킨다. 따라서 생체 내 환경에서는 재료에 따라 피로균열의 전파속도가 돌발적으로 가속화되어 쉽게 파괴가 일어날 수도 있으므로 유의해야 한다.

5.5.4 마모 특성

금속생체재료의 마모(wear)는 마찰적인 접촉과 상대적인 운동에 의해 표면이 손상되는 현상으로 특히 인공관절과 같은 조인트 부분에서 주로 발생된다. 두 물체가 접촉하고 있을 때 실제 접촉 면적은 거시적인 전체 면적이 아니라 미세구조적인 차원에서 표면 돌출부에서만 접촉하고 있게 된다. 따라서 연성 재료의 경우에는 하중이 가해지면 돌출부가 소성변형되고 유착되어 그림 5.10에 보이는 바와 같이 실제 접촉 면적은 더욱 증가한다. 이 같은 소성 유착은 두 물체가 서로 미끄러질 때 부착마찰(adhesive friction)이 발생하는 원인이 되며, 소성 유착면이 움직이는 데 필요한 저항력이 바로 마찰력이다.

마모는 이 같은 두 물체 간 상호 마찰에 의해 재료의 표면이 손상되거나 닳아 없어지게 만든다. 마모 속도는 가해진 하중(P)에 따라 증가하고 표면 경도(H)가 높을수록 감소한다. 금속의 경우 다른 재료 간보다 유사한 재료 간의 마모가 더 심하고, 상호 고용도가 낮은 금속일수록 마모가 적다. 인공고관절의 헤드와 라이너는 대개 코발트 합금-고밀도 폴리에틸렌의 조합으로 이루어져 있는데, 만약 헤드의 표면이 완전한 경면이 아니어서 마찰이 일어나면 폴리에틸렌은 마모되어 부스러기(debris)가 생기게 되고, 그렇게 되면 골용해나 염증 등의 문제를 일으킬 수도 있다. 최근 마모를 최소화하기 위한 노력의 일환으로 헤드와 라이너

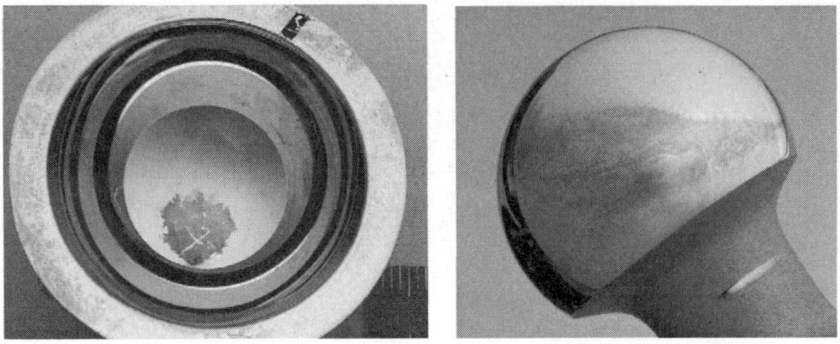

그림 5.11 부식성 분위기에서 마모된 인공고관절 부품 사례[22]

재질을 모두 코발트 합금으로 만든 금속-금속(metal on metal) 조합으로 하거나, 질화물 코팅(TiN), 다이아몬드형 탄소 코팅(DLC) 등 여러 가지로 금속재료의 내마모성을 증가시키는 방법들이 연구되고 있다.

마모 특성 역시 생체 내 부식 분위기에서는 부식과 마찰 두 가지가 다 작용하게 된다. 부식성 환경에서 접촉면에 형성되는 부식 생성물은 재료 표면과의 접착력이 낮아 연삭 입자와 같은 역할을 하여 마모를 가속화시키기 때문에 금속생체재료의 부식마모(corrosion wear)에 대한 평가는 생체부품의 수명을 예측하는 데 중요한 항목 중 하나이다. 그림 5.11은 금속-금속(metal on metal) 조합으로 제조된 인공고관절 부품의 비구컵 라이너와 스템 골두 부분이 인체 내 부식성 분위기에서 마모된 사례를 보여 주는 사진이다.

5.5.5 충격 특성

금속생체재료가 하중을 받을 경우 소성변형을 일으키지 않고 파괴되는 성질을 취성(brittle)이라고 하고, 그 반대로 소성변형을 일으키면서 변형되는 성질을 연성(ductile)이라고 한다. 재료의 변형에 소모된 에너지를 인성(toughness)이라고 한다. 인성은 재료가 파괴될 때까지 에너지를 흡수하는 능력으로 정의되고, 일반적으로 응력-변형률 곡선에서 곡선과 가로축 사이의 면적으로 간주된다. 그러나 강도와 연성이 유사한 재료라 할지라도 인성이라는 특성은 충격하중 조건에 따라서 다르게 나타날 수 있어 정적인 시험 결과만으로 평가할 수가 없다.

금속생체재료의 충격 특성은 온도에 따라서 크게 좌우되는데, 대개 고온으로 올라갈수록 충격값이 높아져서 연성파괴가 일어나며, 저온으로 내려갈수록 충격값이 작아져서 취성파괴가 일어난다. 연성에서 취성으로의 전이는 비교적 좁은 온도 범위에서 일어나며, 이 온도 범위를 연성취성천이온도(ductile-brittle transition temperature)라고 한다. 이러한 천이온도가 상온 부근에 있는 금속생체재료는 사용 시 각별한 주의가 필요하다. 예를 들면 오스테나이트계 스테인리스강은 저온 영역까지도 충격강도가 우수하지만, 냉간가공을 거치게 되면 충격강도가 떨어지는 특징이 있다. 순수 타이타늄의 충격강도는 급랭 후 뜨임처리한 저합금강과 유사하고, 순수 타이타늄 중에서도 Grade 2의 경우는 저온 영역에서도 충격강도가 증가하는 특이한 거동을 보인다.

5.6 금속생체재료의 표면 특성

금속임플란트가 이식되면 생체조직과 접촉되기 때문에 금속생체재료의 표면은 불연속적인 상경계(phase boundary)로 간주되어 표면적을 최소화하려는 표면장력이 발생한다. 따라서 금속생체재료의 표면에너지를 최소화하려고 외부 물질을 끌어들여 흡착(adsorption)시키는 현상이 발생하게 된다. 이 과정에서 나타나는 표면자유에너지(dG)는 다음 식처럼 나타낼 수 있다.

$$dG = dw - \gamma dA$$

여기서 w는 표면적 변화(dA)에서 행해진 일이고 γ는 재료의 표면에너지이다. 표 5.7에 여러 금속재료들의 표면장력을 나타내었다.

금속과 접촉하고 있는 액체의 가장 작은 표면장력(γ_{gl})을 임계표면장력(γ_c)이라고 하며 대개 금속의 표면장력으로 사용되고 있다. 금속의 임계표면장력은 혈액적합성과도 밀접한 관계가 있다. 일반적으로 임계표면장력이 증가할수록 혈전(thrombus)이 빠르게 많이 형성된다.

표 5.7 금속재료들의 표면장력[15]

재료	온도(℃)	표면장력(N/m)
Hg	20	0.465
Pb	327	0.452
Zn	419	0.785
Cu	1131	1.103
Au	1120	1.128

5.7 금속생체재료의 부식 특성

인체 내의 체액은 수분, 용존 산소, 단백질을 비롯하여 여러 가지 염화물 및 수산화물의 이온들이 복합적으로 구성되어 있기 때문에 이식된 금속생체재료들은 강한 부식성 환경에 접하게 된다. 금속생체재료의 부식은 금속과 주위 환경 사이의 화학적 반응에 의해 야기되는 파괴적이고 해로운 결과이기 때문에 부식 저항성이 생체적합성의 중요한 척도 중 하나로 활용된다.

금속의 부식은 대부분 수용액에서의 전하 이동을 포함한다. 따라서 금속이 수용액 중에 있게 되면, 그림 5.12에 나타낸 바와 같이 여러 가지 화학 반응이 일어나게 된다. 많은 이온들을 포함하고 있는 전해질은 하나의 전기회로와 같은 역할을 담당한다. 전해질 내에서 음이온(anion)들은 양극(anode)으로, 양이온(cation)들은 음극(cathode) 쪽으로 이동하게 된다. 양극에서 금속은 아래와 같이 원자가 전자를 잃고 산화된다.

$$M \rightarrow M^{+n} + ne^{-}$$

한편, 음극에서는 다음과 같은 환원반응들이 일어난다.

$$M^{+n} + ne^{-} \rightarrow M$$
$$M^{++} + OH^{-} + e^{-} \rightarrow MOH$$
$$2H_3O^{+} + 2e^{-} \rightarrow H_2\uparrow + 2H_2O$$
$$\tfrac{1}{2}O_2 + H_2O + 2e^{-} \rightarrow 2OH^{-}$$

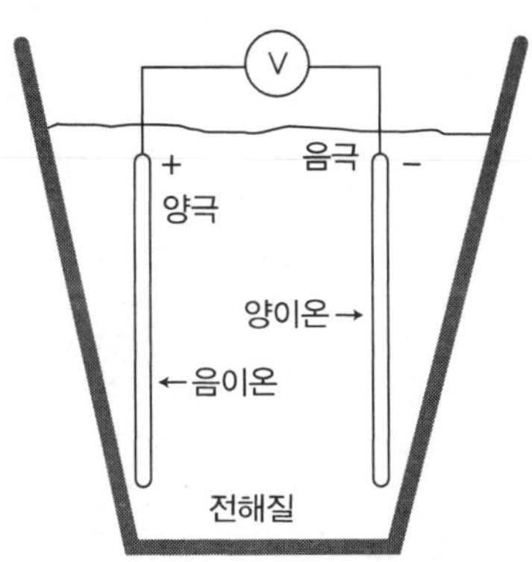

그림 5.12 전기화학 전지의 원리[15)]

표 5.8 표준 전기화학 계열[15)]

전극반응	전극전위 ΔE_o(V)	전극반응	전극전위 ΔE_o(V)
$Li \leftrightarrow Li^+$	−3.05	$Cu \leftrightarrow Cu_2^+$	−0.34
$Na \leftrightarrow Na^+$	−2.71	$Co \leftrightarrow Co_2^+$	−0.28
$Al \leftrightarrow Al_3+$	−1.66	$Ni \leftrightarrow Ni_2^+$	−0.23
$Ti \leftrightarrow Ti_3^+$	−1.63	$H_2 \leftrightarrow 2H^+$	0.00
$Cr \leftrightarrow Cr_3^+$	−0.56	$Ag \leftrightarrow Ag^+$	+0.80
$Fe \leftrightarrow Fe_2^+$	−0.44	$Au \leftrightarrow Au^+$	+1.68

금속의 이온화 경향은 표 5.8에 나타낸 바와 같이 표준 기전력으로 간단하게 나타낼 수 있다. 부식 환경에서 두 개의 서로 다른 금속이 접촉하게 되면, 표 5.9에 나타낸 바와 같이 이온화 경향이 큰 금속이 양극이 되어 우선적으로 부식된다. 이러한 갈바닉 부식은 단일 금속보다 훨씬 빠르게 부식이 진행되는 특징이 있으므로 이종 금속의 쌍으로 임플란트를 제작하는 방법은 가급적 사용하지 않는 것이 좋다. 또한 단일 금속이라고 하더라도 그림 5.13에 나타낸 바와 같이 결정립계나 결함부위는 구조적으로 에너지가 높은 불균일한 부분이기 때문에 국부적인 갈바닉 부식이 일어날 수 있다. 그러나 실제로 관찰되는 부식 경향은

표 5.9 24℃ 천연염수에서의 갈바닉 계열[23)]

Cathodic (*noble*)	Graphite (C)
	Platinum (Pt)
⇑	Zirconium (Zr)
	Type 316 stainless steel (passive)
	Type 304 stainless steel (passive)
	Titanium (Ti)
	Silver (Ag)
	Type 410 stainless steel (passive)
	Type 316 stainless steel (active)
	Nickel
	Copper alloy C71500 (30%Ni)
	Bronze (Cu-Sn)
	Copper
	Copper alloy C46400
	Type 410 stainless steel (active)
	Type 304 stainless steel (active)
	Type 430 stainless steel (passive)
	Carbon steel
⇓	Cast iron
	Aluminum alloy
Anodic (*active*)	Zinc (Zn)

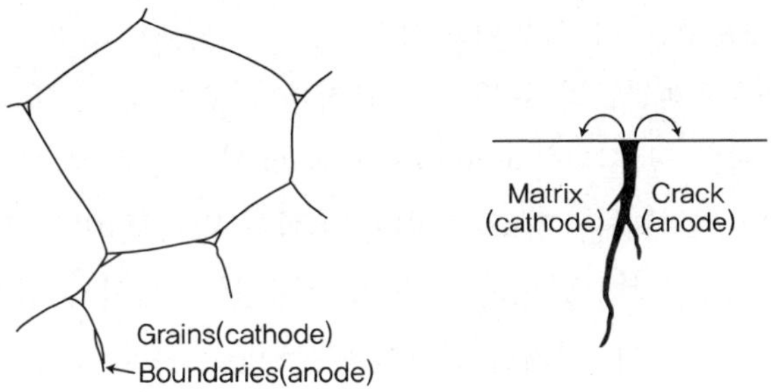

그림 5.13 국부적인 입계부식 및 틈부식의 개념[15)]

열역학적으로 예상되는 결과와는 다를 수 있다. 그 이유는 부식 용액 내에서 금속 표면에 얇은 산화피막이 형성되면 보호장벽 역할을 하여 부식속도가 감소하기 때문으로 이를 부동태 피막(passivating film)이라고 한다. 타이타늄은 산소가 희박한 체내 환경에서도 이러한 부동태 피막이 아주 빠르게 형성되므로 내식성이 가장 우수한 금속생체재료로 평가되고 있다.

금속생체재료의 부식 속도를 측정하는 방법은 부식에 의해 손실되는 무게를 측정하는 방법이 주로 사용된다. 이러한 방법은 측정 시간이 많이 소요되므로 최근에는 대개 분극법(polarization method)을 사용하고 있다. 그림 5.14는 여러 금속생체재료들의 분극 곡선으로서 전류밀도(current density)의 변화에 따라서 부식이 발생될 수 있는 전극전위(electrode potential)를 나타낸 그래프이다. 분극 곡선에서 보면 타이타늄 합금이 타 금속재료에 비해 부식전류밀도가 가장 낮은 것을 알 수 있고 이는 타이타늄 합금의 내식성이 아주 우수하다는 것을 의미한다. 치과용 금합금(dental gold alloy) 역시 내식성이 우수하기 때문에 치과수복

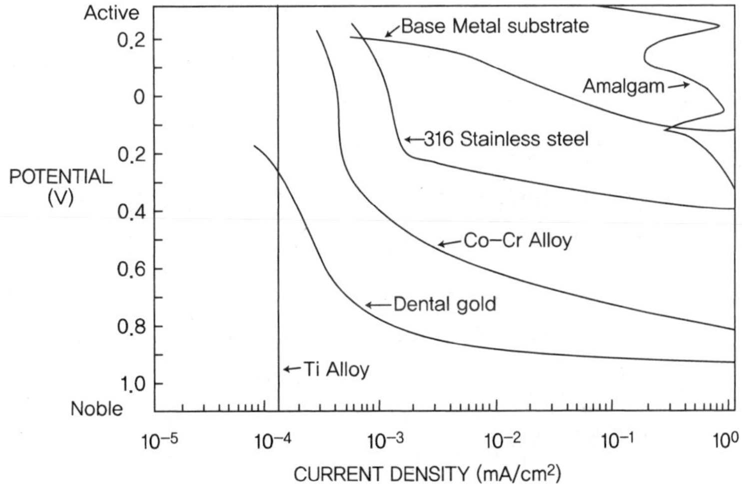

그림 5.14 금속 생체재료들의 전위–전류밀도 곡선[15)]

용 재료로 많이 사용되고 있다.

금속생체재료의 표면은 불규칙한 경우가 많기 때문에 규칙적으로 균일하게 부식되는 균일부식(uniform corrosion)보다는 부식속도가 균일하지 않은 불균일 부식이 일어나는 경우가 많다. 부식이 많이 일어난 부분의 단면적은 감소되어 응력집중현상이 발생하게 되며, 응력집중현상이 발생하게 되면 부식은 더 빨리 일어나게 된다. 이러한 현상이 반복되면서 부식이 급격하게 진행되어 마침내 금속생체재료의 파단이 일어난다. 이처럼 반복적인 응력집중에 의한 부식에 의하여 발생하는 파괴현상을 응력부식균열(stress corrosion cracking) 또는 부식피로파괴(corrosion fatigue)라고 한다. 인공관절의 조인트 부분, 플레이트, 스크류, 인공치근 등 대부분의 골조직 대체용 임플란트에 대해서는 체액 환경에서 마모부식(fretting corrosion)이 진행되면 부동태 피막이 손상되어 부식속도가 증가하거나 부동태 피막의 국부적인 불안정으로 인해 생기는 공식(pitting)에 의해서도 부식 속도가 가속되기도 한다. 스테인리스강은 크롬탄화물이 생성된 부분이 공식에 민감하므로 특히 주의하여야 한다.

Type 316 스테인리스강의 탄소함량을 최소화하여 크롬탄화물의 생성을 억제하고 부식특성을 개선한 Type 316L 스테인리스강은 입계부식(intergranular corrosion) 특성을 개선한 금속생체재료이다. 이외에도 골 고정용 플레이트와 스크류처럼 금속 임플란트가 조립되는 부분에서 발생하는 틈부식(crevice corrosion)도 부식속도의 가속화 원인이 된다. 스테인리스강은 많은 양의 크롬을 함유하고 있어 부동태화에 의한 내식성이 좋다. 그러나 코발트 합금이나 타이타늄 합금에 비해서는 부동태 피막이 치밀하고 단단하지 못하기 때문에 공식이나 틈부식에 대한 저항성이 약하다. 따라서 현재는 스테인리스강 중 가장 내식성이 좋은 Type 316, 316L, 317 합금이 주로 임플란트 재료로 사용되고 있다.

코발트 합금은 타이타늄과 유사하게 체액 환경에서 부동태화되고, 공식도 거의 나타나지 않으며, 기계적 강도와 내마모성이 우수하여 정형외과 임플란트 재료로 많이 사용되고 있다. 그러나 밀도와 탄성계수가 높고 가공이 어려운 단점이 있다. 타이타늄은 표준 전기화학 계열에서는 부식되기 쉬운 활성금속에 속하지만, 생체 내 환경에서 아주 치밀하고 지속적인 부동태 피막을 형성하는 능력이 우수하고, 생리식염수 환경에서의 부식 전류밀도가 10^{-8} A/cm^2 정도로 아주 낮다. 타이타늄은 스테인리스강이나 코발트 합금에 비해 일부 기계적 강도가 떨어지지만, 밀도 대비 강도가 높고 생체적합성이 우수하여 임플란트 재료로 가장 많이 사용되고 있다.

5.8 금속생체재료의 생체적합성 평가방법

5.8.1 화학적 안정성 평가

생체조직 내에서 금속생체재료의 화학적 안정성을 평가하기 위해서는 금속재료를 둘러싸고 있는 세포나 체액에 의한 부식 또는 방식과 응력 부식 균열 특성을 측정하여 판단하기도 한다. 유사 체액으로 사용되는 용액으로는 Na^+ 이온과 Cl^- 이온만 가지는 isotonic solution과, 두 이온 외에 $K^+/Ca^{2+}/Mg^{2+}$ 이온을 추가로 가지고 있는 Tyrode's solution, Hank's solution, Ringer's solution 등이 사용된다. 이러한 화학적 안정성을 시험한 예를 그림 5.15에 나타내었다. 스테인리스 골절판과 골나사를 6가지 다른 종류의 배양액(medium)에서 14일간 무게 감소율을 측정한 시험으로 생리식염수에서 무게 감소율이 가장 높음을 보여 준다.[24)]

5.8.2 생물학적 안전성 평가

금속생체재료의 생체적합성을 평가하기 위해서는 식약청에서 고시한 생물학적 안전성을 평가기준(KS P ISO 10993-1)에 의거하여 평가를 실시하여야 한다. 금

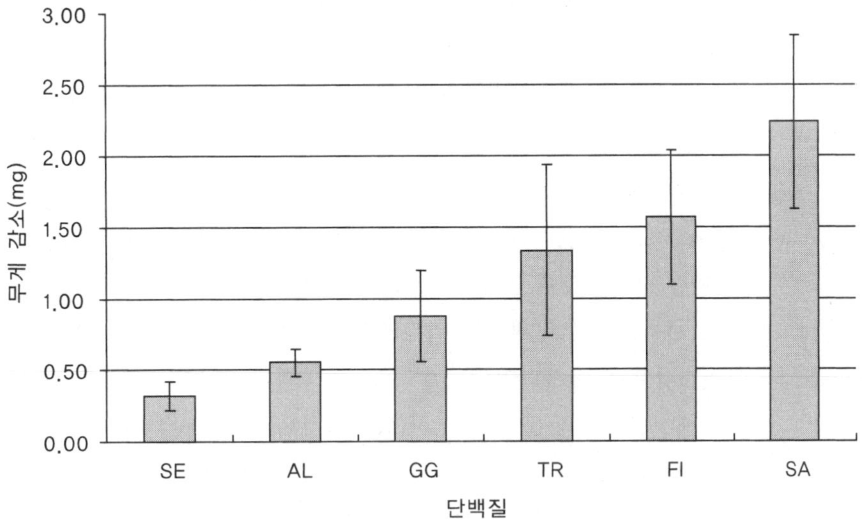

그림 5.15 단백질을 포함하는 용액의 종류에 따른 스테인리스강 소재 plate, screw의 14일간의 부식실험에 의한 무게 감소[4)]; 10% calf serum (SE), 0.5% bovine albumin(AL), 0.25% bovine gamma globulin (GG), 0.01% transferria (TR), 0.03% fibrinogen (FI), 생리식염수 (SA).

속생체재료의 생물학적 안전성 평가방법으로는 초기평가시험과 추가평가시험으로 구별되며 임플란트의 종류, 사용방법, 사용기간 등에 따라서 시험방법이 달라진다. 예를 들면 30일 이상 생체 내에 이식되어 사용하는 새로운 금속 임플란트를 개발하여 허가를 받으려면 평가기준표에 열거된 항목에서 해당되는 시험을 실시하여야 한다. 예를 들면 초기평가시험인 세포독성시험(KS P ISO 10993-5), 감작성시험(KS P ISO 10993-10), 자극성/피내반응시험(KS P ISO 10993-10), 전신급성독성시험(KS P ISO 10993-11), 아급성독성시험(KS P ISO 10993-11), 유전독성시험(KS P ISO 10993-5)과 이식시험(KS P ISO 10993-6)을 실시하여야 하며, 추가 평가시험인 만성독성시험(KS P ISO 10993-11), 발암성시험(KS P ISO 10993-3) 등을 실시해야 한다.[25)]

5.9 금속생체재료의 종류

5.9.1 스테인리스강

스테인리스강(stainless steels)은 금속재료 중 가장 먼저 생체의료용으로 적용되기 시작하였는데, 역사적으로는 1919년 Hauptmeier-Krupp Dental Clinic에서 치과용으로 처음 적용되었다고 알려져 있고, 1926년 정형외과 임플란트로 처음 사용되었으며, 1947년 American College of Surgeons에서 19Cr-9Ni과 18Cr-8Ni 강을 임플란트에 적용하면서 본격적으로 사용되었다고 알려져 있다.[26)] 18Cr-8Ni (Type 302) 합금이 적용되면서 생체 내에서의 내식성이 떨어지는 문제를 가지고 있던 바나듐강이 완전 대체되었고, 18-8 합금은 후에 Mo, C 함량 등 일부 조성이 개선되면서 현재 생체의료용으로 가장 많이 사용되고 있는 Type 316 스테인리스강으로 발전되었다.

스테인리스강은 Cr을 최소한 10.5% 이상 함유하는 철계 합금으로서 Cr은 강 표면에 대략 2 nm 두께의 치밀한 산화막을 형성하여 더 이상 녹이 슬지 않게 (stainless) 만들어 주며, 부식에 대한 저항성도 증가시킨다. 스테인리스강에 함유되어 있는 다른 원소들 또한 물성 향상에 기여를 하는데, Ni은 내식성과 여러 기계적 특성을 향상시키고, Mo은 공식(pitting corrosion)에 대한 저항성을 향상시키며, 질소는 공식 저항성뿐만 아니라 강도 증가에도 효과가 있다. 인체 내에

표 5.10 생체의료용 스테인리스강 관련 규격과 소재 형태[27)]

ASTM 규격	합금조성	상업적 합금명	소재 형태	ISO 규격
F138-00	18Cr-14Ni-2.5Mo	316L ss	bar, wire, fine wire	5832-1
F139-00	18Cr-14Ni-2.5Mo	316L ss	sheet, strip	5832-1
F621-02	Stainless Steel	316L ss Rex734 XM-19	forgings	
F645-00	Cast 18Ct-12.5Ni-2.5Mo	Cast 316ss	shot, bar, ingot	
F899-02	Stainless Steels	Stainless Steels	ss for instrument	
F1314-01	22Cr-13Ni-5Mn-2.5Mo	XM-19	bar, wire	
F1350-02	18Cr-14Ni-2.5Mo	316L ss	fixation wire	
F1586-02	21Cr-10Ni-3Mn-2.5Mo	Rex734	bar	5832-9
F2229-02	Nitrogen strengthened 23Mn-21Cr-1Mo, Low Ni SS	Biodur108	bar, wire	

삽입되는 스테인리스강은 공식, 틈부식, 비금속게재물의 양, 크기 등에 있어서 특별히 제어되어야 하는 요구특성이 있기 때문에 진공용해(VM), 진공아크용해(VAR), 전기슬래그용해(ESR) 등의 특별한 소재 제조공정이 요구된다.

스테인리스강은 결정학적 구조나 미세조직에 따라 마르텐사이트계, 페라이트계, 오스테나이트계, 이상(duplex)형, 석출경화형으로 구분된다. 이 중에서 가장 보편적으로 사용되고 있는 재료는 오스테나이트계 스테인리스강인데, 소재가격이 저렴하고, 제조공정이 까다롭지 않으며, 여러 가지 물성에 골고루 좋은 장점이 있기 때문이다. 그러나 오스테나이트계 스테인리스강은 내식성이 아주 좋은 편이 아니어서 장기간 이식에는 적합하지 않고, 골나사, 골절판, 골못(bone nail) 등의 비교적 단기간(6～12개월) 체내에 사용되는 임플란트에 적합하다. 표 5.10은 현재 미국재료시험규격(ASTM)에 규정되어 있는 외과 임플란트용 금속재료 중 스테인리스강에 해당되는 부분을 정리한 것으로서 규격번호, 합금조성, 상업적인 합금명, 소재 형태, 그리고 상응하는 ISO 규격번호 등을 볼 수 있다.

(1) Type 316L

18Cr-14Ni-2.5Mo(Type 316L) 강은 대표적인 오스테나이트계 스테인리스강으로서 진공용해용 저탄소 함유합금으로 침입형 불순물 원소가 적기 때문에 공식에

표 5.11 Type 316L 스테인리스강의 열처리 조건에 따른 기계적 성질[5)]

합금 \ 특성	항복강도(MPa)	인장강도(MPa)	연신율(%)	비고
316L annealed	172	485	40	ASTM F139
316L cold worked	690	860	12	ASTM F139

대한 저항성이 우수하다. Mo을 함유하게 되면 공식에 대한 저항성이 증가되는데, 그 이유는 $MoO4^{2-}$ 이온이 표면에 흡수되면서 재부동태화가 일어나기 때문이다.[28)] Cr은 표면에 Cr 산화물층을 형성하여 부동태화된다. 그러나 이 같은 합금원소들도 과잉으로 함유되면 여러 가지 문제가 생길 수 있다. 예를 들어 Mo 함량이 너무 많게 되면 시그마상이라는 취약한 금속간화합물이 형성되어 기계적 성질을 저하시키는 원인이 되고, Cr 함량이 너무 많으면 입계에 탄화물($Cr_{23}C_6$)이 많이 형성되어 인접 모재의 Cr을 고갈시킴으로써 입계부식을 촉진시킨다. 탄화물은 주로 450~900℃의 온도범위에서 형성되므로 Type 316L의 열처리는 일반적으로 950℃ 이상의 온도에서 수행된다.

Type 316L은 표 5.11에서 보듯 소둔된 상태에서는 강도가 매우 낮아 보통 30% 정도의 냉간가공을 통해 항복, 인장강도는 물론 피로강도까지 증가시킨다. Type 316L의 피로강도는 Hall-Petch 관계식을 따르므로 조대한 결정립을 갖는 소둔재료를 사용하면 피로에 의한 보철물의 파괴가 일어나기 쉽다. ASTM 규격에서는 No. 5 또는 더 미세한 결정립 크기를 규정하고 있다.[29)] 강도가 증가하는 대신 연성이 저하되기는 하지만 임플란트 부품에서 별 문제가 되지는 않는다.

(2) 질소강화 스테인리스강

질소강화 스테인리스강은 최근에 ASTM 규격에 생체의료용 소재로 규정되었고, 전기슬래그용해 공정으로 제조되며, 적용 부품은 골절판, 골나사, 척추고정장치 등이다. ASTM 관련 규격은 F1314(22Cr-12.5Ni-5Mn- 2.5Mo-(0.2~0.4N), F1586(21Cr-10Ni- 3Mn-2.5Mo-(0.25~0.5N), F2229(23Mn- 21Cr-1Mo-1.0N)로서, F1314는 골절 고정기구용 재료로 개발되었고, F1586은 Type 316L에 비해 인장강도, 충격강도, 피로강도, 틈부식과 공식 저항성이 개선된 합금이다. F2229는 Ni-free 스테인리스강으로 Ni 알러지 문제에 대응하기 위해 개발되었으며, 질소 함량이 높아 Type 316L에 비해 틈부식과 공식에 대한 저항성이 우수하고, 강도도 높은 특성을 지니고 있다.

5.9.2 코발트-크롬 합금(Co-Cr alloys)

코발트 합금은 1930년대 Vitallium®이라고 불리는 Co-Cr-Mo 합금이 치과용으로 사용된 것이 처음 생체의료용으로 적용된 사례이다. 1940년대 초에는 Austin Moore가 처음으로 Co-Cr 고관절 스템(hip stem)을 개발하기 시작하였고, 이어 1950년대에 코발트 합금 주조에 의한 여러 가지 생체 내 보철물을 개발하여 오늘날까지도 그 기본적인 디자인은 그대로 사용되고 있다. 그 후 1956년경 McKee에 의해 금속-금속 Co-Cr-Mo 고관절 부품이 처음으로 개발되었다.

코발트 합금은 스테인리스강에 비해 내식성과 강도가 월등히 우수하여 그 이후에도 1960년대 중반에 심장판막 게이지(heart valve cage), 1970년대에 단조 고관절 스템, 1980년대에는 인공무릎관절(artificial knee joint component)에 이어 1990년대에 들어서는 스텐트(stent)에 이르기까지 광범위하게 사용되어 왔다. 외과 임플란트용 코발트 합금에 대한 ASTM 규격은 표 5.12와 같이 여러 가지가 규정되어 있지만, 기본적인 조성과 제조공정을 기준으로 분류하면

표 5.12 생체의료용 코발트 합금 관련 규격과 소재 형태[27)]

ASTM 규격	합금조성	상업적 합금명	소재 형태	ISO 규격
F75-01	Co-28Cr-6Mo	Co-Cr	castings	5832-4
F90-01	Co-20Cr-15W-10Ni	L605	bar, wire, sheet, strip	5832-5
F562-02	Co-35Ni-20Cr-10Mo	MP35N	bar, wire	5832-6
F563-00	Co-20Ni-20Cr -3.5Mo-5W-5Fe	Syntacoben	forging bar, wire	5832-8
F688-00	Co-35Ni-20Cr-10Mo	MP35N	plate, sheet, foil	
F799-02	Co-28Cr-6Mo	Alloy 1 (low C) Alloy 2 (high C) Alloy 3 (DS)	forgings	
F961-03	Co-35Ni-20Cr-10Mo	MP35N	forgings	
F1058-02	40Co-20Cr-16Fe -15Ni-7Mo	Grade 1 (Elgiloy) Grade 2 (Phynox)	wire, strip	5832-7 5832-7
F1091-02	Co-20Cr-15W-10Ni	L605	surgical fixation wire	
F1377-98	Co-28Cr-6Mo	Co-Cr	powder	
F1537-00	Co-28Cr-6Mo	Alloy 1 (low C) Alloy 2 (high C) Alloy 3 (DS)	bar, rod, wire	

F75(cast Co-28Cr-6Mo), F90(Co-20Cr-15W-10Ni), F799(TMP Co-28Cr-6Mo), F562(wrought Co-35Ni-20Cr-10Mo)의 네 가지로 나뉜다.

(1) 단련용 코발트 합금

대표적인 것이 F90 합금으로서 면심입방격자(fcc) 구조의 오스테나이트 조직을 가지고 있다. 합금을 650℃ 이상의 온도에서 열간 단조하면, 결정들은 가공방향으로 연신되나 오스테나이트 조직은 재결정되지 않는다. 반면 650℃ 이하의 온도에서 냉간가공하면 조밀육방격자(hcp) 구조의 입실론상이 형성된다. F562(MP35N) 합금은 미세한 오스테나이트 결정립을 가지며, 가열시 650℃ 부근에서 hcp 구조가 fcc 구조로 변태를 한다. 변태온도 이상으로 가열 후 냉각 시에는 주조합금에서와 같이 fcc 구조가 대부분 그대로 유지되면서 변태 산물로 폭이 좁은 hcp 밴드가 형성된다. 이를 425~650℃에서 소둔하면 hcp 밴드 영역에 Co_3Mo가 석출하게 된다.

코발트 합금은 단련용 합금 부품을 제조하기 위해서는 탄소함량이 주조용 합금에 비해 약 1/5 수준으로 낮아야 한다. 그러나 탄소함량이 낮아짐에 따라 강도가 저하되므로 이의 만회를 위해서 단련용 합금은 주조용 합금에 비해 Cr 함량은 낮고 Ni 함량이 높다. 단조 공정은 코발트 합금에 최대의 강도와 파괴인성을 부여하지만, 부위에 따라서 결정립 크기가 불균일하게 될 수 있다. 예를 들어 고관절 스템을 단조할 경우 distal part보다 proximal part의 결정립이 더 조대하게 되고 강도가 더 낮게 되므로 주의해야 한다.

(2) 주조용 코발트 합금

주조용 코발트 합금으로는 F75 합금이 대표적이며 보통 1350~1450℃에서 주조하여 제품을 만든다. 미세조직을 보면 수지상중심부는 Co-rich 조성을 갖고, 수지상간 영역은 Co-rich γ상, Cr-rich $M_{23}C_6$, M7C3 그리고 Cr/Mo-rich σ상으로 구성된다. 또한 이와 같은 수지상응고 편석의 특징으로 주조결함인 미세기공이 많이 형성된다. 코발트 주조합금은 약 890℃로 가열되면 조밀육방격자(hcp)에서 면심입방격자(fcc) 구조로 동소변태를 겪게 되는데, 이때 변태된 fcc 구조는 냉각을 해도 유지가 된다. 이를 다시 890℃ 이하의 온도에서 소둔하면 hcp 구조의 band 조직이 나타나게 되며, 밴드 내에는 $M_{23}C_6$ 탄화물이 많이 형성되는 것을 관찰할 수 있다. 코발트 주조합금의 공정(eutectic) 변태온도는 1235℃로 합금이 이 온도 이상으로 가열되면 수지상간이나 입계부위 등 공정상이 존재하는 국부적인 영역이 재용해된 후(incipient melting), 냉각 시 시그마, 감마, $M_{23}C_6$ 탄화물 등 취약한 상들이 형성된다. 이 상들은 연성을 크게 감소시킴은 물론 내식성도 저하시키므로 코발트 주조합금의 용체화온도는 대략 1225℃로 하고 있다.

코발트 합금은 기계가공이 매우 어렵기 때문에 단조 성형에서는 형단조(closed-die forging)가 권장된다. 그러나 후가공을 최소화할 수 있는 정형가공(net shaping) 방법은 주조기술이며, 생산 단가도 싼 장점이 있다. 단, 주조품은 결정립이 단조품에 비해 조대하여, 강도가 낮고, 미세기공 등의 주조 결함이 발생되기 쉽다. 이러한 문제는 주조방안 설계에 유의하거나 주조 후 열간정수압처리(hot isostatic pressing; HIP)를 하여 해결될 수 있다. 한편 분말야금 방법도 몇몇 코발트 합금 부품 제조에 시도된 적이 있으며, 매우 미세하고 균일한 결정립과 그에 따른 뛰어난 기계적 성질이 보고되고 있으나, 생산 단가가 높은 단점이 있다. 따라서 코발트 합금 임플란트를 제조하는 데 선택되는 제조방법은 적용제품에 따라 생산 비용과 요구 물성의 상대적인 중요성을 감안하여 결정해야 한다.

5.9.3 타이타늄 합금

1940년 Bothe가 타이타늄 핀을 고양이의 대퇴골에 이식하여 긍정적인 결과를 보고한 후, 1957년 Leventhal이 처음으로 사람의 대퇴골 보철물로 타이타늄을 적용하게 되었다. 한편, 구소련의 Sivash는 1956년 타이타늄 합금(Ti alloys) 고관절 스템(hip stem) 제조방법을 연구하기 시작하였고, 1959년에는 스웨덴의 Brånemark이 타이타늄이 뼈와 붙어 유착된다는 이른바 골융합(osseointegration)설을 처음으로 발표하였으며, 그의 연구를 바탕으로 1960년대 중반에는 단일 치아 임플란트의 이식에 대한 연구가 본격적으로 진행되어 오늘날에 이르고 있다.

1970년대에는 Ti-6Al-4V 합금을 이용한 플레이트, 네일 등의 골절치료기구 개발이 활발해졌고, 1980년대에는 인공고관절 및 무릎관절 개발과 함께 다공성 코팅기술개발이 본격화되었으며, 1990년대에는 척추 추간판 고정기구의 개발이 이루어졌다. 다른 금속생체재료와 마찬가지로 타이타늄 합금 역시 공업적으로 개발된 합금을 생체의료용으로 그대로 적용해 왔으나, 1990년대 중반부터는 생체의료용으로 적용할 목적으로 타이타늄 신합금 개발 연구가 증가하고 있다.

타이타늄은 표면에 형성되는 산화피막이 치밀하기 때문에 우수한 내식성을 지니며, 타이타늄의 산화피막은 일단 파손되더라도 아주 짧은 시간 내에 재생되는데, 사람의 체내와 같이 산소분압이 낮은 환경에서도 표 5.13에 보이는 바와 같이 타 금속재료에 비해 부동태 산화피막 재생이 빠르다는 것을 알 수 있다. 이 때문에 타이타늄은 생체 조직과 반응이 거의 없는 좋은 생체적합성을 나타내는 것이다. 또 하나의 큰 장점은 타 금속재료와 비교하여 탄성계수가 현저히 낮

표 5.13 생체용 금속재료의 부동태 산화피막 재생시간 비교(0.9% 생리식염수내)

재료	부동태 피막 재생시간(분)
Ti-6Al-4V	8.2
Co-28Cr-6Mo	12.7
Type 316L	35.3

다는 것이다.

그림 5.16은 개발 중인 합금을 포함한 여러 금속재료의 탄성계수를 뼈와 비교한 것으로 타이타늄 합금이 스테인리스강이나 코발트 합금에 비해 탄성계수가 절반 정도이며, 최근 새롭게 개발되고 있는 타이타늄 합금들은 탄성계수가 더욱 낮아져 뼈의 탄성계수에 접근해가고 있음을 알 수 있다.[30)]

타이타늄 합금은 상온에서 안정한 구성상의 종류에 따라 α, 준 α, $\alpha+\beta$, β-Ti으로 분류된다. 이 중 생체의료용으로 가장 많이 사용되고 있는 합금은 순수 타이타늄과 $\alpha+\beta$ 합금이고, 최근 β 합금도 저탄성계수와 가공성의 장점으로 사용량이 증가하고 있다. 표 5.14는 현재 ASTM에서 규정되어 있는 생체의료용 타이타늄 합금들을 열거한 것이다.

(1) 순수 타이타늄(Cp-Ti)

순수 타이타늄의 비중은 4.51 g/cm^{3}으로 철강의 약 60% 정도로 가벼우며, 알루미늄 합금에 비해서는 1.6배 정도 무겁다. 그러나 타이타늄 합금은 비중 대비 강

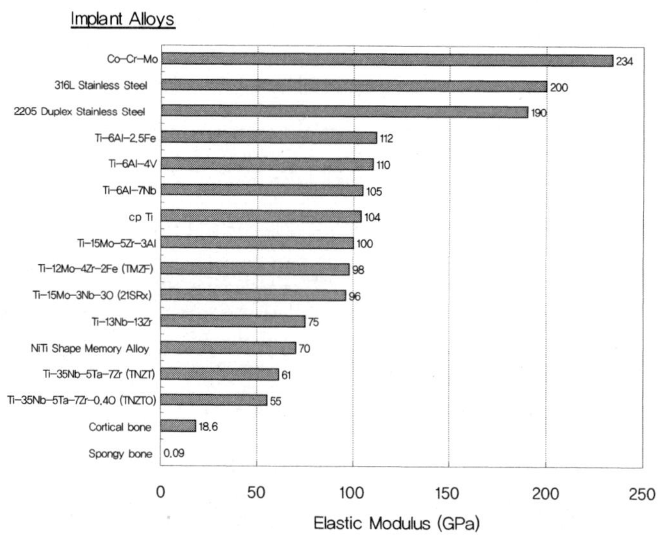

그림 5.16 생체의료용 금속재료와 뼈의 탄성계수 비교[30)]

표 5.14 생체의료용 타이타늄 합금 관련 규격과 소재 형태[27)]

ASTM 규격	합금조성	상업적 합금명	소재 형태	ISO 규격
F67-00	Unalloyed Titanium	CP grade 1 CP grade 2 CP grade 3 CP grade 4	billet, forgings, bar, wire, sheet, strip, plate	5832-2
F136-02a	Ti-6Al-4V ELI	TAV ELI	forging bar, bar, wire, sheet, strip, plate	5832-3
F1108-02	Cast Ti-6Al-4V	Cast TAV	castings	
F1295-01	Ti-6Al-7Nb	TAN	bar, forging bar, wire	5832-11
F1341-99	Unalloyed Titanium	CP grade 1 CP grade 2 CP grade 3 CP grade 4	wire,0.3125 round, flat shapes	
F1472-02	Ti-6Al-4V	TAV	bar, forging bar, wire, sheet, strip, plate	
F1580-01	Ti & Ti-6Al-4V	CP Ti & TAV	powder	
F1713-96	Ti-13Nb-13Zr	TNZ	bar, wire, sheet, strip, plate	
F1813-01	Ti-12Mo-6Ze-2Fe	TMZF	bar, wire	
F2066-01	Ti-15Mo	TM	bar, wire, sheet, strip, plate	
F2146-01	Ti-3Al-2.5V	Ti3Al2.5V	seamless tubing〉0.25"	

도(비강도)가 경쟁 구조용 소재보다 월등히 높아서 초기에는 항공기용 소재로 많은 개발이 이루어져 왔다. 비열은 오스테나이트(austenite)계 스테인리스강과 거의 같은데, 철강보다 비중이 작기 때문에 열용량이 작아서 가열되기 쉽고, 또한 냉각도 잘 된다. 탄성계수(약 110 GPa) 및 전단계수(약 44 GPa)는 오스테나이트계 스테인리스강의 1/2 정도이다. 타이타늄은 타 금속재료의 추종을 불허할 정도로 내식성이 우수하며, 특히 염소 이온에 대한 내식성이 뛰어나 생체의료용 분야에서 강점이 있는 소재이다.

(2) $\alpha + \beta$ 타이타늄 합금

순수 타이타늄은 강도가 상대적으로 낮기 때문에 강도와 고주기피로 등의 기계적 성질이 요구되는 부위에는 타이타늄 합금이 사용된다. 현재까지 생체재료로 가장 많이 사용되는 타이타늄 합금은 당초 항공기용으로 개발된 Ti-6Al-4V ELI 합금이다. Ti-6Al-4V ELI 합금은 오랜 세월 동안 사용되어 왔기 때문에 기계적 물성을 포함한 다양한 생체의료용 물성이 이미 검증받은 상태이고, 가격 또한 아직은 새롭게 개발되고 있는 베타 타이타늄 합금보다 저렴하기 때문에 인공고관절의 stem, acetabular cup, 무릎관절의 tibial component, 골절판, 골나사, 척추고정장치, 치과 임플란트의 고정장치 등 거의 모든 생체의료용 부품에 가장 널리 사용되고 있다.

(3) β 타이타늄 합금

베타 타이타늄 합금은 용해, 제조 및 재현성에 아직 문제가 있긴 하지만, 알파+베타 합금에 비해 열처리가 쉽고 경화능이 크며 체심입방격자(bcc) 구조에 의한 연신율의 증가 등 많은 이점이 있을 뿐만 아니라 파괴인성도 우수하여 그 사용 범위가 확대되어 가고 있다. 처음으로 상용화된 베타 합금은 50년대 중반에 개발된 Ti-13V-11Cr-3Al으로, 소둔처리 후에도 베타상이 쉽게 유지되어 가공이 용이하고 가공 후 다시 시효처리하여 고강도를 얻을 수 있는 장점이 있다. 이후 개발된 여러 가지 특성이 우수한 베타 타이타늄 합금들 중 Ti-10V-2Fe-3Al (Ti-10-2-3)는 특히 단조성이 뛰어나 근사정형단조(near net shape forging)용 재료로 매력적이며 Ti-15V-3Cr-3Sn-4Mo-4Cr(Ti-17)는 고강도 단조용 재료로 매우 중요하다. 상당량의 Mo을 함유하고 있는 합금들은 내식성이 아주 우수하며 Al과 함께 첨가될 경우 고강도를 가지게 된다. 그러나 베타 안정화 원소인 V이 첨가되면 내산화성이 저하되기 때문에 TIMET 사에서 새로이 개발한 Ti-21S(Ti-15Mo-3Nb-3Al-0.2Si)는 V을 Mo으로 대체하여 Ti-15-3에 상응하는 강도, 가공성 및 내식성을 가지고 있다. 최근에는 베타 타이타늄 합금 개발의 일환으로 생체의료용으로서 탄성계수를 뼈와 비슷한 수준까지 낮추려는 저탄성계수 타이타늄 합금 개발 연구가 활발히 진행되고 있다.

타이타늄 합금은 우수한 내식성, 경량성, 저탄성계수 등의 장점으로 현재 절대적으로 사용량이 증가하고 있는 금속생체재료인데 또 다른 장점은 인체 내에서 섬유상 조직(fibrous tissue)의 형성이 거의 없다는 것이다. 이물질이 생체 내에 이식되면 섬유상 조직이 이물질을 덮어씌워 생체를 유해물로부터 격리시키려는 작용이 일어나게 된다. 스테인리스강이나 코발트 합금의 경우에는 섬유상 조직이 두껍게 형성되어 임플란트를 둘러싸는 encapsulation 현상이 나타날 수 있으나, 이에 비해 타이타늄의 경우는 섬유상 조직의 두께가 약 10분의 1 정도로 무척 얇아 생체친화성이 좋은 상태를 유지한다고 알려져 있다.[31] 또한 인체피부와의 접촉에서도 타이타늄은 전혀 염증이나 독성을 나타내지 않는 좋은 생체친화성을 가진다. 타이타늄 산화물이 화장품의 원료로 많이 사용되는 것을 보아도 인체 내외부에서 타이타늄은 생체친화성이 아주 좋은 소재임을 알 수 있다.

5.9.4 형상기억합금

형상기억합금(shape memory alloys)이란 적절한 열적 과정을 통해 재료가 원래 지니고 있던 형상이나 크기로 되돌아가는 특성을 가진 재료를 말한다. 이 같은 형상기억효과는 고온에서 안정한 오스테나이트 상과 저온에서 안정한 마르텐사이트 상을 가진 합금계에서 일어나는 마르텐사이트 변태와 관련이 있다. 그림 5.17은 형상기억효과를 도식적으로 설명한 것으로서 어떤 상변태 온도 영역(TTR) 이하로 합금을 냉각하여 마르텐사이트 상이 형성되도록 한 후 합금에 소성변형을 가하고, 이를 다시 TTR 온도 이상으로 가열하면 변형 전의 안정상인 오스테나이트 상으로 상변태가 일어나면서 합금이 원래 형상으로 돌아가는 것이다.

형상기억합금은 마르텐사이트 변태 특성에 기인하여 초탄성효과도 나타날 수 있다. 그림 5.18은 이 같은 초탄성효과에 대한 도식적 설명으로서 TTR 온도 이상의 오스테나이트 상태에서 합금에 하중을 가하면 응력유기 마르텐사이트(stress induced martensite)상이 형성되고 하중을 제거하면 다시 오스테나이트 형상으로 돌아간다. 현재까지 개발되었거나 연구 중인 형상기억합금들은 Ag-Cd, Au-Cd, Au-Cu, Cu-Zn, Cu-Zn-X(X=Si, Sn, Al, Ga), Cu-Al-Ni, Cu-Au-Zn, Ni-Al, Ni-Ti, Ni-Ti-Cu, Ti-Pd-Ni, In-씨, In-Cd, Fe-Ni, Fe-Mn, Fe-Pt, Fe-Pd, Fe-Ni-Co-Ti 등 많이 있지만, 상업적으로 관심을 끌고 있는 합금은 Ni-Ti, Cu-Zn-Al, Cu-Al-Ni 등이고, 이 중 생체의료용으로 사용되고 있는 것은 현재

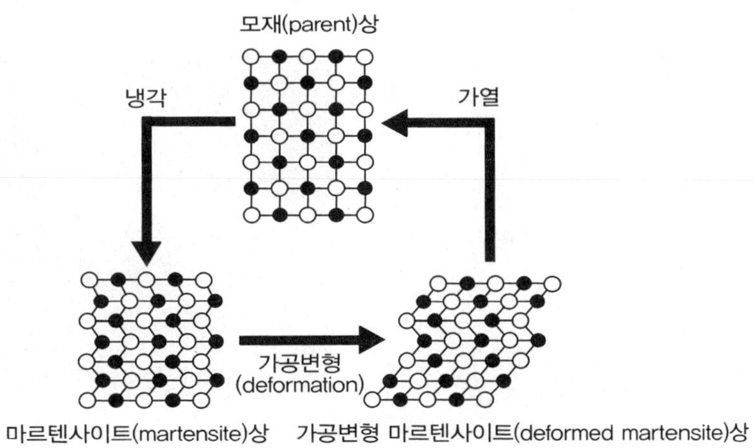

그림 5.17 형상기억효과의 도식적 설명[33]

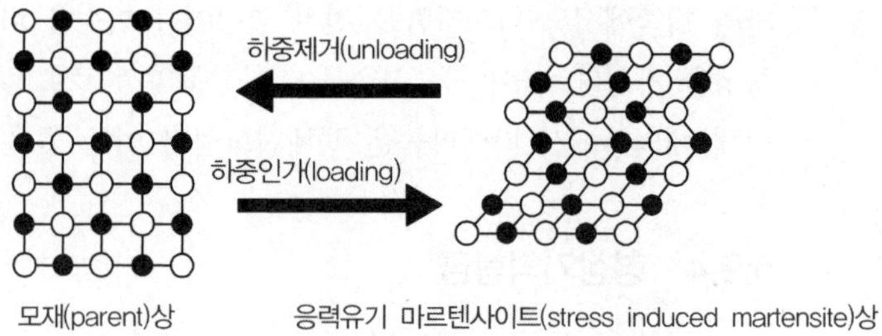

그림 5.18 초탄성효과에 대한 도식적 설명[33]

Ni-Ti 합금뿐이다.[32]

Ni-Ti 합금은 1960년대 후반에 미국의 Naval Ordnance Laboratory에서 개발하여 Nitinol®이라는 명칭으로 더 익숙하다. 이 합금은 Ni 함량이 49~51at% 조성 범위에서 상당한 고용도를 갖는 금속간 화합물로서 이로 인해 Ni이나 Ti의 함량 변화에 따라 또는 제3의 합금원소 첨가에 따라 기계적 성질과 상변태 특성을 개선할 수 있는 여지가 많다.

Ni-Ti 합금은 기존 스테인리스강이나 타이타늄 합금에서는 얻을 수 없는 초탄성 효과를 비롯하여 뼈와 유사한 탄성계수, 우수한 피로강도 및 내식성 등의 장점을 가지고 있으며, 최근 미국 FDA로부터 몇몇 3등급 의료용구에 대한 승인을 얻은 후 생체의료용 적용 분야가 급격히 증가하고 있는 추세이다. 그러나 인체 내에서 Ni 이온이 용출될 경우 독성의 위험이 크기 때문에 최근에는 용출을 억제할 수 있는 표면처리나 Ni 자체를 함유하지 않는 새로운 형상기억합금의 개발도 활발하게 추진되고 있다. 현재 합금 주요 적용 부품은 그림 5.19에 보이는 바와 같이 대표적으로 치열교정와이어(orthodontic arch wire), 혈관 스텐트(vascular stent)를 비롯하여, guide wire, bone plate, staples, blood-clot filter 등이다.

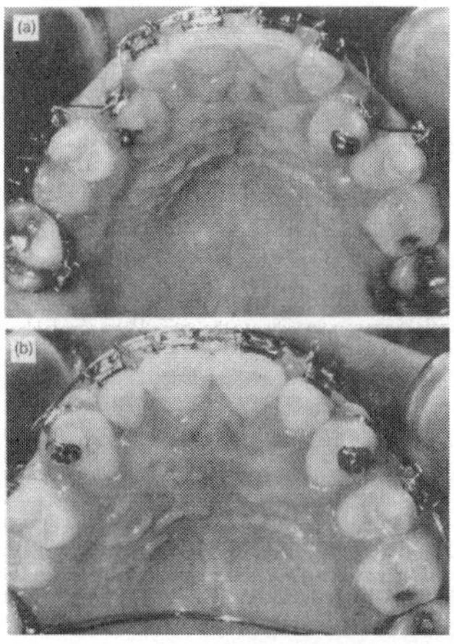

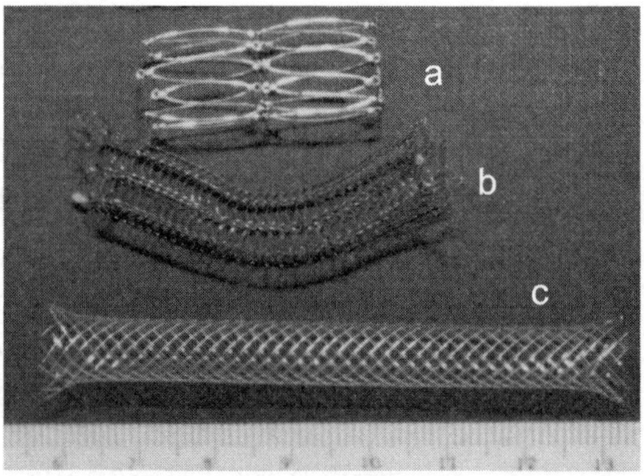

그림 5.19 Ni-Ti 치열교정와이어(왼쪽) 및 스텐트(오른쪽)[33]

5.9.5 탄탈륨

탄탈륨은 주로 타이타늄 합금의 구성원소로 사용되고 있지만, 최근에는 3N 이상의 고순도 탄탈륨이 생체의료용 부품에 적용되고 있다. 탄탈륨은 여러 가지 산, 염수용액, 유기질 등에 대한 내식성이 아주 우수하다. 탄탈륨의 내식성은 거의 유리와 비슷하며, 금속으로서의 성형성을 지닌 뛰어난 금속생체재료로 부각되고 있다. 현재 탄탈륨은 일반외과와 신경외과 분야에서 성공적으로 적용되고 있는데, 주요 적용 부품은 thermo-implant, monofilament, braided suture wire, foil, sheet, clip, staple 등이다.

5.10 금속생체재료의 제조법

5.10.1 금속생체재료의 가공법

금속생체재료에 대한 가공은 크게 비절삭가공, 절삭가공, 특수가공 등으로 나뉜다. 역사적으로 원운동을 위한 엔진, 모터 등이 개발되기 이전의 금속가공은 전적으로 주조, 소성 가공, 용접, 열처리, 표면 처리 등과 같은 비절삭가공에 의하여 구현되었다. 우수한 엔진, 모터 등의 개발은 선반, 밀링, 드릴, 보링 가공 등과 같이 절삭 가공이 가능하도록 하였으며 계속된 과학기술 발전에 힘입어 방전가공, 초음파가공, 레이저가공 등과 같은 여러 특수 가공법이 개발되었다.

주조는 용해된 금속을 만들고자 하는 모양의 주형 속에 주입/응고시켜 제품을 만드는 과정이다. 소성가공은 재료에 외력을 가하여 원하는 형태로 가공하는 방법이다. 소성가공은 재료의 전성, 연성, 소성 등의 물리적 성질에 크게 의존한다. 소성가공 온도에 따라 냉간가공(cold working)과 열간가공(hot working)으로 나뉘며, 가공 형식에 따라 단조, 압연, 프레스가공, 압출, 인발, 전조, 회전 성형 등으로 분류할 수 있다.

금속 재료에 대한 열처리는 여러 가지 목적에 의하여 수행된다. 미세 조직의 상변태, 내부응력 제거, 결정립 제어 등을 위한 풀림(annealing), 응고 속도나 가공도의 차이에 따라 발생된 불균일한 조직의 국부적 차이를 해소하고 내부 응력을 제거하는 불림(normalizing), 미세 조직의 상변태, 결정립 미세화에 의한 강도 증가를 위한 담금질(quenching), 담금질된 강의 강도를 줄이고 인성을 부여하기 위한 뜨임(tempering) 등이 그것이다. 각 열처리의 조건은 금속 합금의 온도-조성의 상태도와 기계적 특성 등에 따라 적절한 온도, 처리 시간, 냉각 속도 등을 결정하여 공정을 수행하며 경우에 따라 냉각 후 다시 가열하는 경우도 있다.[34)]

절삭가공은 재료에 외력을 가하여 삭제함으로써 원하는 치수의 제품으로 가공하는 것을 말한다. 절삭가공을 위하여 오래전부터 줄, 톱, 정, 스크레이퍼 등과 같은 절삭 공구가 사용되어 왔으며, 여러 과학기술의 발전에 힘입어 다양한 종류의 공작 기계가 개발되었다. 선반가공에서부터, 밀링, 드릴, 보링, 연삭 등에 대해 정밀가공이 가능해졌을 뿐만 아니라 컴퓨터와의 연계로 자동화 기계가공이 가능해졌다.

선반가공은 회전하는 재료에 적절한 위치에 절삭공구(바이트)를 대어 재료를 삭제함으로써 원하는 형태로 가공하는 방법이다. 선반가공은 활용 범위가 매우 다양하여 기계가공에서 매우 큰 비중을 차지하고 있다. 밀링가공은 밀링 커터로 불리는 회전 절삭 공구로 재료를 원하는 형상으로 절삭하는 가공법이다. 재료는 테이블에 고정되고, 테이블은 가로, 세로, 상하 방향으로 이동된다. 드릴가공은 공구인 드릴을 회전시키며 축 방향으로 이동시켜 신속하고 정확하게 구멍을 뚫는 가공법이며, 드릴만이 아니라 스폿 페이싱, 카운터 싱킹, 카운터 보링, 리밍, 태핑, 보링 등의 작업이 가능하다.

연삭가공은 경도가 매우 높은 SiC, Al_2O_3 등의 입자로 연삭숫돌(grinding wheel)을 만들고, 이것을 고속으로 회전하면서 공작물에 접촉하여 절삭하는 가공법이다. 이 외에도 레이저 가공법은 고출력 레이저 빔을 사용하여 공작물의 국부 가열 → 용융 → 증발을 통하여 원하는 형태로 정밀하게 절단된 가공물을 획득하는 가공법이다. 상용적으로는 Nd-YAG 레이저와 CO_2 레이저가 사용되고 있다. 특히 혈관용 스텐트 등은 레이저를 이용하여 원하는 형태로 절삭/가공되고 있다.[35)]

한편 최근 들어 3차원 적층조형(3D printing 또는 additive manufacturing) 기술을 이용하여 금속생체재료 부품을 제조하는 것이 가능해졌다. direct metal laser sintering(DMLS®), fused deposition modeling(FDM®), selective laser sintering(SLS®), powder bed fusion 등 여러 가지 적층조형 기술 중에서 현재 생체의료용 부품 제조에 적용되고 있는 기술은 powder bed fusion의 일종인 전자빔용융(electron beam melting; EBM) 방식으로 인공고관절의 비구컵, 스템의 근위부 표면 등에 본 기술을 이용한 제품이 출시되어 있다.[36)]

5.10.2 금속생체재료의 종류별 가공법

(1) 스테인리스강

스테인리스강을 생체금속재료로 사용할 경우 우수한 특성을 얻기 위하여 오스테나이트 조직구조를 가져야 하며, 제2상의 입자나 미세한 개재물 등이 존재하지 않아야 한다. 또한 피로강도와 같은 우수한 기계적 성질을 유지하기 위해서 입자크기를 미세하게 하고 탄소화합물, 페라이트상, σ 상 등이 존재하지 않게 함으로써 좋은 특성을 얻을 수 있다. 오스테나이트 구조의 스테인리스강은 냉간 가공 시 경도가 급격하게 상승하는 특성이 있다. 이를 피하기 위하여 가열하면 결정립계에 크롬-탄화물이 석출함으로써 부식을 유발하는 문제점을 안고 있다. 이러한 결정립계 석출은 부가적 가열에 기인하기 때문에 당초 용융 상태에서 주조법으로 원하는 제품을 만드는 것으로써 문제를 해결할 수 있으며, 이러한 이유로 스테인리스강을 사용하는 임플란트는 대체로 주조법으로 제작한다.

(2) 코발트-크롬 합금

Co-Cr 합금은 높은 경도로 인하여, 주조품을 자르고 다듬는 데에는 특수한 기구들이 필요하다. 의료용으로 사용 가능한 Co-Cr 합금은 경도가 HB 260~400으로 치과용 합금 중에서도 가장 단단한 합금에 속한다. 조성에 따라 경도가 변하며, 고경도의 합금은 주조법으로, 중경도의 합금은 주조법 또는 열간단조법에 의하여 가공한다. 치과에서는 치아의 부분적으로 결손된 부분의 수복 등을 위하여 귀금속합금, Co-Cr계 합금, Ni-Cr계 합금 등을 정밀주조법(investment casting; lost wax process)으로 가공하여 사용하고 있다. 정밀주조법의 과정은 다음과 같다.

① 왁스 또는 파라핀 등으로 모형 제작
② 석고계 매몰재, 인산염계 매몰재, 실리케이트계 매몰재 등으로 매몰
③ 가열하여 매몰재 경화 및 왁스 제거
④ 용융 금속 주입
⑤ 주조품 완성

(3) 타이타늄 합금

타이타늄은 높은 산화력으로 인하여 고온에서 타이타늄을 가공할 때에는 산화로 인한 재료의 취성을 방지하기 위해 진공 또는 불활성 분위기가 필수적이다. 정형외과나 치과 임플란트용 타이타늄 부품은 대부분 선반가공을 하는데, 타이타늄은 타 금속재료에 비해 인성이 높고, 열전도도가 낮기 때문에 공구의 소착

이 발생하기 쉬우므로, 공구재질, 가공속도, 절삭유, 절입량 등의 가공조건을 잘 선정해야 한다.

(4) 기타 합금

Au, Ag 등을 주요 성분으로 하는 귀금속 합금과 Ni 등을 주요 성분으로 하는 비귀금속 합금 등이 치과용 재료로 많이 사용되고 있다. 이들 합금이 치과용 보철 수복물로 사용되는 경우 복잡한 형상을 만들어내기 위하여 대체로 정밀주조법으로 가공하며, 합금들의 경도가 비교적 낮기 때문에 경우에 따라서는 소성가공법이 채택되기도 한다.

■ 참고문헌

1. B. P. Bannon and E. E. Mild, "Titanium alloys for biomaterial application: an overview", Titanium alloys in surgical implants: a symposium, American Society for Testing and Materials, pp.7-15, 1983.
2. W. D. Sherman, "Vandium steel plates and screws", Surg. Gynecol. Obster. 14, pp.629-634, 1912.
3. C. G. Fink and J. S. Smatko, "Bone fixation and the corrosion resistance of stainless steels to the fluids of the human body, J. Electrochem. Soc., 94, p.271, 1948.
4. E. J. Sutow and S. R. Pollack, "The biocompatibility of certain stainless steels", Biocompatibitity of Clinical Implant Materials Vo. I, CRC press, p.46, 1981.
5. J. B. Park and Y. K. Kim, "Metallic biomaterials", Biomaterials princilpes and applications, CRC press, pp.2-20, 2003.
6. M. N. Smith-Petersen, "Arthroplasty of the hip: a new method", J. Bone Jt. Surg., 21, pp.269-288, 1939.
7. R. T. Bothe, L. E. Beaton and H. A. Davenport, "Reaction of bone to multiple metallic implants", Surgery, Gynecology and Obstetrics, chapter 71, pp598-602, 1940.
8. D. J. Breen, D. J. Stoker, "Titanium lines: A manifestation of metallosis and tissue response to titanium alloy megaprostheses at the knee", Clinical Radiology, 47, pp.274-277, 1993.
9. G. F. Andreasen and T. B. Hilleman, "An evaluation of 55 cobalt

substituted Nitinol wire for use in orthodontics", J Americal dental association, 82, pp.1373-1375, 1971.

10. M. Simon, R. Kaplow, E. Salzman and D. Freiman, "A Vena cava filter using thermal shape memory alloy", Radiology, 125, pp.89-54, 1977.

11. A. Cragg, G. Lund, F. Castaneda, W. Castaneda-Zuniga and K. Amplatz, "Nonsurgical placement of arterial endoprostheses: A new technique using Nitinol wire", Radiology, 147, pp.261-263, 1983.

12. I. A. Brezovich and W. J. Atkinson, "Temperature distributions in tumor models heated by self-regulating nickel-copper alloy thermoseeds", Med Phys, 11, pp.145-152, 1984.

13. Y. K. Kim and K. M. Yoon, "Heat generation characteristics of duplex stainless steel thermo-implant for hyperthermia with respect to the intersectional angle of induction magnetic field", Biomaterails Research, 11, pp.126-130, 2007.

14. S. V. Bhat, "Biomaterials", Narosa Publishing House, New Delhi, pp.12-38, 2002.

15. J. Park, R. S. Lakes, "Biomaterials An Introduction", Springer, NY, pp.18-136, 2007.

16. R. G. Craig, J. M. Power, J. C. Wataha, Dental Materials, Mosby, p.30, 2004.

17. M. Niinomi, T. Hanawa, T. Narushima, Journal of Metals, No.4, p.18, 2005.

18. E. M. Ortrun, "ASM Handbook, Vol.11, Failure Analysis and Prevention", ASM International, USA, p.681, 1995.

19. J. B. Marcomini, C.A.R.P. Baptista, J. P. Pascon, R. L. Teixeira, F. P. Reis, J. Mechanical Behavior of Biomedical Materials, 38, pp.52-58, 2014.

20. S. Lampman, "ASM Handbook, Vol.19, Fatigue and Failure", ASM International, USA, p.730, p.838, 1996.

21. ISO 14801, "Fatigue test for endosseous dental implants", 2003.

22. M. A. Wimmer, C. Sprecher, R. Hauert, G. Tager, A. Fischer, Wear, 255, pp.1007-1014, 2003.

23. R. W. Schutz, "ASM Handbook, Vol.13B, Corrosion", ASM International, USA, p.259, 2005.

24. M. A. Barbosa, "Biomaterials Degradation: Fundamental Aspects and Related Clinical Phenomena", European Materials Research Society Monographs, Volume 1, Elsevier Science Publishers B. V., 1991.
25. 한국산업규격, "의료 용구의 생물 안전성 평가-제10부: 자극성과 과민반응시험" KS P ISO10993-10:(ISO 10993-10:2002)
26. L. D. Zardiackas, "Basic Metallurgy for the Medical Device Engineer", ASM International, 2004.
27. 김승언, 현용택, 정희원, 이용태, "기계와 재료", 한국기계연구원, pp.10-20, 2004.
28. R. M. Pilliar, J. M. Lee, C. Maniatopoulos, Clin. Orthop., 208, pp.108-113, 1986.
29. W. Rostoker, E. Chao and J. O. Galante, J. Biomed. Mater. Res., 12, pp.635-651, 1978.
30. M. Long, H. J. Rack, Biomaterials, 19 (1998) 1621-1639.
31. D. M. Brunette, P. Tengvall, M. Textor, P. Thomsen, Titanium in Medicine, Springer, (2001) 1-12.
32. J. R. Davis, Shape Memory Alloys, ASM International, (1998) 668-669.
33. Y. K. Kim, "Alloys, shape memory", Encyclopedia of medical devices and instrumentation 2nd ed. Vol. 1, Wiley-Interscience, pp.1-12, 2006.
34. E. A. Brandes, Smithells Metals Reference Book', Butterworth, (1983) 29/1-29/19.
35. A. K. Dubey, V. Yadava, International Journal of Machine Tools & Manufacture 48 (2008) 609–628.
36. B. P. Conner et al., Additive Manufacturing, 1-4 (2014) 64-76.

6장

바이오세라믹스

- 김석영 (영남대학교 신소재공학부 교수)
- 조성백 (한국지질자원연구소)
- 이상훈 (서울치대 치과재료학교실 교수)
- 오경식 (안동국립대학교 신소재공학부 교수)
- 이명현 (한국요업기술원)
- 윤희숙 (한국재료연구원)
- 김일용 (나고야대)

6.1 서론

바이오세라믹스(bioceramics)는 다른 생체재료와 마찬가지로 현재 의료 분야에서 다양하게 사용되고 있으며, 특히 고령화 사회로 인한 노인인구의 증가에 따른 의료 분야뿐만 아니라 자동차 사고, 산업재해, 전쟁, 스포츠 활동 등의 분야에서도 그 수요가 더욱 증가하고 있다.

바이오세라믹스는 세라믹재료의 고유 특성 때문에 주로 경조직을 치료 또는 대체하는 데 오래전부터 사용되어 왔다. 기록에 의하면 17세기 후반에 이미 세라믹 재료를 치과 분야에 사용하였다고 한다. 1892년에는 Dreesman에 의하여 석고(plaster of Paris, gypsum)를 골손실 부위를 치료하는 데 사용하였으며, 1920년에는 TCP(tricalcium phosphate)의 사용이 시도되었다. 바이오세라믹스는 1960년대까지 갑작스런 파괴 특성 때문에 응용범위가 매우 제한적이었으나, 세라믹 제조공정과 의료용(medical grade) 세라믹 원료 제조기술의 비약적인 발전으로 인해 손상된 신체의 일부를 대체하기 적합한 바이오세라믹스의 제조가 가능하게 되면서 응용범위가 크게 늘어나고 있다.

1960년대와 1970년대에 유럽, 일본, 미국 등에서 다양한 종류의 바이오세라믹스 제품에 대한 연구개발이 시도되었으나 미국식약청(FDA)의 보수적인 승인 정책 때문에 미국 내에서 바이오세라믹스의 임상 적용은 유럽과 일본에서 먼저 실시되었다. 그 당시는 금속생체재료의 부식이 심각한 문제였기 때문에 생체불활성(bioinert)인 세라믹스의 의학 또는 치과 분야 응용에 우선적으로 관심을 갖게 되었다. 1960년대 말 미국의 Hulbert는 소결 알루미나(Al_2O_3)를 뼈 결손부에 넣는 임상시험을 하였으며, 주위에 섬유조직이 생기기는 하였지만 임상적으로 좋은 결과를 얻었다. 1971년에는 미국의 Hench가 Na_2O-CaO-SiO_2-P_2O_5계 유리를 제조하여 뼈 결손부에 넣었더니 알루미나에서 발생하였던 섬유조직이 생기지 않으면서 뼈와 직접 결합한다는 결과를 보고하였고, 이후 의학계에서 바이오세라믹스가 크게 주목을 받기 시작하였다. 지난 20년 동안 유리에 세라믹 결정을 생성시켜 기계적인 강도를 향상시킨 결정화유리(glass-ceramic) 생체재료가 사용되고 있으며, 현재는 생체친화성이 우수한 인산칼슘계 세라믹스가 다양한 생분해 속도 및 형상으로 개발되어 임상에 적용되고 있다.[1)]

최근에는 정형외과나 치과에 요구되는 기계적 또는 생물학적 특성을 맞추기 위하여 흑연 또는 인산칼슘계 섬유를 보강재를 사용한 세라믹-고분자 복합재료 개발에 대한 연구가 진행되고 있다. 이렇게 제조된 복합 생체재료는 높은 기계적 강도와 인성을 갖고, 동시에 인체의 뼈와 비슷한 영률을 갖는다. 또 다른 방법으로 인공관절의 마찰 부분에 내마모성을 좋게 하기 위하여 세라믹 코팅을 하거나, 골조직과 접촉하는 부분에 생체친화성을 향상시키기 위하여 임플란트에 수산화아파타이트(hydroxyapatite, HA)를 코팅하여 뼈와 결합을 촉진시키기도 한다. 또 생분해성 고분자에 생체친화성이 우수한 인산칼슘계 세라믹을 복합화한 유무기하이브리드 골시멘트도 개발되고 있다. 특히 인산칼슘계 세라믹은 칼슘과 인의 비(Ca/P)에 의해 결정구조 및 용해도가 달라지기 때문에 조직공학적으로 골조직이나 연골조직을 제조하는 데 있어 지지체로서의 사용 가능성을 연구 중에 있다.

6.1.1 바이오세라믹스의 정의 및 분류

재료는 구성성분에 따라 크게 유기재료와 무기재료로 나눌 수 있는데, 유기재료는 C, N, O, H, S, F 등이 주 구성원소이며, 목재, 천연섬유, 고분자, 종이 등이 이 범주에 속한다. 무기재료는 유기재료가 아닌 금속, 돌, 흙 등이 속하며, 무기재료는 다시 금속재료 및 비금속무기재료로 나뉘는데, Fe, Mg, Al, Ca 등 금속 양이온으로만 구성되어 있는 경우를 금속재료라고 한다. 이 금속 원소들이 산소를 포함한 음이온과 이온 결합하거나 금속 원소끼리 공유 결합한 물질들을 비금속무기재료(일반적으로 줄여서 무기재료 또는 세라믹 재료)라고 한다. 즉, 세라믹 제품은 금속 산화물이나 비금속 화합물 원료를 성형하여 고온에서 소결 처리한 제품을 뜻한다. 즉 도자기, 시멘트, 유리를 포함한 모든 파인 세라믹스(fine ceramics)가 이 범주에 속한다. 세라믹스란 어원은 고대 그리스어의 Keramos(흙으로 만든 또는 불에 태워서 만든 물건)에서 유래되었으며, 인위적으로 열을 가해서 만든 비금속무기재료를 총칭한다.

대부분의 무기질 생체재료(세라믹과 금속)는 유기질 생체재료인 고분자 생체재료에 비하여 특성이 매우 다르다. 고분자, 금속, 바이오세라믹 재료들의 의학이나 치과에서 응용되는 분야는 서로 상충되는 부분도 있으나, 각 물질의 특성 때문에 각각 서로 다른 분야에 임상 적용되고 있다. 고분자 생체재료는 고분자 재료의 특성상 주로 연부조직(soft tissue)이나 기관의 기능이나 형태를 회복시키는 데 이용되고, 금속이나 세라믹 생체재료는 경조직(hard tissue), 주로 정형외과나 치과 분야에 이용된다.

바이오세라믹스는 화학 조성에 따라 금속 산화물계, 유리 또는 결정화 유리

표 6.1 화학 조성에 따른 바이오세라믹스의 분류

분류	예
산화물계	alumina (Al_2O_3), zirconia (ZrO_2), titania (TiO_2) 등
	HA($Ca_{10}(PO_4)_6(OH)_2$), β-TCP($Ca_3(PO_4)_2$), 석고($CaSO_4$), CMP ($Ca(PO_3)_2$), 석회석 ($CaCO_3$) 등
유리 및 결정화 유리계	Bioglass® ($Na_2O-CaO-SiO_2-P_2O_5$ 계), Ceravital® ($Na_2O-CaO-SiO_2-P_2O_5$ 계), Cerabone® ($MgO-CaO-SiO_2-P_2O_5-CaF_2$ 계) 등
카본계	섬유, 다이아몬드, 결정질 및 비결정질 카본, 열분해 카본

표 6.2 생물학적 활성에 따른 바이오세라믹스의 분류 및 용도

바이오세라믹스 분류		용도
생체 불활성	알루미나	인공골두(엉덩이), 인공뼈, 안과 보철기구 치과용 임플란트, 상악골 재건, 이비인후과용
	지르코니아(PSZ)	인공골두
	카본(열분해 카본)	인공심장판막, 인공관절 및 내고정장치
생체 활성	유리 결정화유리	코팅재, 치조융선보강, 치주포켓소실용, 상악골 재건, 이비인후과용, 경피접촉기구 척추대체재료
	수산화아파타이트 (HA)	골결합용 코팅, 상아골재건, 인공안구, 치조융선보강, 이비인후과용, 치주포켓소실용 골대체재료, 경피접촉기구
생체 분해성	TCP, CMP, 석고 등	임시 골충전재, 치주포켓소실용 조직공학용 지지체

계, 카본계 재료로 구분할 수 있으며(표 6.1), 인체 내 생물학적인 활동에 따라 생체불활성(bioinert), 생체활성(bioactive), 생분해성(biodegradable) 재료로 구분한다(표 6.2).

6.1.2 바이오세라믹스의 제조공정 및 형상

바이오세라믹스 제품의 제조공정은 임상적용 위치와 목적에 따라 달리 할 수 있고, 또 인체 내에서 재료의 기계적, 화학적, 생물학적 특성 또는 역할에 따라 다르게 적용할 수 있다. 즉 바이오세라믹스의 최종 제품이 분말, 코팅제품, 복합제품, 또는 벌크제품이냐에 따라 인체 내에서 역할이 다르며, 제조공정도 이에 따

표 6.3 바이오세라믹스의 형상에 따른 임상적 기능		
형상		기능
분말		골충전재, 골조직의 재생
섬유		강화재(기계적 강도향상)
코팅	치밀질	골조직 결합, 혈전저항, 부식저항
	다공질	골조직 성장
벌크	치밀체	골조직의 대체 및 보강, 내마모 재료
	다공체	골조직 결합

라 달라진다. 현재 용도에 따라 여러 가지 형상으로 제조되어 손상된 인체의 복원에 사용되고 있는 예를 표 6.3에 나타내었다.[2)] 예를 들면 치과나 정형외과용 임플란트 외에 손상된 부위를 채우기 위하여 사용되는 분말 형상의 충전재(filler)를 제조 사용하고 있고, 기계적 강도나 생체친화성을 향상시키기 위하여 복합재료의 보강재(reinforcement), 또는 금속 임프란트의 코팅(coating)에 널리 이용 또는 개발되고 있다. 특히 기존의 금속 생체재료의 부식과 생체친화성의 문제를 해결하면서 골융합(osteointegration)이 우수한 바이오세라믹이 코팅된 임플란트 개발에 많은 관심을 기울이게 되었으며, 고분자와 복합화한 하이브리드형 복합재료도 개발되고 있다. 최근에는 인산칼슘계 바이오세라믹스를 연속기공을 갖는 생체분해성 다공체를 3-D 프린팅을 포함한 다양한 방법을 사용하여 만들어 환자 맞춤형 인공골 및 조직공학용 지지체(scaffold) 연구에 활용되고 있다.

6.1.3 바이오세라믹스의 생체친화성

생체 내에 바이오세라믹스를 이식하게 되면 생체는 이들을 이물질로 인식하고 대처하게 된다. 대부분의 생체재료는 자가생체재료(autogenous biomaterials)와 같은 생체친화성(biocompatibility)을 갖지 못하므로 생체재료의 임상적 성공 여부는 인체가 이식된 생체재료를 어느 정도 허용하는가에 달려 있다고 볼 수 있다. 그러므로 일반 세라믹스가 바이오세라믹스로 응용되기 위해서는 기계적인 특성 외에 화학적, 생물학적 특성을 모두 갖추어야 한다.

뼈의 조직이 손상을 받게 되면 주위의 세포가 이를 자연치료하려고 하는데, 먼저 염증성의 반응이 일어나고 혈관이 오므라들면서 피의 흐름이 멈춘다. 동시에 백혈구를 포함한 죽은 세포가 배출액을 만들고 이러한 배출액이 모여서 고름을 형성하게 된다. 염증 배출물에는 섬유소원이 포함되어 있는데 이것이 효소에 의하여 섬유소로 변한다. 이 섬유소가 상처받은 주위에 쌓이게 되며, 이것이 결국 콜라겐으로 변하면서 완치된다. 만일 손상된 조직 주위에 이식재료가 존재하면 백혈구가 이식재료 주위에 생기고 대식세포(macrophages)라는 커다란 세포가 발생한다. 만약 그 이식재료가 생체조직에 대하여 불활성이면 대식세포는 형성되지 않고 콜라겐 형태의 섬유조직이 이식재료를 감싸게 된다. 그러나 이식재료가 주위 생체조직을 자극하면 이식한 자리에서 염증 반응이 발생하고 치료 속도도 늦어진다. 이러한 이식재료와 생체조직 간의 반응은 신체 부위에 따라 매우 다르며, 이식재료의 화학조성 및 재료의 미세구조에 따라서도 그 반응성이 달라진다.

대부분의 금속들은 산화 또는 부식 반응을 통하여 생체조직과 심하게 반응한다. 그러나 타이타늄(Ti), 알루미늄(Al) 등은 표면에 안정된 얇은 산화막이 쉽게 형성되어 생체세포에 반응이 적은 불활성재료로 변한다. 고분자재료는 일반적으로 불활성과 생분해성이 있지만, 불활성 고분자의 경우 일부가 분해되어 생체내로 용출되어 나올 수 있다. 고분의 용출로 단분자(monomer)로 존재할 때는 생체조직과 반응, 또는 일부 조직에 축적되어 금속 이온과 마찬가지로 부작용을 일으킨다. 이들 중 특히 일부 단분자 또는 금속 이온(Ni) 등은 생체조직에 암을 유발시키는 것으로 알려져 있어서 임상적용에서 특별한 주의가 필요하다.

바이오세라믹스는 생체조직과 반응을 일으키지 않는 산화물계 생체불활성재료부터 인산칼슘계 재료 또는 바이오글라스 등과 같이 생체조직과 반응을 하는 재료(생체활성, 생분해성) 등 다양한 종류의 생체재료가 있다. 그러나 생분해성 바이오세라믹스는 금속재료나 고분자재료와는 달리 생체친화성이 우수하여 임상에 안전하게 적용될 수 있다.

6.2 생체불활성 바이오세라믹스

생체불활성(bioinert) 바이오세라믹스는 생체 내에서 물리적 성질과 기계적 물성을 유지하며 주로 구조 지지용 임플란트로 사용된다. 생체불활성 세라믹스는 생체활성 세라믹스와 달리 활성을 띠지 않는 재료로, 신체에 삽입되면 염증과 독

표 6.4 생체불활성 바이오세라믹스의 종류 및 용도

생체불활성 바이오세라믹스		용도
산화물계 재료	알루미나(Al_2O_3)	인공골두, 인공뼈, 안과보철기구, 치과용임플란트, 상악골재건, 이비인후과용
	지르코니아(ZrO_2)	인공골두, 치관코어, 치과용임플란트, 임플란트 지대주
비산화물 재료	카본(pyrolytic carbon)	인공심장판막, 인공혈관

성은 유발하지 않지만 생체조직과 직접 결합을 하지 못하고 주위에 섬유조직이 생성되면서 결합한다. 대표적인 생체불활성 세라믹스로는 알루미나, 지르코니아, 카본 등이 있다(표 6.4).

6.2.1 산화물계 바이오세라믹스

(1) 알루미나(alumina, Al_2O_3)

알루미나는 뛰어난 내식성, 생체친화성, 그리고 높은 내마모성과 높은 강도 등의 장점으로 인해 인공고관절이나 치과용 임플란트 등 광범위하게 임상에 적용되고 있다. 알루미나 제품은 대부분 매우 미세한 알루미나 분말들을 몰드 내에서 가압성형한 후 1600 ~ 1700℃에서 열처리하여 제조한 다결정(polycrystalline) 소결체로, 소결단계에서 발생하는 알루미나 입자의 과도한 입자성장과 이에 따른 물성저하를 억제하기 위해서 소량의 MgO(< 0.5%)가 소결조제로 첨가된다.

알루미나 다결정체의 강도, 피로저항과 파괴인성은 입자크기와 소결조제의 함량(순도)에 크게 의존한다. 순도가 99.7% 이상이고 평균입도가 4 μm 이하인 알루미나는 우수한 굴곡강도와 뛰어난 압축강도를 나타낸다. 이외에 다른 물성들과 의료용 알루미나 임플란트에 관한 ISO 규격(ISO 6474)을 표 6.5에 요약하였다. 기존에 발표된 시험평가에서 ISO 규격을 만족시킨 알루미나 임플란트는 동적피로나 충격피로에 대한 저항특성이 뛰어나고 균열성장도 억제한다고 보고되었다. 그러나 평균입자의 크기가 > 7 μm보다 커지면 기계적 강도가 20% 정도 감소될 수 있으며 과량으로 첨가된 소결조제는 입자계면에 잔류할 수 있다. 특히 부식이 일어나는 생리학적 환경에서는 피로저항을 감소시킬 수 있기 때문에 반드시 피해야 한다.

다결정 알루미나의 강도는 평균입자크기 및 순도 외에 기공률도 매우 중요한 인자이다. 균일한 입자크기를 갖는 다결정 알루미나의 굴곡강도는 기공률에 따라 다음과 같은 식으로 표현되며 기공률이 낮을수록 높은 강도를 나타내게 된다.

표 6.5 알루미나(Al_2O_3) 바이오세라믹스의 물리적 특성

Physical Properties	Alumina bio-ceramics	ISO alumina Standard 6474	Cortical bone	Cancellous bone
Alumina content (wt %)	> 99.8	≥ 99.5		
Density (g/cm^3)	> 3.93	≥ 3.90	1.6–2.1	
Average grain size (㎛)	3–6	<7		
Ra (㎛)	0.02			
Vickers hardness (HV)	2300	> 2000		
Compressive strength (MPa)	4500		100–230	2–12
Bending strength (MPa) (after Ringer's solution test)	595	> 400	50–150	
Young's Modulus (GPa)	40		7–30	0.05–0.5
Fracture toughness (K1C)(MPa · m$^{1/2}$)	5–6		2–12	
Slow crack growth	30–52			

$$Sb = So \exp(-bP)$$

여기서 S_o는 기공률 0%에서의 굴곡강도, b는 상수, P는 기공률이다.

체내 이식 후 장기간 안정성이 확보되어야 할 구조지지용 바이오세라믹스에 대해서 통계적인 방법을 사용하여 수명예측과 보증시험이 이루어진다. 이들 방법을 적용하면 알루미나의 굴곡강도와 사용환경 등에 기초하여 계산하면 12 kN 부하에 대하여 30년의 구조지지 수명이 예측되었는데 이것은 고관절에 기대되는 수명에 근사한 값이다.

알루미나는 높은 경도와 함께 생체 내에서의 낮은 마찰계수와 우수한 내마모 특성과 압축강도 때문에 많은 하중이 걸리는 인공고관절(hip joint)의 접동표면(articulating surface) 재료로서 거의 20년 이상 사용되었다. 알루미나의 뛰어난 윤활특성은 미세한 입자($< 4\ \mu m$)와 좁은 입도분포에서만 나타나는데 이는 매우 낮은 표면조도($Ra < 0.02\ \mu m$)를 갖게 한다. 그러나 큰 입자가 존재하면 입자가 탈락되고 국부적으로 윤활표면의 마모가 급속히 진행되게 된다.

인공고관절에서 알루미나 골두(ball)와 알루미나 소켓(socket)의 접동표면은 연삭과 경면가공에 의해 매우 높은 진구도와 윤활특성을 유지해야 하는데, 알루미나-알루미나 관절의 장기 마찰계수는 시간이 경과함에 따라 점차 감소하여 자연 관절의 값에 근접하게 되고, 알루미나-알루미나 접동표면의 마모는 금속-PE

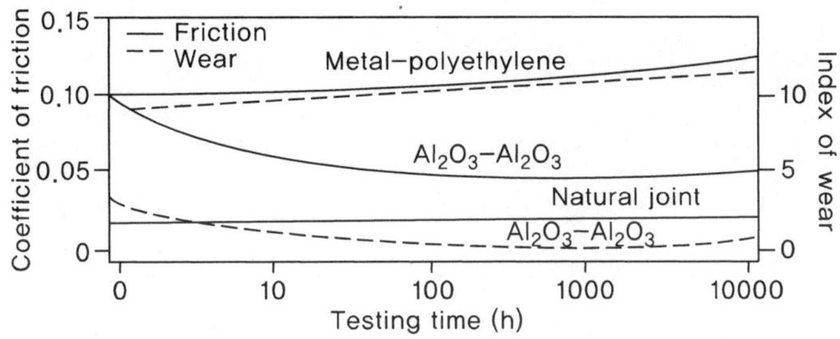

그림 6.1 알루미나–알루미나 쌍과 금속–고분자 쌍의 in vitro 마찰계수와 마모의 시간과의 의존관계[3]

(Polyethylene)의 표면에서보다 2배에서 10배 정도 낮게 된다. 인공고관절의 응용에 있어서 낮은 마모율 확보가 중요한 이유는 골두와 비구 컵의 마찰에 따른 마모로 발생한 미세한 마모진이 골소실(osteolysis)을 일으키고 이에 따라 인공고관절의 무균이탈(aseptic loosening)이 발생할 수 있기 때문이다.

알루미나 골두-알루미나 소켓 시스템은 알루미나 영률이 치밀골의 영율 7~25 GPa보다 10~50배 높기 때문에 응력차폐(stress shielding) 문제가 발생할 수도 있다. 알루미나의 높은 영률은 뼈에 응력이 전달되는 것을 차단하며 이는 응력조건 하에서 지속되던 뼈 재형성을 불가능하도록 한다. 응력차폐현상은 골다공증이나 류마티스성 관절염의 고령 환자들에게는 망상골 위축과 비구컵의 이탈을 일으키는 것이 보고되고 있다. 즉 알루미나 세라믹을 적용한 보철물을 적용하기 전에 환자의 연령, 관절질병의 종류, 대체물의 생체역학을 충분히 고려해야 한다.

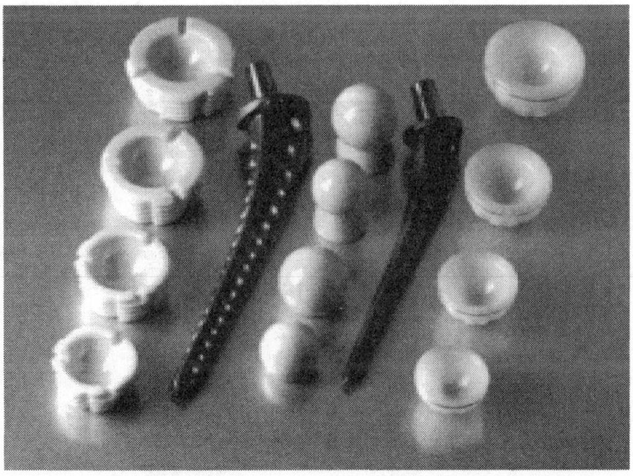

그림 6.2 인공고관절에 적용된 의료용 알루미나 골두와 알루미나 소켓 또는 UHMWPE 소켓이 쌍으로 사용됨[3]

(2) 지르코니아(ZrO_2)

생체불활성 세라믹으로서 알루미나는 인공관절 골두와 인공치근 재료 등으로도 오랫동안 응용되었으나 알루미나 고유의 높은 취성으로 항상 안전성 및 신뢰성 등이 문제가 되었다. 그러나 지르코니아는 상변태(phase transformation)를 통하여 비교적 높은 파괴인성(fracture toughness)을 나타내기 때문에 약 30여 년 전부터 유럽에서 인공골두 소재로서 적용되기 시작하였다.

순수한 지르코니아는 온도 변화에 따라 상변태하는데 상온에서 1170℃까지 단사정(monoclinic) 상이 안정상이고, 이 온도 이상에서는 정방정(tetragonal) 상으로 존재하다가 2370℃ 이상에서는 입방정(cubic) 상으로 전이한다(그림 6.3). 순수한 지르코니아는 냉각 시 1170℃에서 정방정에서 단사정으로 마르텐사이트 상변태가 일어나며 이때 3 ~ 5%의 부피팽창이 동반되어 1500 ~ 1700℃ 범위에서 소결 후, 상온으로 냉각하는 중 균열이 발생하고 치밀한 소결체를 얻을 수 없다.

현재 시중에서 판매하고 있는 지르코니아 분말 원료는 고온에서 상온으로 냉각 중 상변태에 의한 균열발생 문제점을 해결하기 위하여 이트리아(Y_2O_3), 마그네시아(MgO), 세리아(CeO_2)와 같은 산화물을 안정화제(stabilizer)로 첨가하게 된다. 안전화제는 고온상을 상온에서도 안정화하도록 하여 냉각 중에 변태가 일어나지 않아 균열의 발생을 방지할 수 있다. 즉 지르코니아에 안정화제의 첨가량을 조절하면 부분적으로 안정화된 지르코니아(partially stabilized zirconia, PSZ)를 제조할 수 있다. PSZ는 고온상인 입방정상 내에 정방정 준안정상을 균일하게 분포시켜 균열선단 등에서 외부의 응력을 받으면 정방정상이 단사정상으로 전이하도록 하여 외부 에너지를 흡수하는 기전으로 인성을 강화되게 된다. 특히 3 mol%의 이트리아를 첨가하면, 안정화된 정방정만으로 구성된 정방정 지르코니아 세라믹스(TZP, tetragonal zirconia polycrystallines)를 제조할 수 있는

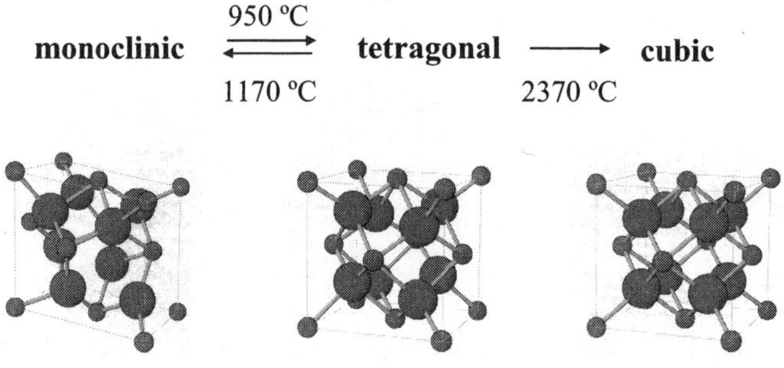

그림 6.3 순수한 지르코니아의 온도에 따른 상변태

표 6.6 임플란트용 이트리아가 첨가된 안정화 정방정 지르코니아 (Y-TZP)의 특성	
Properties	ISO 13356
Density	$> 6\ g/cm^3$
Grain size (intercept dimension)	$< 0.6\ \mu m$
Chemical composition	
$ZrO_2 + HfO_2$	$\geq 99\%$
HfO_2	$< 5\%$
Y_2O_3	$5\% \pm 0.5$
Al_2O_3	$< 0.5\%$

데, 안정된 정방정으로 이루어져 매우 높은 파괴인성을 나타낸다. 상온에서 TZP의 정방정상 분률은 지르코니아 입자크기, 이트리아 함량, 기지(matrix)에 의한 압축응력에 따라 달라지며, 기계적 강도에 직접적인 영향을 준다.[4] 임플란트용 이트리아 안정화 정방정 지르코니아(Y-TZP)에 관한 ISO 규격(ISO 13356)을 표 6.6에 요약하였다.

최근에는 CAD/CAM을 이용하여 지르코니아 블록을 가공하여 전도재관(all-ceramic dental crown)을 제작하는 기술이 기공소와 치과의 임상에 일대 혁명을 가져왔다. 즉 기술의 효율성, 안정성 및 심미성이 부각되면서 많은 전도재관의 제작용 CAD/CAM 시스템 및 지르코니아 세라믹 블랭크 블록(blank block) 제품의 출시가 봇물을 이루고 있다.

최근 지르코니아가 고온고습 환경, 체내 및 유사환경에서의 상전이와 이에 따른 물성열화가 보고되는 등 문제점도 제기되었으나 결정입도제어, 제2상(알루미나 등) 첨가에 의한 지르코니아/알루미나 복합체 형성을 통해 저온열화를 억제하는 동시에 강도 및 경도 증진이 이루어지도록 하는 해결책이 제시되고 있다.

6.2.2 비산화물계 바이오세라믹스

(1) 카본

카본은 결정질(다이아몬드, 흑연), 저결정질(비정질), 열분해 카본 등이 있다. 그중 열분해 카본은 자연 상태로 존재하지 않고 인위적인 제조공정을 통해 얻어지며 임플란트 제조에 널리 사용되고 있다. 카본의 결정구조는 그림 6.4의 흑연의 구조와 유사하다. 육각 판상배열이 강한 공유결합을 하고 원자당 한 개의 원자

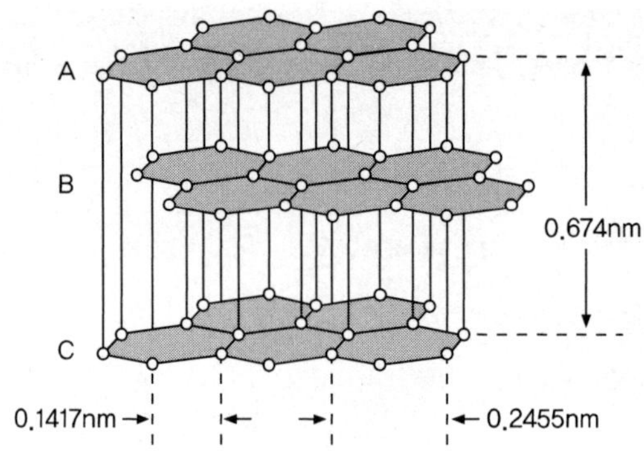

그림 6.4 카본-카본(C-C) 결합을 갖는 흑연의 육각 판상구조

가 전자가 쉽게 이동할 수 있어서 매우 높은 이방 전기전도성을 나타낸다. 카본의 종류 및 특성을 표 6.7에 나타내었다.

저결정질(비정질) 카본은 결합되지 않거나 방향성을 갖지 않는 카본들을 포함하며 육각 판상층은 그림 6.4처럼 완전히 배열되지 않았다. 층 내에서는 매우 강한 공유결합을 하지만 층간에는 약한 분자 결합을 하는 특성이 있고, 개별 카본 결정은 물성은 매우 이방적이나 이 결정들이 불규칙하게 배열되어 있어서 혼합 결정체는 전체적으로는 등방성을 띄게 된다. 카본의 기계적 물성의 증진은 밀도 증가와 직접적으로 관련되어 있으며 이것은 물성이 재료의 집합체 구조에 크게 의존한다는 것을 의미한다. 결정성이 완전하지 않은 다양한 카본의 구조를 그림 6.5에 나타내었다.

흑연과 비정질 카본은 열분해 카본에 비해 매우 낮은 기계적 강도를 갖는다. 그러나 탄성계수는 모든 카본에서 거의 비슷하다. 열분해 카본의 강도와 인성은 흑연과 비정질 카본에 비하여 매우 높다. 이것은 카본 집합체 내에 결함과 미결합 카본의 수가 상대적으로 낮은 데 기인한다. 열분해 카본은 생체조직에 대해 독성이 없고 이물 반응도 적어 우수한 생체적합성을 보여 준다. 특히 혈액에 대

표 6.7 카본의 종류 및 특성

Properties	Carbon Type		
	Graphite	Glassy	Pyrolytica
Density (g/cm^3)	1.5 – 1.9	1.5	1.5 – 2.0
Elastic Modulus (GPa)	24	24	28
Compressive Strength (MPa)	138	172	517(575a)
Toughness ($m \cdot N/cm^3$)	6.3	0.6	4.8

a 1.0 wt% Si 함유 열분해 카본, Pyrolite (Carbomedics, Austin, Tex.).

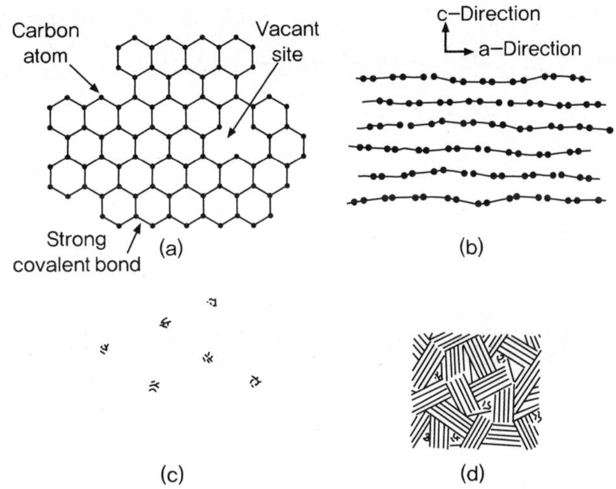

그림 6.5 다양한 저결정성 카본: (a) 결함이 있는 단층구조, (b) 결정 내에서의 병행층 구조, (c) 미결합 형태, (d) 미결합 단층구조 카본결정 집합체

하여 우수한 생체적합성으로 열분해카본이 코팅된 심장판막과 혈관이 외과 분야에서 독보적인 재료로 받아들여지게 되었다.

카본코팅 임플란트는 프로페인, 메테인 등의 탄화수소 가스를 산소가 없는 챔버 내에서 열분해할 때 발생하는 카본 집합체를 임플란트 표면에 증착하여 제조한다. 증착된 카본의 이방성, 밀도, 결정자크기 그리고 구조는 증착온도, 유동층가스의 조성, 유동층 베드의 구조, 가스 분자들의 유동층 내 체류시간 등에 의존한다. 카본이 증착되는 재료로는 내화금속이나 흑연이 사용되어 왔으나 최근 고분자에도 증착하는데, 이러한 종류를 ULTI(ultra-low-temperature isotropic) 카본이라고 한다.

또 카본을 금속이나 고분자 표면에 열분해 증착하여 임플란트를 제조하는 방식 외에 카본섬유로 보강된 카본복합체(carbon-carbon composite)로 임플란트를

표 6.8 카본섬유 강화 카본 복합재료의 기계적 특성

Properties	Fiber lay-up	
	Unidirectional	0–90° crossply
Flexural modulus (GPa)		
Longitudinal	140	60
Transverse	7	60
Flexural strength (MPa)		
Longitudinal	1200	500
Transverse	15	500
Interlaminar shear strength (MPa)	18	18

제조하기 위한 노력도 진행되고 있다. 제조된 복합체는 높은 이방성을 나타내며 방향에 따른 물성 변화를 표 6.8에 나타내었다. 밀도는 1.4 ~ 1.45g/cc로 35 ~ 38%의 기공률을 갖는다.

6.3 생체활성 및 생분해성 바이오세라믹스

골 조직과 직접 화학결합을 이루는 바이오세라믹스는 생체활성 및 생분해성 재료로 대별되며, 생체활성재료는 인산칼슘계 세라믹스 중 수산화아파타이트 (HA, hydroxyapatite) 그리고 바이오글라스 및 결정화 유리 등이 있으며, 생분해성재료로는 대부분의 인산칼슘계 세라믹재료와 석고($CaSO_4$), 석회석($CaCO_3$), 바이오글라스 등이 있다.

6.3.1 인산칼슘계 바이오세라믹스의 종류와 특징

인산칼슘이란 Ca, P, O와 H로 구성된 화합물을 지칭하며 원소의 조합비에 따라 다양한 인산칼슘염이 존재한다. 인산칼슘이 생체재료로서 중요한 이유는 경조직의 미네랄 성분과 화학적으로 유사하기 때문으로 인산칼슘계 세라믹스 표면에 염증 반응이나 섬유상 조직의 생성이 없이 경조직과 직접 결합하기 때문이다. 표 6.9에 생체활성 및 생분해성 바이오세라믹스 제조에 사용되는 인산칼슘계 세라믹스를 정리하였는데,[5)] 임상에서는 특히 HA와 β-TCP가 널리 사용되고 있다.

(1) Hydroxyapatite(HA)

아파타이트란 $A_{10}(MO_4)_6X_2$의 조성을 가진 광물로 광물명은 인회석이다. 이때 A=Ca, M=P, X=OH인 경우를 흔히 HA라 한다. 따라서 HA의 화학식은 $Ca_{10}(PO_4)_6(OH)_2$가 되지만 이는 인공적으로 제조할 때만 얻을 수 있는 것으로 자연골에서 얻는 미네랄 성분과는 약간의 차이가 있다. 자연골의 미네랄은 부위에 따른 차이가 있지만 인공 HA에 비해 보다 저결정성이며, Ca이 결핍한 상태이고, PO_4^{-3}의 일부를 CO_3^{-2}가 치환한 특징이 있다.

HA를 체내에 이식할 경우 먼저 HA 결정 표면에 비정질 아파타이트가 생성

표 6.9 Ca/P 비에 따른 인산칼슘계 세라믹스[5]

Ca/P	Chemical formula	Name	Abb.	25℃ 용해도 −log(Ks)
0.5	$Ca(H_2PO_4)_2 \cdot H_2O$	monocalcium phosphate monohydrate	MCPM	1.17
0.5	$Ca(H_2PO_4)_2$	monocalcium phosphate anhydrous	MCPA	1.14
0.5	$[Ca(PO_3)_2]n$	calcium metaphosphate	CMP	−
1.0	$CaHPO_4 \cdot 2H_2O$	dicalcium phosphate dihydrate	DCPD, Brushite	6.59
1.0	$CaHPO_4$	dicalcium phosphate anhydrous	DCP, Monetite	6.90
1.0	$Ca_2P_2O_7$	calcium pyrophosphate	CPP	−
1.33	$Ca_8H_2(PO_4)_6 \cdot 5H_2O$	octacalcium phosphate	OCP	96.6
1.5	α−$Ca_3(PO_4)_2$	α−tricalcium phosphate	α−TCP	25.5
1.5	β−$Ca_3(PO_4)_2$	β−tricalcium phosphate	β−TCP	28.9
1.5~1.67	$Ca_{10-x}(HPO_4)_x(PO_4)_{6-x}(OH)_{2-x}$ $(0<x<1)$	calcium deficient hydroxyapatite	CDHA	85.1
1.67	$Ca_{10}(PO_4)_6(OH)_2$	hydroxyl apatite	HA	116.8
1.67	$Ca_{10}(PO_4)_6F_2$	fluorapatite	FA	120.0
2	$Ca_4P_2O_9$	tetracalcium phosphate	TTCP	39−44
1.2~2.2	$Ca_xHy(PO_4)znH_2O$, n=3~4.5, 15−20%H_2O	amorphous calcium phosphate	ACP	−

되고, 3개월 후 뼈와 유사한 아파타이트 층이 임플란트와 뼈조직 사이에 생성된다. 6개월 후에는 뼈와 HA 사이에 직접적 결합이 생기고 콜라겐 섬유질이 임플란트의 내부로 성장한다. 이러한 생체반응을 나타내는 특성을 생체활성이라고 하며 HA는 이러한 과정을 통해 신생골과 화학적으로 결합한다.

HA는 FA(fluorapatite, $Ca_{10}(PO_4)_6F_2$)를 제외하면 인산칼슘 중에서 가장 화학적으로 안정하다. HA의 화학적 안정성은 특히 단위포에서 c축의 길이가 짧을수록 증가하며 pH가 높을 때는 안정하고 낮을 때는 용해도가 증가한다.[6] 특히 OH를 F가 대체할 경우 c축의 단축효과가 크며, 이렇게 F의 함량이 높은 치아는 화학적 안정하여 치아 우식증에 대한 저항도 큰 것으로 알려져 있다. 이렇게 F가 첨가된 HA를 FA라고 하며 F와 OH가 혼합된 상태는 FHA(HFA)라고도 한다. 그러나 불소화합물의 체내 허용량은 5 mg/kg 이하로서 체내에서 자연적으로 생성되는 FA는 매우 제한적이다.

Ca/P의 비율이 1.67보다 1.5에 가까운 Ca가 부족한 HA를 칼슘결핍아파타이트(calcium deficient apatite: CDHA)라고 하며 흔히 $Ca_{10-x}(HPO_4)_x(PO_4)_{6-x}(OH)_{2-x}$ $(x<2)$로 표현한다. CDHA는 Ca/P가 1.5에 가깝다는 차이가 있을 뿐 HA와 유사

하게 습식법으로 제조할 수 있다. 이때 비정질 인산칼슘(ACP, amorphous calcium phosphate)이 석출되었다가 점차 CDHA로 상전이를 일으킨다. CDHA를 700℃ 이상으로 열처리하면 Ca/P의 비율에 따라 1.5인 경우는 β-TCP, 1.5 이상이면 HA와 β-TCP가 혼합된 BCP(biphasic calcium phosphate)가 된다. 습식법으로 제조한 CDHA는 ACP와 유사하게 저결정성의 높은 비표면적을 갖는 미세한 분말이다. CDHA는 자연골 조직에서도 발견되는데, 특히 생체활성재료가 자연골과 결합할 때 계면에서 출현한다.[4] 그러나 자연골에서 발견되는 CDHA는 Na^+, K^+, Mg^{2+} 등이 Ca 자리에, CO_3^{2-}가 PO_4^{3-}자리를, F^-, Cl^-, CO_3^{2-} 등이 OH 자리를 치환한 상태이고 순수한 CDHA는 자연 상태에서 발견되지 않는다.

기계적 특성의 측면에서 인공 HA는 자연골에 비해 쉽게 부서진다. 피질골(cortical bone)은 인장강도가 150 MPa에 달하지만 HA는 100 MPa 정도이고 인성이 낮아(~1 $MPa \cdot m^{1/2}$) 거의 변형되지 않고 파괴를 일으킨다. 이처럼 인공적 HA가 취성을 갖는 이유는 자연골의 콜라겐처럼 HA 결정입자를 결합하는 물질이 없기 때문이다. 따라서 HA는 압력을 많이 받지 않는 부위나 금속 임플란트의 코팅 물질로서 응용되고 있다.

HA는 건식 혹은 습식공정으로 합성할 수 있다. 두 방법 모두 Ca와 P의 혼합비가 1.67이 되도록 한다. 건식법에서는 $CaCO_3$ 등을 Ca 원료로, $Ca_2P_2O_7$나 $CaHPO_4 \cdot 2H_2O$를 P 원료로 선택한 뒤 혼합하여 고온(약 1200℃)에서 반응시킨다. 습식법을 이용할 때는 용해된 출발 물질로부터 HA물질을 석출시키는 원리를 이용한다. 따라서 수용액에서 충분한 용해도를 갖는 $CaCl_2$, $Ca(NO_3)_2 \cdot 4H_2O$, $Ca(OH)_2$ 등이 Ca 원료로, H_3PO_4, KH_2PO_4, $(NH_4) \cdot 2HPO_4$ 등을 P 원료로 선정하여 각자 용해 및 반응시켜 침전물을 얻고 이를 숙성, 건조 및 800℃ 이상에서 가열하는 방법으로 결정질의 HA를 얻을 수 있다. HA가 생성되기 위해서는 ortho 인산화 상태(PO_4^{3-})를 필요로 하며 이를 위해 용액의 pH를 8~12의 범위로 유지할 필요가 있다. 일반적으로 건식법은 조성 제어가 쉽지만 입자가 조대한 반면, 습식법은 입자가 미세하지만 조성의 조절이 어렵고 상대적으로 대량 생산에 어려움이 있다. 또한 수열합성법도 유용한 HA 제조법인데, $CaHPO_4 \cdot 2H_2O$ (brushite), $CaHPO_4$(monetite) 또는 TCP를 물이나 인산과 혼합한 뒤 밀폐된 autoclave에서 100~200℃에서 처리하는 합성법으로, 저온에서 결정성이 우수한 HA를 얻을 수 있는 특징이 있다. 그 외에도 칼슘을 킬레이트시킨 인산용액을 출발원료로 하여 HA 합성법이 보고되었으며, 최근에는 인산칼슘 외에도 탄산칼슘 및 칼슘화합물을 인산용액에서 수열처리 하여 HA를 합성하는 연구가 보고되고 있다.[7] 그림 6.6에 수열법으로 합성된 다양한 형상의 HA 결정을 나타내었다.

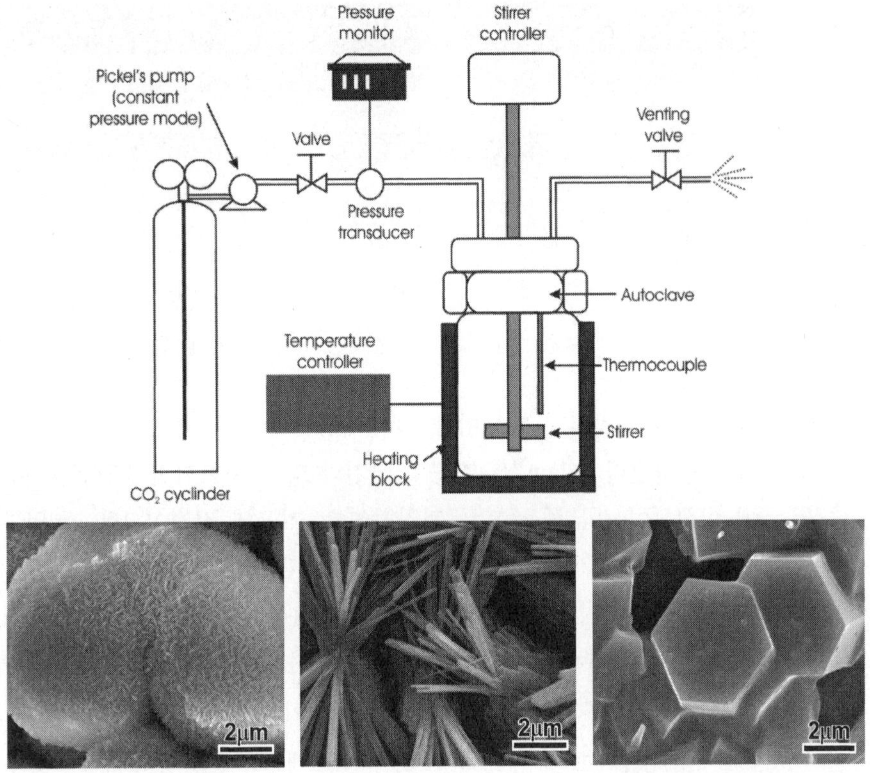

그림 6.6 대표적인 autoclave 수열법의 모식도 및 수열법으로 합성된 다양한 형상의 HA결정[7]

(2) β−TCP(β−tricalcium phosphate)

β-TCP의 정식 명칭은 calicum orthophosphate tribasic beta이고 Ca/P 비가 1.5인 인산칼슘 광물이다. 때로는 자연골을 태웠을 때 얻는 성분과 같다고 해서 bone ash라고도 한다. β-TCP는 상온에서 인공 합성할 수 없으며 CDHA와 같이 Ca/P의 비율이 1.5인 상태의 저결정성 아파타이트를 800℃ 이상에서 열처리할 때 얻어진다. β-TCP를 1180℃ 이상으로 열처리하면 보다 밀도가 낮은 상태인 α-TCP로 다시 상전이를 일으킨다. 순수한 β-TCP는 체내에서 발견되지 않으며 Mg가 Ca을 치환한 상태가 다양한 결석(calculus)에서 발견된다.

β-TCP의 큰 특징은 생분해성에 있다. 생리적 조건이 포함되는 4.3 이상의 pH에서 β-TCP는 HA, CDHA, FA, OCP 등의 HA와 유사 결정 구조를 갖는 인산칼슘에 이어 두 번째로 용해도가 낮은 결정이다. HA 및 유사결정 구조군은 생분해속도가 너무 낮고 DCPD 등 β-TCP를 제외한 기타 인산칼슘의 용해속도는 과도하게 높으므로 생분해성 재료로 β-TCP가 가장 널리 사용되고 있다.

생분해 골대체물에서 생분해 속도가 중요한 이유는 골조직의 재생보다 흡수

표 6.10 기공 크기와 이식 기간에 따른 β-TCP의 흡수율[8]

Porosity (%)		Resorption rate (wt%) with implantation period		
100 μm	1 μm	3 months	6 months	9 months
0	0	0	0	0
0	40	0	0	0
40	0	0	30	100
30	40	75	100	100

가 빠르면 곤란하기 때문이다. 생분해성 β-TCP의 경우, 분해속도는 미세구조에 따라 달라진다. Klein[8]은 기공의 크기와 양을 변화시킨 β-TCP를 토끼의 대퇴골에 이식하여 생분해 속도를 관찰하였다. 기공의 직경이 100 μm와 ~1 μm인 경우, 100 μm의 기공 부피가 40%인 시편, 1 μm의 기공 부피가 40%인 시편, 그리고 두 가지 기공의 부피가 30%와 40%(총 70%)인 시편을 기공이 없는 시편(대조군)을 시험하였다(표 6.10). 결과에 따르면 β-TCP가 비록 생분해성 재료이지만 기공이 없거나 미세기공만 있으면 이식 후 9개월이 경과하여도 분해되지 않으며 100 μm급의 조대한 기공이 있을 때만 생분해가 발생하였다. 이 결과는 기공의 크기가 클수록 생분해 속도가 빨라진다는 것을 의미한다. 큰 기공에는 혈액이 흐를 수 있다는 점에서 미세기공과 다르며 생분해가 실제로 일어나도록 하기 위해 혈액이 중요한 역할을 하는 점을 확인할 수 있다.

이처럼 β-TCP를 활용하기 위해 용해속도를 조절하는 기술이 중요하기 때문에 생분해가 느린 HA와 혼합하여 널리 사용된다. 이는 HA와 β-TCP의 두 가지 상으로 구성되기 때문에 biphasic calcium phosphate(BCP)라고 불리며 실제 골조직 재생용 충전재의 원료 물질이다. 이는 일종의 복합재료로 다음 절에 제조방법을 소개하였다.

β-TCP는 또한 골시멘트의 출발물질로서 중요한 역할을 한다. 골시멘트는 분말 상태의 출발물질과 경화액을 혼합하여 치약과 같은 페이스트를 얻은 후에 시간이 경과하면 딱딱하게 경화하는 특징을 가지고 있다. 페이스트 상태에서 사용자가 임의로 원하는 모양을 만들 수 있어 불규칙한 형태의 골조직 결손부 치료에 효과적으로 사용할 수 있다. 골시멘트도 경화 후에 여타의 생체재료처럼 골조직에 대해 생체적합성을 가져야 하므로 인산칼슘을 적극적으로 활용하여 제조한다. β-TCP는 Brushite계 골시멘트에서 핵심적 역할을 하며, 이 시멘트는 MCPM과의 수화반응을 통하여 DCPD을 생성하는 과정에서 유동성을 잃고 경화한다.

(3) 기타 인산칼슘

1) MCPM과 MCPA

MCPM(monocalcium phosphate monohydrate)과 MCPA(monocalcium phosphate anhydrous)는 Ca/P 비가 0.5인 산성 인산칼슘염이다. 이들은 물에 대한 용해도가 높으며, 용해되면 H_3PO_4을 방출한다. MCPM은 100℃ 이상에서 MCPA로 전이를 일으킨다. MCPM과 MCPA 모두 체내에서 생성되지 않으며 과도한 산성으로 인해 생체적합성을 갖지도 않는다. 그러나 이들은 brushite 계열의 시멘트 원료로 사용되며 CMP(calcium metaphosphate)의 원료물질로서 식품공업 및 비료로서도 대량 사용된다.

2) CMP(calcium metaphosphate)

CMP는 CPP(calcium polyphosphate)라고도 하며, MCPM이나 MCPA를 출발물질로 제조되고, Ca/P 비가 0.5인 산성 인산칼슘염이다. 용해도는 결정화도와 첨가물에 따라 다양하기 때문에 생분해성 골대체재료로 응용이 시도되고 있다.

3) DCPD(dicalcium phosphate dihydrate)

정식 명칭은 calcium hydrogen orthophosphate dihydrate이며 광물명은 brushite이다. pH 4.3 이하에서 DCPA 다음으로 안정하지만 오히려 성장속도는 빠르기 때문에 수용액으로부터 쉽게 석출시킬 수 있다. 80℃ 이상에서는 DCPA로 전이를 일으킨다. DCPD는 체내에서 생기는 결석(calculus) 성분인 경우가 많다. DCPD는 또한 brushite계 시멘트의 반응 결과물인데 또 다른 종류인 apatite계 골시멘트에서는 출발물질이기도 하다. 또한 Ca 성분을 필요로 하는 식품공업에서도 널리 사용된다.

4) DCPA(dicalcium phosphate anhydrous)

Calcium hydrogen orthophosphate anhydrous가 정식명칭으로, 광물명은 monetite이다. DCPA는 DCPD에서 결정수가 제거된 상태로서 용해도 등 많은 특성이 DCPD와 비슷하지만 DCPD에 비해 미세하나마 화학적으로 안정하다. DCPA는 DCPD와 달리 체내에서 석화된 경우가 알려져 있지 않다. DCPD와 많은 특성이 유사하므로 골시멘트에서 DCPD를 대체할 수 있다.

5) $Ca_2P_2O_7$(CPP, calcium pyrophosphate)

DCPA나 DCPD의 고온상으로서 화학 결정수가 제거된 상태이다.

6) OCP(octacalcium phosphate)

OCP는 Ca/P 비가 1.33으로, 상온에서 생성되는 안정상인 CDHA의 전구체로서 관찰된다. 즉 OCP는 불안정한 상태로서 석출과정 중 나타났다가 궁극적으로는 다른 상으로 전이하게 된다. OCP는 apatite와 같은 결정층이 있고 이를 물분자가 결합시킨 구조를 하고 있다. OCP는 치과나 비뇨기과에서 발견되는 결석에서 발견되며 생체에서 생성되는 HA의 전구체로서 관심을 모으고 있다.

7) TTCP(tetracalcium phosphate)

광물명은 hilgenstockite라고 하고, Ca/P 비가 2.0으로 인산칼슘 광물 중 가장 염기성이 강하다. 물에서 용해도는 apatite에 비해 높다. TTCP를 상온에서 습식법으로 제조할 수 있는 방법은 알려진 바 없으며 $CaCO_3$와 DCPA 같은 고체분말을 1300℃ 근처에서 반응시킨 후 급냉시켜 제조한다. TTCP는 서냉하면 수분과 반응하여 HA로 분해가 발생하므로 체내에서 TTCP가 발견된 예는 알려져 있지 않다. TTCP는 산염기 반응에 의해 경화를 일으키는 apatite계 골시멘트에 사용된다.

8) ACP(amorphous calcium phosphate)

ACP는 보통 $Ca_xH_y(PO_4)_z \cdot nH_2O$로 표현되며 $n = 3 \sim 4.5$의 범위이다. ACP는 수용액 중에서 CDHA와 같은 인산칼슘염을 생성할 때 중간상으로서 생성된다. 특히 과포화된 용액을 급격히 반응시킬 경우 관찰되며, 특히 높은 농도의 반응용액, 높은 pH, 그리고 낮은 온도에서 반응할수록 비정질에 가까운 상태를 얻는다. ACP가 침전된 수용액의 온도를 높여 서서히 교반하면 보다 결정화된 상태인 CDHA가 얻어지는데, 이러한 불안정성 때문에 보관상에 어려움이 있다.

6.3.2 인산칼슘계 복합재료

HA는 대표적 인산칼슘계 재료로서 생체활성이라는 우수한 장점이 있지만 인공골로 사용하기에는 여러 가지 제약이 있다. 응용 목적에 따라 HA의 장점을 활용하고 약점을 보완하게 되는데, 현재 생체흡수성이나 기계적 특성(강도, 인성)을 개선하기 위하여 다른 소재와의 복합화가 시도되고 있다. HA의 취성을 극복하기 위하여 고분자와 복합화하는 방법이 있는데, HAPEX™ 등은 이런 배경에서 탄생한 대표적 유무기 복합재료이다. 유무기 복합재료는 6.3.3절에서 다루고 이 절에서는 인산칼슘이 결합상의 역할을 하는 무기-무기 복합재료만 주로 다룬다.

(1) 생분해 특성을 부여한 HA 복합재료

HA는 생체활성을 갖지만 생분해성은 없어 체내에 오랜 기간 남는다. β-TCP와의 복합화를 통해 이러한 문제점을 개선할 수 있으며 HA : β-TCP가 6 : 4로 혼합된 상태에서 생체활성과 생분해 속도에 적절한 조화가 이루어지는 것으로 알려졌다.[9] HA와 β-TCP의 함량을 조절하기 위해서 출발 조성에서 HA와 β-TCP의 혼합비를 결정하는 방법이 있으나, 침전 반응 시 pH를 변수로 HA와 β-TCP의 구성비를 변화시키는 방법도 제시되었다.[10] 이러한 방법은 HA와 β-TCP가 보다 균질하게 혼합되도록 유도할 수 있는 장점이 있다.

(2) 강도를 보강한 HA 복합재료

Al_2O_3나 ZrO_2는 뼈와 직접 결합하지는 않지만 이물반응도 없는 생체불활성 재료이다. 이들은 HA에 비해 높은 강도와 탄성이 있어 HA의 보강재로서 적합하다. 이때 결합상의 역할을 하는 HA의 분해가 발생하지 않아야 하는데, ZrO_2를 보강재로 첨가하면 분말의 형태나 함량에 무관히 HA의 분해가 발생하지 않지만, Al_2O_3의 경우에는 HA를 분해시키는 것으로 알려져 있다. 따라서 이를 방지하기 위해 HA 대신 FA를 사용하기도 한다.

(3) 파괴인성을 보강하기 위한 복합재료

구조용 세라믹스와 마찬가지로 위스커(whisker)나 섬유를 첨가하여 균열의 진행을 억제하는 원리로 생체재료의 인성을 개선할 수 있다. 인체에 무해한 보강재가 필요하므로 수열합성 등의 방법으로 제작된 HA 위스커가 이용되며, 이들은 균열의 진행을 억제하거나 균열연결(crack bridging)과 뽑힘(pull out) 현상을 통하여 인성의 개선에 기여하게 된다. 30%의 HA 위스커를 첨가해 인성을 1.0에서 1.4 $MPa\cdot m^{1/2}$로 개선할 수 있는 것으로 나타났지만,[11] 보강재를 첨가하게 되면 가압소결과 같은 특별한 치밀화 방법이 요구된다.

6.3.3 생체활성유리/고분자 복합재료(Bioactive Glass/Polymer Composite)

생체활성유리나 결정화유리는 체내에서 그 표면에 스스로 저 결정성 탄산 HA층을 형성하고 그 HA층을 매개로 하여 우수한 골 전도성을 보인다. 이 재료는 골 결합용 소재로 이상적이나, 낮은 파괴인성 때문에 임상에서 HA와 마찬가지로 큰 하중이 걸리는 부위에는 사용할 수 없어 골 충전재 등 하중이 낮게 걸리는 부위에만 사용되고 있다.

고분자재료는 생체활성이 없으나, 연성과 전성이 생체활성 세라믹스에 비해 매우 우수하기 때문에 갑작스런 파괴 측면에서 우수한 안전성을 보인다. 그러나 생분해성 고분자재료, 예를 들면 PLGA를 사용할 경우, 이들이 생분해되면서 발생되는 산성 부산물에 의해 심각한 염증 반응이 보고되고 있다.[12)] 따라서 이들 단독으로는 골 대체재료로의 응용이 적합하지 않다. 실제 사람의 뼈는 콜라겐 섬유 위에 나노 크기의 저결정성 탄산 아파타이트가 침착된 유/무기 나노복합체로, 저결정성 탄산 아파타이트는 뼈에 골 전도성, 강도 및 경도를, 콜라겐은 유연성과 인성을 높이는 역할을 한다. 이러한 뼈의 구조와 기능을 모방한 골대체용 세라믹/고분자 복합체의 개발이 활발히 진행되고 있다. 생체활성 복합체는 사용되는 세라믹 상에 따라 인산칼슘계 복합체와 생체활성유리계 복합체로 구분되는데, 여기서는 생체활성유리 또는 결정화유리를 사용한 복합체를 다루기로 한다.

(1) 생체활성유리/고분자 마크로복합체

최초로 상업화된 제품은 영국 Queen Mary 대학의 Bonfield 교수가 고결정성 HA와 PE을 혼합하여 제조한 HAPEX™이며, 이후 이와 유사한 연구가 많이 진행되었다. 그 중 하나는 생체활성과 골 전도성이 낮은 고결정성 HA를 대신하여 생체활성유리 혹은 결정화유리를 이용한 복합체이다. Huang 등은 Bioglass® 45S5를,[13)] Juhasz 등은 결정화유리 과립 Cerabone® A/W를 고밀도폴리에틸렌(HDPE)에 각각 첨가하여 Bioglass®/HDPE와 A/W 결정화유리/HDPE[14)] 마크로복합체를 개발하였다. 또 다른 개발 방향은 생분해성 고분자를 사용하여 복합체를 제조하는 것으로서, 주로 PLGA 계열과 poly(ε-caprolactone) 계열 혹은 이들의 공중합체를 생체활성 유리와 혼합하여 사용하는 것이다. 초기에는 생체활성 유리 표면에 사람의 뼈의 아파타이트 성분과 유사한 저결정성 탄산아파타이트가 생성되어 골 전도성이 부여되고 시간이 지남에 따라 생분해성 고분자가 분해되며 점차 신생골로 대체된다.[15)]

생체활성유리/고분자 마크로 복합체의 응용은 설계한 대로 대부분 근 골격계로 제한되어 있어서 정형외과 혹은 치과용 골 조직 재생용 차폐막[GBR (guided bone regeneration) membrane] 혹은 조직공학을 이용하여 인공 뼈 혹은 연골을 제조 시 지지체(scaffold)로 사용이 가능하다.

(2) 생체활성유리/고분자 나노복합체

생체활성유리/고분자 마크로복합체의 경우, 세라믹과 고분자 상간의 젖음성과 비중 차이에 의해 공정상 문제가 발생한다. 즉 낮은 젖음성은 두 상 간의 계면에서 상분리(phase separation)를 일으키고, 고분자에 비하여 높은 비중의 생체활

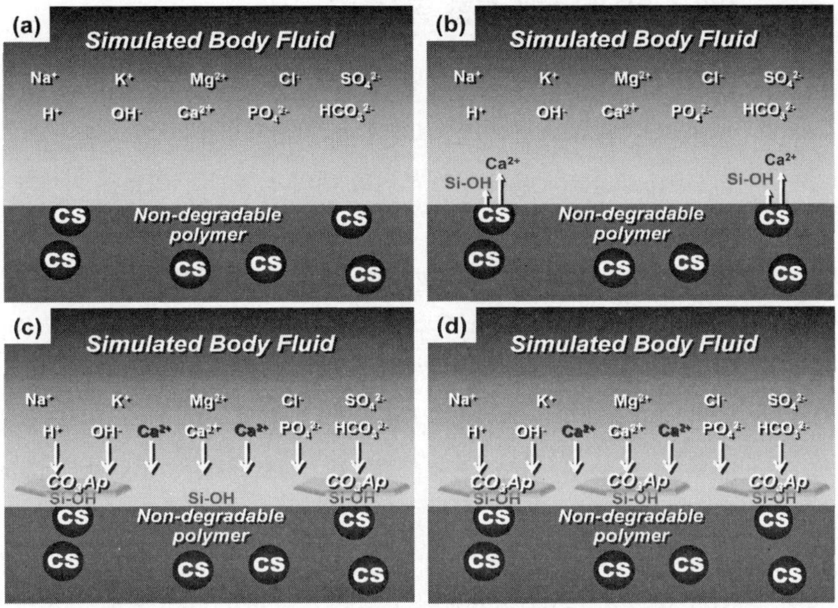

그림 6.7 생체활성유리/비분해성 고분자 복합체의 생체활성 발현 기구

성유리는 솔리드 캐스팅 시 침강하여 층분리(순수 고분자 층/고분자 + 생체활성유리 과립 층/순수 고분자 층)가 발생한다는 점이다. 따라서 상간 박리를 방지하기 위하여 결합제(coupling agent)를 사용하여야 하는데 이때도 생체활성유리 과립의 침강 문제는 해결할 수 없다.

기존의 솔리드 캐스팅 방법에 의한 생체활성유리 과립이 균일하게 분산된 두꺼운 복합체의 제조는 현실적으로 불가능하기 때문에 최근에는 나노복합체의 개발이 활발하게 이루어지고 있다. 이는 생체활성유리 과립 대신 금속 알콕사이드(metal alkoxide)로 이루어진 세라믹 전구체(ceramic precursor)를 사용하여 고분자와 분자 규모에서 화학 결합을 이루도록 한 것이다. 이렇게 제조된 나노 복합체는 세라믹과 고분자 상간의 상분리가 없고 세라믹 상이 고분자 매트릭스 내에 매우 균일한 분산 구조를 가지며 세라믹 상의 침강이 없기 때문에 마크로 복합체에서 보이는 층상 구조를 형성하지도 않는다.

친수성의 세라믹 나노 입자와 고분자가 화학 결합을 이루고 있기 때문에 기계적 물성도 시너지 효과가 발생하여 세라믹의 강도와 탄성률, 고분자의 전성이 적절히 혼합되어 나타나며 이 값들은 사람의 해면골의 물성과 유사한 값을 보인다. 또 생체활성 실리카/고분자 나노복합체는 후가공 공정이 필요 없고 가공성 또한 우수하므로 다기공성을 부여하여 여러 형태의 골 수복재료나 골 조직공학용 지지체로 응용이 가능하다.

6.3.4 인산칼슘계 복합 골시멘트

정형외과, 신경외과, 치과의 치료 과정 중에는 자가골이 부족할 경우 인공골을 사용한다. 특히 수복 필요 부위가 불규칙한 형태일 경우에는 유동성을 가진 페이스트(paste)를 사용해 손상부위를 메워야 효과적 치료를 기대할 수 있다. 이러한 페이스트 소재를 골시멘트(bone cement)라고 하는데, 체액에 의한 유실이 발생하지 않도록 시간이 지나면 경화되도록 고안되었다. 골시멘트를 인산칼슘으로 제조할 경우 인산칼슘의 우수한 생체친화성으로 염증 반응이 나타나지 않을 뿐 아니라 주변 골조직과 화학적으로 결합하거나, 또는 점차적으로 흡수되어 후에 자연조직의 재생을 도모할 수 있어 관심을 모으고 있다. 또 유동성이 우수한 시멘트는 주사가 가능하므로 절개를 최소화하는 치료방식(minimal invasive surgery)에 효과적으로 이용될 수 있다.

골시멘트에는 고분자 소재의 중합 반응을 응용한 아크릴계 시멘트도 있는데 이와 비교하여 인산칼슘계 골시멘트는 다음과 같은 장점이 있다.

① 아크릴계에서 발생 가능한 미반응 단량체에 의한 독성 발현의 우려가 없다.
② 주위 조직과 화학적으로 결합한다.
③ 골전도성(첨가물에 따라 골유도성)을 나타낸다.
④ 장시간 경과 후 자연골 조직으로 대체될 수 있다.
⑤ 경화 중 발열이 적어 주변 조직에 대한 손상의 우려가 적다.

인산칼슘계 시멘트는 경화 시의 반응특성과 최종 반응상에 따라 산-염기 반응형과 수화반응형으로 구분된다. 산-염기 반응형의 경우는 $CaCO_3$, CaO, TTCP 등 염기성염과 DCPD 등 산성염을 중성인 α-TCP와 혼합하여 제조한 시멘트로서 최종 반응상은 결정성이 낮은 아파타이트이다. 반면 수화반응형은 β-TCP와 MCPM에 $CaSO_4$ 등을 첨가한 시멘트로서 최종 반응상으로 DCPD가 생성되어 brushite계 시멘트라고도 한다. brushite는 생체에서 높은 용해도를 가지므로 수화반응형 시멘트는 산-염기 반응형과 달리 생분해성을 나타낸다. 그림 6.8은 brushite계 골시멘트가 경화반응을 일으키는 과정을 설명하고 있다. 그러나 인산칼슘계 시멘트는 아크릴계에 비해 내구성이 취약하다. 특히 전단응력에 취약해 복합골절 등을 치료할 경우 금속재질의 지지물(support)과 함께 사용해야 하는 단점이 있다. 따라서 이 단점을 해결하기 위한 복합화 연구가 진행되고 있다.

복합 골시멘트는 복합화 목적(강도, 다공성)에 따라 다음과 같이 분류한다.

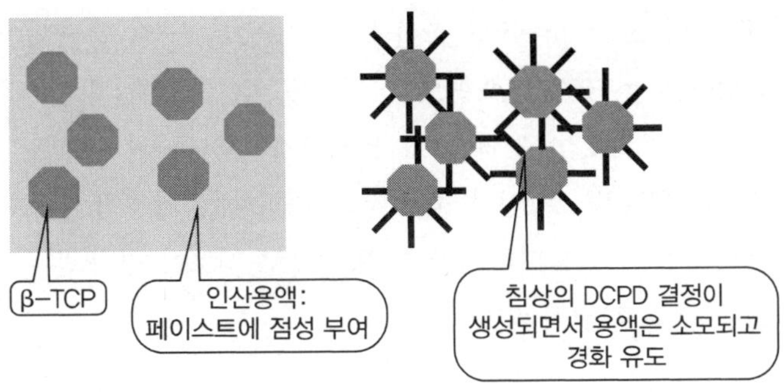

그림 6.8 Brushite계 골시멘트의 경화과정: β-TCP와 MCPM 분말의 골시멘트에 경화액인 물을 혼합하면 MCPM은 인산용액으로 분해되고, β-TCP는 인산용액과 반응하여 DCPD를 생성하는데, 이때 액체인 인산용액이 소모되면서 경화한다.

(1) 기계적 특성을 강화한 골시멘트

HA 복합체와 마찬가지로 보강재로 골시멘트의 기계적 특성을 개선할 수 있다. 부피비로 5.7%의 카본섬유를 첨가하면 곡강도와 인성을 함께 개선된다고 보고되었다.[16] 또한 polypropylene, 나일론 등과 같은 섬유도 인성 개선에 기여한다. 이러한 보강재들은 균열의 진행을 억제한다. 한편 골시멘트에 SiO_2, TiO_2와 같이 보다 높은 비강도를 갖는 물질을 분말 상태로 혼합하면 압축강도를 100 MPa대로 개선할 수 있다고 보고되었다.[17]

이와 같이 보강재를 첨가하면 강도, 인성 등 골시멘트의 기계적 특성을 개선할 수 있지만 다른 특성의 희생을 동반하게 된다. 가령 골시멘트가 경화되기 전 갖는 유동성은 골시멘트의 독보적 장점인데, 보강재를 첨가할수록 유동성이 감소하여 주사형 시멘트(injectable cement)로 사용이 제한될 수 있다.

(2) 지지체 구조를 만드는 골시멘트

해면골과 유사한 구조의 다공성 지지체는 골전도를 통해 골조직 수복에 효과적이라고 잘 알려져 있다. 골시멘트도 이러한 다공체 구조를 갖도록 하기 위해 복합체 제조법을 응용할 수 있다. 다공구조는 기공이 3차원적으로 연결된 상태를 의미하는데, 이를 구현하기 위하여 PGA와 같은 생분해성의 섬유나, 손쉽게 용해되는 고체인 manitol을 골시멘트와 복합화한다. 이들 첨가물은 점차 분해되면서 기공 구조를 남기는 의미에서 porogen이라고 한다.

유사한 개념의 복합체로서 DCPD를 모상으로 하는 기지조직에 β-TCP 과립을 첨가한 경우도 있다.[18] 생리적 조건에서 DCPD의 용해도는 β-TCP에 비해 8배

이상 높으므로 in vivo 조건에서 DCPD는 먼저 용해되어 빈 공간을 제공하고 신생골은 β-TCP의 표면으로 전도될 수 있도록 하는 것이다. DCPD 대신 α-TCP, MCPM, ACP와 같이 용해도가 높은 다른 물질도 같은 목적으로 다공체 제조에 활용될 수 있다. 대부분의 다공체는 기계적 강도가 취약하여 이식 과정에서 다루기에 불편하지만 이 방식으로 제조한 다공체는 비교적 높은 기계적 강도를 갖는 장점이 있다.

6.4 생체활성유리 및 결정화유리

유리(glass)의 정의는 다양하나 이화학사전의 정의에 의하면, "무정형 상태로, 용융액체를 급랭시켜 결정화시키지 않고 고화시킨 과냉각 상태를 유리상태"라고 한다. 유리는 주성분 규사(SiO_2)에 탄산소다(Na_2CO_3)와 탄산칼슘($CaCO_3$) 등을 혼합한 원료를 가열하여 균일하게 녹인 후, 이것을 빠르게 냉각함으로써 비교적 손쉽게 다양한 조성의 유리제품을 제조할 수 있다. 결정화유리(glass-ceramics 또는 crystallized glass)는 유리를 적절한 열처리 방법을 통하여 유리 내에 결정화를 일으킨 유리를 말한다.

유리는 보통 산업용으로 창유리나 판유리, 병유리, 그리고 의료용으로 시험관이나 샬레, 주사기, 앰플병, 약병 등과 같이 주로 용기로 사용되어 왔다. 그러나 1971년 미국 플로리다대학의 Hench 교수가 어떤 특정 성분의 유리를 뼈의 결손부에 매입해 두면 그것이 주위의 뼈와 강하게 화학적으로 결합하는 것을 밝혀내었다. 이 사실은 인공재료 중에서도 생체와 거부반응 없이 생체조직과 직접 결합할 수 있다는 획기적인 발견이었다. 이후 다양한 유리 및 세라믹스를 골조직 결손부위의 재생 목적으로 사용하려는 시도가 진행되어 왔다. 특히 유리 및 결정화유리는 조성과 구조 모두를 광범위하게 변화시킬 수 있다는 점에서 생체재료로서 다양하게 응용될 가능성이 높은 재료이다.

6.4.1 골 대체재로서의 유리

(1) 생체활성유리

미국의 Hench 교수가 개발한 Bioglass®의 특징은 일반 창유리에 비하여 구성성

표 6.11 대표적인 범용유리와 Bioglass®의 조성(wt%) 비교

Glasses	SiO_2	Na_2O	CaO	MgO	Al_2O_3	P_2O_5
Soda-lime glass (window glass)	70~73	12~15	8~10	1.5~3.5	0.5~1.5	-
Bioglass®	45.0	24.5	24.5	-	-	6.0

분으로서 뼈의 성분 중의 하나인 P_2O_5를 함유한다는 것과 SiO_2의 함유량이 비교적 적기 때문에 물과 쉽게 반응한다는 것이다. 표 6.11은 창유리로서 사용되고 있는 소다석회 유리와 Bioglass®의 화학 조성과 비교한 것이다. Bioglass®는 P_2O_5 성분만 제외하면 일반 창유리의 주성분과 유사하다. 그러나 조성의 비율에 있어서는 창유리와 크게 다른데, Bioglass®는 창유리에 비해 SiO_2의 함유량이 적고 Na_2O와 CaO의 함유량이 많다. 일반적으로 Na_2O 성분이 많아지면 융점이 낮아지고, 물에 대한 용해도가 높아진다. 그러나 실리카에 Na_2O와 CaO를 같이 첨가하면 유리의 융점이 낮아짐과 동시에 조작성은 현격하게 향상되고 용해도는 적절해진다는 이점이 있다. 즉 Bioglass®유리의 용해도는 창유리에 비해 높고 체액과 같은 수용액에서 반응하기 쉬워 뼈와 결합할 수 있게 된다.[5)]

(2) 생체활성 결정화유리

초기에 개발된 Bioglass®는 파괴강도가 너무 낮고 알칼리 성분을 많이 함유하고 있어서 체내에서 빨리 용해된다는 단점이 있었다. 이러한 문제를 해결하기 위해 많은 결정화유리 연구가 진행되었다. 예를 들면 생체활성유리에 아파타이트($Ca_{10}(PO_4)_6(OH,F)_2$)와 wollastonite(β-$CaO{\cdot}SiO_2$)를 석출시킨 MgO-CaO-SiO_2-P_2O_5-CaF_2계 A-W 결정화유리 Cerabone®, 아파타이트 결정을 석출시킨 Na_2O-K_2O-MgO-CaO-SiO_2-P_2O_5계 결정화유리 Ceravital®, 아파타이트와 wollastonite를 석출시킨 Ilmaplant-L1®, 아파타이트와 금운모(phlogopite)를 석출시킨 Na_2O-K_2O-MgO-CaO-Al_2O_3-SiO_2-P_2O_5-F계 결정화유리 Bioverit®, magnetite(Fe_3O_4)와 wollastonite를 석출시킨 결정화 유리[9)] 등이 보고되었다.

표 6.12는 Bioglass®, 결정화유리 및 사람의 자연골의 화학적 조성 및 기계적 물성을 비교한 것으로 Kokubo 등에 의해 개발된 A-W 결정화유리는 자연골의 강도보다 높은 값을 보인다. 이는 유리를 용융법으로 제조한 후 분쇄하여 분말로 만들고 이를 다시 가압하여 성형체를 만든 뒤 열처리하여 제조하는데, 열처리 과정 중 산소-불소 아파타이트뿐만 아니라 β-wollastonite를 동시에 석출시켜 높은 기계적 강도를 얻는다(그림 6.9). 이 재료의 파괴인성은 피질골에는 못 미치지만 강도는 오히려 높고 선반가공 등과 같은 기계적 가공이 가능하여 형상을

표 6.12 생체활성유리와 결정화유리의 화학조성과 기계적 특성 비교

Compositions (wt%)	Bioglass ®	G-C A-W	G-C Ceravital	G-C Ilmaplant L1	G-C Bioverit	피질골	해면골
Na_2O	24.5	0	5~10	4.6	3~8		
K_2O	0	0	0.5~3.0	0.2	0		
MgO	0	4.6	2.5~5.0	2.8	2~21		
CaO	24.5	44.7	30~35	31.9	10~34		
Al_2O_3	0	0	0	0	8~15		
SiO_2	45.0	34.0	40~50	44.3	19~54		
P_2O_5	6.0	16.2	10~50	11.2	2~10		
CaF_2	0	0.5	0	5.0	3~23		
Phases	glass	A W glass	A glass	A W glass	A phlogopite glass		
Density(g/cm3)	2.6	3.07			2.8	1.6~2.1	
Vicker's hardness(Hv)	460	680	500		500		
Compressive Strength(MPa)		1081	500		500	100~230	2~12
Bending Strength(MPa)	42 (tensile)	220	100~150	160	100~160	50~150	
Young's modulus(GPa)	35	118	105		70~88	7~30	0.05~0.5
Fracture toughness(KIC)		2.0	~80	2.5	0.5~1.0	2~6	
Slow crack growth,n		33					

G-C: Glass-Ceramic, A: Apatite, W: β-Wollastonite

자유롭게 만들 수 있다는 장점이 있다. 따라서 A-W 결정화유리는 인공 추체, 추간판, 장골, 충진재 등으로 실용화되었다(그림 6.10).

(3) 생체활성유리의 뼈와의 결합기구

섬유상 조직의 매개 없이 뼈와 직접적으로 결합하는 것으로 알려진 생체활성유리 및 결정화유리는 체내에서 그 표면에 저 결정성 탄산아파타이트 층을 형성하고 이 층을 매개로 하여 뼈와 결합하는 것으로 알려져 있다. 이와 같이 체내에서 표면에 아파타이트 층을 스스로 형성하는 능력을 생체활성능(bioactivity)이라

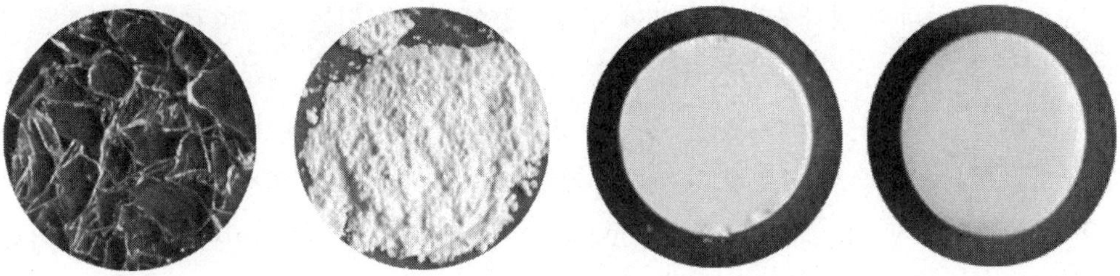

유리 분쇄한 유리 유리 분말의 가압성형체 열처리에 의한 결정화

그림 6.9 유리로부터 결정화유리 A-W 제조과정

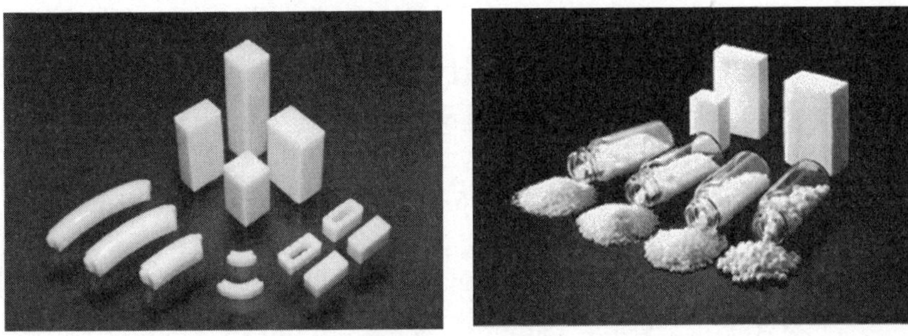

그림 6.10 여러 형태의 결정화유리 A-W[9)]

고 한다. 생체활성능을 갖는 유리를 생체활성유리라고 하는데 Bioglass®가 한 예이고, Bioglass® 이후 여러 가지 조성과 구조를 갖는 유리 및 결정화유리에서 생제활성이 발현되는 것이 보고되었다. Hench 등은 Bioglass®를 뼈에 매식하였을 때 그 표면에 실리카 겔과 인산칼슘 층이 생성되는데 뼈는 이 인산칼슘 층을 매개로 하여 결합되는 것을 밝혀냈다. 또한 이러한 실리카 겔과 인산칼슘 층은 pH 7.4의 tris-완충용액 속에서도 체내에서와 마찬가지로 생성되는 것을 발견하였으며, X선 회절분석 결과 이 인산칼슘 층은 아파타이트임을 밝혀냈다.

한편 Kitsugi 등은 결정화유리 A-W를 뼈에 매식한 경우에도, 뼈와의 계면에서 역시 인산칼슘 층이 형성한다는 것을 발견하였으며, Kokubo 등은 micro X선 회절분석 결과 그 층 역시 아파타이트임을 확인하였다. 더욱이 상기 결정화유리를 의사체액(simulated body fluid; SBF)에 침적하였을 때 그 표면에 아파타이트 층이 형성되었고, 이 아파타이트 층은 뼈의 무기질과 같이 탄산이온이 함유된 아파타이트 미립자의 집합체인 것을 밝혀내었다. 이러한 아파타이트 형성능은 모든 종류의 유리에서 나타나는 것은 아니고 특정한 조성에서만 발현되었는데 실제로 거의 동일한 조성과 구조를 가지는 결정화유리라고 해도 소량의 Al_2O_3가 첨가되면 체내에서 아파타이트 층이 형성되지 않고 뼈와도 결합하지 않는 것이 보고되었다.

상기의 결과로부터 체내에서 생체활성이 발현되는 필수조건은 실리카를 기질로 하는 유리 및 결정화유리에서 적어도 CaO가 구성 성분으로 포함되어야 한다는 것이며 이러한 특정 조성을 갖는 유리 및 결정화유리들은 체내에서 그 표면에 뼈와 유사한 조성과 구조를 갖는 아파타이트 층이 형성되는 것을 알 수 있었다.[10] 생체활성유리 및 결정화유리 표면에 생성된 아파타이트 층은 체내에서 섬유성 피막을 형성하지 않고 뼈와 직접 결합하는 우수한 골전도도를 보인다.

생체활성유리 혹은 결정화유리 표면에 사람의 뼈에 존재하는 아파타이트와 물리적·화학적으로 유사한 물성을 갖는 저결정성 탄산아파타이트가 형성되는 과정은 의사체액 내에서 아파타이트에 대한 이온활동도적(ionic activity product: IAP)의 증가로 설명될 수 있는데, 수용액 중에서 아파타이트 형성에 관한 화학평형식은 다음 식과 같이 표현된다.

$$10\ Ca^{2+} + 6\ PO_4^{3-} + 2\ OH^- = Ca_{10}(PO_4)_6(OH)_2$$

이때 수용액 중에서 아파타이트의 이온활동도적은 다음 식에 의해 결정되는데 여기서 γ는 활동도 계수이며, 괄호는 각 이온의 농도이다.

$$\mathrm{IAP} = (\gamma_{\mathrm{Ca}^{2+}})^{10}(\gamma_{\mathrm{PO}_4^{3-}})^6(\gamma_{\mathrm{OH}^-})^2[\mathrm{Ca}^{2+}]^{10}[\mathrm{PO}_4{}^{3+}]^6[\mathrm{OH}^{2+}]^2$$

사람의 체액의 이온활동도적은 2.12×10^{-96}인 반면 수용액 중의 아파타이트의 용해도적(solubility; K_o)은 37℃에서 5.5×10^{-11}로, 이는 체액이 이미 아파타이트에 대해 과포화되어 있음을 의미한다. 체액 중에 생체활성 유리 혹은 결정화 유리가 매식될 때, 그 표면에 아파타이트가 불균일 핵생성(heterogeneous nucleation)되는데 필요한 임계 크기의 자유에너지 ΔG^*는 다음 식으로 표현된다.

$$\Delta G^* = \frac{16\sigma^3 f(\theta)}{3(kT/V_\beta \ln(IP/K_0))^2}$$

여기서 σ는 수용액과 핵 사이의 계면에너지이며, k는 Boltzmann 상수, T는 온도, $f(\theta)$는 기판과 수용액 간의 접촉각의 함수이며 V_β는 결정성분의 분자량이다. 수용액이 고정되면 V_β, σ와 K_0는 일정한 상수가 된다. 또한 체액과 같이 외부로부터의 이온의 용출이 없는 경우에는 수용액의 아파타이트에 대한 이온활동도적 IAP도 상수가 되므로 결국 ΔG^*는 기판의 종류에 따라 각각 다른 값을 가지는 함수 $f(\theta)$에 의존하게 된다. 위 식으로부터 불균일 핵생성이 일어나기 위해서는 기판이 함수 $f(\theta)$의 값을 낮춰줄 수 있는 사이트를 제공하거나, 아파타이트에 대한 과포화도가 높아질 수 있도록 시료로부터 Ca과 같이 아파타이트를 구성하는 원소가 용출되도록 하여야 한다.

이러한 사실로부터 SiO_2와 CaO를 주성분으로 하는 유리와 결정화유리가 그 표면에 아파타이트를 형성하여 뼈와 결합하는 기구는 다음과 같이 설명할 수 있다.[19] 즉 SiO_2와 CaO를 주성분으로 하는 유리 혹은 결정화유리는 체내에 매식 시 칼슘과 실리케이트 이온을 용출하게 되는데 이때 칼슘 이온은 주위 체액의 아파타이트에 대한 과포화도를 높여 아파타이트의 생성이 쉽도록 하며, 유리 혹은 결정화유리 표면에 형성된 실라놀 그룹(silanol group; Si-OH)은 음전하를 띄며 아파타이트 결정의 핵형성 사이트로 작용한다. 그 결과 유리 혹은 결정화유리 표면에는 아파타이트 핵이 생성되고 이 핵은 주위의 체액으로부터 칼슘, 인산, 탄산, 수산화 이온을 공급받으며 성장하여 생체활성 유리 혹은 결정화 유리 표면에 균일한 아파타이트 층이 형성된다. 실제로 솔-젤법으로 합성하여 표면에 실라놀 그룹이 많은 다공성 실리카 겔을 의사체액 속에 침적하면 그 표면에 아파타이트 층을 형성하지만, 같은 실리카를 주성분으로 함에도 불구하고 석영과 실리카 유리는 아파타이트를 형성하지 않는다. 이로부터 실라놀 그룹이 아파타이트 핵 생성 사이트로 작용한다는 것을 확인하였으나, 칼슘 이온이 과잉 존재하는 환경에서는 표면에 존재하는 실라놀 그룹과 관계없이 아파타이트 층이 형성되는 것으로부터 칼슘이온이 아파타이트의 핵생성을 촉진하는 것을 알 수 있다.[20]

(4) 치과용 유리

1) 인공 치근용 유리

인공치근은 일반적으로 골 대체재에 요구되는 골 전도성 이외에 잇몸이나 상피와도 좋은 생체친화성이 있어야 인공치근과 잇몸 사이에 발생한 공간으로 세균이 침입하는 것을 방지할 수 있다. 골 전도성이 우수한 것으로 알려진 생체활성 유리나 결정화유리는 잇몸이나 상피와도 좋은 친화성을 나타내는데 지금까지 인공 치근으로 사용된 단결정과 다결정 알루미나 및 HA 소결체를 대신하여 생체활성 유리를 코팅한 Fe-Co-Cr-Ni 합금이나 결정화유리 A-W를 치근으로 사용하는 시도가 있었으나 실제적인 사용에는 낮은 기계적 신뢰도라는 제약이 있다.

2) 치관 수복용 유리

치관재료로서 도재, 금속, 레진 등이 사용되어 왔다. 그러나 도재는 소결수축이 크기 때문에 수치 정확도가 떨어지고, 금속은 천연 치아와 다른 외관 및 열전도율을 나타내며 생체친화성도 떨어지고, 레진은 변색이나 변형, 흠이 생기기 쉬운 문제점을 가지고 있다.

결정화유리 치관재료는 용융상태에서 주조법에 의해 쉽게 복잡한 형상을 성형할 수 있으며, 결정화에 의해 큰 부피 변화를 발생시키지 않는다. 또 자연 치아와 가까운 외관과 열전도율, 자연 치아보다 높은 기계적 강도를 가지며, 생체친화성까지 뛰어난 치관을 얻을 수 있다. 이미 다양한 치관재료용 결정화유리가 이미 실용화되고 있다(표 6.13). 그러나 결정화유리는 기계적 강도가 낮아 두께를 0.5mm 이하로 할 수 없으며, 또 두 개 이상이 연결된 것을 만들 수 없는 것이 단점으로 지적되고 있다.

3) 시멘트용 유리 이오노머(glass ionomer)

우식치아 치료에서 발생하는 와동(cavity)은 그 크기가 작은 경우에는 직접 충전하지만 결손부가 큰 경우에는 크라운이나 인레이와 같은 간접 충전물을 사용한다. 이 충전물을 단단히 고정시키기 위해서 유리 이오노머계 시멘트 또는 레진계 시멘트가 사용된다. 그 중 유리 이오노머계 시멘트는 $CaO\text{-}Al_2O_3\text{-}SiO_2\text{-}F$계 유리분말을 폴리아크릴산과 같은 polyanion을 가교하여 견고한 겔을 형성한 뒤 경화함으로써 만들어진다. 유리 이오노머계 시멘트의 뛰어난 점은 치질에 대해 높은 접착강도를 나타내는 것과, 그 내부로부터 불화물 이온을 서서히 방출하기 때문에 우치를 예방하는 효과가 있다는 것이다. 유리 이오노머계 시멘트가 치질에 대해서 높은 접착성을 나타내는 것은 폴리아크릴산에 존재하는 카복실기가 치질의 HA의 칼슘 이온과 이온결합하기 때문이다. 한편 불화물 이온은 경화할 때 반응한 유리로부터 용출되며 이것이 경화체 겔 속에 함유되어 있기 때문에 천천히 구강 내에 방출되고, 방출된 불화물 이온은 치질에 존재하는 HA의 격자 내에 들어가서 FA를 형성, 용해도가 낮아져서 HA일 때에 비해 우식이 발생할 확률이 낮아진다.

유리 이오노머계 시멘트는 유리분말을 사용하기 때문에 유리의 조성을 변화시킴으로써 그 특성을 조절할 수 있고 시멘트의 경화는 유리와 폴리아크릴산의 산-염기 반응에 기인한 것으로 유리의 화학적 특성을 잘 이용한 재료이다.

(5) 연조직 대체용 유리

전술한 바와 같이 경조직과 높은 친화성을 나타내는 재료는 연조직과도 높은 친화성을 나타낸다. 따라서 생체활성유리 및 결정화유리 모두 연조직 대체재료로 응용될 수 있다. 연조직 대체재료는 그 자체가 반드시 부드러울 필요는 없는데, 예를 들어 $CaO\text{-}Al_2O_3\text{-}B_2O_3\text{-}SiO_2$ 계의 다공질 유리관은 동맥류에 내식하는 인공 혈

표 6.13 치관재료용 결정화유리

Chemical composition	Crystalline phases
K_2O–MgO–MgF_2–SiO_2	$K_2Mg_2Si_8O_{22}F$
K_2O–MgO–B_2O_3–Al_2O_3–SiO_2–F	$K_2Mg_2Si_8O_{22}F$
Li_2O–Na_2O–MgO–ZnO–Al_2O_3–TiO_2–SiO_2–F	$NaMg_3(Si_3AlO_{22})F_2$ + $Li_2O \cdot Al_2O_3 \cdot 4SiO_2$
CaO–Al_2O_3–P_2O_5	β–CaO·P_2O_5
MgO–CaO–SiO_2–P_2O_5–CaF_2	$Ca_{10}(PO_4)_6(OH, F)_2$
MgO–CaO–SiO_2–TiO_2–P_2O_5–CaF_2	$Ca_{10}(PO_4)_6(OH, F)_2$ + $MgTiO_3$
MgO–CaO–B_2O_3–Al_2O_3–SiO_2–P_2O_5–CaF_2	$Ca_{10}(PO_4)_6(OH, F)_2$ + CaO·P_2O_5 + MgO·CaO·$2SiO_2$

관으로 이용될 수 있다고 보고되었다. 이 유리관은 다공질이므로 의사가 수술실에서 적당한 크기로 절단하기 쉬우며 이것을 인공혈관으로서 이용하면 그 내면에 실제 혈관과 동등하게 내피가 형성되어 혈전이 잘 발생하지 않는다고 보고되었다.

(6) 암 치료용 유리

1) 방사선 치료법

암 치료 시 방사선을 이용하여 치료하면 환부를 그대로 보존한 상태에서 암세포만을 선택적으로 사멸시킬 수 있으나, 환부가 체내 깊은 곳에 존재하는 경우 충분한 양의 방사선을 암세포에 조사할 수 없고 표피부근의 정상 조직에도 손상을 끼치기 쉬운 단점을 가지고 있다.

1987년에 미국의 Day 등은 기존 방사선 치료의 단점을 해결하기 위하여 선택적인 암 치료 방법을 개발하였는데 우선 Y_2O_3-Al_2O_3-SiO_2 계의 유리를 지름 20 ~ 30 μm의 구형분말로 만들었다.[21] 그 후 이 구형분말에 중성자선을 조사하여 유리 성분 중의 89Y만을 방사화시켜 β선 방사체인 90Y를 만들고 이를 생리 식염수 중에 분산시킨다. 이후 그림 6.11에 나타낸 것처럼 카테터를 사용하여 혈관을 통해 암의 환부 주위에 보내면, 유리분말이 암 세포 속으로 들어가 있는 모세혈관을 막아버림으로써 암세포에의 영양보급을 끊음과 동시에 주위의 암세포에 직접 방사선을 조사하게 된다. 이 방법의 장점은 환부로부터 먼 정상 세포에는 영향을 미치지 않는다는 것이다. 그러나 90Y의 반감기(half time)는 64.1 시간으로 너무 짧은 편이므로 치료 효과를 장기간 지속하기는 어렵다는 단점을 가지고 있다.

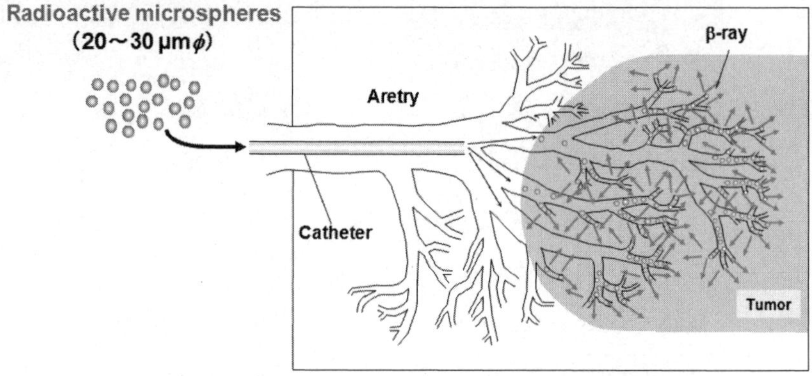

그림 6.11 유리분말에 의한 암의 방사선치료 개념도[20)]

2) 온열 치료법

정상세포는 48℃ 부근까지도 견딜 수 있으나, 암세포는 정상세포보다 열에 약하여 43℃ 부근에서 사멸한다. 따라서 암세포 부위를 국부적으로 가열하여 그 열에 의해 암세포를 사멸시키는 온열 치료법(hyperthermia therapy)이 효과적이지만 체내의 깊은 곳에 있는 암세포만을 국부적으로 가열할 수 있는 방법이 없었다. 이러한 목적으로 이용된 것이 강자성체 재료인데, 이 재료에 교류자장을 걸어준 다음 제거하면 그림 6.12에 나타낸 것과 같은 자기 히스테리시스 손실에 의하여 발열하게 된다. 이와 같이 강자성체를 함유하는 유리분말을 제조 후, 그림 6.11과 같은 방법으로 암세포 부위에 주입한 후, 교류자장을 걸어준 후 제거하면, 강자성체 유리의 자기 히스테리시스 손실에 의해 환부를 국부적으로 가열하여 암세포를 죽일 수 있게 된다.[22)] 이 목적으로 SiO_2-P_2O_5 계 유리에 $LiFe_5O_8$, 또는 CaO-SiO_2 계 유리 속에 Fe_3O_4, Fe 혹은 $Fe_{2.6}Zn_{0.4}O_4$와 같은 강자성체 미세입자를 석출시킨 결정화유리 등이 개발되어 그 유효성을 평가 중이다.

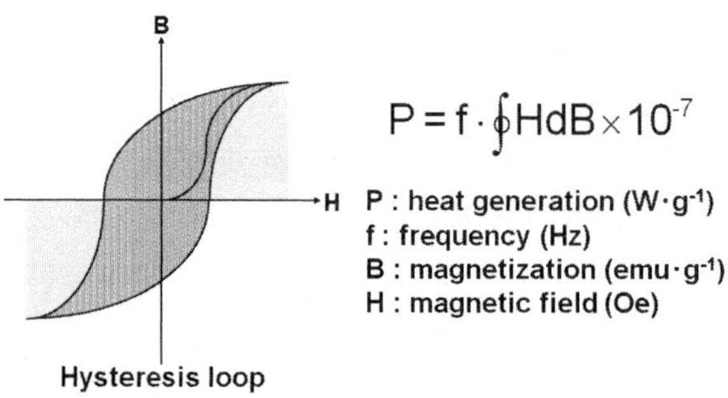

그림 6.12 자기 히스테리시스 손실에 의한 열 발생[22)]

6.5 다양한 형상의 바이오세라믹스

바이오세라믹스를 효율적으로 임상에서 활용하기 위해서는 응용 목적에 맞추어 여러 가지 크기 및 형상을 제어할 수 있는 기술개발이 필요하다. 결정질 혹은 비정질 바이오세라믹스를 치밀한 형상 혹은 다공질 형상의 과립형, 섬유형, 박막형 등으로 제조하는 기술이 보고되고 있다. 각 바이오세라믹스의 형상에 따른 제조공정의 종류와 임상적용 시, 그 기능을 표 6.14에 나타내었다.

6.5.1 과립형 바이오세라믹스

형상이 일정하게 잘 제어된 경조직 재생용 재료는 정형외과적 혹은 치과적 시술

표 6.14 바이오세라믹스의 형상에 따른 제조공정 및 응용[2]

형상		제조공정	기능 및 응용
과립형		– 치밀체/다공체제조 후 분쇄, 분급 – 석출, 침전, 가수분해 등의 수용해법 – 마이크로에멀젼법 및 초임계분무법 – 분무건조법, 동결건조법	충전재 수복재 약물전달 화장품
섬유형		– 용융방사법, 용액방사법전기방사법	기계적 강도 향상(강화재)
코팅형	치밀성	– 졸–겔법을 이용한 코팅 – 생체모사법을 이용한 코팅 – 플라즈마 용사법을 이용한 코팅 – 진공증착법을 이용한 코팅 – 에어로졸데포지션법을 이용한 코팅	골조직 결합 혈전저항 부식저항
	다공성	– 양극산화법을 이용한 코팅 – 다공질 임플란트 표면에 코팅 – 에어로졸데포지션법을 이용한 코팅	골조직 결합 및 성장 약물전달
벌크형	치밀성	– 분말 성형 후 상압 혹은 고압소결	골조직 대체 및 보강 내 마모재료
	다공성	– 스펀지법 – 발포법 – 산호의 수열처리에 의한 제조법 – 염/입자 침출법 – 3–D 프린팅법	골조직 재생용 지지체 약물전달

에 있어 불규칙한 형상의 골 결손부 혹은 각 환자 특유의 결손 형상에 맞추어서 결손 부위를 효율적으로 수복할 수 있게 한다. 재료의 불규칙 형상은 체내에서 예기치 않은 면역 반응을 일으키거나 느린 골 형성을 동반한다. 일반적으로 골 충전재 또는 대체재료로서 과립형은 제조하기가 비교적 쉽기 때문에 많이 제조되고 있다. 특히 크기가 균일하게 제어된 과립형 세라믹스는 단순히 분쇄에 의하여 제조되는 방법과 원자 혹은 분자레벨에서 입경, 형상 및 조성 등을 균일하게 제어하여 제조하는 방법이 있으며 전자에 비해 후자는 제조단가는 높으나 형상, 크기 등의 면밀한 제어가 가능하다. 대표적인 제조방법을 표 6.15에 정리하였다.[23)]

과립형 바이오세라믹의 제조에서 액상법은 기상법에 비해 원료 분자의 확산속도가 늦고 반응 속도도 비교적 쉽게 제어가 가능하므로 입도분포, 형상, 조성 등의 균일화가 가능하다. 고용해도의 무기염 수용액을 용해도 이상의 과포화상태의 농도로 조절하여 입자 및 단결정을 석출하는 석출법, 용해도가 낮은 탄산염 등을 생성시켜 침전물을 얻는 침전법, 금속알콕시드를 가수분해·중축합 반응시켜 산화물을 생성하는 가수분해법과 같은 수용해법, 밀폐용기 중에서 고온고압으로 열수반응시킨 수열합성법, 액상에서 입자원료성분을 제조하여 분무에 의해서 액적화하고 액적 내에서 합성반응시켜 목적성분의 입자를 얻는 분무합성법, 액상성분을 증발시켜 입자화시키는 분무건조법 등의 액상법이 보편적으로 이용되고 있다.

6.5.2 섬유형 바이오세라믹스[24,25)]

섬유형 바이오세라믹스는 단독 혹은 고분자와 복합체로 제조되는데, 일반적으로

표 6.15 원자·분자로부터 과립형 세라믹의 제조법 예

제조법		주요방법과 특징
기상법	CVD법	전기로법, 화학염법, 플라즈마법, 레이저법
	PVD법	가스중 증발법, 저항 가열법, 고주파 가열법, 플라즈마법, 전자빔 가열법, 레이저 가열법
액상법	수용해법	반응석출법, 무전해석출법, 공침법, 균일공침법, 화합물침전법, 가수분해법, 금속알콕시드법, 졸-겔법
	수열법	수열반응법
	특수합성법	역마이셀법(마이크로에멀젼법), 초임계분출법
	물리적액상법	분무건조법, 동결건조법

생체적합성의 향상과 기계적 강도를 보강하는 목적으로 이용될 수 있으며, 조직 재생용 지지체로써 활용하는 연구가 진행되고 있다. 특히 나노크기 영역의 나노 섬유형 재료를 제조하는 경우 비표면적 증대효과와 조직재생에 있어 생체와 유사한 환경을 제공하는 효과가 기대된다.

섬유형 바이오세라믹스를 제조하는 방법으로는 고온 열처리를 통한 용융방사(melt-spun)법, 졸용액을 방사하는 용액방사(solution-spun)법, 하전용액을 고전압을 인가하여 방사하는 전기방사(electrospinning)법 등이 있다. 그 중 전기방사법은 용융방사나 용액방사에 비해 제조되는 섬유의 직경 제어가 용이하고 비교적 간단한 원리와 공정을 거쳐 섬유형 재료를 얻을 수 있어 많은 관심이 집중되고 있다. 전기방사법은 1745년 Bose에 의해 유체방울에서 높은 전위를 이용한 분사형 전기방사의 보고 이후, 1934년 Anton Formhals와 Mainz에 의하여 최초로 플라스틱 전기방사에 관한 특허가 등록되었다. 이후 고분자 용액을 방사하여 여러 가지 형상의 섬유형 재료가 제작되었으며, 2002년 처음으로 전기방사법을 이용한 섬유형 세라믹의 제조성공이 보고되었다. 최근에는 졸겔법과 전기방사법을 병행하는 연구가 활발히 진행되고 있다. 그림 6.13은 전기방사법의 원리와 얻어진 섬유형 바이오세라믹스의 전자현미경 사진이다.

전기방사는 매우 단순한 방법으로 섬유 지름을 쉽게 나노 단위로 조절할 수 있다. 졸-겔 용액 혹은 용융체를 지름 0.005 ~ 0.2 mm의 미세경 분사노즐로 노즐 당 nl~μl/min 속도로 하전용액을 수백 ~ 수만 볼트의 고전압을 인가시켜 얻는다. 섬유의 모양과 치수는 세라믹 용액의 점도, 농도, 표면장력 전기전도도 등에 영향을 받으며 용매의 증발속도와 주변의 상대습도 또한 중요한 인자이다. 기판 특성, 용액의 공급 속도, 자기장 강도, 전기장 형성 모양도 나노섬유의 형상에 미치는 중요한 인자이다.

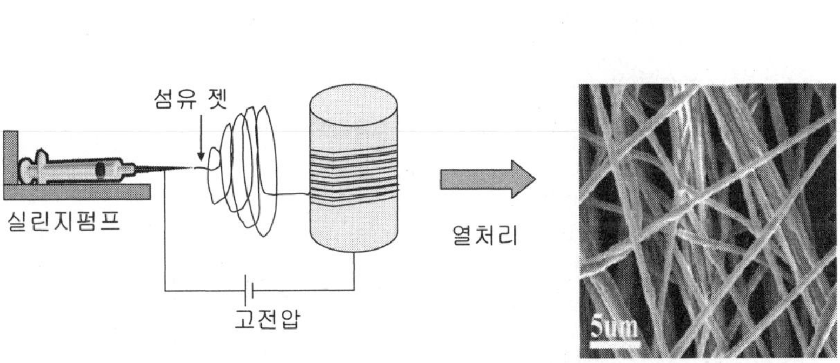

그림 6.13 전기방사법의 기본 원리와 얻어진 HA 나노섬유

6.5.3 다공성 바이오세라믹스

골 형성 지지체 혹은 골수복재 등으로써 바이오세라믹스는 세포의 부착과 성장, 충분한 세포의 수용과 이동, 그리고 영양분이나 세포배설물 등의 원활한 전달을 위하여 비표면적, 기공크기 및 기공률이 큰 다공성재료가 바람직하다. 또 기공의 크기를 적절히 제어하여 항염제, 항암제, 진통제 및 골형성 유도제 등의 생체활성물질을 다공성 세라믹스에 담지하여 필요한 시기에 필요한 부위에서 치료에 적절한 속도로 약물을 방출시키는 약물 전달체로서의 역할도 기대되고 있다.

다공성 바이오세라믹스는 기공의 크기에 따라 관여하는 역할이 구분된다. 예를 들어 5 μm 전후의 기공은 새로운 혈관 형성에, 5 ~ 15 μm는 결합조직 형성 세포와, 20 μm 전후의 기공은 줄기세포의 내부 성장에, 20 ~ 125 μm는 피부재생에, 40 ~ 100 μm의 기공은 뼈의 내부 성장에, 100 ~ 400 μm 영역은 뼈의 재생에, 500 μm 전후의 기공은 관다발의 조직 형성 등에 관여한다.[26] 또한 최근에는 마이크로미터 영역보다 훨씬 작은 나노미터 영역에서 기공의 크기가 제어된 바이오세라믹스가 개발되고 있으며 이 크기 영역은 조직의 형성에 직접 관여하기보다는 생체활성물질의 담체로서 역할을 하며 비표면적의 증가로 인한 재료의 생체활성증대 효과가 기대된다.[27]

골충전재 및 골지지체로써 다공성 바이오세라믹스를 활용하기 위해서는 재료의 생체적합성, 생체활성, 생분해성 등이 요구되며, 특히 기공구조가 위에 제시한 크기 영역의 기공들이 계층적으로 형성되어 있는 것이 바람직하고 이들 모두가 3차원으로 막힘없이 연결되어 있어야 한다.[28] 몇 가지 대표적인 다공성 바이오세라믹스의 예와 그 합성법을 소개한다.

(1) 모사법

다공성 구조를 가지는 재료에 바이오세라믹스 현탁액 혹은 전구체 용액을 침윤시킨 후 다공성 구조를 제거 혹은 활용함으로써 구조를 그대로 반영시킨 다공성 바이오세라믹스를 제조하는 기술이다. 다공성 재료를 가지는 재료로는 스펀지폼, 목재, 산호, 동물 뼈 등이 주로 이용된다. 특히 생물학적 임상적으로 문제점이 제기되고 있으나, 이미 임상적으로 국내외에서 널리 사용되고 있는 사람 또는 소, 돼지 뼈와 같은 동종골 및 이종골 유래 다공성 아파타이트 골대체재를 대체하기 위한 연구개발이 많이 되고 있다.

1) 스펀지 복제법[29,30]

3차원적으로 연결된 기공구조와 높은 기공률 및 제어된 기공크기를 가지는

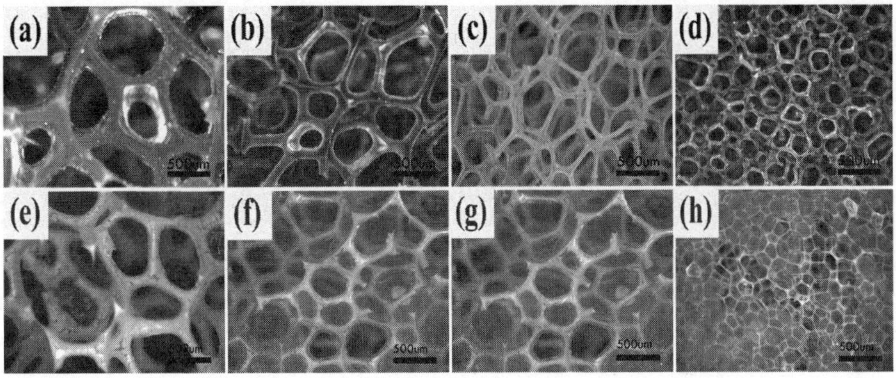

그림 6.14 다양한 기공 크기의 폴리우레탄 스펀지(상)와 이를 이용하여 제조된 다공성 바이오세라믹스(하); (a, e) 30, (b, f) 40, (e, g) 60, (d, h) 80ppi[24)]

스펀지, 특히 폴리우레탄 혹은 탄소 스펀지 등을 주형으로 이용한다. 이들 스펀지에 세라믹 현탁액을 바인더, 가소제, 점증제 등을 혼합하여 골고루 피복시킨 후 열처리 방법으로 스펀지를 제거하여 스펀지 구조를 반영한 다공성 재료를 얻는 방법이다. 이 방법으로 제조된 바이오세라믹스는 기공률이 40 ~ 90%이고, 기공크기는 0.2 ~ 3 mm이며 기공들이 상호 연결되어 있는 망상구조를 형성한다. 스펀지의 열분해 과정에서 동반되는 균열에 의하여 최종 기계적 강도가 비교적 낮은 것이 단점이다. 이를 보완하기 위하여 다단계 침윤방법 혹은 섬유질 등의 강화제를 혼합하여 제조하는 방법이 이용되고 있다. 또한 제조과정의 단순화와 계층적 기공구조형성을 위하여 나노기공을 유도하는 고분자가 포함된 세라믹 전구체에 스펀지를 침윤시켜 다공성 세라믹스를 합성하는 방법도 시도되고 있다. 그림 6.14는 스펀지 복제법으로 얻어진 다공성 세라믹스의 광학현미경 사진이다.

2) 산호를 이용한 제조법[31)]

산호의 미세기공구조를 이용하는 방법으로 천연산호는 탄산칼슘($CaCO_3$)으로 이루어져 있으며 200 ~ 500 μm 크기의 3차원으로 연결된 기공을 가지고 있다. 이러한 구조는 사람의 해면골과 유사한 구조를 가지고 있어, 이미 1995년 Interpore 사에서 수열합성법(hydrothermal synthesis)으로 산호유래 다공성 아파타이트 골대체재(ProOsten®)를 시판하고 있다. 천연산호를 채취하여 건조, 세척한 후 고온 열처리 혹은 용매처리로 유기물과 불순물을 제거한 후 수열처리를 통하여 다공성 인산칼슘 세라믹스를 얻는다. 수열처리의 온도, 시간 등을 변화시키거나 실리콘 이온과 같은 성분을 첨가하는 방법으로 생체친화성 및 생분해속도를 증진시키는 효과가 기대된다.

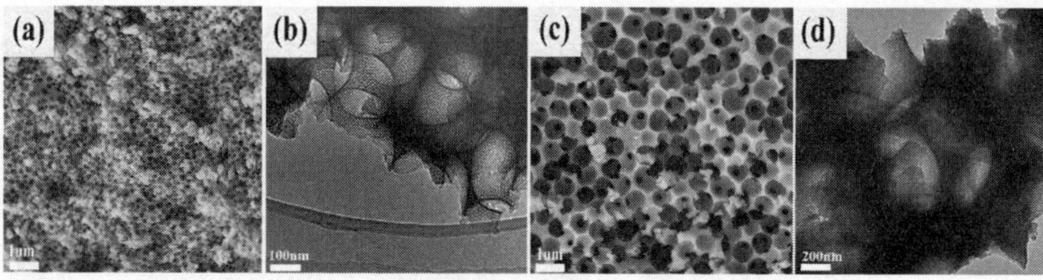

그림 6.15 폴리스타이렌(PS) 비드와 삼중합 블럭공중합체(F127)를 이용한 다공성 생체활성 유리; (a, b) 300 nm PS비드 + F127을 주형으로 하는 200 nm, (c, d) 1 μm PS비드 + F127을 주형으로 하는 800 nm 크기의 기공 제조[32)]

(2) 희생주형법

세라믹스 입자 또는 전구체의 연속 매트릭스와 희생재료(합성유기물, 천연유기물, 액체, 염 등)를 균일하게 혼합하여 복합체를 제조한 후 최종적으로 희생재료를 제거하여 기공구조를 형성시키는 방법이다. 사용된 희생재료의 특성에 따라 20 ~ 90%의 기공률, 1 ~ 700 μm 영역의 기공크기, 기공분포 및 형상 등의 구조적 특성을 용이하게 제어할 수 있다.

1) 고분자 비드법[32)]

폴리스타이렌(polystyrene) 또는 폴리바이닐 같은 다양한 고분자 비드 입자를 세라믹 슬러리에 함침 혹은 세라믹 전구체와 반응시킨 후 고분자를 분해 혹은 용매추출법으로 제거함으로써 다공성 바이오세라믹스를 제조하는 방법이다. 고분자의 크기와 구조에 따라 기공의 크기와 구조제어가 용이하며 서로 다른 크기를 가지는 고분자를 복합하여 사용함으로써 계층적인 기공구조를 가지는 다공체의 제조도 가능하다. 일반적으로 고분자를 급하게 열분해시키면 유기-무기상의 열팽창계수의 차이로 균열일 발생시킬 수 있으므로 200 ~ 600°C에서 서서히 열분해시키는 것이 바람직하다. 그림 6.15는 고분자 비드를 이용하여 제조된 다공성 생체활성유리의 전자현미경 사진이다.

2) 염/입자 침출법[30,33)]

단결정 소금과 같은 염 혹은 입자를 세라믹스 슬러리와 균일하게 혼합시킨 후 세라믹스 부분을 고정시키고 염 혹은 입자가 추출될 수 있는 용매, 즉 소금의 경우 물을 이용하여 소금을 제거하는 방법으로 다공성 세라믹스를 얻는 방법이다(그림 6.16). 이용하는 소금을 분체하여 사용함으로써 일정한 기공크기 및 기공분포를 가지는 다공성 재료를 얻을 수 있다. 한편 용매를 제거하는 과정에서 다공성 지지체 표면에 두꺼운 표피층이 형성, 공극이 차단되어 많은 부분이 폐

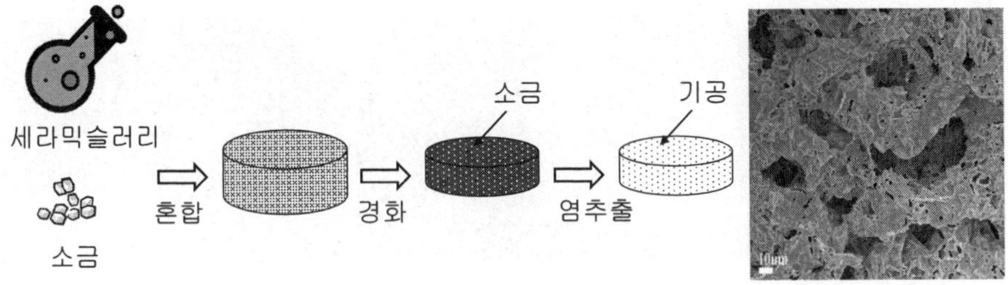

그림 6.16 염 침출에 의한 다공성 세라믹스 제조법과 결과물

기공으로 존재하고 잔류 염결정이 존재하는 단점이 있다.

(3) 발포법[34)]

발포법은 가스를 세라믹스 현탁액이나 세라믹스 액상매체에 주입한 다음 생성된 기포가 고정화되도록 한 후 이를 고온 열처리하여 다공성 바이오세라믹스를 유도하는 방법이다. 이 제조법에서 기공률은 발포과정에서 주입한 공기의 양에 비례하며 기공의 크기는 젖은 기포의 안정도에 의해 결정된다. 따라서 이 제조법은 세라믹스 현탁액 또는 세라믹스 액상매체에 주입한 가스를 안정화시키는 기법이 중요한 역할을 하며 그 방법에는 계면활성제를 이용한 방법, 미세입자를 이용한 방법 등이 있다. 이 제조법으로 얻어지는 다공성 세라믹스는 기공크기 10 ~ 1.2 mm, 기공률 40 ~ 97%의 기공구조 특성을 가지며 기계적 강도도 비교적 우수하다. 또한 공극 간의 상호연결성이 가능하고 표피층이 형성되지 않는 열린 기공 구조를 가지는 다공체의 제조가 가능하다.

(4) 기타

위에서 제시한 제조법 이외에도 다양한 다공성 생체세라믹스의 제조법이 보고되고 있으며, 위에서 소개된 두 가지 이상의 합성법을 복합적으로 혼합 응용하여 계층적 기공구조 등 기공크기 및 기공형상을 효율적으로 제어한 새로운 다공성 바이오세라믹스의 개발이 활발히 진행되고 있다.

1) 고분자 주형법[35,36,37)]

계면활성제 혹은 블럭공중합체 등의 자기조립화 고분자를 주형으로 하고 졸-겔법을 이용하여 자기조립화 구조를 무기질에 옮긴 후 주형을 제어함으로써 나노크기의 기공을 가지는 다공질 생체세라믹스를 제조하는 방법이다(그림 6.17). 이 제조법으로 얻어지는 다공질 재료를 일반적으로 메조포러스(기공크기가 2 ~ 50 nm의 다공체) 재료라 일컫는다. 메조포러스 재료는 거대 비표면적을 가지고

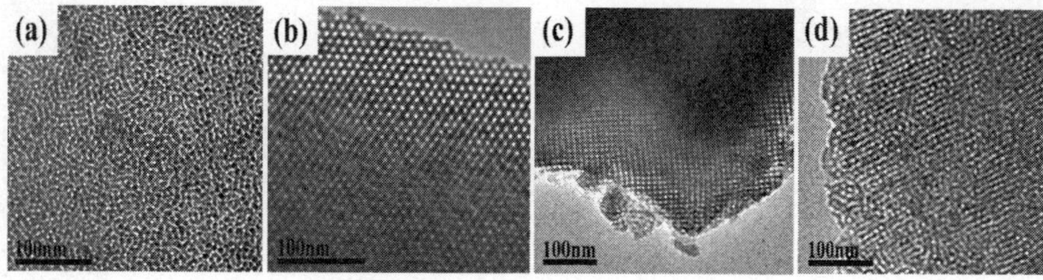

그림 6.17 삼블럭 공중합체를 주형으로 이용하여 제조된 다공성 생체활성유리

균일한 크기의 열린 기공이 이차원 혹은 삼차원적으로 상호 연결되어 있는 기공구조를 형성하므로, 유효 비표면적이 크고 분자의 선택성과 이동성이 높은 것을 특징으로 한다. 나노기공이 세포 거동에 미치는 영향은 아직 확실하지 않으나 나노 영역에서 면밀한 크기 및 구조제어가 가능하므로 약물의 흡착 및 방출의 제어가 용이하다. 또한 높은 생체활성을 유도하는 것이 특징이므로 이 장에서 소개한 마이크로 크기 영역의 기공을 제조하는 방법과 복합적으로 활용함으로써 새로운 기능을 가지는 바이오세라믹스 재료로 활용이 기대되고 있다.

2) 3-D 프린팅법[38]

이 장에서 소개한 모사법, 희생 주형법, 발포법 등의 제조공정은 공통적으로 3차원적으로 복잡한 형상을 갖는 재료의 재현에는 한계가 있다. 이와 같은 한계를 극복하고 제조공정의 신뢰성을 향상시키는 방법으로 역설계 및 3-D 프린팅법 또는 쾌속조형기술(rapid prototyping)을 다공체 제조에 응용하는 연구가 시도되고 있다.

3-D 프린팅법은 컴퓨터로 기공구조를 디자인한 후 세라믹스 재료를 이용하여 그 구조를 재현하는 기술로, 기공구조를 다양하게 설계·제조할 수 있는 것을 특징으로 한다. 특히 지지체로써 응용할 경우 지지체 내로의 세포성장을 원활하게 유도할 수 있는 특징을 가지고 있다. 그림 6.18은 쾌속조형법으로 기공 구조 및 크기가 제어된 바이오세라믹 지지체이다.

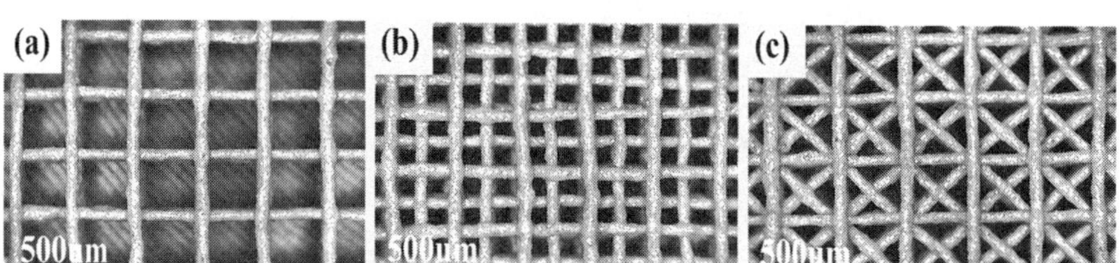

그림 6.18 쾌속조형법으로 제조된 다공성 생체활성유리 다공구조체 (a) 격자형, (b) 지그재그형, (c) 크로스형[37]

이 외에 다중압출공정을 이용하여 기공의 크기와 기공률이 제어된 연속 다공질 생체세라믹스를 제조하는 방법,[39] 물 혹은 camphene과 같은 불포화성 탄화수소를 응결주조하여 이방성 혹은 덴드리머상의 기공을 가지는 다공성 생체세라믹스를 제조하는 방법[40] 등 다양한 제조법이 보고되고 있다.

■ 참고문헌

1. J. B. Park and R. S. Lakes, in Biomaterials, 2nd Edition, Plenum Press, New York, 1992.
2. 김석영, 세라미스트, 6, 39 (2003).
3. L. L. Hench, J. Am. Ceram. Soc., 81[7] 1705-1728 (1998).
4. ASTM F1873-98 Standard Specification for High-Purity Dense Yttria Tetragonal Zirconium Oxide Polycrystal (Y-TZP) for Surgical Implant Applications.
5. L. L. Hench, R. J. Splinter, W. C. Allen and T. K. Greenlee, J. Biomed. Mater. Res. Symp., 2, 117-141 (1972).
6. G. E. Merwin, in Handbook of Bioactive Ceramics, Vol. 1, ed. by T. Yamamuro, L. L. Hench and J. Wilson, CRC Press, Boca Raton, 1990, 323-328 (1990).
7. P. L. Lau et al, Beilstein J. Org. Chem, 9, 2886-2897 (2013)
   I. Y. Kim, K. Kikuta and C. Ohtsuki, Ceram. Inter., 40, 14385-14390 (2014).
8. U. M. Gross, C. Muller-Mai and C. Voigt, in An Introduction to Bioceramics, ed. by L. L. Hench and J. Wilson, World Sci., Singapore, 1993, pp. 105-124.
9. T. Nakamura, T. Yamamuro, S. Higashi, T. Kokubo and S. Ito, J. Biomed. Mater. Res., 19, 662-669 (1985).
10. T. Yamamura, in Handbook of Bioactive Ceramics, Vol. 1, ed. by T. Yamamuro, L. L. Hench and J. Wilson, CRC Press, Boca Raton, 335-342 (1990).
11. T. Yamamuro, H. Okumura, T. Kitsugi, Y. Kakutani, T. Matsui and T. Kokubo, J. Bone Joint Surg., 72-B, 889-893 (1990).
12. M. van der Elst, C. P. A. T. Klein, J. M. de Blieckhogervorst, P. Patka, H. J. Th. M. Haarman. Biomaterials, 20, 121-128 (1999).

13. L. L. Hench, R. J. Splinter, W. C. Allen, Jr. T. K. Greenlee. J. Biomed. Mater. Res. Symp., 2, 117-141 (1972).
14. J. A. Juhasz, S. M. Best, W. Bonfield, M. Kawashita, N. Miyata, T. Kokubo and T. Nakamura, J. Mater. Sci. Mater. Med., 14, 489-495 (2003).
15. S. H. Rhee, Biomaterials, 25, 1167-1175 (2004).
16. K. One, T. Yamamuro, T. Kakutani, T. Kitsugi, K. Hyakuna and T. Kokubo, J. Biomed. Mater. Res., 22, 869-885 (1988).
17. L. L. Hench and A. E. Clack, in Biocompatibility of Orthopedic Implant, Vol. 2, ed. by D. F. Wiliams, CRC Press, Boca Raton, 1982, pp.129-170.
18. S. B. Cho, F. Miyaji, T. Kokubo, K. Nakanishi, N. Soga and T. Nakamura, J. Ceram. Soc. Japan, 104, 399-404 (1994).
19. C. Ohtsuki, T. Kokubo, K. Takatsuka and T. Yamamuro, J. Non-Cryst. Solids, 143, 84-92 (1992).
20. S. B. Cho, T. Kokubo, K. Nakanishi, N. Soga, C. Ohtsuki, T. Nakamura, T. Kitsugi and T. Yamamura, J. Am. Ceram. Soc., 78, 1769-1774 (1995).
21. G. J. Ehrhardt and D. E. Day, Nucl. Med. Biol., 14, 233-242 (1987).
22. M. Kawashita, F. Miyaji and T. Kokubo, New Glass, 11, 59-65 (1996).
23. 분체공학회 제제와 입자설계부회편, 입자설계·가공기술, 지호우, 3-22 (2003)
24. S. Liao, B. Li, Z. Ma, H. Wei, C. Chan and S. Ramakrishna, Biomed. Mater. 1. 45-53 (2006)
25. H. W. Kim, H. E. Kim and J. C. Knowles, Adv. Funct. Mater., 16, 1529-1535 (2006).
26. F. J. O'Brien, B. A. Harley, I. V. Harley, I. V. Yannas and L. J. Gibson, Biomaterials, 26, 433-441 (2005).
27. H. S. Yun, S. E. Kim and Y. T. Hyun, Mater. Lett. 61, 4569-4572 (2007).
28. M. M. Stevens and J. H. George, Science, 310, 1135-1138 (2005).
29. H. S. Yun, S. E. Kim and Y. T. Hyun, Key Eng. Mater. 361-363, 285-288 (2008).
30. A. R. Studart, U. T. Gonzenbach, E. Tervoort and L. J. Gauckler, J. Am. Ceram. Soc,. 89, 1771-1789 (2006).
31. D. M. Roy and S. K. Linnehan, Nature, 247, 220-222 (1974).
32. T. Sen, G. J. T. Tiddy, J. L. Casci and M. W. Anderson, Angew. Chem.

Int. Ed., 42, 4649-4653 (2003).

33. K. Toshihiro, I. Tatsuya,T. Kenji,O. Yoshio and A. Yoshihiro, J. Am. Ceram. Soc., 78, 245-247 (1995).
34. J. G. P. Binner and J. Reichert, J. Mater. Sci. 31, 5717-5723 (1996).
35. X. Yan, C. Yu, X. Zhou, J. Tang and D. Zhao, Angew. Chem. Int. Ed., 43, 5980-5984 (2004).
36. I. Izquierdo-Barba, D. Arcos, Y. Sakamoto, O. Terasaki, A. Lopez -Noriega and M. Vallet-Regí, Chem. Mater. 20, 3191-3198 (2008).
37. H. S. Yun, S. E. Kim and Y. T. Hyun, Chem. Commun. 2139-2141 (2007).
38. H. S. Yun, S. E. Kim, Y. T. Hyun, S. J. Heo and J. W. Shin, Chem. Mater. 6363-6366 (2007).
39. 강인철, 조순희, 송호연, 이병택, J. Korean Ceram. Soc. 41. 560-566 (2004)
40. B. H. Yoon, C. S. Park. H. E. Kim and Y. H. Koh, Mater. Lett. 62, 1700-1703 (2008).

7장

생체재료의 표면개질

• 박원호 (충남대학교)
• 강인규 (경북대학교)
• 정동준 (성균관대학교)
• 권오형 (금오공과대학교)

7.1 표면중합 – 표면반응

7.1.1 서론

고분자나 생체재료에 표면반응을 실시하는 목적은 적어도 2가지가 있다. 첫 번째는 원래의 표면상태로는 원하는 성질이 얻어지지 않아 개질하고자 하는 목적이다. 일반적으로 표면개질이라고 하며 고분자의 표면반응이라고 하면 대부분 이것을 의미한다. 두 번째는 원래의 표면이 전혀 가지고 있지 않은 성질을 표면반응으로 부여하기 위해서이다. 가장 알기 쉬운 예는 고분자 표면에 효소를 고정화하는 경우이다. 또한 표면중합의 대표적인 예는 고분자의 표면에 그래프트 중합(graft polymerization) 등에 의해 비교적 긴 분자사슬을 도입하는 경우이다. 표면중합의 주된 목적도 표면개질을 통해 새로운 성질을 표면에 부여하는 것이며, 산화 등의 고분자 표면반응과는 구별된다. 어떠한 분자사슬을 표면에 도입하느냐에 따라 다른 표면개질 효과를 기대할 수 있다. 예를 들면, 소수성 표면에 극성기를 도입하고 싶은 경우 표면반응이나 표면중합을 통해 극성기를 도입하는 것이 가능하며 또한 도입되는 극성기의 밀도를 조절할 수도 있다. 또한, 표면에 도입되는 것이 긴 고분자 사슬인 경우 저분자의 경우와 비교하면 많은 기능이나 정보를 가질 수 있다. 효소도 물론 고분자 화합물이지만 그래프트화되어 있는 표면은 가수분해능과 같은 고차원적인 생체활성을 가질 수 있다.

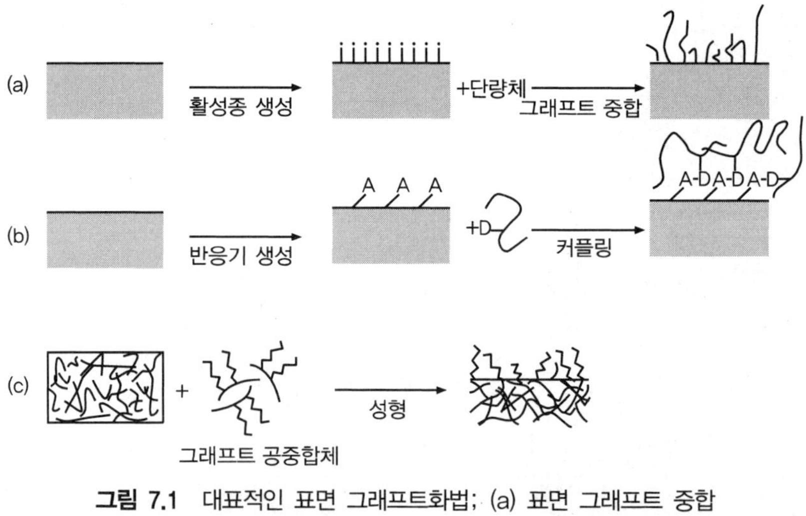

그림 7.1 대표적인 표면 그래프트화법; (a) 표면 그래프트 중합 (b) 고분자 커플링 반응, (c) 그래프트 공중합체의 첨가.[1]

7.1.2 표면 그래프트화법

그림 7.1에서 보는 바와 같이 3가지의 표면 그래프트화법이 알려져 있다. 첫 번째는 고분자 표면 위에 중합 개시점을 만들어, 단량체를 중합시켜 그래프트 사슬을 형성시키는 그래프트 중합법이다. 플라즈마 중합도 고분자 표면 위에 활성종을 형성시켜 중합하는 것이지만, 이 경우 단량체는 일반 고분자 중합에 사용되는 단량체가 아닌 플라즈마 중합에 적합한 단량체이고 고분자 표면은 플라즈마 중합에 의해 치밀한 얇은 가교층으로 덮이게 된다.

표면 그래프트 중합에 이용되는 단량체는 주로 비닐계 단량체이지만, 만약 디비닐 단량체라면 가교층이 형성된다. 중합 개시점을 만드는 방법에는 방사선, 광·자외선, 저온 플라즈마 처리 등이 있다. 빛을 이용하는 경우에는 일반적으로 광증감제(photosensitizer)가 사용된다. 광을 조사할 때 단량체가 함께 있으면, 다량의 단독중합체(homopolymer)가 동시에 형성되기 때문에, 조사와 중합을 따로 실시하거나 단량체를 기체상으로 공급하는 등의 방법이 필요하다. 예를 들면 그림 7.1(c)에 표시한 바와 같이, 중합 개시점을 형성시키지 않고도 분자사슬의 엉킴에 의해 외관상 그래프트 중합이 진행된 것과 같은 효과를 주는 경우도 있다. 이른바 외관상 그래프트로 만약 "그래프트 분자사슬"의 엉킴이 풀어져도 실용적으로 문제가 없으면 표면 그래프트 중합으로 취급해도 지장이 없다.

그림 7.1(b)에 표시한 것은 저분자인 단량체를 중합하는 것이 아니라 고분자를 직접 표면에 결합시켜 고분자 표면에 그래프트 분자사슬을 도입하는 방법이다. 이 경우에 반응하는 것은 저분자가 아닌 큰 분자사슬을 가지는 고분자이기 때문에, 표면반응은 그래프트 중합의 경우보다 표면층에 국한되기 쉽다. 하지만 이와 같은 커플링 방법에서는 화학반응에 의해 고분자 사슬을 고분자 표면에 결합시키는 것이기 때문에 고분자 표면과 고분자 사슬에 적당한 반응성기(reactive group)가 존재해야 한다는 제약이 있다. 따라서 폴리에틸렌과 같은 반응성기를 가지고 있지 않는 경우에는 특별히 반응성기를 미리 도입하지 않는 한 이 커플링 방법을 적용할 수 없다.

그림 7.1(c)에 표시한 그래프트 혹은 블록 공중합체의 후첨가법은 화학반응을 필요로 하지 않기 때문에 보다 간단한 방법이라고 할 수 있다. 이 방법의 가장 큰 문제점은 첨가하거나 도포되는 그래프트 혹은 블록 공중합체가 고분자로부터 잘 이탈되지 않아야 한다는 것이다. 단순하게 코팅한 것이라면 쉽게 박리될 수도 있지만 분자구조의 엉킴효과를 잘 이용하면 의외로 간단하게 실용적인 그래프트화 표면을 제조할 수도 있다.

7.1.3 그래프트 중합법

(1) 방사선법

일반적으로 방사선이라고 할 때는 알파(α)선, 베타(β)선, 감마(γ)선, 가속전자, X선 등의 고에너지 방사선을 의미한다. 이들 중에서 표면 그래프트 중합에 사용되는 방사선은 감마선과 가속전자이며, 특히 ^{60}Co을 방사선원으로 한 감마선이 많이 이용된다. 이러한 방사선의 에너지는 매우 커서 수십 keV부터 수백 MeV의 범위이다. 저온 플라즈마나 광의 에너지가 수 eV인 것에 비하면 매우 큰 것을 알 수 있다. 따라서 방사선이 고분자재료에 조사될 경우 재료 중의 많은 원자가 들뜨게 되어 이온화가 되면서 높은 에너지를 가지게 된다. 방사선을 다룰 때 기본적인 변수는 에너지량이며, 기질에 흡수된 조사량은 gray(Gy)로 표시된다. 즉, 1 Gy = 1 J/kg = 100 rad이며, 조사속도는 단위시간당 gray로 표시된다. 개략적으로 고분자 표면을 개질시키는 데 필요한 조사량은 1에서 10 Mrad이다.

표 7.1에서 감마선과 전자선의 에너지량 및 조사속도를 비교하였다. 감마선은 전자선보다 침투능이 더 우수하다. 표를 보면 전자선과 감마선 모두 물질의 공유결합을 깰 수 있을 만큼의 충분한 에너지를 가진다. 방사선 화학의 목적은 방사선으로부터 에너지를 물질에 전달해 공유결합의 일부를 파괴하여 새로운 중합 개시점을 생성시키는 것이다.

방사선을 고분자재료 표면의 개질에 이용하는 경우, 몇 가지의 조사방법이 가능하다. 많이 알려진 것으로는 전조사법(pre-irradiation)과 동시조사법(simultaneous irradiation)이 있다(그림 7.2). 전조사법은 그림 7.2(a)와 같이 미리 고분자재료에 방사선을 조사하여 고분자재료에 중합 개시점을 도입하는 방법이며, 동시조사법은 그림 7.2(b)와 같이 단량체 존재하에서 방사선을 조사하면서 중합반응을 유도하는 방법이다. 전조사법은 공기 중에서의 전조사법과 진공 중의 전조사법으로 분류가 가능하며 공기 중 전조사법에서는 퍼옥사이드(peroxide, 과산화물) 라디칼 (P-O-O·)이 주로 생성되고 진공 중의 전조사법에서는 중합 개시점으로 라디칼(P·)이 주로 생성된다. 전조사가 공기 중 또는 진공 중에서 이루어질 경우 방사선 조사 후에 재료를 공기 중에 노출하면 재료에는 하이드로퍼옥사이드

표 7.1 일반적인 감마선과 전자선의 에너지 및 조사속도[1)]

방사선	에너지(MeV)	조사속도(rad/s)
감마선	0.1 – 1.5	10^{-1} – 10^{2}
전자선	0.1 – 10	10^{5} – 10^{9}

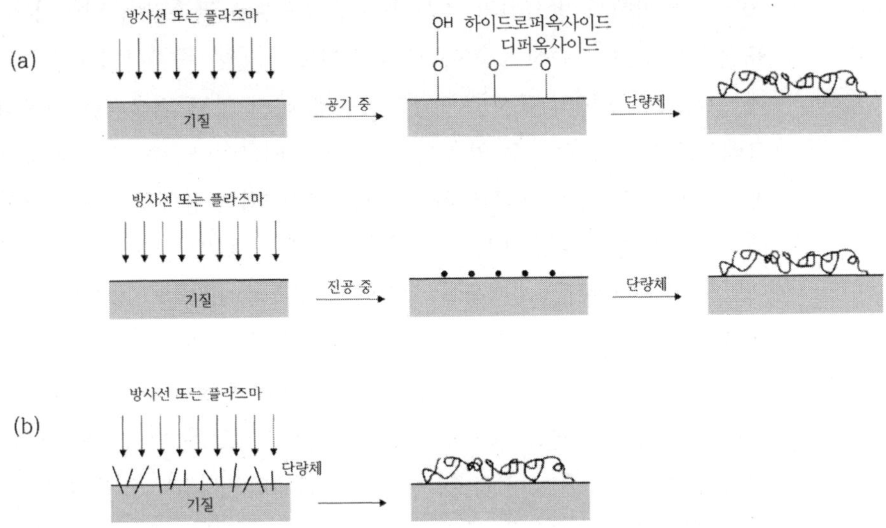

그림 7.2 방사선 또는 플라즈마를 이용한 그래프트 중합법; (a) 전조사법, (b) 동시조사법.

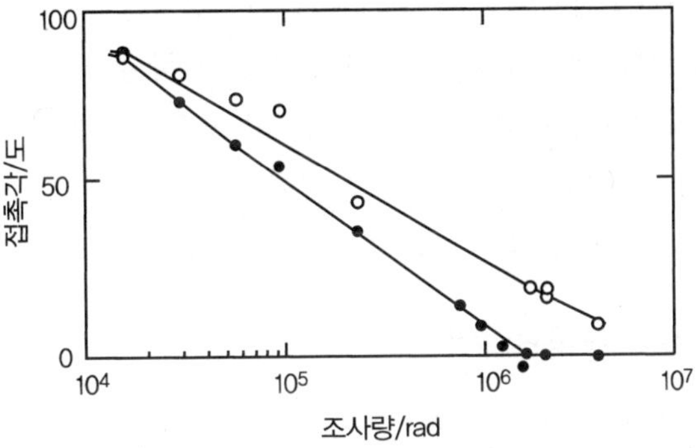

그림 7.3 폴리에틸렌 표면에의 아크릴아마이드의 방사선 그래프트 중합. ○ : LDPE, ● : HDPE[2)]

(P-O-O-H)나 디퍼옥사이드(P-O-O-P) 등의 고분자-퍼옥사이드가 생성된다[그림 7.2(a)]. 다만, 공기 중 조사에서는 중합 개시점이 모두 퍼옥사이드인 것이 아니라 라디칼이 일부 남아 있는 경우도 있다고 알려져 있다.

우선, 공기 중 전조사법에 따라 고밀도 폴리에틸렌(HDPE) 필름과 저밀도 폴리에틸렌(LDPE) 필름 표면에 아크릴아마이드(AAm)를 그래프트 중합한 예를 그림 7.3에 나타내었다.

사용한 필름의 두께는 HDPE가 35 μm, LDPE가 70 μm이었으며 ^{60}Co의 조사속도는 1.8 × 10^4 rad/hr이었다. AAm는 25 wt% 수용액에서 1시간 중합을 실시하였다. 그림의 세로축에는 그래프트율이 아니라, 그래프트된 필름의 물에 대한 접촉각을 나타내었다. 그래프트되지 않은 폴리에틸렌의 물에 대한 접촉각은 약 90°인 데 비해서 방사선의 조사량이 증가할수록 접촉각이 낮아지는 것은 필름 표면에 형성된 친수성 폴리아크릴아마이드의 양이 증가하기 때문이다. 이와 같이 그래프트 정도의 표시를 그래프트율로 하지 않고 접촉각을 사용하는 이유는 그래프트율이 측정할 수 없을 정도로 낮기 때문이다. 즉, 소수성 고분자인 폴리에틸렌의 표면층을 그래프트하기 위해서 단량체의 용매로 물을 사용할 경우, 그래프트 중합은 표면층에서만 발생하기 때문이다. 일반적으로 방사선법의 경우 재료 내부까지 중합 개시점이 생성되기 때문에 표면만 그래프트하기 위해서는 재료 내부에 중합 개시점이 발생하지 않도록 주의가 필요하다.

방사선 조사에 따른 그래프트 중합뿐만 아니라 플라즈마나 광을 이용한 그래프트 중합의 경우에도 표면개질하려는 고분자재료를 단량체가 들어 있는 용액에 침지하여 중합을 실시할 경우, 단독중합체의 생성과 그 제거가 큰 문제가 된다. 단독중합체의 생성을 억제하기 위해서는 단량체가 들어있는 용액 중에 중합금지제를 첨가하거나 산화환원 개시제를 사용하는 것이 좋다. 방사선을 표면 그래프트 중합의 수단으로 이용한 경우, 방사선의 에너지를 높이게 되면 그 효과가 재료 표면뿐만 아니라 내부에까지 영향을 미치게 된다. 그 결과 표면 그래프트 중합의 목적에 따라 다음과 같은 사항들을 고려하여야 한다. 고분자재료는 가교형인가 분해형인가, 어떤 조사방법을 선택할 것인가, 용매는 무엇을 사용할 것인가, 중합금지제를 사용할 것인가 등의 여러 가지 최적조건을 설정하고 방사선을 이용하여 고분자재료 표면을 그래프트화하는 것이 필요하다.

(2) 저온 플라즈마법

저온 플라즈마를 이용하는 그래프트 중합은 방전 매체 중에 반응성 기체를 도입하여 중합을 하는 플라즈마 중합과는 본질적으로 다르다. 플라즈마 중합은 전술한 방사선법의 경우에 있어서의 동시조사법과 유사하지만, 플라즈마를 이용한 그래프트 중합은 전조사법에 해당한다. 즉, 플라즈마 전조사법은 플라즈마 전처리에 의해 고분자재료에 활성종을 만들어 그들로부터 비닐단량체의 그래프트 중합을 개시하는 것이다. 저온 플라즈마법과 방사선법의 다른 점은 중합 활성종의 생성기구, 생성 활성종의 밀도, 생성 활성종의 분포 등에서 차이가 나는 것이다. 특히, 저온 플라즈마 처리에서는 기체 중에 발생하는 활성종의 에너지가 낮기 때문에 반응층은 방사선법의 경우와는 달리 표면의 수 μm 정도로 얇게 형성되는 특징이 있다.

저온 플라즈마 처리는 고분자 표면에 라디칼을 형성시킬 수 있는 여러 활성종

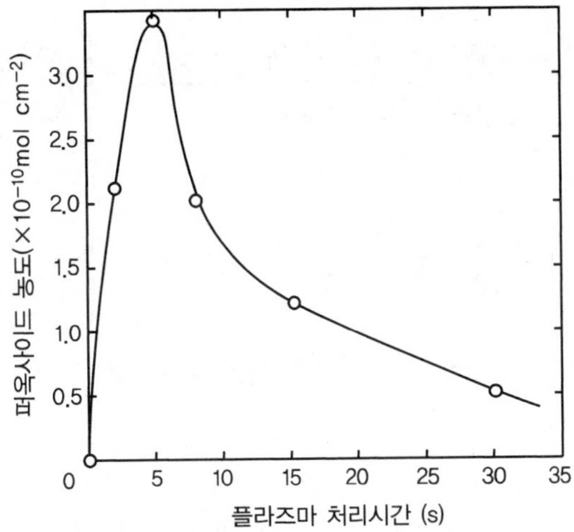

그림 7.4 아르곤 플라즈마에 노출된 PE 필름 위의 퍼옥사이드 형성[3)]

(전자, 들뜬 원자, 라디칼, 이온)을 포함한다. 처리된 기질은 플라즈마 처리 후에 증기상 단량체와 접촉하게 된다. 만약 처리된 기질이 공기에 노출되면 표면의 라디칼과 공기 중의 산소와 반응하여 퍼옥사이드가 형성된다. 그림 7.4는 퍼옥사이드의 농도가 플라즈마 처리 시간에 매우 민감하다는 것을 보여 준다. 또한 그래프트 수율은 퍼옥사이드의 농도에 비례하여 증가한다.

저온 플라즈마는 다음 절에서 자세히 다루게 될 것이기 때문에 간단히 소개하였다.

(3) 광 · 자외선법

고분자재료의 광조사는 주로 광산화 반응의 관점에서 다루게 된다. 특히, 광은 저온 플라즈마 처리와 마찬가지로 에너지가 낮고 취급이 용이하기 때문에 고분자재료 표면의 개질에 효과적으로 사용되는 방법이다. 대표적인 중합법으로는 고분자재료에 광을 조사하여 중합 개시점을 직접 만드는 방법, 광흡수기를 가지는 고분자재료에 광을 조사하여 중합을 개시하는 방법, 광증감제를 사용하여 그래프트 중합을 실시하는 방법 등이 있다. 광증감제를 사용하는 경우, 광증감제를 단량체가 들어있는 용액 중에 첨가하거나 고분자재료 중에 포함시키는 방법 또는 재료 표면에 코팅하는 방법 등이 있다. 그 외에도 단량체 자체가 광증감제로 작용하는 경우도 있다. 그래프트 중합의 형태에 따라서 기상법과 액상법으로 구분이 가능하다. 일반적인 광 그래프트 중합은 방사선법의 동시조사법에 해당되지만 전조사법에 따른 그래프트 중합도 있을 수 있다.

광원에는 일반적으로 수은램프가 사용되지만 조사광은 필터를 사용하여 300

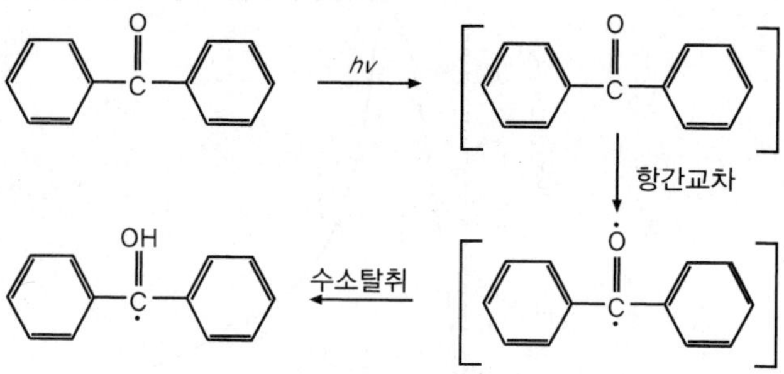

그림 7.5 벤조페논에 대한 자외선의 효과[1)]

nm 이상의 파장인 자외선을 이용하는 것이 바람직하다고 알려져 있다. 고분자 또는 광증감제를 들뜨게 하기 위해서는 에너지가 필요하지만 적정 수준 이상의 에너지가 투입되면 단량체 분자가 직접 중합되거나 생성되는 그래프트 사슬이 광분해를 일으키게 된다. 셀룰로오스에 대한 메타크릴산메틸의 중합과 같이 고분자재료가 반응성기(reactive group)를 가지는 경우에는 고분자재료에 중합개시 라디칼이 직접 생성되기 때문에 광의 에너지가 문제가 된다. 앞에서 설명한 바와 같이 300 nm 이하의 파장을 가지는 광에서는 광 그래프트 중합의 형태가 달라지게 된다. 한편, 순수한 폴리프로필렌이나 폴리에틸렌과 같이 포화 탄화수소로 구성되는 반응성기를 가지고 있지 않는 고분자 화합물은 가시광 및 자외선 영역에 흡수대를 가지고 있지 않다. 따라서 공기 중에서 가열하여 산화반응에 의해 생성되는 하이드록시 퍼옥사이드(P-O-O-H)와 같은 중합 개시점을 이용하거나 광증감제를 이용하는 방법이 가능하다. 광증감제에는 벤조페논(BP), 안트라퀴논(AQ), 벤조일퍼옥사이드(BPO), 벤조인, 과산화수소, 금속 이온(Ce^{4+}, Fe^{3+}, Fe^{2+}) 등이 있다.

자외선은 광증감제를 들뜬상태로 변화시키고 이것이 고분자 사슬로부터 수소원자를 떼어내어 고분자재료에 라디칼이 형성되게 한다. 이 라디칼이 중합 개시점으로 작용한다. 가장 일반적으로 사용되는 광증감제의 반응 메커니즘을 벤조페논(BP)을 예로 들어 그림 7.5에 나타내었다. 300 ~ 400 nm 사이 파장의 자외선은 흡수되어 BP를 단일항 상태(singlet state)로 들뜨게 하고 항간교차(intersystem crossing)에 의해 반응성 삼중항 상태(triplet state)로 변화하여 고분자재료로부터 수소 원자를 떼어 내어 고분자 라디칼을 형성시키게 된다. 만약 비닐 단량체가 존재하면 고분자 라디칼은 그래프트되는 사슬의 성장 개시점이 된다.

(4) 커플링법

미리 형성된 고분자 사슬을 개질하고자 하는 고분자재료의 표면에 그래프트하는 것이 그래프트 커플링법이다. 일반적으로 커플링 결합에는 공유결합을 이용하기 때문에 재료 표면과 커플링하려는 고분자사슬 모두 아미노기나 카르복실기와 같은 반응기를 가지고 있어야 한다. 커플링법이 가장 많이 사용되고 있는 것은 효소의 고정화이지만 효소 이외의 생리활성 고분자도 커플링법에 의해 재료 표면에 그래프트가 가능하다.

그림 7.6에 나타낸 반응 예는 폴리우레탄 표면상에 헤파린을 그래프트하는 경우이다. 폴리우레탄에 혈액적합성을 부여하기 위해 항혈전성을 가지는 다당류인 헤파린을 -COOH + $-NH_2$ → -CONH- 의 반응을 이용하여 커플링한 것이다. 폴리우레탄 표면에는 원래 헤파린과 결합할 수 있는 반응성기가 없기 때문에 그림에서 나타내었듯이, 우선 폴리우레탄 표면에 있는 우레탄 결합의 일부를 가수분해하고, 아미노기와 하이드록시기를 형성시킨다. 여기에 포스겐($COCl_2$)을 반응시키면 반응성이 큰 이소시아네이트기로 변화한다. 다음으로 과량의 지방족 디아민을 반응시키면 폴리우레탄 표면에 아미노기가 도입된다. 마지막으로 카르보

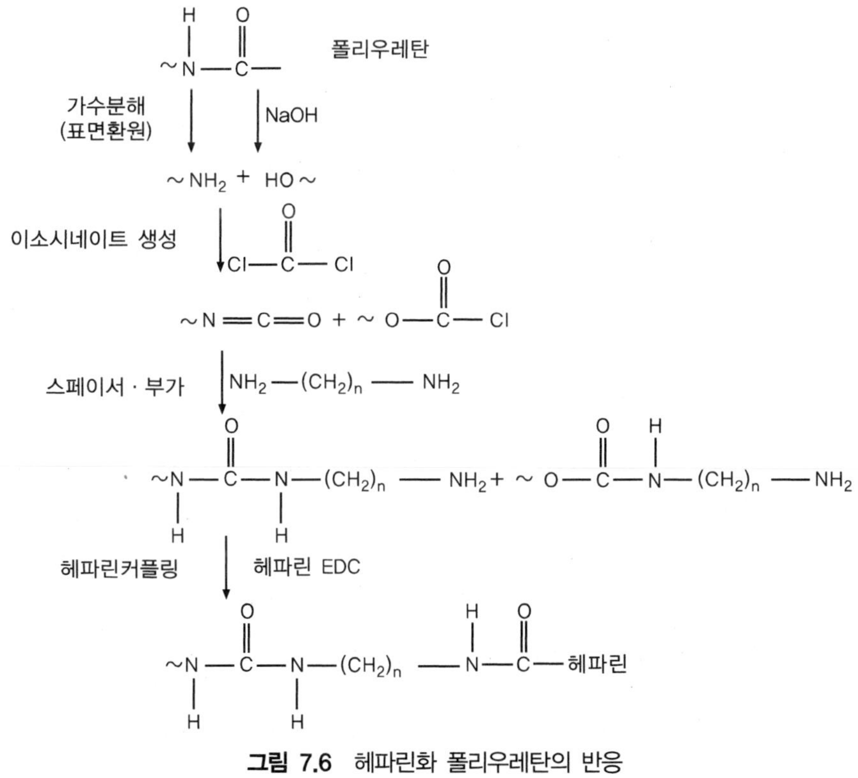

그림 7.6 헤파린화 폴리우레탄의 반응

디이미드(carbodiimide)를 탈수제로 사용하여 헤파린을 공유결합으로 커플링시키면 된다.

(5) 그래프트 공중합체 첨가법

개질하고자 하는 고분자재료 중에 계면활성능을 가지는 고분자를 첨가할 경우 그것이 재료 표면에 위치하여 재료의 표면개질이 가능하다. 이와 같은 계면활성능을 가지는 고분자는 일반적으로 블록 또는 그래프트 공중합체이다. 이러한 고분자 그래프트화 방법은 매우 간편하고 사용 중에 첨가되는 고분자의 용출 등의 문제가 없다면 공업적으로도 매우 흥미로운 표면개질 방법이 될 수 있다.

7.2 저온 플라즈마 – 표면반응

7.2.1 서론

글로우방전이나 코로나방전에 의한 저온 플라즈마의 고분자화학에서의 이용은 플라즈마 표면처리와 플라즈마 중합으로 구별된다. 저온 플라즈마에 의한 고분자 표면개질의 특징은 고분자의 벌크(bulk) 성질 그 자체에 본질적인 영향을 주지 않고 표면층 부분만의 개질이 가능하다는 점이다. 또 고분자의 표면개질 수법인 방사선이나 전자선 등의 고에너지선을 이용하는 경우, 고분자 내부 성질까지도 표면과 비슷한 변화를 받는다. 그러나 저온 플라즈마 반응에서는 플라즈마가 되는 가스의 종류나 플라즈마화 조건을 적절히 선정함으로써 고분자 표면 층의 화학구조나 물리구조를 목적에 맞도록 개질할 수 있다. 예를 들면 ① 표면의 에칭(etching), ② 표면층의 가교, ③ 표면의 화학개질, ④ 그래프트 중합, ⑤ 플라즈마 중합에 의한 코팅 등이 가능하다. 이와 같이 저온 플라즈마를 처리하게 되면 고분자재료 표면의 적심성(wettability), 접착성, 마모성, 소수성, 대전성, 생체적합성, 광학특성 등의 개량효과가 나타나고 이 중 일부는 이미 실용화되고 있다.

7.2.2 저온 플라즈마의 정의

방전 분야에서 플라즈마라는 용어가 사용된 것은 1927년에 Langmuir가 수은증

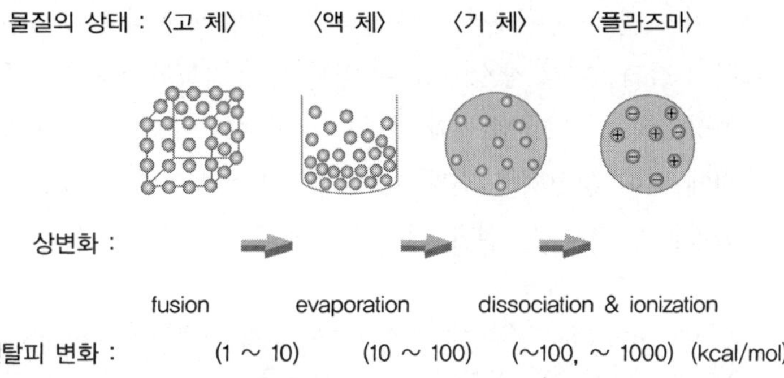

그림 7.7 물질의 상태 분류

기의 이온상태를 조사한 때부터이다. 이 경우 플라즈마란 "전자이온, 중성입자의 독립된 모임으로, 입자 간 평균 충돌시간의 몇 배 정도 되는 시간 동안 집합상태를 유지하고 있는 것"으로 정의되고, 물질의 상태로서는 고체, 액체, 기체에 이어 제4의 상태라고 말할 수 있다(그림 7.7).

플라즈마 상태는 기체가 아주 높은 온도나 강한 전자장 속에 놓여 있을 때 생긴다. 이때 상온 또는 거기에 가까운 온도의 기체 속에 고온($10^4 \sim 10^5$ K)의 전자가 떠다니고 있는 상태에서는 전자온도(T_e)와 기체온도(T_g) 사이에 평형관계가 성립하지 않는데, 이 영역에서의 플라즈마를 비평형 플라즈마 또는 저온 플라즈마라고 한다(그림 7.8).

방전을 이용하여 플라즈마를 발생시키는 방법을 분류하면 다음과 같다.

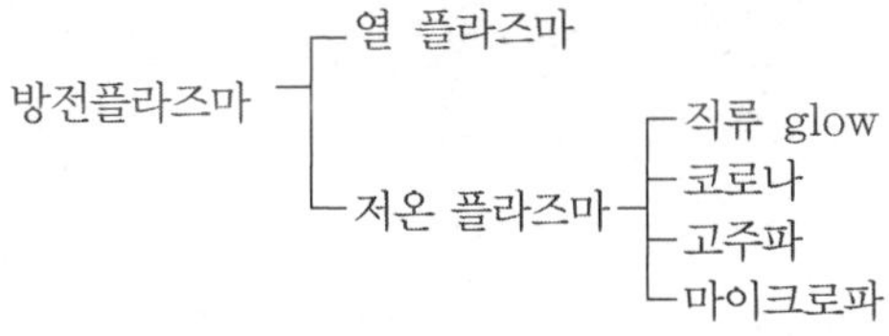
방전플라즈마
열 플라즈마
저온 플라즈마
직류 glow
코로나
고주파
마이크로파

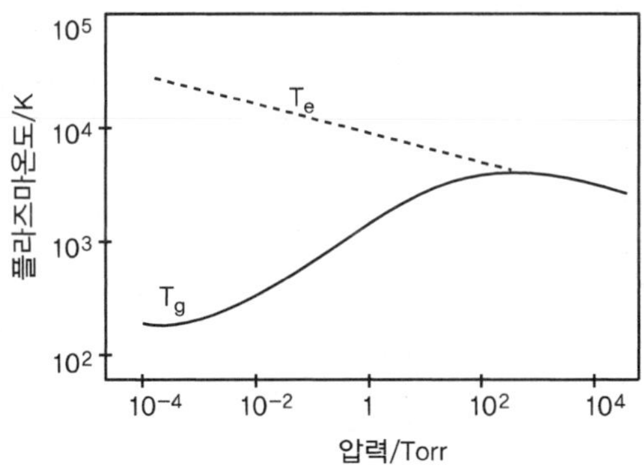

그림 7.8 기체압력과 플라즈마 온도. Te: 전자온도, Tg: 기체온도

이와 같이 직류에서 마이크로파의 범위까지 넓은 주파수에 걸쳐 방전을 이용하여 플라즈마를 생성시킬 수 있지만, 유기화학반응에 자주 이용되는 것은 저진공상태에서 13.56 MHz의 라디오 주파수를 이용하는 글로우방전이다. 글로우 방전에 의해 생성되는 전자 에너지는 약 5 eV이다. 이것은 표 7.2에 나타낸 유기화합물의 원자 간 결합 에너지나 표 7.3에 나타낸 이온화 퍼텐셜 에너지와 잘

표 7.2 유기화합물의 결합 에너지(eV)

결합	에너지	결합	에너지
H–CH_3	4.5	CH≡CH	10.0
H–C_2H_5	4.2	CH_2=CH_2	7.5
H–$CHCH_2$	4.7	CH_3–CH_3	3.8
H–CCH	5.4	CH_3–C_6H_5	4.3
H–C_6H_5	4.8	CH_3–CN	5.4
H–$CH_2C_5H_5$	3.7	CH_3–OH	3.9
H–CH_2OH	4.1	CH_3–Cl	3.6
H–CH_2COCH_3	4.3	CH_3–Br	3.0
H–OCH_3	4.5	CH_3–I	2.4
H–OC_6H_5	3.8	C_6H_5–Cl	4.1

표 7.3 중성원자 및 분자의 이온화 퍼텐셜(eV)

이온화 과정	이온화 퍼텐셜	이온화 과정	이온화 퍼텐셜
$Ar \rightarrow Ar^+ + e$	15.755	$H_2 \rightarrow H_2^+ + e$	15.4
$C \rightarrow C^+ + e$	11.264	$C_2 \rightarrow C_2^+ + e$	12
$Cs \rightarrow Cs^+ + e$	3.893	$N_2 \rightarrow N_2^+ + e$	15.5
$He \rightarrow He^+ + e$	24.580	$O_2 \rightarrow O_2^+ + e$	12.1
$H \rightarrow H^+ + e$	13.595	$F_2 \rightarrow F_2^+ + e$	16.5
$Hg \rightarrow Hg^+ + e$	10.44	$Cl_2 \rightarrow Cl_2^+ + e$	11.5
$N \rightarrow N^+ + e$	14.54	$Br_2 \rightarrow Br_2^+ + e$	10.7
$O \rightarrow O^+ + e$	13.614	$CO \rightarrow CO^+ + e$	14.0
$Na \rightarrow Na^+ + e$	5.138	$NO \rightarrow NO^+ + e$	9.25
$Xe \rightarrow Xe^+ + e$	12.13	$H_2O \rightarrow H_2O^+ + e$	13

대응하고 있고, 저온 플라즈마가 유기화합물의 반응을 진행시키는 데 적합한 에너지 레벨인 것을 이해할 수 있다.

7.2.3 저온 플라즈마 장치

그림 7.9는 유리제품으로 만든 저온 플라즈마 장치를 나타내고 있다. 내부전극형으로 chamber 내에 고분자 샘플을 장착하고 압력, 온도, 가스유속 등을 조절하여 플라즈마 가스를 발생시킴으로써 고분자 표면에서 화학반응이 일어나도록

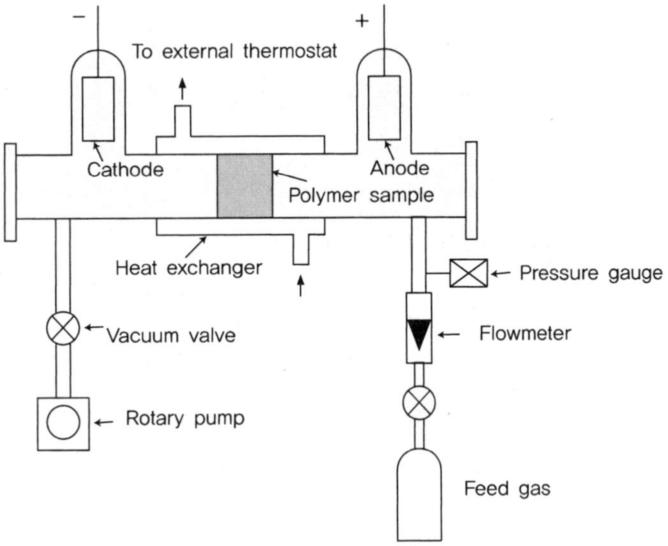

그림 7.9 저온 산소 플라즈마 실험장치[4)]

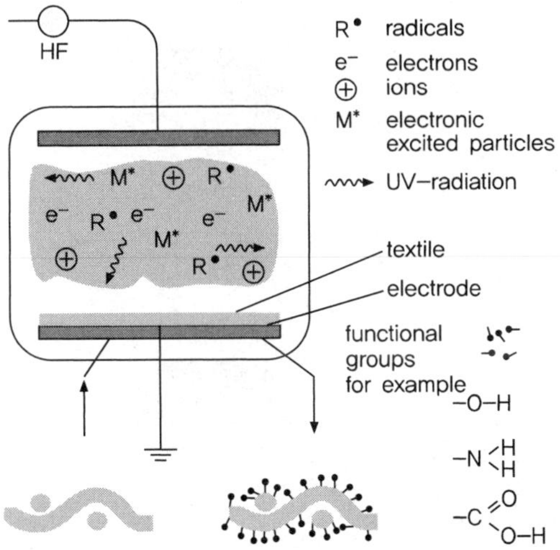

그림 7.10 표면의 화학반응으로 생기는 여러 가지 반응종[5)]

한다. 플라즈마는 라디칼, 이온, 광자(photon), 기타 여기종(excited species)을 함유하고 있다.[5] 이들은 높은 반응성을 갖고 있으며 재료표면에서 물리적 또는 화학적으로 반응하게 된다. 그 결과 표면이 산화하여 새로운 화학그룹이 형성되기도 하고, 에칭 효과로 인해 표면이 분해되기도 하지만 벌크의 성질은 변하지 않는다(그림 7.10). 또한 가스의 종류, 방전압, 압력, 플라즈마 노출시간 등을 조절하여 다양한 표면효과를 얻을 수 있다.

표면처리의 균일성을 유지하기 위해서는 재료표면의 손상(damage)을 피하고 요구되는 효과를 얻을 수 있도록 조심스럽게 플라즈마 조건을 설정하여야 한다. 플라즈마의 변수들을 조절하여 표면에 여러 가지 라디칼을 형성시킬 수 있는데, 이들은 물 분자와 반응하여 과산화물이 된다. 이 과산화물은 생체분자들을 도입하고자 할 때 필요로 하는 기능성 그룹을 갖는 단량체를 표면중합시킬 때 개시제 역할을 한다.

7.2.4 대기압 플라즈마

지속적인 과학기술의 발전에 힘입어 대기압 방식의 플라즈마 처리법이 개발되었다. 이들 방식은 진공식 장비에 비해 구조가 간단하고 높은 전압을 이용한 방전이 이루어져 표면에서 물리-화학적 반응을 일으켜 표면접착력 향상에 뛰어나며 연속적인 처리 공정이 가능하다.[6] 여러 가지 고분자 필름 표면을 상압 플라

표 7.4 상압플라즈마 처리 전/후의 고분자 필름의 접촉각

Liquid	Film	No treated	Treatment
DI water	PET	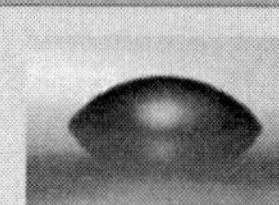 59.3°	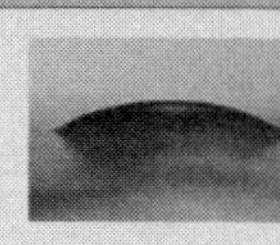 24.9°
	PC	83.5°	30.4°
	EVA	84.0°	44.2°
Diiodo-methane	PET	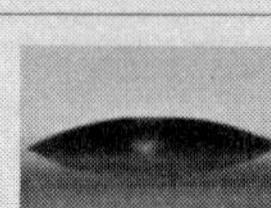 30.8°	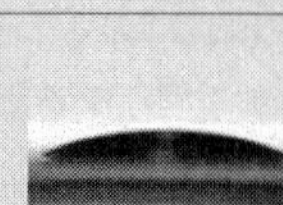 16.6°
	PC	36.4°	17.4°
	EVA	43.6°	21.9°

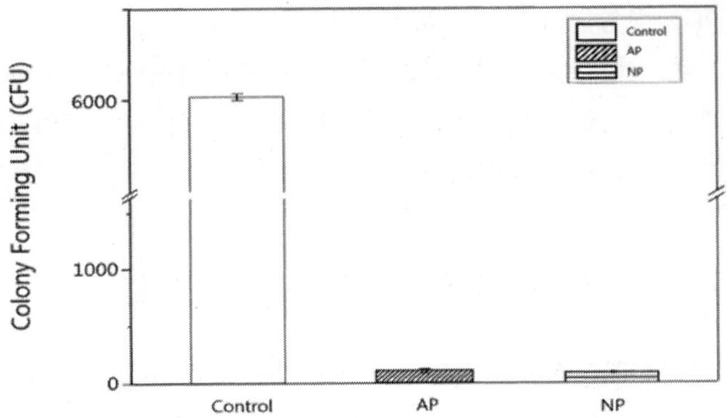

그림 7.11 상압 공기 플라즈마 및 질소 플라즈마 처리한 치과 레진 표면의 살균효과

즈마 처리하고 접촉각을 측정한 결과를 표 7.4에 나타내었다. 고분자의 종류에 무관하게 접촉각이 작아지고 있어 표면이 친수화되었음을 알 수 있다.

테프론몰드에서 자가중합하여 얻은 의치상용 레진(Jet denture repair resin)을 상온대기압 플라즈마 처리하여 살균효과를 분석한 결과를 그림 7.11에 나타내었다. 미처리 레진의 colony forming unit(CFU)은 6,000이었으나 공기 플라즈마(AP) 및 질소 플라즈마(NP) 처리한 레진에서는 CFU가 거의 나타나지 않았다.[7)]

7.2.5 플라즈마에 의한 작용기 도입

NH_3 플라즈마나 N_2와 O_2의 혼합 플라즈마에 의해 고분자 표면에 NH_2 기를 도입할 수 있다. 이때 수소가 분자쇄 중에 존재하는 고분자에서는 N_2 플라즈마로 표면을 처리한 후 폴리에틸렌 표면을 X선 광전자분광기(XPS, X-ray photoelectron spectroscope)로 분석하면 아미노기 이외에 -OH, C=O, -COOH도 표면에 존재

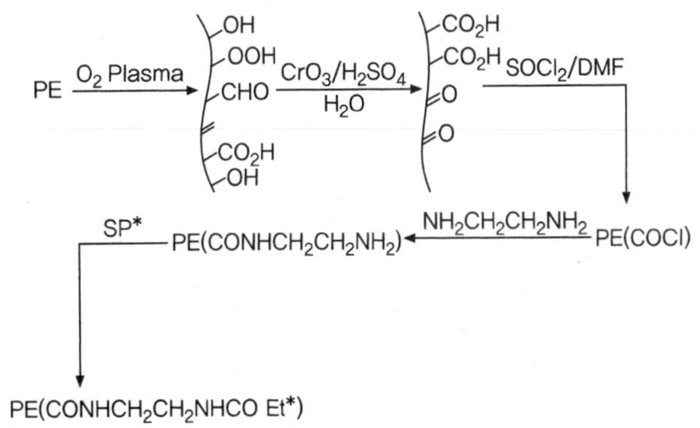

그림 7.12 폴리에틸렌 표면의 유도체 변환 반응[8)]

하는 것을 확인할 수 있다.[8)]

폴리에틸렌 표면을 산소 플라즈마 처리하여 -OH, -COOH 등을 도입하고, 그 후 유기화학반응을 이용하여 $-CONHCH_2CH_2NH_2$ 등의 복잡한 구조를 갖는 작용기를 표면에 도입할 수 있다[8)](그림 7.12).

7.2.6 플라즈마에 의한 생체고분자의 도입

고분자재료 표면을 플라즈마 처리하여 작용기를 도입할 수 있지만, 입체적으로 좀 더 많은 양의 작용기를 표면에 도입하기 위해서는 작용기를 갖는 모노머를 표면중합시키는 것이 가장 바람직하다. 그림 7.13은 폴리에틸렌텔레프탈레이트(PET) 필름 표면을 산소 플라즈마 처리하여 아크릴산을 표면 그래프트 중합시키고, 도입된 카복실기를 이용하여 폴리에틸렌옥시드(PEO)를 스페이서(spacer)로 도입한 후 인슐린 또는 헤파린을 고정화하여 혈액 및 조직적합성을 갖는 재료를 제조하는 과정을 나타내고 있다.[9)] 플라즈마 처리 후 샘플을 공기 중에 노출시키면 재료 표면에 과산화수소가 생긴다. 이 과산화수소는 표면중합 시 라디칼개시제로 이용된다. 보통 과산화물은 60°C 정도에서 분해되어 라디칼을 발생한다. 이때 재료의 열화를 막기 위해 저온에서 중합시키고자 할 경우에는 환원

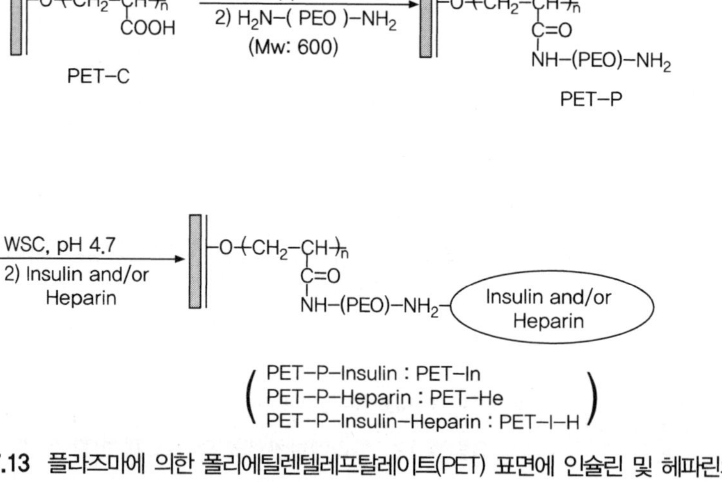

그림 7.13 플라즈마에 의한 폴리에틸렌텔레프탈레이트(PET) 표면에 인슐린 및 헤파린의 고정화[9)]

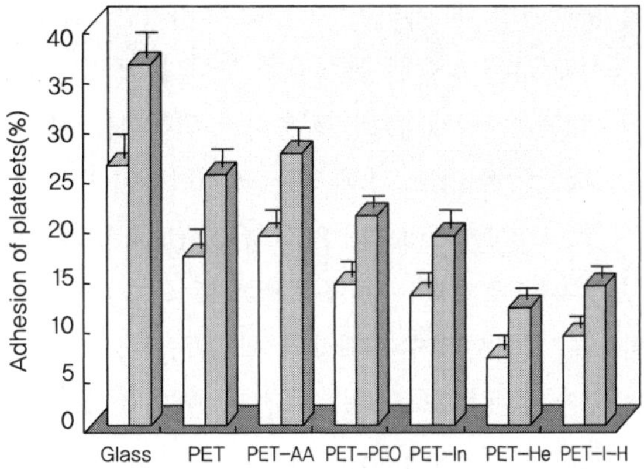

그림 7.14 표면개질한 PET필름에의 혈소판점착[9)]

제를 넣어주어 낮은 온도에서 중합시킨다.

그림 7.13에 나타낸 것처럼 일단 아크릴산이 표면에 그래프트되면 많은 양의 카복실기가 도입되므로 말단에 아미노기를 갖는 PEO를 반응시키기 용이해진다. 이때 과량의 PEO를 사용하게 되면 한쪽 말단에 NH_2를 남길 수 있어 나중에 당이나 단백질을 도입하기가 용이해진다. 그림 7.14는 생체고분자를 고정화한 PET 필름을 혈소판혈장 용액에 30분(□) 및 60분(■) 침적시킨 후의 혈소판 점착량을 나타내고 있다. 결과로부터 알 수 있듯이 아크릴산이나 PEO를 고정화한 PET보다도 헤파린이 도입된 PET 표면(PET-He, PET-I-H)이 혈소판 점착을 잘 억제하고 있음을 알 수 있다.[9)] 이는 플라즈마를 이용하여 폴리에스테르 표면에 생체고분자를 고정화함으로써 혈액적합성이 개선되었음을 시사하는 것이다. 여기에서는 PET를 예로 들어 설명하였으나 폴리우레탄이나 그 밖의 고분자재료도 동일한 방법으로 표면을 개질하여 생체적합성을 개선할 수 있다.

7.3 생체분자의 고정화

7.3.1 서론

다양한 합성재료를 생체재료로 사용하기 위해서는 재료가 생체 내에서 독성을 나타내지 않아야 함은 기본이며, 추가적으로 혈액적합성 및 조직적합성을 나타내어야만 생체 내 이식이 가능하다. 하지만, 범용의 합성재료들(고분자, 세라믹 및 금속재료)은 상술한 특성들을 모두 겸비하지 못한 것이 현실이다. 따라서 기존의 재료들을 생체재료로 적용하기 위해서는 재료와 생체조직이 접촉되는 재료 표면의 특성만이라도 혈액 및 조직적합성이 발휘되어야 할 필요성이 대두된다.

즉, PLA(polylactide)와 PLGA[poly(lactide-co-glycolide)]로 대표되는 생분해성 고분자는 접촉되는 세포들이 세포 외 기질(ECM; extracellular matrix)을 분비하도록 촉진시키거나 배양된 세포들을 조직으로 재생시키려는 생물학적인 활성을 갖추지 못하고 있다. 그 결과, 고분자 표면이 세포의 접착과 증식 그리고 정상적인 표현형(phenotype)과 기능을 유지 가능케 하기 위한 연구들이 수행되어져 왔고, 이의 일환으로 생체 내에서 활성을 갖는 생체분자들(성장인자, 세포 접착성 단백질, 항체 및 각종 효소)을 합성재료의 표면에 도입하여 생체조직과 유사한 표면특성(bio-mimicking surface)을 창출하여 생체 내 적합성을 확보하려는 시도가 수행되어져 왔다.

생체조직과 유사한 표면이 고분자 생체재료의 표면에 구현되면, 이들 표면은 생체인식(bio-recognition)이라는 과정을 통해 세포와의 접촉을 시도하게 되는데, 원활한 생체인식을 위해서 다음에 나타낸 두 가지 방법이 생체재료의 표면수식에 적용 가능하다. 첫 번째는 재료의 표면 특성을 제어하는 것으로, 표면에 흡착되는 단백질들이 고유의 기능을 발휘하도록 흡착거동을 제어하여 표면을 구성하는 물질의 조성, 친수성 혹은 소수성, 표면전하, 표면 거칠기 등의 특성을 조절하는 방법이다. 하지만 이 방법으로는 표면에 흡착된 단백질을 이용하여 재료 표면과 상호작용하는 세포의 거동을 특이적으로 제어할 수는 없는데, 단백질의 흡착 자체가 비특이적으로 진행되기 때문이다. 두 번째는 첫 번째 방법에서 지적된 비 특이적 제어를 극복하고자 특정 생체분자(biomolecule)들을 직접 생체재료의 표면에 화학적 결합을 통하여 도입하는 방법으로서, 재료 표면과 상호작용하는 세포의 거동을 특이적으로 제어 가능한 방법이다. 이 절에서는 이러한 특이적으로 재료 표면과 상호작용하는 세포의 거동을 제어하기 위해, 생체분자들을 생체재료 표면에 직접 도입하는 방법에 대해서 설명하고자 한다.

7.3.2 작용기의 도입법

고분자재료의 표면에 작용기를 도입하는 방법으로서는 7.1절 및 7.2절에서 언급된 표면 그래프트(graft) 중합법과 플라즈마 처리법 및 광학적 산화법(photo-oxidation) 등을 들 수 있다.

(1) 표면 그래프트 중합법

표면 그래프트 중합법에 의하면 소수성인 고분자재료의 표면에 친수성인 고분자 쇄를 도입 가능하게 되어 표면특성의 개질이 가능하다. 이 방법을 적용하기 위해서는 그림 7.15에 나타낸 바와 같이 우선 고분자 표면에 개시제(라디칼 혹은 과산화물)의 도입이 선행되어야 하는데, 비활성인 고분자재료 표면을 Ar 플라즈마로 처리하거나, 오존을 이용한 산화처리, γ-선/전자선을 조사하거나 혹은 레이저 광을 이용하여도 가능하다.[8] 개시제가 도입된 다음, 고분자재료를 도입 예정인 단량체 용액에 침적시키고 가열 혹은 자외선 조사를 통하여 개시제로부터 생성된 라디칼들이 단량체의 그래프트 중합을 진행시키게 되고, 결과적으로는 이종의 고분자 쇄가 원래의 고분자 표면에 화학적 결합으로 연결되어, 원래의 고분자재료 표면 특성과는 상이한 표면 특성을 나타낸다. 이들 반응의 상세 내용은 7.1절을 참조하기 바란다.

한편 4가 세리움(Cerium(IV)) 이온을 이용한 표면 그래프트 중합도 가능한데, 이 방법의 경우, 앞에서 설명한 반응들에 비해 플라즈마 발생장치나 오존 발생장치 및 광조사 장치들이 필요하지 않다는 장점을 지니고 있다. 반응 기구는 다음과 같다.

$$-CH_2OH + Ce^{4+} = -C^*HOH + H^+ + Ce^{3+}$$

여기서 별 표시된 탄소는 고분자재료 표면에 세리움 이온의 산화 반응으로부터 형성된 자유 라디칼을 의미하며, 이 라디칼이 용액상의 단량체들과 반응하여

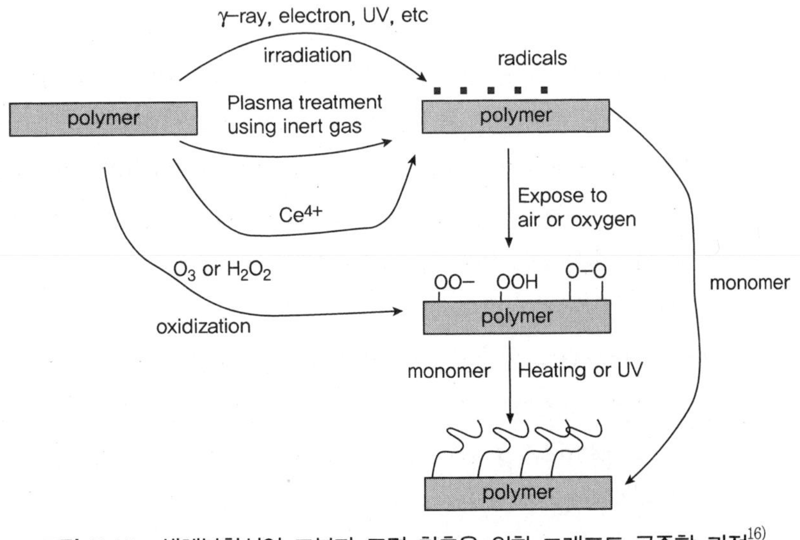

그림 7.15 생체불활성인 고분자 표면 창출을 위한 그래프트 공중합 과정[16]

표면 그래프트 중합을 진행시킨다. 하지만 이 방법은 앞에서 설명한 반응식에서 나타낸 바와 같이 -OH기를 갖는 폴리비닐알콜이나 셀룰로오스 등의 고분자재료에만 국한된다는 단점이 있다.[9)]

(2) 플라즈마 처리법

플라즈마 처리법에 의하면, 7.2절에서 상세하게 소개된 바와 같이 플라즈마 처리 시에 서로 다른 가스를 사용하면, -OH, -COO, -NH2, -SO4$^-$와 같은 극성 작용기를 용이하게 고분자 표면에 도입 가능하며, 적절한 결합시약(coupling agent)들을 이용하여 다양한 생체분자들을 목적에 따라서도 도입 가능하다. 또한 작용기 부위에 중합개시제를 도입하여 표면 그래프트 중합법을 적용하면 동일한 중합경로를 따라 원래의 고분자 조성과는 상이한 조성의 고분자 쇄를 도입하는 것도 가능하다.

(3) 광학적 산란법

광학적 산화법은 표면 그래프트 중합법과 유사하게 우선적으로 과산화물을 고분자재료 표면에 도입해야 하는데, 도입 반응은 과산화수소에 고분자재료를 부가하고 자외선 조사를 통하여 이루어지게 되므로 여타의 방법과 비교하여 볼 때, 특별한 장비의 필요성은 매우 낮다. 예를 들어 폴리우레탄(PU)과 PLLA의 경우에 도입되는 과산화물의 양은 광학적 산화반응의 초기에는 시간에 따라 증가하지만, 반응 후반부에 이르러서는 감소함을 알 수 있다.[10)] 이러한 경향은 자외선 조사가 과산화물의 생성과 분해를 유발시키지만, 조사 시간이 길어지면 과산화물의 분해가 우선시 되는 것으로 설명된다. 도입된 과산화물은 자외선 조사조건[10)] 혹은 Fe^{2+} 존재하에서 그래프트 중합의 개시제로 사용된다. PHEMA [poly (hydroxylethyl methacrylate)], 폴리아크릴아마이드[poly(acrylamide)]와 같은 친수성 고분자들은 폴리카프로락톤[PCL, poly(caprolactone)][11,12)]과 PLA[13)]들의 표면에 용이하게 그래프트 된다. PHEMA, PMAA[poly(methacrylic acid)], poly(acrylamide) 혹은 poly(N,N-dimethylaminoethyl methacrylate)들이 그래프트된 PU 혹은 PCL들은 향상된 친수성을 나타내고 나아가서는 혈관내피세포의 접착을 촉진시킨다.[14)] 그림 7.16과 7.17의 결과들로부터 산화시간 및 그래프팅 반응시간을 길게 할수록 더더욱 친수성인 표면특성이 나타나며 PCL 표면에서는 -COOH 기의 밀도도 향상됨을 알 수 있다. 세포의 접착과 성장의 측면에서는, PCL-g-PMAA 표면의 접촉각이 70°일 때에 가장 양호한 세포 거동이 관찰되었다.[11,12)]

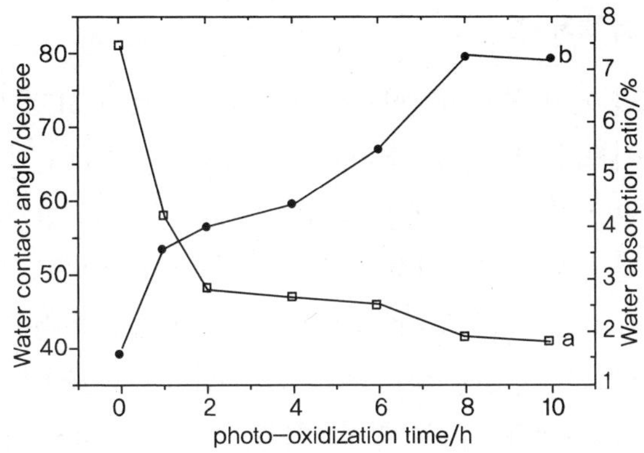

그림 7.16 PMMA가 그래프트 된 PCL 표면 특성의 광 산화반응 시간에 따른 변화: 물 접촉각 (a)과 수분 흡수 거동(b). 그래프트 공중합은 광산화 후, 30℃로 유지되는 4 wt% MAA 용액에서 1시간 동안 진행됨.[11)]

7.3.3 생체분자의 고정화 방법

한편, 표면에 작용기를 도입하여 표면 특성의 변화를 유발하는 방법 이외에 표면에 도입된 작용기를 이용하여 직접 생체분자(대부분 단백질 분자)들을 고분자재료 표면에 도입하기 위한 방법은 두 가지로 나누어서 생각해 볼 수 있다. 첫 번째 방법은 세포 외 기질(ECM)로부터 유래되는 접착성 단백질들인 fibronectin, laminin, victronectin과 collagen들을 화학적인 결합으로 고정화시키는 방법이며, 두 번째 방법은 각종 성장인자들을 공유결합을 이용하여 표면에 고정화시키는 방법이다. 전자는 주로 리간드와 수용체 간의 상호작용을 통한 세포의 점착(adhesion)과 부착(attachment)을 촉진시키며, 후자는 세포의 증식과 분화와 같은 세포거동을 조절할 수 있다.

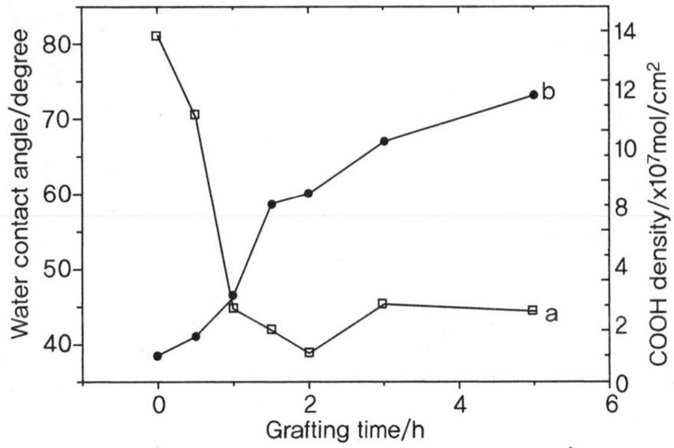

그림 7.17 PMAA이 그래프트 된 PCL 막에서 그래프팅 시간에 따른 물 접촉각(a)과 COOH 밀도(b)의 변화. PCL 막은 30℃에서 6시간 동안 광 산화된 다음, 4 wt% MAA 용액 내에서 그래프트 공중합 됨.[12)]

(1) 화학적 결합

단백질 분자들을 화학적으로 비활성인 고분자 표면에 공유결합을 이용하여 고정화시키기 위해서는 다양한 작용기(-OH, -COOH, -NH2)들이 우선적으로 도입되어야만 결합부위(coupling site)로서 작용 가능한데, 이들의 도입법은 앞에서 설명한 바와 같다. 가장 빈번하게 사용되는 한가지 방법은 결합시약을 이용한 표면도입법으로, PAA[poly(acrylic acid)] 혹은 PMAA[poly(methacrylic acid)]를 우선적으로 도입하여 표면에 결합부위로서 -COOH 기를 형성시킨 다음, 이를 수용성 carbodiimide로 활성화시켜 고정화시키고자 하는 단백질의 아미노기와의 결합반응을 유발시키는 것이다.[8,11,15]

그림 7.18은 PLLA나 PCL과 같은 폴리에스터(PEs) 표면에 광 그래프트 반응으로 PMAA를 도입하고, 콜라겐을 결합시약(coupling agent)인 EDAC와의 반응을 통하여 고분자 표면에 공유결합으로 도입하는 과정을 나타내었다(그림 7.18의 아래 부분). 한편, 폴리에스터의 가수분해반응이나 아민화 분해반응(aminolysis)을 통해서도 표면에 작용기를 형성시킬 수 있는데, PCL, PLA 혹은 PU를 diamino 화합물(예를 들면 diaminohexane) 용액으로 처리하고 결합시약으로서 glutaraldehyde를 사용하여 단백질을 고정화시킬 수 있다(그림 7.18의 윗 부분). 하지만 이 방법을 적용할 경우에는 폴리에스터와 같은 생분해성 재료들의 분자량 저하는 피할 수 없으므로 반응조건의 설정에 세심한 주의를 기울여야 한다.

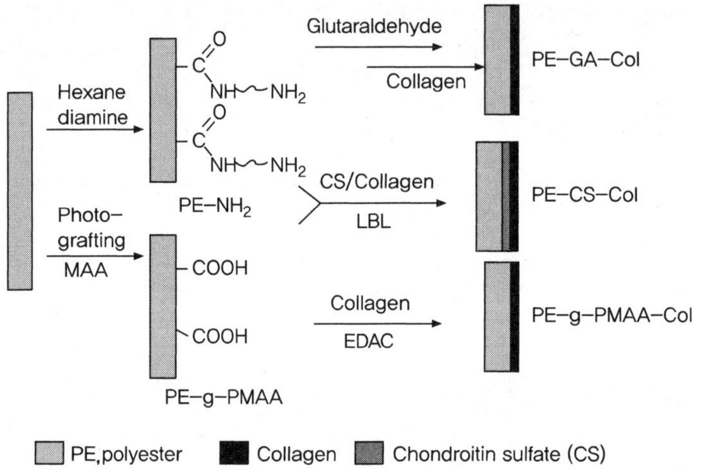

그림 7.18 폴리에스터 표면에 도입되는 생체분자들의 고정화 방법[16]

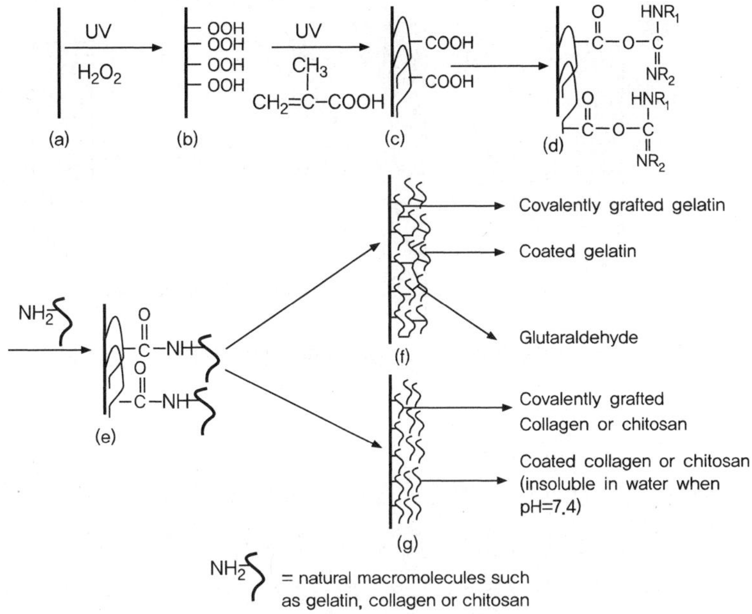

그림 7.19 PLLA 표면에 도입된 천연고분자들의 그래프팅-코팅 방법: (a) 미처리 PLLA; (b) 표면에 과산화물 관능기가 도입된 PLLA; (c) 표면에 PMAA가 그래프트된 PLLA; (d) 표면의 -COOH 기가 활성화된 PLLA; (e) 표면에 천연고분자가 공유결합으로 도입된 PLLA; (f) 표면에 젤라틴이 그래프트-코팅된 PLLA; (g) 표면에 콜라겐 혹은 키토산이 그래프트-코팅된 PLLA.[16]

다음으로 그림 7.19에 나타낸 바와 같은 그래프팅-코팅법을 들 수 있는데, 먼저 결합시약을 이용하여 단백질 분자들을 미리 표면에 공유결합으로 도입시킨 다음, 원하는 단백질들을 물리적인 흡착현상을 이용하여 층층으로 코팅해 나가는 방법이다. 이러한 방법을 응용하면 PLLA 표면에 안정한 collagen 층이 형성 가능하여 연골세포(chondrocyte)에의 적합성을 형상시킬 수 있고, 헤파린의 적층에도 적용 가능하다. 한편, - 혹은 +로 대전된 생체분자들을 LBL 자가조립 현상을 응용하여 생체재료의 표면에 다층으로 적층 가능하다(그림 7.19의 중간 부분). 즉, 생체재료 표면에 + 전하를 도입하기 위해서는 아민화 분해반응(aminolysis)을 이용하거나 PEI[poly(ethylene imine)]으로 처리하며, - 전하를 도입하기 위해서는 PMAA를 광 그래프트 시키거나 폴리에스터의 가수분해반응을 이용한다.

(2) 물리적 결합

공유결합을 이용하지 않고 물리적으로 단백질들을 포집하여(entraping) 표면에 고정화시킬 수도 있다. 일반적으로 이용되는 단백질 용액을 생체재료의 표면에

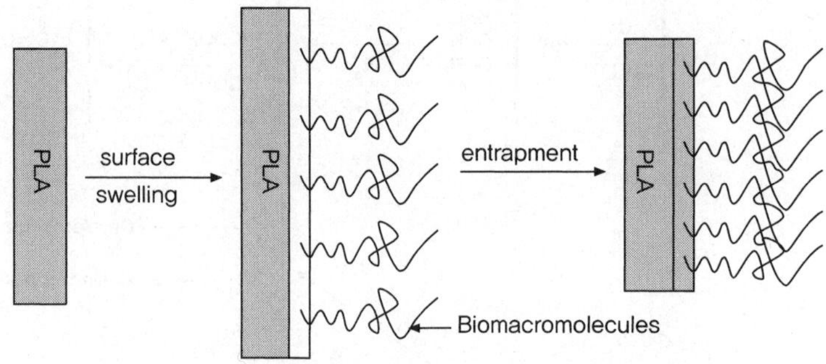

그림 7.20 생체재료 표면에 생체분자들이 포집하는 과정[16)]

casting하는 방법은 표면에 형성되는 단백질 층이 골고루 분산되지 못하며 형성된 단백질 층 또한 안정하지 못한 상태이다. 이런 점들을 극복하고 안정적인 단백질 층을 얻기 위해서는 생체재료 표면의 전처리 과정이 필요하다. 예를 들면, PLA를 암모니아 가스를 사용하여 플라즈마로 처리하면 표면의 친수성이 증가하고, 이로 인해 collagen의 코팅이 원활하게 이루어져 궁극적으로는 안정한 collagen 층이 PLA 표면에 형성된다. 또한 PET 표면에 PAA[poly(acrylic acid)]를 그래프트 시키면 표면에 − 전하가 도입되고, + 전하를 띤 collagen과의 착체형성이 정전기적 상호작용으로 촉진되어 collagen 층의 형성이 안정적으로 이루어진다.[16)] 그림 7.20에 나타낸 바와 같이 포집현상(entrapment)은 먼저 고분자 표면을 고분자에 대한 용매로 팽윤시키고, 연이어 생체분자를 함유하는 고분자의 비용매로 이루어진 용액에 침적(immersing)시키면, 생체분자들은 고분자가 비용매 용액에서 수축되는 동안에 팽윤되었던 고분자 표면에 포집되어 표면에 고정화되는 과정을 의미한다.

표면 친수성의 향상을 포함하는 다양한 표면개질법으로 생체재료의 세포적합성을 향상시키고자 하는 연구가 다수 수행되어져 왔으나, 특정 단백질로 이루어진 생체분자들을 고정화시키는 방법은 원하는 세포반응을 유발하는 재료표면의 창출에 있어서 가장 유용한 방법이다. 기존의 표면개질법으로 형성된 -COOH 및 -NH2와 같은 표면 반응성 작용기들은 생체분자인 단백질 분자들을 공유결합으로 고정화시킬 수 있는 매우 유용한 결합 부위로 적용 가능하다. 한편 물리적 결합으로도 단백질들의 고정화가 가능한데, 그래프트-코팅법과 자가조립을 이용한 적층법으로도 단백질의 안정적인 도입이 가능하다.

7.4 개질표면의 분석

7.4.1 전반사 퓨리에 변형 적외분광법 (attenuated total reflection fourier transform infrared spectroscopy, ATR–FTIR)

분자는 다양한 화학결합의 진동에너지와 일치하는 파장에서 빛을 흡수한다. 적외선을 비추면 분자의 쌍극자 모멘트에 변화를 일으켜서 진동 에너지에 대응하는 주파수의 적외선이 흡수된다. 적외선은 가시광선이나 자외선처럼 전자 전이를 일으킬 정도로 충분한 에너지를 가지지 못하므로 작은 에너지 차가 존재하는 분자에 흡수되어 분자 진동과 회전운동을 일으킨다. 진동운동의 방식은 원자들 사이에 결합 길이가 변하는 신축운동(stretching vibration)과 원자들 사이에 결합한 각이 변하는 굽힘(bending) 또는 변형(deformation) 진동으로 구분할 수 있다. 유기 화합물을 구성하는 작용기는 각각 거의 고유의 진동 스펙트럼을 제공하므로 흡수 파수로부터 시료의 정성분석과 흡수강도에서 정량분석이 가능하다.

ATR은 'attenuated total reflection'의 줄임말로서, FT-IR의 측정 방법 중의 한 방법으로 재료표면의 적외선 흡수피크를 주로 측정하는 방법이다. ATR은 크리스탈과 외부환경의 굴절률 차이가 크면 투과가 아닌 반사가 일어나는 원리를 이용한 장치로 ZnSe, KRS-5와 같이 굴절률이 큰 크리스탈을 주로 이용한다. 많은 굴절이 일어나면 강한 signal을 얻을 수 있으며 각도로 굴절률을 조정할 수 있다. ATR은 물질의 표면을 분석할 수 있는 기법으로 시료 양이 적은 경우에도 액체, 고체, 파우더, 필름 등의 시료를 매우 간단하게 분석할 수 있다. FTIR에 ATR 장치를 장착한 사진과 적외선이 샘플에 반사되는 모습을 그림 7.21에 나타낸다.

생분해성고분자인 poly(3-hydroxybutyrate-co-3-hydroxyvalerate)(PHBV) 필름표

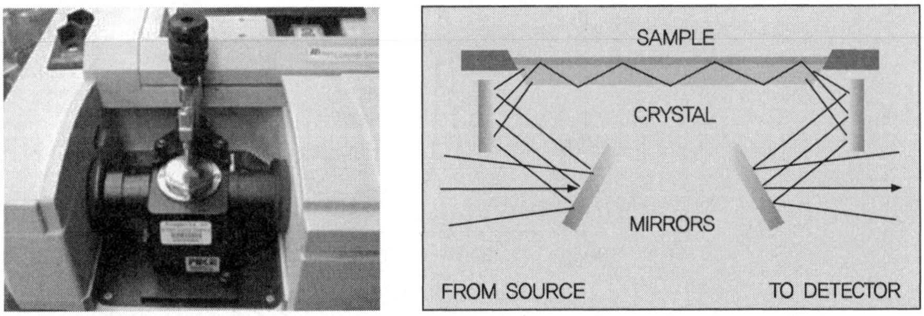

그림 7.21 FTIR에 ATR이 장착된 모습과 샘플에 적외선이 반사되는 모습

면에 아마이드(amide) 그룹을 측쇄에 갖는 poly(N-isopropylacrylamide)(PNIPAAm)를 그래프트 중합시킨 표면의 ATR-FTIR 스펙트럼을 그림 7.22에 나타내었다. PHBV에서는 아마이드의 흡수피크가 존재하지 않았으나 PNIPAAm을 그래프트 한 PHBV에서는 amide I 결합에 기인하는 1650 cm^{-1} 부근의 흡수피크를 확인함으로써 PNIPAAm의 그래프트를 확인할 수 있다.

7.4.2 X-선 광전자 분광법

X-선 광전자 분광법(XPS; X-ray photoelectron Spectroscopy)은 고체 표면과 계면의 구성원소나 그의 화학결합상태를 밝혀내는 전자분광법의 하나로 널리 이용되어 왔다. 전자분광화학분석법(electron spectroscopy for chemical analysis: ESCA)이라고도 하지만 X-선을 이용한 광전자 분광법이므로 측정원리에 근거하여 XPS라고 더 많이 불린다. XPS는 분석하는 동안 조성이나 개체의 변화 없이 표면의 성분을 검출할 수 있어 표면분석장치로 널리 쓰이고 있는 장비이다. XPS 스펙트럼은 측량 스펙트럼(survey spectrum)과 좁은 스펙트럼(narrow spectrum) 2종류로 나뉘며 측량 스펙트럼은 높은 민감도(sensitivity)를 가지고 표면의 원소 구성성분을 측정하며, 좁은 스펙트럼은 높은 분해능(resolution)으로 피크의 위치와 모양으로 화학적 결합상태를 알아낸다. 측정에 사용되는 X-선에는 다양한 X-선원이 가능하나, XPS에서 가장 널리 사용되는 방사선은 AlKα (1486.6eV)와 MgKα(1254.6eV)이다.

전자분광화학분석법의 원리는 그림 7.23에 나타낸 바와 같이 일정한 에너지의 광자를 원자나 분자에 조사하면 광전 효과에 의해 들뜬 이온과 광전자가 발

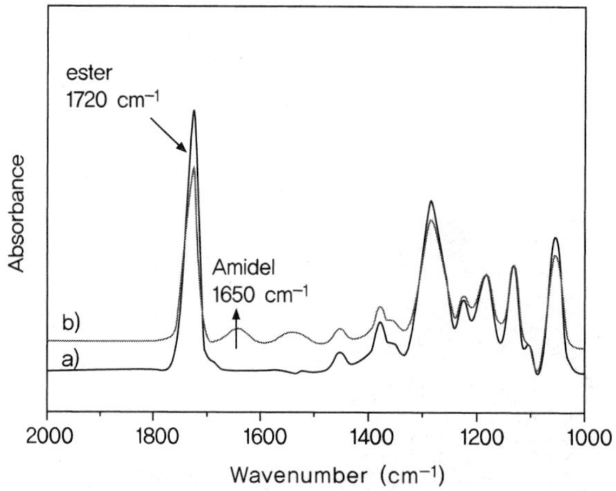

그림 7.22 PHBV 필름(a)과 PNIPAAm-PHBV 필름(b)의 ATR-FTIR 스펙트럼[17)]

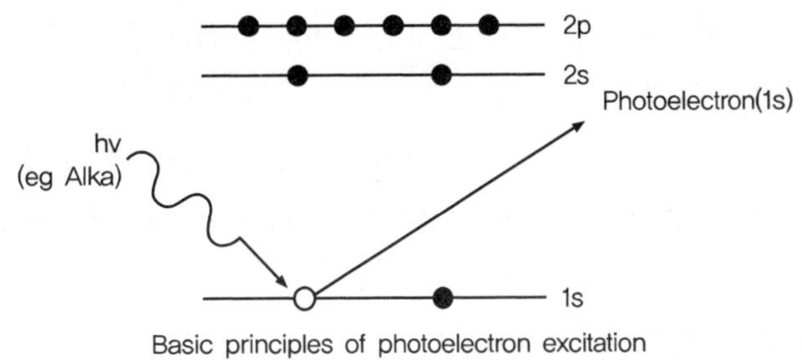

그림 7.23 X–선 조사에 의한 광전자 방출과정

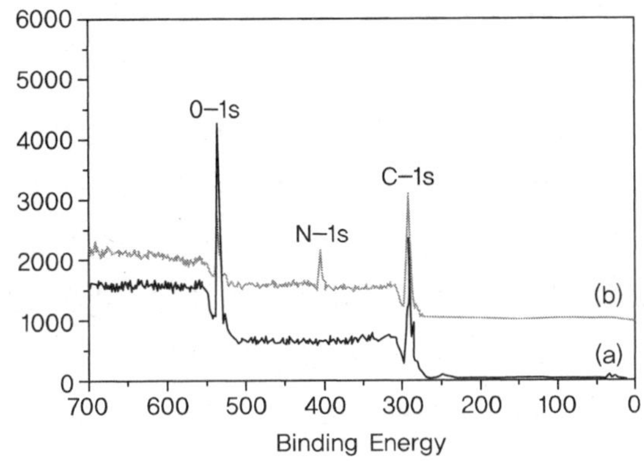

그림 7.24 PHBV 필름(a)과 PNIPAAm–PHBV 필름(b)의 XPS survey scan spectra[17)]

생하는데 이때 방출된 광전자를 검출한다. 이러한 XPS는 원소분석, 상태분석, 정량분석, 수직분포분석(depth profiling) 등의 다양한 분석에 많이 사용된다. 생체재료를 다양한 방법으로 표면개질하고 그 표면의 원소를 분석함으로써 비교하는 예는 전체 스펙트럼을 통해 PHBV에 PNIPAAm을 그래프트 시킨 후의 변화를 나타낸 그림 7.24에서 알 수 있다.

그림 7.24를 살펴보면 PHBV 필름에서는 C-1s와 O-1s만 발견되었으나 PNIPAAm을 그래프트함으로써 PNIPAAm 분자에 있는 N-1s의 피크가 400 eV 부근에서 발견됨으로써 PNIPAAm이 그래프트 되었음을 확인할 수 있다. 얻어진 survey scan spectra로부터 재료표면의 원소조성을 표 7.5와 같이 계산할 수 있다.

표 7.5 그림 7.23의 survey scan spectra로부터 얻은 재료표면의 원소조성[17)]

Substrates	Atom (%)		
	C	O	N
PHBV film	63.4	36.6	–
PNIPAAm–grafted PHBV film	62.5	31.4	6.1

아울러, 수직분포분석은 표면을 아르곤 양이온을 이용해 분당 수 Å씩 깎아내면서 깊이에 따른 조성의 변화와 화학적 상태 변화를 분석하는 방법인 파괴분석(ion beam depth profiling analysis)과 빔의 반사각도를 조절하여 100Å 이내까지의 극표면분석을 하는 비파괴분석(angle resolved analysis)으로 나뉜다.

7.4.3 원자간력 현미경

AFM(Atomic force microscopy)은 SEM보다 훨씬 해상도가 뛰어난 생체재료 극표면의 형상(topography)을 조사하는 데 사용 가능한 장치이다. 아울러 전도성 시료뿐만 아니라 비전도성 시료인 유기 고분자재료와 액체상 생체고분자의 표면 연구에도 널리 이용되고 있다. AFM은 날카로운 침계(주로 지름이 100Å)와 시료 표면 간에 작용하는 힘을 측정하여 시료 표면의 형태뿐만 아니라 표면의 물리적 특성에 대한 정보를 제공한다. 보통 100~200 μm 길이의 cantilever 끝에 위치하고 있는 침계가 재료표면 위를 주사할 경우 침계와 재료 표면 간에 작용하는 힘은 cantilever를 시료 표면과 수직 또는 수평 방향을 구부려지게 하며 cantilever의 변위량을 측정함으로써 표면의 구조와 특성에 관한 정보를 얻을 수 있다. AFM에 cantilever의 변위에 영향을 주는 주된 힘은 van der Waals 힘이다.

그림 7.25에 나타내는 바와 같이 AFM은 탐침시스템과 탐침을 움직이는 나노분해능의 스캐너 그리고 시편을 근사적으로 접근시키는 장치(coarse positioning system) 등으로 구성된다. AFM의 측정 모드는 크게 세 가지가 있다. 먼저 탐침이 시료와 접촉하여 표면을 스캔하는 접촉모드(contact mode)가 있다. 접촉모드

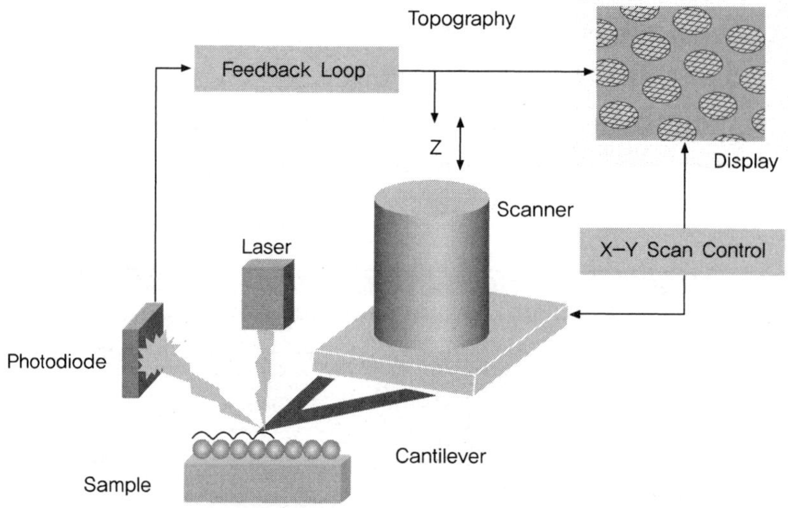

그림 7.25 AFM의 구조

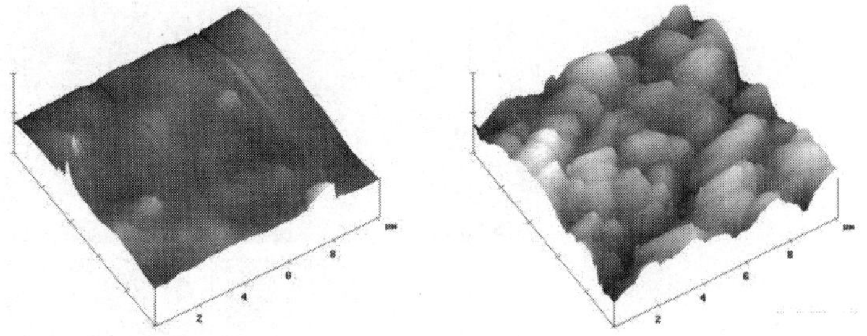

그림 7.26 탭핑모드로 측정한 PHBV film(a)과 PNIPAAm-PHBV film(b) 표면의 3차원 AFM 이미지와 평균 거칠기[17)]

는 AFM에서 척력을 사용하여 측정되며 연질 시료에 대해 접촉모드를 사용하여 측정할 경우 시료의 표면에 손상을 가할 수도 있다.

탐침이 시료와 접촉하지 않고 표면을 스캔하는 비접촉모드(noncontact mode)는 원자간의 인력을 이용하여 표면형상을 측정한다. 비접촉모드의 경우 cantilever의 변형이 접촉모드보다 적어서 cantilever의 변위를 측정하기 어려워 cantilever를 고유진동수로 공진시켜 cantilever에 작용하는 인력에 의해 공진 주파수나 진폭이 변화하는 것으로 표면형상을 측정하며 연질 시료일지라도 표면에 손상을 주지 않고 측정이 가능하다. 탭핑모드(tapping mode)는 접촉모드와 비접촉모드의 장점을 혼합하여 만든 방식으로 cantilever의 공진주파수로 진동시키며 표면을 가볍게 두드리면서 진동수나 진폭의 변화를 측정하여 표면 형상을 얻으며 AFM 세 모드 중 가장 선명한 영상을 얻을 수 있다.

AFM의 응용 예로서 앞에서 살펴본 PHBV 필름표면과 PNIPAAm을 그래프트한 PHBV 필름표면을 AFM으로 관찰한 결과를 그림 7.26에 나타낸다. PHBV 필름표면에 PNIPAAm이 그래프트 됨으로써 표면의 평균거칠기(mean roughness)가 크게 증가하였으며 표면의 형태가 변함을 알 수 있다.

7.4.4 주사전자현미경

전자현미경은 우리가 관찰하고자 하는 대상물을 더 자세히 살피고 싶을 때 자연스럽게 찾게 되는 도구 중 하나이다. 전자현미경은 빛에 해당하는 전자선(electron beam) 발생 장치와 접속렌즈, 대물렌즈 등 렌즈 군, 그리고 인간의 망막에 해당하는 형광영관으로 이뤄져 있다. 이때 사용되는 렌즈는 자계랜즈(magnetic lens)다. 렌즈 코일에 흐르는 전류를 변화시킴으로써 쉽게 렌즈의 배

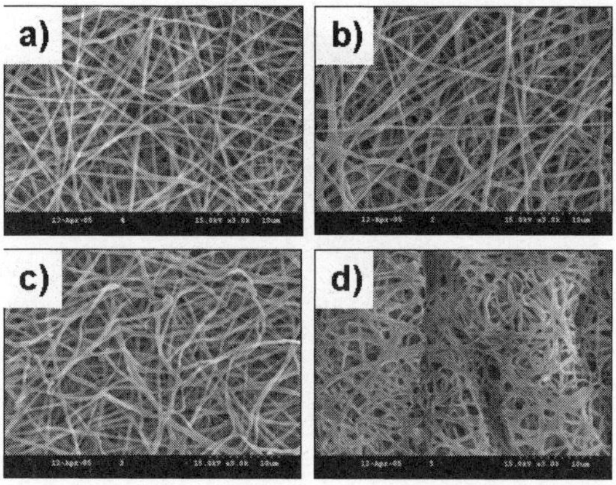

그림 7.27 전자빔 조사량에 따른 PHBV 나노섬유 표면의 변화;
a) 조사전, b) 40 kGy, c) 400 kGy, d) 600 kGy[17)]

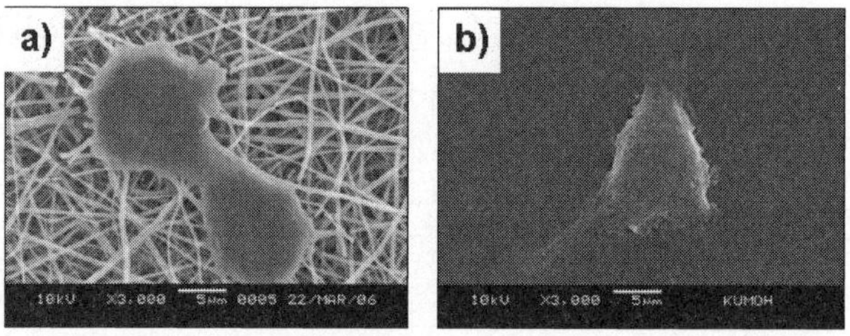

그림 7.28 PHBV 나노섬유(a)와 PHBV 필름(b) 표면에서 배양 중인 섬유아세포의 형태 관찰[18)]

율을 바꿀 수 있게 된다.

전자현미경은 크게 나누어 내부구조 관찰을 목적으로 할 때 사용하는 투과전자현미경(transmission electron microscope, TEM)과 표면 관찰만을 주목적으로 하는 주사전자현미경(scanning electron microscope, SEM)으로 구분할 수 있으며, 여기에서는 주사전자현미경에 대해서만 언급하기로 한다.

전자빔의 파장이 극히 짧기 때문에 주사전자현미경은 10 nm까지 식별이 가능하지만 전자빔에 비교적 안정한 무기질 소재나 금속소재와는 달리, 유기물질의 집합체인 고분자나 생체재료는 전자빔에 대해 매우 취약한 문제점을 안고 있다. 따라서 전자현미경을 사용한 고분자 소재의 실제 분석에서는 시료의 취급이나 분석과정, 그리고 결과 해석 등에 있어 세심한 주의가 필요하다.

주사전자현미경을 이용한 표면개질의 분석 예를 살펴보면 표면개질 후에 직접 표면을 비교하거나 개질된 표면에 세포의 형태나 퍼짐을 비교하는 등의 방법으로 개질을 비교한다. 그림 7.27은 PHBV 나노섬유를 전자빔처리에 의해 표면의 친수화를 도모한 예를 나타낸 것이다. 즉, 전자빔의 조사량을 변화시켰을 때 일어나는 나노섬유 표면의 형태변화를 나타내었다. 전자빔 조사량이 낮을 때에는 나노섬유의 표면형태 변화가 거의 없으나 전자빔 조사량이 높을 경우 나노섬유의 형태가 심하게 수축됨을 볼 수 있다. 그림 7.28에는 PHBV 필름과 PHBV 나노섬유상에서 배양 중인 세포를 관찰한 예를 나타내었으며 세포가 재료표면에서 어떠한 형태로 점착되어 있는지 자세하게 관찰할 수 있다.

7.4.5 물접촉각

접촉각이란 액체가 고체표면 위에서 열역학적 평형상태일 때 이루는 각을 말한다. 접촉각 측정은 점착(adhesion), 표면처리 그리고 고분자 표면분석과 같은 많은 분야에서 널리 사용되는 기술로, 수 Å 단위의 단일 층 변화에도 빠른 시간 내에 결과를 얻을 수 있는 간단하면서도 강력한 표면분석 기술이다. 접촉각은 고체표면의 젖음성을 나타내는 척도로서 대부분 재료표면에 떨어뜨린 물방울의 퍼짐정도에 의해 측정되며 이를 sessile drop method라고 한다. 평평한 고체표면에 접촉한 물방울의 접촉각은 액체-고체-기체 접합점에서 물방울곡선의 끝점과 고체표면의 접촉점에서 측정된다.

그림 7.29와 같이 물방울이 구형에 가까울수록 접촉각이 크고 소수성(낮은 젖음성) 표면이 되며, 물접촉각(water contact angle)이 클수록 그 표면은 낮은 표면에너지를 가지게 된다. 물방울이 퍼져서 평평한 형태를 나타낼수록 그만큼 접촉 각도는 낮아지고 상대적으로 친수성(높은 젖음성)이 되며 그 표면은 높은 표면에너지를 가진다. 접촉각은 크게 정적접촉각(static method)과 동적접촉각(dynamic method)으로 나눈다. 정접촉각은 앞에서 언급한 sessile drop method가 해당되며, 동적접촉각은 크게 세 가지로 나뉘는데 이는 각각 Wilhelmy plate method, tilting method, captive drop method이다. Wilhelmy plate method는 직사각형의 시편이 물속에 들어갈 때의 각인 전진각(advancing angle)과 빠져 나올 때의 각인 후진각(receding angle)을 측정함으로써 표면장력을 쉽게 측정할 수 있다. Tilting method는 판을 기울임으로써 물방울이 기울여진 판에서 흐르기

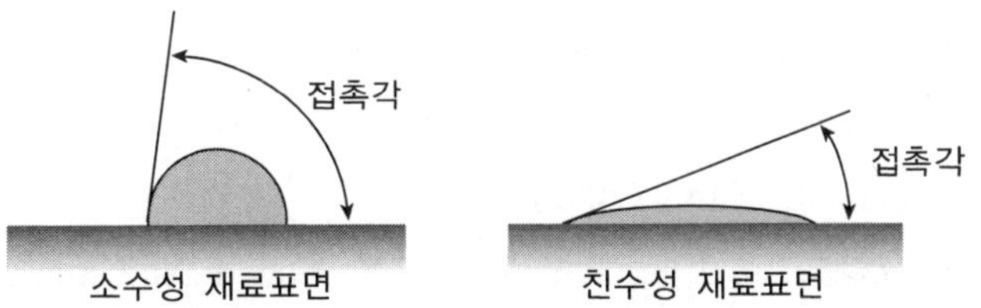

그림 7.29 소수성 및 친수성 재료표면에서의 물접촉각

직전의 앞에 각을 전진각, 뒤쪽을 후진각으로 측정하는 방법이다. Captive drop method는 물을 재료표면에 떨어뜨린 다음 바늘을 통해 물의 양을 서서히 증가시키면서 고체-기체-액체의 3상의 계면이 움직이기 바로 직전의 각을 전진각이라고 하고, 그 반대로 물의 양을 서서히 감소시킴에 따라 3상의 계면이 움직이기 바로 직전의 각을 후진각이라고 한다. 이 방법은 기존의 sessile drop method로도 측정이 가능하다.

■ 참고문헌

1. M. Suzuki, A. Kishida, H. Iwata, I. Ikada, Macromolecuels, 19, 1804 (1986).
2. R.E. Schuler, Radiat. Phys. Chem., 14, 171 (1979).
3. M. Suzuki, Y. Tamada, H. Iwata, Y. Ikada, in "Physical Aspects of Ploymer Surfaces", Vol. 2, K.L. Mittal Ed., Plenum, New York (1983), pp.923-941.
4. H.S. Choi, V.V. Rybkin, V.A. Titov, T.G. Shikov, T.A. Ageeva, Sur. Coat. Tech., 200, 4479 (2006).
5. H.R. Yousefi, M. Ghoranneviss, A.R. Tehrani, S. Khamseh, Surf. Interface Anal., 35, 1015 (2003).
6. S.H. Seo, S. Chang, Y.-E. Yoo, J.D. Chung, 대한기계학회논문집 B권, 제35권 제5호, 450 (2011).
7. H.-Y. Seo, E.-M. Yoo, Y.-R. Choi, S.-H. Kim, K.-M. Kim, K.-N. Kim, J. Korean soc. Dent. Hyg., 14 (5), 788 (2014).
8. J.R. Hollaham, B.B. Staffud, R.D. Falbs, S.T. Payne, J. Appl. Polym. Sci., 13, 807 (1969).
9. Y.J. Kim, I.-K. Kang, M.W. Huh, S.-C. Yoon, Biomaterials, 21, 121 (2000).
10. G.C.M. Steffens, L. Nothdurft, G. Buse, H. Thissen, H. Hocker, D. Klee, Biomaterials, 23, 3523 (2002).
11. Z.Y. Ma, Y.P. Guan, X.Q. Liu, H.Z. Liu, Langmuir, 21, 6987 (2005).
12. Z.W. Ma, C.Y. Gao, J. Juan, J. Ji, Y.H. Gong, J.C. Shen, J. Appl. Polym. Sci., 85, 2163 (2002).
13. H.G. Zhu, J. Ji, R.Y. Lin, C.Y. Gao, L.X. Feng, J.C. Shen, Biomaterials, 23, 3141 (2002).

14. Y.B. Zhu, C.Y. Gao, J. Jian, J.C. Shen, Chin. J. Mater. Res., 16, 233 (2002).
15. Z.W. Ma, C.Y. Gao, Y.H. Gong, J.C. Shen, Biomaterials, 24, 3725 (2003).
16. Y.B. Zhu, C.Y. Gao, J.J. Guan, J.C. Shen, J. Mater. Sci. Mater. Med., 15, 283 (2004).
17. L. Ying, C. Yin, R.X. Zhuo, K.W. Leong, H.Q. Mao, E.T. Kang, K.G. Neoh, Biomacromolecules, 4, 157 (2003).
18. Z. Ma, Z. Mao, C. Gao, Colloids & Surfaces B: Biointerfaces, 60, 137 (2007).
19. 전현애, 오환희, 김영진, 고재억, 정호윤, 강인규, 김원일, 권오형, Polymer(Korea), 21, 359 (2008).
20. I. S. Lee, O. H. Kwon, W. Meng, I.-K. Kang, Y. Ito, Macromol. Res., 12, 374 (2004).

8장

생체와 재료의 계면현상

• 이진호 (한남대학교)
• 오세행 (단국대학교)
• 권일근 (경희대학교)
• 박귀덕 (한국과학기술연구원)

8.1 서 론

우리의 일상생활은 수많은 계면 간의 상호작용으로 이루어지고 있다고 해도 과언이 아니다. 계면(interface)이란 인접한 서로 다른 두개의 상(phase)의 경계면으로 정의되며, 일반적으로 액체(liquid, L)/기체(gas, G), 액체(L)/액체(L), 고체(solid, S)/기체(G), 고체(S)/액체(L), 고체(S)/고체(S)의 다섯 종류의 계면으로 분류하고 있다. 이들 중, 액체(L) 및 고체(S)가 기체(G)와 맞닿아 있는 경우, 즉 액체(L)/기체(G)와 고체(S)/기체(G) 계면을 특별히 표면(surface)이라고 정의한다. 열역학적 관점에서 하나의 계면은 수학적 평면 혹은 제한된 두께(한층 이상의 분자층)를 가지는 별개의 상으로 정의되고 있다.[1] 엄밀히 말하면, 계면특성은 재료 자체(bulk)의 특성과 상이한 경우가 대부분이며, 이 때문에 재료 자체와 별도로 계면의 특성을 집중적으로 연구하는 계면화학 또는 표면화학이라는 화학의 분야가 형성되기도 하였다. 풀잎 위의 물방울이 잎에 젖지 않고 구슬모양을 나타내는 현상, 소금쟁이가 물에 뜨는 현상, 금속의 클립이 물 표면에 뜨는 현상 등(그림 8.1)이 이러한 계면현상과 밀접한 관계를 가지고 있다.

이 장에서는 계면에 대한 이해를 돕기 위한 일반적인 계면현상과, 생체와 재료의 계면현상에 있어서 핵심요인이라고 할 수 있는 단백질 흡착 현상과 세포 점착 현상에 대해 고찰하고자 한다.

8.2 계면현상

8.2.1 계면장력과 계면자유에너지

하나의 액체 방울이 외부의 어떠한 자극도 없는 평형상태에 존재한다고 생각해

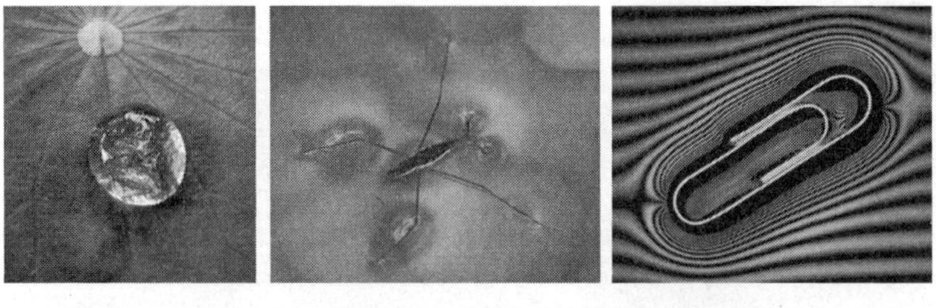

그림 8.1 계면현상에서 기인되는 자연 현상들[2,3]

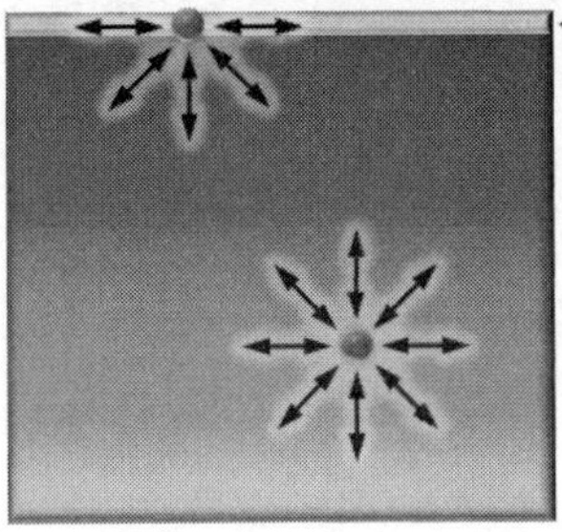

그림 8.2 액체 내부 및 계면에서의 분자 간 인력을 나타내는 모식도[3)]

보자. 이 액체 방울은 어떤 형태를 나타내겠는가? 두 말할 것도 없이 이 액체 방울은 구의 형태를 가지게 된다. 왜 구를 형성하는가? 이 문제에 대한 해답은 계면장력으로 설명할 수 있다. 그림 8.2를 보면 보다 쉽게 이 현상을 이해할 수 있다. 그림에서 보듯이, 액체 내부의 분자들은 분자간의 상호작용(intermolecular interaction)이 상하, 좌우, 앞뒤로 대칭적으로 균형을 이룬, 즉 에너지의 합이 거의 '0'인 매우 안정한 구조를 형성하지만, 계면분자의 경우에는 기체상 쪽에 분자가 존재하지 않아 에너지의 균형이 깨져 불안정한 상태, 즉 높은 에너지(energy)를 가지게 되고, 계면의 분자는 끊임없이 이 높은 에너지를 감소시키려고 한다(열역학법칙). 이러한 노력의 결과로 계면 쪽의 분자가 액체의 내부로 이동하려는 힘이 발생함과 동시에 계면에 존재하는 높은 에너지의 분자수를 최소화하려고 하므로 표면적이 가장 적은 구형을 형성하게 되는 것이다. 이때 내부로부터 분자를 계면으로 옮겨서 단위 계면적만큼 펼치는 데 필요한 에너지를 계면자유에너지[interface free energy; 계면의 하나가 기체인 경우, 표면자유에너지(surface free energy)]라고 하며, 계면의 단위 길이당 계면에서 내부로 작용하는 힘을 계면장력[interface tension; 계면의 하나가 기체인 경우, 표면장력(surface tension)]이라고 한다. 순수한 액체가 평형상태의 기체 내에 존재한다면 언급된 계면자유에너지와 계면장력은 같은 값이 된다.[1)] 이 계면장력이 높은 액체란 평형상태에서 구의 형태를 유지하려는 힘이 강한 액체를 의미한다. 표 8.1에 대표적인 액체의 계면장력을 나타내었으며, 이때 사용되는 계면장력의 단위는 dyne/cm, N/m(또는 계면자유에너지; erg/cm^2, J/m^2)이다. 이러한 계면장력 현상은 그림 8.3과 같은 현상을 통해서도 쉽게 관찰할 수 있다. ㄷ자 모양 철사틀의 열린 면에 Y자 형태의 실을 연결하고 이를 비눗물의 수직방향으로 조심스럽게 넣었다 빼면 얇은 비누막(soap film)이 형성될 것이다. 이때 형성된 비누막은 어떤 모양을 나타낼까? 비누막의 아래에 존재하는 실이 중력방향인 아래로 늘어질까? 그림 8.3에서 볼 수 있듯이, 우리의 예상과는 달리 실이 비누막 쪽으로 당겨

표 8.1 다양한 용매의 계면(또는 표면) 장력(20℃)[4]			
용매	계면장력 (dyne/cm)	용매	계면장력 (dyne/cm)
물(water)	72.8	에탄올(Ethanol)	22.3
벤젠(Benzene)	28.9	n-옥탄올(n-octanol)	27.5
아세트산(Acetic acid)	27.6	n-헥산(n-hexane)	18.4
아세톤(Acetone)	23.7	n-옥탄(n-octane)	21.8
사염화탄소(CCl_4)	26.8	수은(Mercury)	485

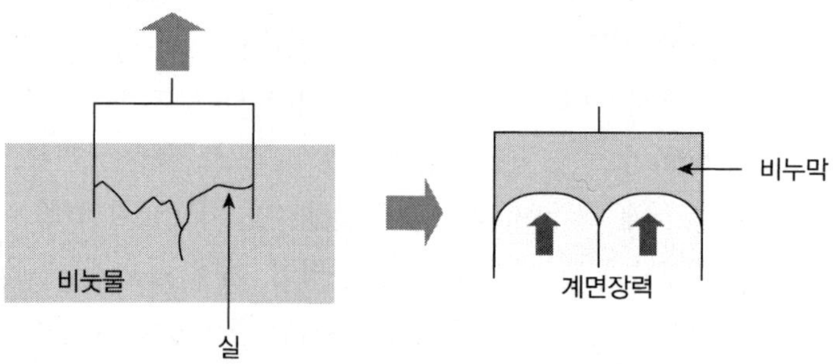

그림 8.3 계면장력을 관찰할 수 있는 실험[5]

올라가고 비누막은 두 개의 원형서클을 형성하는 것을 볼 수 있다. 이는 불안정한 에너지 상태의 계면분자들이 안정한 에너지를 가지는 비누막 내부로 향하는 힘, 즉 계면장력이 작용하기 때문에 나타나는 현상이다. 이러한 계면장력의 측정을 위해 다양한 방법이 사용되고 있으며, 이들 중 대표적으로 사용되는 모세관상승법(capillary rise method), 액체방울 무게(부피)측정법(drop-weight or drop-volume method), 그리고 빌헬미 판측정법(Wilhelmy plate method)을 소개하고자 한다.

(1) 모세관상승법

이 방법은 순수한 액체의 계면장력 측정을 가장 정확히 할 수 있는 방법으로, 일정 액체에 모세관을 담갔을 때 액체가 모세관을 타고 올라가는 현상을 이용한 방법이다.[4] 액체가 모세관에서 그림 8.4와 같은 상태에서 평형을 이루면, 계면장력은 식 8.1를 통해 계산할 수 있다.

$$\gamma = \frac{rh\Delta\rho g}{2\cos\theta} \qquad (식\ 8.1)$$

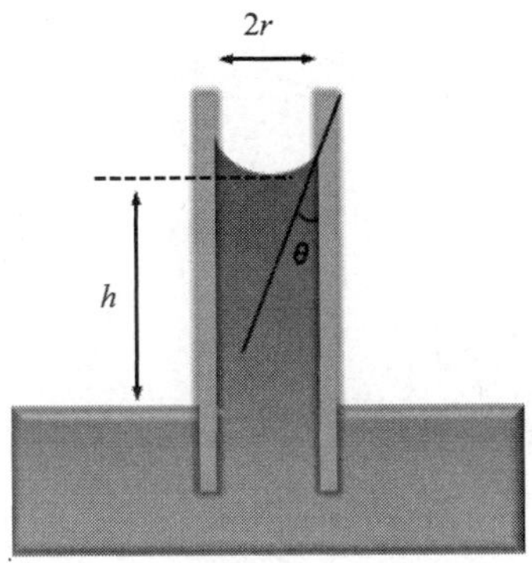

그림 8.4 모세관상승법을 이용한 계면장력의 측정

이때 모세관의 반지름(r), 액체와 접하고 있는 기체의 밀도차($\Delta\rho$), 중력가속도(g)는 이미 알고 있는 값이고, 액체가 모세관을 타고 올라간 높이(h), 모세관벽과 액체 간의 각도(θ)의 측정으로부터 표면장력을 얻을 수 있다. 실제적인 실험에서 θ값의 측정이 용이하지 않으므로, 미세 직경(0.1 mm)을 가지는 모세관을 사용하고 이때의 θ값을 '0' [전적심(total wetting)]으로 가정하여 계면장력의 계산에 사용한다(식 8.2).

$$\gamma = \frac{rh\Delta\rho g}{2} \qquad \text{(식 8.2)}$$

(2) 액체방울 무게(부피)측정법

이 방법은 미세관을 통해 중력방향으로 형성된 액체방울이 미세관의 끝부분에서 막 떨어져 나가는 순간의 무게 혹은 부피를 측정하는 방법으로(그림 8.5), 측정된 무게 혹은 부피를 아래의 수식에 적용하여 계면장력을 얻어낸다.[4)]

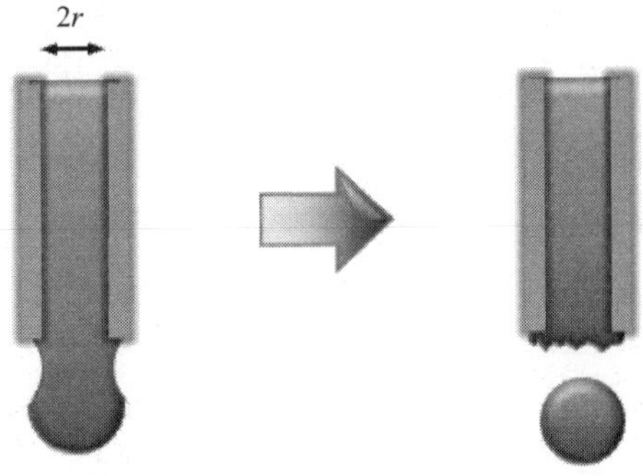

그림 8.5 액체방울 무게(부피)측정법을 이용한 계면장력의 측정(미세관의 끝부분에 형성된 액체방울 전체가 떨어져 나가지 않음. 우측 그림).

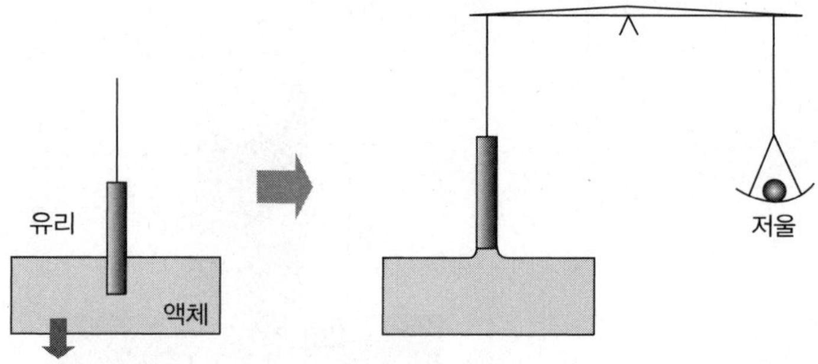

그림 8.6 빌헬미 판측정법을 이용한 계면장력의 측정

$$\gamma = \frac{\phi mg}{2\pi r} = \frac{\phi V\rho g}{2\pi r} \quad \text{(식 8.3)}$$

이때 m은 액체방울의 무게, V는 액체방울의 부피, ρ는 액체의 밀도, r은 미세관의 반지름, 그리고 ϕ는 보정계수이다. 일반적으로 미세관의 끝부분에 형성된 액체방울 전체가 미세관으로부터 떨어져 나가지 않기 때문에 보정계수를 사용하여 보다 정밀한 측정값을 얻어낼 수 있다.[6]

(3) 빌헬미 판측정법(Wilhelmy plate method)

빌헬미 판 측정법은 얇은 유리판을 액체에 담근 후, 액체를 담고 있는 용기를 서서히 낮추어 유리판이 액체의 계면에서 떨어지는 순간의 무게(W_t)를 측정하고, 이를 아래의 수식에 적용하여 계면장력을 얻어내는 방법이다(그림 8.6).[4]

$$W_t - W = 2(x+y)\gamma \quad \text{(식 8.4)}$$

이때 x는 사용된 유리판의 수평방향의 길이, y는 판의 두께, W는 유리판의 공기 중 무게를 나타낸다. 결국, $2(x+y)$는 유리판의 둘레, $W_t - W$는 액체의 계면장력에 의해 유리판으로 끌려 올라간 액체(meniscus)의 무게를 나타낸다. 이 방법은 측정을 통해 계면장력의 절댓값을 얻을 수 있으며, 정확도가 높아 계면장력 측정을 위해 주로 사용되고 있는 방법이다.

8.2.2 임계 계면장력(Critical interface tension, γ_c)

생체재료의 계면특성을 분석하는 방법으로는 Zisman에 의해 제안된 임계 계면장력의 측정이 가장 널리 사용되고 있다. 임계 계면장력은 시험하고자 하는 재료의 계면에 이미 알고 있는 계면장력 값을 가지는 일련의 동종 액체들(a series of homologous liquids)을 떨어뜨려 재료의 계면과 액체 사이에 형성되는 접촉

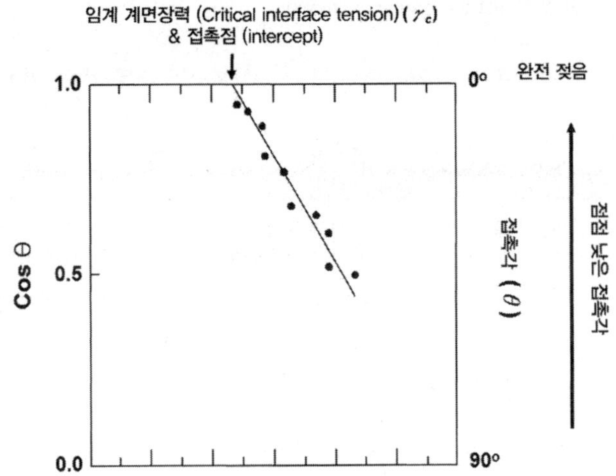

그림 8.7 전형적인 Zisman plot[7)]

각(contact angle)을 측정하고, 이 값들을 이용하여 얻어진 그래프와 이들의 연장선으로부터 접촉각이 '0'이 되는 점, 즉 재료표면에 액체가 완벽히 젖는(total wetting) 값으로부터 구할 수 있다(그림 8.7). 이때 얻어진 임계 계면장력은 재료의 계면자유에너지(interface free energy)와 유사한 값을 가진다. 임계 계면장력은 사용된 재료의 계면 특성과 매우 밀접한 상관관계를 가지며, 심지어 계면에 존재하는 원자(atom)의 변화에도 매우 민감하게 반응한다. 일례로, 재료의 표면이 탄소-수소만으로 이루어진 경우[polyethylene(PE)과 유사], 임계 계면장력이 약 31 dyne/cm이지만, 수소가 불소로 치환된 경우 [polytetrafluoroethylene (Teflon)과 유사] 이들의 임계 계면장력은 약 19 dyne/cm로, 수소가 염소로 치환된 경우[poly(vinyl chloride)(PVC)와 유사] 그 값이 약 41 dyne/cm로 측정된다.[7)] 임계 계면장력이 높다는 것은 계면자유에너지가 높음을, 높은 계면자유에너지를 가지는 계면은 뒤에서 언급될 흡착(adsorption)이 쉽게 일어날 수 있음을 의미한다.

8.2.3 계면 성질

앞에서 우리는 계면특성 및 이들의 분석법에 대해 공부하였다. 그렇다면 이런 계면의 특성을 결정짓는 요소에는 어떤 것들이 있을까? 매우 복잡하고 다양한 요소들이 존재하겠지만, 이들 중 계면의 친수성/소수성, 전기적 특성, 계면의 사슬 유동성(mobility) 및 거칠음(roughness)에 대해 고찰하고자 한다.

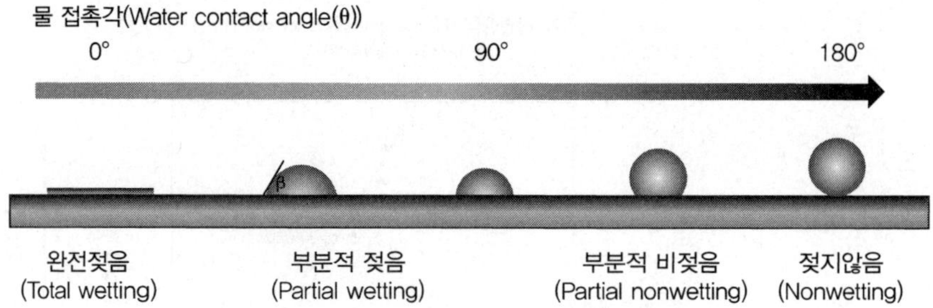

그림 8.8 계면의 친수성/소수성에 따른 물 접촉각

(1) 친수성/소수성

계면의 친수성/소수성은 물과 계면의 친화력 정도에 따른 분류로서, 친수성은 물과 친화력이 좋음을, 소수성은 물과 친화력이 낮음을 의미한다. 이러한 특성은 계면에 존재하는 원소의 종류에 지대한 영향을 받으며, 산소(O)와 질소(N)가 많이 존재하는 계면은 친수성을 나타내고, 탄소(C), 불소(F)가 주를 이루는 계면은 소수성을 나타낸다. 즉 계면에 -COOH, -OH, $-NH_2$ 등 작용기(functional group)가 주로 분포하면 친수성을, -CH, -CF 등이 주를 이루면 소수성을 나타낸다. 계면의 친수성/소수성 정도를 평가하는 가장 손쉽고 효율적인 방법은 이들의 물과의 접촉각(water contact angle)을 측정하는 것이며(그림 8.8), 접촉각이 작을수록 친수성이 좋음을 나타낸다.

(2) 전기적 특성

계면의 전기적 특성은 계면에 존재하는 작용기들이 수용액에서 해리(이온화)되어 나타나는 경우가 대부분이다. 이러한 전기적 특성은 수용액의 pH에 영향을 받으며, 각 작용기가 해리되어 전기적 특성을 나타낼 수 있는 pH를 pK(해리상수)라고 한다. 예를 들어 pK가 약 5인 카복실산(carboxylic acid, -COOH)의 경우, 수용액의 pH가 5보다 크면 계면에서 음전하를 띠고, 5보다 낮은 경우의 전기적 특성을 나타내지 못한다(그림 8.9(a)). 반대로 pK가 약 9인 아민(amine, $-NH_2$)의 경우, pH가 9보다 작으면 양전하를 띠지만, 9보다 큰 경우의 전기적 특성을 나타내지 못한다(그림 8.9(b)). 이 두 작용기가 일정 pH에서 동시에 존재하는 경우, 계면의 전하는 각 작용기의 수 혹은 전하강도(electric charge strength)에 의해 결정된다(그림 8.9(c)). 계면의 전기적 특성은 Zeta-potential 측정을 통해 확인할 수 있으며, 전기적 특성을 지니는 분자, 이온, 미세입자, 단백질, 세포 등의 계면 흡착/점착에 지대한 영향을 미친다.

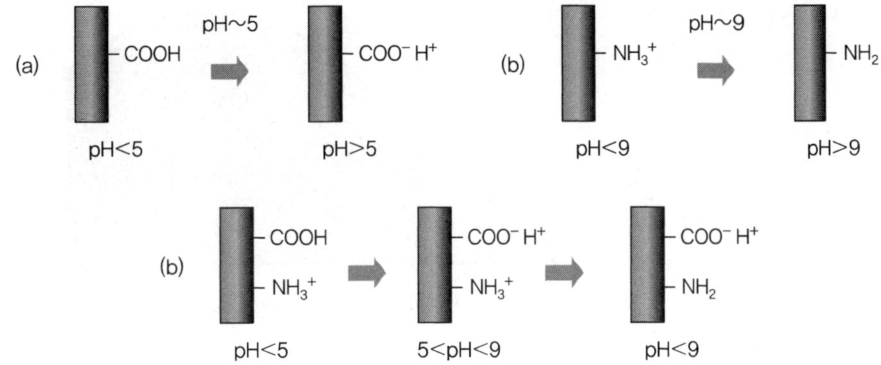

그림 8.9 해리상수(pK)에 따른 계면의 전기적 특성

(3) 계면의 사슬유동성

재료의 계면에 존재하는 고분자 사슬의 유동성이 계면의 특성, 특히 흡착현상에 중요한 역할을 한다고 알려져 있으며, 대표적인 고분자로는 폴리에틸렌글라이콜 [polyethylene glycol(PEG)]이 있다. 이 고분자는 사슬의 손쉬운 움직임성을 부여하는 많은 수의 ether linkage (-O-)를 가지고 있으며, 특히 사슬이 일정 길이 이상일 때 수용액상에서 마치 바다 속에 존재하는 수초처럼 유동성을 가지게 된다(그림 8.10). 이러한 사슬의 유동성은 외부 물질(미세입자, 단백질, 세포 등)이 계면에 흡착되는 것을 억제하는 특성을 가지게 한다.[8)]

(4) 계면의 거칠음

동일한 재료를 이용하여 평평한 계면과 거친 계면을 제조하고 이들의 계면특성

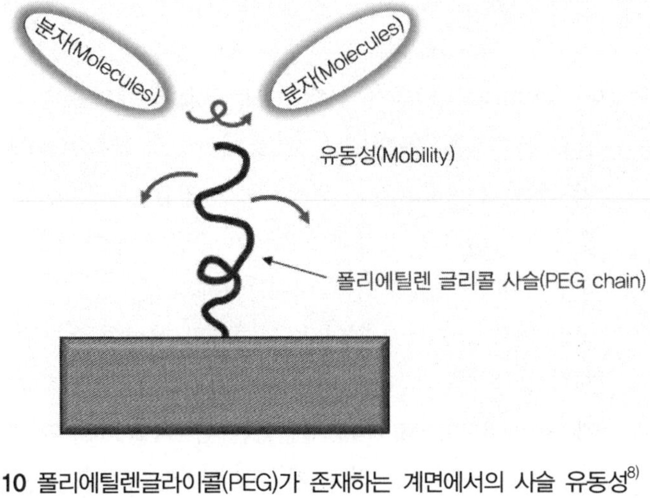

그림 8.10 폴리에틸렌글라이콜(PEG)가 존재하는 계면에서의 사슬 유동성[8)]

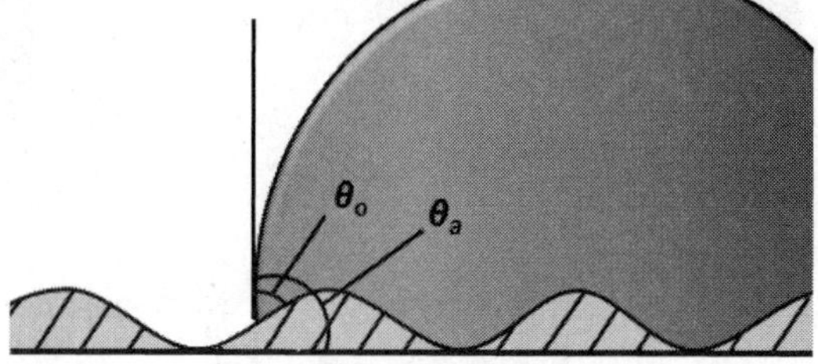

그림 8.11 거친 표면에서 관찰되는 물 접촉각[9]

을 물 접촉각을 이용하여 관찰한다고 가정해 보자. 두 계면은 동일한 물 접촉각을 가지겠는가? 질문의 뉘앙스로부터 '아마 다를거야'라고 생각했다면 정답이다. 이는 그림 8.11에서 볼 수 있듯이, 실제로 측정되는 물 접촉각(θ_a)과 재료 자체가 가지는, 즉 평평한 표면에서 나타나는 물 접촉각(θ_o)이 서로 다르기 때문에 나타나는 현상으로서, 물 접촉각의 기준면인 미시적(microscopic) 계면과 거시적(macroscopic) 계면의 차이로 설명할 수 있다.

8.2.4 계면 재배치 및 흡착 현상

자연계에 존재하는 모든 계면은 안정한 상태, 즉 에너지가 낮은 상태로 존재하고자 하며, 이를 위해 높은 에너지 상태의 계면적을 최소화하거나(interface tension), 에너지가 낮은 분자들의 계면으로의 재배치(rearrangement) 및 흡착(adsorption) 현상을 유발하게 된다. 폴리하이드록시에틸 메타크릴레이트 [polyhydroxyethyl methacrylate(HEMA)]는 이러한 현상을 잘 설명할 수 있는 좋은 예이다. 이 고분자는 공기 중과 수용액상에서 계면에 존재하는 분자가 확연히 변하는 특성을 가지고 있다. 즉, 공기 중에서는 고분자의 계면자유에너지를 낮추기 위해 소수성의 $-CH_3$가 계면 쪽으로 이동하며, 수용액 상(극성)에서는 고분자와 물의 계면자유에너지를 낮추기 위해 -OH(극성)가 계면으로 이동하게 된다(그림 8.12).[10] 금과 은의 합금 표면에 은이, 스테인리스 금속(stainless steel) 표면에 크롬이 많이 관찰되는 것도 같은 현상으로 설명할 수 있다. 또 다른 예로, 10%의 에탄올 수용액이 있다고 가정해 보자. 이 수용액에 에탄올 분자와 물 분자가 균일하게 혼합되어 있다면, 수용액 내에는 1개의 에탄올 분자에 대해 9개의 물 분자가 동일한 비율로 존재할 것이다. 그렇다면 계면쪽은 어떨까? 위의 비율로 계면에 존재할까? 정답을 말하기 전에 에탄올과 물의 계면자유에너지에 대해 먼저 살펴보자. 물은 약 73 erg/cm^2, 에탄올은 약 34 erg/cm^{2}의 계면자유에너지, 즉 물이 높은 에너지를 가지고 있다. 자, 그럼 다시 질문으로 돌아와서 수용액의 내부가 아

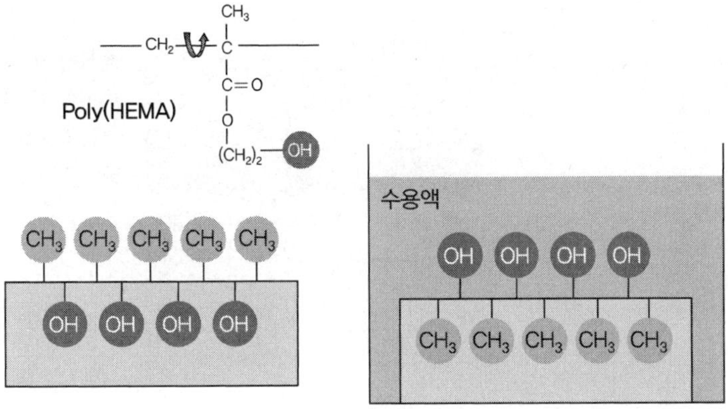

그림 8.12 계면의 유동성에서 기인되는 표면 특성 변화(polyHEMA)[10]

닌 계면에서의 에탄올과 물의 비율은 어떻게 될까? 예상할 수 있듯이 계면에서는 에탄올과 물의 비율이 1/9가 아닌, 에탄올의 비율이 훨씬 높을 것이다. 그 이유는 물의 높은 계면자유에너지를 낮추기 위해 낮은 에너지를 가지는 에탄올 분자가 계면으로 이동했기 때문이다. 이렇듯 분자의 이동에 의해 계면의 분자 비율 및 성분이 변하게 되는 것을 계면 재배치 혹은 계면자유에너지가 낮은 분자에 의해 흡착(액상흡착)되었다고 한다. 반대로 10% NaCl 수용액의 경우에는, 높은 계면자유에너지를 가지는 Na^+ 이온이 계면에 낮은 비율로 존재하는 결핍(deficiency, negative adsorption) 현상이 발생하기도 한다. 금속의 경우, 새로운 계면이 형성되면 이 계면은 상당히 높은 계면자유에너지(1,000 ~ 4,000 erg/cm^2)를 가지게 되며, 앞에서 언급하였듯이 이 에너지를 상쇄시키기 위한 활발한 활동이 전개될 것이다. 금속 자체의 에너지가 매우 높기 때문에, 액상에서와 같이 내부의 낮은 에너지를 가지는 분자의 재배치를 통해서는 이 불안정한 상태를 안정화시키지 못하며, 이때에는 금속 계면을 둘러싸고 있는 외부 분자들의 흡착을 통해 안정한 상태를 유지하려고 한다. 만약 금속이 공기 중에 노출되었다면, 새로이 형성된 표면에 순간적으로 산화막이 형성되고 수분, 다양한 극성 유기물, 비극성 유기물 및 기체의 흡착을 통해 표면 에너지를 낮추게 되며, 이를 기상흡착이라고 한다(그림 8.13).

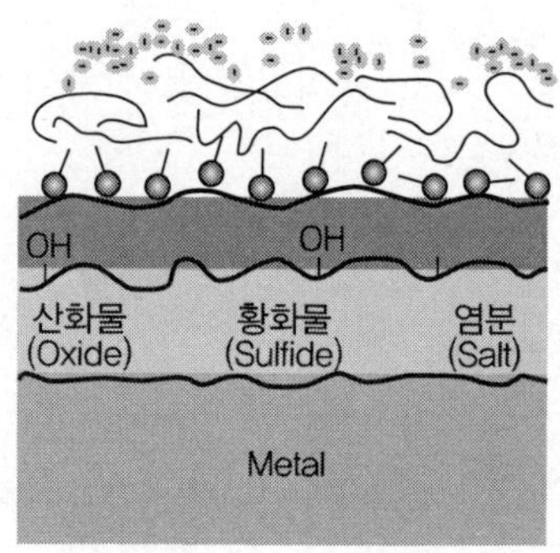

그림 8.13 금속 혹은 높은 자유에너지를 가지는 계면에서 발생되는 기상흡착 현상[11)]

8.3 단백질 흡착

8.3.1 단백질 구조 및 형태

단백질은 약 20여 종의 여러(poly-) 아미노산(amino acid) 분자들이 펩타이드(peptide) 결합이라고 하는 화학결합으로 연결된 폴리펩타이드(polypeptide)의 형태로 매우 큰 분자량을 갖는다.[12)] 단백질은 세포내 각종 화학반응의 촉매 역할을 하는 약 2,200여 종의 효소를 구성하고 면역을 담당하는 등 생체를 구성하고 체내 반응 및 에너지 대사에 참여하는 우리 몸의 매우 중요한 유기물이라고 할 수 있다.

단백질의 구조는 폴리펩타이드 사슬 사이의 여러 상호작용에 의한 소수성결합, 수소결합, 이황화(-S-S-)결합, 반데르발스 힘, 정전기적 인력 등에 의한 입체구조로 형성되어 있다. 이러한 구조적 특성으로 인해 각각의 단백질은 고유한 기능을 수행할 수 있지만, 높은 온도는 단백질의 구조를 유지하는 여러 결합을 깰 수 있고, 급격한 pH 변화는 단백질을 구성하고 있는 분자의 이온구조를 급격히 변화시키는 등 기존의 단백질의 특성을 잃어버리고 원래의 상태로 돌아가지 못하는 비가역적 현상이 발생한다.[13,14)] 이처럼 세포내 모든 생물학적·생화학적 과정에서 가장 중요한 역할을 담당하는 단백질은 다양한 3차원의 형태를 가지고 있으며 구체적인 구조는 다음과 같다.[15-17)]

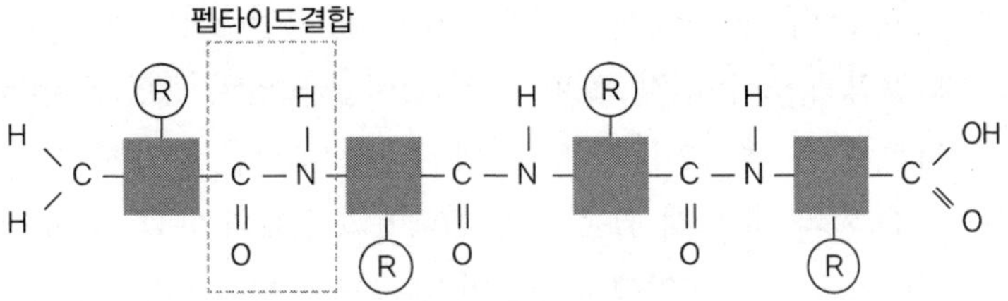

그림 8.14 단백질 1차 구조[12)]

(1) 1차 구조

펩타이드 결합에 의해 연결된 아미노산들이 선형으로 배열되어 있다. 연속적인 축합 반응인 펩타이드 결합에 의해 연결되며, 이 반응은 효소(리가아제)에 의해 촉진된다. 이 반응에 의해 아미노산의 직선사슬이 생성되며 이들의 구조는 이웃한 아미노산들 사이의 공유결합에 의해 유지된다(옥시토신, 인슐린 등). 또한 폴리펩타이드 사슬을 구성하고 있는 아미노산들의 배열 순서를 나타내며, 단백질의 고차구조와 기능의 이해를 위한 정보를 제공한다(그림 8.14).

(2) 2차 구조

직선으로 연결된 아미노산들의 3차원적인 입체관계를 나타내며, α-나선과 β-병풍구조로 나뉜다. 근접한 아미노산들 간의 공간적 관계를 나타내며, 또한 인접한 펩타이드 결합들 간의 수소결합에 의해 생성된다(그림 8.15).

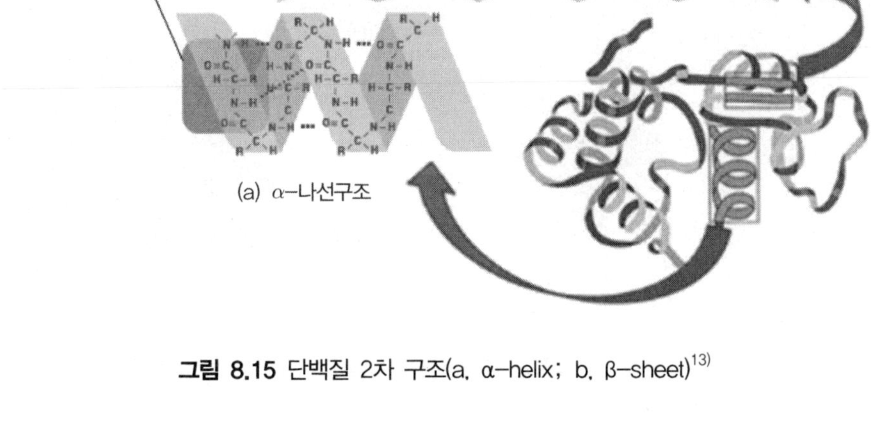

그림 8.15 단백질 2차 구조(a. α–helix; b. β–sheet)[13)]

α-나선구조(alpha-helix): 한 가닥의 폴리펩타이드 사슬이 단단하게 감긴 원통 모양의 구조이며, 각 펩타이드기는 사슬 꼬임의 방향에 따라 앞뒤로 세 번째 떨어진 다른 펩타이드기와 두 개씩 수소결합을 이루고 있다. 펩타이드 결합의 C=O 기와 네 번째 있는 다른 펩타이드 결합의 N-H 기 사이에서 형성되며 모든 펩타이드 결합 사이에서 만들어진다. 수송 단백질과 수용체 등 세포막에 존재하는 단백질에 많이 존재하며 어떤 α-나선은 서로를 감싸는 안정된 구조인 감긴 코일을 형성한다.

β-병풍구조(beta-sheet): 인접한 사슬에 있는 펩타이드 결합들 사이의 수소결합에 의해 유지되는 매우 경직된 구조이다. 많은 단백질의 중심부에 광범위하게 존재한다.

(3) 3차 구조

2차 구조를 이룬 여러 영역들이 이황화결합과 같은 공유결합, 이온결합, 비극성 결합 혹은 수소결합에 의해 한 개 또는 두 개 이상의 폴리펩타이드로 이루어진 형태로, 폴리펩타이드 사슬 전체의 3차원적 입체 구조를 나타낸다. 200개 이상의 아미노산으로 구성된 3차 구조의 단백질은 도메인 또는 서브 유닛으로 구성되어 있으며, 거의 모든 세포기능을 수행하고 매우 다양한 3차원 모양을 형성하고 있다(그림 8.16(a)).

(4) 4차 구조

두 개 이상의 폴리펩타이드가 아미노산 간 인력에 의해 결합해 이룬 단백질 복합체의 형태이다. 각각의 단백질에는 다른 분자와 상호작용할 수 있는 결합부위가 존재하며, 이 부위에서 두 개의 접힌 폴리펩타이드 사슬이 강하게 결합되어 기하학적 형태를 가진 보다 큰 단백질 분자를 만들어낸다. 이 경우 각각의 폴리펩타이드 사슬을 단백질 소단위체(subunit)라고 한다. 예를 들어 헤모글로빈은 α

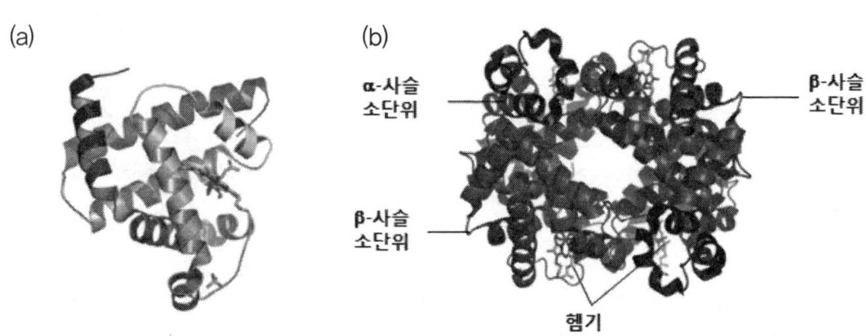

그림 8.16 (a) 단백질의 3차 구조와 (b) 4차 구조[14,16]

-글로빈과 β-글로빈 한 쌍씩 4개의 소단위체로 구성되어 있다(그림 8.16(b)).

8.3.2 단백질의 분류

일반적으로 단백질은 크게 세 가지 방법으로 분류된다. 첫 번째는 조성에 따른 분류로, 아미노산만으로 구성된 단백질인 단순단백질과 아미노산 외에 다른 성분이 포함되어 있는 복합단백질이 있다. 두 번째는 기능에 따른 분류로, 효소, 호르몬, 수축단백질, 운반단백질, 방어단백질, 구조단백질 등이 있다. 세 번째로는 구조에 따른 분류로, 구형단백질, 섬유상 단백질 등이 이에 속한다.

또한 단백질을 생체재료 및 생체적합성(혈액적합성 및 조직적합성)과 연관 지어 분류할 수 있는데 그 종류는 다음과 같다.

(1) 혈액 내 단백질

혈액(blood)은 특수한 형태의 결합조직으로, 혈구세포(blood cells)와 기질에 해당하는 혈장(plasma) 성분으로 구성되어 있다. 혈구세포는 적혈구(erythrocytes), 백혈구(leukocytes), 혈소판(platelets)로 이루어져 있다(그림 8.17). 적혈구는 혈관을 통해 우리 몸의 조직에 산소를 공급하는 역할을 하며, 백혈구와 면역글로불린은 다른 생물체의 침입으로부터 우리의 몸을 보호해 주는 역할을 한다. 혈소판과 섬유소원은 혈관이 손상되었을 경우 혈액의 응고에 관여한다. 혈장은 90% 이상의 수분, 7%의 혈장단백질, 1% 정도의 유기물질, 1% 정도의 무기물질로 구성되어 있다.[18] 주로 간에서 만들어지는 혈장단백질은 산과 염기의 평형을 조절하고 체액의 삼투압을 유지하는 데 중요한 기능을 한다. 혈장단백질의

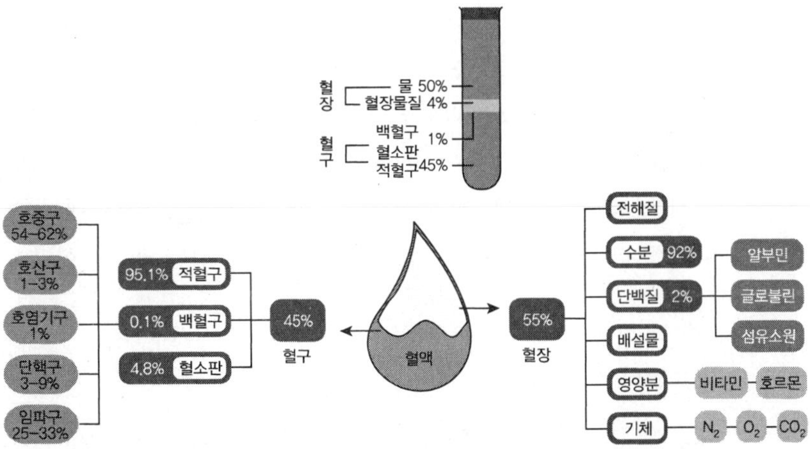

그림 8.17 혈액 구성 물질[17]

종류에는 가장 높은 비율을 차지하고 혈액의 삼투압을 유지시키는 알부민(albumin)[19-21]과 면역계통에 관여하는 글로불린(globulin), 혈액의 응고에 관여하는 피브리노겐(fibrinogen) 등이 있다. 그 밖에도 플라즈민(plasmin), 포스파타아제(phosphatase), 하이퍼텐시노겐(hypertensinogen) 등의 단백질들이 미량으로 존재하며, 질소 함유 물질인 각종 아미노산, 그 분해 산물인 요소, 빌리루빈(bilirubin), 아드레날린(adrenaline)과 그 외 여러 종류의 물질들이 포함되어 있다. 이런 성분들은 주로 각 조직의 대사기능을 돕거나 대사기능의 결과로 생성된다.

(2) 혈청 내 단백질

생체에서 채취한 혈액을 시험관에 넣어 가만히 세워두면 먼저 응고가 발생하여 응혈이 생성되고, 이것이 수축되면 암적색 덩어리인 혈병과 담황색 투명한 액체인 혈청(serum)으로 나누어진다. 즉 혈액에서 유형 성분 이외의 부분은 혈장(plasma)인데, 이 혈장에서 피브리노겐(fibrinogen)을 제거한 것이 혈청이다. 혈청 성분 중 감마-글로불린은 항체를 가지고 있어 면역과 관계가 있고, 비트로넥틴(vitronectin)은 분자량이 약 75 kDa 정도로 면역보체(immuno complement) 중 S-protein과 같은 물질로 본래는 염증이 발생하면 치유를 유도하는 역할을 하지만, 알기닌-글리신-아스파라긴산(RGD) 서열을 가지고 있기 때문에 체외 실험 시 세포배양 배지에 첨가하면 세포의 점착을 촉진하며, 이외 콜라겐(collagen), 헤파린, 트롬빈(thrombin) 등과도 결합한다.[22-24)]

(3) 세포 외 기질 단백질(Extracellular matrix protein, ECM)

세포 외 기질 단백질은 크게 당단백질(proteoglycan), 콜라겐, 다부착성 기질 단백질(multiadhesive matrix protein)의 세 가지 물질로 형성되어 있다. 물의 함유량이 풍부한 당단백질은 세포의 완충(cushion) 역할을 하며, 비수용성인 콜라겐은 조직의 강도(strength)와 신장력(resilience)을 제공하고, 세포결합의 기능이 있는 다부착성 기질 단백질(multiadhesive matrix protein)은 세포막에 존재하는 수용체(receptor)에 결합한다. 그 예로 강한 힘이 필요한 인대의 경우 콜라겐의 함량이 많고, 완충 기능이 중요한 연골의 경우 당단백질의 함량이 큰 것을 들 수 있다.[25]

(4) 기타

세포 외 기질 내에는 세포의 인테그린과 결합하는 배위자(ligand)의 역할을 하는 단백질도 있으며, 이들을 세포점착단백질이라고 한다.

8.3.3 단백질 흡착과 생체적합성과의 상관관계

생체적합성이란 생체재료가 생체조직이나 체액 등과 접촉하였을 때 거부반응이 나타나지 않는 특성으로 ① 생체조직을 자극하지 않아야 하며, ② 염증을 유발하지 않아야 하고, ③ 알러지 반응을 일으키지 않아야 하며, ④ 암을 유발하지 않아야 하고, ⑤ 독성이 없어야 하며, ⑥ 혈액성분을 파괴 또는 변형시키지 않아야 하고, ⑦ 혈전현상이 없어야 한다.

(1) 혈액 내 단백질 흡착

인공혈관의 장기적인 생체적합성에는 앞에서 설명한 여러 요인 외에 적정 유공성, 수분 및 지질 흡수 정도, 자가혈관과 인공혈관 사이의 탄성도 차이 등이 문제가 된다. 이 중에서도 초기 삽입 기간이 혈전 형성의 측면에서 가장 취약하다는 점을 고려해 볼 때, 재료물질의 구성 및 분자 유동성이 가장 결정적인 요인이 될 것이다.

(2) 혈액적합성과의 상관관계

일반적으로 저속 혈류 또는 정체 상태에서의 단백질 흡착 성상의 결정은 외부 혈액 접촉계면의 구성에 의해 좌우되고, 고속 혈류에서의 단백질 흡착 성상은 외부 혈액 접촉계면의 거칠기나 계면 분자의 사슬 운동성에 의해 결정되는 것으로 알려져 있다. 즉 재료물질이 혈액과 접촉할 때는 그 계면 구성, 분자 운동성, 그리고 거친 정도가 초기 혈액적합성을 결정하는 데 중요한 역할을 하는 것이다. 이를 바탕으로 오랜 기간 인공혈관의 혈액 접촉계면으로 사용되는 재료계면을 물리화학적으로 개선시키려는 노력들이 진행되어 왔다.

(3) 세포점착촉진 단백질 흡착

조직공학에서는 세포 퍼짐, 이동, 분화 등과 같은 과정과 세포가 표면에 접근할 때 일어나는 최초의 반응인 점착이 매우 중요하게 인식되고 있다. 세포는 각종 호르몬, 사이토카인 또는 세포의 매트릭스에 대한 수용체와 같은 리간드들을 세포막상에 지니고 있어 이들을 일정 계면에 고정화함으로써 세포친화성을 부여하고자 하는 많은 시도들이 진행되어 왔다.

(4) 세포적합성(친화성)과의 상관관계

생체재료 계면의 친수성을 증가시키기 위해 생분해성 고분자로 표면처리를 하거나 세포 외 기질 단백질인 콜라겐, 피브로넥틴, 비트로넥틴 등을 고분자표면에 흡착시켜 세포의 점착을 유도하는 방법이 널리 이용되어 오고 있다.

이들 단백질 중 콜라겐은 불용성 섬유로써 인체 총 단백질의 1/4을 차지하는 가장 많은 단백질이며, 또한 세포 외 기질의 주요 구성성분으로 다양한 기관의 모양을 유지시키는 골격을 이루는 단백질이다. 구조적으로 콜라겐은 세포 등의 부착이 가능하며, 산소전달 및 세포이동에 관여하는 섬유성으로 신축성을 가진다. 이러한 특성을 바탕으로 콜라겐을 3차원적 담체로 제조하여 인체 내에서 적절한 지지체로써의 역할을 수행할 수 있다. 이러한 이유에서 콜라겐은 세포점착 및 성장, 이동, 분화까지 관여함으로써 그 응용이 활발히 진행되고 있다.

8.3.4 생체재료 반응에 의한 단백질 흡착의 역할

(1) 세포 내 생체재료와 단백질의 상호작용

생체재료란 조직의 기능을 대체하기 위하여 체내에서 간헐적 또는 지속적으로 주위 조직과 직접 접촉하며 체액에 노출되는 인공적인 물질로, 생체의 기능을 치환, 대체하기 위하여 사용되는 물질을 의미한다. 생체 내 삽입 가능한 인공재료는 인공심박 조율기와 같은 혈액과의 직접적인 접촉 없이 체내에 삽입되는 형태와 인공혈관, 인공판막, 인공심장처럼 혈관과 연결되어 혈액과 직접 접촉하는 형태가 있다.

(2) 계면에 의한 단백질 흡착의 성질

재료의 계면 특성은 단백질 흡착에 있어 매우 중요한 역할을 한다.[26] 이들 계면 성질에 의하여 혈액적합성, 세포적합성과 같은 생체적합성이 크게 영향을 받기 때문이다. 혈액적합성 재료는 인체 내에서 혈전 형성을 최소화할 수 있는 "생체불활성"인 계면을 지닌 재료를, 세포적합성 재료는 주위조직과 친화성을 가지며 거부반응은 나타내지 않는 이른바 "생체친화성"인 계면을 일컫는다. 따라서 이들 생체재료를 사용 목적에 알맞도록 변형하는, 즉 생체적합성을 부여하는 계면처리에 대한 연구들이 활발히 진행되고 있다.

재료의 계면과 단백질과의 흡착 현상에 대한 연구는 꾸준히 진행되어 왔으며, 이 현상은 계면의 물리적 상태, 단백질의 성질, 주위 용액의 환경 등에 따라 매우 복잡하다고 알려져 있다. 단백질의 흡착에 가장 큰 영향을 주는 것은 소수성(hydrophobicity)이며, 이는 단백질의 3차 구조에 변성(denaturation)을 야기시킨다(그림 8.18).[27] 단백질의 흡착 현상을 측정하는 대표적인 방법으로는 계면의 유전율의 차이를 측정하는 방법인 surface plasmon resonance(SPR) spectroscopy와 압전물질의 공명 주파수의 변화를 측정하는 방법인 quartz crystal microbalance

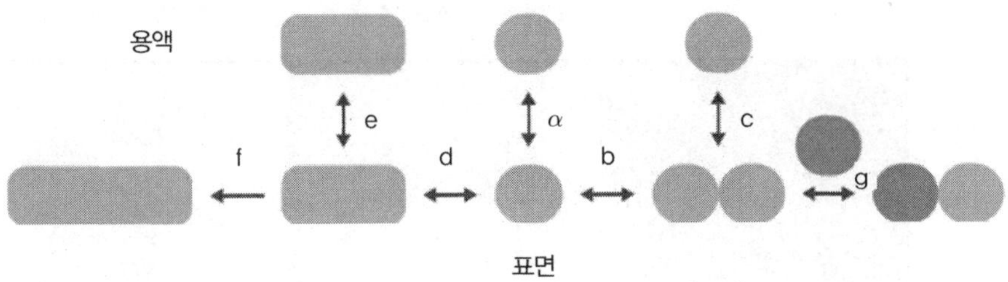

그림 8.18 단백질 흡착 성질. 단백질 흡착–탈착 (a), 측면 이동성 (b), 단백질과 다른 인접한 단백질의 분리 (c), 가역적 변성과 단백질 형태의 변화 (d), 변성된 단백질의 분리 (e), 변성과 가역적 흡착 (f), 용액 상태로부터 단백질 변화 (g).[27]

(QCM)이 있다. 이러한 방법들은 표면에서의 단백질의 흡착현상을 비표지 방식(방사성 동위원소를 사용하지 않는 방식)으로 실시간 또는 평형 상태에서 모두 가능하게 한다. 목표 단백질의 흡착을 방해하는 비특이성 흡착 현상은 ELISA assay, western blot tests, protein microarray, biosensor, single molecule detection, single cell analysis 등에서 기준점의 불일치에 의한 심각한 문제를 일으킨다. 이를 방지하기 위한 대표적인 방법으로는 친수성 고분자인 폴리에틸렌글라이콜 및 적절한 탄수화물을 처리하는 방법과 단백질의 비특이성 흡착을 막는 bovine serum albumin(BSA)을 함유하는 용액을 처리하는 방법이 있다.

(3) 단백질 흡착의 구조학 · 생물학적 변화

생체재료가 외과적으로 이식되면, 이식된 생체재료 표면에 단백질이 곧바로 흡착하게 되어 이식된 재료를 세포들이 외부물질로 인식하게 된다. 대식세포들은 체내 이식물을 소화할 수 없다고 판단하여 거대세포를 형성하고, 완벽하게 대항할 수 없다고 인식하면 사이토카인과 같은 메신저로 섬유아세포(fibroblast)와 같은 다른 세포를 불러들인다. 사이토카인의 영향으로 주위의 섬유아세포는 콜라겐을 합성하며 결국 체내에 이식된 재료는 콜라겐 벽으로 둘러싸이게 된다(그림 8.19).[28]

8.3.5 생체재료에서의 단백질 흡착의 중요성

외부 생체재료가 혈액과 접촉할 때 단백질 흡착이 가장 먼저 일어나며 이어서 혈소판, 백혈구, 적혈구, 그리고 기타 혈액 성분들과의 복잡한 상호 반응이 일어난다. 이러한 혈액 내에서의 외부물질의 각종 반응은 최초로 흡착되는 단백질의 성상과 구성에 따라 좌우되므로, 생체재료 개발에 있어서 단백질 흡착에 관한 연구는 반드시 필요하다.[29]

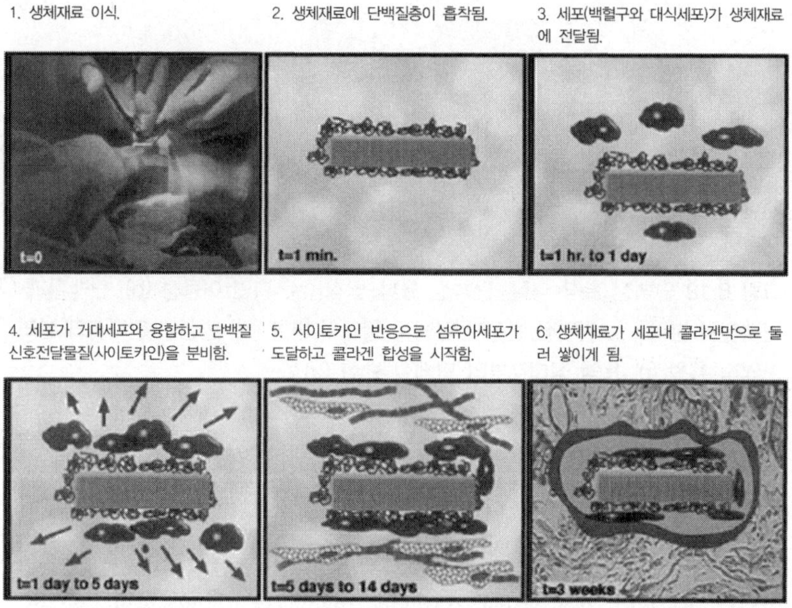

그림 8.19 이식된 생체재료의 단백질 흡착현상과 주변의 반응 변화[28]

8.4 세포점착

8.4.1 세포표면 구조

(1) 세포막(Cell membrane)

세포질(cytoplasm)은 세포막에 의해 외부로부터 보호되고 있는데, 이러한 세포막은 친수성의 인(phosphorus) 분자와 소수성의 지방(lipid)으로 이루어진 이중층의 인지질(phospholipid bilayer)로 구성된다. 세포막에는 여러 가지 단백질들이 분포되어 있는데 이들은 각각 수용체 및 외부채널로서 세포대사 및 생존에 핵심적인 역할을 수행한다(그림 8.20). 세포막은 반투과성(semi-permeable)의 일종으로서 작은 분자 및 이온들이 자유롭게 출입하지만 어떤 경우는 아주 제한적이거나 비투과성을 유지함으로써 세포의 항상성(homeostasis)에 기여하고 있다. 또한 필수 이온들, Ca^{2+}이나 K^{+}의 세포 내 능동적 전달을 위해 이온채널(ion channel)이 세포막에 존재하고 있다.

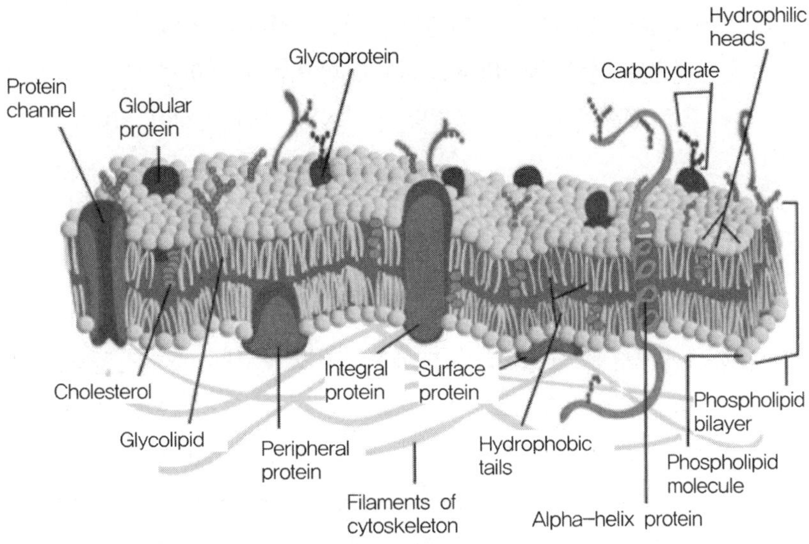

그림 8.20 세포막 구조

(2) 세포표면 수용체(Cell surface receptor)

세포표면의 단백질 수용체는 외부로부터의 신호들, 즉 신호물질(signaling molecules or ligands)이나 호르몬을 인지하여 이들 신호들을 세포내부로 전달하는 역할을 한다. 보통 존재하는 위치에 따라 수용체 단백질은 표면에만 존재하는 표면막 단백질(peripheral membrane protein), 세포막을 관통하는 막관통 단백질(transmembrane protein), 그리고 세포내부의 세포내 단백질(intracellular protein)로 분류된다. 대부분의 수용체는 막관통(transmembrane) 형태로서 리간드가 결합하는 세포외 도메인과 외부 신호를 세포내부로 전달하는 세포내 도메인의 타이로신인산화효소(tyrosine kinase)로 이루어진다(그림 8.21). 이후 인산화(phosphorylaton) 과정 및 복잡한신호전달과정(signaling cascade)을 거쳐 세포핵에 도달하게 된다. 이때 유전자 발현(gene expression) 및 조절단계(transcription and translation)를

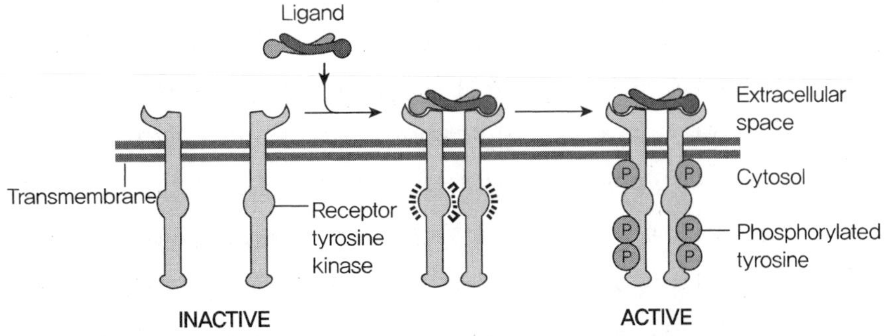

그림 8.21 세포표면 단백질 수용체와 외부 신호물질의 전달 기전

거쳐 최종적으로 필요한 단백질이 만들어진다. 수용체들은 특정 리간드(ligand)에 특이적으로 결합(specific interaction)함으로써 필요한 세포반응을 유도하기 때문에 각종 질환치료 및 약물전달 연구의 주요한 타겟이 된다.

8.4.2 세포점착 메커니즘

(1) 세포표면 인테그린(Cell surface integrin)

세포는 고립된 형태가 아닌 세포 간 또는 세포 외 기질(extracellular matrix, ECM)과 결합한 형태로 존재한다. 이러한 세포점착에는 세포표면의 다양한 단백질들이 관여되며 그 핵심에는 인테그린(integrin)이 있다. 이것은 세포표면 수용체의 일종으로 막관통(transmembrane) 단백질이며 세포-세포 또는 세포-재료 간의 부착에 중요한 역할을 한다. 또한 세포 외 기질인 콜라겐(collagen), 피브로넥틴(fibronectin), 라미닌(laminin), 비트로넥틴(vitronectin) 등과 특이적으로 결합한다. 이것은 세포부착 이외에도 이들은 외부 신호를 세포 내부로 또는 내부 신호를 세포 외부로 중계할 수 있고 또한 세포형태 및 세포이동에도 관여한다. 인테그린은 이종 다이머(heterodimer)로서 두 개의 사슬, 즉 알파(α) 및 베타(β) 서브단위(subunit)로 이루어지며 분자량은 90 ~ 160 kDa이고 현재까지 19개의 알파 및 8개의 베타 소단위체가 확인되었다(그림 8.22(A)). 이러한 서브단위들 간의 다양한 조합을 통해 20개 이상의 인테그린 수용체가 발생되며 각각의 인테그린들의 특이성(specificity)과 친화성(affinity)은 ECM 단백질의 종류에 따라 달라진다. 예를 들면 인테그린 $\alpha_v\beta_1$은 피브로넥틴 및 비트로넥틴과 결합(binding)을 형성하고, $\alpha_5\beta_1$은 피브로넥틴, $\alpha_3\beta_1$은 라미닌과 $\alpha_1\beta_1$은 콜라겐과 각각 특이적 결합을 이룬다.[30]

(2) 국소적 부착(Focal adhesion)

세포의 국소부착(focal adhesion)은 세포가 외부 기질과 부착을 형성하는 것을 의미하는데 다수의 고분자(macromolecules)가 조합된 단백질 complex의 형태로 이러한 국소부착 결합(focal complex)를 통해 세포 내의 세포골격(cytoskeleton)이 외부의 세포 외 기질(ECM)과 연결된다(그림 8.22(B)). 국소적 부착에는 100개가 넘는 단백질들이 관여하는 것으로 알려져 있으며 이는 다이내믹한 기능적 다양성을 입증하고 있으며 단백질들은 결합(assembly)과 해체(disassembly)를 반복하면서 세포이동 및 외부 신호를 세포 내로 전달한다. 따라서 세포의 국소적 부착은 세포를 외부 ECM에 고정시킬 뿐만 아니라 외부로부터의 신호를 감지하

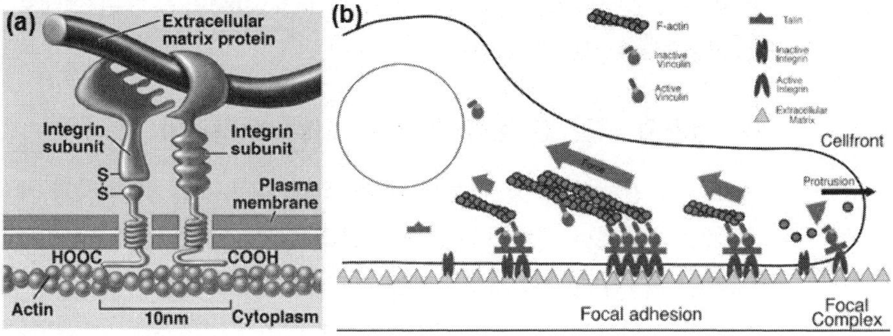

그림 8.22 (a) 세포표면 인테그린 구조 모식도와 (b) 세포이동 시 인테그린을 국소부착(focal adhesion) 형성 및 이후 세포 내 국소부착 결합(focal complex) 구성 및 세포골격(cytoskeleton) 재배열(rearrangement) 모식도

고 이를 세포 내에 전달하여 대응하게 만드는 매우 중요한 역할을 한다. 한 예로 층상위족(lamellipodia)의 경우, 세포이동을 위해 focal adhesion complex를 형성하는데 이들은 인테그린과 어댑터 단백질인 탈린(talin)과 팩실린(paxillin)이 포함된다.

8.4.3 세포 간 점착과 세포-기질 간 점착

(1) 세포 간 점착(Cell-cell adhesion)

세포 간 점착은 세포 점착 분자(cell adhesion molecules; CAM)이라는 단백질들이 관여하는데, 카테린(cadherin), 셀렉틴(selectins), 인테그린(integrin) 및 면역글로블린(immunoglobulin) 상과(superfamily)의 4개 그룹으로 나누어진다. 이 중 cadherin이 대표적인 CAM으로서 E-, P-, N-, VE cadherin의 4가지 타입으로 나뉘며 조직에 따라 발현되는 타입이 달라지고, 심장이나 근육에는 N-cadherin, 상피세포에는 VE-cadherin으로 존재한다. Cadherin은 하나의 막관통 동형이합체(transmembrane homodimer)로서 세포 외 도메인에 노출된 부분이 칼슘이온에 의존(Ca^{2+}-dependent)해 세포-세포 결합에 관여한다. Cadherin이 세포 간 점착을 유도하는 원리에 대해서는 세 가지 가능성이 제시되는데, 이 중에서도 대부분 세포와 세포 간 동일한 표면 분자들 간의 동종친화성 결합(homophilic binding)을 형성하는 것으로 알려져 있다. 또 다른 형태의 세포 간 점착형태로 세포결합(cell junction)이 있는데, 이 중 밀착연접(tight junction)은 표피세포(epithelial cell) 간 강한 결합을 가능하게 하는데 대표적으로 데스모솜(desmosome)이 관여하며 물질의 이동을 막는 역할을 한다. 그리고 간극연접(gap junction)은 열린 채널성격으로 인접한 세포 간에 작은 molecules이나 무기 이온들이 자유롭게 이동할 수 있는데 관련 단백질인 커넥신(connexins)이 조합된 형태로 하나의 통로(connexon)를 제공한다.

(2) 세포와 기질 간 점착(Cell-matrix adhesion)

세포-기질 간 점착은 크게 생체 내(in vivo) 세포-기질 간 점착과 체외(in vitro)에서 세포-생체재료 사이의 점착으로 분류해 볼 수 있다. 대부분의 세포는 주위의 세포 외 기질(ECM)에 부착되어야 하는데 이것은 세포의 성장, 증식과 생존에 필수적이기 때문이다. 이러한 현상을 부착 의존성(anchorage dependence)이라고 하며, 여기에는 integrin의 역할이 중요한데, integrin은 focal adhesion과 외부 ECM 단백질 사이의 연결고리로서 ECM에 존재하는 아미노산 배열, 즉 arginine-glycine-aspartic acid(RGD)를 특이적으로 인식하고 결합한다. 세포-기질 간 점착은 다세포 유기체(organism)로 발전하기 위한 전제조건으로서 integrin은 단순한 중간자가 아니라 외부환경 정보를 세포 내로 신속히 전달함으로써 세포이동, 부착, 증식 및 분화에 영향을 미친다. Integrin의 ECM 단백질 부착 후 세포 내 intergin 도메인은 일종의 complex를 형성하며 cytoskeleton에 결합하게 되는데, 이때 아답터(adapter) 단백질로서 탈린(talin), 알파악티닌(α-actinin), 필라민(filamin)과 빈큘린(vinculin)이 관여하게 된다(그림 8.23). Cytoskeleton은 일종의 세포를 지지하는 뼈대에 비유되는데 미세섬유(microfilament), 중간섬유(intermediate filaments) 및 미세소관(microtubule)로 구성되며, 주요 기능은 세포 형태 유지, 세포 내

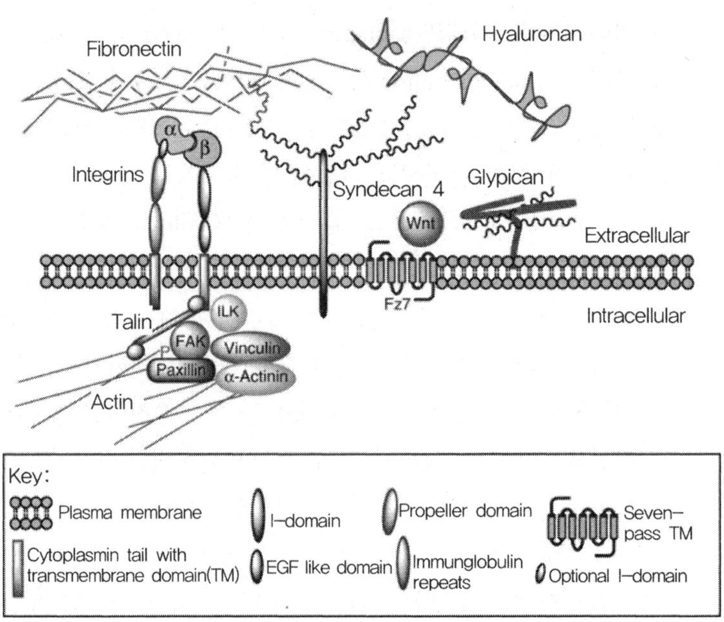

그림 8.23 세포와 세포 외 기질의 점착 모식도

organelles의 고정, 세포이동 및 세포분열 등에 관여한다. 인테그린에 의한 세포 내 신호전달에 핵심적인 요소로 국소부착 효소(focal adhesion kinase; FAK)가 있는데 이는 타이로신(tyrosine)이 인산화(phosphorylation)된 형태의 단백질이며 이를 통해 연쇄적으로 세포 내 다른 신호전달 단백질들을 활성화시켜 최종적으로 세포핵에서의 필요 유전자의 발현을 유도하게 된다. 이러한 세포와 ECM의 자연적인 점착 과정을 온전히 이해하여 이를 생체재료 표면 설계에 활용하는 것이 생체재료 연구의 중요한 분야일 것이다.

세포-생체재료 간 점착의 경우 재료표면 특성에 따라서 세포반응이 달라지는데 일반적으로 소수성보다는 친수성의 표면에 세포가 보다 잘 부착한다고 알려져 있으며 표면화학(surface chemistry) 또한 일정 부분 영향을 미친다. 표면의 기계적 물성도 중요한 요소로서 연골세포의 경우, 딱딱한 표면에서는 섬유아세포(fibroblastic) 형태로 쉽게 전환되는 반면, 부드러운 표면에서는 일정시간 동안 둥근형태의 모폴로지(morphology)를 유지한다. 한편 표면의 거칠기(roughness)나 위상차(topography)도 실제적으로 세포점착에 영향을 미치는 요소로 인식되고 있다. 이렇게 다양한 표면물성을 완벽하게 조절하기란 매우 어려운 일이지만 최근에는 나노 패터닝(nanopatterning)을 통해 표면특성을 조절한 후 세포거동 및 분화조절에 관한 연구가 활발하다(그림 8.24).[31] 나노 패터닝은 소프트 석판인쇄(soft lithography) 기술을 이용하여 정형화된 표면을 설계한 후 세포점착 및 분화를 관찰하며 최근에는 더 발전된 형태로서 고효율(high-throughput) 방식으로 세포와 재료 사이의 상호작용에 대한 정보를 얻기 위한 노력이 있다. 여기서 주목할 점은 비록 실험실에 완벽히 검증된 결과라 할지라도 in vivo에 이식되었을

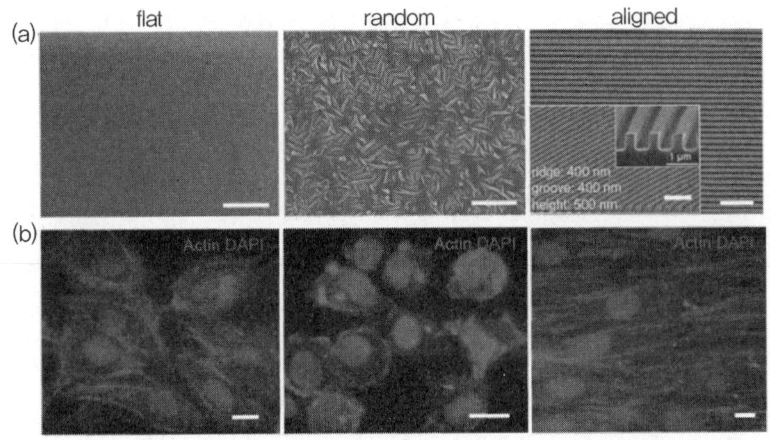

그림 8.24 나노 패터닝된 표면 위에서의 세포거동의 관찰. (a) 표면 형태와 (b) 액틴 필라멘트(actin filament) 면역형광염색 사진.

때 재현성이 떨어지는데, 그 주된 이유는 정교하게 디자인된 재료 표면이라 할지라도 체내에서 단백질 흡착이 비특이적이며 무작위로 일어남으로써 원래 의도한 세포부착 표면 설계 효과를 기대하기 어렵기 때문이다. 따라서 세포-생체재료의 상호작용에 관해 아직까지 세포가 어떻게 표면특성을 인식하고 달리 반응하는지에 대한 근본적인 이해가 결여된 상태로서 보다 체계적이고 심층적인 접근이 요구되고 있다.

8.4.4 생체재료와 세포 점착의 예

현재까지 다양한 종류 및 형태의 생체재료에 세포를 이식하여 그 거동을 관찰하고 조직(tissue)으로의 발전을 유도하는 연구들이 지속적으로 진행되고 있으나, 생체재료 표면에 세포가 점착 후 일어나는 일련의 현상에 대해 전체적으로 명확히 이해하지 못하고 있다는 것이 가장 큰 난관이다. 이는 아직까지 세포거동을 임의로 조절할 수 없다는 것을 의미한다. 조직공학적 방법으로 제조된 3차원적인 지지체는 생체 내와 같은 의미의 자연적인 환경을 제공하는 데 한계가 있으며 이를 타개하기 위해서는 세포-재료표면에서의 세포거동에 대한 보다 근본적인 이해가 요구되고 있다. 여기서는 실제 여러 가지 세포와 생체재료 간의 상호작용에 대해 연구를 간단히 살펴보기로 한다.

(1) 섬유아세포(Fibroblasts)

섬유아세포는 결합조직(connective tissue)에서 발견되는 가장 일반적인 세포로서 창상치유(wound healing)에 아주 중요한 역할을 수행한다. 섬유아세포는 일반적으로 생체재료의 세포적합성을 시험할 때 흔히 사용되는데, 일단 부착이 되면 섬유아세포는 증식속도 및 세포 외 기질의 분비가 상대적으로 빠르고 다루기 편리한 이점이 있다. 흥미로운 연구는 인간 표피 섬유모 세포(foreskin fibroblast)를 이용해서 이차원 및 삼차원에서의 세포거동을 비교한 연구에서 세포부착율과 인테그린의 발현을 비교분석했을 때, 세포부착 RGD sequence를 가진 피브로넥틴, 라미닌, 또는 콜라겐 I이 코팅된 이차원 표면보다 삼차원 환경에서의 세포 부착율이 훨씬 높았고, 세포이동(cell migration)과 증식도 우세한 것으로 나타났다(그림 8.25(a)).[32] 또한 3차원 매트릭스에서는 세포점착과 관련된 $\alpha5$ 인테그린, 인테그린, 팩실린(paxillin), 그리고 파이브로넥틴이 모두 관찰되었는데 이는 in vivo에서 관찰되는 것과 흡사한 상황이다. 한편 최근연구를 통해 삼차원 고분자 지지체인 마이크로파이버(PLGA/PLA)의 세포 친화도를 높이기 위해 인체에서 유래된 탈세포화 섬유아세포 메트릭스(ECM)를 마이크로섬유

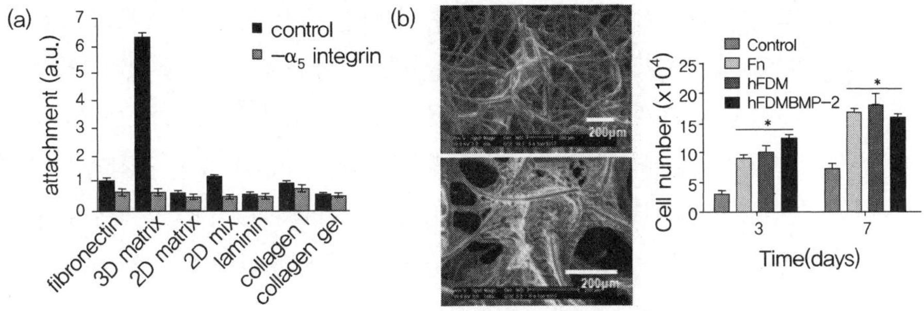

그림 8.25 (a) 기질의 차이에 따른 세포부착율과 (b) 3D 환경에서 세포의 부착 및 증식 거동.

(microfiber) 표면에 코팅한 생체 모사형 스캐폴드를 제조하였는데, 접종한 성체 줄기세포의 부착, 증식 및 분화 평가를 통해 ECM이 매우 효과적임을 확인하였다(그림 8.25(b)).[33)]

(2) 연골세포(Chondrocytes)

연골조직 내에 존재하는 연골세포는 체외배양이 까다로운 편인데 그 주요 원인은 단층배양(monolayer culture)을 통한 대량증식 과정에서 연골세포 고유의 표현형(phenotype)을 상실하고 섬유아세포와 같은 세포로 탈분화(dedifferentiation) 되기 때문이다. 그러므로 연골세포와 생체재료의 점착 시 연골세포 표현형을 최대한 유지할 수 있는 표면특성이 필수적이다. 최근 연구에서는 제1형 콜라겐이 coating된 표면에서의 연골세포의 계대배양이 연골세포의 탈분화를 억제에 긍정적인 효과를 보고했다.[34)] 그리고 세포에서 유래된 다양한 탈세포화 세포 외 기질 메트릭스의 지형학적 영향(topographical effect)에 의해 연골세포의 탈분화 억제

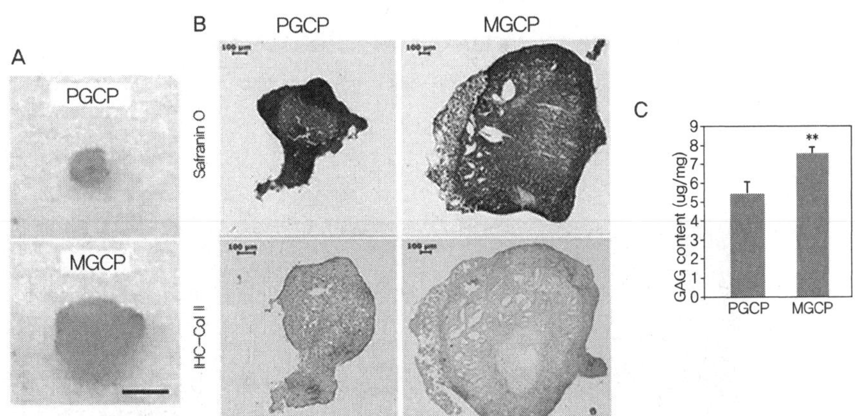

그림 8.26 세포 외 기질 매트릭스 상에서 배양한 연골세포 펠렛의 증식, 탈분화 억제 및 분화 유도. (a) 부피증가, (b) Safranin O/제2형 콜라겐 면역염색 및 (c) GAG 함량.

및 연골분화 유지에 관한 보고가 있는데, 세포 외 기질 메트릭스와 삼차원 환경에서 배양되고 분화된 연골세포는 GAG 함량 및 연골 특이적 단백질의 의미 있는 발현이 크게 증가됨을 관찰하였다(그림 8.26).[35] 또 다른 연구에서는 연골세포의 폴리에틸렌글라이콜(polyethylene glycol; PEG) 표면 점착과 관련해 세포 내 신호전달에 관련된 단백질 효소(protein kinase C; PKC), 국소부착 효소(FAK), 국소부착 분자(focal adhesion molecule)등의 분석을 통해 연골세포의 거동을 이해하려는 연구가 수행되었다.[36]

(3) 혈관내피세포(Endothelial cells)

혈관내피세포는 혈관 안쪽부분(lumen)을 커버하면서 혈액이 굳는 것을 막아주는 혈액응고 방지제(anti-coagulant barrier)의 역할을 수행한다. 그리고 혈관내피세포는 신생혈관생성(angiogenesis)에 중요한 역할을 수행하는데, 상피세포와 생체재료 표면에서의 점착현상은 인공혈관의 개발에 있어서 중요한 기초연구로 인식된다. 표면화학(Surface chemistry)의 변화에 따른 혈관내피세포 점착에 관한 연구로서는 자가조립된 단층구조(self-assembled monolayer, SAM) 형성이 가능한 알칸에티올(alkanethiols)을 하나의 모델로 이용해서 표면에 다양한 기능성 그룹, 즉 $-CH_3$, -OH, -COOH, 또는 $-NH_2$을 도입한 뒤 인간 제대혈 내피세포(HUVEC)의 점착을 조사했다(그림 8.27)[37]. 소혈청알부민(BSA)과 비트로넥틴을 흡착시킨 배양조건과 카르복실산(carboxylic acid) 그룹과 아민(amine) 그룹이 결합된 SAM 표면에서 증식시킨 HUVEC의 인테그린 분포도가 의미 있게 증가하였으며, 또한 액틴섬유(actin fiber)가 잘 형성됨을 보였다. 다른 연구에서는 두 가지 고분자 폴리2-하이드록실에틸렌 메타아크릴레이트[poly(2-hydroxyethyl methacrylate); PHEMA) 및 폴리-폴리에틸렌글라이콜 메타아크릴레이트[poly-poly(ethylene glycol methacrylate); PPEGMA)의 얇은 막 위에 세포부착 RGD 펩타이드 리간드를 붙여서 HUVEC의 세포거동을 관찰한 실험에서는 고분자의

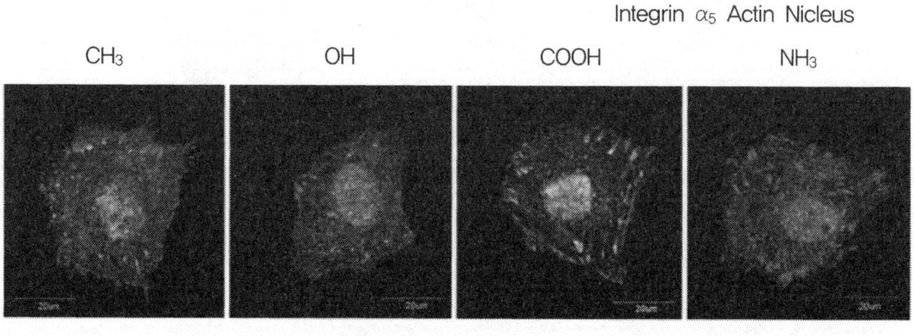

그림 8.27 고분자막 위에 고정된 RGD 펩타이드의 농도에 따른 인간 제대혈 내피세포(HUVEC)의 거동

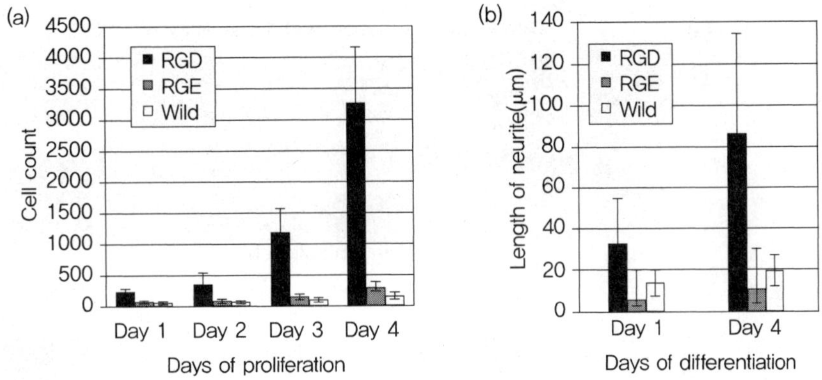

그림 8.28 세포부착 펩타이드의 결합 및 박테리오파지의 정렬된 나노구조에 따른 신경세포 분화유도. (a) 세포 증식률 및 (b) 신경돌기의 신장(neurite extension) 비율.

특성에 따른 세포의 focal adhesion 형태 및 사이즈가 차이를 확인하였다. PHEMA 필름 위의 세포의 경우 크고 성숙한 focal adhesion이 세포 주변부에 두드러지게 분포된 반면 PPEGMA는 상대적으로 많은 수의 작은 focal adhesion이 주변부에서 관찰되었다.[38]

(4) 신경세포(Neural cells)

신경세포는 다른 세포와는 달리 성장 및 분화가 아주 느리게 일어나는 특징이 있다. 이러한 세포의 생체재료 점착은 다른 세포와 마찬가지로 세포표면 integrin이 특이적으로 인식할 수 있는 RGD 펩타이드를 고정시켜 유도하기도 한다. 최근 연구에서는 세포부착 펩타이드인 RGD가 고정된 박테리오파지(bacteriophages)를 이용하여 친수화 표면 개질된 생체 이식형 액정 필름을 개발하였다. 신경전구세포(NPCs)를 개질된 필름표면에 접종시켜, RGD와 laminin이 부착된 액정필름 표면에서 NPC의 높은 증식율을 확인하였고, 분화배양을 통해 RGD와 RGE가 고정된 표면에서는 세포응집(cell aggregate) 및 신경돌기(neurite)의 출현도 관찰하였다. 또한 정렬된 박테리오파지 나노파이버의 지형학적 영향(topographical effect)에 따른 신경분화 유도에 긍정적인 결과를 보고하고 있다(그림 8.28).[39]

(5) 줄기세포(Stem cells)

줄기세포는 특정조건에서 다양한 세포로 분화가 가능하다는 점에서 조직공학과 생체재료 분야에서 크게 주목받고 있는 세포원이다. 줄기세포의 생체재료와의 점착 연구에서 흥미로운 결과는 줄기세포와 재료표면의 기계적 물성과의 상관성을 밝힌 것으로 중간엽 줄기세포(MSCs)를 매트릭스 강도(matrix stiffness) 조절이 가능한 하이드로겔 표면에서 특정세포로 분화를 유도할 수 있다는 것이다(그림 8.29).[40]

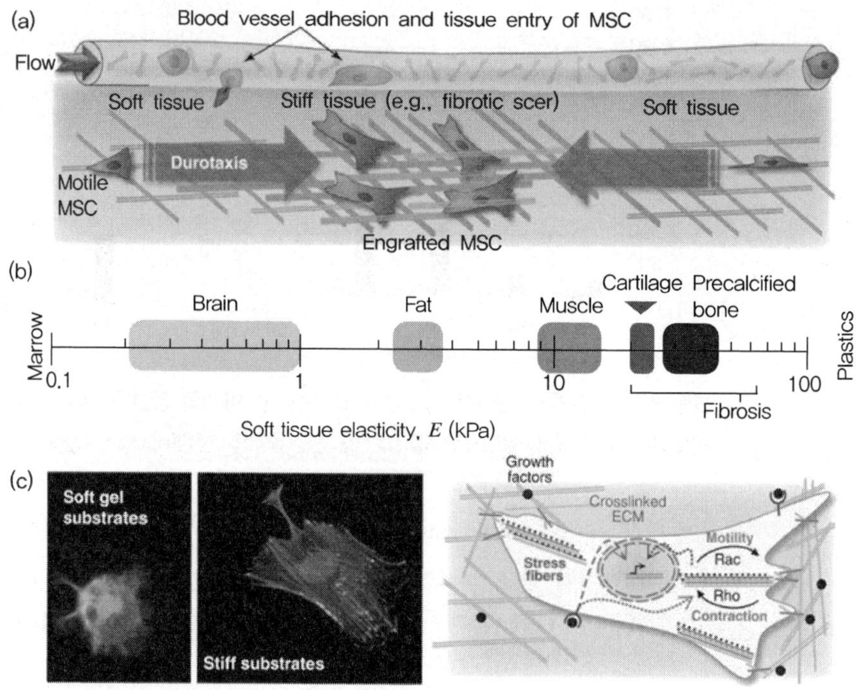

그림 8.29 기계적 물성이 다른 표면 특성이 세포 거동에 미치는 영향. (a) 세포의 이동 및 ECM 부착을 통한 세포 운동성, (b) 기질의 기계적 물성 조절에 의한 줄기세포의 분화양상, (c) 기질의 기계적 물성에 따른 세포의 형태.

뇌조직과 유사한 부드러운 표면물성 위에서 줄기세포는 뇌세포(neurogenic)로 분화하고 단단한 표면에서는 골세포(osteogenic)로, 그리고 중간적인 것에서는 근육세포(myogenic)로의 분화를 보고하고 있다. 이러한 물리적인 환경도 줄기세

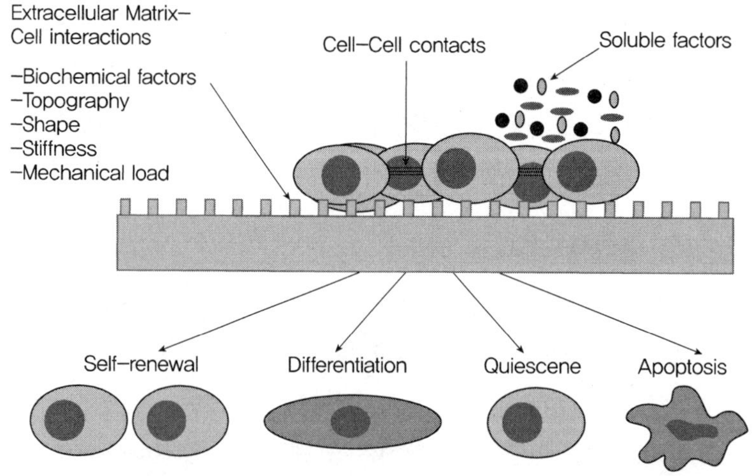

그림 8.30 줄기세포의 거동에 영향을 미치는 매우 다양한 요소들

포 분화에 큰 영향을 줄 수 있기 때문에 줄기세포 거동의 이해를 위해 세포부착 표면 환경 조절에 대한 이해와 관련 모델 개발과 응용 연구도 매우 다양하게 진행되고 있다(그림 8.30).[41)]

8.4.5 결론

생체재료와 세포 간의 접착 및 상호작용(interactions)에 대한 이해의 궁극적인 목표는 생체모사가능 삼차원적인 구조체를 구축하는 데 필요한 지식과 경험을 공유하기 위함이다. 이러한 목표를 달성하기 위해서 세포와 직접 접촉하는 재료 표면의 기계적 물성변화, 표면화학(surface chemistry)이나 지형학적(topography)에 따른 세포의 반응을 관찰하고 이를 정량화할 수 있는 도구의 개발과 나아가 세포신호전달에 대한 깊숙한 이해도 요구된다.

■ 참고문헌

1. R. Aveyard, D.A. Haydon, An Introduction to the Principles of Surface Chemistry, Cambridge University Press, Cambridge, p. 1 (1973).
2. Http://en.wikipedia.org/wiki/Wikipedia:Picture_peer_review/Water_drop_on_a_leaf.jpg
3. https://en.wikipedia.org/wiki/Surface_tension
4. D.J. Shaw, Introduction to Colloid and Surface Chemistry, 3rd ed., Butterworths, London, p. 60 (1980)
5. L. Trefethen, Surface tension in fluid mechanics, in: National Committee for Fluid Mechanics Films, Ed., Fluid Mechanics Films, Encyclopedia Britannica Educational Co. (1969).
6. E.A. Boucher, M.J.B. Evans, Proc. Roy. Soc., **A346**, 349 (1975).
7. W.A. Zisman, Relation of the equilibrium contact angle to liquid and solid constitution in: Contact Angle, Wettability, and Adhesion, F.M. Fowkes, ed., Adv. Chem. Ser., **43**, 1 (1964).
8. J.H. Lee, H.B. Lee, J.D. Andrade, Prog. Polym. Sci., 20, 1043 (1995).
9. R.E. Johnson, R. Dettre, Surface Colloid Sci., **2**, 85 (1969).
10. B.D. Ratner, Surface properties and surface characterization of materials in: Biomaterials Science: An Introduction Materials in Medicine, B.D. Ratner, A.S. Hoffman, F.J. Schoen, J.E. Lemons, Eds., Elsevier Academic Press,

London, p. 40 (2004).
11. J.D. Andrade, Med. Inst., **7**, 110 (1973).
12. A. Meister, Biochemistry of amino acids(2nd Ed.) Vol. 1 and 2. Acdemin Press, (1965).
13. R.F. Doolittle, Sci. Amer., 253(4) 88 (1985).
14. H. Neurath and R.L. Hill, The Proteins(3rd Ed.) Academic Press (1976).
15. http://em.wikipedia.org/wiki/protein.
16. J.S. Richardson, Adv. Protein Chem., 34, 167 (1981).
17. http://en.wikipedia.org/wiki/Hemoglobin.
18. U. Kragh-Hansen, Dan Med Bull. 37, 57 (1990).
19. A. Aszódi, K.R. Legate, I. Nakchbandi, R. Fässler, Annu. Rev. Cell. Dev. Biol., 22, 591(2006).
20. M.E. Grant, Int. J. Exp. Pathol., 88, 203 (2007).
21. G. Veit, B. Kobbe, D.R. Keene, M, Paulsson, M. Koch, R. Wagener, J. Biol. Chem., 281, 3494 (2006).
22. M.J. Buehler, T. Ackbarow, Mater. Today, 10, 46 (2007).
23. D.E. Johns, K.A. Athanasiou, Proc. Inst. Mech. Eng., [H] 221, 509 (2007).
24. G. Nimeri, B. Lassen, C.G. Golander, U. Nilsson, H. Elwing, J. Biomater. Sci. Polym. Edn., 6, 573 (1994).
25. R. Barbucci, S. Lamponi and A.M. Aloisi, J. Biomed. Mater. Res., 46, 186 (1999).
26. J.B. Park, R.S. Lakes, Biomaterials, An Introduction. 2nd Ed. Plenum Press, New York(1992).
27. M. Mrksich, G.M. Whitesides, Annu. Rev. Biophys. Biomol. Struct., 25, 55 (1996).
28. D.G. Gastner, B.D. Ratner, Surface Science, 500, 42 (2002).
29. N. Nakabayashi, K. Ishihara, Y. Iwasaki, Adsorption of proteins on biomaterials. in: Biomaterials, N. Nakabayashi, K. Iwasaki Y Ishihara, Eds., Corona Publishing, Tokyo, p. 56 (1999).
30. M. E. Hemler, Integrins. in: Guidebook to the extracellular matrix, anchor and adhesion proteins, Oxford University Press, New York, p. 196 (1999).
31. D.H. Kim, Kshitiz, R. R. Smith, P. Kim, E.H. Ahn, H.N. Kim, A. Levchenko, Integr. Biol., 4, 1019 (2012).

32. E. Cukierman, R. Pankov, D. R.Stevens, K. M. Yamada, Science, 294, 1708 (2001).
33. I.G. Kim, M.P. Hwang, P. Du, J. Ko, C. W. Ha, K. Park, Biomaterials, 50, 75 (2015).
34. M. Kino-Oka, S. Yashiki, Y. Ota, Y. Mushiaki, K. Sugawara, T. Yamamoto, T. Takezawa, M. Taya, Tissue Eng., 11, 597 (2005).
35. M.H. Cha, S.H. Do, G.R. Park, P. Du, K.C. Han, D.K. Han, K. Park, Tissue Eng. Part A, 19, 978 (2013).
36. T.A. Mahmood, R. Jong, J. Riesle, R. Langer, C.A. Blitterswijk, Exp. Cell Res., 301, 179 (2004).
37. Y. Arima, H. Iwata, Biomaterials, 28, 3074 (2007).
38. S. Tugulua, P. Silaccib, N. Stergiopulosb, H.A. Kloka, Biomaterials, 28, 2536 (2007).
39. W.J. Chung, A. Merzlyak, S.Y. Yoo, S.W. Lee, Langmuir, 26, 9885 (2010).
40. D.E. Discher, D.J. Mooney, P.W. Zandstra, Science, 324, 1673 (2009).
41. K. Kolind, K.W. Leong, F. Besenbacher, M. Foss, Biomaterials, 33, 6626 (2012).

9장

생체적합성 평가

- 이미희 (연세대학교)
- 박종철 (연세대학교)
- 김천호 (원자력의학원)
- 황순정 (서울대학교)
- 박근홍 (포천중문의대)
- 신흥수 (한양대학교)
- 양형철 (서울대학교)
- 김정구 (인제대학교)
- 한동욱 (부산대학교)
- 이원규 (식품의약품안전처)

9.1 생체적합성의 개념

9.1.1 생체 내 환경의 특성

생체 내의 환경은 일정한 온도, 기압 및 중성의 체액 등이 유지되는 매우 안정적인 상태이며, 실제로는 체내에서 생성되는 각종 효소 및 활성산소종(ROS: Reactive Oxygen Species) 등에 의해 화학적으로 매우 가혹한 조건이 균형을 유지하고 있는 상태이다. 일반적으로 생체는 독성 물질에 의해 쉽게 손상을 입게 되지만, 생체가 견딜 수 있을 정도의 미약한 이상이 발생하면 체내에서 항상성(homeostasis) 유지 기구에 의해 정상 상태로 회복이 가능하다. 생체 내로 이물질이 침입하면 이에 대한 자기 방어 수단인 면역계(immune system)가 작용을 하게 되어 생체 내의 조직에 변형을 유발한다. 한편, 생체는 역학적인 기능(mechanical function)이 매우 중요하므로 이를 보완하기 위해 의료용 생체재료(medical biomaterials)는 매우 강한 역학적 조건이 요구된다. 의료용 생체재료는 살아 있는 인체, 즉 생체와 접촉하는 물질로서 생체 내에서의 물리·화학적인 반응과 각 조직들의 변형을 방지하기 위해서 사용되는 생체재료가 생체에 위해를 가하지 않는 생체적합성(biocompatibility) 및 물리·화학적으로 생체 기능을 대신하는 생체기능성(biofunctionality)을 모두 겸비해야 한다.

생체재료가 생체조직이나 체액 등과 접촉하였을 때 거부반응이 나타나지 않는 특성인 생체적합성의 요건은 다음과 같다.

- 생체조직을 자극(irritation)하지 않을 것
- 염증(inflammation)을 유발하지 않을 것
- 알레르기(allergy)를 일으키지 않을 것
- 암(cancer/tumor)을 유발하지 않을 것
- 독성(toxicity)이 없을 것
- 혈액성분(blood components)을 파괴 또는 변형시키지 않을 것
- 혈전(thrombosis) 현상이 없을 것

생체재료와 조직 사이의 상호작용은 정상적인 대사와 생리적인 과정들을 바꾸어 놓을 수 있으며, 세포는 변성(alterations), 죽음(death), 괴사(apoptosis/necrosis)의 단계를 거친다. 세포나 조직의 손상은 생화학적 병소, 기능적 병소, 형태학적 병소로 나뉘며, 이러한 화학적·물리적 손상은 후에 결합 조직의 염증

반응, 면역 반응, 복구와 같은 변화를 유발하게 된다.

생체재료가 체내에 존재하는 동안 목표한 기능을 완전히 수행할 수 있어야 하는 특성인 생체기능성의 요건으로는

- 화학적 안정성(chemical stability)
- 적당한 기계적 강도(mechanical strength)
- 적당한 피로 강도(fatigue strength)
- 적합한 모양의 설계(design)
- 가공의 용이성(easy to fabricate)
- 멸균 또는 소독의 가능성(possibility of sterilization or disinfection)
- 재현성(reproducibility)

등이 있으며, 심장, 폐, 신장 등과 같은 장기나 상피, 혈액, 근육, 신경 등의 본래의 조직 기능을 생체 내에서 실현하는 성질이라고 할 수 있다.

9.1.2 의료용 생체재료의 특성 및 분류

의료용 생체재료는 일반 의약품과 달리, 고분자, 세라믹, 금속 등 재료에 대한 기초이론과 생체공학, 화학공학, 기계공학 등 다양한 학문적 바탕을 배경으로 개발되며, 독성학, 병리학, 생리학 등 전임상시험 및 임상시험을 거쳐 생체적합성이 확인된 다음에 제조 및 판매될 수 있는 특성이 있다. 따라서 간단하고 명확하게 의료용 생체재료를 정의하기는 쉬운 일이 아니기 때문에 이러한 특성에 기초하여 의료용 생체재료의 범주를 보다 명확히 할 수 있을 것이다.[1,2]

의료용 생체재료들은 각각의 사용목적, 기능, 사용시간, 사용환경 등 다양한 조건에 따라 충족해야 할 물리적, 생물학적, 화학적 특성 등이 다르다고 할 수 있으며,[3,4] 여기에서는 일반재료(구조용, 공업용 등)의 특성 중에서 의료용 생체재료에 필요한 조직적합성 및 생체적합성(생물학적 안전성)에 대하여 정리하고자 한다.

9.2 생체재료의 조직적합성

9.2.1 피부조직적합성

(1) 피부의 구조와 기능

피부는 인체 표면 전체를 덮고 있는 가장 큰 장기로서 체액의 유실 및 외부로부터 유해물질과 미생물의 유입을 막고, 물리적 자극, 방사선과 자외선 등 외부 환경으로부터의 자극이나 오염원으로부터 생체를 보호하는 기관이다. 또한 모낭, 털, 땀샘, 피지선 등 여러 부속 기관을 보유하고 있어 보호막 기능 외에도 다양한 기능을 수행하고 있는 복합 기관이다.

피부는 상층부의 표피, 표피층 하단부의 기저막, 진피로 구성된다. 표피 조직은 기저막에 접한 제일 하단부로부터 기저층, 유극층, 과립층, 각질층으로 생화학적·형태학적 특성에 따라 4개의 세포층으로 구성되고, 표면에는 최종 분화된 죽은 세포가 여러 겹으로 쌓여 보호막 기능을 한다(그림 9.1).

기저층에는 표피줄기세포, 표피줄기세포유래 분열세포(transit amplifying cell), 막 분화 프로그램에 진입한 분화세포들이 존재하고, 줄기세포는 주로 피부 요철(rete ridge) 구조의 하단부나 모낭의 둥근 부분(bulge)에 분포하는 것으로 알려져 있다.[5)] 표피줄기세포는 자가증식 능력이 있어, 끊임없이 분열하여 자신의 표피줄기세포와 표피줄기세포유래 분열세포를 제공한다.

진피는 크게 표피층과 접하고 있는 상층부의 섬유아세포가 풍부하고 미세혈관이 분포하는 유두층과 두꺼운 콜라겐 섬유가 풍부한 세망 결합조직으로 구성되어 있다(그림 9.2). 진피층의 망상층은 불규칙적이고 조밀한 결합조직의 두꺼운 층으로 세포는 드물게 관찰된다. 진피층에는 중배엽에서 유래된 섬유아세포

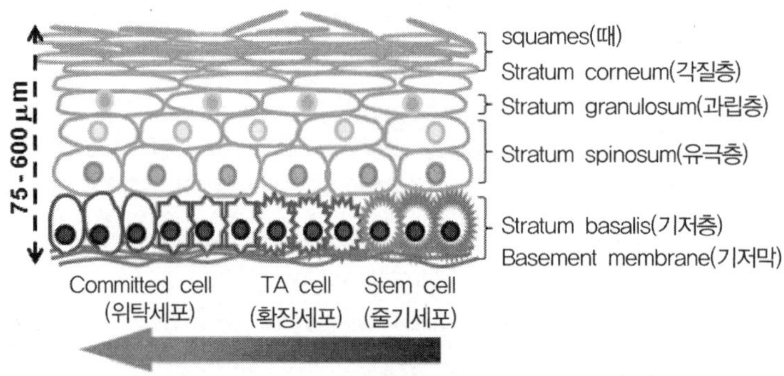

그림 9.1 피부 표피 조직의 계층화된 모식도

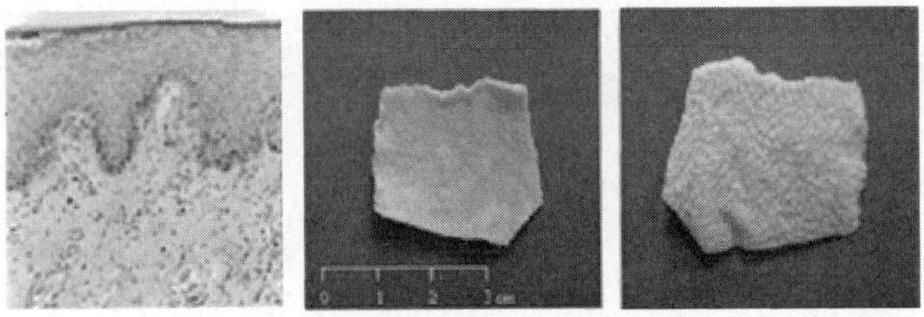

(a) (b)

그림 9.2 (a) 인체 피부조직의 헤마톡실린과 에오신 염색 사진, (b) 탈표피화된 둔부 진피 사진 (좌)세망층(reticular layer), (우)유두층(dermal papilla).

가 존재하고 있으며, 스스로 분비한 제1형 및 제3형 콜라겐에 떠 있는 방추형의 세포이다. 피부 진피 미세혈관은 인체 내의 혈관계를 구성하는 주된 구성성분으로, 체내 혈액의 약 4.5 %의 많은 혈액이 진피층에 분포하여 체온 조절에 관여하고 혈관이 존재하지 않는 표피층에 영양을 공급하는 역할을 한다. 모낭 및 여러 피부 부속 기관은 진피 깊숙이 위치하고 있어, 표피층이 소실된 경우에도 모낭에서부터 표피세포가 자라 나와서 재표피화를 유도하게 된다.

인체 피부의 경우 상피화 작용에 의해 수복되고, 치유의 과정은 지혈, 염증 반응기, 증식기·육아조직 형성기 및 성숙·재구성기로 구분된다.[6,7] 손상부위의 세포에 의해 생산, 분비, 조절되는 다양한 인자들에 의해 염증반응, 주화성(chemotaxis), 세포분열, 혈관신생, 세포 외 기질의 합성 및 반흔 조직의 재구성 등에 의해 창상이 치유된다.

(2) 인공피부 종류 및 특성

인공피부는 임상학적으로 일시적으로 손상된 부위의 보호를 위한 창상피복제(wound dressing)와 환자 자신 유래의 섬유아세포 혹은 표피세포를 배양한 배양피부(cultured skin equivalent)로 크게 나눌 수 있다(표 9.1).

창상피복제는 화상이나 외상 등에 의해 손상을 입은 피부가 회복할 때까지 일시적으로 환부를 보호하는 것으로, 체내로부터의 수분 누출을 방지하고 삼출액을 흡수하며, 외부로부터 잡균의 침입 및 감염을 방지하는 역할을 한다.

그러나 큰 화상이나 외과수술 시 피부 결손이 있는 창상에는 두 층으로 구성된 인공피부를 이용해야 한다(그림 9.3). 즉 위 층은 실리콘 등으로 구성되어 손상 부위의 감염 및 체액의 손실을 막아 주는 보호막층과, 환자의 상처 부위에 흉터가 남지 않고 상처 부위의 치유과정 중 발생할 수 있는 수축에 의한 흉터를 방지하며 새로운 혈관과 결합조직의 재생을 돕는 진피층으로 구성된다.

표 9.1 인공피부의 분류

일시적 피복형 (Temporary Skin Equivalent)	비분해성	항균제 비함유 창상피복제 (non-medicated wound dressing) 항균제 함유 창상피복제 (medicated wound dressing)
	생분해성	생체재료 피복제(natural artificial skin) 합성재료 피복제(synthetic artificial skin)
영구생착형(Permanent Skin Equivalent)		배양피부(skin equivalent) 배양표피(cultured epithelium) 복합배양피부(composite cultured skin)

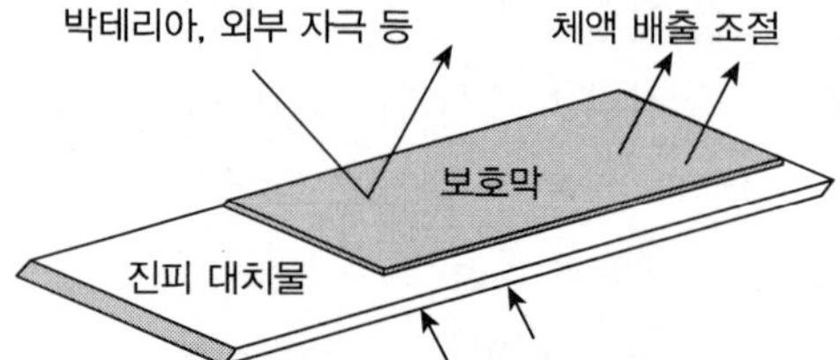

그림 9.3 이중 구조의 인공피부

따라서 인공피부는 단순 창상피복제와는 달리 주변부 세포가 쉽게 침투하여 본래의 피부조직으로 재생될 수 있게 한다. 생인공피부로 알려져 있는 배양피부는 주위의 자가세포에 의한 재생능력을 상실한 광범위한 3 도 이상의 화상이나, 당뇨병 등으로 인한 피부궤양 등 중증에 사용된다.[8)]

(3) 인공피부의 생체적합성

인공피부의 생체적합성은 세포와의 친화성 및 재료 자체의 안전성 등으로 판단할 수 있다. 이때 재료 자체의 기계적 물성 및 화학적 특성과 지지체의 구조 등에 따라 많은 영향을 받는다. 기계적 물성의 경우 사용하는 구조물 재료의 특성이 피복재, 진피 구조물 및 배양피부의 생착율에 크게 영향을 준다. 따라서 창상피복제 및 진피 대치물의 경우에는 ① 이식 표면과 상처 부위 사이가 죽은 공간(dead space)이 생기지 않을 정도의 밀착성, ② 이를 위한 유연하고 강직한 기계적 특성, ③ 이식물의 건조를 막기 위한 이식물 상하의 수분 방출 속도 조절 등이 고려되어야 한다.[9)]

재료의 기계적 물성 외에도 새로운 피부조직을 재생하기 위해서는 사용된 재료가 진피세포와의 친화성을 가져야 하며, 이때 이들 주변부 세포들이 지지체

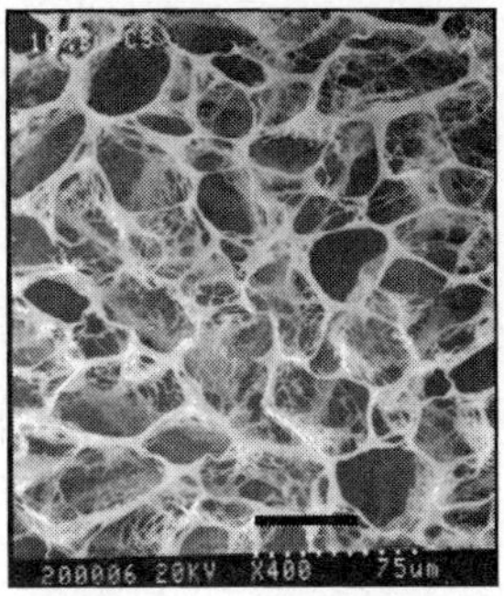

그림 9.4 지지체 내의 기공들이 서로 연결되고, 표면의 막힘이 없는 천연고분자로 제조한 지지체의 주사식 전자현미경 사진(bar = 50 μm).

표면을 따라서 혹은 지지체 내로 쉽게 유입되어야 한다. 즉 생분해성 지지체 및 인공피부의 경우 세포가 지지체 내로 쉽게 이동하기 위해서는 지지체 내의 기공들이 서로 연결되어 있는 열린 기공(open-pore)이어야 하며, 지지체 표면이 막히게 되는 층(skin layer)이 없어야 한다. 이때 상처 수축 및 흉터 형성을 줄이는 데에 적당한 크기의 기공(20 ~ 125 μm)이 존재하고 평균 기공의 크기는 적어도 세포의 크기(약 10 μm)보다는 커야 쉽게 주변부 세포들이 쉽게 이동할 수 있다(그림 9.4).[10] 이러한 구조는 주변부 세포의 성장 및 대사에 필요한 영향분의 공급 및 대사산물의 이동을 용이하게 하여 궁극적으로 지지체의 세포 친화성을 높인다.

생체적합성은 재료 이식 후 이식 주변부에 손상이나 영향을 미치지 않고 재료가 생체 내에 존재할 수 있는 성질이란 점을 고려할 때, 생체재료와 주변부 조직 간의 상호작용으로 이식된 재료 자체에 의한 발적, 종창, 발열, 동통 등 염증 반응이 최소화되어야 한다. 특히 생체 내에서 지지체의 분해에 따른 저분자물이 형성되고 있는 주변부 조직에 아무런 영향을 주지 않는 안전성이 확보되어야 한다. 이때 주변부 세포와의 친화성은 지지체 중에 세포를 배양하여 세포의 성장 정도를 직접계수법 혹은 간접계수법 등으로 세포수를 이용하여 확인한다. 또한 동물모델에 이식하여 주변부 혈구세포 및 섬유아세포 등의 유입 및 재료의 분해성 등을 조직학적 염색을 통해 확인하여 인공 피부의 생체적합성을 판단한다.

9.2.2 결합(뼈, 혈액)조직적합성

(1) 골이식재의 생체적합성

골재생을 위해 사용되는 생체재료는 생체적합성과 기능성을 겸비해야 하며, 생체적합성 평가를 위해서는 골이식 재료가 목적하는 세포 또는 조직과의 친화성을 평가할 필요가 있으며, 이를 위하여 골이식 재료에 대한 목적세포의 부착, 증식 및 기능변화 등을 평가할 필요가 있다.

1) 체외 실험(*in vitro*)에 의한 생체적합성 평가

골 재생을 위한 생체재료와 골세포주의 친화성 및 결합성을 평가하기 위한 방법으로 생체재료에 골세포주를 배양하여 세포의 생존능 및 세포적합성을 평가해야 한다. 평가 방법으로는 세포의 생존유무를 형광현미경으로 관찰하는 live/dead assay와 흡광도 값으로 비교하는 cell counting kit-8(cck-8) assay 등으로 이식재 내의 세포적합성을 판별한다. 또한 골조직으로 재생기능을 확인하기 위하여 골이식재와 골세포주 또는 성체줄기세포를 배양하여 골분화 생체활성기(in vitro ostioinductivity)을 평가하여 세포와의 친화성 정도를 확인해야 한다. 골분화 유도능력을 확인하는 방법은 골형성에 관여하는 alkaline phosphates (ALP) 활성 측정, 재생된 조직 내의 칼슘(calcium) 침착정도를 확인하는 von kossa 염색, alizarine red S 염색 등으로 생체활성 지지체 상에 골기질 형성 정도를 평가한다.

2) 체내 실험(*in vivo*)을 통한 생체적합성 평가

골에 부하를 부여한 경우와 그렇지 않은 경우의 골형성과 흡수가 다르므로, 골이식재가 사용되는 목적에 따라 부하와 비부하 모델을 정한다. 부하 모델로는 경골, 대퇴골와 같이 동물의 사지를 이용하고, 비부하 모델은 쥐의 두개관 결손 모델같이 부하를 받지 않는 곳이나, 골이식재를 이식하고 부하를 주지 않는 상태로 평가를 한다. 골이식재를 이식한 후 골재생 능력을 평가하는 방법으로는 크게 조직학적 평가와 방사선적 평가로 확인이 가능하다.

조직학적 평가를 위해 각 실험군의 고정된 조직을 비탈회 조직절편을 만들어, hematoxylin과 eosin으로 염색을 하거나 masson trichrom 염색을 하고, 이미지 분석 프로그램으로 평가한다. 면역조직학적 평가를 위해 상기에서 준비된 조직 절편으로 분화 특이 단백질인 osteocalcin, osteopontin, type I collagen 발현과 신생혈관의 정도를 평가하기 위해 VEGF와 혈관내피세포 표지단백질(marker protein)인 CD31을 관찰한다.

방사선적 평가방법은 비파괴적인 방법으로써 soft X-ray와 micro CT (computer tomogram)를 이용한다. 통상 동물을 안락사시킨 후 관심부위를 절단하여 평가하는데, soft X-ray는 간단하고 저렴한 비용으로 2차원적인 골형성의 정도를 정량적 및 정성적으로 평가가 가능하다. micro CT는 고가의 장비라는

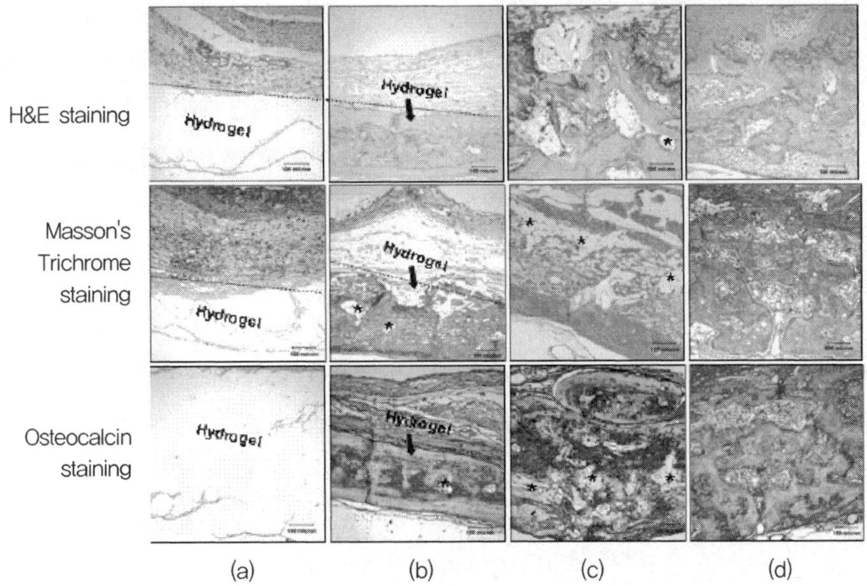

그림 9.5 백서의 두개골 결손모델에서 하이드로젤 이식재의 조직학적 골형성 평가.
(a) 하이드로젤, (b) 하이드로젤 + BMP-2 (1 μg/defect), (c) 하이드로젤 + 사람유래 중간엽줄기세포(hMSCs), (d) 하이드로젤 + 사람유래 중간엽줄기세포(hMSCs) + BMP-2. 하이드로젤 자체(Hydrogel & * 표시)는 모든 염색에서 무색으로 나타남. Hematoxylin&Eosin(H&E) staining은 조직내 세포를 나타내는 염색임. Masson-trichome staining에서 붉은색은 케라틴, 섬유조직을 의미하며, 푸른색은 콜라젠 조직으로 신생골을 의미함. osteocalcin은 골세포분화 후기에 발현되는 골세포 특이 물질로써 세포외로 방출되어 기질의 미네랄화에 기여함[11].

단점이 있지만, 신생골를 3차적으로 정량적 및 정성적으로 보다 정밀하게 평가할 수 있는 장점이 있다.[11]

(2) 혈액적합성

1) 혈액반응

혈액적합성은 생체적합성의 한 부분으로, 순환 혈액과 생체물질 사이에 일어나는 반응을 뜻하는 것이다. 따라서 생체물질이 혈액에 접촉할 때 가장 먼저 혈장단백질이 흡착되며, 이것에 의해 혈장 효소와 혈소판의 활성화 및 백혈구의

(a) (b)

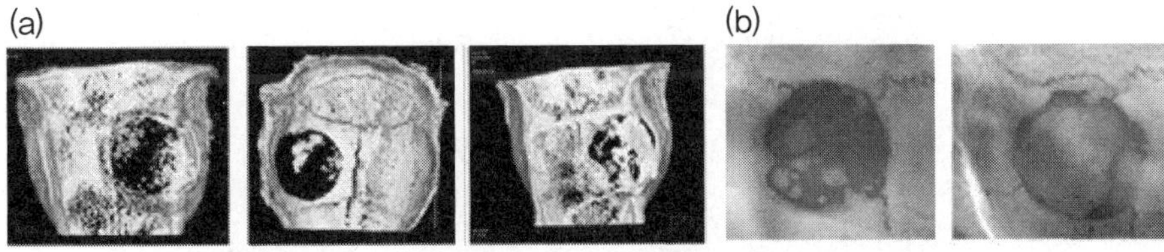

그림 9.6 백서의 두개골 결손 모델에서 방사선적인 평가:
(a) micro CT (좌측)와 (b) soft X-ray (우측).

부착이 일어나게 된다. 조직반응은 모두 생체물질을 분리하고 분해함으로써 물질을 제거하는 쪽으로 진행된다. 혈액이 이물질과 접촉을 하면 체내에서 응고 및 염증기전을 활성화시키게 되며, 임상적으로 혈전 전색과 심한 경우 다발성 장기 기능부전까지 발생하게 된다.[12] 이렇게 혈액이 이물질과 접촉 시 혈장에서 일어나는 반응으로는 다음 네 가지가 있다.

① 접촉 활성화(contact activation)
이물질과 접촉 시 이물질에 처음 흡수되는 단백질은 상대적으로 풍부한 알부민, 피브리노겐, 이뮤노글로불린 G, 피브로넥틴이다. 이들은 곧 factor XII(Hageman factor), high molecular weight kininogen (HMWK)과 같은 소량 단백질로 대체되게 되는데, 특히 factor XII은 coagulation, fibrinolysis, kinin cascades를 활성화시키는 열쇠가 되는 단백질이다.

② 응고 시스템(Coagulation system)
혈액 응고는 혈장 단백질이 혈관 손상에 반응하여, 활성화되어 혈류를 막고 피브린 혈전을 만드는 과정이다. 이 과정에서 트롬빈이 혈소판을 활성화시키는 중요한 역할을 하게 되며, 혈소판 응집이 최종 응고 산물의 일부가 된다.

③ 피브린 분해 시스템(Fibrinolytic system)
피브린의 작용에 의해 불필요한 혈병이 제거되는 과정이며, 피브린은 혈액 응고 동안에 생성된 피브린 네트워크를 분해하는 단백질이다.

④ 키닌 시스템(Kinin system)
이것은 factor VII에 의해 활성화되는 시스템으로, 프리칼리크레인(prekallikrein)이 칼리크레인(kallikrein)으로 되는 과정은 생체재료의 표면에서 일어나게 된다. 칼리크레인의 주요 기능은 응고 시스템과 피브린 분해 시스템을 증폭시키는 것이다.

2) 혈액응고

혈액응고를 억제하는 항혈전성은 순환계 인공장기가 가져야 하는 매우 중요

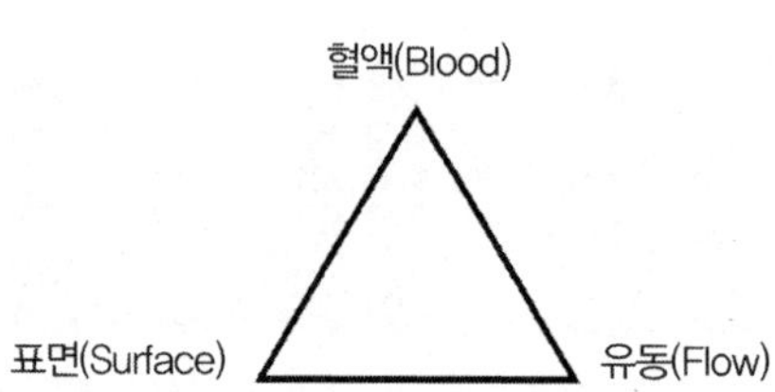

그림 9.7 혈액응고의 세가지 요소

표 9.2 혈액적합성 측정을 위한 방법 및 지표

혈액반응	방법 및 지표
혈전(Thrombosis)	light microscopy, SEM(adhered platelets, leucocytes, aggregates, erythrocytes, fibrin등)
혈액응고(Coagulation)	PTT(non-activated), Specific coagulation factor assay, FPA, D-dimer, F_{1+2}, PAC-1, S-12, TAT
혈소판(Platelets)	Platelet count, platelet aggregation, template bleeding time, PF-4, beta-TG, Thromboxane B2, Gamma imaging of ^{111}In-labelling platelets
혈액학(Hematology)	Leukocyte count, differential haemolysis(plasma haemoglobin), Reticulocyte count, Activation specific release products of peripheral blood cells(granulocytes)
면역학(Immunology)	C3a, C5a, TCC, Bb, iC3b, C4d, SC5b-9, IL-a, 기타 cytokines

한 요소이며, 순환계 인공장기가 가지는 혈전의 문제점을 해결하기 위해서 많은 연구가 진행되고 있다. 혈액응고의 세 가지 요소는 혈액, 유동, 혈액과 접촉하는 표면이다.

3) 혈액적합성 측정 지표

혈액적합성의 판단은 여러 가지 지표들의 종합으로 이루어지며, 이러한 지표로는 보체계의 활성화 정도를 측정하거나 염증지표를 판단하고 응고기전의 활성화를 분석하는 방법들이 있다. 응고기전의 분석법으로는 혈장 단백질을 분석하거나 혈액 내 다양한 지표(혈소판, 피브리노겐, d-dimer)를 측정하고, 직접 접촉면의 혈장단백 및 혈소판의 분석을 하기도 한다.[13)]

다음 사항은 혈액적합성 시험의 여러 가지 종류이지만, 이러한 방법들도 각각의 한계를 가지고 있기 때문에 혈액적합성을 정확하게 측정할 수 있는 방법들을 꾸준히 연구하고 있다.

9.2.3 근육조직적합성

(1) 근육조직의 구성

근육조직(muscle tissue)은 다른 조직들처럼 세포와 세포간질로 구성되어 있다. 세포는 길게 늘어나서 섬유를 형성하고, 세포간질은 약간의 시멘트질이 들어 있는데, 이는 세포를 소성결합조직의 망상구조물 속에 얽어 두기 위함이다. 근육

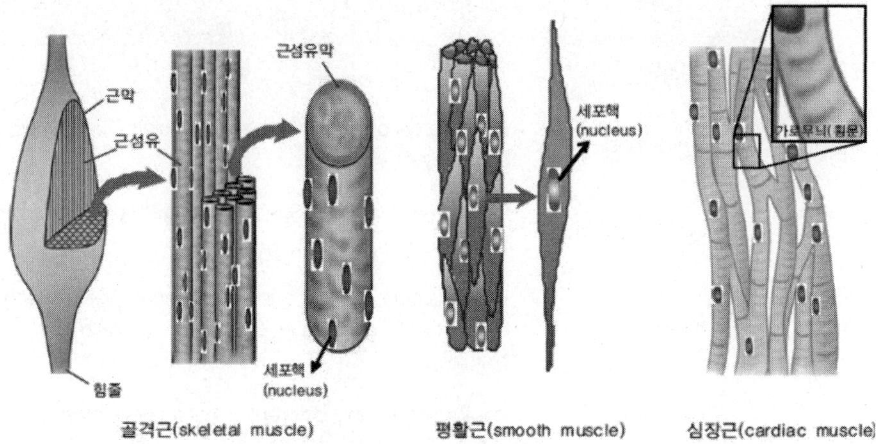

그림 9.8 근육의 구조

조직은 그 구조와 위치에 따라서 골격근, 평활근, 심장근으로 분류할 수 있다(그림 9.8).

1) 골격근(Skeletal muscle)

골격근은 현미경하에서 횡으로 일정한 무늬가 보이며, 골격에 부착되어 있으므로 골격근이라고 한다. 또한 체벽을 형성하므로 체벽근이라고도 하며, 의지대로 움직일 수 있으므로 수의근(voluntary muscle)이라고도 한다. 골격근은 방추형의 섬유와 세포로 구성되어 있으며 그 길이는 1 ~ 40 mm이고 지름은 0.01 ~ 0.15 mm이다. 이 섬유는 근초(sarcolemma)라는 막으로 덮여 있어서 안정된 다른 근섬유들 간에 전기적으로 절연되어 있다. 이와 같은 근섬유는 모여서 근속(fasciculus)을 이루는데, 근속 여러 개가 근육다발을 형성한다. 근육다발은 근상막(epimysium)으로 싸여있다.

2) 평활근(Smooth muscle)

평활근은 골격근이 없으며, 내장을 구성하므로 내장근(visceral muscle)이라고도 한다. 내장근은 보통 2개의 층으로 구성되어 있는데, 내층은 두꺼우며 환상근층(circular muscle layer)이고, 외층은 얇고 종상근층(longitudinal muscle layer)이다. 이 근육은 뜻대로 움직일 수 없으므로 불수의근(involuntary)이라고 하며, 한 개의 큰 핵을 지닌 방추형의 세포로서 길이가 0.015 ~ 0.5 mm이고 넓이가 0.002 ~ 0.02 mm이다.

3) 심장근(Cardiac muscle)

심장을 구성하는 심장근의 근원섬유는 골격근의 것과 비슷하지만, 골격이 뚜렷하지 않고 세포도 작다. 그러나 세포 속의 핵은 크며, 난원형이고 세포의 중심부에 위치한다. 심장근의 근섬유 길쭉한 사각형 모양이며, 그 끝은 이웃한 세포들의 끝과 연결된다. 광학현미경하에서 관찰할 때 진한 띠(band)로 나타나는 개재판(intercalated disc)이 세포 사이의 경계부위를 이루어 심장근 고유의 특징을 나타낸다.

(2) 근육재생용 생체재료

본래의 생체조직을 대신할 수는 없겠지만 그들과 되도록 비슷한, 그리고 본래 기능의 많은 부분을 담당할 수 있는 생체재료를 얻고자 하는 것이 인간의 욕구이다. 이러한 생체재료는 복잡한 물리화학적, 생물학적, 의학적 문제들을 전부 만족시켜야 한다.

골격근, 심근, 평활근의 질환치료를 위한 여러 가지 치료법이 개발되고 있지만 아직 완벽한 근육조직재생을 이루어내지 못하고 있다. 최근 들어 생체적합성이 우수한 지지체에 근육세포를 배양하는 방법이 제안됨에 따라 현재 연구개발 중인 지지체로는 천연재료 스펀지 형태, 젤 상태, 필름 형태, 합성 다공성 지지체 형태 등이 있다.

이러한 지지체들을 이용하여 세포친화성 재료의 개발, 세포친화형 기능성기의 부착, 세포활성 물질의 첨가를 통하여 생체적합성 생체재료를 이용한 근육조직 재생에 관한 연구가 활발히 진행되고 있다.

(3) 근육재생용 생체재료의 유효성 및 생체적합성 평가법

말기 심장질환의 치료에는 심장이식 외에는 특별한 치료가 없고 장기 공여의 수가 절대 부족하여 새로운 치료방법으로 생체재료를 이용하여 말기 심장질환을 치료하고자 하는 시도들이 나타나고 있다. 또한 심근세포는 허혈 등의 손상을 받았을 때 재생하는 능력이 없어 손상된 심장근육의 치료에 생체재료와 각종 세포를 이용하는 방법들이 최근 활발한 연구가 진행되고 있다.

생분해성 생체재료를 이용하여 동물유래의 심장과 골격 근육 세포를 이용하여 동물모델에 이식 후 살펴본 결과 손상된 근육조직이 회복되고, 이식된 근육구조의 조직구조 검사에서 방추형(spindle shape) 세포핵을 가진 잘 조직된 세포 적응(cellular orientation)를 나타내는 것을 확인하였다. 또한 면역조직화학적 분석에서 이식된 구조물 안에 근육 섬유질이 확인되었다. 더 나아가서 조직 검사에서 지지체 안에 폭넓은 혈관신생성(neo-vascularization)이 나타났고, 이것은 생존을 위해 필수적이므로 이식된 근육세포가 근육조직을 형성하였음을 보여 준다.

심근, 평활근과는 달리 골격근은 손상 후 재생하는 능력을 갖추고 있는데 이는 골격근 속에 있는 위성세포(satellite cell)로부터 기인한다. 한 연구에서는 개를 이용한 동물실험에서 심장근육에 인위적인 손상을 가하여 손상된 부위에 생체재료와 골격근으로부터 분리한 위성세포를 이식하여 모자이크형태의 심장-골격근 섬유 형성을 나타낸다. 또한 쥐의 심실을 냉동 손상시키고 손상부위에 생긴 흉터조직에 태아 쥐의 심근세포를 생체재료와 함께 이식시켰을 때 이식된 세포는 생존하여 흉터조직 내에 새로운 심근조직을 형성하였을 뿐 아니라 흉터 조직이 확장되는 것을 막는 동시에 심장기능을 향상시킬 수 있다는 사실을 나타내었다.

이러한 심근세포를 이용한 실험들은 매우 희망적인 결과를 보여 주었다. 아직 여러 가지 문제점들을 가지고는 있으나 임상에 이용될 가능성이 많기 때문에 지속적인 연구가 필요하다고 할 수 있다.

9.2.4 신경조직적합성

신경계는 해부학적으로 중추신경계와 말초신경계로 나뉜다. 말초신경의 경우 손상 후 치료에 대해 많은 연구가 진행되고 있지만, 중추신경은 손상된 중추신경조직이 신경축삭의 재생에 좋지 못한 환경을 제공하여 중추신경 내 신경축삭의 재생능력이 떨어지므로 손상 후 재생이 어렵다는 문제가 있다. 이러한 문제점을 해결하기 위하여 재생유도세포를 이식함으로써 유해한 환경을 제거함과 동시에 신경세포의 재생능력을 향상시키려는 연구가 많이 진행되고 있다.

(1) 체외 실험(*in vitro*)에서의 생체적합성 평가

신경세포가 생체재료 혹은 지지체 위에서의 반응을 알아보기 위해서는, 먼저 사용하는 재료가 어느 정도 증식을 억제하는지 알아야 하며, 세포 생존능 평가를 통해 재료에 대한 신경세포의 증식 정도를 평가할 수 있다.

생체재료에서 배양된 슈반세포에서 분비되는 신경전달물질이나 합성에 관련된 효소 또는 신경조직 세포에만 존재하는 표지단백질(marker protein) 등 신경세포 내에서 중요한 작용을 하는 단백질이나 유전자의 발현을 측정함으로써 슈반세포에 대한 생체 재료의 적합성을 평가할 수 있다. 신경세포에서 분비되는 대표적인 신경 영양 인자로는 표 9.3과 같다.[13)]

(2) 체내 실험(*in vivo*)에서의 생체적합성 평가

체내에서는 생체 재료에 대한 생체적합성을 평가하기 위하여, 외과적 수술을 통해 인위적으로 신경을 손상시킨 후에 생체재료를 이식하여 다음과 같이 평가한다.

표 9.3 대표적인 신경 발현 인자

Neural response promoted	Neurotrophic factor
Motor neutron survival	BDNF, NT-3, NT-4/5, CNTF, GDNF
Motor neutron outgrowth	BDNF, NT-3, NT-4/5, CNTF, GDNF
Sensory neutron survival	NGF, NT-4/5, GDNF
Sensory neutron outgrowth	NGF, BDNF, NT-3
Spinal cord regeneration	NGF, NT-3, CNTF, FGFs
Peripheral nerve regeneration	NGF, NT-3, NT-4/5, CNTF, GDNF, FGFs
Sensory nerve growth across the PNS-CNS transiton zone	NGF, NT-3, GDNF, FGFs

1) Luxol Fast Blue 염색 및 Toluidine blue 염색에 의한 수초화 정도 및 축삭 돌기 수 평가

좌골 신경을 손상시킨 수컷 백서(Spraque-Dawley rats)를 사용하여 도관 이식부의 신경 섬유와 축삭 돌기(myelinated axons)의 수초화된 정도를 알아보는 방법이다. 수초층을 파란색으로, 신경세포들은 분홍이나 보라색으로 염색시키는 luxol fast blue(LFB) 염색을 이용하거나, toluidine blue 염색을 하여 수초화되거나 수초화되지 않은 축삭돌기들과 전체 슈반세포 및 신경세포들을 정량적으로 분석하여 생체적합성을 평가한다.[14)]

2) 발목관절 보행각과 좌골신경 기능지수를 이용한 기능평가

생체재료를 좌골신경이 손상된 동물모델에 이식 후 주행로 분석(walking track analysis)을 하여 이식된 생체재료의 생체적합성을 평가할 수 있다. 주행로 분석이란 주행로 분석기를 통해 역동적인 보행 모습을 관찰한 후에, 이미지를 얻어 분석하는 방법이다. 여러 보행 지수 중에서 예민도와 재현성이 우수한 발목관절 보행각(ankle stance angle[ASA]) 값을 측정하였는데 발목관절 보행각은 보행중간단계(mid-stance phase of the step cycle)에서, 하지 선(shank line) 및 4번째 족부 골(head of the fourth metatarsal)과 발목(lateral malleolus)이 이루는 각도로 측정할 수 있으며, 바닥에서 처음 떼기 시작한 보행(first began to walk) 및 중간에 멈춰선(stopped walking) 경우는 제외하여 이식된 생체재료가 실제로 신경재생에 도움을 주었는지 평가할 수 있다. 또한 좌골신경 기능지수(Sciatic function index, SFI)를 얻기 위해 백서의 뒷 족부(hind feet)에 잉크를 어두운 주행로를 걷게 해서 그림 9.9와 같이 4가지 길이를 확인하여, 손상된 좌골신경의

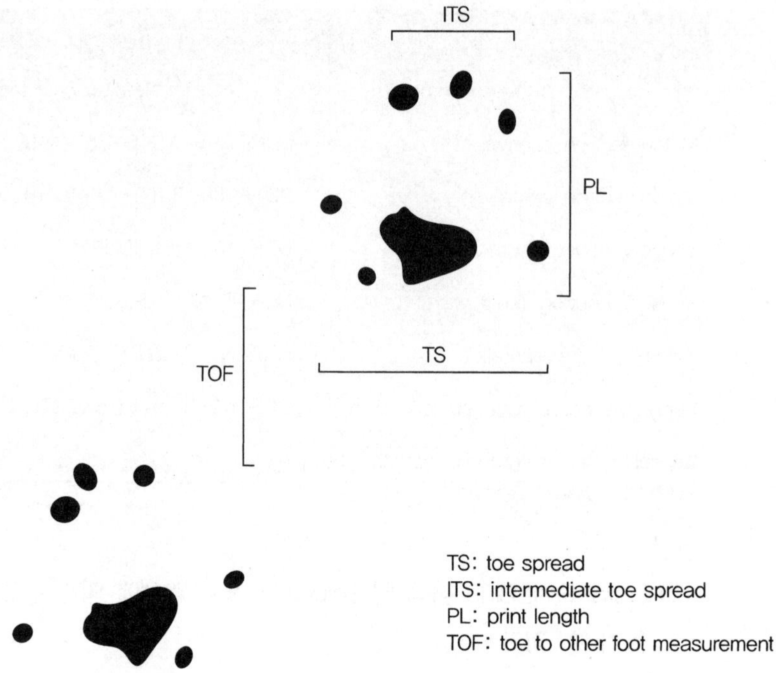

그림 9.9 좌골신경 기능 지수 평가에 사용되는 평가인자

기능 회복 정도를 확인할 수 있다.[15)]

3) 근전도 측정

근전도란 근육이 수축할 때 생기는 활동 전위를 적당한 방법으로 유도하여 증폭 기록하는 방법이다. 운동을 위한 기본 활동단위를 운동단위(motor unit)라고 하며, 이는 척수 내의 전각세포, 축삭과 수초로 이루어진 신경섬유, 신경-근육 접합부, 그리고 이에 속하는 근섬유를 통틀어서 말한다. 손상된 신경에 이식된 생체재료의 적합성 평가를 위해, 손상된 신경조직을 재절개하여 노출시킨 후, 재생된 신경조직의 양쪽 표면에 전극을 부착한 후 전기 자극을 가하여 복합근 활동 전위(compound muscle action potentials, CMAP)에서 기시 잠시(onset latency)와 진폭(peak-to-peak amplitude)을 측정하여, 손상된 사지(injured limb)에서의 회복여부를 판별하여 이식된 생체재료의 생체적합성을 평가한다.[16)]

9.3 생물학적 안전성 평가

9.3.1 생물학적 안전성 평가를 위한 일반적인 원리

인체에 사용되는 의료용 생체재료를 평가하기 위한 시험을 선정할 때에는 체계적인 계획을 세워야 한다. 설계 단계에서는 여러 가지 재료와 시험 방법의 선정에 따른 장단점을 이론적으로 잘 판단하고 문서화해야 하고, 완제품의 안전성과 유효성을 확보하기 위해서는 생물학적 평가를 실시해야 한다. 의료용 생체재료의 제조에 사용되는 재료를 선정할 때에는 무엇보다도 재료의 물리적, 화학적, 전기/기계적, 형태학적 및 독성학적 특성 등을 고려하여 사용목적에 적합한가를 알아보아야 한다. 의료용 생체재료의 생물학적 안전성을 평가할 때에는 다음 사항들을 고려해야 한다.[4,17]

a) 제조 재료
b) 첨가제, 공정과정의 오염물질과 잔류물
c) 용출물
d) 분해산물
e) 완제품에서의 기타 구성성분 및 그 상호작용
f) 완제품의 특성

인체와 접촉하는 의료용 생체재료의 생물학적 안전성을 평가하기 위한 시험 검사와 결과의 분석에는 재료의 화학적 성분과 특성뿐만 아니라 인체와 접촉하는 시간, 빈도 및 접촉방법 등을 고려해야 한다. 모든 생물학적 시험 검사는 충분한 자격과 지식을 갖춘 자가 적정한 실험환경(Good Laboratory Practice)하에서 최종 사용목적에 맞도록 실험하고 평가해야 한다. 가능하면 체내 실험(*in vivo*)을 하기 전에 체외 실험(*in vitro*)을 통하여 체내 실험의 필요성을 사전에 검토하는 것이 바람직하다.

9.3.2 의료용 생체재료의 생물학적 안전성 평가

의료용 생체재료 및 의료기기는 인체에 적용되기 때문에 고도의 생물학적 안전성과 유효성을 동시에 만족해야 하며 사용목적과 안전성에 대한 특징을 명확히 이해해야 한다. 의료기기의 전임상 시험(preclinical test)이란 기존에 개발·판매되고 있는 의료기기와 전혀 다른 재료 또는 효능·효과가 있는 새로 개발된 제품에 대하여 사람에게 임상시험(clinical test)하기 전에 동물을 대상으로 시험하여 제품의 안전성(safety, 부작용이나 독성이 없는 상태)이나 유효성(efficacy)을 확인하는 것을 말한다.

생물학적 안전성을 위한 의료기기의 분류를 살펴보면, 먼저 접촉 특성에 따라 비접촉 의료기기(non-contact device), 표면접촉 의료기기(surface-contacting device), 체내삽입 의료기기(external communicating device), 이식형 의료기기(implant device)로 나눌 수 있고, 접촉기간에 따라서는 일시(limited exposure, 24시간 이내), 연장(prolonged exposure, 24시간 이상~30일 이내), 영구(permanent contact, 30일 이상) 등으로 분류할 수 있다.

의료기기의 생물학적 안전성을 입증하기 위해 1997년 ISO(International Organization for Standardization) 10993에서는 시험의 범주를 규정하였으며, 그에 따른 생물학적 안전성에 대한 초기시험과 추가시험에 대한 항목은 표 9.4와 같다.

초기평가시험은 생물학적 안전성 시험 평가 초기에 고려해야 할 시험 항목들이고, 추가적인 평가시험은 초기시험 평가 후 필요할 경우 추가적으로 고려해야

표 9.4 의료기기의 분류에 따른 생물학적 안전성 초기시험 및 추가시험 항목[1-4, 17]

의료기기 분류			생물학적안전성 초기시험									추가시험			
신체접촉특성		접촉기간 A: 일시(24시간 이내) B: 연장(24시간~30일) C: 영구(30일 이상)	세포독성 시험	감작성 시험	피내반응/자극성 시험	전신독성(급성) 시험	아급성독성 시험	유전독성 시험	발열성 시험	이식 시험	혈액적합성 시험	만성독성 시험	발암성 시험	생식독성(발생독성) 시험	생분해성 시험
표면접촉 의료기기	피부	A	O	O	O	–	–	–	–	–	–	–	–	–	–
		B	O	O	O	–	–	–	–	–	–	–	–	–	–
		C	O	O	O	–	–	–	–	–	–	–	–	–	–
	점막	A	O	O	O	–	–	–	–	–	–	–	–	–	–
		B	O	O	O	–	–	–	–	–	–	–	–	–	–
		C	O	O	O	–	–	O	O	–	–	–	–	–	–
	파열 또는 손상된 표면	A	O	O	O	–	–	–	–	–	–	–	–	–	–
		B	O	O	O	–	–	–	–	–	–	–	–	–	–
		C	O	O	O	–	–	O	O	–	–	–	–	–	–
체내삽입 의료기기	간접적인 혈액경로	A	O	O	O	O	O	–	–	–	O	–	–	–	–
		B	O	O	O	O	O	–	–	–	O	–	–	–	–
		C	O	O	–	O	O	–	O	–	O	O	O	–	–
	조직/뼈/상아질	A	O	O	O	–	–	–	–	–	–	–	–	–	–
		B	O	O	–	–	–	–	–	–	–	–	–	–	–
		C	O	O	–	–	–	–	O	O	–	–	O	–	–
	순환혈액	A	O	O	O	O	O	–	–	–	O	–	–	–	–
		B	O	O	O	O	O	–	O	–	O	–	–	–	–
		C	O	O	O	O	O	O	O	–	O	O	O	–	–
이식형 의료기기	조직/뼈	A	O	O	O	–	–	–	–	–	–	–	–	–	–
		B	O	O	–	–	–	–	O	O	–	–	–	–	–
		C	O	O	–	–	–	–	O	O	–	O	O	–	–
	혈액	A	O	O	O	O	O	–	–	O	O	–	–	–	–
		B	O	O	O	O	O	–	O	O	O	–	–	–	–
		C	O	O	O	O	O	O	O	O	O	O	O	–	–

O : 시험실시, – : 시험면제

표 9.5 표면접촉, 체내삽입, 이식형 의료기기의 분류	
표면접촉 의료기기(Surface-contacting devices)	
피부	전극, 외부 보철물, 고정테이프, 압박붕대, 여러 가지 감시장치 등
점막	콘택트렌즈, 요도 카테터, 질내 삽입기구, 위장용 튜브, S상결장경, 결장내시경, 위내시경, 기관지용 튜브, 기관지경, 치과용 보철물, 치과용 교정기구, 자궁내 피임기구 등
파열 또는 손상된 표면	궤양, 화상 및 육아조직 드레싱 또는 치료기구, 폐색성 패취 등

체내삽입 의료기기(External communicating devices)	
혈관(간접)	혈관의 한 부분에 접촉되어 순환계 진입의 도관 역할을 하는 의료기기: 주입용 기구, 확장세트, 수혈세트 등
조직/뼈/상아질	조직, 뼈, 혹은 상아질과 접촉하는 의료기기: 복강경, 관절경, 치과용 시멘트, 치과용 충전제, 피부 스태플 등
순환혈액	순환하는 혈액과 접촉하는 의료기기: 혈관내 카테터, 심장박동전극, 산소발생기, 체외산소발생기 튜브 및 부속품, 혈액투석기 튜브 및 부속품, 혈액흡착제, 면역흡착제 등

이식형 의료기기(Implant devices)	
뼈	주로 뼈에 접촉하는 의료기기: 고정용 핀, 판, 인공관절, 인조뼈, 시멘트, 골내 삽입물 등
조직	주로 조직과 체액에 접촉하는 의료기기: 심장박동기, 의약품공급장치, 신경근육 센서 및 자극기, 인조건, 유방 삽입물, 인공후두, 골막하 이식물, 결찰클립 등
혈액	주로 혈액과 접촉하는 의료기기: 심장박동전극, 인공동정맥관, 심장판막, 인공혈관, 약물주입 카테터 및 심실보조기 등

할 시험 항목을 말한다. 의료용 생체재료나 기구는 그 종류가 매우 다양하기 때문에 각각의 재료의 특성을 시험검사 시 최대한 고려하여 시험해야 한다. 경우에 따라서는 표에 나타나 있지 않은 시험검사를 해야 할 때도 있다. 올바른 생체재료의 생물학적 안전성 평가를 위해서는 체계적인 접근이 필요하며, 이를 통해 생물학적 안전성 시험의 실시 유무를 판단해야 한다.

표면접촉 의료기기, 체내삽입 의료기기, 이식형 의료기기는 다음의 표 9.5와 같이 ISO 규격에서 분류하고 있다. 비접촉 의료기기는 환자의 신체에 직접 또는 간접적으로 접촉하지 않는 의료기기를 말하며 이러한 의료기기는 ISO 규격에서 제외되어 있다.

의료용 생체재료의 경우에도 의료기기와 마찬가지로 표 9.5에 따라 분류하고,

표 9.6 의약품과 의료기기의 차이점		
특성	의약품	의료기기
용해도	수용성(Soluble in water)	비수용성(Insoluble in water)
체내 흡수도	빠름	안 되거나 느림
체내 분해도	빠름	안 되거나 느림
형태	상대적으로 일정함	다양함
재질	상대적으로 일정함	다양함

표 9.4를 기준으로 하여 생물학적 안전성 초기시험 및 추가시험을 실시하되 반드시 다음의 사항을 고려하여 수행해야 한다.

(1) 시편(혹은 검체; specimen or sample) 및 시험액 준비

의료기기는 일반 의약품과 비교하였을 때 표 9.6과 같은 차이점을 가지고 있으므로 생물학적 안전성에 대한 시험을 위해서는 ISO 10993-12 Biological evaluation of medical devices - Part 12: Sample preparation and reference materials의 규격에 의거하여 반드시 추출과정을 거쳐 시험액(용출액)을 준비/제조한 후에, 다음에 제시된 각 기준에 따라 시험 평가를 실시해야 한다.

의료기기의 추출 시에는 표 9.7과 같이 특정 조건, 즉 추출용매, 온도 및 시간을 반드시 고려해야 하며, 또한 표 9.8에 따라 추출용매(extraction solvent or vehicle) 부피와 시편 표면적(혹은 질량)의 추출비를 일정하게 유지해야 한다.

의료기기와 마찬가지로 의료용 생체재료의 경우에도 위와 같은 방법으로 추출과정을 거쳐 시험액을 준비하여 생물학적 안전성 평가를 시행해야 하며, 생물학적 안전성 평가에 대한 초기시험은 다음과 같다.

표 9.7 시험액 준비를 위한 조건(추출용매, 온도 및 시간)		
추출용매 (extraction solvent or vehicle)	polar solvent	water or saline solution with/without alcohol
	non-polar solvent	vegetable oil (cotton seed oil, sesame oil) polyethylene glycol(PEG) solution culture medium with/without serum
추출온도 및 시간 (extract temperature & time)		37℃ ± 1℃ for 24h ± 2h 37℃ ± 1℃ for 72h ± 2h 50℃ ± 2℃ for 72h ± 2h 70℃ ± 2℃ for 24h ± 2h 121℃ ± 2℃ for 1h ± 0.2h

표 9.8 추출용매 부피와 시편 표면적(혹은 질량)의 추출비(extract ratio)

두께(mm)		추출비(± 10%)[a]	시편 예
≤0.5		6 cm^2/ml	금속, 합성 고분자, 세라믹, 복합재료(필름, 시트 튜브 벽)
0.5 ~ 1.0		3 cm^2/ml	금속, 합성 고분자, 세라믹, 복합재료(튜브 벽), 석판, 소형 주조품
>1.0		1.25 cm^2/ml	중·대형 주조품
불규칙한 형태b)	고형물	0.2 g/ml	가루, 환, 거품형태, 비흡수제
	다공체	0.1 g/ml	막

a) 추출 시편은 적어도 2 g 이상이어야 한다. 추출부피는 2 g 시편의 흡수 용량(absorption capacity) 이상으로 최소 20 ml를 넘도록 해야 한다.
b) ISO 10993-12에서 규정하고 있는 '불규칙한 형태'의 시편에 대한 기준이 다소 불명확하므로 식품의약품안전처(MFDS)에서는 '표준 표면적과 용출액 부피 비율'을 위와 같이 세분화하여 규정하고 있다.

(2) 세포독성 시험[1,18]

이 시험은 세포배양기술을 이용하여 의료용 생체재료 또는 그 용출액(시험액)에 의한 세포의 용해(괴사) 또는 성장저해 및 기타 세포에 미치는 영향을 평가하는 시험이다(ISO 10993-5 Biological evaluation of medical devices - Part 5: Tests for *in vitro* cytotoxicity). 시험방법은 직접 접촉법(direct contact method)과 추출액 희석법(dilution extraction method)으로 크게 나뉘며, 쥐 피부 조직-유래 L-929 세포와 위점막 세포 및 장막 세포 등을 이용한다(그림 9.10). 표준물질로서 음성대조군은 고밀도 폴리에틸렌(HDPE, high density polyethylene) 필름을 사용하며, 양성대조군은 ZDEC(zinc dithioethyl carbamate)를 포함하는 폴리우레탄(PU, polyurethane) 필름을 사용한다.[19] 다양한 조직에서 유래한 세포주(cell line)에서 양성대조군에 대한 세포독성의 정도가 서로 다르게 나타나기 때문에 의료기기의 종류 및 용도에 따라 세포주를 선정하여 세포독성 시험을 수행해야 한다.[20,21]

(3) 감작성 시험[1,22]

아주 미량의 용출물에 대하여도 알레르기나 감작 반응을 일으킬 수 있으므로 의료용 생체재료의 용출액(시험액)을 실험동물에 접촉시켜 잠재적인 감작성(sensitization) 여부를 평가한다(ISO 10993-10 Biological evaluation of medical devices - Part 10: Tests for irritation and sensitization). 주로 기니 픽 극대화 시

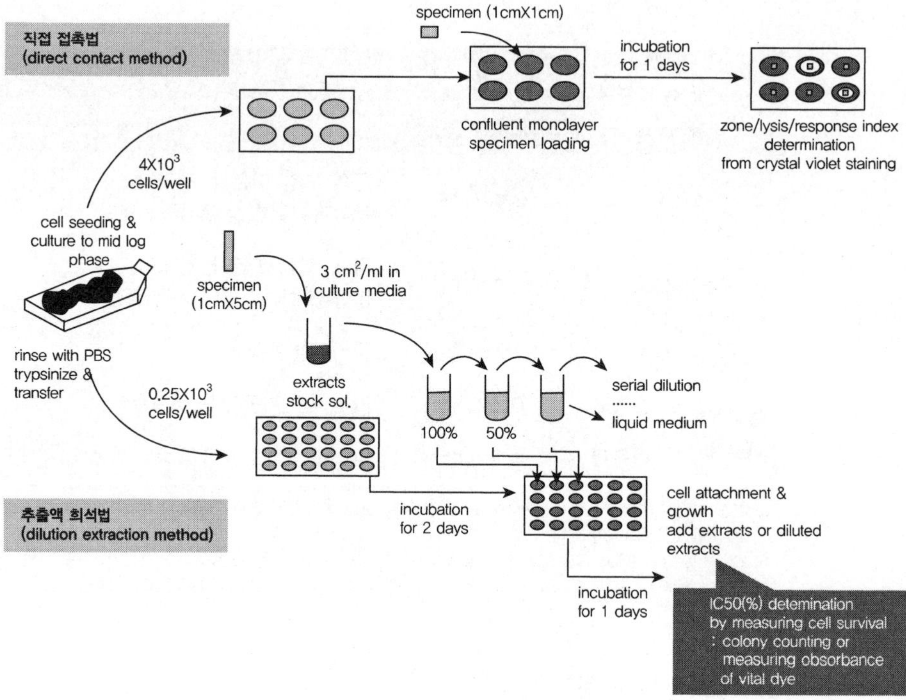

그림 9.10 세포독성시험 과정 및 방법

험(guinea pig maximization test) 방법을 사용하는데, 양성대조군으로 0.05~0.1% DNCB(2,4-dinitrochlorobenzene)를 사용하여 유도 단계와 챌린지 단계 이후 피부의 홍반과 가피 및 부종 형성 등의 외형상 감작 반응을 확인한다(그림 9.11).

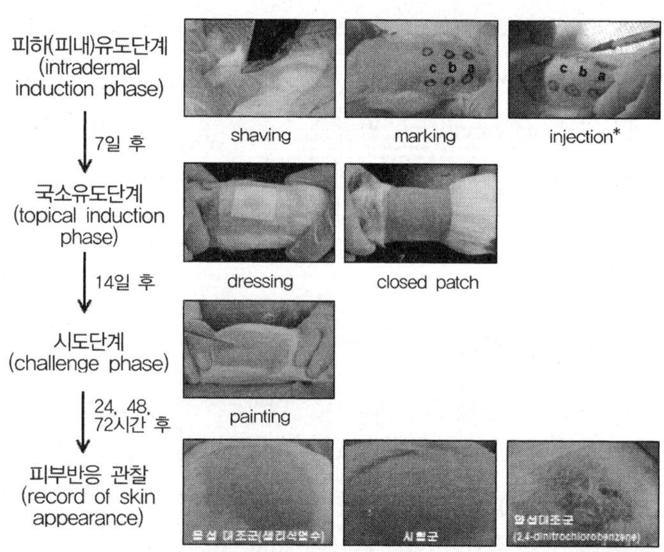

그림 9.11 감작성 시험 방법

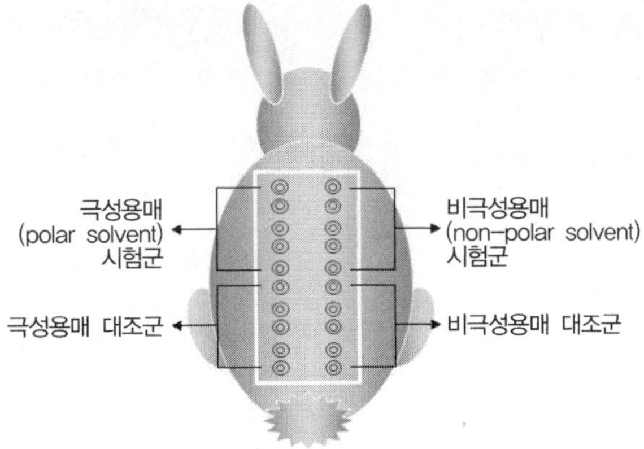

그림 9.12 자극성 시험 방법

(4) 자극성 시험[1, 22)]

이 시험은 실험동물의 피부, 눈 또는 점막과 같은 이식조직이나 적절한 부위에 대하여 의료용 생체재료 또는 그 용출액(시험액)의 잠재적인 자극성(irritation)을 알아보기 위한 시험으로(ISO 10993-10 Biological evaluation of medical devices - Part 10: Tests for irritation and sensitization), 접촉경로 및 접촉시간 등을 고려해서 실시한다(그림 9.12). 뉴질랜드 화이트 래빗에 피하주사 후 관찰기간 동안 피부에 홍반이나 가피, 부종 등의 피부반응(intracutaneous reactivity)을 육안으로 평가하고, 조직검사를 통해 염증세포 침윤(infiltration)이나 섬유화(fibrosis) 현상과 같은 특이한 조직학적 징후의 여부를 관찰한다.

(5) 전신독성 시험[1, 23)]

이 시험은 독성이 있는 의료용 생체재료의 용출액(시험액) 또는 분해산물이 접촉에 의하여 생체 내로 흡수될 가능성이 있는 경우 실험동물에 접촉함으로써 발생 가능한 잠재적 위해성을 평가하는 시험이다(ISO 10993-11 Biological evaluation of medical devices - Part 11: Tests for systemic toxicity). 투여경로는 피부(Dermal), 이식(Implantation), 흡입(Inhalation), 피내(Intradermal), 복강내(Intraperitoneal), 정맥내(Intravenous), 경구(Oral), 피하(Subcutaneous) 등이 있다(그림 9.13).

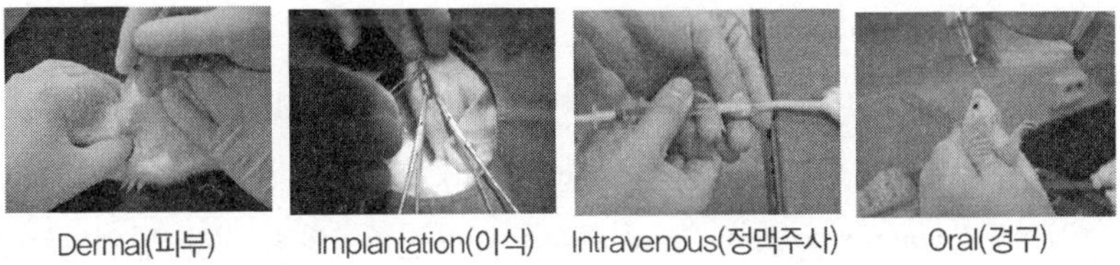

Dermal(피부) Implantation(이식) Intravenous(정맥주사) Oral(경구)

그림. 9.13 전신독성 시험을 위한 투여 경로

표 9.9 전신독성 시험의 종류 및 특징

시험의 유형	시험의 특징
급성 전신독성 시험법 (Acute systemic toxicity)	- 시험샘플을 1회 이상 적용하였을 때 24시간 이내 나타나는 부작용을 관찰
아급성 전신독성 (Subacute systemic toxicity)	- 시험 검체를 24시간에서 28일 사이에 수 회 또는 연속적으로 노출시킨 후 나타나는 부작용 - 아급성 정맥내 시험(subacute intravenous studies)은 일반적으로 24시간 초과 14일 미만 (> 24 h but < 14 d)의 처리기간으로 정의
아만성 전신독성 (subchronic systemic toxicity)	- 실험동물 수명의 일부 기간 동안 시험 검체를 반복적 또는 연속적으로 투여한 후에 나타나는 부작용 - 아만성 독성시험은 설치류에서는 대개 90일이고, 다른 종에 있어서는 수명의 10%를 넘지 않음. 아만성 정맥 내 시험은 일반적으로 처리기간을 14일에서 28일까지로 정의
만성 전신독성 (Chronic systemic toxicity)	- 실험동물 수명의 상당 기간 동안 시험검체를 반복 또는 연속적으로 투여한 후에 나타나는 부작용 - 만성독성시험은 보통 6개월에서 12개월의 기간으로 함.

투여 경로와 시간을 적절하게 제공해야 하며, 시험기간 동안의 체중 변화 및 사료 섭취량을 매일 기록한다. 시험방법은 급성 전신독성, 아급성 전신독성, 아만선 전신독성, 만성 전신독성으로 분류하며 환자와의 접촉방법 및 접촉기간을 고려하여 시험법을 선택한다(표 9.9). 아급(만)성 전신독성, 만성 전신독성은 시험 종료 후 실험동물을 해부하고 장기를 애취하여 조직학적 검사, 혈액검사, 뇨검사를 통하여 독성여부를 평가한다.

(6) 유전독성 시험[1,24)]

이 시험은 포유동물 또는 비포유동물의 세포배양 등의 기술을 이용하여 의료용 생체재료 또는 그 용출액(시험액)에 의한 유전자 변이, 염색체의 구조 또는 수의 변화 및 기타 DNA 또는 유전자에 미치는 독성을 평가하는 시험이다(ISO 10993-3 Biological evaluation of medical devices - Part 3: Tests for genotoxicity, carcinogenicity and reproductive toxicity).

1) Ames test

특정 아미노산 합성이 저해된 미생물(mutant type)을 이용하여 시험군에 의해서 아미노산 합성 균주(wild type)로 전환되는지 여부를 확인하는 시험으로 *Salmonella typhimurium* 균주를 이용한다. 생체 내에 삽입되는 의료용 생체재료

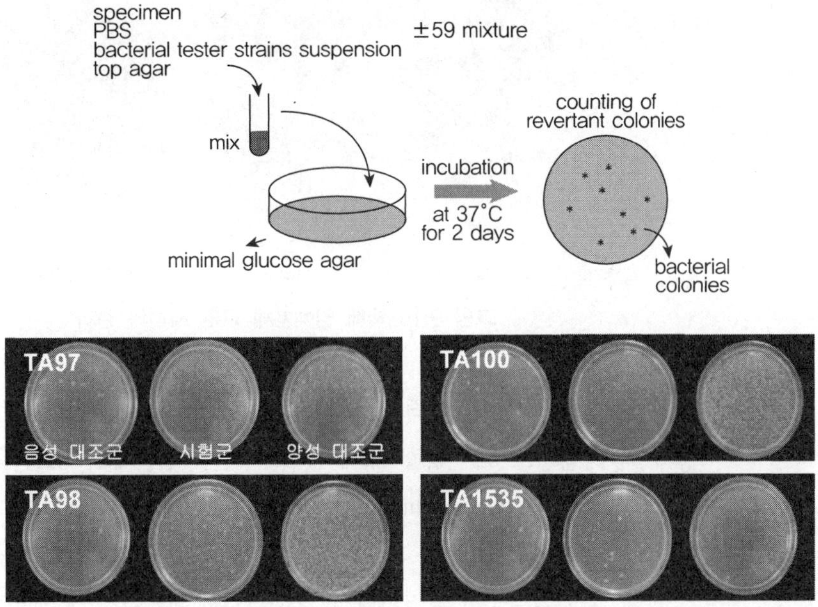

그림 9.14 Ames test의 방법 및 결과

의 경우 시험액에 S9 mixture(혹은 fraction, 대사활성계, rat liver 유래, 표 9.10)를 처리하여 4종의 Ames 균주, 즉 TA 97(양성대조군: BP, benzopyrene), TA 98, TA 100, TA 1535(이상 양성대조군: 2-AA, 2-aminoanthracene)에 대해서 back(혹은 reverse) mutation 정도를 확인한다(OECD guidelines 471 Genetic toxicology: *Salmonella typhimurium*, reverse mutation assay).[24,25] 음성대조군(생리식염수)과 양성대조군에 대한 Ames test 결과는 그림 9.14와 같이 관찰된다.

2) 자매 염색분체 교환 시험(생체 외 시험)

의료용 생체재료 또는 그 용출액(시험액)에 의한 염색체의 이상 유무를 자매 염색분체의 변이 정도로 확인하는 시험(OECD guidelines 479 Genetic toxicology: *In vitro* sister chromatid exchange assay in mammalian cells)으로서 Chiness hamster ovary(CHO-K1) 세포주를 사용하여 유전자에 미치는 영향을 검색하는 세포유전학적 방법이다. S9 mixture 적용(+S9) 및 미적용(-S9) 군으로 나누어 세포 주기의 중기상에서 단일염색체 내에서 두 염색분체의 사슬이 상호 교환되는 자매 염색분체 교환(SCE, sister chromatid exchange)을 확인하여 염색체가 복제될 데 두 자매 염색분체 간의 DNA 사슬 상호교환을 증가시키는 능력을 평가한다.[24,26] 음성대조군(생리식염수)과 양성대조군에 대한 SCE 시험 결과는 그림 9.15와 같이 관찰된다.

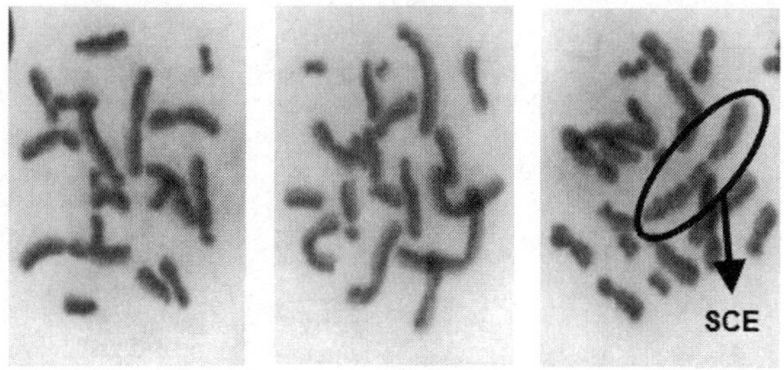

그림 9.15 자매 염색분체 교환 시험의 결과

3) 소핵 시험(생체 내 시험)

생체 외 시험만으로는 생체 내에서 일어날 수 있는 모든 조건을 만족시켜 줄 수 없기 때문에 소핵(micronucleus) 시험을 수행한다.[24] 설치류 골수중의 유약 적혈구에서 출현하는 소핵을 지표로 하여 염색체 이상 유발 여부를 평가하며, 만일 소핵을 가진 적혈구가 증가한다면 의료용 생체재료의 용출액(시험액)이 염색체를 손상시켰거나 세포분열 장치에 이상을 유발한 것으로 평가한다. 음성대조군으로는 생리식염수 또는 시험물질 추출용매를, 양성대조군은 CP(cyclophosphamide)를 사용하여 육안 관찰을 통해 소핵을 계수한다. 음성대조군과 양성대조군에 대한 소핵 시험 결과는 그림 9.16과 같이 관찰된다.

(7) 발열성 시험(USP 151 Pyrogen test)

발열성은 일반적으로 제품이 엔도톡신(endotoxin) 박테리아에 감염됨으로써 기

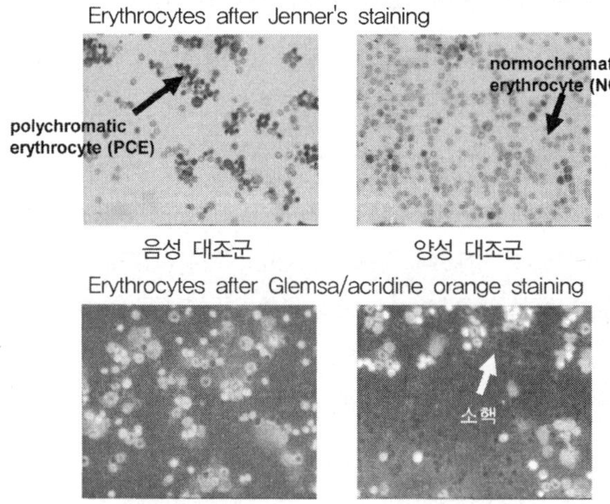

그림 9.16 소핵 시험의 결과

인하는 것으로 알려져 있으며, 이식형 제품의 경우 체외로부터 체내로 삽입되므로 외부로부터의 잡균 감염에 의해 유발되는 발열성의 여부를 평가해야 한다.[1,23,27] 의료용 생체재료의 용출액(시험액)을 실험동물에 주사한 후, 30분 간격으로 6회 이상 체온을 측정하여, 0.5℃ 이상의 온도 변화 유무를 확인하여 발열성을 평가한다.

(8) 이식 시험[1,28]

이식 시험을 의료용 생체재료의 사용목적에 따라 완제품이나 재료의 샘플을 외과적으로 이식하거나 이식부위 또는 조직에 삽입함으로써 생체조직에 나타나는 병리학적 영향을 육안 및 현미경으로 관찰하는 시험이다(ISO 10993-6 Biological evaluation of medical devices - Part 6: Tests for local effects affects after implantation). 이 시험을 실시할 때에는 접촉경로와 시간을 적절히 고려해야 한다(그림 9.17). 건강한 뉴질랜드 화이트 래빗를 사용하여 피하조직이나 근육 또는 뼈에 이식한 뒤 12주 이후에 국소적인 조직반응을 관찰한다. 재료의 급성독성에 대한 영향이 파악된 경우라면 본 이식시험은 아급성 독성시험과 동등한 의미를 지니게 된다.

(9) 혈액적합성 시험[1,29,30]

의료용 생체재료의 용출액(시험액)에 의한 용혈성(혈장 헤모글로빈의 수치)을 대표적으로 검사하여 혈액적합성 여부를 평가한다(ISO 10993-4 Biological evaluation of medical devices - Part 4: Selection of tests for interactions with blood). ASTM 기준(ASTM F756-82 Standard practice for assessment of hemolytic properties of material)에 의거한 용혈성 시험의 경우에는 시험액 또는

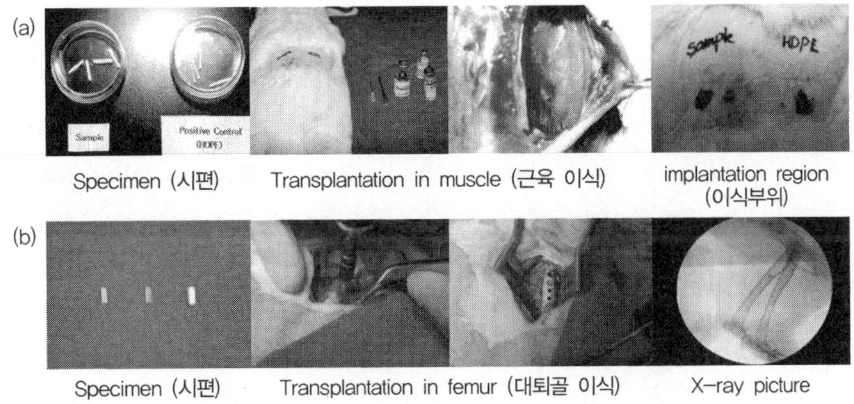

그림 9.17 근육(a) 및 뼈(b)에 대한 이식 시험 과정

적정 농도로 희석한 시험액과 음성대조군(생리식염수), 양성대조군(증류수)에 EDTA(ethylenediaminetetraacetic acid)를 포함한 채혈관에 수집된 토끼혈을 섞어 37℃에서 4시간 동안 방치한 후, 원심분리하여 540 nm에서 흡광도를 측정하여 용혈지수(HI, hemolytic index)를 구하고 용혈등급을 산출한다.

$$\text{용혈지수(H.I.)} = \frac{\text{Hemoglobin released (mg/ml)} \times 100}{\text{Hemoglobin present}}$$

(10) 발암성 시험[1,24]

이 시험은 의료용 생체재료 또는 그 용출액(시험액)을 실험동물의 일생에 걸쳐 1회 이상 접촉시켰을 때 나타나는 종양의 발생가능성을 평가하는 시험이다(ISO 10993-3 Biological evaluation of medical devices - Part 3: Tests for genotoxicity, carcinogenicity and reproductive toxicity). 이 시험은 종양의 발생가능성뿐만 아니라 만성독성에 대하여 함께 검사할 수 있도록 설계할 수도 있다. 발암성 시험은 종양의 형성가능성에 대한 관련 보고 자료가 있는 경우에 한하여 실시한다.

(11) 생식(발생)독성 시험[1,24]

이 시험은 의료용 생체재료 또는 그 용출액(시험액)이 생식기능, 배 형성(최기형성, teratogenecity), 및 출생전후의 성장단계에 미치는 잠재적 영향을 평가하는 시험이다(ISO 10993-3 Biological evaluation of medical devices - Part 3: Tests for genotoxicity, carcinogenicity and reproductive toxicity). 이 시험을 실시할 때에는 적용 위치를 잘 고려해야 한다.

(12) 생분해성 시험[1,31]

이 시험은 의료용 생체재료 또는 그 용출액(시험액)이 분해 또는 재흡수의 가능성이 존재할 때, 이에 관한 시험을 함으로써 그 분해산물이나 삼출물의 흡수, 분포, 생체 내 변화 및 배설 등의 과정을 평가하는 시험이다(ISO 10993-9 Biological evaluation of medical devices - Part 9: Degradation of materials related to biological testing).

9.4 의료기기 임상시험

9.4.1 의료기기 임상시험의 정의

'의료기기'란 "사람 또는 동물에게 단독 또는 조합하여 사용되는 기구·기계·장치·재료 또는 이와 유사한 제품으로서, ① 질병의 진단·치료·경감·처치 또는 예방의 목적으로 사용되는 제품, ② 상해 또는 장애의 진단·치료·경감 또는 보정의 목적으로 사용되는 제품, ③ 구조 또는 기능의 검사·대체 또는 변형의 목적으로 사용되는 제품, ④ 임신조절의 목적으로 사용되는 제품"이다(의료기기법 제2조 제1항).[32]

의료기기를 제조·판매하기 위해서는 제조업허가(품목허가)를 받아야 하는데 식품의약품안전처에서 의료기기의 품목허가를 받는 절차 중 하나가 기술문서 심사이다. 이는 기술문서 심사 또는 안전성·유효성심사로 나뉘는데, 가장 큰 차이는 임상시험 성적에 관한 자료의 제출 여부로 볼 수 있다. 이미 허가를 받았거나 신고된 의료기기와 비교하여 사용목적, 작용원리, 설계 또는 디자인, 원자재, 사용(또는 전달) 에너지원, 성능, 제조과정, 기타 기술적 특성 중 전부 또는 일부분이 상이하여 안전성·유효성에 영향을 미치는 의료기기는 안전성·유효성 심사 대상에 해당되게 되어 품목허가 시에 임상시험 성적에 관한 자료를 제출하도록 하고 있다.

임상시험은 인체를 대상으로 하는 시험의 통칭으로 의료기기 임상시험은 "의료기기의 안전성과 유효성을 증명하기 위하여 사람을 대상으로 시험하거나 연구하는 것[33]"으로 임상시험을 실시하기 위해서는 해당 의료기기에 대한 임상시험계획서, 기술문서 등에 관한 자료, 제조시설 관련 자료 및 임상시험실시기관의 승인서를 식품의약품안전처에 제출하여 '의료기기 임상시험계획 승인'을 득한 후 실시해야 한다.[34]

9.4.2 임상시험 관련 규정

임상시험 관련 규정은 20세기 중반, 의약품 분야에서 발생한 몇몇 비극적 사건들을 거치면서 그 필요성이 제기되었다. 1938년 미국의 소아용 실파 시럽제 사고와 1960년대 만여 명의 기형아 출산을 야기시켰던 탈리도마이드 사건을 계기로 미국 FDA는 임상시험승인(IND, Investigational New Drug) 및 신약허가심사

(NDR, New Drug Application) 제도를 도입하여 임상시험의 단계별 연구과정과 임상시험 수행 시 고려사항 등에 대한 관리를 시작하였다.[35] 또한 1964년 세계의사협회에서 채택한 헬싱키선언(Declaration of Helsinki)[36]을 토대로 임상시험에 참여하는 피험자의 권리 및 권익을 보호하기 위한 임상시험의 윤리적·과학적 측면 강화를 추진하였고, 1981년 임상시험실시기준(GCP, Good Clinical Practice)를 의무화하였다. 1992년에는 의약품 허가에 대한 국제협의기구인 ICH(International Conference on Harmonization on Technical Requirements for Registration of Pharmaceuticals for Human Use)가 탄생하였으며 미국, 유럽을 중심으로 신약허가를 위한 전임상 및 임상 자료에 대한 개념 등이 정립되어 온 것이 현재 국제적인 임상시험 관련 제도의 기반을 형성하였다.

미국 FDA가 1906년 이래 의약품 및 식품을 관리해왔던 것과 달리 1938년부터 의료기기에 대한 관리를 시작하였는데 초기에는 유통되는 의료기기의 승인 여부 및 레이블의 진위여부를 확인하는 것이 주목적이었다. 점차 의료기기에 적용된 기술에 대한 심사가 강화되었고 1976년 의료기기에 대한 품목허가제도가 도입되었다. 이 규정에서는 기존에 개발되어 시판되고 있던 의료기기와 본질적으로 상이한 새로운 원리와 형태를 가지는 위해도가 높은 의료기기의 경우 임상시험승인(IDE, Investigational Device Exemption)을 통하여 임상시험을 수행하고, 이 결과를 근거로 품목허가를 득하게 되는 시판전승인(PMA, Pre-market Approval)을 도입하였는데 이것이 본격적인 의료기기 임상시험제도의 효시로 받아들여지고 있다.

(1) 의료기기법

의료기기법은 의료기기의 제조·수입 및 판매 등에 관한 사항을 규정함으로써 의료기기의 효율적인 관리를 도모하고 나아가 국민보건 향상에 기여할 목적으로 2003.05.29. 자로 제정되었고, 임상시험 관련 주요사항은 '임상시험계획의 승인'으로, 의료기기로 임상시험을 실시하고자 하는 자는 임상시험계획서를 작성하여 식품의약품안전처장의 승인을 받도록 하고 있다. 또한 취약한 환경에 있는 피험자를 대상으로 선정하지 않을 것과 적법한 피험자 동의를 통하여 임상시험에 참여하는 피험자의 인권·복지를 보호하도록 정하고 있다.[34]

(2) 의료기기법 시행규칙

의료기기법 시행규칙은 법령의 시행에 대한 사항을 상세히 규정한 규칙으로 임상시험계획의 승인 및 임상시험 실시기준에 관한 사항을 정하고 있다. 임상시험계획 승인지침 조항에서는 식품의약품안전처으로부터 임상시험계획승인을 받기

위하여 제출해야 하는 자료요건 및 임상시험계획서에 포함되어야 하는 사항을 정하고 있다.[37)]

(3) 임상시험 관련 고시

1) 의료기기 임상시험계획 승인 지침

의료기기 임상시험계획 승인업무에 적정을 기하기 위하여 임상시험계획의 승인 또는 변경승인 신청 시 제출자료의 작성요령, 면제되는 자료의 범위, 승인요건·기준 및 절차 등에 관한 세부사항을 정한 규정이다.[38)]

2) 의료기기 임상시험 실시기준

의료기기 임상시험을 실시하고자 할 때, 임상시험의 계획·시행·실시·모니터링·자료의 기록 및 분석·임상시험 결과보고서 작성 등에 관한 기준을 정함으로써 정확하고 신뢰성 있는 자료와 결과를 얻고 피험자의 권익보호 및 비밀보장이 적정하게 이루어지도록 하기 위하여 제정된 규정이다.[33)]

3) 의료기기 임상시험 실시기관 지정에 관한 규정[39)]

의료기기 임상시험 실시기관 지정 신청에 따른 지정에 있어서의 세부사항을 규정하고 있다. 또한 임상시험을 실시하고자 하는 기관은 의료기기법과 같은 법 시행규칙 및 임상시험 관련 규정을 준수하기에 적합한 시설·인력·기구를 갖추고 식품의약품안전처로부터 "임상시험 실시기관"으로 지정받아야 함을 정하고 있는 규정이다. 의료기기 임상시험 실시기관으로 지정된 기관은 식품의약품안전처 홈페이지(www.mfds.go.kr) → 분야별정보(의료기기, 시험검사·임상시험) → 임상시험 실시기관란에서 확인할 수 있다.

9.4.3 의료기기 임상시험계획 승인을 위한 자료[37)]

(1) 임상시험계획승인 신청서

의료기기법 시행규칙 별지 제15호 서식으로 다음 4가지 첨부자료와 함께 제출한다.

1) 임상시험계획서

임상시험계획서는 실시하고자 하는 임상시험에 대한 일반사항, 임상시험계획, 피험자보호에 관한 20가지 항목의 내용을 기술한 자료이다.

2) 기술문서 등에 관한 자료[40]

기술문서 심사 대상인 경우 다음에 해당하는 자료를 제출한다.

① 사용목적에 관한 자료, ② 물리·화학적 특성에 관한 자료, ③ 전기·기계적 안전에 관한 자료, ④ 생물학적 안전에 관한 자료, ⑤ 방사선 안전에 관한 자료, ⑥ 전자파 장애에 관한 자료, ⑦ 성능에 관한 자료, ⑧ 제품의 성능 및 안전을 확인하기 위한 시험규격 및 그 설정 근거와 실측치에 관한 자료.

안전성·유효성 심사 대상인 경우에는 상기의 자료와 함께 다음의 자료를 추가로 제출해야 한다. 다만 임상시험계획 승인 신청을 하는 경우에는 ③의 자료를 생략할 수 있다.

① 기원 또는 발견 및 개발경위에 관한 자료, ② 안정성에 관한 자료: 재질의 경시변화 및 유효기간 설정 등에 관한 자료, ③ 임상시험 성적에 관한 자료, ④ 외국의 사용현황 등에 관한 자료, ⑤ 국내·외 유사제품과의 비교검토 및 당해 의료기기의 특성에 관한 자료.

3) 제조시설 또는 품질관리에 적합한 제조시설에서 제조되고 있음을 입증하는 자료

의료기기법 시행규칙 별표 2의 제조소 시설기준에 관한 시설내역서 및 위탁계약서를 제출해야 하나, 임상시험용 의료기기가 동일유형군에 대하여 품목허가를 가지고 있는 제조업소의 제품일 경우에는 동 자료를 면제할 수 있다.[41]

4) 임상시험실시기관의 승인서

식품의약품안전처으로부터 "의료기기 임상시험 실시기관"으로 지정받은 기관의 임상시험 심사위원회에서 당해 임상시험의 타당성을 심의하고 위원장이 서명·날인한 승인서를 제출해야 한다.[37]

9.4.4 의료기기 임상시험계획 승인 절차

(1) 임상시험계획 승인신청서 접수

9.4.3항의 자료를 구비하여 식품의약품안전처에 임상시험계획 승인을 신청한다. 식품의약품안전처 홈페이지 '전자민원창구' → 의료기기 민원(http://emed.mfds.go.kr/) → 민원신청란에서 온라인으로 신청할 수 있다.

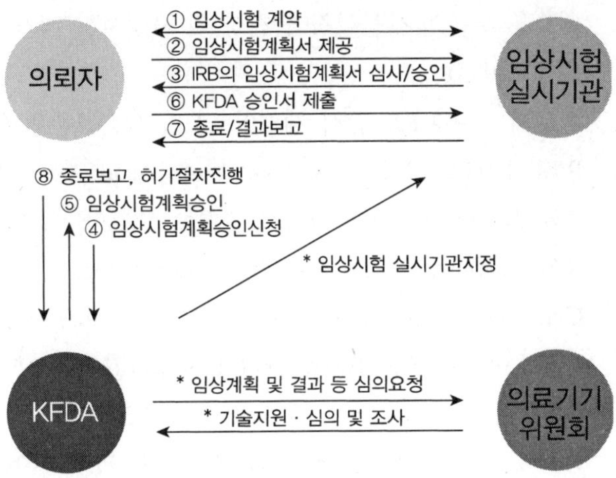

그림 9.18 의료기기 임상시험계획 승인 절차의 업무 흐름도

(2) 임상시험계획승인 신청서 및 첨부자료 검토 절차

① 의료기기안전정책과에서 접수된 임상시험계획승인신청서, 임상시험계획서, 시설내역서, 심사위원회 승인서의 타당성을 검토하고, 기술문서 등에 관한 자료는 의료기기평가부에 검토 의뢰한다.

② 기술문서 등에 관한 자료는 품목에 따라 의료기기기준과 또는 전자의료기기과에서 검토하게 되고, 의약품 및 생물의약품 등이 포함되어 있을 경우에는 해당 부서로 다시 검토 의뢰하는 경우도 있다.

③ 의료기기평가부에서 기술문서 등에 관한 자료의 검토 결과(적합·보완요구)를 의료기기안전정책과로 통지하고, 의료기기안전정책과에서 검토한 자료에 대한 의견을 총괄하여 임상시험 계획승인을 신청한 업소에 승인·보완 등을 회신하게 되며, 보완된 자료에 대한 검토 또한 위와 같은 절차를 거쳐 진행된다.

④ 임상시험계획서 작성, 승인, 실시 등에 있어 의뢰자, 식약처, 임상시험실시기관간의 간략한 업무흐름을 다음 그림 9.18에 정리하였다.

▪ 참고문헌

1. C.G. Shayne, Safety evaluation of medical devices, Marcel Dekker, New York, (1997).
2. 박종철, 박기동, 생체적합성 평가 방법, 조직공학과 재생의학 (유지, 이일우 편집), 군자출판사, 서울 pp. 249~272 (2002).

3. 의료용 부품의 생물학적 안전성 및 물성시험 평가 개별규격 표준화, 산업자원부 (2003).
4. 의료기기분야 KS 규격 제정안 연구, 기술표준원 (2001).
5. R.M. Lavker, T.T. Sun, Proc. Natl. Acad. Sci. USA, 97, 13473 (2000).
6. J.M. Davidson, Arch Dermatol Res, 290, S1 (1998).
7. R.W. Tarnuzzer, G.S. Schultz, Wound Rep. Reg., 4, 321-325 (1996).
8. Genzyme Corporation. http:// www. genzymebiosurgery. com
9. I.V. Yannas, The Biomedical Engineering Handbook. Ed. J.D. Bronzino, CRC Press, USA, pp. 2025-2038 (1995).
10. H.J. Chun, G.W. Kim, C.H. Kim, J. Phys. Chem. of Solid, 69, 1573 (2008).
11. J. Kim, I.S. Kim, T.H. Cho, K.B. Lee, S.J. Hwang, G. Tae, I. Noh, S.H. Lee, Y.D. Park, K. Sun, Biomaterials. 28(10), 1830-1837 (2007).
12. D. Buddy, J. Ratner, Biomater. Sci. Polymer Edn., 11, 1107 (2000).
13. Y.C. Huang, Y.Y. Huang, J. Biomed. Mater. Res. A, 82(4), 842 (2007)
14. 김성민, 이종호, 이석근, Oral Maxillofac. Surg., 32, 295 (2006).
15. A.S. Varejão AS, M.F. Meek, A.J.A Ferreira, J.A.B. Patrício, A.M.S. Cabrita, J. Neurosci. Methods, 108(1), 1 (2001).
16. G. Ciardelli, V. Chiono, Macromol. Biosci., 6(1), 13 (2006).
17. ISO 10993-1 Biological evaluation of medical devices - Part 1: Evaluation and testings.
18. ISO 10993-5 Biological evaluation of medical devices - Part 5: Tests for in vitro cytotoxicity.
19. ISO 10993-12 Biological evaluation of medical devices - Part 12: Sample preparation and reference materials.
20. J.-C. Park, B.J. Park, D.H. Lee, H. Suh, D.-G. Kim, O.-H. Kwon, Yonsei Med. J., 43, 518 (2002).
21 H.S Baek, J.Y. Yoo, D.K. Rah, D.-W. Han, D.H. Lee, O.-H. Kwon, J.-C. Park, Yonsei Med. J., 46, 579 (2005).
22. ISO 10993-10 Biological evaluation of medical devices - Part 10: Tests for irritation and sensitization.
23. ISO 10993-11 Biological evaluation of medical devices - Part 11: Tests for systemic toxicity.

24. ISO 10993-3 Biological evaluation of medical devices - Part 3: Tests for genotoxicity, carcinogenicity and reproductive toxicity.
25. OECD guidelines 471 Genetic toxicology: *Salmonella typhimurium*, reverse mutation assay.
26. OECD guidelines 479 Genetic toxicology: *In vitro* sister chromatid exchange assay in mammalian cells.
27. USP 151 Pyrogen test.
28. ISO 10993-6 Biological evaluation of medical devices - Part 6: Tests for local effects affects after implantation.
29. ISO 10993-4 Biological evaluation of medical devices - Part 4: Selection of tests for interactions with blood.
30. ASTM F756-82 Standard practice for assessment of hemolytic properties of material.
31. ISO 10993-9 Biological evaluation of medical devices - Part 9: Degradation of materials related to biological testing.
32. 의료기기법(법률 제8649호) 제2조 제1항.
33. 의료기기 임상시험실시 기준(식약처 고시 제2005-39) 제2조 제1항 제1호.
34. 의료기기법(법률 제8649호) 제10조 제1-7항.
35. "Drugs and Food Under the 1938 Act and Its Amendments" The Historical Guide to American Government, Oxford University Press, NY (1998).
36. World Medical Association (http://www.wma.net)
37. 의료기기법 시행규칙(보건복지부령 제407호) 제12 및 13조.
38. 의료기기 임상시험계획승인지침(식약처 고시 제2005-38호).
39. 의료기기 임상시험실시기관 지정에 관한 규정(식약처 고시 제2008-44호).
40. 의료기기 기술문서 등 심사에 관한 규정(식약처 고시 제2008-7호).
41. 의료기기 제조·수입품질관리 기준(식약처 고시 제2008-11호).

10장

생체재료의 역학 특성

• 이권용 (세종대학교)
• 최재봉 (한성대학교)
• 이성재 (인제대학교)

10.1 재료의 물성

10.1.1 응력 및 변형률

외부로부터 작용하는 하중에 의해 재료가 변형하는 것을 분석하기 위해 아래와 같이 응력 및 변형률이란 개념을 정의하여 사용하고 있으며, 이를 이용하여 재료가 가지고 있는 여러 가지 물성들을 설명하고 있다. 따라서 각각의 재료가 나타내는 응력(stress) 및 변형률(strain)과의 관계를 먼저 분석하는 것이 재료의 물성 분석을 위한 기본이라고 할 수 있다.

응력: $\sigma = \dfrac{P}{A_0}$ (P: 하중, A_0: 하중이 가해지기 전의 초기 단면적)

변형률: $\epsilon = \dfrac{\Delta L}{L_0}$ (ΔL: 길이 변화량, L_0: 하중 전의 초기 길이)

재료의 응력과 변형률 사이의 관계를 정의하기 위해 일반적으로 표준인장시험을 하는데 시편을 축 방향으로 인장시키면서 작용하는 하중과 발생하는 변형을 측정하는 표준인장시험으로부터 얻을 수 있는 기본적인 선도는 가한 하중과 변위와의 관계를 나타내는 하중-변위 선도(load-displacement diagram)이다. 하중-변위 선도에서 하중을 초기 단면적으로, 변위를 초기 길이로 나누어줌으로써 재료의 응력-변형률 선도(stress-strain diagram)를 얻을 수 있다. 재료의 응력-변형률 선도로부터 그 재료의 고유한 물성을 얻을 수 있는데 대표적인 물성으로는 다음과 같다.

(1) 항복점(yield point)

물질이 하중을 받으면 처음에는 응력과 변형률이 선형관계를 나타내며, 이 영역에서 하중을 제거하면 변형이 회복되어 물질에는 변형이 남아 있지 않으며 이를 탄성영역이라고 한다. 하중을 다 많이 가해져 응력-변형률 선도에서 탄성인 선형 부분을 지나면 곡선으로 접어들면서 하중을 크게 증가시키지 않아도 변형이 갑자기 커지는 지점이 발생하는데, 이는 물질의 내부에 슬립으로 인한 소성변형(영구변형)이 발생하는 것을 의미한다. 이를 항복점으로 정의하고, 응력-변형률 선도에서 소성변형이 시작하는 항복점의 정확한 정의가 어려우므로 일반적으로 다음 세 가지 종류로 항복점을 정의하고 있다.

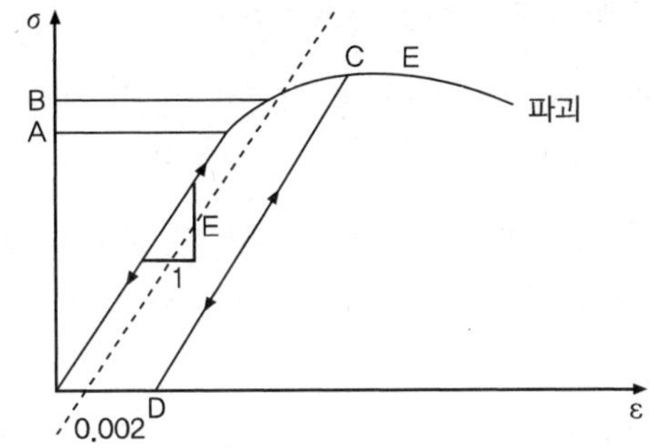

그림 10.1 표준인장시험으로부터 얻는 일반적인 응력-변형률 선도

1) 비례한도(A: proportional limit)

응력에 대하여 변형율이 선형 비례관계를 보이는 최대응력으로 정의되지만, 응력-변형률 선도에서 선형관계가 끝나는 명확한 지점의 정의가 어려우므로 일반적으로 잘 사용되지 않는 항복점이다. 이론적으로 혹은 수학적으로 가장 단순하고 이상적인 물질은 균질(homogeneous)하고 등방향성(isotropic)인 물질이다. 이런 가정하에서 선형 탄성영역에서의 비례 관계를 Hooke 법칙(Hooke's Law)이라고 하고, 일차원에서는 σ = Eε로 표현된다. 여기서 E를 탄성계수 혹은 영률(Young's modulus)이라고 하며 응력-변형률 선도에서는 선형 탄성영역의 직선부분 기울기를 의미한다. 이는 물질이 가지는 고유한 특성(material property)으로서 물리적으로는 외부의 하중으로 발생하는 수직 변형에 대해 물질이 가진 저항(강성도)으로 해석된다.

2) 탄성한도(elastic limit)

부과했던 하중을 제거했을 때 변형이 완전히 원상 회복되는 최대 탄성변형에 해당하는 최대 응력을 일컬으며, 이는 보통 비례한도를 조금 넘어간다. 정확한 탄성한계를 결정하기 위해서는 시편에 변형을 조금씩 증가시키면서 많은 실험을 통해 결정해야 하므로 이론적인 정의만 있을 뿐 실제로 항복강도로서는 사용되지 않는다.

3) 0.2% 항복강도(B: 0.2% offset yield strength)

비례한도 및 탄성한계로 정의되는 항복점이 확실치 않은 재료에서 0.2%의 영구 변형률을 가지는 점을 항복점으로 취급하는데 이것을 0.2% 옵셋 항복강도라고 한다. 그림 10.1에서처럼 변형률이 0.002인 점에서 재료의 탄성계수와 같은 기울기를 가진 직선을 그렸을 때 응력-변형률 곡선과 만나는 점의 응력값으로 결정된다. 일반적으로 연강 이외의 금속 재료들은 뚜렷한 항복점이 나타나지 않아 보편적으로 가장 많이 사용되는 항복강도이다.

(2) 변형경화(strain hardening)

재료의 항복점을 지난 후 하중을 제거하면 그림 10.1에서처럼 재료의 탄성계수와 같은 기울기의 직선 CD로 되돌아와 점 D까지의 영구변형을 가지게 된다. 이 재료에 다시 하중을 가하면 재료의 응력-변형률 곡선은 DCE를 따른다. 원래의 응력-변형률 곡선과 비교를 하면 소성변형이 발생하는 항복점이 증가하게 되는데 이처럼 변형만으로 재료의 강도가 증가하는 현상을 변형경화라고 하며, 혹은 냉간가공(Cold working), 가공경화(Work hardening)라고 하기도 한다.

(3) 인장강도, 극한강도(E: Ultimate strength)

변형경화 현상이 발생하는 재료들은 항복점을 지나 경화현상이 일어나면서 다시 하중을 증가시켜야 변형이 증가한다. 일정한 하중이 지나 시편에 국부적 수축 현상이 나타나는 재료들의 경우 하중은 감소하면서 변형은 증가한다. 시편에 가하여진 최대 하중을 초기 단면적으로 나눈 값, 즉 인장 시 재료가 견딜 수 있는 최대응력 값을 인장강도라고 하며, 응력-변형율 선도의 최대점을 의미한다. 압축 시 재료가 견딜 수 있는 최대응력은 압축강도라고 하며, 어느 정도의 소성변형을 가지는 금속이나 고분자재료의 경우 인장이나 압축에 따른 재료의 거동이 같아 인장강도나 압축강도가 거의 같다. 하지만 소성변형이 거의 없는 세라믹 재료의 경우는 변형기전이 달라 내부의 결함이나 크랙이 벌어지면서 파괴되며, 압축은 이러한 결함을 닫는 방향으로 작용하기 때문에 압축강도가 인장강도에 비해 훨씬 크다.

(4) 에너지 흡수 용량

응력-변형률 선도가 이루는 면적은 변형 시 재료가 받는 단위부피당 에너지가 되며, 주로 사용되는 에너지 흡수용량은 다음과 같다.

1) 탄성에너지(Resilience, R_m)

탄성영역 내에서 단위부피당 흡수된 에너지로 하중이 제거되면 다시 되돌려주는 에너지이며, 다음과 같이 탄성영역이 이루는 삼각형의 면적으로 정의된다.

$$R_m = \frac{1}{2}S_e\frac{S_e}{E} = \frac{S_e^2}{2E} \quad (S_e\text{: 탄성한도})$$

2) 인성(Toughness, T_m)

파단 시까지 재료가 단위부피당 흡수한 에너지, 즉 어떤 물체를 파단시키는 데 필요한 단위부피당 에너지로 정의가 되며, 전체 응력-변형률 선도가 이루는 면적에 해당된다. 재료의 관점에서는 큰 강성과 큰 연성을 가지는 것이 에너지 흡수능에서 아주 효과적이나 실제 재료에서 이들은 서로 상반되는 경향이 있어 보통 강성이 크면 연성이 작고 연성이 크면 강성이 작다. 따라서 설계 시 전체 구조물의 강성(structural stiffness)을 높이도록 추구하여야 한다.

$$T_m = \int_0^{\epsilon_f} \sigma \, d\epsilon$$

10.1.2 탄성상수(elastic constants)

선형 탄성영역에서 등방향성 물질의 물성을 정의하는 네 개의 상수가 있으며, 이들은 흔히 E(탄성계수, Young's modulus), G(전단계수, Shear modulus), ν(푸아송 비, Poisson's ratio), K(부피계수, bulk modulus)로 표현된다. 상기한 것처럼 E는 수직변형에 대한 저항을 의미하여, G는 면에 평행하게 발생하는 전단변형에 대한 저항($\tau = G\gamma$, τ: 전단응력, γ: 전단변형률)을 의미한다. 재료의 푸아송 비는 길이변형에 따른 측면방향의 변형을 정의하며, $-\dfrac{\epsilon_y}{\epsilon_x}$로 구해진다. 이론적으로 등방향성 물질의 푸아송 비는 $-1 < \nu < 0.5$의 값을 가질 수 있으며, 푸아송 비가 음이면 길이방향으로 늘어날 때 측면방향으로도 늘어나는 현상을 의미한다. 고무의 푸아송 비는 약 0.5에 접근하며, 코르크는 0에 가까워 길이방향으로 늘어나든 줄어들든 측면방향으로는 거의 변화가 없다. 부피계수 K는 $\dfrac{\Delta P}{\Delta V}$ (P: 압력, V: 부피)로 정의되며, 즉 부피변화를 일으키기에 필요한 압력의 크기로 변형 시 재료의 부피변화에 대한 저항을 의미한다. 이들 상수들은 서로 독립적이지 않고, 다음 두 개의 식들로 연관이 되어 네 개의 상수 중 두 값만 알면 등방향성 물질의 거동을 분석할 수가 있다.

$$G = \frac{E}{2(1+\nu)}, \quad K = \frac{E}{3(1-2\nu)}$$

고무의 푸아송 비가 0.5에 접근하므로 위 두 번째 식에 의하면 고무는 아주 큰 값의 부피계수를 갖는다. 즉, 고무의 경우 부피계수가 굉장히 크므로 변형 시 부피변화를 거의 일으키지 않으며, 그 만큼 측면방향으로의 변형이 크다는 것을 의미한다. 따라서 화학용기 등 밀폐를 필요로 하는 곳에는 고무마개를 사용하며, 마개를 쉽게 제거하고 싶은 곳에는 코르크를 사용하는 이유가 여기에 있다.

10.1.3 대표적인 물질 형태

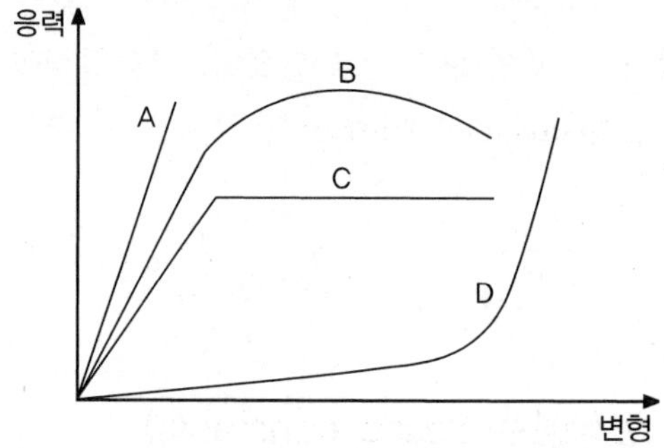

그림 10.2 재료의 대표적인 응력-변형률 선도

일반적으로 재료의 거동은 위의 대표적인 네 가지 형태의 응력-변형률 선도로 설명이 된다(그림 10.2). A 재료는 소성변형이 거의 없이 파괴되는 취성재료(brittle material)를 의미하고 대부분의 세라믹재료, 유리 등이나 뼈가 여기에 속한다. B 재료는 탄성변형 후 경화현상이 발생하면서 어느 정도의 소성변형을 가지는 연성재료(ductile material)를 의미하며, 대부분의 금속재료 혹은 고분자재료를 포함한다. 재료 C는 탄소성재료(elastic- perfectly plastic material)로서 그림과 같이 소성영역이 직선으로 표현되는 경우는 없지만 이와 유사한 거동을 나타내는 구리나 납 등의 재료를 해석하기 위한 이론적인 선도를 나타낸다. 재료 D는 선형이 아니면서도 탄성을 나타내는 비선형 탄성재료(Non-linear elastic material)를 나타내며 고무나 인체의 연조직이 여기에 해당된다. 연조직의 경우 초기에는 엘라스틴(elastin)이 하중을 받고, 주위의 콜라겐 섬유가 하중방향으로 배열이 된 후 콜라겐 섬유가 하중을 받기 시작하면 하중이 급격히 증가하여 D와 같은 선도를 따르게 된다. 상기한 재료의 특성을 요약하여 여러 가지 합성재료 및 생체재료에 대한 물성이 표 10.1에 나타나 있다.

표 10.1 조직과 합성재료의 재료적 특성

Material	Elastic modulus (MPa)	Ultimate tensile strength(MPa)
Hard issue(bone)		
Cortical	10 − 20 GPa	30 − 211
Cancellous	4.6 − 15 GPa	51 − 93
Enamel(teeth)	48 GPa	240
Dentin(teeth)	14 GPa	140

표 10.1 조직과 합성재료의 재료적 특성 (계속)

Material	Elastic modulus (MPa)	Ultimate tensile strength(MPa)
Soft tissue		
Aterial wall	1.0	0.5−1.72
Hyaline cartilage	0.4−19	1.3−18
Skin	6−40	2.5−16
Tendin/ligament	65−2,500	30−300
Polymer		
Synthetic rubber	4	10−12
Glassy	1.6−2.6 GPa	25−100
Crystalline	0.015−1 GPa	22−40
PMMA	2.4−3.1 GPa	55−80
UHMWPE	800−1,500	30
Polyamides(Nylons)	1.2−2.8 GPa	55−85
Polypropylene	1.1−1.5 GPa	28−36
Metal alloys		
Steel	193 GPa	480−655
Stainless steel(316)	200 GPa	600−1,000
Cobalt	195 GPa	655−1,400
Platinum	147 GPa	152−485
Titanium	100−105 GPa	550−860
Ceramic		
Oxides	160−4,000 GPa	90−380 GPa
Hydroxyapatite	19 GPa	600
Alumina	360−410 GPa	2−3.5 GPa
Zirconia		

10.1.4 점탄성(viscoelasticity)

(1) 점탄성 재료의 특성

점탄성(viscoelastic) 물질은 탄성고체(elastic solid)와 점성유체(viscous fluid)의 성격을 동시에 가지며, 선형 탄성고체와는 달리 응력이 변형률의 시간 변화율에 의존하는 특성을 가진다. 일반적으로 모든 재료는 온도가 올라갈수록 점성의 영향이 커지며, 대부분의 고분자재료나 피부, 혈관 등의 연조직은 점탄성 현상이 상온에서도 크게 나타나 이러한 재료의 분석에는 점탄성 이론이 적용되어야만 한다.

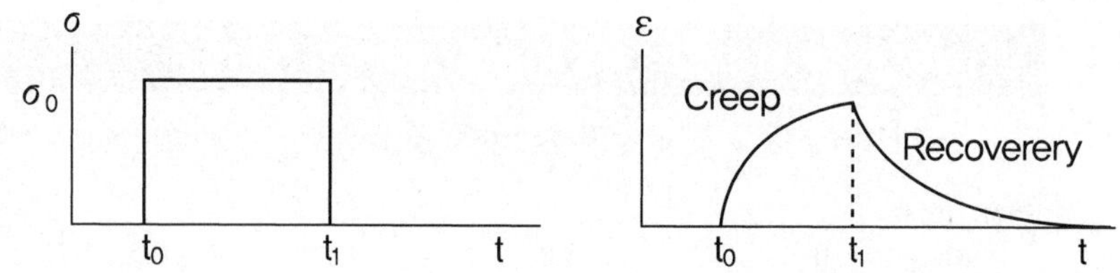

그림 10.3 점탄성 물질의 크리프 현상

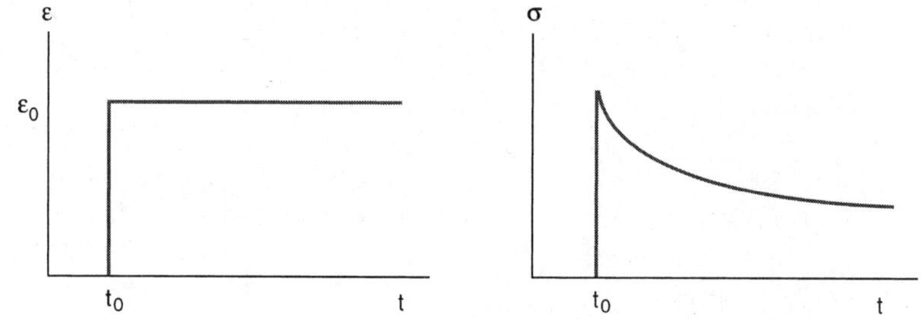

그림 10.4 점탄성 물질의 응력이완 현상

물질의 점탄성에 의한 응답 특성은 크게 두 가지 현상, 즉 크리프(creep) 현상과 응력이완(stress relaxation) 현상으로 분석할 수 있다. 물질에 일정 응력이 가해졌을 때 시간에 따른 변형률 변화를 크리프 현상이라고 하며, 반대로 물질에 일정 변형률이 가해졌을 때 시간에 따른 응력의 변화를 응력이완 현상이라고 한다.

선형탄성재료는 응력이 가해지는 순간 일정 변형률이 발생하지만 점탄성 재료의 경우는 그림 10.3처럼 변형률이 처음에는 급격하게 증가하지만 점점 증가율이 감소하는 현상을 보인다. 한편, 일정 변형률이 가해졌을 경우 선형탄성재료는 일정한 응력이 발생하여 그 크기가 변하지 않지만 점탄성재료는 시간에 따라 응력이 이완되는 감소현상을 보인다(그림 10.4).

점탄성 재료의 해석을 위해서는 그림 10.5와 같이 탄성(elasticity)은 선형 스프링으로, 점성(viscosity)은 대쉬팟(Dashpot, a simple cylinder-piston)으로 모델링이 된다.

여기서 점성유체식의 비례상수 η를 점성계수(coefficient of viscosity)라고 한다.

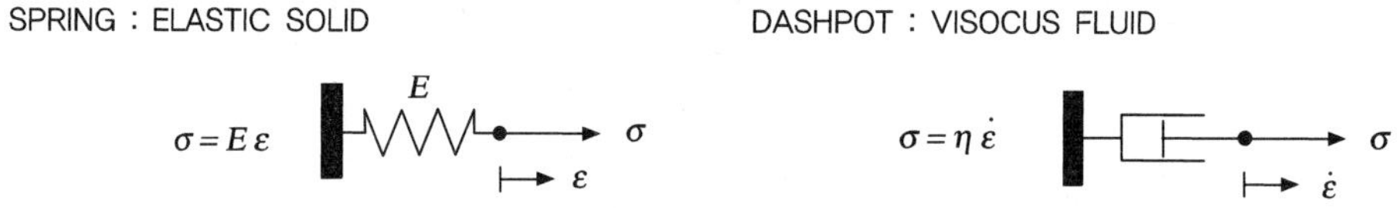

그림 10.5 점탄성 물질의 탄성과 점성 해석을 위한 모델

(2) Kelvin model

점탄성 재료의 해석에는 그림 10.6과 같이 3개의 스프링 및 대쉬팟이 직렬 및 병렬로 연결된 켈빈(Kelvin) 모델을 흔히 적용하여 물성분석에 이용하고 있다.

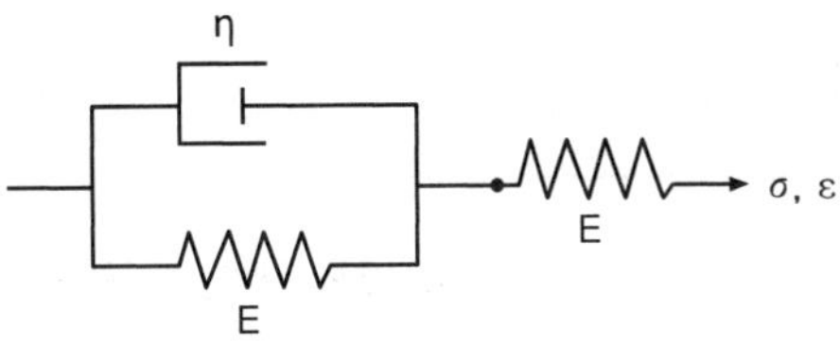

그림 10.6 점탄성 물질의 해석을 위한 켈빈 모델

켈빈 모델은 위 그림과 같이 스프링과 대쉬팟이 연결된 것으로 이 모델에 대한 응력 및 변형률에 대한 지배방정식은 다음과 같다.

$$\sigma + \frac{\eta}{2E}\dot{\sigma} = \frac{E}{2}\epsilon + \frac{\eta E}{2}\dot{\epsilon}$$

1) 크리프 현상

일정 응력이 가해진 경우의 변형률 응답특성을 분석하기 위해 위의 미분방정식을 풀면

$$\epsilon(t) = \sigma_0\left[\frac{2}{E} - \frac{1}{E}e^{-\frac{E}{\eta}t}\right]$$

$$\epsilon(0) = \frac{\sigma_0}{E} \quad \epsilon(\infty) = \frac{2\sigma_0}{E}$$

를 얻는다.

2) 응력이완 현상

일정 변형률이 가해진 경우의 응력에 대한 응답특성을 분석하기 위해 위의 미분방정식을 풀면

$$\sigma(t) = \epsilon_0\left[\frac{E}{2} + \frac{E}{2}e^{-\frac{2E}{\eta}t}\right]$$

$$\sigma(0) = E\epsilon_0 \quad \sigma(\infty) = \frac{E\epsilon_0}{2}$$

를 얻는다.

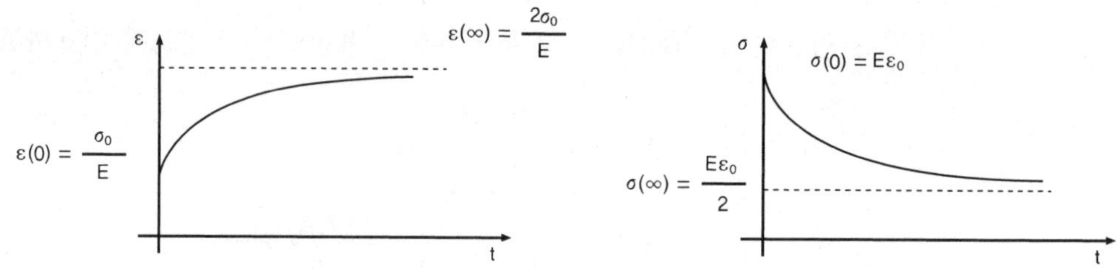

그림 10.7 켈빈 모델의 크리프 및 응력이완 응답특성

10.2 유한요소해석을 이용한 생체역학적 연구

10.2.1 서론

유한요소해석(FEA)은 1970년대 이후 컴퓨터의 발전이 이루어지면서 이론화 및 상용화가 가능해졌다. 초기에는 구조물(structure)의 응력(stress) 해석을 위해 개발되었으나, 그 후 발전을 거듭하여 미분 또는 적분 방정식으로 모델화 될 수 있는 모든 수학적 또는 물리적 문제에 유용하게 적용되고 있으며, 특히 정형외과, 치과, 또는 심혈관계 임플란트의 개발 및 내구성 예측과 같은 생체역학적 문제의 해결에도 폭넓게 이용되고 있다.

생체역학적 문제의 해결은 크게 실험적 방법과 이론적 방법으로 나눌 수 있는데, 생체의 특성상 그와 관련된 여러 가지 변수를 일일이 실험을 통하여 규명할 수가 없었으나 유한요소해석은 컴퓨터의 급속한 발달과 더불어 상용화된 다양한 유한요소 소프트웨어에 힘입어 복잡한 생체역학의 문제를 실험을 통하지 않고서도 다양한 시뮬레이션 기법으로 쉽게 이론적 접근이 가능하게 되었다.

유한요소해석을 정확히 이해하려면 수학, 물리, 공학적 지식이 요구되지만, 이 절에서는 복잡한 수식이나 공학적 원리를 최대한 배제하고 유한요소해석을 소개하고자 한다.

10.2.2 유한요소해석의 정의

유한요소해석이란 구조물 내 무한개의 미지수점들을 유한개의 이산화된 위치들을 절점(node)으로 나타내고, 이들 간에 서로 유기적인 관계를 맺어주는 요소(element)를 이용하여 전체 구조물이나 실제의 물리적 시스템에 대해 절점들의 변위를 미지수로 하는 연립방정식으로 나타내고, 이를 계산하여 각 절점에서의 변위를 구함으로써 구조물 내 임의의 점에서의 변위, 응력, 변형률 등 결과값을 수치적인 근사화를 통해 얻어내는 것을 말한다. 요소라는 것은 절점과 절점들을 연결하는 블록의 형태로 나타내고 있지만 실제로는 각 절점들 간의 관계를 나타내는 정보의 집합이라고 할 수 있다.

10.2.3 유한요소해석의 일반적인 절차

전반적인 유한요소해석의 절차는 대략 정해진 순서가 있지만, 세부적인 해석 절차는 반드시 지켜야 하는 순서가 있는 것은 아니며, 다음 작업을 위해 반드시 선행되어야 하는 몇 가지 작업만 수행된다면 개인의 성향, 사용하는 해석 프로그램 등에 따라 다소 변동될 수 있다. 유한요소해석의 전반적인 절차는 크게 네 단계(해석계획의 수립 - 유한요소모델의 생성 - 하중의 적용 및 해석 - 해석결과의 출력 및 검증)로 나누어진다.

공학자들의 노력의 결과로 다양한 문제에 적용 가능한 유한요소 프로그램이 상당수 개발되어 있으므로, 이미 개발된 유한요소 프로그램을 이용하는 임상의들의 입장에서는 심도 깊은 공학적 이론이나 수학적 지식이 요구되지 않는다. 이미 상용화되어 있는 유한요소 프로그램에는 ANSYS(ANSYS, Inc., USA), NASTRAN/PATRAN(MSC Software Corp., USA), ABAQUS(Hibbitt, Karlsson & Sorensen, Inc., USA), LS-DINA (Livermore Software Technology Corp., USA) 등이 있다.

(1) 해석계획의 수립

유한요소해석을 위한 첫 번째 선행 단계로 주어진 대상을 어떻게 간략화할 것인지 등의 해석계획을 세우는 것이라고 볼 수 있다. 실제 문제에 있어서 구조물을 있는 그대로 해석할 필요가 있는 경우는 거의 없었기 때문에, 해석의 목표를 달성할 수 있게 제작된 가장 간단한 모델이 바로 가장 최적의 유한요소모델이라고 할 수 있다. 따라서 해석작업에 들어가기 전에 간략화된 유한요소모델을 스케치하고 이 유한요소모델에 상응하는 경계조건(boundary condition) 등을 찾아 두어야 한다.

(2) 유한요소모델의 생성

해석계획이 수립되었다면 다음은 유한요소해석에 사용하기 위한 모델을 생성하여야 한다. 유한요소해석에 사용되는 데이터는 구조물 경계와 내부의 절점들과 요소 데이터들이다. 그러나 임의 구조물의 경계와 내부에 절점들을 생성하고 이 절점들을 직접 연결하여 요소를 생성하는 방법은 모델이 약간만 복잡해져도 매우 힘들어진다. 따라서 근래에는 기하모델이라는 것을 이용하여 구조물의 형상을 생성한 뒤 이 기하모델의 내부에 자동으로 절점과 요소들을 생성하는 방법이 주로 사용된다.

다음은 탄성계수, 푸아송 비 등의 재료 물성치를 설정한다. 이 과정에서는 해석에 필요한 물성치만을 입력하면 된다. 요소상수 및 재료 물성치는 해석에 사용되는 값이고, 실제로 절점과 요소의 생성과는 아무런 관계가 없기 때문에 해석의 수행 직전에 입력하면 되지만 구조물이 여러 가지의 재료로 이루어져 있다면 영역별로 각각의 재료가 어떤 것인지 설정하여야 한다.

마지막 단계는 요소망의 생성인데 요소들의 집합을 요소망이라고 하며 생성된 기하모델의 선 또는 면 상에 생성된 절점들을 잇는 요소들을 자동으로 생성하는 방법을 이용하여 절점과 요소로 이루어진 유한요소모델을 생성한다. 여기에서 생성된 절점과 요소 데이터가 실제로 해석하는 데 사용되며 유한요소모델을 생성하기 위해 생성되었던 기하모델은 단순히 해석영역을 정의하기 위한 임시 데이터로 사용될 뿐이다.

(3) 하중의 적용 및 해석

원하는 유한요소모델이 완전히 생성되었다면 이제 생성된 유한요소모델에 적합한 구속 조건과 하중을 적용하고 해석을 수행하면 된다. 자유도 구속은 임의의 절점의 변위를 구속시키거나 자유도가 부족한 요소끼리 접합될 때 해당 자유도 성분을 구속하는 데 사용된다. 외부로부터 작용하는 영향을 가장 적절하게 해석 방법으로 치환한 것을 하중 조건이라고 한다. 해석과정이란 수학적으로 볼 때, 유한요소해석에 의해 연속체의 거동을 나타내는 미분방정식은 절점 변위들을 미지수로 하는 연립방정식을 수치 해법에 의해 푸는 과정을 의미한다.

(4) 해석결과의 출력 및 검증

해석이 종료되고 나면 해석이 제대로 되었는지를 검증하여야 한다. 생체재료와 관련된 경우, 예를 들어 임플란트 등에 대한 해석결과에 대한 검증작업은 주로 대조군 모델의 유한요소 해석결과와 이와 유사한 조건에서 실제 실험값(in vitro test results) 또는 임상적 결과(in vivo results)와의 상대적 비교를 통하여 검증 작업을 수행한다. 해석결과의 검증을 통하여 유한요소모델의 타당성이 규명되면 이러한 기본 유한요소모델(baseline FE model)을 임상적 또는 실험적 환경에 맞추어 변수를 다양하게 입력하여 보다 실제적인 임상적 상황과 유사한 시뮬레이션을 구현할 수 있다.

10.2.4 생체재료와 관련된 분야에서의 유한요소해석 응용

다음과 같은 다양한 문제들에 유한요소해석이 이용된다.

(1) 다양한 임상적 상황에서의 근골격계 특히 뼈의 변형 및 응력의 분포 해석
(2) 인공관절 치환술에 따른 뼈와 임플란트의 응력 분포의 변화 및 그에 따른 구조적 내구성 및 임상적 예후에 대한 예측
(3) 인공관절 및 체외고정기기 자체의 설계요소 및 강도해석
(4) 관절의 접촉 및 마모 예측
(5) 관절 운동의 기구학적(운동범위 및 순간회전축 등) 해석

이처럼 유한요소해석은 뼈 내부의 응력해석 등과 같이 실험으로 접근하기 어려운 문제에 적용이 가능하지만, 생체역학적 문제에 적용할 때에는 그 결과의 해석 및 이용에 상당한 주의를 기울여야 한다. 즉 어렵게 얻은 유한요소해석의 결과가 임상적 지식이나 경험에 크게 어긋나는 경우가 생기게 된다. 이러한 결과의 대부분은 유한요소해석의 자체 방법론에 기인하는 것이 아니라 문제의 설정이 잘못되었거나 다음과 같은 생체의 특이성 때문에 생기는 결과이다.

(1) 조직의 불균일성(nonhomogeneity), 가변성(variability), 이방성(anisotropy)

생체조직의 물성은 사람마다 다르고 같은 조직이라도 부위마다 다르며 계속 생성되고 리모델링(remodeling)하게 된다. 따라서 이러한 생체조직의 특성을 수치로 간단하게 표시하기에는 많은 가정(assumption) 및 간략화(simplification)가 요구된다.

(2) 생리적 상태의 불분명성(ambiguity)

정상 또는 병적 상태에서의 부가하중(loading condition) 및 경계조건(boundary condition) 등 역시 그 수치, 방향, 계면 상태 등에 대한 명확한 규명이 사실상 어렵다.

10.2.5 생체역학적 연구를 통한 유한요소해석의 예

(1) 인공디스크 전치환술의 생체역학적 연구

1) 문제 제기

인공디스크 전치환술(Total Disc Replacement, TDR)은 요통을 일으키는 원인이 되는 추간판 디스크를 제거하여 요통을 감소시키고, 요추의 정상적인 가동성을 회복하여 인접 분절의 퇴행성 변화가 촉진되는 것을 막는 데 그 목적이 있다. 이에 유한요소해석을 이용하여 인공디스크 전치환술에 따른 시술 효과를 판단하고자 한다.

2) 문제 해결 방안

① 유한요소모델의 구현

3차원 유한요소모델을 개발하기 위해 1 mm 간격으로 컴퓨터 단층 촬영(CT)을 한다. 획득한 CT 이미지에서 외곽선을 추출하고 이를 이용하여 추체의 수학적 모델을 개발한다. 이후, 수학적 모델은 유한요소 프로그램에서 요소분할(mesh)작업을 하여 유한요소모델을 구현한다.

유한요소모델은 요추체, 추간판, 그리고 주요 인대들로 구성된다. 요추체는 전방추골(vertebral body and endplate)과 후방요소(posterior element)로 구성된다. 전방추골은 피질골(cortical bone), 해면골(cancellous bone) 그리고 종판(cartilatinous endplate)으로 구성되며, 후방요소는 척추 관절돌기로써 척추경(pedicle), 추궁판(lamina of vertebral arch), 가로 돌기(transverse process), 가시돌기(spinous process), 관절 돌기(articular process)로 구성된다. 추간판은 섬유륜(annulus fibrosus)과 수핵(nucleus)으로 구성된다. 척추체의 주요 인대 7개(anterior longitudinal ligament, ALL; posterior longitudinal ligament, PLL;

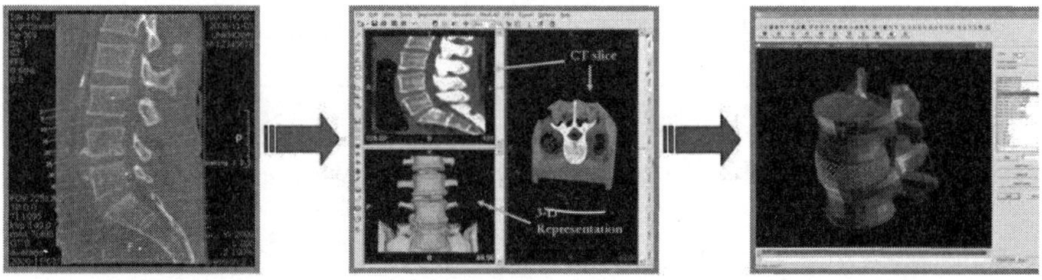

(a) (b) (c)

그림 10.8 3차원 요추부 유한요소모델의 구현 과정. (a) 컴퓨터 단층 촬영(CT) 이미지 획득, (b) 외곽선 추출, (c) 수학적 모델 및 요소분할(mesh)

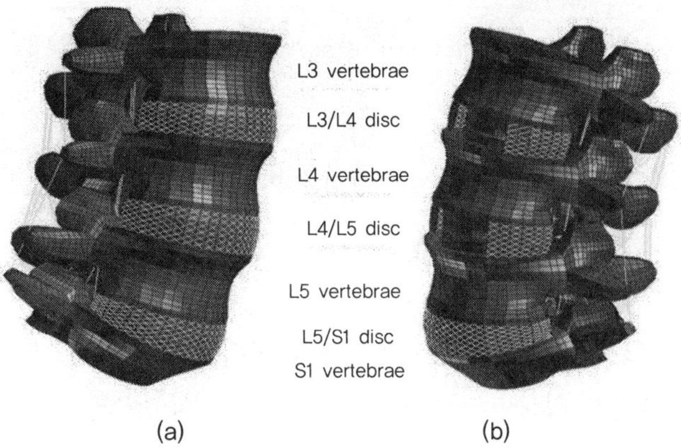

그림 10.9 개발된 3차원 요추부 유한요소모델[1]. (a) 정상 모델, (b) 시술 모델.

ligament flavum, LF; capsule ligament, CL; intertransverse ligament, ITL; interspinous ligament, ISL; superspinous ligament, SSL)는 해부학적 데이터를 참고하여 구현한다.

CAD 도면을 이용하여 인공 디스크(Prodisc®-L)의 기하학적 형상을 구축한다. 전종 인대와 수핵은 모두 제거하고 전방 삽입 시 필요한 만큼의 윤상 인대 일부를 제거한 뒤, Prodisc®-L의 유한요소모델을 추체의 종판 후방부에 위치하도록 하여 시술적 치료 모델을 구현한다.

② 구성요소의 물성치 입력

구현된 유한요소모델의 각 구성요소에 대한 물성치 및 단면적을 설정한다.[2-4]

③ 하중 및 구속조건

인공 디스크는 추체에 완전히 구속된 것으로 가정하여 매듭 접촉 조건을 적용한다. 하부 플레이트에 고정되어 있는 중심구와 상부 플레이트의 두 접촉면의 마찰계수는 적절하게 설정하여 자연스러운 슬라이딩(finite sliding)이 이루어질

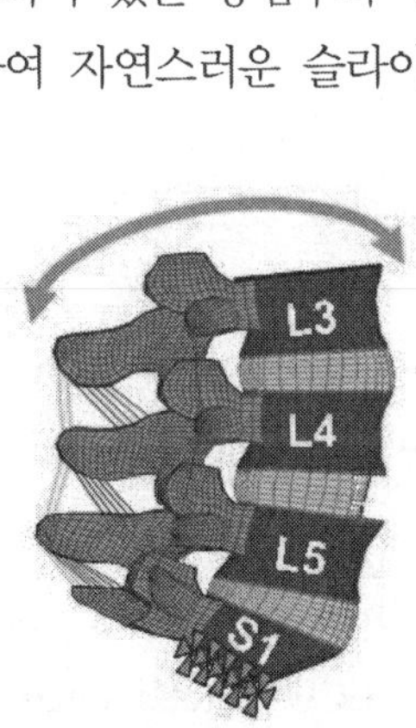

그림 10.10 유한요소해석을 위한 하중 및 구속조건

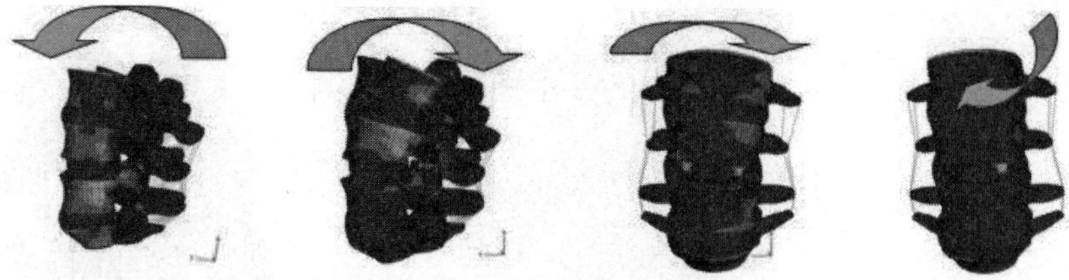

그림 10.11 유한요소해석에 따른 모델의 운동성 변화 및 응력 분포 변화 표시

수 있도록 한다. 구속조건으로 하종판의 바닥면에 대하여 모든 방향을 변위가 발생하지 않도록 제한한다. 하중조건은 상종판의 단면에 모멘트를 적용한다.

④ 결과 도출

인공디스크 전치환술의 다양한 생리학적 하중에 대한 시술 및 인접 분절의 회전 운동량을 측정한다. 각 분절의 상위 종판에 대한 하중 인가 전·후의 평면 좌표를 측정하고, 그에 따른 회전각을 계산하여 정상 및 시술 모델의 다분절 척추체의 시술 및 인접 분절의 회전 운동 변화를 계산한다.

(2) 인공슬관절의 생체역학적 연구

1) 문제 제기

인공슬관절 전치환술(Total Knee Arthroplasty, TKA)은 류마티스 퇴행성 슬관절염 질환이나 외상 등의 원인으로 인해 슬관절이 더 이상 정상적인 일상생활을 하지 못하고, 장애가 심해지고 약물요법이나 물리치료 등의 다른 치료에 반응하지 않는 경우, 특수합금과 고분자재료로 만들어진 인공슬관절을 삽입함으로써 시술 분위 및 인접 분절에 안정성을 부여해 관절 운동을 가능하게 하고, 변형을 교정하여 통증을 감소시키는 데 그 목적이 있다. 이에 유한요소해석을 이용하여 인공슬관절 전치환술에 따른 의학적 징후를 판단하고자 한다.

2) 문제 해결 방안

① 유한요소모델의 구현

유한요소모델은 골조직, 반월판, 그리고 주요 인대들로 구성된다. 골조직은 대퇴골(femur)과 경골(tibia), 비골(fibula), 슬개골(patella)로 구성된다. 반월판(menisci)의 관절연골조(articular carilage layer)은 교원질 섬유조직(collagen fiber)으로 구성된다. 슬관절의 주요 인대 6개(anterior cruciate ligament, ACL; posterior cruciate ligament, PCL; medial collateral ligament, MCL; lateral collateral ligament, LCL; patella ligament, PL; patella tendon, PT)는 해부학적 데이터를 참고하여 구현한다.

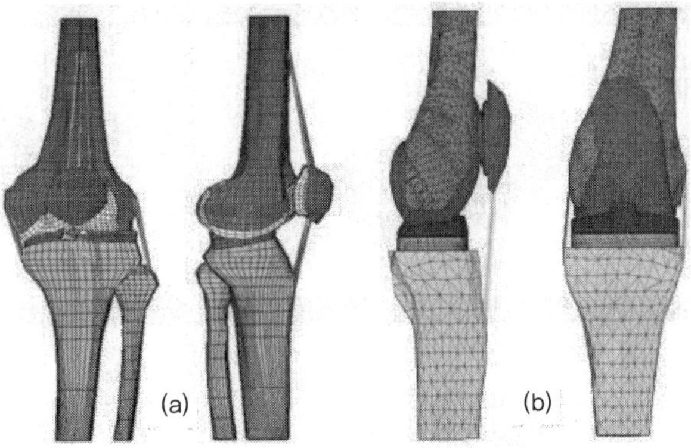

그림 10.12 개발된 3차원 슬관절 유한요소모델[5-7]
(a) 정상슬관절 모델, (b) 인공슬관절 전치환술 시술 모델

CAD 도면을 이용하여 인공슬관절(Prototype, Corentec Co. Ltd.)의 기하학적 형상을 구축한다. 전후방십자인대와 반월판은 모두 제거하고 인공슬관절 삽입 시 필요한 만큼의 골 조직 일부를 제거한 뒤, 인공슬관절의 굽힘 축(flexion-exentsion axis, F-E axis)이 정상슬관절의 굽힘 축에 위치하도록 하여 시술적 치료 모델을 구현한다.

② 구성요소의 물성치 입력

구현된 유한요소모델의 각 구성요소에 대한 물성치 및 단면적을 설정한다[6,8].

③ 하중 및 구속조건

인공슬관절은 골 조직에 완전히 구속된 것으로 가정하여 매듭 접촉조건을 적용한다. 대퇴골에 고정되어 있는 대퇴부(femoral component)와 경골삽입물(tibial insert)의 두 접촉면의 마찰계수를 설정하여 자연스러운 슬라이딩(finite sliding)이 이루어질 수 있도록 한다. 경골삽입물과 경골받침(tibial base plate)는 완전히 구속된 것으로 가정하여 매듭 접촉조건을 적용한다. 구속조건으로 경골의 바닥

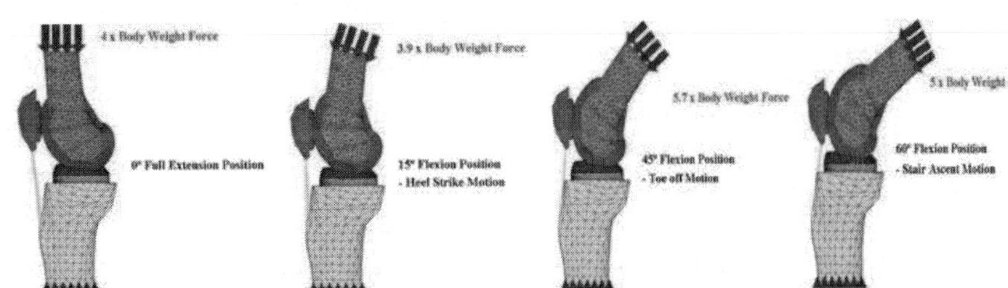

그림 10.13 유한요소해석을 위한 하중 및 구속조건

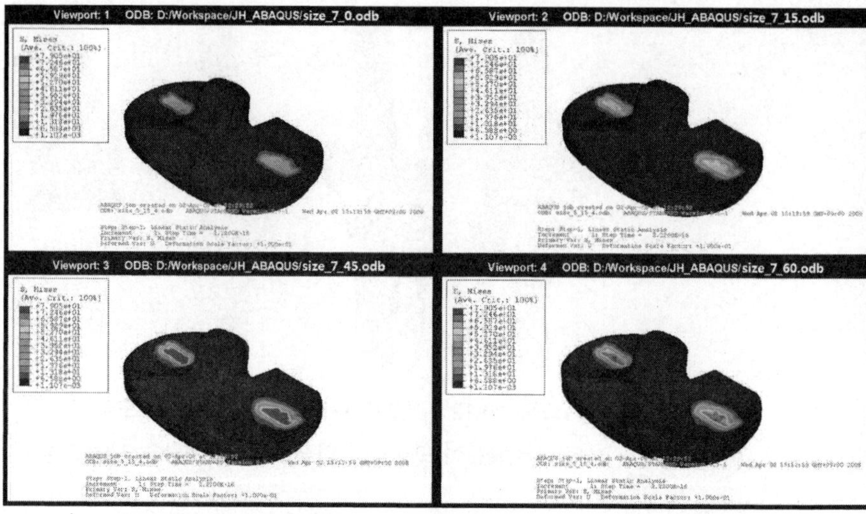

그림 10.14 유한요소해석에 따른 모델의 접촉면적 및 응력 분포 변화 표시

면에 대하여 모든 방향을 변위가 발생하지 않도록 제한한다. 하중조건은 대퇴부의 상위 단면에 압축 하중을 적용하고 대퇴부는 보행주기 중 특정 지점의 굽힘 각도를 적용한다.

④ 결과 도출

인공슬관절 전치환술의 다양한 보행주기의 굽힘 각도에 따른 하중에 대한 경골삽입물의 접촉면적과 접촉응력, 평균응력을 측정한다.

10.2.6 결론

유한요소해석을 이용자의 입장에서 개괄적으로 소개하였는데 생체역학 문제와 같이 기하학적 모양, 물리적 성질, 하중조건, 생리적 반응 등 복잡성과 가변성을 가진 문제를 해석하여 임상적으로도 유용한 결과를 도출하고자 한다면 문제 설정의 초기 단계에서 결과의 검토 및 분석 단계까지 의사와 공학자 간의 공동 노력뿐만 아니라 공학자들 사이에서 역학전공자와 재료공학 전공자 간의 공동 노력이 필수적이다.

생체적합성이 입증된 생체재료를 이용하여 제작된 각종 임플란트, 인공관절류와 같은 제품을 설계 디자인하고 평가하는 데 있어서 유한요소법을 이용한 생체역학적 분석의 효용성에 대하여 많은 임상의들이 의문을 제기하기도 한다. 즉, 아무리 잘 설계된 제품도 임상의의 경험에 따라 시술의 성공여부가 좌우될 수 있다는 임상적 경험이 상대적으로 역학적 설계보다 훨씬 중요하다는 주장이다.

하지만 이러한 주장은 최근 수십년 동안 꾸준히 개발되고 발전해온 제품들이 각종 가상의 임상적 환경을 고려한 유한요소모델을 이용하여 역학적 이론을 근거로 설계된 점을 간과하고 있다.

즉, 임상의의 경험 축적이 중요함은 물론이지만, 더 좋은 임상적 결과를 얻기 위해서 생체역학이 기여할 부분이 많다고 강조하면서 임상의와 공학자의 공동 노력과 분발을 촉구하며 이 글을 마무리하고자 한다.

10.3 바이오 트라이볼로지

10.3.1 서론

트라이볼로지(tribology)는 "문지르다"라는 뜻의 그리스어 τριβοσ(tribos)를 어원으로 하며, 서로 접촉하는 두 표면이 수직으로 작용하는 하중 아래에서 상대운동할 때 두 접촉표면 사이에서 발생하는 마찰(friction), 윤활(lubrication), 마모(wear) 현상을 다루는 공학의 한 분야이다.

모든 재료의 표면은 여러 종류의 산화막, 기름층, 물리적 흡착층 등의 표면층을 형성하고 있으며, 두 표면이 접촉하여 상대운동을 할 때 이들 표면층이 커다란 영향을 끼치게 된다. 모든 표면은 미시적인 표면 거칠기(roughness)를 가지고 있으며 거시적 접촉면적에 비하여 극히 적은 수의 돌기들(asperities)만이 서로 접촉하고 윤활층 내의 압력과 돌기의 직접 접촉에 의하여 하중을 견디게 된다. 또한, 상대운동하는 두 접촉표면에는 항상 온도 상승과 변형(탄성 또는 소성)이 발생하게 되며, 이와 연관된 표면 손상(미세 입자 또는 부분적인 모재의 탈락)이 발생하여 지속적으로 표면형상이 변하고 이에 따른 접촉 응력이 변하여 추가적인 손상이 발생된다. 따라서 접촉표면의 재료, 표면 특성, 작용하중, 접촉형상, 기구학적 운동 특성, 윤활 환경 등을 종합적으로 고려하여 성능이나 수명 등을 예측하고 설계와 유지보수에 적용하는 것이 트라이볼로지 관련 연구주제들이다.

(1) 마찰

마찰(friction)은 접촉하고 있는 두 면 사이에서 발생하는 상대운동에 대한 저항력으로 정의된다. 마찰현상은 일반적으로 에너지의 손실을 유발하므로 가급적 마찰을 줄이려는 노력이 지속되고 있으며, 때로는 마찰을 응용한 브레이크 장치 등도 활용되고 있다. 마찰력의 발생원인은 접촉면 돌기(asperity) 사이에 국부적인 순간 마찰열에 의한 용접(cold welding), 또는 두 접촉면에 있는 원자 및 분자 간의 인력에 의한 응착(adhesion), 두 접촉면 돌기 간의 기하학적 간섭 또는 충돌(interlocking) 등에 의한 이론으로 대별하여 설명할 수 있다.

두 접촉표면 사이의 마찰은 일차적으로 접촉하는 재질에 따라서 다르고, 표면 거칠기, 윤활 환경, 수직하중, 장시간 접촉에 동반되는 마모에 의한 표면 형상 변화 등에 영향을 받는다. 마찰 저항의 정량화는 일반적으로 실험에 의하여 결정되는데, 상대운동을 하는 두 표면에 작용하는 수직하중에 대한 수평하중(마찰력)의 비례로 정의되는 마찰계수(coefficient of friction)로 나타낸다.

(2) 마모

마모(wear)는 접촉면 사이에서 지속적인 상대운동으로 인하여 모재 표면으로부터 그 재료의 일부가 입자형상(debris)으로 점진적으로 떨어져 나가는 현상으로 정의된다. 마모는 재료의 종류, 마찰 특성, 재료의 경도 차이, 작용하중, 미끄럼 속도, 미끄럼 거리, 윤활 환경 등에 따라 여러 가지 특성을 나타내는데, 형태에 따른 분류로 두 표면의 응착 후 모재를 포함하여 분리되는 응착마모(adhesive wear), 상대적으로 경도가 높은 표면의 돌기가 경도가 낮은 표면을 긁으면서 발생하는 연삭마모(abrasive wear), 반복 접촉하중에 의한 피로마모(fatigue wear), 피로균열이 표면에 평행하게 발생하여 판상 박리를 일으키는 박리마모(delamination wear), 금속표면 산화에 의한 부식마모(corrosive wear), 미소 왕복 상대운동에 의한 프레팅마모(fretting wear), 고속으로 움직이는 이물질 입자가 상대 표면과 충돌하여 흠집을 일으키는 침식마모(erosive wear), 두 접촉면에서 발생한 마모입자 이외에 다른 입자가 접촉면 사이에 끼어서 추가적으로 발생시키거나 또는 단단한 재료로부터 떨어져 나간 마모입자가 연한 재료에 박히거나 접촉표면에 남아서 또 다른 마모를 일으키는 제3자 마모(Third-body wear) 등이 있다.

마모양(V)은 Archard가 제안한 관계식 $V = kFS/H$을 사용한다. 여기서 F는 작용하중, S는 미끄럼 거리, H는 경도, k를 마모계수(wear coefficient)이다. 마모양을 측정하는 방법으로는 대상 재료 시편의 접촉면 형상 변화를 접촉식 또는 비접촉식 형상 측정장비를 이용하여 부피로 측정하거나, 마모입자 발생에 의한 무게감소를 측정한다. 여기서 전자는 부피 변화가 마모입자 발생뿐 아니라 재질의 소성변형에 의한 형상 변화를 포함하고 있어서 고분자 재질과 같이 소성이나 크리프 변형이 큰 재질의 경우에는 사용하기 어려운 단점이 있으며, 후자는 미세 무게 변화를 측정하기 위해서 전자저울이 필요하고 정밀도가 높을수록 저울이 측정할 수 있는 최대무게가 작아서 시편이 무거울 경우에는 마모양 측정이 불가능한 단점을 가지고 있다.

(3) 윤활

윤활(lubrication)은 하중을 받으며 상대운동하는 두 표면 사이에 윤활제가 두 표면의 간격(clearance)을 채워 윤활막을 형성할 때, 윤활액의 점성과 상대운동 속도에 의하여 윤활막 내에 압력이 발생되어 두 표면 사이에 간격을 유지시켜 줌으로써 마찰을 줄이고 원활한 상대운동을 하게 한다. 적절한 윤활제의 선택은 접촉표면을 분리시키고, 모재 표면과 화학적으로 반응하여 새로운 보호 표면층을 형성하기도 하며, 마모를 줄이고 냉각효과를 얻으며, 발생한 마모입자를 접촉면에서 제거시키는 효과를 준다.

윤활의 형태에는 윤활막 두께가 표면 돌기들의 높이보다 충분히 두꺼워 두 표면을 완전 분리시키는 경우에 윤활제의 점성과 상대운동 속도에 따라 정수압(hydro-static) 또는, 유체 동력학(hydro-dynamic) 작용에 의한 유체막윤활(fluid-film lubrication), 유체 동력학적 작용으로 모재 표면의 탄성 변형을 고려한 탄성 유체막윤활(elasto-hydrodynamic lubrication), 윤활막 두께가 충분히 두껍지 않아서 두 표면의 돌기들이 서로 접촉하여 상대운동을 하는 경우에 발생하는 경계윤활(boundary lubrication), 접촉표면의 전 영역을 통하여 유체막 윤활과 경계윤활이 부분적으로 섞여서 발생하는 혼합윤활(mixed lubrication) 등이 있다.

(4) 바이오 트라이볼로지

바이오 트라이볼로지(biotribology)는 접촉하는 두 표면의 재질이 관절연골, 치아 등의 생체조직이거나, 공업적으로 생산되어 생체에 삽입되는 생체재료들 간의 접촉이거나, 생체조직과 생체재료의 접촉이 이뤄질 때, 접촉면의 마찰, 마모, 윤활 특성을 임상적 관점에서 이해하고 파생되는 문제를 해결하는 연구 분야이다. 대표적인 바이오 트라이볼로지 적용대상으로 관절연골과 인공관절을 들 수 있다. 관절연골 접촉에서의 마찰, 마모, 윤활작용 및 손상 특성 분석, 인공고관절, 인공슬관절, 인공 디스크 등의 베어링용 생체재료 쌍에서의 마찰, 마모 및 손상 특성 분석, 인공관절 재료 선택 및 형상 설계, 제품의 성능, 안전성, 내구성 평가 등이 그 예이다. 이외에도 정형외과용 봉(rod), 판(plate), 나사(screw) 체결부에서의 부식 피로마모 특성 분석, 정형외과 및 치과용 임플란트 표면과 골조직 사이 계면의 결합 특성 분석 및 코팅 특성 분석, 치아 수복재의 마모 및 계면 접합

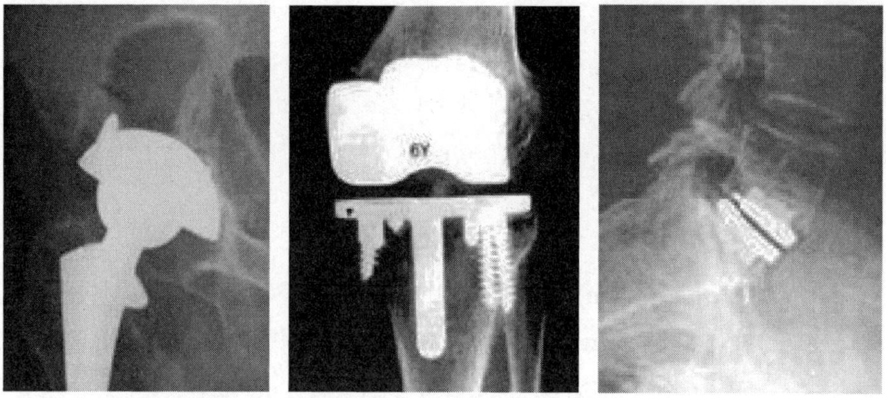

그림 10.15 인공고관절, 인공슬관절, 인공디스크의 X-ray 촬영

성 분석, 의수 또는 로봇 팔에 사용되는 인공피부와 접촉하는 물체 사이의 마찰 분석 등을 들 수 있다. 다음에서는 관절연골과 인공관절 전치환술에서의 생체조직 및 생체재료 간의 대표적 바이오 트라이볼로지 현상을 소개한다.

10.3.2 관절연골의 트라이볼로지

인간 또는 동물의 관절연골은 관절의 원활한 동작을 제공하는 천연적인 베어링 물질인 생체조직이다. 관절연골의 마찰, 마모, 윤활 분석을 통하여 정상적인 관절이 어떻게 오랫동안 원활하게 작동하며, 왜 질병이 발생한 관절이 기능을 제대로 발휘하지 못하는지 이해할 수 있다. 정상연골 간의 접촉에서 작용하는 임상적 윤활기구로 초기에는 관절낭 내의 체액 유체막에 의한 유체윤활(hydrodynamic lubrication)이 주된 윤활기구로 여겨졌으며, 이후 유체막 두께 계산에 의하여 관절운동 시에 탄성유체윤활(elasto-hydrodynamic lubrication)이 가능하며, 높은 접촉 하중에서는 연골과 연골이 직접 접촉하는 경계윤활(boundary lubrication)이 발생한다. 결국 정상적인 걸음걸이하에서 연골의 접촉 정도에 따라 유체막윤활과 경계윤활이 섞여 있는 혼합윤활(mixed lubrication)이 관절연골의 윤활 기구라고 할 수 있다. 또한 연골의 미세구조가 스폰지 같이 많은 공극을 가지고 있어서 관절운동에 따라서 높은 하중에서는 내포하고 있던 체액을 내보내고, 낮은 하중에서는 체액을 다시 흡수하며 윤활작용을 하는 삼출성윤활(weeping and boosting lubrication) 및 스퀴즈막 윤활(squeeze film lubrication) 기구가 규명되었다.

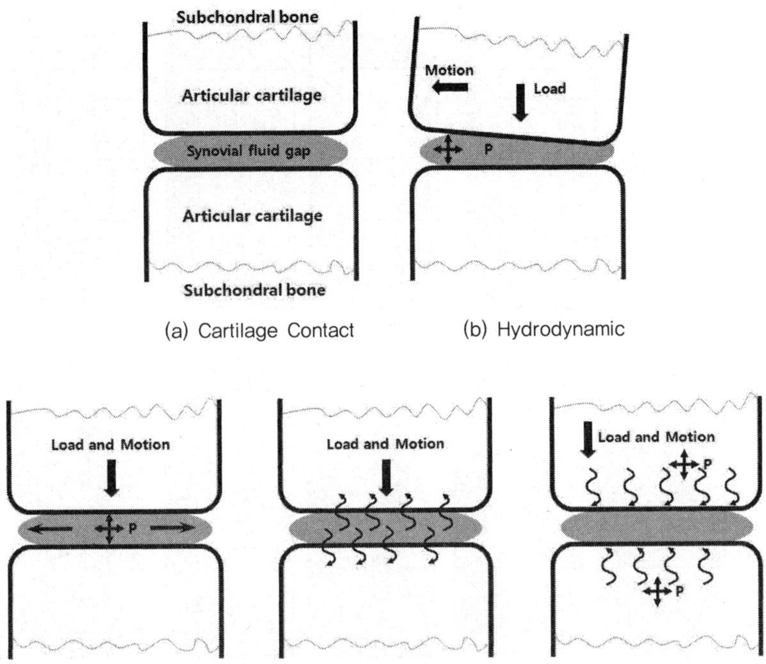

(a) Cartilage Contact (b) Hydrodynamic

(c) Squeeze-Film (d) Boosted (e) Weeping

그림 10.16 관절연골의 윤활 기구[9)]

최근에는 정상연골뿐 아니라, 관절염 정도에 따른 연골 자체의 생리학적 변화, 연골 손상 정도, 연골의 기계적 물성치 변화 등에 따른 관절연골의 트라이볼로지 현상에 대한 이해가 활발히 진행되고 있으며, 이러한 연구결과들은 인공관절 치환술이나, 관절연골 대체술, 또는 최근에 조직공학을 이용하여 연구개발이 진행 중인 재생된 관절연골의 안전성 및 내구성에 대한 비교 평가로 활용될 수 있다.

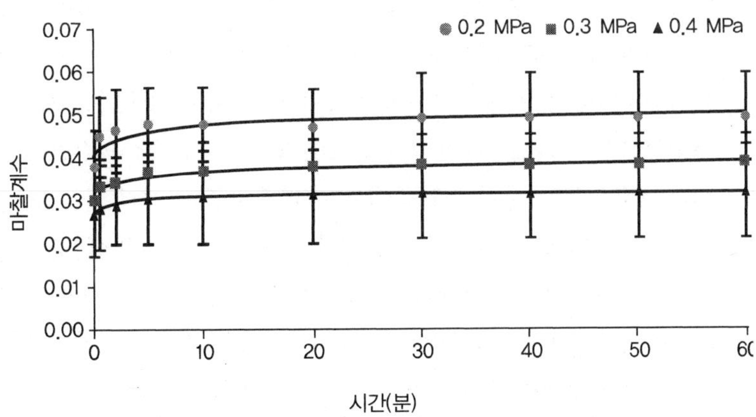

그림 10.17 연골-연골 접촉에서의 마찰계수[10)]

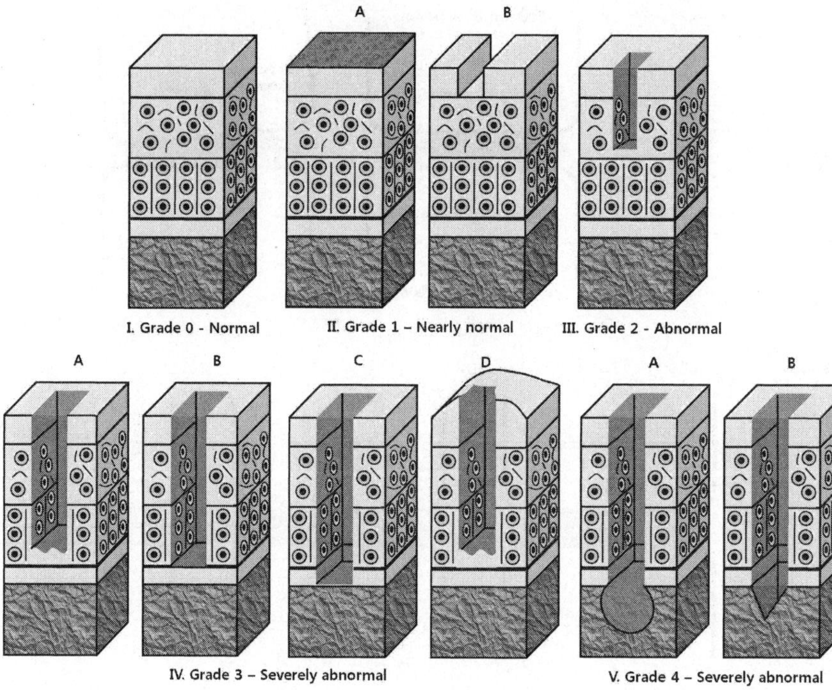

그림 10.18 ICRS 연골손상분류[11)]

10.3.3 인공관절용 생체재료의 트라이볼로지

(1) 초고분자량 폴리에틸렌

초고분자량 폴리에틸렌(Ultra-high Molecular Weight Polyethylene, UHMWPE)은 인공고관절, 인공슬관절, 인공어깨관절, 인공팔꿈치관절, 인공발목관절, 인공손가락관절, 인공디스크 치환술에 활용되는 베어링 라이너(liner) 요소 소재로 가장 널리 사용되고 있는 고분자 생체재료이다. 초고분자량 폴리에틸렌은 과거 30 ~ 40년간 인공고관절 및 슬관절의 베어링 라이너로 사용되어 왔으며, 최근 10 ~ 20여 년 동안에는 인공디스크의 베어링 라이너로도 사용되고 있다. 초기 초고분자량 폴리에틸렌이 임상적으로 활용된 이유는 우수한 생체적합성뿐만 아니라 현존하는 고분자재료 중에서 가장 우수한 기계적 물성과 낮은 마찰계수 및 높은 마모저항성을 지녔기 때문이다. 그러나 인공고관절 및 슬관절의 초고분자량 폴리에틸렌에서 발생하는 마모입자를 막을 수는 없었으며, 미세(submicron~micron) 크기의 마모입자에 대한 주위 골조직 세포의 면역반응에 의한 무감염성 골용해(osteolysis)가 발생하여 인공관절 요소에 무균성 해리(aseptic loosening)가 발생하고 재수술을 시행해야 하는 문제점이 발생하였다.

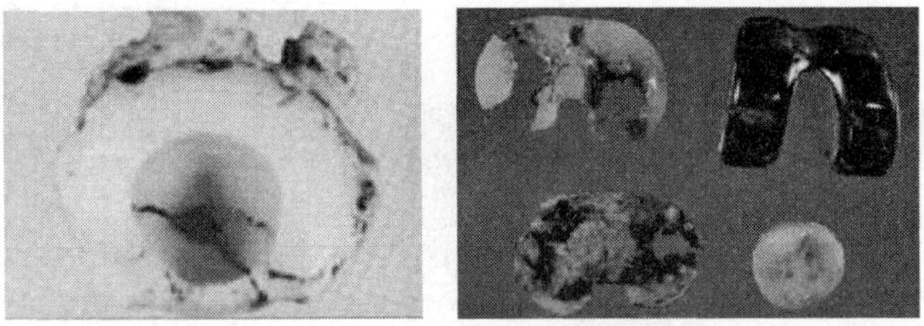

그림 10.19 인공고관절과 인공슬관절 초고분자량 폴리에틸렌 라이너의 마모 및 변형

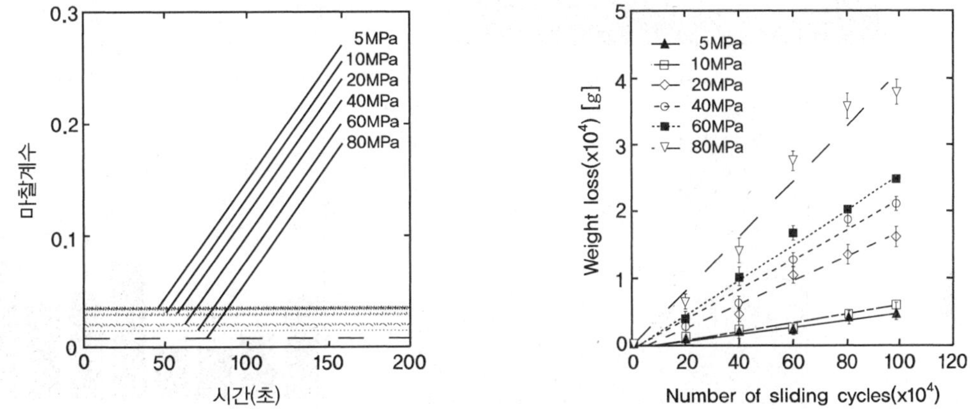

그림 10.20 초고분자량 폴리에틸렌과 코발트 크롬 합금(Co–Cr alloy)의 접촉에서의 마찰계수와 마모양[12)]

초고분자량 폴리에틸렌 마모에 가장 큰 영향을 주는 것은 관절면에서 접촉하는 상대 재료의 종류와 표면 거칠기이다. 예를 들어 타이타늄 합금(Ti-alloy)은 표면에 형성된 산화막이 높은 표면 거칠기를 가지고 있으며, 또한 매우 단단하여 초고분자량 폴리에틸렌 표면을 긁어서 마모가 심하게 발생한다. 또한 타이타늄 합금 산화막에서 떨어져 나온 마모입자가 초고분자량 폴리에틸렌 표면에 박혀서 타이타늄 합금 표면을 긁는 제3자(Third-body) 연삭마모를 심하게 일으키는 것이 확인되어 임상에서의 사용이 중단되었다. 가장 널리 임상에서 사용되어 온 코발트 크롬 합금은 최근 들어서 훨씬 적은 초고분자량 폴리에틸렌 마모를 일으키는 세라믹 재질로 대체되고 있는 추세다. 또한, 초고분자량 폴리에틸렌 라이너 자체의 표면 거칠기도 영향을 미친다.

이밖에 초고분자량 폴리에틸렌의 마모에 영향을 미치는 인자들로는 관절면 형상 및 공극, 라이너의 두께와 형상, 기구학적 운동특성, 윤활액의 종류, 요소 제조공정, 멸균처리 과정에 따른 초고분자량 폴리에틸렌 미세구조 변화 등이 있다. 또한 시술 시에 발생하는 뼈 부스러기(bone chip), 골시멘트 입자(bone cement particle), 금속표면 다공성 코팅(porous coating) 층에서 떨어져 나온 티

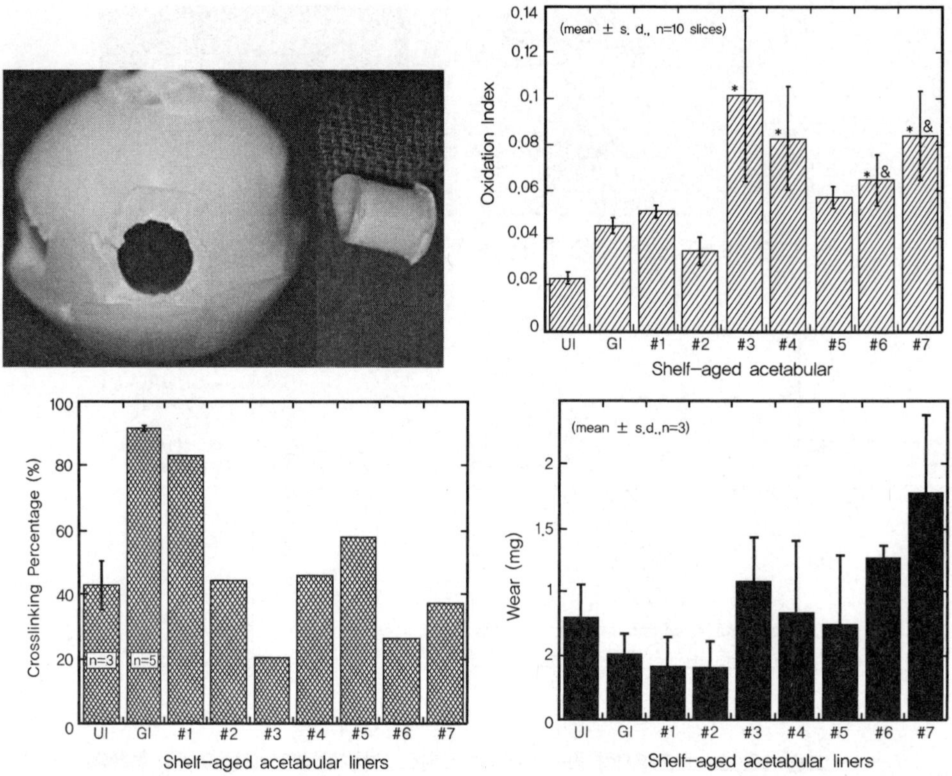

그림 10.21 초고분자량 폴리에틸렌의 시간 경과(aging)에 의한 취성, 산화, 가교, 마모 간의 상관관계[13]

타늄(Ti) 입자들, 시술 후 골두 연결부(modular neck joint)에서 발생하는 프레팅 피로(fretting fatigue) 마모입자 등의 단단한 이물질에 의한 상대 재료 표면의 긁힘(scratch) 발생과 이로 인한 초고분자량 폴리에틸렌의 급속한 마모양 증가도 주목 대상이다.

언급된 초고분자량 폴리에틸렌의 마모에 영향을 미치는 인자들 가운데 가장 많은 관심을 끌었던 주제는 멸균처리 과정에 따른 초고분자량 폴리에틸렌 미세 구조 변화이다. 가장 보편적으로 활용되는 감마선 멸균처리 과정에서는 높은 에너지의 포톤(photon)이 투과되면서 초고분자량 폴리에틸렌의 긴 사슬(long chain, C-C band) 및 짧은 사슬(short chain, C-H band)을 끊고 자유 기(free radical)들을 발생시킨다. 이들 자유 기들이 주위에서 확산된 산소(oxygen) 원소들과 반응하여 히드로과산화물(hydroperoxide), 케톤(ketone), 에스트로(ester), 카르복시기 산(carboxylic acids)들을 형성하면서 산화를 일으킨다. 특히, 초고분자량 폴리에틸렌의 압출성형공정에서 유동을 좋게 하기 위하여 첨가한 칼슘 스테아린산염(calcium stearate)이 표면으로부터 수 마이크로미터(micrometer) 내에

몰려있어 이 주위에서 산화작용이 매우 심하게 발생된 흰 띠 영역(white band)이 관찰된다. 감마선 조사에 의한 초고분자량 폴리에틸렌 내부의 미세구조 변화는 기계적 물성의 저하를 일으키고, 이러한 산화 정도는 시간이 지남에 따라서 더욱 심해진다. 감마선 조사 이후 장기간(6 ~ 10년) 경과된 초고분자량 폴리에틸렌 라이너의 산화정도 분석에 의하면 초기 1 ~ 4년 경과된 경우보다 훨씬 산화정도가 심한 것으로 관찰되었으며 산화가 심할수록 마모저항성도 떨어지는 것으로 보고되었다.

한편, 감마선 조사에 의해서 짧아진 사슬들은 이동성이 높아지고 짧은 사슬들끼리 재결합(recombine)되는 과정에서 화학적 가교(chemically crosslinking) 정도가 높아지고 마모저항성이 향상된다. 그러나 감마선 조사로 증가한 가교 정도는 약 5년 이상 경과 후에 산화 정도가 심해지면서 높아진 초기 가교 정도를 유지하지 못하고 급격하게 감소하고 동시에 마모저항성이 현격하게 감소한다.

초기에 공기 중에서 감마선 멸균과정을 거친 초고분자량 폴리에틸렌을 보통(conventional) 초고분자량 폴리에틸렌으로 분류한다. 이후, 초고분자량 폴리에틸렌의 산화를 방지하기 위해서 진공 또는 불활성 기체(N_2, Ar gas) 환경 또는 포장 안에 산소포착제(oxygen scavenger)를 넣고 감마선 멸균을 실시하였다. 또한 초고분자량 폴리에틸렌의 마모저항성을 저하시키는 산화를 억제하고, 마모저항성을 향상시키는 가교 정도를 더욱 높이기 위한 방법으로 10여 년 전에 제1세대 고가교(1st generation highly crosslinked) 초고분자량 폴리에틸렌이 개발되었다. 전자빔(electron beam) 조사를 통하여 초고분자량 폴리에틸렌의 긴 사슬을 짧은 사슬으로 끊고 재용해(remelting, 140℃ 이상) 상태에서 초고분자량 폴리에틸렌의 가교 정도를 향상시킨 후 어닐링 열처리(annealing) 과정을 거쳐서 가스 플라즈마(gas plasma)로 멸균한 제품 내에는 자유 기들이 거의 존재하지 않으며, 가속 산화(accelerated oxidation) 과정 이후에도 산화가 발생하지 않는 것으로 확인되었다. 마모저항성은 생체 외(in vitro) 및 생체 내(in vivo) 결과에서 보통의 초고분자량 폴리에틸렌에 비하여 매우 낮은 것으로 확인되어 최근에는 인공고관절 라이너의 대부분이 고가교 초고분자량 폴리에틸렌으로 제작되고 있으며 인공슬관절 라이너 역시 늘어나는 추세이다. 그러나 보통의 초고분자량 폴리에틸렌에 비하여 기계적 물성, 특히 파괴인성(fracture toughness)과 균열성장 저항성(crack propagation resistance)이 떨어지는 문제점을 가지고 있어서 장기간의 임상 결과를 지켜볼 필요가 있다. 최근에는 재용해된 고가교(remelted highly crosslinked) 초고분자량 폴리에틸렌으로 제작된 라이너에서 가장자리 파손(rim fracture)이 발생한 것이 보고되었다.

최근에는 제2세대 고가교(2nd generation highly crosslinked) 초고분자량 폴리에틸렌으로 연속되는 조사 및 열처리(sequential irradiation and annealing)에 의한 초고분자량 폴리에틸렌으로 제작된 제품이 임상에 사용되고 있다. 연속되는 조사 및 열처리 초고분자량 폴리에틸렌은 감마선 조사 후 융점(melting temperature) 이하의 열처리(annealing) 과정을 3번 연속으로 하여 내재한 자유기들을 더욱 제거하고 가교 정도를 더욱 향상시킨 제품이다.

근본적인 베이링 재료의 문제를 해결하기 위하여 초고분자량 폴리에틸렌을 대체하는 고분자로 폴리우레탄과 피크(PEEK)를 사용한 제품 개발이 진행되고 있으며, 고분자를 대신하여 금속 및 세라믹 생체재료가 베어링 라이너 요소로 임상에 활용되는 사례가 점차 늘어나고 있는 추세이다.

(2) 금속 및 세라믹 재료

인공관절용 금속재료는 골두(femoral head)와 비구 금속 후면(acetabular metal back)으로 사용되는 코발트 크롬 합금과 대퇴부 대(stem)에 사용되는 타이타늄 합금이 대표적이다. 금속-금속 관절 쌍(articulation pair)으로 1930년대에 스테인레스 강(stainless steel)이 사용되었으나, 당시 스테인레스 강이 체내에서 산화되는 문제로 실패하였으며, 이후 1950년대에 McKee-Farrar에 의해서 코발트 크롬 합금으로 제작되어 사용되었고, 이후 고분자-금속 관절면 쌍이 가장 보편적으로 사용되어 오다가, 최근에 곡면 가공기술 및 코발트 크롬 합금의 질적 발전과 더불어 초고분자량 폴리에틸렌 마모보다 훨씬 적은 양의 마모가 발생하는 금속-금속 관절면 쌍으로 각광을 받고 있다. 특히 장기간의 수명을 필요로 하는 젊은 환자를 대상으로 시술 소요가 증가하고 있다. 그러나 금속 마모입자(metal deris)에 의해서도 골용해(osteolysis)가 발생하며, 마이크론(micron) 크기의 금속 마모입자가 림프계(lymph system)에 의해서 인체 내 다른 장기에서도 발견되고 있으며, 화학적 활성 금속 이온(chemically active metal ion)들이 방출되어 면역반응에 문제를 일으키는 사례가 발생하였기 때문에 금속 과민반응(metal hyper-sensitivity)을 보이는 환자에게 적용하기에는 그 사용이 제한적이다.

한편, 타이타늄 합금 표면의 산화막은 더 이상의 산화를 막을 뿐 아니라 다공성 구조(porous structure)를 지니고 있어서 뼈 성장(bone ingrowth)에 의한 골유착(osseointegration)에 유리하기 때문에 대퇴부 대(stem)와 비구 금속 후면의 시멘트를 사용하지 않는 고정(cementless fixation)에 가장 많이 사용된다.

인공관절용 세라믹재료는 골두(femoral head)와 라이너에 사용되는 알루미나(alumina), 지르코니아(zirconia), 알루미나/지르코니아 복합체(alumina/zirconia composite) 등이 있다. 1960 ~ 1970년대 Mittelmeier는 기존의 고분자-금속 관절면 쌍에서 발생하는 마모 문제를 줄이기 위하여 경도가 높은 세라믹을 이용한 알루미나-알루미나(alumina- alumina) 관절면 쌍을 개발하여 임상에 활용하였다. 그러나 마모양의 현격한 감소에도 불구하고 깨지기 쉬운 취성(brittle) 세라믹의 특징 때문에 치명적인 파괴(catastrophic fracture)가 발생하거나, 당시 가공기술의 미비로 좋지 않은 진구도(sphericity) 때문에 발생한 넓은 띠 형상 마모(stripe wear pattern)가 관찰되어 사용이 제한적이었다. 이후 알루미나의 결정립 크기(grain size)를 작게 하고, 순도를 향상시키고, 공극(porosity)을 줄이고, 제조 기술을 향상시킨 골두와 라이너가 유럽과 아시아 지역에서 광범위하게 시술되고 있다. 그러나 알루미나 골두와 라이너의 완전 파손 또는 골두 연결부 충돌(femoral neck impingement)에 의한 알루미나 라이너 가장자리 파손(alumina liner rim fracture)의 사례가 발생하였다.

이후로 세라믹 파괴를 줄이기 위하여 파괴 인성(fracture toughness)이 우수한 지르코니아를 이용한 골두와 라이너가 개발되었다. 그러나 지르코니아에 부가되는 하중 변화와 열적 환경 내에서 지르코니아 내부에서 상변태(phase transformation)가 발생하고 이로 인해 기계적 물성이 감소하는 현상이 관찰되면서 전량 회수되어 임상에서의 활용이 중단되었다. 최근에는 기계적 강도와 파괴 인성을 향상시키고 상변태를 최소화한 알루미나/지르코니아 복합체가 개발되어 임상에 적용되고 있다.

초기 알루미나-알루미나 관절면 쌍의 장기 임상 결과에서는 세라믹 마모입자에 의한 골용해(osteolysis) 발생이 보고 되었고, 최근 알루미나-알루미나 관절면 쌍과 세라믹 복합체-세라믹 복합체 관절면 쌍에서의 골용해 발생 보고 빈도는 매우 작다. 그러나 장기 임상 결과를 지켜 볼 필요가 있다. 또한 골두 연결부 충돌에 의한 세라믹 라이너 가장자리 파손의 경우가 여전히 발생하고 있어서 라이너와 비구 금속 후면의 설계 개선이 필요하다.

■ 참고문헌

1. S.C.H. Jun et al., Fall Conference of Ergonomics Society of Korea (2007).
2. S.A. Shirazi-Adl, et al., Spine 9, 120-134 (1984).
3. V.K. Goel, et al., Spine 20(6), 689-698 (1995).
4. M. Moumene, et al., Spine 32(17), 1840-1851 (2007).
5. E. Pena, Clinical Biomechanics, 20 (2005).
6. M.Z. Bendjaballah, et al., The Knee 2, 69-79 (1995).

7. 조우신, 영창출판사 (2007).
8. J.P. Halloran, et al., J Biomech 38,323-331 (2005).
9. V.C. Mow, et al., Basic Orthopaedic Biomechanics, New York, Raven Press (1997).
10. J. Katta, PH.D. Thesis, University of Leeds, UK (2007).
11. ICRS Grade, www.cartilage.org
12. Kim DW, et al, Asian Pacific Spine Arthroplasty Society (2008)
13. K.Y. Lee, K.H. Lee, Wear 225-229,729-733 (1999).

11장

조직공학용 생체재료

- 박근홍 (차의과학대학교)
- 박상혁 (중원대학교)
- 강길선 (전북대학교)
- 김병수 (한양대학교)
- 이종문 (전북대학교)
- 김문석 (아주대학교)
- 이해방 (한국화학연구원)

11.1 지지체 제조방법

11.1.1 서론

조직공학은 나빠지는 조직을 보전, 유지 증진을 목적으로 생물학적 조직 재생 유도 방법 및 도구를 개발하기 위하여 공학과 생명과학의 원리를 집합하는 다학제 간의 연구로 정의된다.[1,2] 조직재생을 위한 세 가지의 주된 구성원은 세포, 조직 유도인자 및 생체적합성 생체재료 또는 지지체이며 이들 구성요소들을 단독 또는 복합 사용하여 공학적인 조직을 만들어 조직 재생 치료에 적용하고자 노력한다.

조직재생을 위한 지지체의 최초의 사용은 역사적으로 잉카 고대문명에서 찾아볼 수 있는데 안면결손을 치료하기 위하여 조롱박, 금과 은 등을 지지체로 사용하였다. 문헌적으로 고찰된 최초 사례는 1668년에 네덜란드에서 보고된 Job Janszoon van Meekeren이 뼈결손을 치유하기 위하여 사용된 지지체 또는 그래프트였고, 자가 이식재, 동종 이식재, 이종 이식재라는 개념은 Ollier 등이 최초로 제시하였다. 1893년 Barth[3]는 다공성 매트릭스지지체 속으로 세포가 서서히 다공을 통해 증식하여 국부조직을 재생시키는 재생유도 임플란트를 처음 소개하였다. 이후로 현재까지는 일시적으로 세포를 지지할 수 있는 천연/합성재료 그리고 적당한 세포/생체재료 상호작용과 생물학적 인자가 서방화하는 조직공학적 지지체 등으로 기술이 발전하고 있다. 따라서 일반적인 넓은 의미로서 의학적 응용을 위한 지지체는 조직 단순 대체재, 그래프트 또는 정교한 기능적 조직을 만들 수 있는데 필수적 요소인 단백질과 성장인자의 특별한 혼합물을 생성하여 세포를 분화를 유도해 조직 재생을 유도하는 기능성 지지체로 볼 수 있다. 1999년도에 발행된 Willams Dictionary에 따르면 지지체는 조직공학에 응용할 수 있는 생체재료로서 조직재생을 유도할 수 있는 천연 또는 합성 고분자다공체라고 정의하고 있다.

이러한 지지체는 다음과 같은 필요충분조건을 가져야 된다. (1) 생체적합성, (2) 조직재생 속도 맞춤 생분해성/생체흡수성, (3) 재생 대상 조직 특성에 맞춘 기계적 성질, (4) 이식부위에 적합한 세포-재료 상호작용을 갖는 생리-화학적의 물성, (5) 손상된 조직의 정상 형태 제공, (6) 주위 숙주 조직과의 조화.[2,4,5] 하지만 이러한 물성을 완전하게 갖춘 생체재료나 지지체의 제조 방법을 개발하기 위한 연구는 계속 필요하다. 이 장에서는 현재까지 널리 사용되고 있는, 그리고 최근에 개발된 다양한 스케일의 생체재료 기반 조직재생과 약물전달 분야에 응용 가능한 지지체 제조방법 그리고 그 지지체의 물리·화학적 특성 평가법 및 생물학적 반응 제어를 포함한 임상응용에 관하여 살펴본다.

11.1.2 지지체의 제조방법

다공성 생체재료 지지체는 삼차원 형태로 조직 결손 부위에 의학적 처치용 세포의 부착, 증식 및 분화를 유도할 수 있는 조직수복 지지체 또는 세포전달체[6]와 서방성 의약제제 방출 지지체 응용분야에서 연구되고 있다.[7] 이러한 지지체는 필수적으로 생체적합성이 보장되면서 생분해성 및 생체흡수성 특성을 나타내어야 한다. 또한 조직이 재생되는 동안 재생유도세포를 지지할 수 있는 적당한 기계적 물성과 결손 부위에 이식되어 주위 세포들이 정상 세포외 기질을 합성하여 원래 조직 상태를 회복하고 촉진할 수 있는 능력, 그리고 정상 조직 유지를 위한 생물학적 인자가 지속적으로 공급되어 재생된 조직의 물리화학적 특성을 유지할 수 있어야 한다(그림 11.1).

표 11.1에 주된 생체재료에 대한 가공방법과 다공형성기술에 대하여 나타내었다. 보편적으로 사용되는 지지체 제조방법은 원하는 형태의 모양으로 직조를 하거나 다공유도물질을 혼합하여 몰드에 넣은 후 이를 녹여내는 것으로 다공성을 만들어내는 방식이었다. 하지만 새로운 지지체 제조방법은 컴퓨터원용설계(CAD)와 컴퓨터원용제조(CAM)를 이용하여 대상 조직의 형태를 정확히 언어내어 조직 형태를 모방한 다공성 3D 지지체를 제조하는 것이다. 또한 정전기적인 방법을 사용하여 지지체를 제조하는 방법이 있는데 고전압 전기장을 유동성(용액, 젤, 용융체, 슬러지 및 페이스트 상태의) 생체재료에 가하여 마이크로 또는 나노스케일의 가닥으로 적층시켜 3차원 지지체를 형성하는 것이다. 보다 정밀한 지지체표면 형태 제작을 위해 패턴화된 2D 표면을 생성하는 방법도 있는데, 예를 들어 광감성 생체재료를 표면의 원하는 부위에 고형화하는 리소그라

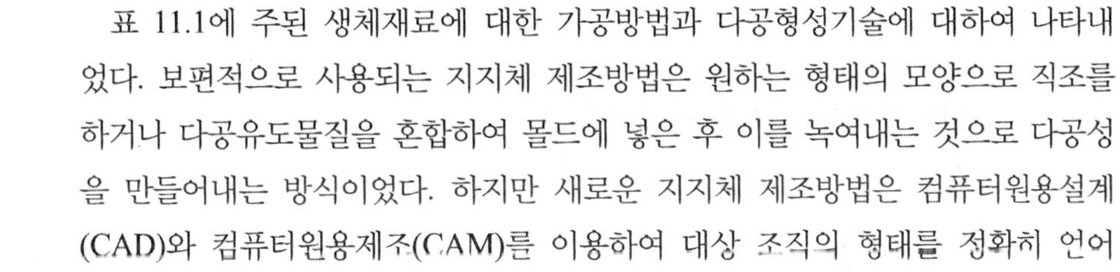

그림 11.1 조직공학적 삼차원 지지체 개발을 위한 재료와 생물학적 필요요건을 나타낸 모식도

표 11.1 생체재료와 지지체 제조방법과 관계되는 가공 및 다공체 제조기술

재료가공 방법	상의 형태	생체재료	다공형성기술	지지체 제조기술
몰드성형	고체와 용융체	고분자, 세라믹, 금속	다공형성체	입자추출법 선택적추출
용액캐스팅	액체	고분자		상분리
(전기)방사	액체	고분자		가스발포
소결	고체	고분자, 세라믹, 금속		
압출	용융체 슬러지-페이스트	고분자, 고분자, 세라믹, 금속	섬유	부직포, 평직, 니트직, 매듭
(광)중합	졸-겔 변이	고분자	초고속 프로토타이핑	3D PrintingTM FDM, SLS, SLA

피와 같은 방법을 적용하여 세포친화적인 지지체를 제조하는 것이다. 이렇게 2차원적으로 표면조직화된 구조를 적층하여 3D 지지체를 제조하는 데 적용할 수도 있다.

(1) 보편적인 지지체 제조방법

보편적인 지지체 제조방법에는 섬유 메쉬 및 부직포 등의 형태가 주로 사용되었으며 공극을 만드는 방법에 따라 열융착, 가스발포법, 상분리, 동결 건조 및 입자추출 등의 방법을 사용할 수 있다(그림 11.2). 특히 섬유 부직포, 편직 또는 평직으로 제직된 지지체는 전통적인 섬유 직조기술을 사용하여 고분자 섬유를 제작할 수 있다.[4)]

이러한 섬유 지지체 형태로 제직된 지지체의 단점은 구조적 안정성이 높지 않아 세포 배양 후에 세포에 의한 수축으로 인하여 전체적인 구조체가 변형될 수 있다. 따라서 섬유 지지체의 물성증진을 고려한 3D 편직시스템으로 고안으로 연골 등과 같은 경조직의 재생에도 적용할 수 있었는데 그 방법으로는 열처리를 통하여 지지체 내에 섬유끼리 만나는 지점을 융착하여 물성을 증진시킬 수 있다. 섬유 지지체 공극 제조를 위한 세부적인 방법은 가스발포법, 상분리법, 입자추출법 등으로 나눌 수 있다.

가스발포법은 고분자에 CO_2 가스의 고농도의 용해도를 유지하게 가압한 후, 가스압력을 대기압으로 갑자기 돌리면 CO_2의 용해도가 감소하여 여러 크기의 가스버블이 생성된다.[9)] 유사한 방법인 상분리법으로 고분자 용액을 낮은 온도로 강하시키면 용액 간 상분리가 일어난다. 이때 용매를 제거하면 다공성 지지체가

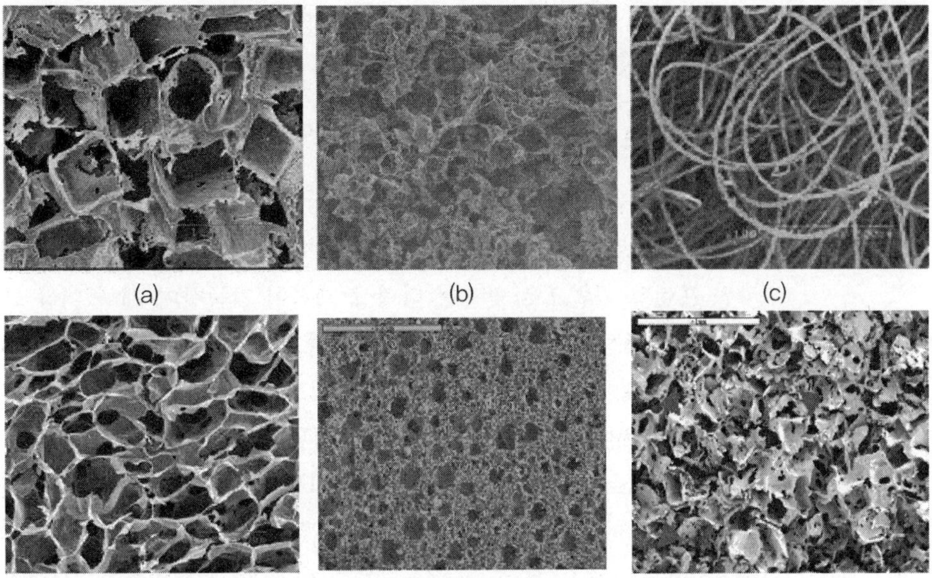

(a) (b) (c)

(d) (e) (f)

그림 11.2 여러가지 지지체 제조방법에 따른 주사전자현미경. (a) 용매캐스팅/염추출법으로 제조된 PLGA 지지체, (b) 용매캐스팅/얼음입자추출법으로 제조된 PLGA 지지체 (c) PGA 부직포, (d) 단순 동결건조법으로 제조된 소장점막하조직 스폰지, (e) 유화동결건조법으로 제조된 PLGA 지지체, (f) F-127 코팅된 PLGA 지지체.

생성된다. 동결건조방법은 고분자용액을 직접 얼리거나 또는 동결건조하여 지지체를 얻는 방법이다. 입자추출법은 입자결정이나 정해진 형태와 기하학적 형태를 갖는 특정크기의 분말을 고분자용액에 혼합하여 용매를 증발시킨 후에 입자분말을 수용액에 용출시킨다. 이때 용매는 분말을 용해시키지 않아야 된다. 이러한 형태의 3D 지지체는 조직공학 분야나 약물 방출 응용에서 가장 널리 사용되지만 몇몇 단점이 존재한다. 다공 크기와 형태를 어느 정도 조절할 수 있다고는 하나 다공끼리 완전하게 연결되지 않고 굴곡이 심한 다공 연결통로가 생성되어 배양액의 공급 및 배출이 원활하지 않으며, 생리활성물질들의 효과적인 방출이 원활하지 않다. 다공의 가장 가까운 거리에 대한 실제 다공 길이의 비로 나타내는 다공 굴곡도는 지지체 내의 세포의 특정지역에만 성장하게 한다. 이러한 전통적인 방법으로 제조되는 지지체의 다공 굴곡도는 크기 때문에 세포의 생존율이 수 밀리미터(mm) 깊이로 대부분이 제한되어 있는 단점이 있다. 이 이유는 지지체 중앙의 산소분압이 외부보다도 많이 떨어지는 데 있으며, 포접된 약물, 성장인자 및 생리활성 분자들이 입자추출 시에 소실되기도 한다. 제조 과정 중에서 고온이 요구되는 경우에는 이러한 약물들의 변성과 활성의 손실이 동반되므로 이들 약물의 안정성 확보도 관건이 된다. 용액이 사용되는 경우에는 pH 변화로 인하여 생리활성분자들의 응집과 생리활성도의 손실을 일으켜 안정성이 소실되는 현상 또한 방지하여야 한다.

(2) 3차원 프린팅 지지체 제조법

최근 기존 일률적인 생체재료 지지체 형상제작법을 보완하여 쾌속 조형 기술에서 발전된 새로운 지지체 제조방법으로 3차원 프린팅 방법이 관심을 받고 있다. 3차원 프린팅 기법으로 맞춤형 다형상 제작이 가능하여 재생 대상 조직의 형태적, 기계적 특성을 구현할 수 있게 되었다.[10] 특히 정교하게 조절된 다공도, 다공크기와 형태를 가지고 모든 다공 네트워크가 연결되어 있어 기존 보편적인 지지체 제조방법에 비해서 세포의 증식, 이동이 자유롭고 세포 생존에 필수적인 영양액과 산소 공급이 용이하다. 이 3차원 프린팅 지지체 제조법 중에 3D 섬유 침착법(fiber deposition)은 용융된 고분자, 하이드로겔 및 생체재료 페이스트를 로봇 제어 시스템을 통해 CAM으로부터 받은 영상 이미지를 섬유의 형태로 사출하여 2차원 패턴을 만들게 된다. 이 사출 패턴된 필라멘트를 층의 형태로 적층하여 3D 지지체를 제조하게 되는데 그림 11.3에 나타내었듯이 하이드로겔과 캡슐화된 세포까지도 포함하는 여러 재료를 3차원 프린팅에 적용할 수 있고 다양한 구조 형상을 구성할 수 있다. 컴퓨터 단층촬영(CT) 또는 MRI 분석영상을 통하여 얻은 환자의 병변부위를 정확히 모사하여 똑같이 만들 수 있으므로 조직

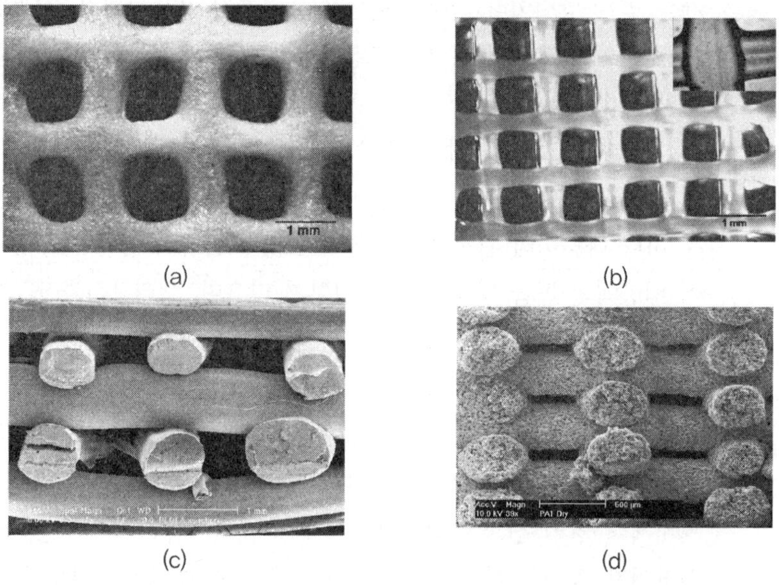

그림 11.3 3D 섬유침착기술로 가공된 여러 생체재료의 SEM 및 OM 사진, (a) DBM, (b) 세포를 함유한 하이드로겔, (c) PLA, (d) PEOT/PBT 미립구페이스트, 스케일바: (a–c) 1 mm; (d) 500 μm.

공학 지지체 제조법의 새로운 대안으로 떠오르고 있다. 그림 11.4에 이들로부터 제조된 몇몇 가능성을 제시하였다.

3D 프린팅(3DP) 방법에는 선택적 레이저 소결법(selective laser sintering, SLS)과 선택적 레이저 박리(selective laser ablation, SLA)와 같은 고체가 없는 형태(solid free form, SFF)의 직접 프린트법 등이 소개되고 있다. SLA 제작법은 액체 상태의 광경화성 고분자를 사용하여 레이저에 노출시켜 한층 한층 굳게 하여 쌓아서 3차원 구조체를 만드는 방법으로 레이저 빔을 사용하여 성형속도가 빠르고 정밀도가 높다. 하지만 장비와 재료가 고가이고 충격에 약하면서 빛에 의해 변색될 수 있다는 약점을 가지고 있다. SLA 제작법은 분말체를 녹는점 이하로 가열하여 분말체 입자간 결합을 유도하여 응고되는 현상을 이용하는 방법

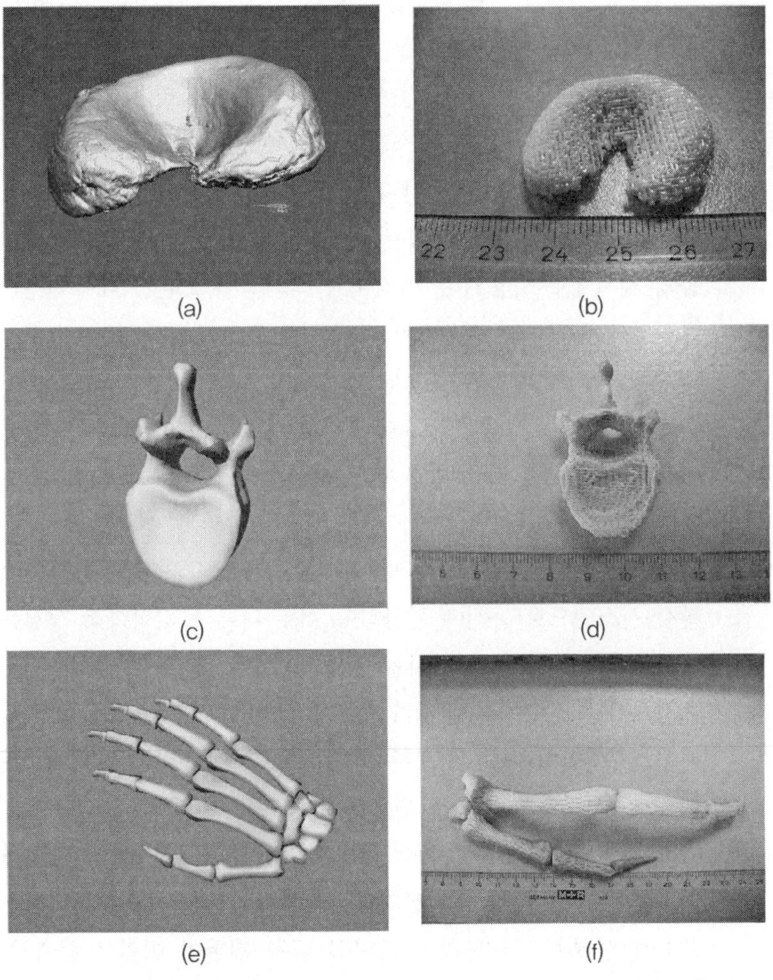

그림 11.4 CT/MRI의 해부학적 소견과 이에 따라 제조된 3D 지지체의 형상. (a, b) 반월상연골, (c, d) 척추뼈, (e, f) 손가락 관절.

으로 고체 분말을 적당히 눌러 단단하게 만든 다음, 레이저를 이용해 그 물질의 녹는점에 가까운 온도로 가열하여 가루가 서로 접한 면에서 접합이 이루어지도록 하는 방식이다. 지지물이 필요 없고 생산속도가 빠르다는 장점이 있는 반면 분말층 사이에 기공이 발생해 내구성이 약하다.

이러한 제작법에 상대적인 제작방법으로 레이저 박리법이 있으며 위의 방법과는 반대로 재료의 고체 블럭으로부터 레이저빔을 이용하여 특수한 모양으로 박리하여 지지체구조를 형성하는 것이다. 이렇게 원하는 다공체 구조를 일차적으로 3차원 형태로 박리하고 적층하여 쌓으면 3D 지지체가 생성되며 아주 정교하고 모든 가공구조가 연결되어 있는 원하는 구조로 제조할 수 있게 한다.

조직재생 측면에서 SLS와 SLA 3DP 방법의 단점은 용매를 사용하며 레이저 열로 인하여 약물, 단백질, 성장인자 및 생리활성 인자들의 생체활성유지라는 측면에서 문제가 있을 수 있다. 또한 고분자를 분말화하는 하나의 공정이 더 필요하다. SLS 방법의 경우에 표면선택 레이저소결(SSLS)법[13]으로 핵산과 같은 생리활성물질을 서방화시킬 수 있다. 대표적으로 SLS 원적외선 방사를 사용하여 고분자 입자에 쪼이면 소결반응을 수행할 수 있다. 이런 경우에 방사는 고분자입자에 흡수되는 것이 아니라 고분자 분말의 표면에 탄소 마이크로입자가 산란된다. 탄소 마이크로입자는 근적외선 부근에서 아주 강하게 작용하여 소결반응의 개시제로 사용된다. 따라서 근적외선이 고분자 내부에는 전달되지 않고 고분자입자 표면에만 분배되므로 소결은 분말표면에서만 일어난다.

생체적합성이며 생분해성인 광감성고분자가 입체리소그래피(stereolithography, STL)와 같은 초고속 프로토타입 기술에도 응용이 된다. 입체리소그래피는 주로 음각을 생성하며 세라믹 또는 금속슬러지를 채우고 소결과정에서 재로 변하게 된다.

여러 3차원 프린팅 방법 중에서 특히 FDM 프린팅 방법은 여러 생체재료 다분사 시스템으로 동시에 분사하여 서로 다른 물리화학적 성질을 제공할 수도 있다.[11] FDM 기술은 고분자를 용융시킬 때 고열이 필요하므로 생리활성물질을 포접시키는 경우에는 문제가 있을 수 있다. 그러나 최근에는 금속 또는 세라믹 페이스트뿐만이 아니라 고분자 페이스트까지도 실온에서 조작할 수 있으며, 가공 중에 고분자 표면개질 반응을 통해 원하는 특정 부위에 그래프트 반응을 수행하여 섬유표면에 기능화를 부여할 수 있다. 이 방법은 비교적 정밀도가 높고 내구성이 강하며 가격과 유지보수 비용이 상대적으로 저렴하다는 장점이 있다. 반면에 성형속도가 느리며 표면의 굴곡 재현이 어렵고 돌출부 및 지탱할 곳이 없는 부분 출력에는 지지물이 필요하다는 점은 단점이라고 할 수 있다.

계속적으로 다양한 3차원 프린팅 기술이 개발됨으로써 기능 유도 조직 프린팅용 바이오 잉크 개발 연구가 활발히 진행되어 해상도의 한계가 개선되고 있으며, 이에 따라 캡슐화된 세포의 분자, 세포와 단백질 현탁액[14]의 형상화까지 영역을 확대하려는 연구도 진행되고 있다.

(3) 전기방사기술 방법

세포의 부착과 분화유도 촉진 같은 생체 내 반응을 고려하여 3D 지지체를 디자인하고 제조하는 방법 중, 세포와 함께 조직을 구성하는 성분인 세포 외 기질(ECM)의 특성과 형상을 모사하는 방법으로는 전기방사법(electrospinning, ESP)이 대표적인데, 아주 미세한 크기의 섬유를 생성할 수 있으며 상대적으로 오래된 방법이다.

그림 11.5에 나타내었듯이 ESP는 최근에 지지체의 제조방법 중 하나로 정전기를 이용하는 방법으로 개발되었다. 이는 용액 저장장치와 섬유를 모으는 수집판 유닛 사이에 전압이 공급되어 생성되는 고전압차에 의하여 고분자 및 여타 생체재료 용액으로부터 방사되는 방법이다. 섬유 부직포 네트워크의 두께는 수집판에 침착되는 정도에 의해 결정되며 2D 또는 3D 구조로 생성되어 약물을 포접시킬 수도 있어서 세포를 접종하고 배양하여 원하는 조직으로 분화 유도할 수 있다. 특히 방사된 섬유의 두께가 세포가 생성하는 ECM 섬유의 굵기와 거의 유사하기 때문에 ECM의 형상을 모방하여 적절한 단백질과 신호를 표현해 세포에

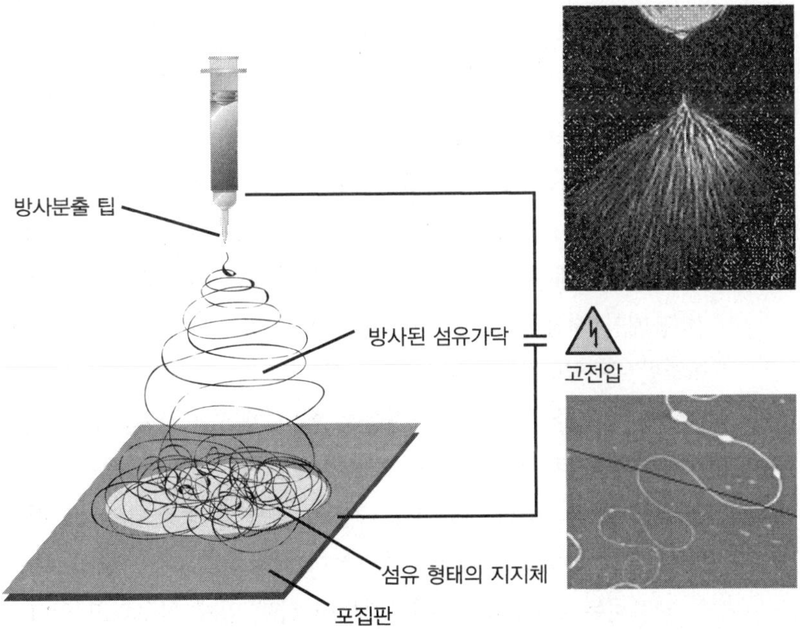

그림 11.5 전기방사의 모식도

영향을 줄 수 있는 중요한 방법이다. 표면에 생성된 마이크로/나노 다공크기는 섬유지지체로서의 중요한 특성 중 하나이며, 적당한 ECM 성분표현을 위한 미세 세포 성장의 환경을 조정해 줄 수 있다는 장점이 있다. 또한 전기방사는 ESP 기기의 세팅과 사용되는 용매의 화학적 성질에 따라서 방사형태가 다공체, 직물 짜임새 또는 역으로 비다공성이며 매끈한 표면을 자유자재로 만들 수도 있어 매력적인 지지체 제조법으로 주목받고 있다. 방사된 섬유 가닥은 수집판에 부직포의 형태로 수집되지만, 수집판을 어떻게 디자인 하느냐에 따라서 형태를 조절할 수도 있고, 좀 더 정교하고 다양한 섬유의 형태와 조직을 2축 또는 중공 나노섬유를 제조하여 다양한 형태를 제작할 수 있다. 최근에는 조직공학 조직 제작을 위해 세포현탁액과 세포를 직접 ESP 네트워크에 파종시켜서 성공적으로 배양 하였으며 여러 가지의 제반 물성을 조절함으로써 세포외 미세 환경을 모방하는 다기능성 조직공학적 지지체의 제조법으로 개발시키고 있다.

(4) 여러 지지체의 제조방법 플랫폼 기술의 집적화

기존의 보편적인 지지체 제조방법과 함께 새롭게 제시되는 지지체 제조기술은 기술 간의 집적화를 통해 재생의학에 응용할 수 있는 다기능성 지지체 제작이 가능하도록 연구되고 있다. 여러 플랫폼 기술의 직접화에 대한 구체적인 예로는 세포와 조직분화를 지지하는 매크로 구조체에 합성되는 ECM을 마이크로와 나노스케일로 조합시키는 것이다. ECM 네트워크는 좀 더 많은 수의 세포를 파종시킬 수 있어 세포 접종률을 높일 수 있다. 기능 증진 지지체에서 ECM 합성을 유도하는 구조는 합성 발포체, 메쉬, 펠트, 직조의 형태로 제조된 마이크로 스폰지 형태로 나타낼 수 있는데, 제조된 3D 지지체의 구조는 두께를 정확히 조정할 수 있으며 구조체의 유연성이 겸비된 매크로 및 마이크로 다공구조를 만들 수 있다. 다른 접근법으로는 입자추출법과 상분리 방법을 동시에 사용하는 것으로 같은 지지체 구조체 내에 매크로 및 나노스케일 형태의 내부에 나노섬유를 연결시키는 지지체를 제조할 수 있다. 또한 가스발포법과 초음파기법을 조합하면 유기 용매를 사용하지 않고도 형성되는 다공 내부 연결성이 증진된 3D 지지체를 제조할 수 있다.

위에 설명한 지지체 제조법들은 이미 제조된 생체재료를 여러 수단을 이용해 지지체 형태로 제조하여 세포 스스로 대상 조직 특성을 만들어내도록 유도하는 'top-down' 방식이다. 최근에는 기술의 발달로 대상 조직의 형태 및 구성성분에 대한 모방을 위해 저분자로부터 새로운 고분자 및 초고분자를 만들어 조직을 제작하는 'bottom-up' 접근방법이 심도 있게 연구되고 있다. 특히 자체집합은 재생의학 응용에 있어서 가장 유망한 'bottom-up' 방식이며 자기조립 단일막(self-assembled monolayer, SAMs)은 단백질과 세포의 선택적 부착을 제조하는 데 이미 널리 사용되어 왔으나 2D 구조에 대해서는 연구가 제한적이었다. 최근에 합성 양친매 펩타이드의 자체집합 분자들이 SAMs 기술에 많은 진보를 이루어 내었다. 특수한 극성 친수성 머리 구조와 비극성 소수성 꼬리 구조로 합성되어 수용액에서 이들의 분자형태가 자발적으로 변화하고, 이와 같이 약한 비공유결합의 형태를 통해 여러 가지 특수한 상황에서 자체조합을 형성한다. 극성기 부분과 비극성기 부분의 형태와 길이 그리고 이들의 기하학적 형태와 굴곡도에 따라서 나노섬유 상태의 3D 네트워크를 형성할 수 있다.[18] 원하는 특수용도에 따른 적당한 생리활성 분자의 표면 기능화와 함께, 해당하는 양친매 구조의 합성에 의하여 펩타이드 연결순서에 자체조립된 3D 나노섬유 지지체가 뼈, 연골, 혈관, 신경조직공학 및 여타 응용을 위하여 제조되었다. 현재로서는 좋은 예비결과들이 얻어지고 있으나, 완벽한 재생 의학적 응용을 위하여 *in vivo* 자기조립과정과 *in situ* 안정화 메커니즘 등의 보완이 필요할 것이다.

11.1.3 조직공학 지지체의 미래

앞에서 논의한 수십~수백 가지의 새롭고 기능적인 고분자재료/지지체 제조방법이 제안되었다고 하더라도 임상에 적용되거나 응용되는 케이스는 아주 적다. 보편적인 지지체 제조방법 중에서 부직포 지지체기 상치치유를 위한 기루집으로 사용되며, 하이드로겔이나 실란트, 보충제로 응용하고 있다. 새로운 제조방법 중에는 3차원 프린팅 지지체가 조직 형태를 모사하는 데 가장 근접하는 것으로 알려져 있다. 초고속 프로토타입 기술로 제작된 지지체가 연조직/경조직 조직공학 응용에서 사용되고 있고, 바이오 프린팅 제작법으로 만들어진 지지체가 임상에 응용되기 시작하면서 세포이식 전달제제로서 세포치료제 상용화 기술로 관심을 받고 있다.

2008년 현재 세계적으로 조직공학제품의 FDA 승인 및 여타 국가의 승인기관에서 승인[19]되어 시장에 제품으로 출시되고 있지만 새롭게 제안되는 신기술에 대해 해결해야 할 문제도 증가하고 있는 것이 사실이다. 이 조직공학용 지지체 제작에 있어서 생체재료 가공공정이나 기능적인 용도개발도 필요하지만 임상시험과 국가적인 승인기관의 시험비용 등도 고려사항이다. 신기술일수록 과학적인 측면에서도 공정인자들의 최적화, 과학적 기본 메커니즘 규명 등에 충실하여야 하는데, 특히 동물실험 및 인체실험에 있어 주위의 조직과 기능적 재생에 대한 안전성과 유효성이 확보되어야 한다. 이러한 측면에서 환자숙주의 혈관네트워크와 조직공학적 지지체를 이식하였을 때 신생 혈관화에 의한 기능적 연계 등도 우선적으로 고려해야 할 사안들이다. 다가올 미래에는 지지체 생체재료와 이식 부위의 숙주 조직 간 융합을 유도시킬 수 있는 생체모사접착제 하이드로겔의 개발 등이 하나의 해결책이 될 수 있을 것이며, 재생되어야 할 특수 조직부위에 따라서 최적화된 생체재료가 세포반응을 조절하여 특정한 리간드와 생물학적 화합물의 복합체를 조절하는 기술개발이 필요할 것이다. 더불어 생체재료의 가공기술과 병행한 지지체의 제조기술, 이들의 시공간을 아우르는 in vitro 및 in vivo 연구, 그리고 생리활성인자들의 지속적 방출조절 등의 조화는 재생 의학에서 최종적으로 추구하는 기능성 장기이식을 가시화시키는 차세대 '지능형 지지체'의 개발에 크나큰 기여를 할 것이다.

11.2 조직공학용 생체재료 지지체의 특성 분석

11.2.1 서론

조직공학적 지지체의 구조적 특징은 지지체의 맞춤형 적용 가능성의 관점에서 고찰될 수 있다. 지지체의 기계적 강도, 생체기능성 등은 다공성, 다공크기, 표면적비, 상호연결성, 비등방성, 지주 두께, 다면적, 투과도 등에 영향을 받는데, 다양한 지지체 분석 기술인 SEM 분석, 다공도측정기, 가스 비중측정기, μ-CT 등이 특징을 평가하는 방법으로 사용된다. 이번 절에서는 조직공학적 지지체의 특성 분석을 위해 사용되는 분석법에 대해 설명하고자 한다.

11.2.2 지지체의 구조적 특성

생체 적용된 조직공학 지지체에 생체분자의 운송은 혈관의 성장과 확산에 달려 있다. 세포의 생존력을 높이기 위해서는 생체분자 수송을 용이하게 할 수 있도록 지지체 다공의 네트워크를 최적화해야 한다. 생체분자 수송에는 산소와 영양물질, 대사산물과 분자적 신호들을 포함한다. 이러한 물질 수송은 세포의 증식과 이동에 중요하다. 확산이 잘 되지 않아서 물질 수송이 제한되면 지지체의 표면에서는 세포가 증식하지만 내부에서는 세포괴사가 일어나게 된다. 이러한 점에서 지지체 내에 확산의 정도를 알 수 있도록 여러 가지 면에서 측정되어야 한다(표 11.2). 게다가 이러한 특성으로부터 물리적 성질과 지지체의 세포 반응을 판단할 수 있다.

지지체 특성 평가에서 가장 중요한 성질 중에 하나는 다공성이다. 다공성은 세포의 접착효율, 확산과 지지체의 물리적 강도를 결정한다. 높은 다공성과 부피에 비하여 넓은 표면은 균일한 세포의 전달과 함께 세포의 성장 면에서 세포 부착과 새로운 조직으로써의 역할에 요구된다. 하지만 높은 다공성을 가진 지지체는 물리적인 강도가 낮아지기 때문에 뼈나 혈관 같은 힘을 받는 조직에 대한 지지체를 만들 때에는 물리적인 강도를 고려하여 다공성과 물리적 성질 사이에서 적절한 조절이 필요하다.

다공성뿐 아니라 다공 간 상호연결성과 투과성 또한 고려되어야 한다. 높은 다공성을 가진 지지체이지만 다공이 서로 연결되지 않는다면 확산효율이 낮을 수 있다. 같은 다공성을 갖지만 다른 상호연결성을 나타내는 지지체의 경우 상호연결성이 좋을수록 세포가 잘 증식하고 부착하게 된다. 즉, 낮은 투과성으로 인해서 상호연결된 다공에서도 원활하지 않은 물질 수송 특성이 나타날 수 있다. 지지체의 투과도는 다공의 상호연결성이나 다공의 크기를 나타내고, 이것은 다공의 네트워크를 통한 액체의 흐름에 영향을 주는데 다공 형태뿐만 아니라 다공성, 다공의 상호연결성, 다공 유도 재료, 다공의 크기와 분포에도 영향을 받는다.

지지체의 특성 분석을 위해서 표면 면적과 다공의 크기도 중요하게 측정되는데, 부피에 비해 큰 표면적은 세포부착을 더 좋게 할 것이다. 게다가 다공의 크기는 세포가 성장할 수 있도록 충분히 커야 한다. 더불어 조직의 종류가 부드러운지 딱딱한지 등의 지지체의 물리적인 강도도 고려해야 한다.

지지체의 제조 시 고려할 점 중에서 첫 번째는 조직의 형태학적, 물리적, 화학적 특성을 반영해 지지체의 디자인을 결정하여 필요로 하는 사항을 잘 반영시킬 수 있는 지지체 제조기술을 선택하는 것이다. 두 번째는 제조방법을 선택하고 지지체의 디자인을 사용목적에 맞게 특성을 최적화하는 것이다.

지지체의 디자인은 두 가지 범주로 나뉠 수 있다. 첫 번째 디자인은 정확한 기하학적인 형상을 갖도록 하는 것인데 규칙적인 벌집모양의 지지체가 여기 속한다. 이렇게 정형화되어 규칙적인 디자인에서 지지체는 다공성과 다공의 상호연결성, 부피에 대한 표면적 넓이, 단면적에 구현이 용이하다. 두 번째 범주에는 비정형화된 형상의 지지체를 만드는 것이다. 이런 범주에 속하는 지지체에는 거품과 나노 섬유 메쉬 방법이 속한다. 거품을 이용한 지지체는 다공형성물질 분해, 가스형성과 입자추출법을 통해서 만들어진다. 나노 섬유 메쉬법은 전기방사,

표 11.2 지지체의 중요한 구성과 구조적인 특성

특성	내용
1. 다공도	다공도 = 100% × 다공의 부피/(다공의 부피 + 지지체 물질)
2. 표면적	지지체 전체의 겉표면 표면적은 단위 표면적에 부피를 반영함
3. 상호연결도	상호연결도 = 100% × 연결된 다공의 부피/(연결된 다공의 부피 + 폐쇄된 다공의 부피)
4. 다공 크기	다공의 평균 지름
5. 구조벽 두께	지지체 구조벽의 평균 지름 또는 평균 두께
6. 이방성	지지체 구조벽의 일직선상에서 비 균일성 측정
7. 절단면적	지지체의 특정한 부분의 절단 면적 측정
8. 투과성	지지체 다공을 통해 유체가 흐르는 정도가 용이함을 측정

상분리 방법으로 만들어진다. 이러한 지지체들은 일관성 있는 특성 조절에 있어 한계가 있기 때문에 표 11.2에 속하는 다양한 성질을 살펴보아야 한다.

11.2.3 이론적인 방법과 SEM 분석법

지지체 다공도를 측정하는 방법으로는 1) 이론적인 방법(단위 입방체분석, 질량기술법), 2) SEM 측정법, 3) 수은을 이용한 다공측정법으로 분류된다. 일반적으로는 이론적인 방법이 가장 보편적으로 사용된다. 이론적인 방법 중 단위입방체 분석법과 질량분석법으로 다공성을 구할 수 있다. 이 2가지 방법은 주로 계산에 의해서 구할 수 있다.

(1) 지지체 다공성 측정을 위한 단위입방체 분석법

지지체 입방체의 전체를 직선형태로 가정하여 길이를 측정함으로써 지지체의 부피와 다공부피의 합을 알 수 있다. 일반적으로는 정형화된 벌집모양의 지지체가 선택된다. 지지체의 지주(strut)는 균일하고, 그것들이 형성하고 있는 층은 서로 융착이 되지 않는다고 가정한다. 지주 지름과 층의 공간이 서로 같아야 한다고 생각되지만, 실제로는 FDM이나 3차원 흡착과 같은 압출기술을 통해서 지지체가 확산될 때 압출되었던 반고체 지주의 동적 흐름을 고려하여야 한다. 지주는 지름이 일치하지 않고, 반고체 섬유 사이에서 서로 융착이 일어나기 때문에 이와 같은 형태에서 다공도를 계산하는 것은 정확성이 약간 떨어지는 단점이 있다.

$$porosity = (1 - V_f/V_A) \times 100\%$$

V_f = 지지체 재료의 부피($= \Pi L d^2 n 1 n_2 / 4$)

V_A = 지지체 입방체 부피(=Lwh)

d = 지주지름, L = 지주길이, w = 지주폭

(2) 지지체 부피 측정을 위한 질량기술법

1) 지지체 부피는 지지체의 질량과 밀도로부터 구할 수 있다. 지지체의 부피는 지지체의 전체 길이 치수와 다공도로부터 구할 수 있다. 이 방법은 지지체의 전체길이치수(L, w, h)의 정확성에 의존한다.

$$porosity = (1 - V_g/V_A) \times 100\%$$

V_g = 지지체 재료의 부피(=지지체의 질량/지지체 재료의 밀도)

V_A = 지지체 입방체 부피(=Lwh)

2) 고분자 지지체 밀도는 무정형과 결정성에 의존하며 결정성의 정도, 무정형과 결정성 고분자의 밀도에 기반으로 계산된다.

$$porosity = (D_p - D_{App})/D_p$$

D_p = 고분자의 밀도 = $1/\{[(1-Xc)/D_A] + (Xc/Dc)\}$

X_c = DSC를 통해 결정되는 결정성의 정도

D_A = 무정형 고뷴자의 밀도

D_c = 결정성 고분자의 밀도

D_{App} = 정확한 밀도(지지체 질량/정확한 지지체 입방체의 부피)

3) 단위입방체 분석법과 질량 기술을 제외하고 이것과 유사한 개념에 기초를 두는 다른 이론적인 계산이 있는데, 이 중에서 액체치환기술과 Archimedes 방법이 대표적이다. 우선 지지체의 건조 질량을 기록한다. 지지체는 에탄올에 미리 적시고 음압하에서 물에 완전히 적시어 질량을 기록하고 물을 빼낸 후 젖은 질량을 측정한다. 측정된 값은 다공도 값으로 계산된다.

$$porosity = (M_{wet} - M_{dry})/(M_{wet} - M_{submerged})$$

M_{wet} = 젖은 질량

M_{dry} = 건조 질량

$M_{submerged}$ = 침수된 질량

4) 액체치환방법은 이미 알고 있는 부피의 에탄올을 함유한 플라스크를 사용한

다. 지지체는 먼저 에탄올을 함유한 플라스크에 넣고, 포착된 공기는 진공하에서 제거된다. 에탄올과 지지체의 부피의 합이 계산된다. 플라스크에서 지지체를 꺼내고 플라스크 안에 남아 있는 에탄올의 부피가 다시 측정된다.

porosity = $(V_1-V_3)/(V_2-V_3)$

V_1 = 최초의 에탄올 부피

V_2 = 에탄올과 침수된 지지체의 부피 합

V_3 = 지지체가 제거되고 난 후 플라스크 안에 남아있는 에탄올의 부피

(3) 지지체 표면 형상 분석을 위한 SEM 분석법

SEM 분석법은 다공도의 이론적인 계산법을 보완하기 위하여, 기공의 크기와 지주/지주벽 두께를 직접적으로 측정한다. 지지체의 내부를 조사하기 위해서는 물리적 절단이 필요로 하는데, 절단하기 위하여 압축이 가해지고, 지지체의 구조에 가장자리 효과(절단된 부분의 끝이 망가지는 등)가 적용되기 때문에 결과에 치명적이다. 층이 융착되고, 불일치한 지주의 지름, 복합적인 구조 때문에 부피 비에 대한 표면적은 이론적 방법과 SEM 접근법을 통해서는 정량적으로 결정될 수 없다.

직물, 나노섬유그물조직, 다공체를 예로 들면 직물들은 일정한 기하학적인 구조를 가지지만, 나노섬유그물조직과 다공체는 그렇지 않다. 직물과 나노섬유그물구조는 똑같이 유연하고 평평하기 때문에 단위입방체의 치수를 측정하기 어려우므로 이론적인 방법을 통해서만 다공도를 계산할 수 있다. 반면, 딱딱한 다공체의 다공도를 평가할 때에는 질량 기술을 사용한다. SEM은 지지체를 구성하는 3가지(직물, 나노섬유그물구조, 다공체)의 정성적인 분석법을 제공할 수는 있지만, 표면상의 문제를 주의해야 한다(그림 11.6).

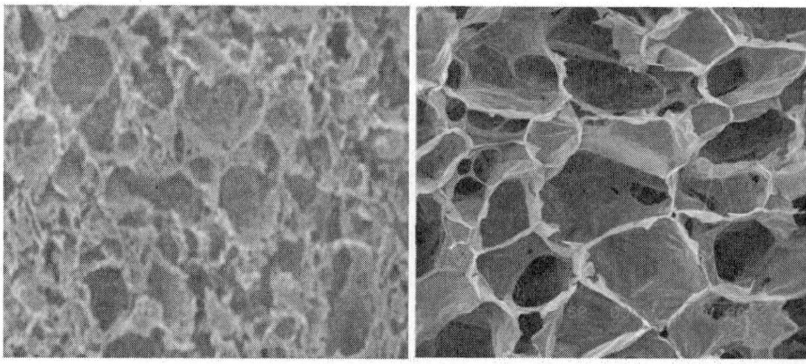

(a) (b)

그림 11.6 PLGA 지지체 (a)와 SIS 스폰지 지지체 (b)의 주사전자현미경 측정

11.2.4 다공도 측정을 위한 수은 다공측정법

수은을 이용한 다공도 측정법은 잘 알려져 있고, 다공성 재료의 연구에 많이 사용되는 방법이다. 이 방법은 압력이 충분히 가해져야 수은의 침투가 일어난다.

$DP = -4\gamma\cos\theta$

D = 기공 지름

γ = 수은의 표면장력, 480dyne/cm

P = 적용되는 압력

θ = 기공과 수은 사이의 접촉각(140°)

지지체 샘플을 침입도계(penetrometer)로 넣고 진공을 가하여 수은의 침투를 촉진시킨 후 수은 부피를 측정하는 것이 샘플의 부피를 측정하는 것이다. 최대 압력에서 침투한 수은의 총 부피가 측정되며, 개방된 다공의 부피와 다공성을 측정 유도한다. 수은이 침투되면서 각각의 다공에 가해지는 압력에 따라 수은의 누적된 부피가 누적곡선으로 나타나게 된다. 최대압력에 도달한 후, 증가하던 압력이 감소하는 현상이 일어나고 압출계수가 얻어진다. 다공의 크기, 비틀림, 샘플의 압축성, 다공크기에 대한 누적공간의 넓이, 투과성, 조밀성과 같은 변수는 침투곡선과 압출곡선으로부터 알 수 있지만 이러한 기술은 지지체의 연결성, 지주/지주벽 두께, 비등방성, 교차부분의 넓이에 대해서는 알 수 없다.

0.0018 ~ 400 μm 범위의 다공 크기를 포함하는 지지체는 수은 다공성 측정법을 사용하여 연구될 수 있다. 0.0018 μm보다 더 작은 다공크기는 수은에 침투되지 않고 그렇기 때문에 다공도를 계산하지 못하고 실패하게 된다. 다공도 측정법은 압력이 414 MPa 이상에서 적용가능하기 때문에 지지체가 약해지거나 압축될 수 있으므로 전체 지지체의 구조가 분열되고, 잘못된 측정의 결과가 생긴다. 따라서 수은 다공도 측정법은 직물과 나노 섬유 시트처럼 유연한 다공체과 같은 지지체에는 적합하지 않다. 수은이 금, 알루미늄과 같은 금속과 반응하여 아말감을 만들기 때문에 이러한 금속을 포함하는 지지체들은 다른 기술과 함께 평가되어야 한다. 수은이 침투한 후에는 수은에 의해서 샘플이 오염될 수 있기 때문에 지지체로부터 수은을 제거할 때 전문화된 기관에서 해야 한다. 그러므로 위험하고 유해한 실험들은 장비가 잘 갖추어진 곳에서만 해야 한다(그림 11.7).

11.2.5 내외부 투과성 분석을 위한 흐름-다공도 측정법

흐름-다공도 측정법(flow porosimetry)은 여과 필터, 종이와 같은 다공성 물질의

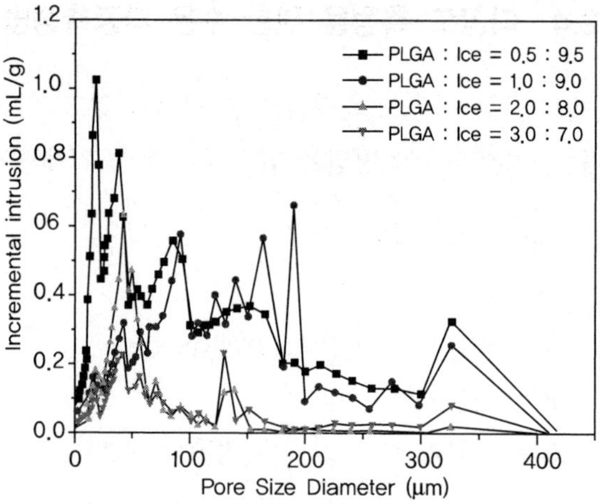

그림 11.7 얼음입자를 사용하여 제조된 PLGA 지지체의 수은 다공 측정

다공 크기를 측정하는 데 사용되는 비파괴적인 방법이다. 지지체 분석에 많이 사용되고 있지는 않지만 그 잠재적인 적용가능성에 대해 간단하게 논하고자 한다. 이 분석은 완전히 젖힌 지지체 샘플이 챔버 내에 봉인되고, 기체가 그것을 통과되도록 하는데, 기포점(bubble point)에 도달하면 가장 큰 다공에서 모세관 유합을 넘는 기체 압력이 형성된다. 지지체의 다공이 완전히 건조될 때까지 그 압력은 증가되는데, 이때 다공 크기 분포와 평균 다공 크기가 기준 흐름 및 기준 압력으로부터 구해진다. 흐름-다공도 측정법은 0.013 ~ 500 μm의 범위 내에서 다공 크기를 측정할 수 있다. 비록 흐름-다공도 측정법이 비교적 용이한 측정법일지라도 다공도, 상호연결성, 지주 두께, 비등방성, 침투도, 다면 구조에 대한 정보가 구해지기 어렵다. 흐름-다공도 측정법은 지지체 물질 부피 또한 얻을 수 없으므로 표면영역의 부피비는 예측할 수 없다. 다공을 통과하는 기체이므로 그들 다공의 특성은 닫혀있거나 막다른 다공을 생략해야만 측정할 수 있다.

11.2.6 지지체의 미세구조 비파괴 분석법 μ-CT

μ-CT는 1980년도에 개발된 후 50 μm 정도의 해상도로서 섬유형 구조의 연구개발에 광범위하게 사용되고 타 분야에서도 적용 범위가 증가되고 있다. 3차원 구조 샘플에 대해 정량적 정성적 정확한 정보를 얻을 수 있는 방법으로, 일반적인 다공도 측정법은 샘플에 독성의 화학물질 사용과 물리적 절단에 의해 주로 분석되며 샘플 측정 후 인체 적용 등에 사용되지 못하는 단점을 가진 반면, μ-CT는

다양한 정보 제공과 함께 스캐닝 이후에 손상이 되지 않은 샘플 유지로 실험재료 그대로 사용될 수 있기 때문에 샘플 부족의 문제가 해결될 수 있다. 이러한 장점 때문에 지지체 평가와 재생된 조직의 다양한 생물의학적 관점을 반영한 분석법으로 μ-CT를 적용하기 시작하였다. μ-CT는 X-ray를 시료에 조사하여 X-ray 경로의 감소계수를 검출기로 측정해 2차원적 이미지를 도출하는 원리이다. 시료의 이미지는 시료 내의 유사한 영역에서 측정되는 감소계수에 상응하는 경계값으로부터 그리고 감소계수와 재료의 밀도와의 상관관계를 재료의 2차원적 이미지로 나타낸다. 2차원적 이미지의 특성은 1에서 50 μm까지의 영역의 분해능을 가지면서 높은 분해능으로 복잡한 세부 구조까지 영상화할 수 있지만, 결과 도출까지 긴 시간이 요구되며 그리고 높은 분해능의 측정은 대용량 데이터 저장과 처리 공정이 요구된다. 2차원적 측정을 바탕으로 3차원 프로그램이 2차원을 쌓아 올린 3차원 해부학적 이미지를 만들어 낼 수 있다.

최근 지지체 분석에서 μ-CT의 사용은 정확하고 정밀한 형태학적 분석을 가능하게 하고 있다. PLGA 지지체의 다공형성체를 이용하여 형성된 다공성을 μ-CT 측정을 통해 정확한 기하학적 배치뿐만 아니라 다공형성체 사용량과 연관된 정보까지 얻을 수 있다. 또한 심도 있는 정보 분석을 통해 지지체 물질의 부피, 표면영역, 지주의 폭과 다공의 크기에 대해서도 측정이 가능하며 경계값의 변환을 통해 다공 구조와 다공 상호연결 가능성을 비파괴적으로 구할 수 있다.

11.2.7 결론

결론적으로, 지지체의 특성 분석은 조직 재생을 유도할 수 있는 맞춤형 지지체 제작의 기준을 제시하여 개선된 기능성 지지체의 의학적 적용 확대를 위해서 반드시 필요하다. 지지체 분석에 적합한 기술은 지속적으로 발굴되어야 하며 이러한 분석기술에 대한 관심은 조직공학 분야의 발전에 필수적이다. 지지체 특성 분석방법의 발달로 생체적용을 위한 지지체의 명확한 구조분석 및 적용가능성 등의 객관적인 평가는 지지체의 실제 임상적용 시 성공가능성을 향상시키기 위한 지표로서 최우선적으로 고려되어야 할 필수조건이다.

11.3 조직공학용 지지체의 임상적용을 위한 요건

11.3.1 서론

생체조직에서 세포 외 기질이 하는 역할을 조직공학에서는 지지체가 대신한다. 즉, 지지체는 세포가 부착될 표면과 세포가 자라서 조직을 형성해 나갈 수 있도록 삼차원적 공간을 제공하고, 기계적 구조물을 제공하여 특정모양의 조직으로 형성되도록 한다. 또한 지지체는 세포가 조직을 형성하는 과정에서 특정 요소(예: 성장인자)를 제공하여 조직형성을 유도 및 제어하기도 한다. 세포를 인체에 이식 시 지지체는 세포전달 매체로서 역할을 하게 되며 인체의 특정 부위에 이식될 수 있도록 고정화하는 역할도 한다.

조직공학 기술로 제작된 바이오 인공 장기를 실제로 임상적용에 적용하기 위해서 조직공학에 사용되는 지지체 재료는 다음과 같은 요건을 갖추어야 한다.[20)] 첫째, 지지체 재료가 생분해성과 생체흡수성을 가져야 한다. 이러한 특성들은 외부물질이 인체에 오랫동안 존재할 때 생기는 염증이나 면역반응을 제거할 수 있다. 또한 생분해된 물질들은 독성이 없고 염증을 유발하지 않아야 한다. 조직공학 지지체 제조에 사용되는 폴리락틱산, 폴리글리콜릭산, 또는 이것의 공중합체와 같은 생분해성 합성 재료는 생체 안에 존재하는 자연대사물(예: 유산, 알파아미노산)의 고분자 물질이다. 이러한 합성재료는 이식 후 몸 안에서 새로운 생체조직 형성 후 주로 가수분해되어 자연 대사물로써 체외로 배출되고 새로 형성된 생체조직만 남기 때문에 면역반응이 거의 없으며 장기적으로 박테리아 감염의 기회도 적다. 둘째, 지지체 재료는 세포 친화적 요소를 가지고 있어 세포부착 후 적절한 상호작용을 통하여 생체조직의 형성을 유도할 수 있어야 한다. 교원질과 같은 천연고분자재료는 특정 아미노산 배열(예: Arg-Gly-Asp(RGD))을 포함하고 있고, 이 아미노산 배열은 세포부착에 직접 관여한다. 셋째, 지지체 재료는 대상 조직 특성을 반영한 기계적 물성을 가지고 있어 인체에 이식 후 체내 압력이나 장력에 의해 그 형태가 변형되지 않고 새로운 생체조직 형성 과정동안 처음의 지지체의 구조를 유지하여 특정 모양의 구조를 가진 새로운 생체조직의 형성을 가능하게 하여야 한다. 조직공학적 바이오인장기의 기계적 물성은 지지체가 생분해되면서 이식된, 또는 주위조직으로부터 이동하여 성장한 세포로부터 생산된 ECM의 기계적 물성으로 대체되어 간다.

임상적용을 위한 조직공학적 지지체는 특정한 구조를 가지도록 제작되어야 하며 많은 수의 세포를 부착시킬 수 있도록 표면적 대 부피 비율과 다공성이 커야 한다. 이러한 특성을 가진 구조는 섬유를 엮어 놓은 부직포와 스펀지 형태이다. 높은 다공성, 큰 구멍(보통 100 μm 이상), 상호 연결된 구멍구조는 체외 배양 시 배지로부터 또는 이식 시 주위 혈관으로부터 영양분 전달과 대사산물 제거를 용이하게 한다. 더불어 지지체 내로 혈관 생성을 촉진시켜야 하는데[21] 인체 내에서 영양소와 산소가 전달될 수 있는 거리는 혈관에서 200 μm 이내이므로 새로 생성된 조직에 혈관 생성이 안 되면 산소 및 영양소 공급이 제한되어 그 조직의 최대 크기는 두께가 0.5 mm보다 클 수 없다(산소 및 영양소 요구량이 작은 연골조직은 예외이다). 대부분의 재생되어야 할 조직이 이보다는 훨씬 커야 하므로 형성된 조직으로 새로운 혈관의 유입을 촉진시키는 여러 가지 방법이 시도되고 있다. 지지체의 구조는 주위 조직으로부터 혈관의 유입에 큰 영향을 미치는데, 다공성과 구멍의 크기가 클수록 혈관의 유입이 잘 된다는 사실이 알려졌다. 또한 적극적인 혈관생성 방법으로, 혈관내피세포의 성장인자를 지지체에 공급해 주거나 직접 혈관내피세포를 함께 이식해 주는 방법도 있다.

조직공학을 이용해 만들어진 새로운 생체조직이 원래 기능을 가지기 위해서는 이식된 세포의 유전자 발현이 조직형성 과정 중 적절하게 제어되어야 한다.[20] 세포의 유전자 발현은 주위 환경과의 상호작용에 의해 조절되는데, 이 상호작용에는 세포부착 표면과의 작용, 성장인자의 작용, 그리고 물리적 자극의 작용이 있다. 인체의 조직에서 세포 외 기질이 세포부착 영역, 성장인자, 그리고 물리적 자극을 제공하듯이, 조직공학에서는 지지체가 이들 특정 인자들을 이식된 세포에 적절하게 제공하여야 한다. 지지체의 세포부착 표면은 이식된 세포의 표현형을 제어한다. 지지체의 세포부착 영역의 아미노산 배열과 세포가 부착될 때 사용된 세포표면의 세포부착 리셉터(인테그린) 간의 상호작용이 특별한 신호를 전달하여 세포의 유전자 발현을 조절할 수 있다. 지지체에 특별한 세포부착 아미노산 배열을 함유시켜서 이식된 또는 주위 조직으로부터 유입된 세포의 표현형을 원하는 대로 조절할 수도 있다. 성장인자와 같은 인자를 이용해 조직형성을 제어할 수도 있다. 적절한 종류의 성장인자는 원하는 조직의 형성을 촉진시키지만, 세포가 이식된 주위에 원하는 종류의 성장인자가 존재하지 않을 수도 있다. 이 경우 약물전달 시스템을 이용하여 국소적으로 성장인자를 전달할 수 있다. 성장인자 단백질을 직접 전달할 수도 있지만, 성장인자의 유전자를 전달하여 성장인자를 발현시킬 수도 있다. 물리적 자극 또한 기능적인 조직을 만드는 데 있어서 중요한 요소이다. 혈관, 방광, 골, 연골, 근육, 인대 등과 같은 장기나 조직은 인체 내에서 여러 가지 물리적 자극을 받고 있다. 세포들이 이 종류의 조직을 형성할 때 물리적 자극은 때로 조직 형성을 촉진시키기도 하고 세포 분화를 촉진시키기도 한다.

현재 조직공학적 제품들이 출시되어 환자치료용 바이오 제품으로 피부, 연골, 뼈 등의 조직재생용 제품이 사용되고 있고, 몇 가지의 제품들이 현재 임상시험 중에 있다(표 11.3).

표 11.3 환자치료에 사용되고 있거나 임상시험 중인 조직공학 제품들[22]

제품명 / 회사	웹 주소	대상 질환
Alloderm® / LifeCell	www.lifecell.com	연조직 재생 (피부, 성형보형물)
ApligrafTM /Organogenesis	www.apligraf.com	당뇨성 궤양, 정맥 궤양
Carticel® / Genzyme biosurgery	www.carticel.com	무릎관절 연골 질환
ELAD® /Vitagen	www.vitaltherapies.com	급성 간부전
Encapsulated islets / Amcyte	www.amcyte.com	제1형 당뇨
Epicel® / Genzyme biosurgery	www.genzymebiosurgery.com	화상
Grafton® DBM / Osteotech	www.osteotech.com	뼈 골절
HepatAssist-2® / Abios systems	www.arbio.com	급성 간부전
Integra® / Integra Life Sciences	www.intra-ls.com	화상
Myocell® /Bioheart, Inc.	www.bioheartinc.com	허혈성 심장병
Neural stem cells / NeuroGeneration	www.neurogeneration.com	파킨슨 병
Provacel® / Orisis Therapeutics	www.orisistx.com	허혈성 심장병
RAD / RanaMed Biologics	www.nephrostherapeutics.com	급성 신부전
SIS® / Cook biotech	www.cookbiotech.com	연조직 재생
Tissue Repair Cell / Astrom Biosciences	www.aastrom.com	뼈 골절
홀로덤, 칼로덤 / 테고사이언스	www.tegoscience.co.kr	화상
콘드론® / 세원셀론텍	www.sewoncellontech.com	무릎관절 연골 질환
이노폴디® / 리젠	www.regenbiotech.com	음경확대
하이알그래프트쓰리디® / 핸슨바이오텍	www.hansonbio.com	화상
케라힐® / MCTT	www.mctt.co.kr/	화상

11.3.2 조직공학적 인공피부

인공피부는 화상, 욕창, 당뇨성궤양, 난치성궤양, 연골손상, 외상환자, 절단환자, 성형 환자 등의 피부질환을 치료하는 데 사용될 수 있다. 고령화 사회로 진전될수록 배양 인공피부의 최대 수요 분야인 당뇨성 궤양 및 욕창 환자 수는 증가될 것으로 예상되어 인공피부의 수요는 늘어날 것으로 예상된다. 인공피부는 창상 피복제, 세포가 없는 인공피부, 배양피부로 나눌 수 있다(표 11.4). 현재 임상에 사용 중인 조직공학적 인공피부 제품으로는 세포가 없는 인공피부인 인테그라 라이프사이언스사의 인테그라®, 진피로 이루어진 인공피부인 스미스앤드네퓨사

표 11.4 인공피부의 3가지 분류: 창상피복제, 세포가 없는 인공피부, 배양피부

<table>
<tr><td rowspan="16">창상
피복재
(Wound
dressing)</td><td rowspan="14">항균제
비함유</td><td rowspan="7">합성
재료</td><td colspan="2">막 – Silicone, Nylon, Poly(Lactic Acid), Polyurethane</td></tr>
<tr><td colspan="2">스폰지 – Silicone, Polyurethane, Nylon 등</td></tr>
<tr><td colspan="2">젤 – PHEMA + PEG, Pluronic F-127</td></tr>
<tr><td colspan="2">막 – Collagen, Chitin, Chitosan, Fibrin, Hyaluronic Acid</td></tr>
<tr><td colspan="2">부직포 – Collagen, Chitin, Alginate</td></tr>
<tr><td colspan="2">스폰지 – Collagen, Chitin, HA, Gelatin</td></tr>
<tr><td colspan="2">젤 – Dextran</td></tr>
<tr><td rowspan="7">복합
재료</td><td rowspan="3">합성재료
+
합성재료</td><td>Silicone 막 +Nylon 직물</td></tr>
<tr><td>Silicone 막 + PHEMA Gel</td></tr>
<tr><td>PP 막 + PU Foam</td></tr>
<tr><td rowspan="4">합성재료
+
생체재료</td><td>Silicone 막 + Collagen</td></tr>
<tr><td>PU 막 + Collagen</td></tr>
<tr><td>Silicone 막 + Nylon Mesh + Collagen</td></tr>
<tr><td>Silicone 막 + Collagen-Glycosaminoglycan</td></tr>
<tr><td>항균제
함유</td><td colspan="3">항균제 비함유
+
항균제(항균제 함유거즈, 항균제 함유 폴리로이신 스폰지등)</td></tr>
<tr><td>생리활성
물질함유</td><td colspan="3">항균제 비함유 + 생리활성물질 (EGF, FGF, TGF, PDGF 등)</td></tr>
<tr><td rowspan="3">세포가
없는
인공피부</td><td>동종피부</td><td colspan="3">세포가 제거된 사람피부</td></tr>
<tr><td>이종피부</td><td colspan="3">세포가 제거된 돼지피부</td></tr>
<tr><td>콜라겐
스폰지</td><td colspan="3">스폰지 형태의 소 콜라겐</td></tr>
<tr><td rowspan="6">배양피부
(Cultured
Skin)</td><td rowspan="3">동종
배양피부</td><td colspan="3">동종배양표지 ⇒ 각질세포 함유</td></tr>
<tr><td colspan="3">동종배양진피 ⇒ 섬유아세포 함유</td></tr>
<tr><td colspan="3">동종배양피부 ⇒ 각질세포 + 섬유아세포 동시 함유</td></tr>
<tr><td rowspan="3">자가
배양피부</td><td colspan="3">자가배양표피 ⇒ 각질세포 함유</td></tr>
<tr><td colspan="3">자가배양진피 ⇒ 섬유아세포 함유</td></tr>
<tr><td colspan="3">자가배양피부 ⇒ 각질세포 + 섬유아세포 동시 함유</td></tr>
</table>

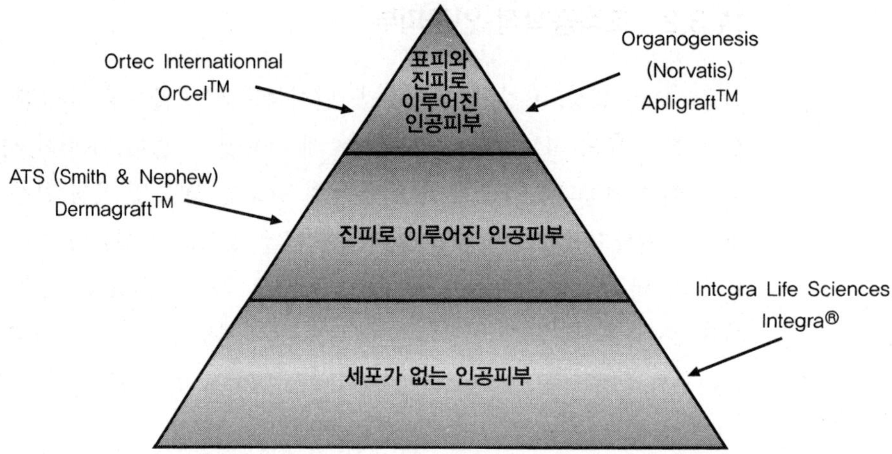

그림 11.8 현재 임상에 사용 중인 조직공학적 인공피부

(ATS사)의 더마그래프트™, 표피와 진피로 이루어진 인공피부인 오르텍인터내셔날사의 오르셀™과 노바티스사(오르가노제니시스사)의 아플리그래프트™가 있다(그림 11.8).[23)]

창상피복제(wound dressing)는 화상이나 외상의 치료 보조에 사용되고 있는데, 손상을 입은 피부가 회복할 때까지 일시적으로 환부를 보호한다. 체내로부터의 수분 누출을 방지하고 삼출액-염증이 있을 때 핏줄 밖으로 나와 병소에 모인 액체를 흡수하고, 외부로부터의 잡균 침입 및 감염을 방지한다.

세포가 없는 인공피부는 2도 이상의 화상이나 외과수술 시 피부 결손이 있는 창상에 적용된다. 보통 2개 층으로 이루어지는데, 위 층은 실리콘으로 구성하여 체액이 증발하여 소실되는 것을 막고 아래 층은 콜라겐으로 구성하여 새로운 혈관과 결합조직의 재생을 유도한다. 창상피복제 역할을 함은 물론 인체의 세포가 쉽게 침투할 수 있는 통로를 제공하고 본래의 피부 조직으로 쉽게 재생되는 것을 적극적으로 돕고, 이식된 인공피부는 인체 내에서 분해, 흡수된다. 소에서 추출한 콜라겐을 스폰지 형태로 제조한 세포가 없는 인공피부(예: 인테그라®)가 많이 사용된다. 사체의 피부에서 면역반응을 일으킬 수 있는 세포들을 완전히 제거한 탈표피화/탈세포화된 진피(deepidermized, decellularized dermis, 예: Alloderm®)의 형태로 만들어서 사용하기도 한다.

배양피부는 광범위 화상, 당뇨병 등으로 인한 피부궤양 또는 손상에 사용된다. 환자 자신 또는 타인 피부의 각층을 구성하는 세포를 채취하여 시험관 내에서 그 수를 증폭시킨 후 적절한 합성고분자 또는 천연고분자 등으로 만들어진 지지체에 부착시켜 조직 형성을 한 뒤 환자에게 이식하는 방법이다. 이 방법은 피부의 크기를 얼마든지 크게 할 수 있는 장점이 있다. 또한 환자 자신의 세포를 이용하는 경우 거부 반응도 없다.

미국의 회사들은 배양피부를 상용화하여 환자치료에 사용하고 있다. Green은 피부각질세포를 배양하는 방법과 배양한 세포층을 배양용기로부터 떼어내는 표피세포 초기화 배양 기술(Green 방법)을 개발하였고,[24] 이 방법으로 제조된 배양 표피세포층(cultured epidermal graft)이 1980년 2명의 화상환자에 자가이식되었다. 그 후 미국의 젠자임사가 Green 방법을 사용한 자기유래 배양피부를 상품화하였는데 현재 Epicel™이라는 제품으로 판매되고 있다. Bell은 소에서 추출한 교원질 용액을 겔화시킨 후 인체 진피조직으로부터 분리한 섬유아세포를 혼합해 배양하여 인공 진피를 제조한 후 그 위에 표피세포를 계층 분화시켜 진피와 표피층을 가진 완전한 피부 재생법을 개발하였다(그림 11.9).[25] 이 인공피부는 노바티스사(오르가노제니시스사)의 아플리그래프트™라는 상표명으로 상용화되었다. 오르텍인터내셔날사는 글리코사미노글리칸 성분을 함유한 교원질 매트릭스에 표피세포와 진피 섬유아세포를 배양하여 오르셀™ 상표명으로 진피와 표피층을 가진 인공피부를 상용화하였다.

스미스앤드네퓨사(ATS사)는 더마그래프트™라는 상표명의 인공진피를 개발하였다. 타인의 진피로부터 분리한 섬유아세포를 생분해성 합성고분자 지지체에 배양하였는데, 이 경우 섬유아세포의 항원성이 거의 없으며, 미리 만들어서 냉동 보관하였다가 필요한 경우 바로 쓸 수 있다는 장점이 있다. 이 인공진피는 환자의 화상 정도가 심하여 환자로부터 충분한 양의 자가 피부세포를 확보하지 못하는 경우에 유용하다.

국내에서도 인공피부가 개발되었다. 세포가 없는 인공피부는 진피를 대체하는 역할을 하는 삼차원 다공성 구조의 키토산 스폰지 형태와 일시적인 표피의 역할을 하는 실리콘층으로 구성되어 있다(그림 11.10). 이 인공피부는 광범위한 심부 화상부위의 조기절제 후 체액손실과 감염을 방지하고 소실된 진피층의 일부를 대

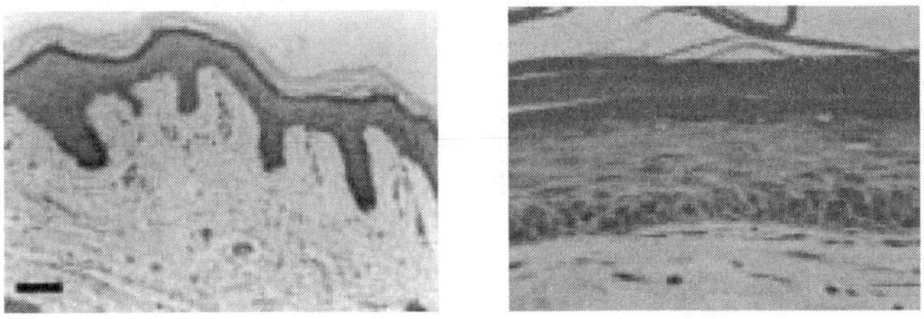

(a) (b)

그림 11.9 인체피부와 조직공학적 배양법에 의해 재생된 인공피부의 히마톡실린/이오신 염색 사진: (a) 인체피부, (b) 인공피부(출처: 인공피부의 현황과 전망: 고분자과학과기술, 13권, 2002년).

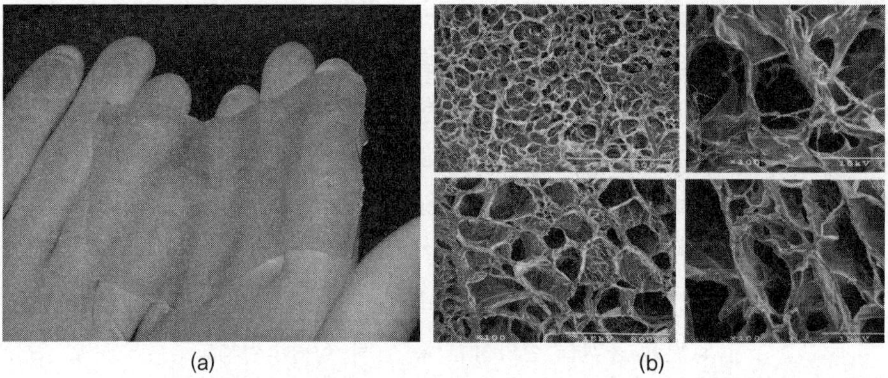

그림 11.10 진피를 대체하는 역할을 하는 삼차원 다공성 구조의 키토산 스폰지 형태와 일시적인 표피의 역할을 하는 실리콘층으로 구성된 세포가 없는 인공피부 (a), 주사전자현미경 사진 (b) (출처: MCTT 사).

체하여 줌으로써 빠른 생리적 치유를 유도하고 시술 후 비후성상처(hypertrophic scar)과 화상상처구축(burn scar contracture)을 감소시킬 수 있다. 이 지지체에 환자 자신 혹은 타인의 인체피부조직에서 분리하여 배양한 인체 섬유아세포를 접종하여 배양피부를 만들 수 있다.

11.3.3 조직공학적 인공연골

연골은 신체의 충격을 흡수하여 관절을 보호하는 조직이다. 연골의 두께는 수 밀리미터에 불과하지만, 연골만의 특이적인 성분과 구조 특성을 가지고 있다. 연골 조직은 혈관과 신경이 없으며, 스스로 재생이 잘 되지 않는다는 특징을 가지고 있다. 따라서 질병 및 사고에 의해 연골이 손상되면 거의 회복되지 않으며, 관절염으로 발전하게 된다. 또한 인구의 고령화 추세로 인해 고령화 인구의 60% 이상이 퇴행성 관절염을 앓고 있는 것으로 알려져 있다.

환자의 연골에서 추출된 연골세포를 체외에서 대량 배양해 손상된 연골부위에 이식하여 연골을 재생하는 자가연골세포 이식술(autologous chondrocyte implantation)이 개발되었다. 1994년 Brittberg가 이 방법을 사용하여 여러 환자를 치료한 임상논문을 발표[26]한 후 세계적으로 이 방법이 시행되고 있다. 이 방법은 관절경을 통하여 체중 부하를 받지 않는 관절 연골부위에서 연골조직을 채취한 후, 연골세포를 분리하여 체외에서 약 1개월 동안 대량 배양한다. 그 후 손상된 연골부위를 골막으로 봉합하고 골막 사이로 배양된 연골세포를 연골손상부위에 주사하는 방법이다(그림 11.11). 미국의 젠자임사는 이 기술을 Carticel® 이라는 상표명으로 상품화하여 환자치료에 사용하고 있다. 국내의 한 회사도

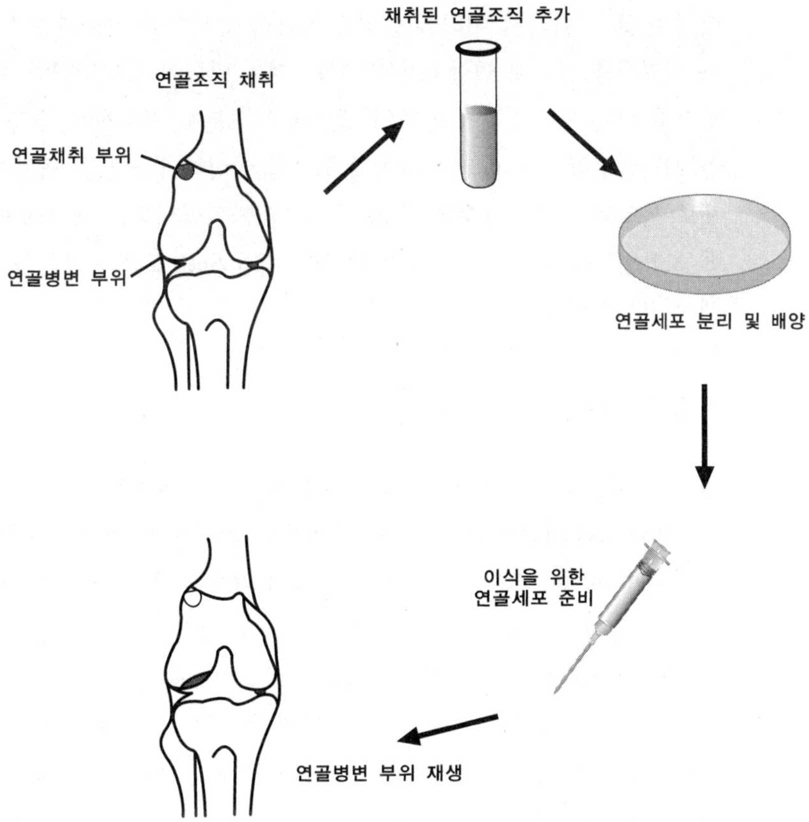

그림 11.11 손상된 관절연골을 재생하기 위한 자가연골세포 이식술

Chondron®이라는 상표명으로 이 기술을 상용화하여 환자를 치료하고 있다. 자가연골세포 이식술로 재생된 연골은 정상 관절연골과 조직학적으로 거의 유사한 연골 형태를 보인다. 그러나 조직적출과 세포이식을 하는 두 번의 수술이 시행되어야 한다는 단점이 있다.

그러나 자가연골세포 이식술을 위해 연골세포를 체외에서 오랫동안 배양할 경우 연골세포의 대부분이 섬유성 연골세포로 변환되는 것이 관찰되어, 이 문제점을 해결할 수 있는 연골세포 배양 조건을 찾는 것이 필요하다. 또한 퇴행성관절염 환자의 대부분이 고령이므로, 시술을 위해 추출되는 연골세포가 잘 자라지 않아 대량 배양이 어려울 수 있다. 따라서 최근에는 중간엽 줄기세포의 대량배양 후 연골세포로 분화시켜 연골재생에 사용하는 방법이 연구되고 있다. 미국의 오시리스사는 transforming growth factor-β(TGF-β)를 처리하여 인간 중간엽 줄기세포를 연골세포로 분화시킬 수 있다고 밝혔다.[27]

자가연골세포 이식술로 재생된 연골은 외견상 조직학적 소견으로는 정상 연골과 비슷하여도 원래 연골조직과의 접합부분이 완전치 못하여 높은 하중을 견디기 어렵다. 따라서 이러한 단점을 개량하기 위하여 연골세포와 생분해성 고분자 지지체를 결합해 연골조직을 재생하려는 방법이 시도되었다. 이 방법은 재생하고자 하는 연골조직의 형태의 생분해성 고분자 지지체에 체외에서 증식된 연골세포를 부착시킨 후 손상된 연골조직에 이식하여 연골을 재생하는 것이다. 실제로 독일의 바이오티슈테크놀로지사는 자가연골세포를 생분해성 고분자지지체에 도포한 후 손상연골 부위에 이식하는 BioSeed-C라는 제품을 환자치료를 위해 상용화하였다.

■ 참고문헌

1. G. Khang and H.B. Lee, Chap. 67. Cell-synthetic surface interaction: Physicochemical surface modification, Section II. Methods for cell delivery vehicles, In Methods of Tissue Engineering, A. Atala and R. Lanza Eds., Academic Press, 771-780 (2001).
2. G. Khang, S.J. Lee, M.S. Kim, et al., Biomaterials: tissue-engineering and scaffolds, In Encyclopedia of Medical Devices and Instrumentation, 2nd Eds., Edited by S. Webster, John & Wiley Press, NY, pp 366-383 (2006).
3. A. Barth, Arch. Klin. Chir., 46, 409 (1893).
4. G. Khang, M.S. Kim, H.B. Lee, A manual for biomaterials/scaffold fabrication technology, World Scientific Publishing Co. Pte Ltd, 2007.
5. G. Khang, S.H. Kim, M.S. Kim, et al., Hybrid, composite, and complex biomaterials for scaffolds, In: Principles of Regenerative Medicine, edited by A. Atala, R. Lanza, J.A. Thomson, and R.M. Nerem, Elsevier, San Diego, pp 636~655 (2008).
6. M.P. Lutolf, and J.A. Hubbell, Nature Biotechnol., 3, 47 (2005).
7. A.J. Engler, S. Sen, H.L. Sweeney, et al., Cell, 126, 677 (2006).
8. F.T. Moutos, L.E. Freed, F. Guilak, Nature Mater., 6, 162 (2007).
9. D.J. Mooney, D.F. Baldwin, N.P. Suh, et al., Biomaterials, 17, 1417 (1996).
10. S.J. Hollister, Nature Mater., 4, 518 (2005).
11. Y. Yan, Z. Xiong, Y. Hu, et al., Mater. Lett., 57, 2623 (2003).
12. R.A. Giordano, B.M. Wu, S.W. Borland, et al., J. Biomater. Sci., Polymer Edn., 8, 63 (1996).
13. E.N. Antonov, V.N. Bagratashvili, M.J. Whitaker, et al., Adv. Mater., 17,

327 (2005).

14. G.M. Gratson, M. Xu, J.A. Lewis, Nature, 428, 386 (2004).
15. G. Taylor, Proc. Roy. Soc. London, Ser. A, 313, 453 (1969).
16. T.A. Gehrke, X.F. Walboomers, J.A. Jansen, Tissue Eng., 6, 505 (2000).
17. E. Schäfer, T. Thurn-Albrecht, T.P. Russell, et al., Nature, 403, 874 (2000).
18. S.G. Zhang, Nature Biotechnol., 21, 1171 (2003)
19. E. Hunziker, M. Spector, J. Libera, et al., Tissue Eng., 12, 3341 (2006).
20. B.S. Kim, D.J. Mooney, Trend. Biotechnol. 16, 224-30 (1998).
21. J. Moon, J.L. West, Curr. Top. Med. Chem. 8, 300-10 (2008).
22. S.M. Kunisaki, D.O. Fauza, Principles of Tissue Engineering, 3rd ed., Elsevier Academic Press, San Diego, p.1191 (2007).
23. V. Falanga, K. Faria, Principles of Tissue Engineering, 3rd ed., Elsevier Academic Press, San Diego, p.1167-85 (2007).
24. H. Green, O. Kehinde, J. Thomas, Proc. Nat. Acad. Sci. U.S.A., 76, 5665-8 (1979).
25. E. Bell, H.P. Ehrlich, D.J. Buttle, T. Nakatsuji, Science, 211, 1052 (1981).
26. M. Brittberg, A. Lindahl, A. Nilsson, C. Ohlsson, O. Isaksson, L. Perterson, N. Engl. J. Med. 331, 889-95, (1994).
27. A. Mackay, S. Beck. J. Murphy, F. Barry, C. Chichester, M. Pittenge, Tissuc Eng. 4, 415-28 (1998).

12장

약물전달용 생체재료

- 나 건 (가톨릭대학교)
- 양수근 (인하대학교)
- 정지훈 (성균관대학교)
- 허강무 (충남대학교)
- 김용희 (한양대학교)

12.1 서론

약물전달시스템(Drug Delivery System, DDS)이란 약리활성물질을 체내 병소부위에 정확히 전달하거나 장시간 체류하게 하여 약리활성물질의 전신노출로 인한 부작용을 최소화하고 효능 및 효과를 극대화하기 위해 제작된 전달체 기술을 의미한다. 약물전달 기술은 설계목적에 따라 크게 세 가지로 분류될 수 있는데, 첫 번째는 투여 후 약물을 체내에서 오랫동안 지속, 방출되도록 하거나 급속, 방출되도록 하는 방출제어기술, 두 번째는 병소부위에서 약물을 정확히 전달하도록 하는 표적지향기술, 마지막으로는 특정 생체막을 통과하여 약물이 흡수되는 과정을 조절하는 흡수과정 제어기술로 분류될 수 있다. 약물전달 기술은 약물이 가지는 물리화학적 특성 평가뿐 아니라 목적한 바에 적합한 전달체의 설계 및 평가, 체내 동태 및 약효 평가, 공장화 연구 등 다학제간의 연구가 집약된 기술이다.

초창기 약물전달 기술은 단순히 약물을 보호하고 방출 정도를 조절하는 서방형 제제에만 국한되었으나 현재에는 표적지향 및 방출제어 기능을 보유한 기능성 약물전달 시스템에 대한 연구가 활발히 진행되고 있다. 항암제의 수동적 표적지향에 선구적 역할을 한 Maeda 그룹은 혈장단백질과 합성고분자를 포함한 다양한 물질들이 암 조직에 약 100시간 이상 고농도로 축적되어 있는 현상(Enhanced Permeablility and Retention, EPR)을 보고하였다.[1] 빠른 속도로 증식하는 암 조직은 많은 영양분과 산소를 필요로 하고, 이를 원활히 공급받기 위해 혈관을 매우 빠른 속도로 만들게 된다. 이렇게 만들어진 신생혈관은 정상 조직의 혈관과는 달리 엉성한 공극을 갖게 되며, 그 크기는 400 ~ 600 nm라고 보고되었다. 암 조직의 림프관 또한 정상적으로 발달하지 못하여 배출이 어려운 구조를 가지게 되어 EPR 효과를 통한 수동적 표적지향을 기대하기 위해서는 적당한 입자경을 가진 전달체를 이용해야 한다. EPR 효과는 암세포 환경에 따른 수동적 전달로 사용할 수 있으나 EPR 효과만으로 높은 전달 효과를 얻기에는 한계가 있다. 대표적으로 전립선암이나 췌장암 조직과 같은 경우는 암 조직 주변에 신생혈관이 적고 섬유화가 심하여 EPR 효과에 따른 효과적인 약물전달을 기대하기 어렵다. 따라서 효율적인 표적지향을 위하여 암세포에 과발현된 특정 단백질을 특이적으로 인지할 수 있는 리간드나 항체를 나노입자 표면에 수식함으로써 약물전달의 효율을 높이기 위한 능동적 표적지향 방법이 연구되고 있다.

능동적 표적지향 방법 중 효과적인 방법으로는 암세포 표면에 발현되는 항원 단백질에 선택적인 항체를 이용하여 약물을 전달하는 것이다. 항체를 사용하는 기술은 항원-항체 반응의 높은 선택성과 결합력, 인체에 대한 낮은 독성 등과 같은 장점으로 인해 가장 효율적인 능동적 방법 중 하나로 소개되고 있다. 이러한 약물의 분자설계에 대해서는 Ringsdorf 등에 의하여 처음으로 제안되었는데 첫째는 약물의 선택, 둘째는 고분자 운반체의 선택, 셋째는 결합 방법의 선정, 넷째는 물리화학적 성질의 조절, 다섯째는 장기 또는 세포인식 부위도입이 중요한 것으로 알려져 있다.[2] 예를 들면, 암세포 표면에 발현되는 렉틴 (lectin)과 특이적으로 결합하는 탄수화물잔기를 나노입자 표면에 수식하여 암세포에 선택적으로 약물을 전달하는 방법과 혈관생성 촉진인자들을 활발히 분비하는 암세포에 다량으로 발현되는 인테그린(integrin) 수용체에 특이적으로 결합하는 RGD(Arg-Gly-Asp) 펩타이드를 이용한 방법 등이 있다.[3]

현재에는 Maeda와 Ringsdorf가 제안한 고분자를 통한 약물전달을 근간으로 수많은 연구가 진행되고 빠르게 임상적 적용에 이르고 있다. 이 장에서는 현재까지 발표된 약물전달용 생체재료들의 연구 동향과 저분자약물, 단백질, 유전자 및 조영제 등 다양한 분야에의 적용에 대해서 서술하고자 한다.

12.2 저분자 약물전달용 생체재료

12.2.1 서론

저분자 약물(small molecule drug)은 보통 분자량 1000 이하의 약물로 일반적으로 많이 접할 수 있는 합성 의약품을 뜻한다. 진통효과가 있는 아스피린(Asprin®; Acetyl salicylic acid), 만성 골수성 백혈병 치료제 글리벡(Gleevec®; imatinib), 항암제로 잘 알려진 독소루비신(Doxorubicin®; Adriamycin), 택솔(Taxol®; Paclitaxel) 등이 여기에 속한다. 이 절에서는 다양한 저분자 약물 중 가장 많은 연구가 진행되고 있는 항암제의 효과적인 전달을 위한 생체재료에 대해 서술하고자 한다.

암(cancer)은 세포주기가 조절되지 않아 세포분열을 계속하는 질병으로, 죽어야 할 비정상 세포들이 과도하게 늘어나 주위조직 및 장기에 침입하여 그 구조를 변형 혹은 파괴시키는 질병이며 어느 조직에서나 발생할 수 있지만 현대의학으로는 그 원인과 치료 방법이 명확하게 밝혀지지 않아 높은 사망률을 가지고 있다. 암은 기원이 되는 세포의 종류에 따라 육종(sarcoma)과 암종(carcinoma)으로 분류하지만 세부 종류가 굉장히 다양하며 암의 종류에 따라 진행 속도와 통증의 정도에 차이가 있어 진단 및 치료에도 큰 난항을 보이고 있다.

항암제는 암의 치료를 위해 사용되는 항암화학요법제의 총칭으로, 현재 외과적 수술과 방사선 치료법이 기술적으로 발전의 한계를 보이는 시점에서 지속적으로 연구개발되고 있다. 가장 이상적인 항암제는 정상세포에는 피해 없이 과증식하는 암세포만 표적하여 죽일 수 있어야 하지만 정상세포에서 변이한 과증식 세포는 기존의 세포와 유사하거나 거의 동일하여 암세포만 표적화하는 것은 현실적으로 불가능하다.

이와 같은 문제점을 해결하기 위하여 고분자화 의약(polymeric drug), 고분자 나노입자(polymeric nanoparticle), 리포좀(liposome), 마이셀(micelle), 덴드리머(dendrimer) 등에 약물을 접합 혹은 봉입한 후 그 전달체에 항체(antibody), 엽산(folic acid), RGD peptide, 압타머(aptamer)와 같은 다양한 표적지향 리간드를 도입한 표적지향형 전달체의 연구가 진행되고 있다.[4,5]

12.2.2 본론

항암제 전달시스템은 표적지향성을 갖고 있는(또는 표적지향성이 도입된) 생체재료를 통한 연구가 활발히 진행되고 있다. 이는 항암제의 부작용의 최소화와, 암세포의 특성상 체내 다양한 장기와 조직으로 전이가 되기 때문에 효과적인 치료를 위하여 표적성을 가지는 치료제가 요구되기 때문이다.

암 조직으로의 표적화를 위하여 일반 조직과 차이를 보이는 2가지 현상을 주목할 수 있다. 첫 번째는 암 주변 림프조직의 구조적 결함으로, 동맥과 정맥을 통해 순환하는 혈액 중 일부는 말초 모세혈관에서 빠져나가 세포간질액으로 남는데 모세혈관에서 흘러나온 체액 세포간질액은 다시 림프모세관으로 재흡수되어 림프관으로 흘러가게 된다. 그러나 급격히 성장하는 암 조직은 림프모세관이 완벽하지 못하여 세포간질액의 재흡수가 어렵다. 따라서 모세혈관을 통해 암 조직으로 침투한 전달체의 재흡수과정, 즉 림프모세관을 통한 배설이 어려워져 비교적 오랜 기간 암 조직에 머무를 수 있게 된다.

두 번째로 과증식을 하는 암 조직은 일반 조직에 비하여 많은 영양분과 산소를 필요로 하게 된다. 이러한 영양분과 산소를 전달하기 위해 암 조직 주변으로 많은 신생혈관을 형성하게 되는데, 단기간에 형성된 혈관이기에 정상혈관에 비해 엉성한 내피 조직을 갖게 되고 이런 내피조직의 틈을 통해 나노입자를 전달할 수 있게 된다.

이러한 암 조직의 특성을 근거로 나노입자형 항암제 전달체를 표적 조직에 도달시키는 방법으로 수동적 표적지향과 능동적 표적지향으로 구분할 수 있다. 최근에는 암세포나 암 조직의 표적화뿐 아니라 암세포 주변 환경을 표적화한 환경감응성 고분자를 이용한 항암제 전달시스템의 연구가 활발히 진행되고 있다.

(1) 수동적 표적지향(passive targeting)

암 조직에 의해 형성된 엉성한 혈관 조직을 통해서 수십에서 수백 나노미터 크기의 나노입자들이 암 조직 주위에 축적될 수 있다. 또한 암 조직 주변의 제 역할을 하지 못하는 림프관으로 인해 침투한 나노 전달체는 배출되지 않고 장기간 암 조직에 체류하게 되는데 이 현상을 EPR 효과(그림 12.1)라고 하며,[6,7] 일반적으로 지름이 200 nm 미만의 입자들이 가장 좋은 효율을 나타내게 된다.

항암제의 암 조직의 수동적 표적지향을 위한 전달체로 단일 고분자(non-micelle form), 리포좀(liposome) 및 고분자 마이셀(polymeric micelle)의 연구가 진행되고 있다.[8] EPR 효과는 분자량에 의존할 수 있다는 것을 전제로, D. Putnam 그룹에서는 화학합성을 통해 저분자 구조를 가지고 있는 항암제에 생체적합성이 높은 올리고 펩타이드를 종류별로 연결하여 분자량의 향상을 통한 수동적 표적지향의 연구를 진행하였다.[9] 또한 Lasic 그룹에서는 생체적합성이 높은 지질인 모노시알로강글리오사이드(monosialoganglioside)를 통해 세망내피계

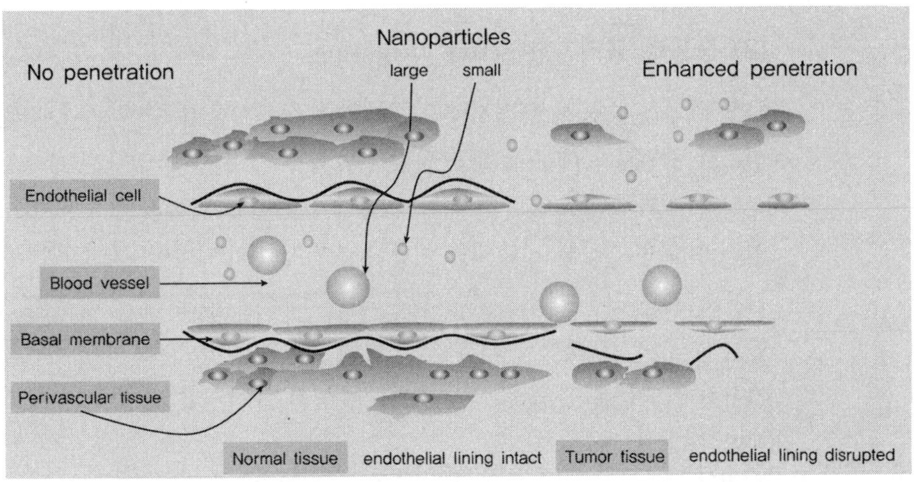

그림 12.1 EPR(Enhanced Permeability and Retention) 효과[6,7]

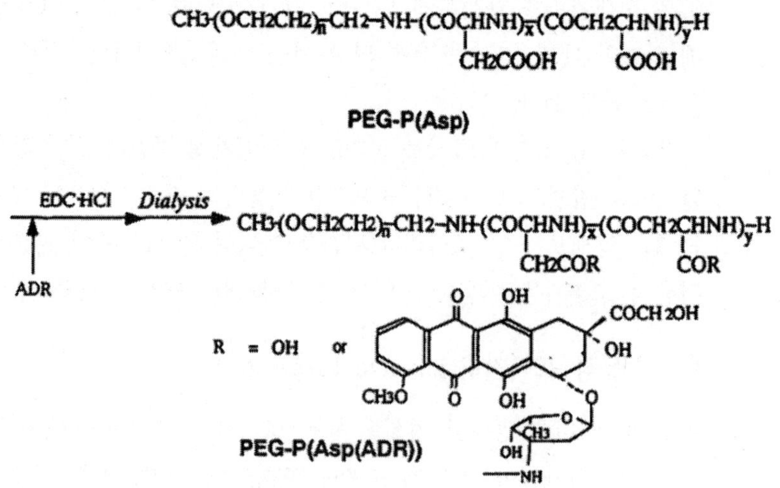

그림 12.2 PEG–P(Asp) 고분자와 약물(ADR)의 화학적 결합체[8)]

(reticuloendothelial system, RES)를 회피할 수 있는 리포좀을 제작하여 봉입된 항암제가 오랫동안 혈류를 돌며 EPR을 통해 암으로의 축적을 향상시키는 연구를 발표하였다.[10)] 고분자 마이셀은 단일 고분자나 리포좀에 비해 나노크기의 입자화에 용이하여 연구가 가장 활발히 진행되고 있는 분야이다. 고분자 마이셀을 형성하는 방법은 약물을 고분자에 직접적으로 연결시킨 후 입자를 형성하는 방법과 물리적으로 고분자를 입자화하여 봉입시키는 방법이 있다. 그림 12.2는 고분자에 약물(adriamycin, ADR)을 화학적으로 연결시켜 고분자 마이셀을 형성하는 것으로 이를 통하여 물리적인 봉입에서 생길 수 있는 약물의 소실을 최소화하고 자가조립에 의해 20 ~ 40 nm 크기의 입자를 형성하여 수동적 표적지향에 유용하다.

(2) 능동적 표적지향(active targeting)

EPR 효과는 수동적 표적지향의 주요기전으로 사용될 수 있으나, 다양한 형태와 정도로 발현되기 때문에 항상 일정한 효과를 기대할 수 없다는 한계성을 가진다.

보다 효과적인 표적화를 위하여 표적 부위에서 발현하는 수용체를 인지할 수 있는 항체가 결합된 전달체를 이용한 능동적 표적지향이 시도되었다(그림 12.3). 암세포 표면이나 조직에 과다 발현되는 특정 항원이나 수용체에 선택적으로 결합할 수 있는 표적지향형 리간드, 항체, 압타머 등(표 12.1)을 전달체의 표면에 결합시켜 약물을 전달하는 방법으로 수동적 표적지향 방법에 비해 빠르고 효과적이다.[12)]

암세포의 성장, 분화 및 생존에 있어 신호전달 경로의 활성화가 중요한 역할

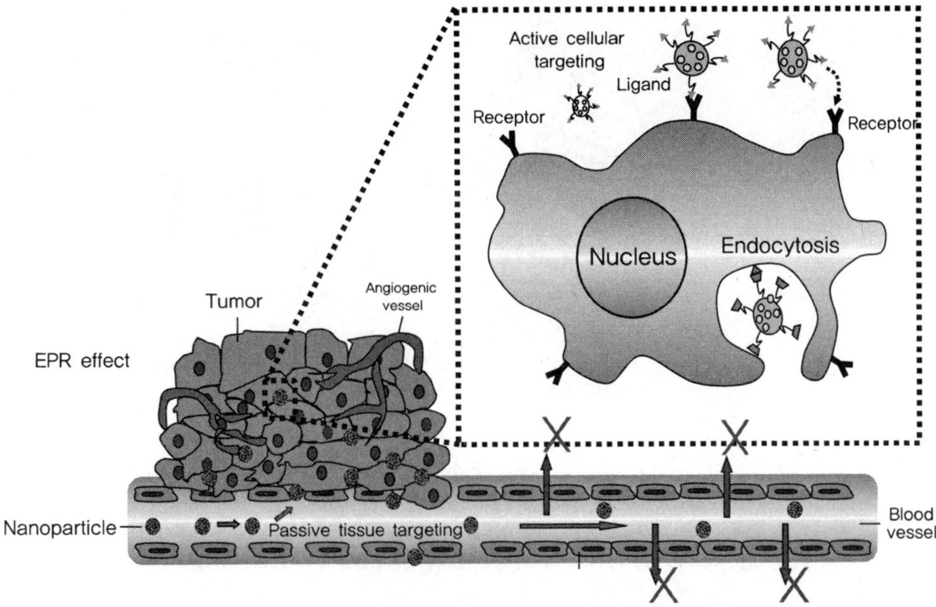

그림 12.3 수용체가 결합된 전달체의 능동적 암 표적화[11)]

표 12.1 리간드에 따른 수용체와 표적 부위

리간드	수용체의 유형	표적 대상
허셉틴	HER2 수용체	유방암 세포
엽산	엽산 수용체	암 세포
트렌스페린	트렌스페린 수용체	감염된 적혈구
갈락토즈	아시알로글라이코 단백질 수용체	간 세포
EGF 호르몬	EGF 수용체	암 세포
튜프트신	튜프트신 수용체	세망내피계 내의 대식세포

을 하는데 이 경로를 활성화시키는 요소 중 티로신 키나아제(tyrosine kinase)는 인간 상피세포 성장 인자 수용체(human epidermal growth factor receptor)에 리간드가 결합하게 되면 활성화되어 암세포의 성장신호를 전달해 암세포의 생존이나 증식, 전이를 일으킨다. 유방암의 경우에는 인간 상피세포 성장 인자 수용체 중 HER2가 과발현되어 티로신 키나아제의 활성이 증가되어 유방암의 진행에 중요한 역할을 하게 된다. 허셉틴(Herceptin®)은 이 HER2 수용체에 특이적으로 결합하여[13)] 티로신 키나제의 활성을 억제하여 암세포의 성장 신호를 차단해 치료를 유도하는 능동적 표적지향형 항암제의 대표적 제제이다.

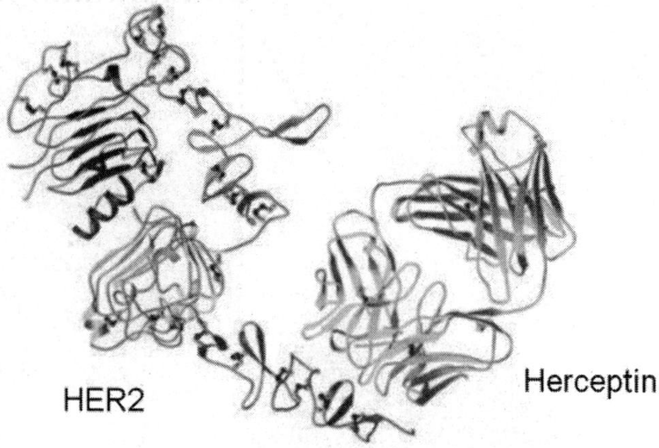

그림 12.4 HER2 수용체와 허셉틴[13)]

(3) 암 조직 환경 표적지향(environment targeting)

앞에서 설명한 수동적 표적지향과 능동적 표적지향은 현재에는 몇 가지 문제점을 드러내며 한계성을 보이고 있다. EPR 효과를 이용한 수동적 표적지향성을 가진 나노입자는 표적지향이 없는 기존의 항암제에 비해 보다 나은 암세포 축적률을 보이지만 그 축적 효과가 10% 미만으로 극히 낮으며 항암제 주입 시마다 그 축적률도 일정하지 않다는 문제점이 있다. 리간드를 통한 능동적 표적지향은 동일한 암세포라 할지라도 그 리간드의 민감도가 달라 약효의 차이를 보인다. 한 가지 예로 유방암 표적치료제로 각광받고 있는 허셉틴을 들 수 있는데 이는 유방암 세포의 HER2를 표적하며, 현재까지 알려진 유방암 치료제 중 가장 효과가 높지만 동일한 유방암세포 혹은 한 사람의 유방암 조직에서도 HER2의 발현 정도에 차이를 보여 완벽한 치료에 문제를 보이고 있다. 수많은 연구를 통해 이러한 문제점이 지속적으로 보고되고 있기에, 최근에는 암세포나 조직 자체를 통한 수동적/능동적 표적지향이 아닌 암세포의 과증식에 따른 주변 환경의 특성변화를 통해 약물 방출을 조절할 수 있는 능력을 가진 방출 제어용 생체재료 고분자에 대한 연구가 활발히 진행되고 있다. 방출제어용 약물전달 시스템은 주변의 온도, pH, 전기장, 빛, 그리고 당농도 등의 외부 자극에 민감하게 반응하여 내부의 약물을 원하는 환경에서 방출할 수 있는 시스템이다(표 12.2).

1) pH 감응성 생체재료

생체 내 각 장기 및 세포는 표 12.3과 같이 각기 다른 pH 환경을 형성한다. 현재의 약물전달 기술은 이러한 각기 다른 부위의 산도환경을 고려하여 원하는 특정부위에서 약효가 나타날 수 있도록 약물전달을 조절하는 것이 필요하다.

표 12.2 다양한 환경에서 감응성을 가지는 방출제어용 고분자[14)]

분류	예
pH 감응성 고분자	알지네이트, 키토산 유도체, 폴리글루타민산, 폴리히스티딘, 메타크릴레이트 유도체
온도 감응성 고분자	폴리나이팜, PEG-PPG-PEG, PEG-PLGA-PEG [Regel®], 폴록사머, 폴리포스파젠 유도체, 셀룰로오스 유도체, 키토산 유도체, 콜라겐 유도체
자기장/초음파 감응성 고분자	에틸렌비닐 아세테이트(EVAc)
전기장 감응성 고분자	폴리하이드록시에틸메타크릴레이트(PHEMA)
포도당 감응성 고분자	에틸렌비닐 아세테이트(EVAc), 붕산(boronic acid) 유도체
요소 감응성 고분자	폴리메틸비닐에터말레익산(PMVEMA)
항체 감응성 고분자	폴리에틸렌비닐 아세테이트(PEVA)

표 12.3에서 나타난 것과 같이 생체 내 일반적인 장기와 달리 국부적으로 pH가 낮아지는 부위가 있는데 이는 종양(tumour)이나 저산소증(hypoxia)에 의해 유발되며 세포 내에서도 pH 변화가 관찰된다.

위에서 언급한 pH 변화 중 항암제 전달을 위하여 암세포 주위의 낮은 pH를 이용하는 경우가 보고되고 있다. 고형암 주위의 pH(extracellular pH)는 정상 조직의 pH에 비해 산성화(6.5 ~ 7.2)되어 있다. 암세포는 빠른 속도로 성장하며 주위의 산소를 고갈시켜 혐기성 당분해(glycolysis)를 유도하는데, 혐기 당분해는 1분자 포도당이 2분자의 젖산을 생성하여 주변의 pH를 낮아지게 한다. 이러한

표 12.3 체내 장기 및 세포 기관의 pH[15,16)]

조직 및 세포	pH
혈관	7.35–7.45
위	1.0–3.0
십이지장	4.8–8.2
대장	7.0–7.5
초기 엔도좀	6.0–6.5
말기 엔도좀	5.0–6.0
라이소좀	4.5–5.0
골지	6.4
암세포 주변	6.5–7.2

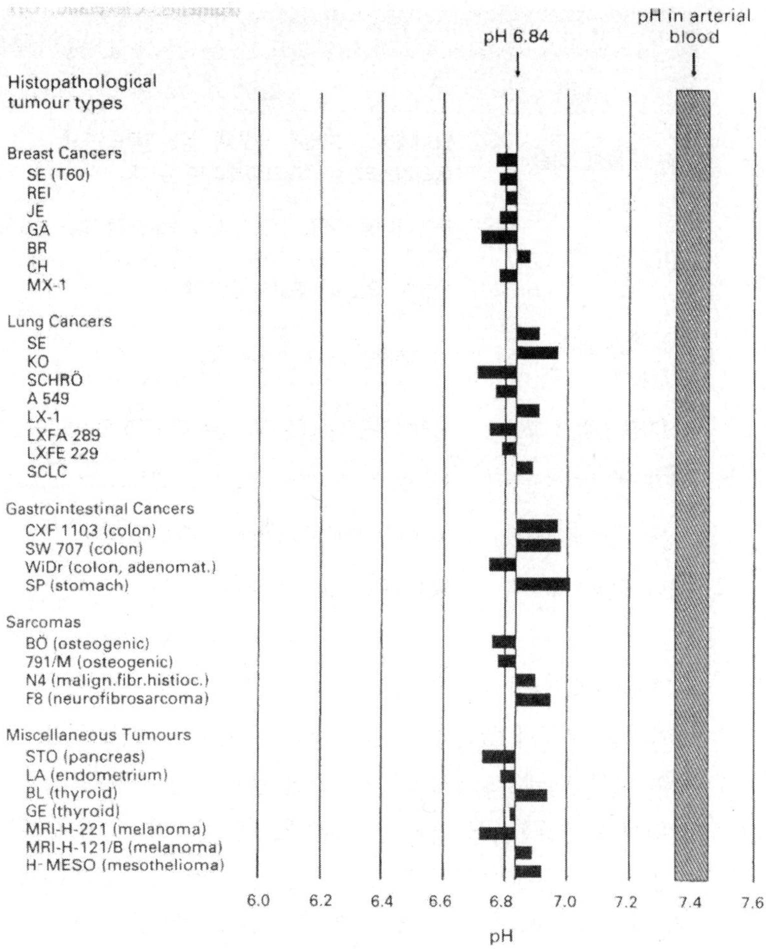

그림 12.5 다양한 암에서의 pH[17]

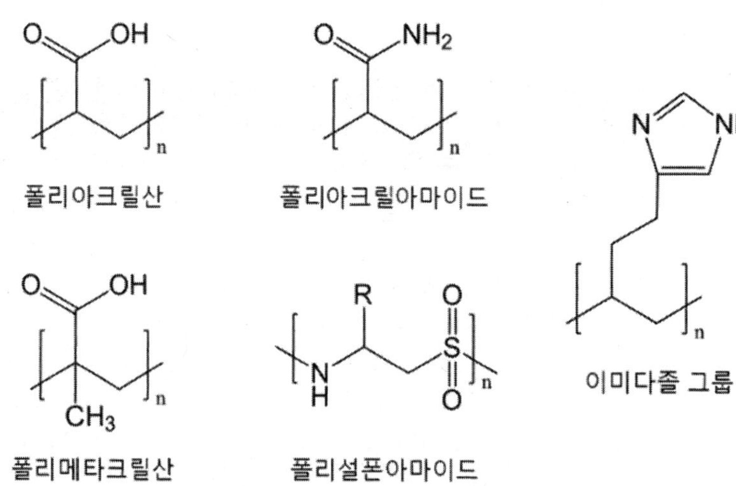

그림 12.6 pH 감응성 고분자의 종류

암세포 주위의 산성화는 암을 표적화하는 데 매우 매혹적인 조건이다(그림 12.5).[17] 따라서 고형암 주위 pH를 인식하여 상변이가 유도되는 고분자들을 이용한 항암제전달 시스템이 많이 연구되고 있다(그림 12.6).

대표적으로 2차 아민에 연결된 설폰기에 의해 pH 감응성을 나타내는 폴리설폰아마이드는 중합정도에 따라 다양한 프로톤 완충능력을 가질 수 있다. Y.H. BAE 그룹에서는 pH 6.8에서 완충능력을 가진 폴리설폰아마이드로 일반적인 체내환경에서는 음이온성을 띄며 양이온성 항암제와 이온결합으로 복합체를 형성하지만 pH가 6.8 이하로 낮아지는 암세포 주변에서는 고분자의 전하가 양이온으로 바뀌게 되어 입자가 붕괴되면서 항암제가 방출되는 시스템을 개발하였다. 이는 암세포를 표적하는 리간드를 따로 제작하지 않아도 암세포 주변 환경을 이용한 것이기에 다양한 암에 적용할 수 있는 장점이 있다.

고형암 주변의 약산성 환경에서 프로톤화(protonation, 양성자 첨가현상)가 일어날 수 있는 이미다졸(imidazole) 그룹을 포함한 폴리히스티딘(polyhistidine)을 이용하여 개발된 나노입자는 정상조직의 pH 7.4에서 약 40 ~ 60 nm의 크기의 입자를 형성하며 물질의 활성이 억제된 형태로 존재한다. 이 나노입자는 암 주변의 약산성 환경에 도달했을 때 고분자의 이미다졸 그룹의 프로톤화로 인해 입자가 붕괴되면서 입자 안에 봉입되어 있던 항암제를 방출하게 된다. 이러한 이미다졸의 프로톤화는 원하는 물질을 고형암 주위에 쉽게 축적될 수 있게 해줄

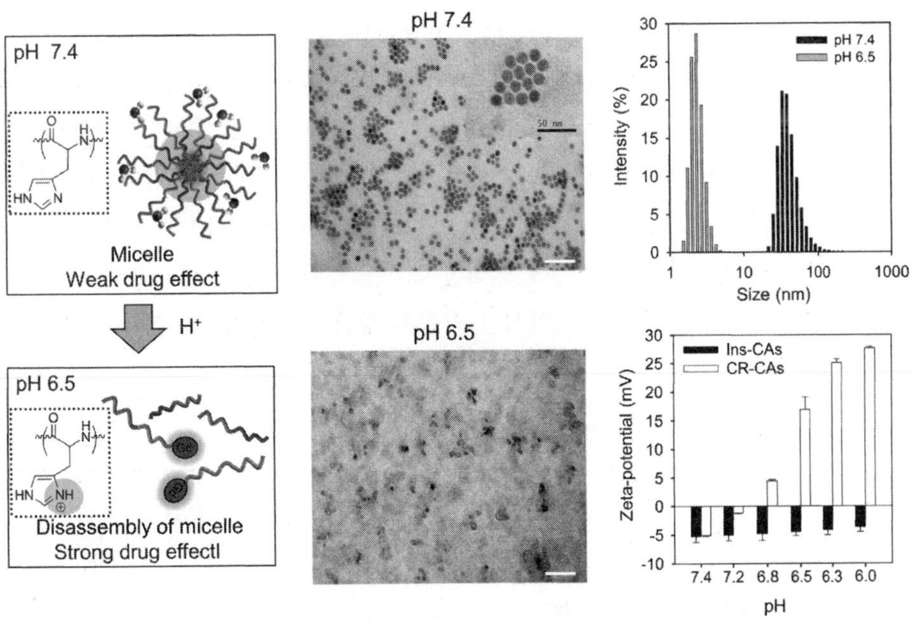

그림 12.7 pH 변화에 따른 나노입자 크기와 표면전하의 변화[18]

뿐만 아니라 나노입자의 표면전하가 양전하로 바뀌는 특성으로 인해 암세포와의 상호작용을 증가시켜 세포 내로의 항암제의 이동을 촉진시킬 수 있는 것을 확인하였다(그림 12.7).[18,19]

2) 활성산소(ROS) 감응성 생체재료

활성산소(reactive oxygen species, ROS)는 주로 산소를 포함하고 있는 반응성이 높은 분자들을 총칭하며 그 종류로는 과산화수소(hydrogen peroxide, H_2O_2), 초과산화 이온(superoxide ion, O_2^-), 일중항산소(singlet oxygen, $^1O_2$), 수산화 라디칼(hydroxy radical, ·OH)이 있다(그림 12.8).[20] 이들 활성산소들은 주로 산소를 포함하고 있는 반응성이 강한 분자로 내부적 환경뿐만 아니라 외부적 환경에 의해서도 발생한다.[21]

활성산소는 산소의 정상적인 신진대사의 자연 부산물로 형성되며 세포 신호전달과 항상성에 중요한 역할을 한다. 일반 세포는 활성산소를 신호전달, 증식, 이동에 이용하며, 면역세포는 활성산소를 이용하여 세균을 파괴한다. 하지만 암세포에서는 활성산소가 암세포의 증식과 전이에 중요한 역할을 하고 많은 양의 활성산소가 존재하고 있다.[20,21] 이러한 특성을 이용해 암세포에 존재하는 다량의 활성산소에 반응하여 물리적 성질이 변하는 고분자를 이용한 약물전달 시스템의 연구가 활발히 진행되고 있다.

활성산소 감응성 약물전달 시스템은 활성산소와 반응을 할 수 있는 고분자 나노입자(polymeric nanoparticle), 마이셀 등에 약물을 봉입한 후 생체 내 암세포 주변에서 약물이 방출되도록 유도하는 시스템이다. 활성산소는 화학적으로 불안정한 상태이기 때문에 반응성이 높은 상태로 존재한다. 생체 내 주입된 고분자는 소수성 특성을 가지고 있으므로 마이셀 형태로 존재하며 암세포 주변의 활성산소가 고분자 마이셀을 산화시켜 친수성으로 전환시키는 과정 중 마이셀 구조가 분해되면서 내부 약물을 방출하게 된다. 활성산소는 일반세포보다 암세포에 많이 존재하기 때문에 이러한 특성을 이용하여 정상세포에서의 약물방출을 억제하고 암세포 주변에서만 약물의 방출을 유도할 수 있다.

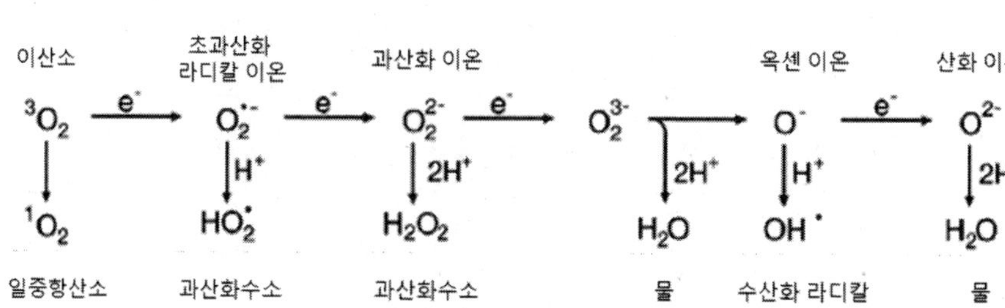

그림 12.8 에너지 이동 차이에 따른 각기 다른 활성산소의 생성[20]

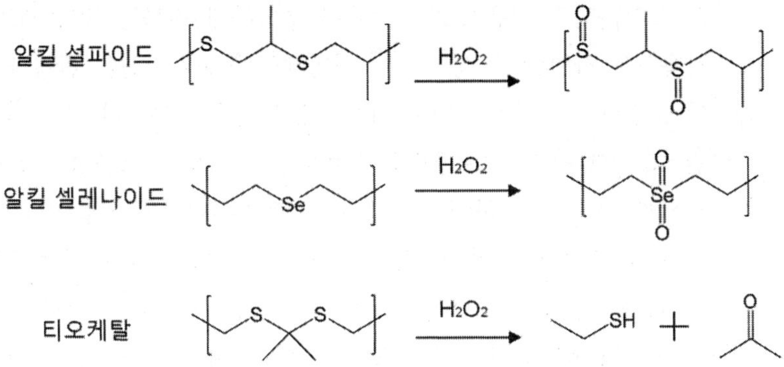

그림 12.9 활성산소 감응성 고분자의 종류[22)]

활성산소에 감응성을 나타내는 고분자는 알킬설파이드(alkyl sulfide), 알킬 셀레나이드(alkyl selenide), 티오케탈(thioketal) 등이 있으며 각각의 구조와 활성산소와의 접촉 시의 구조 변화는 그림 12.9에서 확인할 수 있다.[22)]

알킬설파이드[23)]와 알킬셀레나이드[24)]는 기본적으로 소수성의 성질을 가지고 있지만 암 조직 주변에 과증식을 통해 발생한 활성산소에 의해서 설파이드는 설폭사이드(sulfoxide)로, 셀레나이드는 디셀레나이드(deselenide)로 산화됨으로써 소수성에서 친수성으로 고분자의 성질이 바뀌게 된다. 티오케탈의 경우에는 설파이드와는 다르게 활성산소에 의해 자체가 끊어짐으로써 중합체를 형성하고 있는 티오케탈 거대분자가 잘게 나눠지면서 내부의 항암제를 외부로 방출하는 시스템을 구축할 수 있다.

설파이드를 가지고 있는 활성산소 감응성 고분자로 제작된 방출제어형 약물 전달체는 소수성 성질을 갖고 있어 물에 대한 용해성이 떨어져 수상에서 뿌옇게(불용성) 된다. 활성산소의 종류 중 하나인 과산화수소를 첨가하여 과산화수소

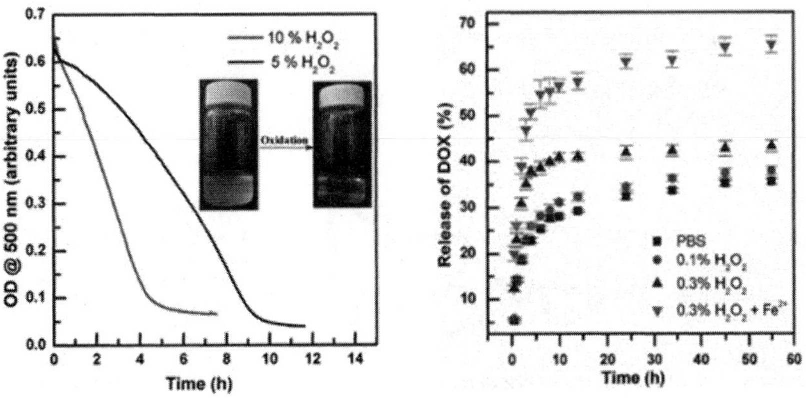

그림 12.10 활성산소 감응성 고분자의 활성산소 농도에 따른 투과도 변화[25)]

와 고분자와의 반응으로 수상에서 투명하게 변하는 것(용해)을 통해 활성산소 감응성을 확인할 수 있으며,[25] 항암제인 독소루비신을 활성산소 감응성 고분자의 소수성 성질을 이용하여 입자형태로 만들어 봉입한 후의 약물방출 거동은 그림 12.10과 같다. 독소루비신이 봉입된 활성산소 감응성 고분자에 다른 농도의 과산화수소를 첨가하여 농도에 따른 독소루비신의 약물방출 증가를 확인할 수 있다. 환경에 의한 반응뿐만 아니라, 활성산소를 인위적으로 만들어 낼 수 있는 광민감성 물질(photosensitizer)을 같이 결합하여 빛을 조사하면 활성산소의 하나인 일중항산소가 생성되어 활성산소에 의해 엔도좀 이탈(endosomal escape)을 유도하고, 방출된 약물이 쉽게 암세포의 핵으로 유입될 수 있다.

3) 온도 감응성 생체재료

앞에서 서술된 pH 감응성 및 활성산소 감응성 생체재료를 통한 약물전달 시스템은 주로 혈관을 통한 약물전달체인 반면에 온도 감응성 고분자를 통한 항암제전달 시스템은 주로 국소주입의 형태로 많이 연구가 된다. 암은 외부물질의 유입을 통해 발생된 질병이 아닌 체내의 일반 세포들의 변성에 의한 과증식이 원인이라는 것이 현대 의학의 통상적인 견해이기에 체내 어디에서든 암 조직이 형성될 수 있고, 이러한 다양한 암 조직에 대한 치료방법 또한 다양하게 시행될 수 있다. 예를 들어 내시경을 통해 가시적으로 육종의 유무를 확인할 수 있는 경우, 부작용의 가능성을 내재하고 있는 항암제를 투여할 때 혈관을 통한 전신투여보다는 국소투여가 유리할 수 있다. 따라서 한 번의 주입으로 장기간 유효약효를 유지할 수 있는 국소주입형 약물전달체에 대한 연구가 시행되고 있다. 현재 국소전달용 약물전달 시스템으로 가장 많은 연구가 진행되고 있는 온도 감응성 고분자의 경우 상온 이하에서는 유동성을 갖는 액체 상태이고, 체온에서는 고형의 하이드로젤 상태가 되기 때문에 국소주입형 약물전달체처럼 삽입하기 위한 외과적 수술 없이 간단히 주사를 통해 질병조직에 손쉽게 전달할 수 있다. 또한 열가소성 페이스트처럼 고온에서 주입할 필요가 없어 주입 시 환자의 고통이 최소화될 수 있다.

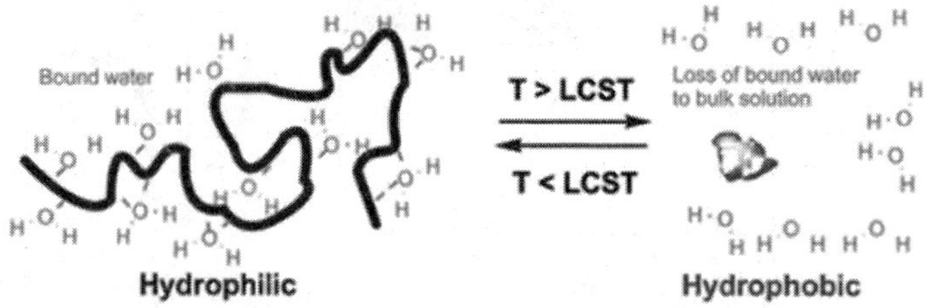

그림 12.11 온도 감응성 고분자의 원리[26]

폴리나이팜[poly(N-isoproplyacrylamide)]은 가장 많은 연구가 되어 있는 온도 감응성 고분자 중 하나이며 하한임계용해농도(low critical solution temperature, LCST)는 32℃이다. 하한임계농도는 고분자의 온도 감응성을 선정하는 척도로 일반적으로 고분자가 온도에 의해 상변이를 일으키는 온도를 뜻한다. 폴리나이팜은 LCST보다 낮은 온도에서는 고분자의 극성부분과 물분자 간의 수소결합에 의해 분산되어 있지만, LCST보다 높은 온도에서는 수소분자들의 자유도가 높아짐에 따라 고분자의 소수성 부분에서의 탈수화가 일어나 고분자 내의 소수성 결합이 주된 힘으로 작용하게 되어 응축되면서 수용액으로부터 분리되게 된다(그림 12.11).[26] 폴리나이팜 자체로는 LCST가 체내환경(37℃)에 비해 낮으며 기계적 강도도 약하여 다양한 물질을 도입함으로써 체내환경에서 보다 세밀한 감응 효과를 보기 위한 고분자 개질에 관련된 연구가 활발히 진행되어 왔다.

일본의 Okano 그룹에서는 폴리나이팜을 이용하여 온도 조절을 통해 약물의 방출 정도를 조절할 수 있는 on/off 시스템을 가진 약물전달체를 소개하였다. 폴리나이팜에 폴리뷰틸메타크릴레이트[poly(butyl methacrylate), PBM]를 도입하여 이중 블록 온도 감응성 고분자를 제작하였고 도입된 PBM은 약물전달체의 코어 부분에 위치하여 복합체의 기계적 강도를 증가시키고 또한 온도에 의한 약물 방출(doxorubicin)을 기존에 비해 유리하게 이끌어 낼 수 있다(그림 12.12).[27]

폴리포스파젠(polyphosphazene)은 인, 질소, 그리고 유기 치환체로 이루어진 무기고분자로 전기절연체, 고분자전해질, 약물전달체 등으로 널리 연구되었다. 또한 폴리포스파젠에 도입되는 유기치환체의 종류 및 중합촉매 등을 조절함으

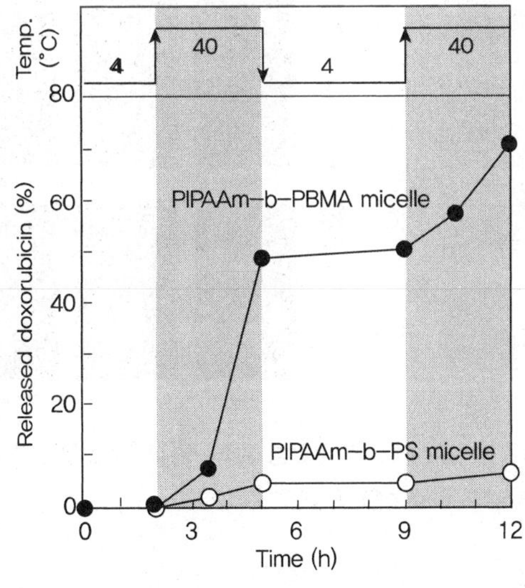

그림 12.12 폴리나이팜을 이용한 방출 제어 약물전달체[27]

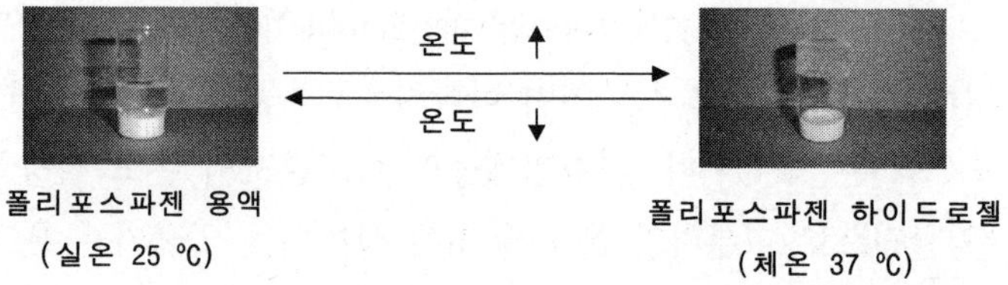

그림 12.13 폴리포스파젠의 온도감응 솔-겔 특성[30]

로써 분자량, 물성, 생체분해성 등의 고분자 특성을 다양하게 변화시킬 수 있는 장점이 있다. 소수성 아미노산에스터와 친수성 PEG, 그리고 폴리포스파젠의 생분해성을 조절할 수 있는 치환기가 도입된 폴리포스파젠[28,29]은 낮은 온도에서는 흐르는 용액 상태이고, 체온인 37℃에서는 하이드로젤이 되는 온도 감응성을 가지고 있음을 확인하였다(그림 12.13).[30] 또한 체내에 주입되어 형성된 폴리포스파젠계 하이드로젤은 체내독성을 나타내지 않고 생체 내에서 분해되기 때문에 국소주입형 약물전달 시스템 재료로 연구되고 있다.[31]

폴리포스파젠계 하이드로젤은 소수성 치환체의 종류, 친수성 치환체의 분자량, 생분해성 조절 치환제의 종류 및 각 치환체들의 조성을 조절함에 따라서 하이드로젤의 물성을 변화시킬 수 있을 뿐만 아니라 생체 내에서 생분해 속도를 조절할 수 있다. 독소루비신을 포함한 폴리포스파젠계 하이드로젤 또한 고형암을 이용한 *in vivo* 항암활성 평가 결과, 하이드로젤을 형성하지 않는 대조군에 비해 종양의 성장을 효과적으로 억제하였으며 개체의 평균 생존율을 연장시켜 우수한 항암활성을 나타내었다(그림 12.14).[32]

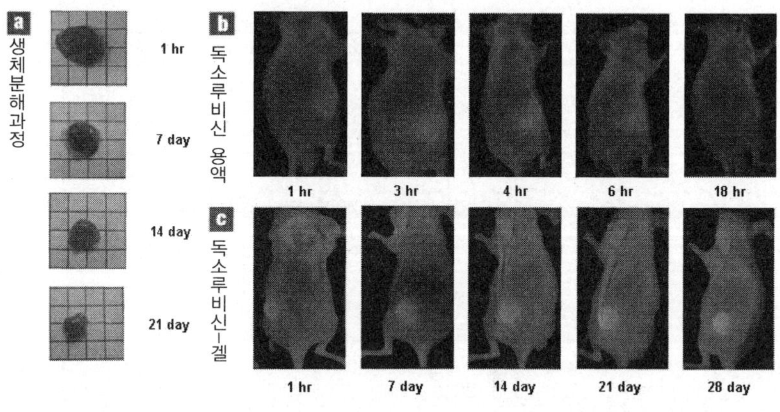

그림 12.14 *In Vivo* 항암활성 효과. 인간 위암세포, SNU 601로 유도된 누드생쥐에서의 종양억제 효과를 관찰함[32]

12.2.3 결론

항암제의 표적지향 약물전달 기술은 제약 연구개발에 가장 중요한 목표로서 병리부위나 장기에 약물을 정확히 전달하여 약물의 효능을 극대화할 수 있으며, 물리적·화학적·생물학적 방법으로 약물과 전달체를 결합시켜 병리부위에 높은 농도의 약물을 전달할 수 있으므로 약물의 투여량과 부작용을 줄일 수 있다. 신물질의 개발보다 기존 제품개발에 적용되는 사례가 더욱 빈번하여, 특허만료를 앞둔 제품의 수명을 연장하는 효과적인 수단으로 인식되고 있다.

현재 표적지향성 전달기술을 포함한 새로운 약물전달 기술이 개발되고 있고[33] 유전자 공학의 진보에 따라 성장 가능성이 높은 펩타이드 약물이나 유전자 약물의 시장이 확대되어 나가면 경구나 주사를 통한 표적지향성 약물전달 기술과 같은 다양한 투여 경로가 경쟁력을 갖출 수 있을 것으로 예상된다.

12.3 단백질전달용 생체재료

12.3.1 서론

유전공학의 발달과 화학-생물학의 조합, 대량 효능 검색(high-throughput screening, HTS) 기술의 발달은 질병 치료를 위한 수많은 후보 물질 발굴을 가능하게 하였다. 그 결과 단백질(protein)이 새로운 치료제로 주목을 받고 있으나, 생체이용률(bioavailability, BA)과 생체 내 안정성 등의 문제로 인해 실제 임상에 적용되기까지는 큰 어려움이 있는 것이 사실이다. 따라서 우수한 치료 효과가 잠재되어 있는 단백질의 생체이용률과 안정성을 높이기 위한 단백질 약물전달용 생체재료의 개발이 요구되고 있다.

단백질 의약품 시장은 2012년에는 788억 달러로, 2017년까지 1,134억 달러로 연평균 7.5% 성장할 것으로 예상된다. 특허만료로 인한 제네릭 출시로 성장세가 둔화되고 있기는 하지만 신흥 개발국에서의 수요 증가와 바이오베터 출시로 단백질 의약품은 바이오 의약품 시장에서 가장 큰 매출 비중을 유지할 것으로 전망된다[34].

국내 대기업 및 제약회사들은 특허가 만료된 제품의 제네릭 제품개발과 아울

표 12.4 단백질 약물전달 시스템 매출현황[34]

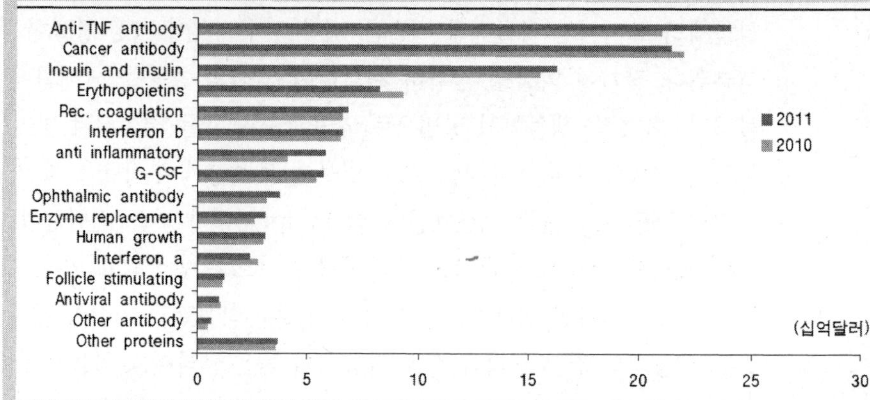

러 기존 제품의 체내 반감기와 생체이용률을 높인 약물전달 시스템 제품개발을 강화하고 있다. 이 절에서는 지금까지 기술된 문제점들을 극복하고자 연구되고 있는 단백질 약물전달용 생체재료에 대해 소개하고자 한다.

12.3.2 본론

비분해성 고분자는 그 독성으로 인해 인체에 영향을 줄 수 있기 때문에 일반적으로 생분해성 고분자가 단백질 약물전달체 제조에 이용된다. 인체 내에서 대사가 잘되는 폴리에스터(polyester) 중 PLGA[poly(lactic-co-glycolic acids)] 공중합체는 FDA의 승인을 받아, 약물전달을 위한 입자 제조에 많이 이용되고 있다.[35] 이외에도 풀루란(pullulan), 히알루론산(hyaluronic acid), 콘드로이친 설페이트(chondroitin sulfate)와 같은 생체적합성이 우수한 천연고분자도 약물전달용 생체재료로 개발되고 있다.[36]

(1) 폴리에스터(polyester)

생분해성 고분자들 중에서 현재 가장 널리 쓰이고 있는 것은 폴리에스터 유도체들이며, 폴리락틱산(polylactic acid, PLA), 폴리글라이콜산(polyglycolic acid, PGA) 및 이들의 공중합체가 그 예이다(그림 12.15).

PGA는 곁가지가 없는 단순한 선형 고분자로서 결정성이 약 50%로 커서 유기 용매에도 거의 불용성을 나타낸다. 따라서 PGA는 열을 가하여 용융시킨 상태에서 가공해야 한다. PLA는 D와 L 형태, 또는 이들의 혼합인 D,L 형태의 입체 이성질체가 있다. D-PLA와 L-PLA는 결정성을 가지나 곁가지 메틸기로 인

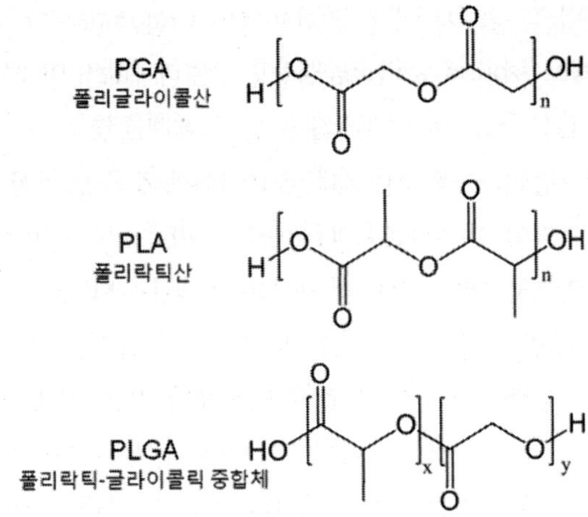

그림 12.15 단백질 전달체로 사용하는 폴리에스터

해 PGA보다는 결정성이 작은 반면(30 ~ 40%), D,L-PLA는 무정형 상태로 존재한다. PLA는 소수성으로 인해 물의 침투가 어려워 가수분해 속도가 PGA보다 늦다. PLA와 PGA는 비특이성 가수분해에 의해서 체내에서 분해가 일어난다. PLA는 가수분해에 의해 단량체 형태인 유산(lactic acid, LA)으로 분해되며 TCA(tricarboxylic acid) cycle에 의해 물과 이산화탄소로 최종 분해되어 폐와 뇨를 통해 체외로 배출된다. PGA는 PLA와는 달리 가수분해와 비특이성 효소(에스테라제와 카복시펩티다제: esterase and carboxypeptidase)에 의한 가수분해에 의해 글라이콜산(glycolic acid, GA)으로 분해되어 뇨를 통해 체외로 배출되거나, TCA cycle에 의해 다시 물과 이산화탄소로 분해되어 배출된다. 이러한 특성을 가지는 폴리에스터들은 마이크로스피어(microsphere)나 지지체(scaffold)의 형태로 효과적인 단백질 약물의 전달이 가능하여 많은 연구가 진행되고 있다.

마이크로 또는 나노입자는 다양한 생분해성 또는 비분해성, 천연 또는 합성 고분자로 만들어질 수 있다. 일반적으로 지름이 1 ~ 100 μm인 입자를 마이크로입자라고 하고, 1 ~ 100 nm인 입자를 나노입자라고 한다.[37] 입자의 크기는 표면적 대 부피비의 차이로 인해 약물 방출량에 영향을 줄 뿐 아니라, 작은 입자일수록 세포 내 침투가 용이하고 뇌 장벽(blood-brain barrier)을 통과할 가능성이 커진다.

단백질을 입자에 봉입하는 방법은 여러 가지가 있으며, 이용되는 고분자, 대상 단백질, 약물의 방출 양상에 따라 제조 방법을 선택해야 한다. 유기용매에 녹인 고분자를 이용한 이중 에멀션(double emulsion)은 약물봉입 입자의 제조를 위한 대표적인 방법이다. 균질기(homogenizer)나 초음파 파쇄기(sonicator)를 이용해 에멀션을 만든 후 수용액에 옮겨서 물/기름/물 에멀션을 만드는 방법이다.

이 방법은 강하지 않은 유기용매를 이용하고 약물 봉입 효율도 나쁘지 않으며, 균질기의 회전 속도나 초음파의 강도에 따라 입자 크기의 조절이 가능하다.

마이크로스피어는 단백질 서방형 제형으로 가장 많이 사용되고 있지만 몇 가지 제한점이 있다. 첫 번째는 유기용매에서 변성의 우려가 있는 단백질은 사용이 제한되며 두 번째는 PGA, PLA, PLGA를 사용하면 분해 시 입자 내부의 산성 환경으로 인한 단백질 약물의 변성을 초래할 수 있다. 마지막 세 번째는 봉입 시 표면에 흡착되어 있던 단백질이나 표면적이 넓은 외부에 밀집된 단백질들의 초기방출량이 높아져 면역 억제제와 같은 체내 유효농도가 민감한 단백질 의약품의 경우 사용이 제한될 수 있다. 현재는 이러한 폴리에스터 기반의 마이크로스피어의 단점들을 보안하거나 회피할 수 있는 방법에 대한 연구가 활발히 진행되고 있다.

당뇨병 치료를 목적으로 사용되고 있는 단백질 의약품인 인슐린의 서방화를 위해서 PLGA 마이크로스피어가 전달체로 많이 이용되고 있다. 하지만 인슐린을 그대로 PLGA에 봉입하기에는 앞에서 말한 3가지 문제점이 있기에 콘드로이친 설페이트를 인슐린과 먼저 결합시켜 이온 복합체를 형성하여 PLGA 마이크로스피어 내부로 봉입하는 방법이 소개되었다.[38] 콘드로이친 설페이트는 천연고분자로 체내에서의 독성이 없고 생분해성이 좋기에 사용되었으며, 인슐린과 이온복합체를 형성하였을 시 마이크로스피어 내부로 봉입할 때 유기용매에 의한 인슐린 변성을 최소화하였음을 확인하였으며, PLGA의 내부 산성화 환경에서도 인슐린이 안정하게 보호되고 있음을 확인하였다. 또한 콘드로이친 설페이트와의 이온 복합체를 형성함으로써 방출 시에도 초기 과량 방출량이 억제되므로 균일하게 약물이 방출되어 체내 인슐린 농도를 일정하게 유지할 수 있는 것을 확인할 수 있다(그림 12.16).

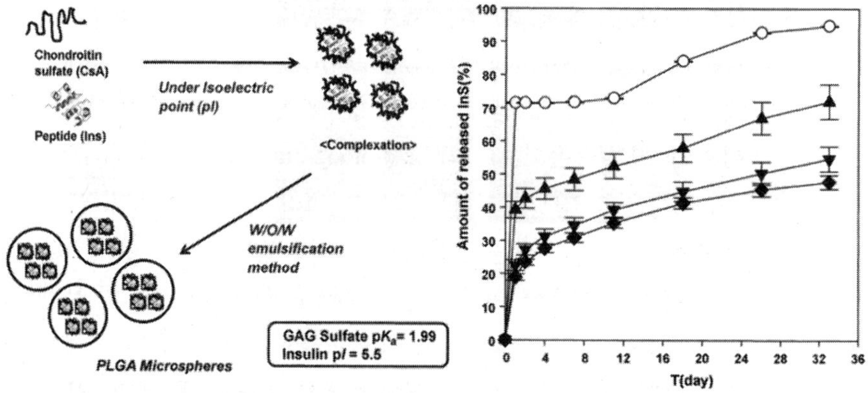

그림 12.16 콘드로이친 설페이트를 통한 PLGA 마이크로스피어 내부의 단백질의 안정화[38]

(2) 온도 감응성 생체재료

인체의 항상성(homeostasis)은 변수들을 조절하여 내부 환경을 안정적이고 상대적으로 일정하게 유지하려는 계의 특성을 말하는 것으로, 항온동물인 인간은 일정한 체온을 유지하며 환경조건이 크게 변하더라도 효율적으로 기능할 수 있게 한다. 이러한 인체의 일정한 온도를 이용하여 약물의 방출 및 지연을 유도하는 것을 온도 감응성 약물전달 시스템이라고 한다.

온도가 높을수록 용해도가 높아지는 것이 일반적인 물질들의 특성이지만 온도 감응성 고분자는 이와는 반대로 저온에서는 졸(sol, 용해) 상태이지만 하한임계용해온도(LCST: lower critical solution temperature)에서는 젤(gel, 불용성) 상태가 된다. 이는 특정 고분자의 구조적 특성으로 온도가 높아져 분자의 자유도가 높아지면서 고분자와 물 사이의 수소결합이 약화되어 고분자 간의 소수성 결합이 강해지는 원리로 설명할 수 있다. 이와 같은 기능성을 가지는 온도 감응성 고분자는 폴리나이팜, 플루로닉(pluronic), 폴리락타이드(polylactide) 등이 있으며 구조는 그림 12.17과 같다. 폴리락타이드의 경우 그 자체만으로는 온도 감응성을 나타내지는 않으나 친수성 그룹과의 화학적 결합을 통해 친수성-소수성-친수성 혹은 소수성-친수성-소수성의 삼중블록을 형성하여 온도 감응성을 띠는 합성고분자의 재료로 많이 사용되고 있다.

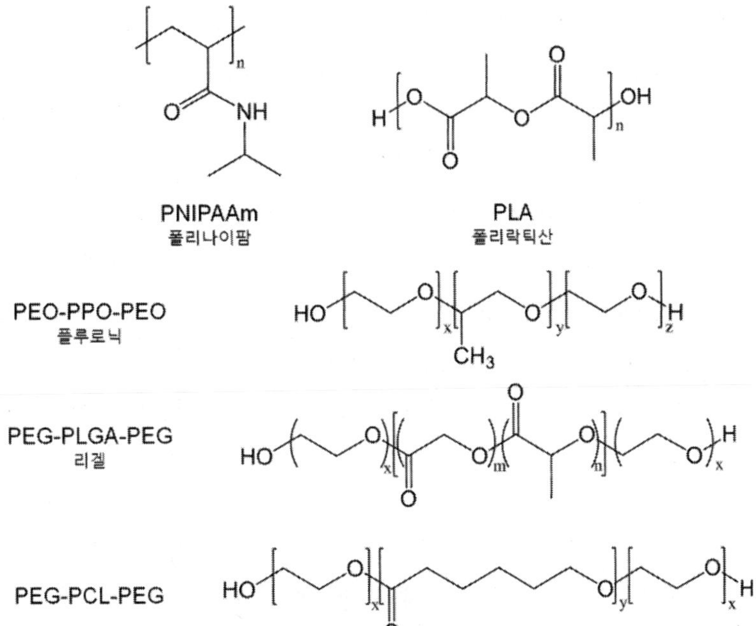

그림 12.17 온도 감응 성질을 지닌 고분자

폴리나이팜은 자체만으로는 32℃ 정도의 LCST를 가지지만 다른 고분자와의 공중합체를 통해 LCST가 조절 가능하여 많은 연구가 진행되어 있으며 대표적으로 인공 췌장에 사용하는 연구[39] 및 인슐린 전달을 위한 연구[40]가 보고되었다. 하지만 비분해성이라는 한계성이 있어 체내 이용에는 제한성을 보인다. PEO-PPO-PEO 형태의 삼중블록(triblock) 공중합체인 플루로닉은 FDA에서 약물전달체로 사용을 승인받은 대표적인 온도 감응성 고분자이며 분자량과 조성비에 따라 여러 종류가 있다. 그 중 폴록사머(poloxamer, pluronic F127)는 20 wt% 농도에서 25℃ 정도의 LCST를 갖는 하이드로젤을 형성하여 화상치료, 항암제 전달체, 염증치료 등 폭넓게 응용되고 있다.[41] 하지만 기계적 강도가 낮고 체내 환경에서 쉽게 풀어지며, 비분해성이라는 단점을 가지고 있어 장기적인 응용에 대한 문제가 제기되고 있다. 리젤(Regel®)[42]은 PEG-PLGA-PEG로 이루어진 삼중블록공중합체로 1997년에 개발되었고 폴리나이팜과 폴록사머와 다르게 생분해가 가능한 고분자이다. 또한 낮은 온도에서 주사가 가능한 액체로 주사 후 체내에서 젤을 형성하고 폴록사머에 비해 향상된 젤 안정성을 보인다. 하지만 젤을 형성하는 데 평균적으로 5시간 이상의 오랜 시간이 소요되며 PLGA를 기반으로 한 고분자로서 조직에서 분해 시 산성화가 되어서 단백질과 같은 산에 불안정한 약물에는 적용하기 어렵다.

최근에는 위와 같은 합성고분자 단독이 아닌 천연고분자와 합성고분자의 복합체에 대한 연구가 많이 진행되고 있다. 천연고분자가 가지는 생분해성과 생체적합성을 기반으로 합성고분자를 통해 온도 감응성을 부여할 수 있으며 기계적 강도 역시 향상시킬 수 있기 때문이다. 생체적합성이 뛰어난 것으로 알려진 플루란에 폴리락타이드를 여러 비율로 중합하여 다양한 LCST를 가진 온도 감응성 고분자를 제작할 수 있다.[43] 이를 통해 염증성 질환이나 자가면역질환 치료제인 엔브렐(Enbrel®; Etanercept)을 서방형 제형으로 전달시킬 수 있다. 엔브렐은 TNF-α 수용체로 구성된 재조합 단백질로, 레미케이드(Remicade®)나 휴미라(Humira®)가 항원-항체반응에 따라 TNF-α 자체를 없애는 방식이라면 엔브렐은 TNF-α가 수용체에 도달하는 것만을 차단하는 특징이 있어 정상적인 세포를 파괴하지 않아 부작용이 가장 적은 자가면역질환 치료제로 세계적으로 큰 시장을 가지고 있다. 하지만 단백질이 가지는 생물학적 한계로 인해 일주일에 2회의 투여를 해야 하기에 서방형 제형의 필요성이 제기되고 있다. 엔브렐에 상반되는 이온성을 부여한 플루란-락타이드 공중합체를 통하여 엔브렐과 LCST 아래의 온도에서 이온복합체를 형성하고, LCST 이상의 온도(체내주입)에서 온도 감응성 고분자의 소수성에 의해 입자화된다. 이를 통하여 체내의 엔브렐의 혈중

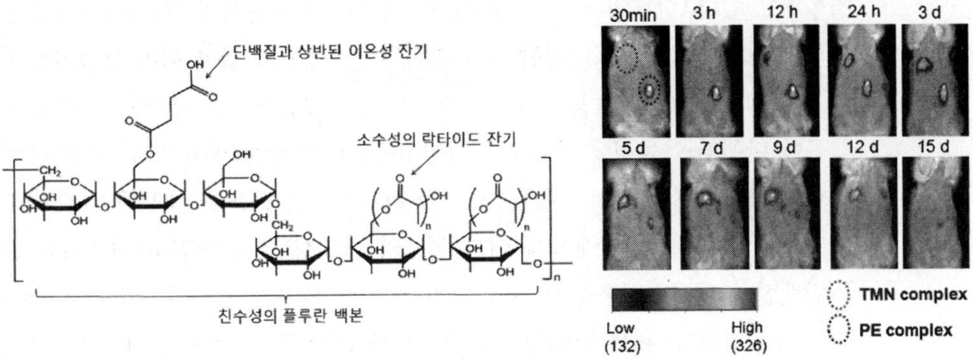

그림 12.18 온도 감응성 플루란-락타이드 공중합체를 통한 엔브렐의 서방화[43)]

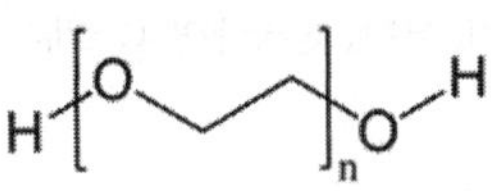

그림 12.19 폴리에틸렌글라이콜

농도가 장기간 높게 유지되는 것을 확인할 수 있었으며 2주에 한 번의 투약으로도 치료효과를 유지할 수 있음을 동물 실험을 통하여 확인하였다(그림 12.18).

(3) 폴리에틸렌글라이콜(poly ethylene glycol, PEG)

약물전달 시스템에 사용되는 생체재료가 가지고 있는 큰 문제점은, 생체적합성과 전달체의 확산을 방해하는 고분자 전달체와 세포외 기질에 존재하는 여러 단백질이나 구성물질과의 상호작용이다. 이 상호작용은 약물의 효율을 떨어뜨리고 체내에서 약물의 분배에도 영향을 미친다. 폴리에틸렌글라이콜의 첨가는 가장 보편화된 방법으로, 이러한 상호작용을 감소시켜 혈관에서의 단백질 약물의 순환시간을 증가시키고 조직으로의 확산을 도와준다.[44,45)] 폴리에틸렌글라이콜을 단백질의 특정 부위에 결합시키거나 여러 부위에 비특이적으로 결합시켜 단백질의 가수분해를 방지하고 항원성 감소 및 체내 잔류시간 연장에 효과가 있으며, 또한 임상시험에서도 특별한 부작용을 일으키지 않아 적용이 확산되고 있다(그림 12.19).

12.3.3 결론

제약 산업에서 바이오 의약품의 중요성이 점점 부각되고 있기에, 체내 안전성이 기타 화학합성의약품에 비해 월등히 높은 단백질 의약품에 대한 연구가 활발히 진행되고 있다. 단백질 의약품 대부분이 체내에서 안전성이 높지만 안정성이 낮아 이를 보안하기 위한 다양한 생체재료들이 소개되고 있고 이미 상품화를 통해 큰 시장을 형성한 기술들도 있다. 대표적으로 페길화 기술은 세계적으로 가장 성공한 단백질 약물전달 기술로 평가받고 있다. 하지만 체내 약효 지속시간이 1주일에 불과하며 합성고분자인 PEG의 잠재적 위험성 또한 내재되어 있기에 보다 지속적인 단백질 안정화에 대한 연구의 필요성 역시 여전히 제기되고 있다.

단백질 약물전달기술뿐 아니라 거의 모든 약물전달 기술의 궁극적인 목표는 역시 표적화이다. 비록 단백질 약물은 그 자체만으로도 훌륭한 표적화가 가능하지만 체내에는 이를 저지하는 수많은 변수들이 산재해 있기에, 단백질 약물용 생체재료를 통한 능동적 표적지향 기술의 연구가 앞으로의 단백질 약물전달용 생체재료의 주류를 이룰 것이라고 예상된다.

12.4 유전자전달용 생체재료

12.4.1 서론

현대 의약학의 비약적인 발전으로 인해 인류는 과거에 치명적이었던 많은 질병들을 극복할 수 있었으나, 아직 기존의 치료법으로는 완치가 어려운 암이나 유전질환 등의 난치병들이 많이 존재하는 것이 현실이다. 다수의 난치성질환이 유전자 이상 또는 유전자 조절 기작의 실패에 기인하는데, 유전자 치료는 치료용 유전물질(DNA, RNA 등)을 외부로부터 세포 내에 도입하여 문제의 유전자를 첨가, 수정, 대체, 또는 조절함으로써 그 원인을 없애 질병을 치료하는 것을 궁극적인 목적으로 한다. 기존의 치료들이 주로 증상의 완화와 치료에 중점을 두었다고 한다면, 유전자 치료는 질환의 근본적인 원인을 유전자 수준에서 찾아 제거하는 전략을 채택함으로써 난치성질환 치료를 위한 새로운 대안으로 떠오르고 있다. 또한 휴먼게놈 프로젝트로 얻을 수 있는 소중한 유전 정보들은 유전자 치료의 성공에 대한 기대를 한층 높이는 계기가 되었다. 그러나 음이온성 거대분자인 유전자 치료제는 유전자 자체만으로 인체 주입 시 효소에 의해 빠르게 분해되어 전달효율이 크게 저하되는 문제점이 있으며, 표적세포의 세포막을 통한 투과성이 낮아 높은 치료효과를 기대하기 어렵다. 따라서 치료용 유전자를 혈액 내에서 안정화시키고, 표적세포로 효율적으로 전달할 수 있는 적절한 유전자전달체가 필요한 상황이다. 유전자전달체는 표적세포로의 유전자전달에 높은 효율성을 확보할 수 있어야하며, 혈액과 조직 적합성과, 무독성, 무면역성, 그리고 보관이 쉽고 투여방법이 간단해야 한다.[46] 유전자전달체는 병원성을 없앤 바이러스를 이용한 바이러스성 전달체와 바이러스를 사용하지 않는 비바이러스성 전달체로 크게 분류할 수 있다. 바이러스성 전달체는 높은 효율성에서, 비바이러스성 전달체는 안전성과 경제성에 있어 각각의 장점을 지니고 있으므로 각 유전자전달체의 특성을 완전히 이해하고 치료하려는 질환의 특징과 환자의 상황에 따라 가장 적합한 유전자전달체를 선택해야 한다.

12.4.2 바이러스성 유전자전달체

바이러스는 인류와 오랜 시간 동안 함께 존재했으며, 인체의 방어시스템을 피하고 무력화시키기 위해 지속적인 진화를 거듭해 왔다. 또한 바이러스는 감염 후 숙주의 복제기전을 능동적으로 활용함으로써 자손의 복제를 이루어낸다. 바이러스성 전달체들은 이러한 바이러스의 숙주세포 감염기작을 치료유전자 전달에 이용함으로써 외부유전자의 세포 내 도입과 세포 내 전달에 있어 높은 효율성을 확보할 수 있다는 장점이 있다. 그러나 동물세포를 숙주로 필요로 하는 바이러스성 전달체는 바이러스 입자의 생산에 많은 비용이 필요하며, 바이러스 유래 단백질의 면역원성에 의한 면역반응 때문에 장기적인 투여에 어려움이 있다. 대부분의 바이러스성 전달체는 바이러스의 복제기능 유전자의 일부 또는 모두를 제거하고 대신 치료유전자의 서열을 삽입하여 표적세포에 전달 후 치료단백질을 생산할 수 있게 고안되어 있으나, 병원성 바이러스 복제의 가능성을 아직 완전히 배제하지 못하고 있다. 또한, 바이러스의 종류에 따라 바이러스 유전자의 숙주세포 염색체로의 삽입으로 인한 발암유전자의 활성화 가능성 등의 문제점을 함께 가지고 있기 때문에 임상에서의 사용에 있어 신중함을 필요로 한다. 현재 가장 많이 이용하고 있는 바이러스성 전달체는 레트로바이러스(retrovirus), 아데노바이러스(adenovirus), 아데노바이러스 유래 바이러스(adeno-associated virus), 렌티바이러스(lentivirus) 등이 있다.

12.4.3 비바이러스성 유전자전달체

앞에서 언급한 것과 같이 바이러스성 전달체의 임상적 안전성에 있어서의 한계로 인해, 최근 그 대체 전달방법으로서 비바이러스성 전달체의 사용이 활발히

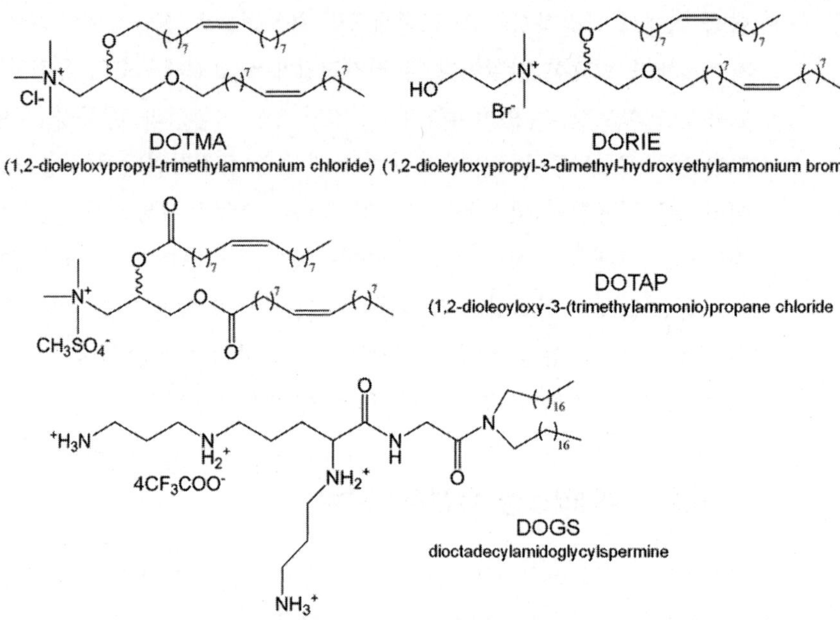

그림 12.20 양이온성 지질

연구되고 있다. 비바이러스성 전달체는 유전자와 복합체 형성이 잘 되고, 생산이 용이하며, 무엇보다 세포 내 독성 및 면역성 유발이 적기 때문에 인체 투여 시 안전성을 확보할 수 있는 데에 있다. 또한 비바이러스성 전달체는 목적에 따라 화학적 수식이 용이하여 특정 세포나 조직에 대한 표적지향성을 부여할 수 있으므로 바이러스성 전달체의 비특이적 유전자 전달에 대한 한계성을 극복할 수 있어, 비특이성으로 인한 부작용을 최소화하는 동시에 치료효과를 최적화할 수 있는 제형을 얻을 수 있다.

(1) 양이온성 지질

양이온성 지질(cationic lipid)은 생체막을 이루는 인지질과 마찬가지로 친수성 머리 부분과 소수성 꼬리로 만들어진 양친매성 물질이며, 양이온성 지질을 이용해서 인위적으로 지질이중층과 같은 막을 가진 리포좀을 만들 수 있다. 음전하를 띠는 유전자와 양전하를 띠는 리포좀을 섞어주면 이 둘 사이에 안정적인 결합으로 유전자-리포좀 복합체가 형성된다. 유전자-리포좀 복합체는 음전하를 띠고 생체막과 쉽게 융합하여 세포 내로 유입될 수 있다.[47]

대표적으로 사용되는 양이온성 지질로는 DOTMA, DOTAP, DORIE, DOGS 등이 있다(그림 12.20). 리포좀을 이용한 유전자 전달 방법은 바이러스를 이용한 방법보다는 효율이 낮지만 생체 내에서 면역원으로 작용하지 않으며, 상대적으

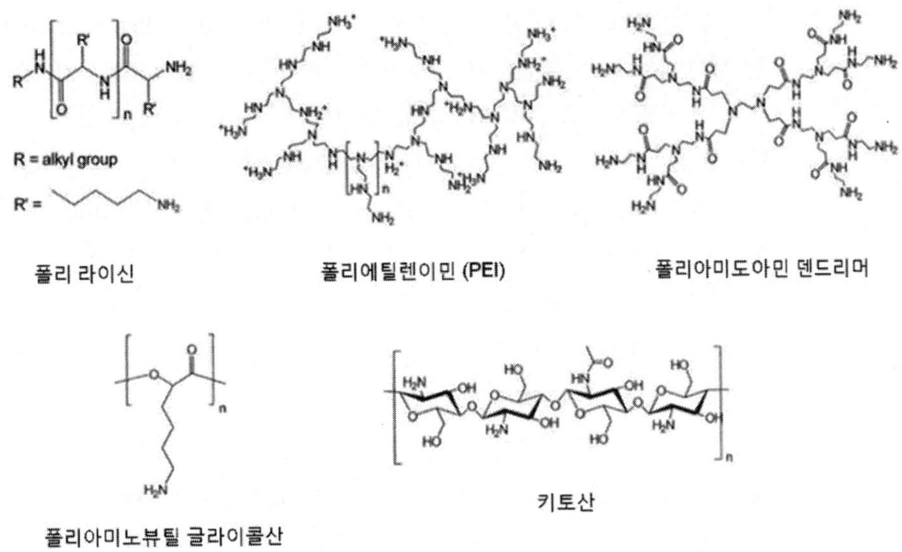

그림 12.21 고분자 유전자전달체[49]

로 실험이 용이하고 전달 효율이 높다는 측면에서 많이 사용되고 있다. 대표적인 유전자전달을 위한 시약으로서, invitrogen 사에서 제조 및 판매되고 있는 리포펙타민(lipofectamine™ 2000)이 있다. 리포펙타민은 양이온성 지질로 이루어진 리포좀 형태이며 음이온성인 유전자와의 정전기적인 결합을 이루거나 수상 환경인 리포좀 내부에 봉입하여 전달한다. 그러나 리포펙타민을 포함하는 리포좀은 체내 투여시간이나 비장의 세망내피계와 대식세포에 의해 쉽게 흡수되어 혈류 내 반감기가 급격히 떨어지며 혈중 단백질과의 흡착 및 리포좀의 응집현상에 의하여 구조적으로 불안정하게 되어 안정성에 문제가 되고 있다. 이러한 단점을 극복하기 위해 리포좀 구성요소인 인지질 표면에 친수성 고분자인 PEG를 도입하여 리포좀과 혈중 단백질 간의 흡착을 감소시켜 체내 반감기를 증가시키는 방법이 제안되고 있다.[48]

(2) 양이온성 고분자

고분자전달체는 천연물이거나 합성된 양이온성 고분자(cationic polymer)로서 양이온성 지질과 마찬가지로 음이온의 유전자와 전기적 상호작용을 통해 복합체(polyelectrolyte complex) 나노입자를 형성함으로써 세포 내 유전자전달을 매개할 수 있다. 합성고분자전달체로는 아미노산 공중합체인 poly(L-lysine)과 polyethylenimine (PEI), polyamidoamine 등을 주사슬로 하는 양이온성 고분자가 많이 사용된다(그림 12.21).[49]

다양한 양이온성 고분자 기반 유전자전달체 중 polyethylenimine(PEI)은 다양한 세포에서 높은 효율로 유전자전달을 매개할 수 있어 많은 연구에서 자주 사용되는 대표적인 고분자전달체 중 하나이다. PEI는 주사슬 내의 아민에 인하여 양이온성을 띠게 되며 음이온성인 유전자와 단시간 내에 고이온복합체를 형성하게 된다. PEI는 그 모양에 따라 가지형(branched)과 선형(linear)으로 나눌 수 있으며, 다양한 분자량으로 합성이 가능하다. 일반적으로 고분자 유전자전달체는 분자량이 증가할수록, 양이온의 밀도가 높아질수록 유전자의 전달효율은 높아지지만, 세포에 대한 독성이 증가하는 경향을 보인다.[50] 가지형 PEI 경우 양이온의 밀도가 높기 때문에 밀도가 낮은 직선형 PEI보다 더 높은 유전자전달효율을 보이지만, 상대적으로 높은 세포독성을 나타낸다. PEI의 다양한 분자량 중에서 높은 전달효율을 보이는 가지형의 25 K($M_w = 25{,}000$)가 표준으로 쓰이고 있는데, 유전자와 강력한 나노복합체를 형성함으로써 외부 분해효소로부터 유전자를 안전하게 보호할 수 있다. 가지형의 PEI의 또 다른 특징은 한 분자 안에 다른 pKa 값을 지닌 1차, 2차, 3차 아민들을 지니고 있어 주위 pH의 변화에 따라 수소 이온을 받거나(protonation) 잃을(deprotonation) 수 있다. 일반적으로 양이온성 고분자와 유전자 복합체는 엔도사이토시스(endocytosis)를 통해 세포 내로 유입되어 엔도좀(endosome) 내에 위치하게 되는데, 이때 엔도좀 막의 수소 이온(H^+) 펌프에 의해 수소 이온이 내부로 유입되고 엔도좀 내부 pH가 감소하게 된다. 이때 중성에서 이온화되지 않은 PEI의 아민이 수소 이온을 받아들여 이온화되며, 수소 이온과 함께 유입된 염소 이온(Cl^-)에 의한 삼투압의 증가로 물이 유입되고 엔도좀은 팽윤하여 막이 파괴되어 결과적으로 복합체의 엔도좀 이탈이 이루어진다. 이러한 PEI의 수소 이온 완충효과를 proton sponge 효과라고 하며 이로 인한 효율적 엔도좀 탈출은 산성 엔도좀 내에서의 유전자 분해와 손상을 최소화할 수 있다. 이러한 특징은 PEI의 높은 전달효율을 설명하는 하나의 유력한 가설로 여겨지고 있다. 그러나 PEI나 polyamidoamine 등의 양이온성 고분자는 비교적 높은 유전자 전달효율을 나타내는 반면, 체내에서 분해가 어려워 독성을 나타내는 단점이 있다. 이러한 단점을 개선하기 위해 최근 체내에서 분해될 수 있는 생분해성 고분자사슬을 도입한 합성 전달체가 많이 개발되고 있다. 생분해성 고분자들은 그 주사슬에 가수분해가 가능한 에스터 결합(ester bond, −COO−)을 지녔거나 환원성인 다이설파이드결합(disulfide bond, −S−S−)을 지녀 세포 내 전달 후 분자량이 작은 단량체로 분해되어 제거되므로, 장기간 투여 시 체내 축적에 의한 부작용의 가능성을 최소화할 수 있다. 또한 저분자량의 PEI를 친수성 고분자인 폴리에틸렌글라이콜 등과 교차적으로 연결시킴으로써 높은 전달효율을 보임과 동시에 독성을 감소시킬 수 있다는 예가 보고되었다.[51] 천연고분자를 기반으로 하는 전달체는 일반적으로 낮은 독성과 생분해성을 지니고 있어 천연고분자의 유전자전달 효율성을 높이기 위한 많은 연구가 이루어지고 있다. 대표적인 양이온성 천연고분자로 키토산 또는 콜라겐 등이 많이 사용되고 있다.

(3) 양이온성 펩타이드

유전자 전달의 새로운 전달체로 사용되고 있는 양이온성 펩타이드(cationic peptide)들은 다른 비바이러스성 전달체에 비하여 다양한 장점을 갖는 것으로 알려졌다. 양이온성 펩타이드는 염기성 잔기들뿐 아니라 다양한 아미노산기의 도입이 가능하기 때문에 효율적으로 유전자와 복합체를 형성할 수 있고 혈액에서의 안정성을 개선할 수 있는 전달체를 합성할 수 있는 것으로 알려져 있다.[52] 또한 복합체 표면에 리간드를 도입하여 특정 수용체나 세포에 특이성을 부여할 수 있으며, 엔도좀막을 선택적으로 분해하여 복합체들이 세포질로 쉽게 방출되도록 하는 기능을 부여할 수 있다. 또한 핵전이표지(nuclear localization signal, NLS)가 가능한 짧은 펩타이드 사슬을 도입하면 복합체가 핵에 더 잘 들어갈 수 있는 기능을 부여할 수 있다. 특히 아르기닌(arginine)은 모든 생물체에 존재하는 필수 아미노산이며 염기성 아미노산의 일종으로 이를 구성하는 구아니딘(guanidine)기로 인해 양이온성, 친수성 성질을 지닌다. 아르기닌은 라이신(lysine)과 함께 다양한 세포침투성 펩타이드(cell-penetrating peptides, CPPs)에서 많이 발견되고 있으며, 아르기닌 기반 펩타이드 전달체는 유전자 복합체의 세포 내 전달 후 엔도좀 이탈을 촉진하여 유전자전달 효율을 증가시킬 수 있다고 보고되었다.[53]

12.4.4 결론

이 장에서는 유전자약물의 임상적 사용을 위한 유전자전달용 생체재료의 종류와 특성에 대해 알아보았다. 유전자 치료를 위해서는 치료하고자 하는 질환과 치료 유전자의 종류와 특성을 신중하게 고려하여 적절한 유전자전달체를 선택하는 것이 치료의 효율성과 안전성을 확보하기 위해 매우 중요하다고 할 수 있다.

최근 표적 단백질의 발현을 전사 후 수준(mRNA 수준)에서 조절할 수 있는 RNA 간섭(RNA interference)효과를 유도할 수 있는 small interfering RNA (siRNA)는 유전자 치료의 임상적 가능성에 대한 기대를 한층 고조시키고 있다. 주로 합성을 통해 만들어지는 이중가닥의 siRNA 역시 앞에서 언급한 유전자 약물의 특성을 그대로 지니고 있어, 임상적 시험을 위해서는 효율적인 전달체의 개발이 우선되어야 한다. 그러므로 다양한 유전자 약물을 이용한 치료를 위해 안전한 생체적합성 재료를 이용한 유전자전달 효율성이 높은 전달체의 개발은 앞으로의 필수적인 과제라고 할 수 있다.

12.5 그 외의 약물전달용 생체재료

12.5.1 엔도좀 이탈 유도 전달체

고분자 의약품 또는 나노입자를 통한 약물전달은 대부분이 혈관을 통한 이동 경로를 택하기에 초창기에는 혈관 내에서의 안정화에 초점이 맞추어져 있었다. 하지만 약물의 대부분이 세포 내에서 작용하는 것이기에, 최근에는 혈관 내에서 표적세포의 안정적 이동과 동반하여 표적세포에서 내포작용 및 세포 내부에서의 입자 거동에 관련된 연구가 다수 보고되고 있다.

나노입자가 표적세포에 도달하게 되면, 세포막에 비특이적으로 흡착되어 세포의 내포작용을 유도하게 된다. 표적세포에 대한 특이성을 높이고 전달효율을 극

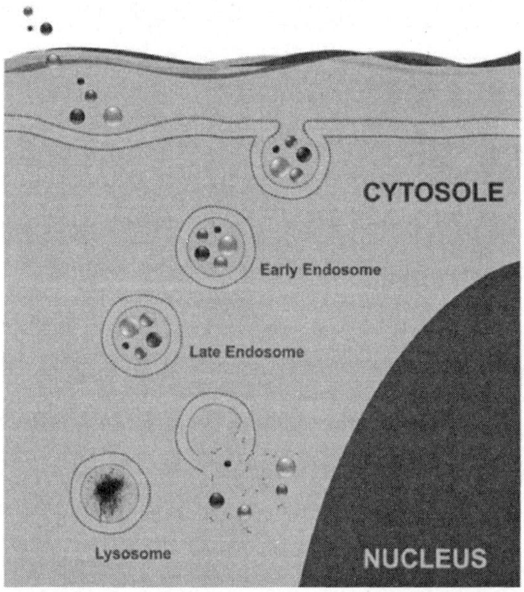

그림 12.22 세포의 내포작용과 엔도좀 이탈[55)]

대화하기 위해 표적세포 특이성 리간드를 나노입자 표면에 수식하는 방법을 이용하기도 한다. 이러한 표적지향성 리간드는 특정 세포 표면의 수용체와 특이적으로 결합하여 수용체 의존성 내포작용을 통해 약물의 세포 내 도입을 촉진한다.[54] 내포작용기작에 의해 나노입자는 엔도좀 내에 위치하게 되고 엔도좀은 빠르게 산성화되어 라이소좀으로 성장해 간다. 이러한 산성환경에서는 생리활성을 띠는 약물의 안정성이 떨어지게 되어 결국 분해되므로 전달체의 엔도좀 이탈은 필수적이라고 할 수 있다(그림 12.22). 이러한 엔도좀 이탈을 수행할 수 있는 고분자는 크게 펩타이드와 합성고분자로 구분할 수 있고 표 12.5에서 확인할 수 있다.[55]

유전자전달 관점에서 고분자전달체는 세포 내 독성 및 면역성 유발이 적어 안전하다는 장점을 가지지만 바이러스성 전달체에 비해 세포 내로의 내재화율이 낮고 세포 내 유입 후 엔도좀을 이탈하는 과정에서 어려움이 있으므로 낮은 유전자 발현 효율의 문제점을 극복해야 하는 실정이다. 따라서 전달체에 의해 전달된 유전자가 성공적으로 세포 내의 핵까지 전달되어 발현 효율을 높이기 위한 연구가 활발히 진행되고 있다. 유전자전달체의 세포 내재화율을 높이고, 세포 내 유입 후 엔도좀 이탈을 위해서 유전자전달체에 특정 파장을 받으면 세포막을 파괴할 수 있는 반응기를 도입한 연구가 소개되었다.[56] 나노복합체를 향해 특정 파장의 빛을 쏘여주면 1차적으로 세포막의 손상으로 나노복합체의 세포 내 유입률이 높아짐과 동시에 2차적으로 엔도좀 막의 손상으로 나노복합체가 엔도좀

표 12.5 엔도좀 이탈을 유도할 수 있는 고분자[55]

천연고분자		합성 고분자	
종류	기작	종류	기작
헤마토글루티닌	Fusion	폴리에틸렌이민(PEI)	Proton sponge
디프테리아 독소	Fusion	폴리아미도아민(PAAs)	Proton sponge
Sweet arrow 펩타이드	Fusion	폴리프로필아크릴산(PPAA)	Proton sponge
펜톤 베이스	Pore	암모늄 클로라이드	Proton sponge
프리온 단백질	Pore	클로로퀸	Proton sponge
폐렴구균용혈소	Pore	메틸아마이드	Proton sponge

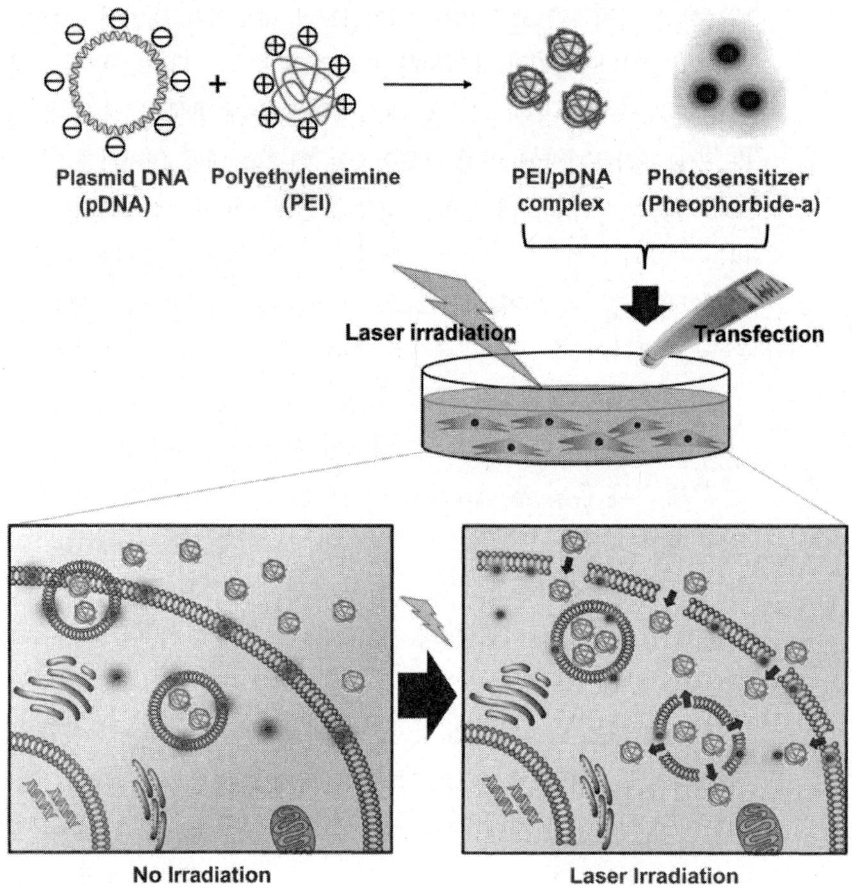

그림 12.23 엔도좀 이탈 유도를 통한 유전자전달 기술

을 쉽게 탈출한다(그림 12.23). 여기서 생체막의 손상은 세포가 사멸에 이르지 않는 정도의 손상을 의미하고, 이는 제공되는 빛의 세기를 조절하여 반응기의 활성 정도를 쉽게 조절할 수 있어 유전자의 손상이 없이 세포 내 유입 및 엔도좀 이탈을 유도할 수 있다.

12.5.2 조영제 안정화 생체재료

조영제란 조직의 성분이 비슷한 병변 조직과 주변 조직의 명암대비를 더욱 확실히 하여 질병의 위치나 크기, 상태 등을 명확히 관찰하기 위해 사용된다. 현재 신체 내부를 관찰할 수 있는 방법은 X-ray, 컴퓨터 단층 촬영(computer tomography, CT), 양전자 방출 단층 촬영(positron emission tomography, PET), 핵자기공명 영상화 기술(magnetic resonance imageing, MRI)과 같이 다양한 기술이 개발되어 있다. 그중 병변 조직과 주변 조직을 구별해 내는 데는 MRI가

탁월한 우수성과 안정성을 보인다. MRI 기술은 가장 최근에 개발된 기술이지만, 응용성이나 이용도는 날로 급속히 증가하고 있는 추세이며, 이는 MRI가 다른 영상화 기술에 비해 높은 안전성을 가지고 있기 때문이다. X-ray, CT, PET와 같은 방법은 조영을 위해서 방사성 물질을 투여하거나 방사선을 조사하여 환자가 일정량의 방사선에 노출되어 안전성에 대한 우려가 높은 상황이다. 그러나 MRI는 이러한 방사능의 문제점 및 적용 대상의 한계와 같은 단점들에 구애받지 않는 영상화 기술이라고 할 수 있다. MRI 조영제는 인체 조직에 존재하는 물분자 중 수소원자가 전자기장하에서 라디오파에 의해 들뜬 상태에서 기저상태로 돌아오는 이완시간(T1, T2 relaxation time)을 단축시켜 영상의 대비를 증가시키는 제제를 말한다. MRI 영상은 조영제의 사용을 통해서 조직 간 대비가 극대화될 수 있으며, 상자성 혹은 초상자성 물질을 이용하는 제제들이 주류를 이루고 있으며, 그 종류는 크게 T1 조영제로서 사용되는 가돌리늄(Gadolinium) 제제와 T2 조영제로서 사용되는 산화철(Iron oxide) 제제가 있다. 그중 T1 조영제로 주로 사용되는 가돌리늄은 분자량이 작고 독성이 강하기 때문에 조영제로 사용하는 데 많은 문제점을 가지고 있다. 이 때문에 가돌리늄과 DTPA(diethylene triamine pentaacetic acid)가 배위결합되어 형성된 DTPA-Gd 착물(Magnevist®)이 개발되었으며, 이는 FDA에서 최초로 승인받은 상자성 MRI 조영제이다. 그러나 DTPA-Gd는 여전히 짧은 반감기와 독성, 조직선택성 부재의 단점을 보유하고 있다. MRI에서 조영시간은 사용될 MRI 분광계의 자기장 강도에 따라 다르므로 일반적으로 널리 보급되어 있는 저자기장 MRI 분광계의 경우에는 조영시간이 길어야 한다. 그러므로 반감기가 짧고, 독성이 있으며, 병변조직에 대한 선택성이 결여된 DTPA-Gd 착물은 MRI 조영제로서 한계가 있다.[57] 이러한 문제점들을 극복하기 위하여 생체적합성이 우수하며 높은 분자량을 가지는 생체재료와 DTPA-Gd 착물을 공유결합으로 접합시켜 기존 DTPA-Gd 착물의 단점을 개선하는 방향의 연구가 진행되었다. 생체적합성이 우수하며 다량의 하이드록실기를 보유함으로써 주위 물분자들을 다량 함유할 수 있는 플루란에 DTPA-Gd 착물을 접합함으로써 기존 DTPA-Gd 착물의 반감기 증가 및 독성 감소, 조직 간 대비효과 증가, 조직선택성 부여 등의 효과를 부여하는 방향의 연구가 소개되었다(그림 12.24).[58]

T2 조영제로 주로 사용되는 산화철 나노입자 계열의 제품들은 매우 적은 양을 사용하더라도 큰 조영 효과를 얻을 수 있다는 장점을 가지고 있다. 하지만 이들의 강한 시그널로 인해 질병의 위치에 관한 정보는 정확하게 전달되는 반면, 질병의 종류를 판단하기에는 큰 문제점을 가지고 있다. 대표적인 산화철 나

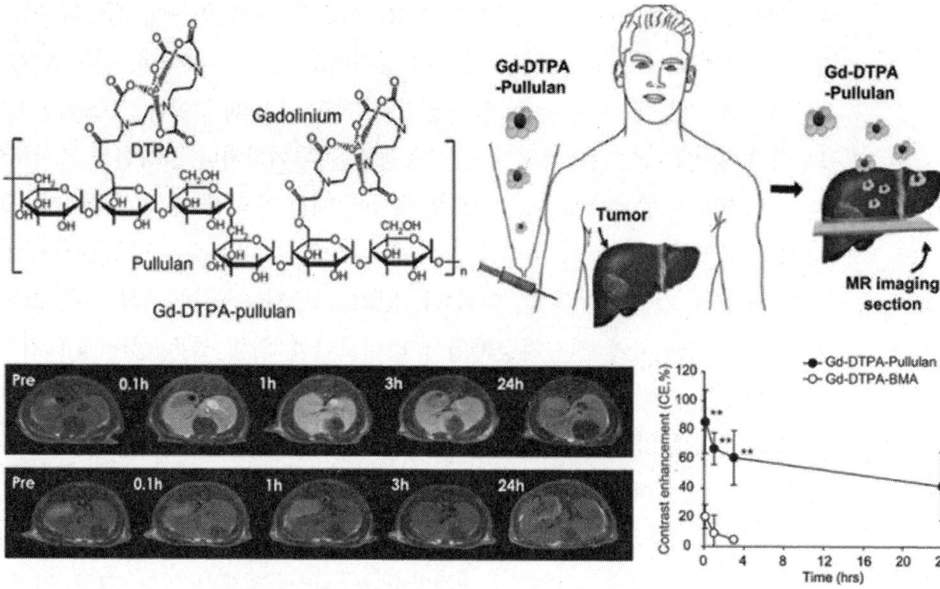

그림 12.24 플루란을 통한 조영제(Gd–DTPA)의 안정화 및 조직과의 대비효과 증가

노입자 조영제인 레조비스트(Resovist®, ferucarbotran)는 세망내피계를 통해 간의 조직에 축적되는 것을 기본 원리로 하여 간의 MRI 촬영에 이용되는 초상자성 조영제이다. 하지만 실제로 간 병변에 대한 정확한 영상을 얻는지에 대해 큰 신뢰를 얻지 못하고 있다. 때문에 산화철 나노입자를 다양한 생체고분자를 이용하여 코팅함으로써 세망내피계 회피 및 조직선택성의 효과를 부여하는 방향의 연구가 진행되고 있다.

■ 참고문헌

1. Y. Matsumura, H. Maeda, Cancer Res., 46, 6387-92 (1986).
2. H. Ringsdorf, J. Polym. Sci. Symp., 51, 135-53 (1975).
3. V. Preat et al., J. Control. Release, 148, 135-46 (2010).
4. J.S. Ross et al., Am. J. Clin. Pathol., 122, 598-609 (2004).
5. J.K. Vasir, V. Labhasetwar, Adv. Drug. Deliv. Rev., 59, 718-28 (2007).
6. H. Maeda, Y. Matsumura, Crit. Rev. Ther. Drug. Carrier. Syst., 6, 193-210 (1988).
7. H. Maeda, Adv. Drug Deliv. Rev., 6, 181-202 (1991).
8. M. Yokoyama et al., J. Drug Target., 7, 171-86 (1999).
9. D.A. Putnam et al., Biochem. Pharmacol., 52, 957-62 (1996).

10. D. Papahadjopoulos et al., P. Natl. Acad. Sci., 88, 11460-4 (1991).
11. D. Peer et al., Nat. Nanotechnol., 2, 751-60 (2007).
12. T.M. Allen, P.R. Cullis, Science, 303, 1818-22 (2004).
13. H.S. Cho et al., Nature, 421, 756-60 (2003).
14. 이해방, 송수창, 약물전달 시스템 기술과 응용, 문운당, 서울, p. 120-36 (2007).
15. A.T. Florence, D. Attwood, Physicochemical Principles of Pharmacy, 3rd ed., Macmillan Press, 380 (1998).
16. P. Watson et al., Adv. Drug Deliv. Rev., 57, 43-61 (2005).
17. T. Volk et al., Br. J. Cancer, 68, 492-500 (1993).
18. K.S. Kim et al., Biomaterials, 35, 337-343 (2014).
19. D. Ling et al., J. Am. Chem. Soc., 136, 5647-55 (2014).
20. A. Apel, H. Hirt, Annu. Rev. Plant Biol., 55, 373-99 (2004).
21. S.C. Gupta et al., Antioxide. Redox. Signal., 16, 1295-322 (2012).
22. C.C. Song et al., J. Mmater. Chem., B, 2, 3413-26 (2014).
23. B.L. Allen et al., ACS Nano, 5, 5263-72 (2011).
24. H. Xu et al., Accounts Chem. Res., 46, 1647-58 (2013).
25. X. Fu et al., Biomacromolecules, 15, 1055-61 (2014).
26. C.H. Alarcon et al., Chem. Soc. Rev., 34, 276-85 (2005).
27. J.E. Chung et al., J. Control. Release, 65, 93-103 (2000).
28. S.C. Song, et al., Macromolecules, 32, 2188-93 (1999).
29. S.B. Lee, et al., J. Am. Chem. Soc., 122, 8315-6 (2000).
30. B.H. Lee, et al., Macromolecules, 37, 4533-7 (2004).
31. B.H. Lee, et al., Macromolecules, 35, 3876-9 (2002).
32. G.D. Kang, et al., Int. J. Pharma., 319, 29-36 (2006).
33. 한국산업기술평가원, 산업기술혁신 5개년 계획 (2003).
34. BCC Research (2012).
35. S. Freiberg, X.X. Zhu, Int. J. Pharm., 282, 1-18 (2004).
36. V.R. Sinha, A. Trehan, J. Control. Release, 90, 261-80 (2003).
37. W.M. Saltzman, S.P. Baldwin, Adv. Drug Deliv. Rev., 33, 71-86 (1998).
38. W. Park, K. Na, Colloid. Surface. B, 72, 193-200 (2009).
39. C.K. Han, Y.H. Bae, Polymer, 39, 2809-14 (1998).
40. I.C. Kwon et al., Nature, 354, 291-3 (1991).

41. M. Katakam et al., J. Control. Release, 49, 21-6 (1997).
42. R.C. Rathi, et al., US patent, US6201072, (2001).
43. Y.S. Jung et al., J. Control. Release, 171, 143-51 (2013).
44. M. Werle, A. Bernkop-Schnurch, Amino Acids, 30, 351-67 (2006).
45. M. Stroh et al., Nat. Mater., 3, 489-94 (2004).
46. T.G. Park et al., Adv. Drug Del. Rev., 58, 467-86 (2006).
47. O. Zelphati, F.C. Szoka, P. Natl. Acad. Sci., 93, 11493-8 (1996).
48. J.K. Kim et al., J. Pharm. Pharmacol., 55, 453-60 (2003).
49. J.H. Jeong et al., Prog. Polym. Sci., 32, 1239-74 (2007).
50. D. Fischer et al., Pharm. Res., 16, 1273-9 (1999).
51. W. Park et al., Biomaterials, 32, 8261-70 (2011).
52. V.A. Bloomfield, Curr. Opin. Struct. Biol., 6, 334-41 (1996).
53. T. Kim et al., Biomaterials, 30, 658-64 (2009).
54. D.W. Pack et al., Nat. Rev. Drug Discov., 4, 581-93 (2005).
55. A.K. Varkouhi et al., J. Control. Release, 151, 220-8 (2011).
56. S. Park et al., Adv. Func. Mater., 25, 3472-82 (2015).
57. J.P. Heiken et al., Radiology, 171, 47-51 (1989).
58. H. Yim et al., Biomaterials, 32, 5187-94 (2011).

13장

생체재료용 3D 프린팅 기술

• 윤희숙 (재료연구소)
• 김근형 (성균관대학교)
• 김정성 (건양대학교)

13.1 서론

3D 프린팅이란 3차원 형상을 컴퓨터 모델링 작업을 통해 2차원 평면으로 미분한 디지털 파일을 3차원 구조체의 최종 물성에 의해 고분자, 금속, 세라믹 등 선택된 소재를 선택하고 3D 프린터라고 불리는 인쇄시스템을 이용하여 일단 평면(2차원)을 프린트하고, 이것을 한 층씩(layer-by-layer) 계속 쌓아올려 입체(3차원) 구조물을 제조하는 기술이다(그림 13.1). 2013년 미국 오바마 대통령이 국정연설에서 3D 프린팅을 미국 제조업을 부흥시킬 기술로 언급함과 함께, 같은 해 MIT에서 발표한 '10 Breakthrough Technologies', 전문 경영컨설팅 업체인 맥킨지에서 '와해적 혁신을 유발할 것으로 예상되는 12개 기술' 및 세계경제포럼에서 선정한 '미래 10대 유망기술' 등에 연속적으로 3D 프린팅 기술이 채택되면서 3D 프린팅 기술은 기존 절삭가공법(subtractive manufacturing)의 한계점을 크게 극복할 신 제조공정으로 뜨거운 주목을 받고 있다. 하지만 ASTM에 의하여 'additive manufacturing'(첨삭가공, AM)이라고 규정된 이 공정기술은 사실은 새로운 개념의 신기술이 아니다.

1981년 일본 나고야 시립연구소의 히데오 코다마에 의해 빛을 이용하여 액상 광경화수지를 고체층으로 형성해 3차원 제품을 만드는 개념이 최초로 제안되었으며, 1984년 미국의 Charles Hull이 디지털 데이터로부터 물리적인 3차원 개체를 인쇄할 수 있는 과정인 Stereolithography를 개발하여 특허를 출원하였다(apparatus for production of three-dimensional objects by stereolithography, US4575330A, 1986). 이후 그는 3D Systems사를 설립, 1988년에 첫 입체인쇄술인 stereolithographic apparatus, SLA를 개발·상용화한 비교적 오래된 기술이다. SLA에 이어 분말형태의 재료에 강한 CO2 레이저를 사용하여 재료를 녹여 경

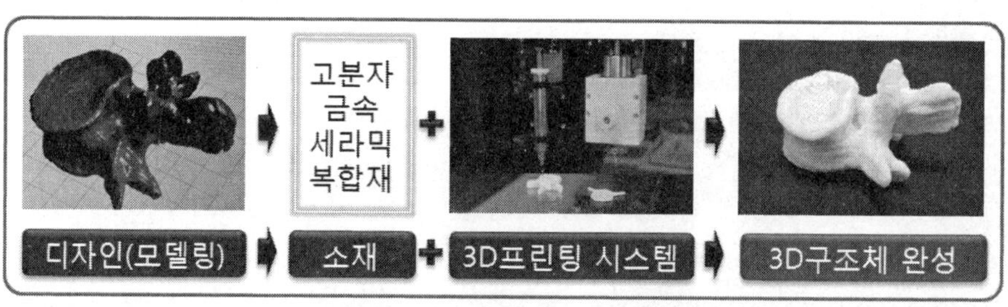

그림 13.1 3D 프린팅 공정 개념도

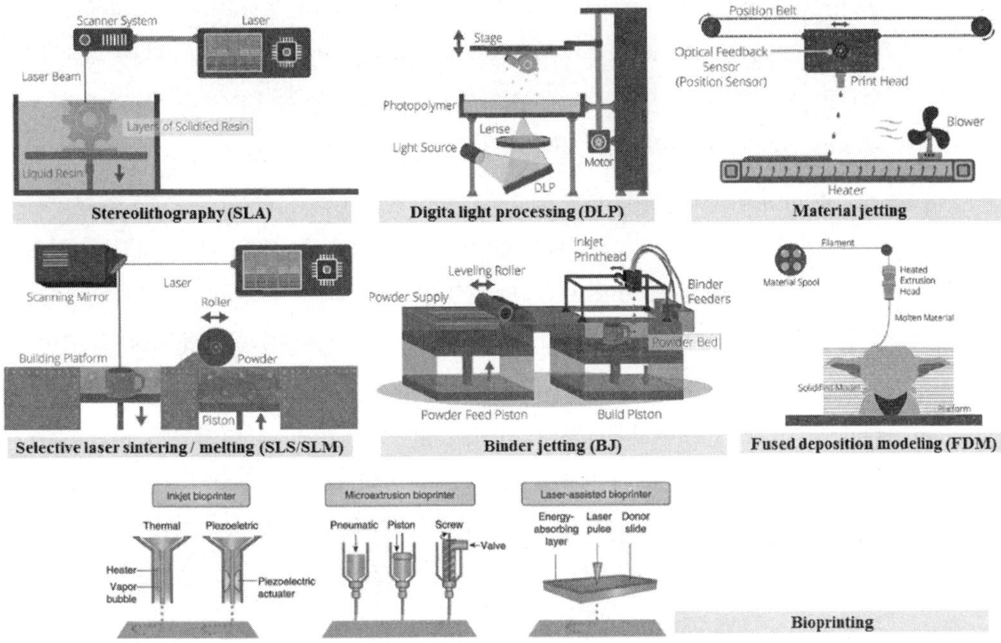

그림 13.2 다양한 3D 프린팅 원리 예(3dpi.tv)

화시켜 형상을 만드는 대표적인 3D 프린팅 방식인 선택적 레이저 소결 조형방식(selective laser sintering, SLS)은 1987년에 미국 텍사스대학의 Carl Deckard에 의해 개발되어 특허출원(apparatus for producing parts by selective sintering, US5597589A)되었고, DTM사가 상용화하지만 이후 3D Systems에 인수되었다. 이 SLS기술은 EOS사에서도 상용화되어 이후 특허분쟁이 발생하였으나 2004년 상호특허를 사용할 수 있도록 되었다. SLS 방식으로 금속소재를 사용할 경우 3D Systems에서는 direct metal printing(DMP)로, EOS에서는 direct metal laser sintering(DMLS)라는 별도의 용어를 사용하고 있다. SLA 및 SLS 방식에 이어 저가 혹은 개인용 3D 프린터에서 가장 많이 볼 수 있는 열가소성이 있는 물질을 필라멘트 형태로 공급하여 3차원 형상을 만드는 FDM(fused deposition modeling) 방식은 1989년 S. Scott Crump에 의해 특허출원(apparatus and method for creating three-dimensional objects, US5121329A)되었고 3D Systems과 더불어 3D 프린팅의 양대 산맥인 Stratasys에 의하여 상용화되었다. 이후 다양한 원리의 3D 프린팅 방식이 개발되었으며, 그 예를 그림 13.2에 나타내었다. 한편, 기술의 고도화와 더불어 출력물의 완성도가 높아지고 적용 가능한 소재가 다양화되면서 기존 공정기술의 한계를 극복할 수 있는 기술로 3D 프린팅 기술이 재조명받기 시작했다. 이와 더불어 대표적인 3대 3D 프린팅 방식인 SLA, FDM, SLS 방식의 특허기간이 각각 2006년, 2009년, 2014년에 만료되어 해당 기술의 활용이 가능하며 또한 IT기술의 발달과 무료로 디지털 데이터를 공유하는 오픈소스 접근법의 도입은 3D 프린팅 기술의 대중화에 기폭제 역할을 하였다. 해당 기술은 의료, 항공우주, 국방, 자동차, 각종 산업부품, 음식, 귀금속, 가전 및 개인맞춤형 시장 등 다양한 산업군에서 기존 공정의 한계극복 기술로 도입이 시도되고 있다. 특히, GSV capital에 의한 2020년 미래시장 예측에 따르면 의료바이오 분야에서의 3D 프린팅 기술 활용이 전체의 25%로 가장 큰 시장을 형성할 것으로 기대되고 있다. 이는 '개인 맞춤형 다품종 소량생산'이 가능한 3D 프린팅 기술의 특징을 고부가가치 산업군인 의료 분야에 적용하여 수술보조, 인공기관, 조직재생용 디바이스 및 약제 제조 등 다양한 환자맞춤형 기술을 통한 치료효율의 극대화를 기대할 수 있기 때문일 것이다. 이 장에서는 의료바이오 분야에 적용되는 3D 프린팅 기술을 연조직 재생에 주로 적용되는 세포 프린팅, 경조직 대체 혹은 재생에 주로 적용되는 금속 및 세라믹 프린팅으로 분류하여 기본 개념을 설명하고 연구동향을 살펴보고자 한다.

13.2 세포 프린팅 기술

1954년 최초로 일란성 쌍둥이에게 성공적으로 신장이식이 진행된 이후, 장기 이식은 지금까지도 불치병으로 간주된 많은 질병을 치료하고 생명을 구할 수 있는 치료법이다. 현재 미국의 경우, 매일 평균 79명의 사람들이 장기를 이식 받고 있으며, 세계적으로 매년 수백만 명의 환자가 손상된 조직이나 장기의 치료를 목적으로 건강한 장기나 조직의 이식을 위한 외과적 수술을 받고 있다. 그러나 장기이식은 장기 제공자 수가 심각하게 부족한 상황이며 따라서 공급의 문제를 극복하기에는 한계가 있다. 또한 감염 및 기증 조직에 대한 거부 반응의 문제도 있기 때문에, 현대 사회는 인공장기의 개발이 절실히 요구되는 상황이다. 조직공학(TE, tissue engineering)은 생체 조직을 모방하여 손상된 인체의 조직을 재생(regeneration), 복구(repair), 또는 대체(replace)를 위해 생명과학과 공학, 의학 등이 결합된 다학제 간 융합 학문이다.

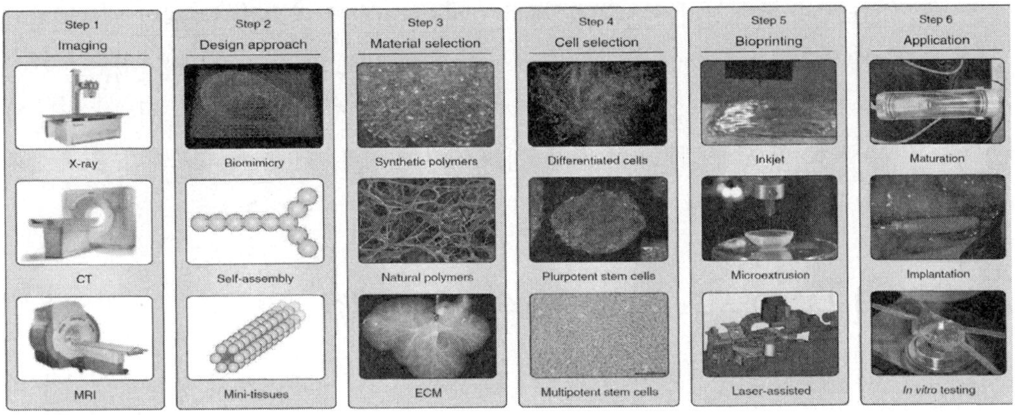

그림 13.3 조직재생을 위한 3D 세포 프린팅 기술[13)]

기존의 조직공학 분야에서의 3D 프린팅 기술을 이용한 조직재생용 구조체(scaffold)는 생체적합성, 생분해성 특성을 갖는 합성 또는 천연고분자재료를 이용하여 다공성의 구조체(pre-made porous scaffold)를 디자인된 형상으로 제작하고 이에 세포를 주입(seeding)하였다. 하지만 이러한 방식은 세포를 주입한 후에 이들 스스로 잘 성장하기를 기대하는 다소 수동적인 면이 있지만, 3D 세포 프린팅 기술은 살아 있는 세포를 원하는 양과 위치에 3차원으로 위치시킴으로써 조금 더 능동적인 엔지니어링이 가능한 방식이라고 할 수 있다. 이러한 개념은 2003년 미국 사우스캐롤라이나주 의과대학교(Medical University of South Carolina)의 Vladdimir Mironov 교수가 Organ printing: computer-aided jet-based 3D tissue engineering 논문을 Trends in Biotechnology 저널에 발표하면서 소개되었다. 잉크젯 방식의 프린터에 기존의 잉크를 대신해 세포가 포함된 바이오잉크(bio-ink)를 약 50마이크로미터 크기로 프린트하는 데 성공하였다. 또한, 프린팅 이후에 시간이 지남에 따라, 응집된 세포들 간에 자가조립(self-assembly)이 되어 조직유사체(Tissue-like structure)를 형성하는 결과를 보였다. 즉 원하는 세포를 원하는 위치에 프린팅한 후, 세포배양을 하게 되면 원하는 조직이나 장기를 제작할 수 있는 근거를 제공하였다. 이를 통해 다양한 생체조직에 적합한 맞춤형 바이오잉크를 개발하고, 이를 활용한 3D 세포 프린팅(cell-printing) 기술을 통해 세포가 포함된 구조체를 제작하는 연구가 시도되고 있다.

세포를 원하는 위치에 프린트하는 3D 세포 프린팅 기술은 기존의 합성고분자들을 이용한 많은 연구자들의 3차원 구조체 제작 연구를 통해 이루어질 수 있었다. 2002년 미국 드렉셀 대학교(Drexel University)의 Wei Sun 교수는 Computer aided tissue engineering(CATE)이라는 이름으로 환자의 CT 및 MRI 이미지 정보로부터 해부학적 모델링을 통한 인체의 조직과 장기를 3차원의 상호연결된 다공성구조(Interconnected porous structure)로 프린트하는 개념을 최초로 제시하기도 하였다. 이를 바탕으로 현재 프린트되고 있는 장기는 귀, 혈관, 피부, 방광 등이 있으며, 머지않아 심장, 간과 같은 장기를 프린트하는 시대가 올 것으로 기대된다.

13.2.1 3D 세포 프린팅 기술의 분류와 특징

3D 세포 프린팅 기술은 이제 막 태동하기 시작한 학문으로서 명확한 정의가 내려져 있지 않지만, "조직의 재생이나 의학적 용도로 이용하기 위해 컴퓨터를 기반으로 생명체와 무생명체 모두를 적층하여 패턴을 만들거나 조합하는 기술"이라고 정의할 수 있을 것이다. 3D 세포 프린팅 기술을 이용한 인공 조직/장기의

표 13.1 3D 세포 프린팅 기술의 분류[27)]

	Inkjet-Based	Laser-Based	Extrusion-Based
Resolution	Medium	High	Medium-low
Droplet size	50~30 μm	〉 20 μm	100 μm-1mm
Accuracy	Medium	High	Medium-low
Materials	Liquids, hydrogels	Cells in media	Hydrogels, cell aggregates
Commercial availability	Yes	No	Yes
Multicelluter feasibility	Yes	Yes	Yes
Mechanical/structural integrity	Low	Low	High
Fabrication time	Long-medium	Long	short
Cell viability	High	Medium	Medium-high
Processing modes	Thermal and mechanical	Optical	Mechenical, themal, and chemical
Throughput	High	Low-medium	Medium
Control singe-cell printing	Low	High	Medium
Hydrogel viscosity	Low	Medium	High
Gelation speed	High	High	Medium
Advanteges	Affordable, versatile	High accuracy, single cell manipulation, high-viscosity material	Multiple compositions, good mechanical properties
Disadvantages	Low viscosity prevents build-up in 3D, low strength	Cell-unfriendly, low scalability, bow viscosity prevents build-up in 3D	Shear stress on nozzle tip wall, limited biomaterial used, relatively low accuracy

제조 방법은 전처리, 주처리, 후처리 이렇게 3가지 단계로 나뉜다. 전처리는 프린트할 조직이나 장기의 청사진을 이미지 소프트웨어와 컴퓨터를 이용하여 디자인하는 것을 의미한다. 디자인에 대한 청사진을 그린 후 3D 프린터로 구조체를 프린트한다. 이러한 디자인과 프린팅은 프로세스 후 조직의 발달을 가속화시키는 특수 챔버인 바이오리액터(bioreactor) 내에서 진행되는 것이 일반적이다. 이러한 3D 세포 프린팅 기술은 제조 기술별로 잉크젯 기반, 레이저 기반, 압출 기반의 3종류로 분류되고 있으며 여기에서는 이에 대해 살펴보도록 한다.

(1) 잉크젯 기반(inkjet-based) 3D 세포 프린팅

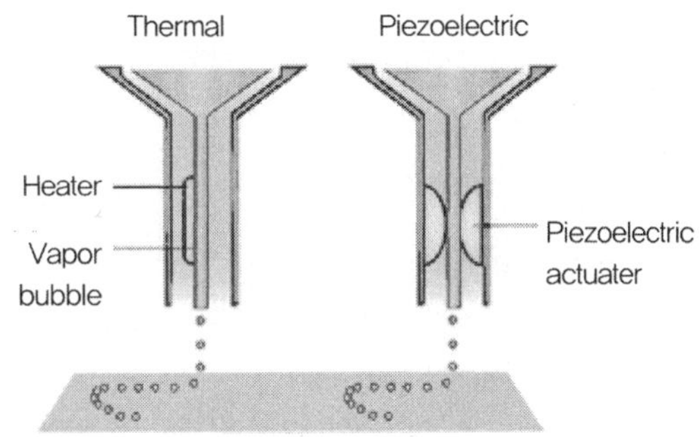

그림 13.4 잉크젯 기반 세포 프린팅 기술[13)]

1980년대부터 문서를 프린트하는 용도로 사용되던 잉크젯 프린터는 3D 세포 프린팅 기술로 최초로 시도된 프린팅 기법이다. 이 공정은 하나의 미세한 잉크 방울을 좁은 구멍을 통해 분출시켜 프린트하는 표면에 증착시키는 기법을 통해 프린트하는 방식이다. 2003년 미국 클램슨 대학(Clemson University)의 토마스 볼랜드 교수 연구팀은 최초로 잉크젯 기반 3D 세포 프린팅 기술을 선보였으며, 초기의 잉크젯 세포 프린팅의 경우 일반적인 잉크를 세포가 섞인 바이오잉크로 교체하는 정도에 불과했으나, 점차 3차원 형태를 프린팅할 수 있도록 특수 제작된 잉크젯 기반 세포 프린터가 생산되고 있다.

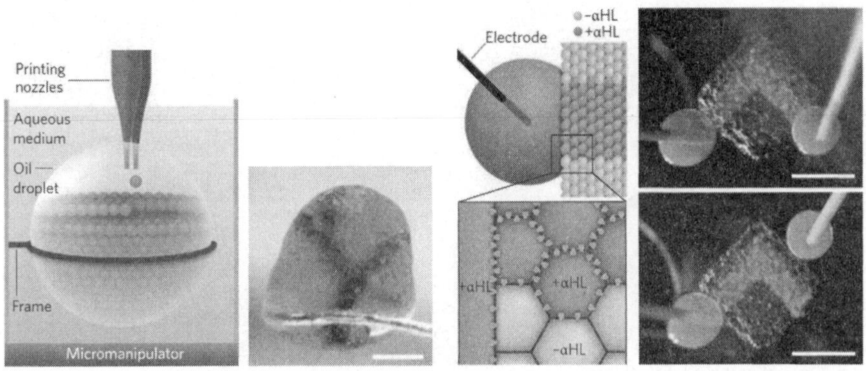

그림 13.5 대표적인 잉크젯 기법을 이용한 3D 세포 프린팅 기술[28)]

잉크젯 기반 3D 세포 프린팅 기술은 잉크젯 액체 방울을 토출하기 위해서 잉크젯 프린터는 열(thermal) 또는 압전(piezoelectric) 방식을 이용하는데, 이에 따라 잉크젯 기반 프린터는 크게 2가지, 열전달 방식의 잉크젯 프린터와 압전 소자 방식의 잉크젯 프린터로 구분된다. 잉크젯 기반 프린팅 기술의 장점으로서 높은 가공 속도, 낮은 비용과 넓은 가용성을 들 수 있다. 반면 세포와 재료가 열, 압력에 의한 스트레스 및 변성, 낮은 방울의 방향성, 불규칙한 방울 사이즈, 노즐이 자주 막히는 등의 단점이 있으며 이를 극복하기 위한 연구가 진행되고 있다.

(2) 레이저 기반(laser-based) 3D 세포 프린팅

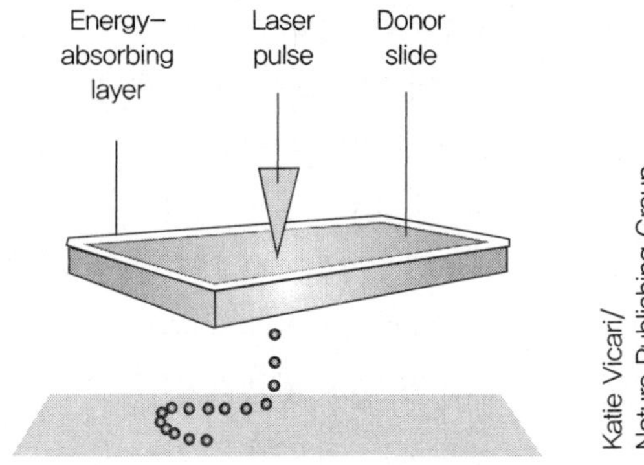

그림 13.6 레이저 기반 세포 프린팅 기술[13)]

레이저 기반 바이오 프린팅 기술은 미네소타주립대학(University of Minnesota)의 David J. Odde 교수와 미시간공과대학(Michigan Technological University)의 Michael J. Renn 교수의 레이저를 이용한 2D 형태의 세포 정렬 및 정확한 패턴 환경의 제어 연구를 시작으로 1999년에 처음 도입되었다. 이 기술은 흡수층(absorbing layer)에 세포가 포함된 바이오잉크를 놓고 고해상도의 레이저를 주사 거울(scanning mirrors)에 발사하여 렌즈(focusing lens)를 통해 초점 및 X, Y를 제어하고 흡수

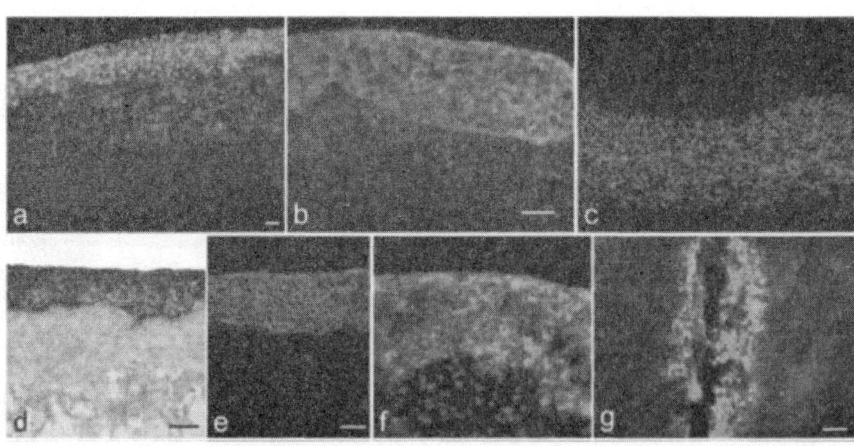

그림 13.7 대표적인 레이저 기법을 이용한 3D 세포 프린팅 기술[26)]

층에 레이저가 조사된 에너지만큼 하단 기판(substrate)에 세포를 마이크로 단위로 미세하게 떨어뜨려서 프린트하는 방법이다. 이러한 레이저 프린팅 방법은 매우 정밀하고 정확한 구조체를 제작할 수 있으나, 3차원 구조체로 제작하기는 어렵다. 또한 레이저에 의한 세포(바이오잉크에 포함되어 있는)의 열손상을 가져와 제작된 구조체의 초기 세포 생존율은 잉크젯, 압출 기반 세포 프린팅 기술에 비해 상대적으로 낮은 것으로 평가되고 있다.

(3) 압출 기반(extrusion-based) 3D 세포 프린팅

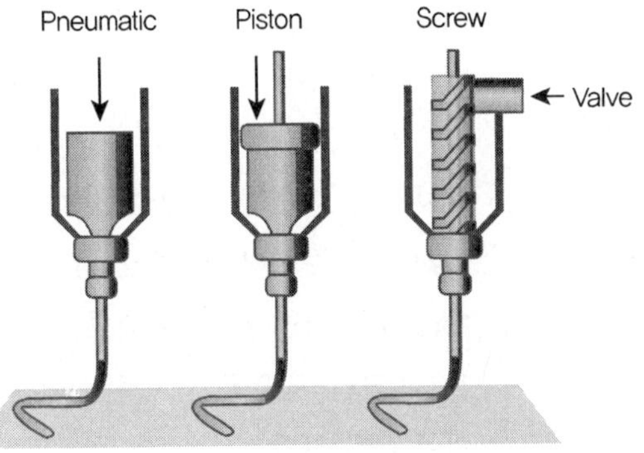

그림 13.8 압출 기반 세포 프린팅 기술[13)]

압출 기반의 프린팅 기술은 조직공학이 정립된 이후 생체조직 구조체를 제작하기 위한 기술로서, 2000년에 미국 코넬대학(Cornell University) Hod Lipson 교수 연구팀의 'Fab@Home' 프로젝트를 시작으로 현재까지 연구되어 왔다. 압출 기반 프린팅 기술은 공기 압력 또는 피스톤 및 스크루의 구동방식을 택하며, 최근 3D 세포 프린팅 기술에 접목되어 사용되고 있다. 압출 방식을 이용한 3D 세포 프린팅 기술은 바이오잉크의 직접적인 유동흐름에 의한 토출방식이 아닌 구동시스템의 조작에 의한 토출 제어가 가능하기 때문에 정확하고 미세한 인공 세포구조체를 제작할 수 있다. 특히, 피스톤 및 스크루 구동방식은 공기압력 구동방식보다 높은 점도의 특징을 갖는 다양한 바이오잉크를 출력하기에 유리하지만, 높은 압력에 의한 미세노즐에서의 전단응력에

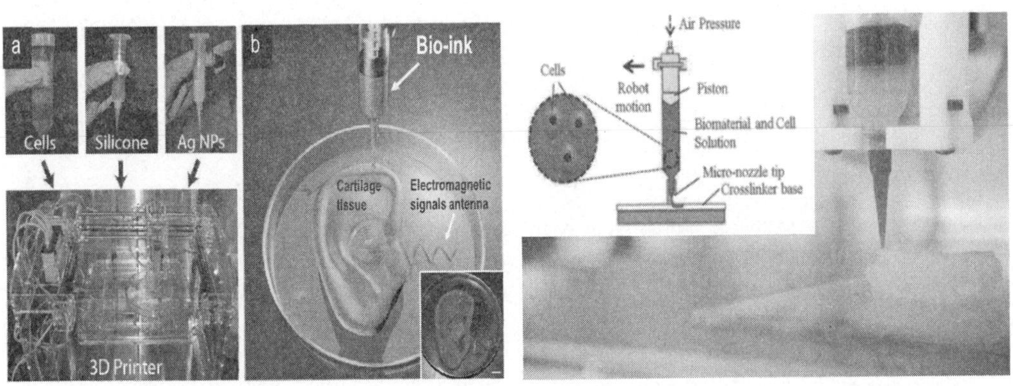

그림 13.9 대표적인 압출 기법을 이용한 3D 세포 프린팅 기술(www.extremetch.com)

의해 세포가 손상될 수 있다. 따라서 압출 기반 세포 프린팅 기술에서 세포구조체를 제작할 때에는 제작하고자 하는 구조체에 따라 구동방식의 신중한 선택이 필요하다.

13.2.2 3D 세포 프린팅 소재의 특징

3D 프린팅 기술을 이용하여 인공조직을 제작하기 위해서는 3차원 구조로 프린트가 가능하고 가공 후에 형태를 유지할 수 있는 특성을 갖는 생체재료가 필요하다. 생체재료로서 요구되는 특성 중에서 필수불가결한 특성은 생체적합성이며, 사용 목적 및 용도에 따라 기계적, 물리적 성질 및 성형가공성이 요구된다. 3D 세포 프린팅 기술은 기존의 3D 프린팅 기술과는 달리 살아 있는 세포와 생체재료를 이용해 실제 조직과 유사한 형태와 구조를 가진 3차원 인공조직을 제작하는 기술이다. 따라서 3D 세포 프린팅이 가능한 알지네이트(alginate), 콜라겐(collagen)과 같은 생체고분자재료(biological polymers)를 활용하여 이에 원하는 조직의 세포를 혼합한 생물학적/물리적 특성을 갖는 바이오잉크(bio-ink)를 사용해야 한다.

바이오잉크 재료로서의 생체고분자는 인공으로 합성된 재료뿐만 아니라 단백

표 13.2 바이오잉크의 요구 조건(Nature Biotechnology, 2014, 32, 773)

Ideal material properties for 3D cell-printing	
The selection of appropriate materials for use in bioprinting and their performance in a particular application depend on several features. These are listed below.	
Printability	Properties that facilitate handing and depositon by the bioprinter may include viscosity, gelation methods and rheological properties
Biocompatibility	Materials should not induce undesirable local or systemic responses from the host and should contribute actively and controllably to the biological and functional components of the construct.
Degradation kinetics and byproducts	Degradation rates should be matched to the ability of the cells to produce their own ECM; degradation byproducts should be nontoxic, materials should demonstrate suitable swelling or contratile characteristics.
Structural and mechanical properties	Materials should be chosen based on the required mechanical properites of the construct, ranging from rigid thermoplastic polymer fibers for strength to soft hydrogels for cell compatibility.
Material biomimicry	Engineering of desired structural, functional and dynamic material properties should be based on knowledge of tissue-specific endogenous material compositions

표 13.3 3D 세포 프린팅 기술에 이용되는 바이오잉크 소재[12)]

Tissue	Techniques	Cell types	Growth factors	Materials
Heart valve	Extrusion-based cell-printing	Aortic valve interstital cell	-	Hyaluronic acid
		Aortic root sinus smooth muscle cell		Gelation
				Alginate
Myocardial tissue	Extrusion-based cell-printing	Cardiomyocyte progenitor cell	-	Alginate
Blood Vessel	Jetting-based cell-printing	Endothelial cell		Fibrin
		Smooth muscle cell		
		Mesenchymal stem cell		
	Extrusion-based cell-printing	Endothelial cell	-	Collagen
		Cardiac cell		Alginate
		Smooth muscle cell		Alginate
		Fibrobiast		
Musculo-skeletal tissue	Jetting-based cell-printing	Muscle-derived stem cells	BMP-2	Fibrin
		Myobiast	FGF-2	
		Mesenchymal fibroblast		
	Extrusion-based cell-printing	Bone marrow stromal cell	TGF-β	Agarose
		Endothelial progrenitor cell Endogeneous stem cell		Alginate
Nerve	Jetting-based cell-printing	Embryonic motormeuron cell	CNTF	Soy agar
		Hippocampal cell	VEGF	Collagen
		Cortical cell		Fibrin
		Neuronal precursor cell		
		Neural stem cells		
	Extrusion-based cell-printing	Bone marrow stem cell	-	Alginate
		Schwann cells		
Skin	Jetting-based cell-printing	Dermal fibro blast	-	Collagen
		Epidemal keratinocyte		

질처럼 생체에서 유래된 소재 또한 포함되며, 고분자공학의 발달로 천연단백질 이상의 인공단백질의 설계와 합성도 가능하게 되었다. 생체고분자재료가 바이오잉크로 사용되기 위한 필수 조건은 생체적합성(biocompatibility)으로, 혈액과 접촉하는 경우의 혈액적합성(blood compatibility)과 혈액 이외의 생체조직이나 세포와의 세포조직 적합성(cell, tissue compatibility)으로 나눌 수 있다. 이와 더불어 3D 세포 프린팅 기술을 통해 인공조직을 제작할 때 3차원 형상 및 형태로 제작되고 유지할 수 있는 점도 및 가교(cross-linking)가 가능한 특성이 요구된다.

(1) 알지네이트

현재, 바이오잉크로 가장 활발하게 사용되는 재료는 다당류 일종으로, 수용성 고분자인 알지네이트(alginate)이다. 알지네이트는 비교적 가격이 저렴할 뿐만 아니라 생체적합성이 뛰어나고 독성이 낮으며, 칼슘이온 수용액에 매우 빠르고 안정적으로 가교결합이 되기 때문에 세포 프린팅 구조체 제작에 매우 용이하다.

최근에는 조직재생에서의 효율을 높이기 위한 다기능성이 부여된 바이오잉크 개발에 대한 많은 연구가 진행되고 있다. 특히, 알지네이트를 기반으로 하는 바이오잉크에 세포의 활성을 도울 수 있는 성장인자 및 다양한 물질들이 부착 또

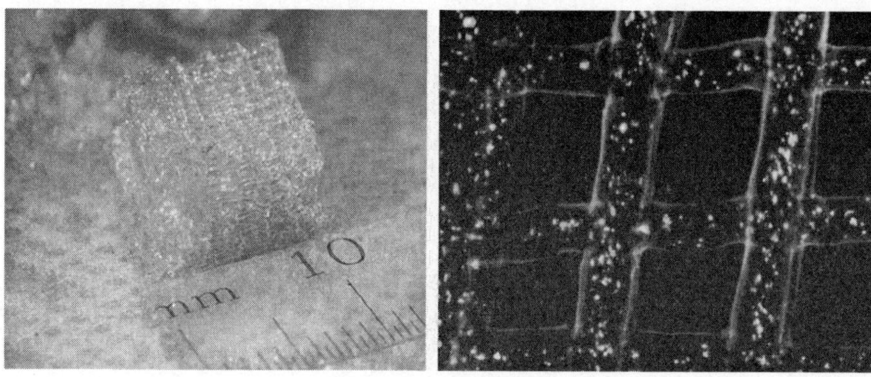

그림 13.10 알지네이트 기반 바이오잉크로 제작된 구조체[39]

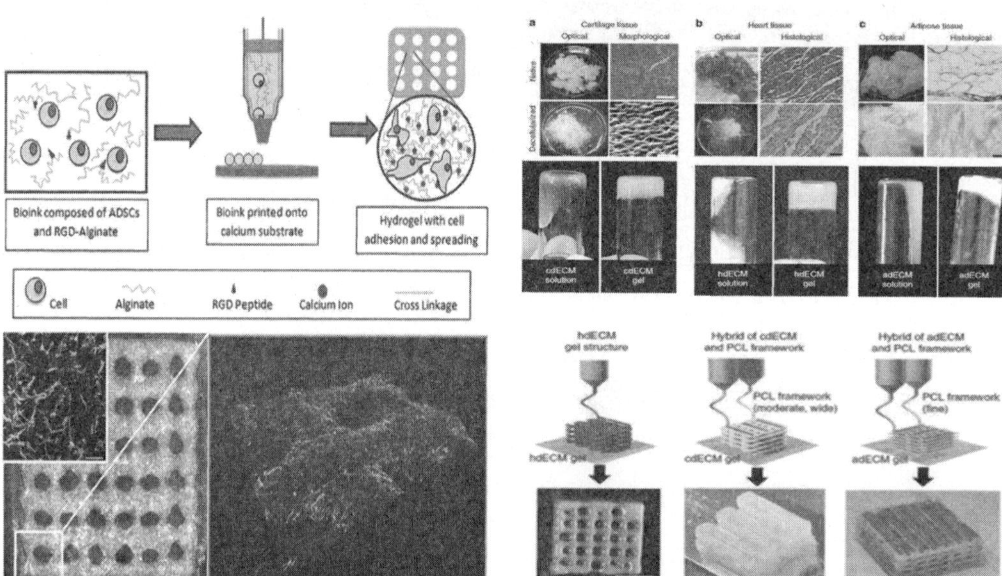

그림 13.11 RGD 알지네이트 기반 및 세포 외 기질 바이오잉크로 제작된 구조체[43]

는 혼합된 바이오잉크가 개발되고 있다. 현재, 개발되고 있는 바이오잉크로는 세포의 부착을 유도할 수 있는 RGD/알지네이트 바이오잉크, 생체고분자의 복합 집합체인 많은 성장인자를 포함하는 세포 외 기질 기반의 바이오잉크 등이 있다. 개발된 바이오잉크들은 다기능성의 특성을 갖으며, 향후 세포 프린팅을 통해 인체조직을 제작할 때 실제 조직과 유사한 형태 및 구조를 갖는 인공조직 제작에 높은 가능성을 가지고 있다.

(2) 콜라겐

콜라겐은 전체 단백질의 30% 이상을 차지하는 중요한 단백질로서 세포의 부착 및 성장을 유도한다. 이러한 이유로 동물의 피부나 뼈 또는 어류에서 콜라겐을 추출하고 이를 가공하여 인공 혈관, 인공 피부, 인공 골 등 조직공학용 생체재료로 널리 사용되어 왔다. 콜라겐을 이용하여 세포 구조체를 제작할 때 3차원 구조 및 형태 유지를 위한 가교방법이 필요하다. 콜라겐의 경우 열 가교(thermal cross linking) 방법과 유독성의 용매를 이용한 화학적 가교(chemical cross linking) 방법을 이용한다. 주로 세포 프린팅을 위한 바이오잉크의 재료로 콜라겐을 사용할 때 열 가교 방법을 택하지만 구조체의 형상 유지 및 기계적 강도가 매우 낮기 때문에 우수한 생체적 특성이 있음에도 불구하고, 가공성의 한계로 인한 3D 세포 프린팅 기술에 제약이 있다.

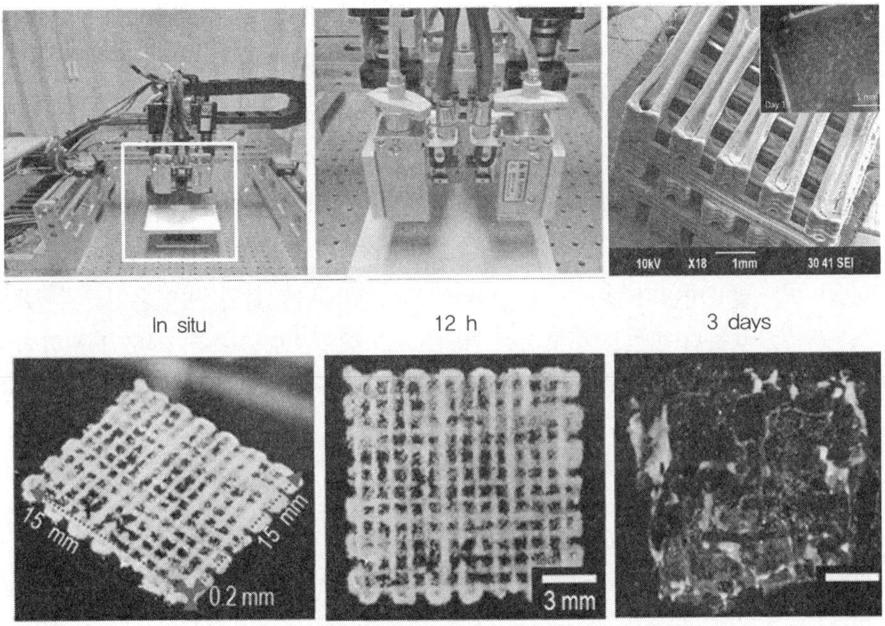

그림 13.12 콜라겐 기반 바이오잉크로 제작된 구조체[50)]

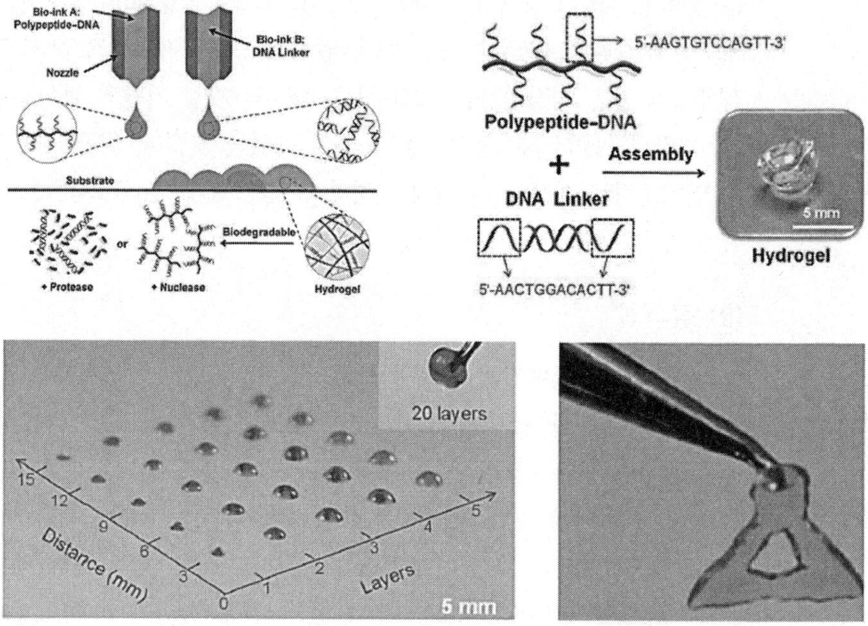

그림 13.13 폴리펩타이드 기반 바이오잉크로 제작된 구조체[51)]

(3) 폴리펩타이드

단백질은 생체를 구성하는 성분 중 하나로서 아미노산으로 구성되어 있으며 자가조직이므로 우수한 생체적합성을 나타낸다. 따라서 단백질 구성성분인 아미노산을 인위적으로 중합하여 얻어지는 고분자, 즉 폴리펩타이드(polypeptide)는 생체적합성이 우수하고 효소에 의해 분해되므로 뛰어난 생분해성의 수용성 생체고분자재료로서도 이용 가능하다. 이러한 폴리펩타이드의 특성은 생체재료로서의 조건을 만족하여, 이를 이용한 조직공학 분야에 이용되고 있다. 베이징의 칭화 대학(Tsinghua University)의 D. Liu 교수팀은 2015년 Angew. Chem. Int. Ed. 저널에 발표한 DNA 기반의 하이드로젤을 이용한 3D 세포 프린팅 기술을 발표하였다. 이는 폴리펩타이드에 DNA를 붙인 바이오잉크와 DNA 연결제가 포함된 잉크를 이용하여 20 Layers 이상으로 적층된 세포가 포함된 구조체를 개발하였고, 이를 통한 폴리펩타이드 기반의 3D 세포 프린팅 응용 기술로 높은 평가를 받기도 하였다.

(4) 키틴

키틴(chitin)은 다당류 일종으로 셀룰로오스(cellulose)를 구성하고 있는 d-glucose의 C-2자리에 있는 수산기를 아세트아미드(acetamide)기로 치환한 것이다. 이는 물이나 열에 의해 녹지 않고, 세균의 세포막 구성성분 중 하나이며, 동물의 체내에서 소화는 되지만, 사람의 소화기 내에서는 거의 분해되지 않는 특성을 가진다. 또한 생체 내에서 급성독성이나 발열반응이 없고, 용혈시험에서도 매우 안정된 반응을 보이는 등 생체친화성이 뛰어나기 때문에 3D 세포 프린팅 기술에 이용 가능한 바이오잉크로 개발되고 있다.

13.2.3 3D 세포 프린팅 기술의 응용 및 사례

(1) 피부재생 분야에서의 응용

미국 웨이크 포레스트 대학(Wake Forest Institute for Regenerative Medicine)에서는 화상 환자의 직접 세포를 프린트할 수 있는 3D 바이오 프리팅 개발 연구를 진행하고 있다. 피부조직은 매우 얇은 조직으로 크게 표피(Epidermis), 진피(Dermis), 피하지방(Subcutis)의 3중 구조로 이루어져 있고, 각 층을 구성하는 세포가 서로 다르다. 따라서 피부조직재생을 위해서는 서로 다른 세포를 각각 층층이 프린트해 주는 것이 매우 중요하다. 연구진은 환부의 결손부위를 스캐너를 통해 Z축으로 분할하여 스프레이 공정을 사용해 분사하는 방식의 3D 세포 프린팅 기술을 사용하였다. 이식술을 필요로 하는 기존의 방법에 비해 높은 피부재생능력을 나타냈지만, 세포의 영양공급과 산소 공급을 위한 공극의 부재로 인해 현재 이를 극복하기 위한 연구가 진행 중이다.

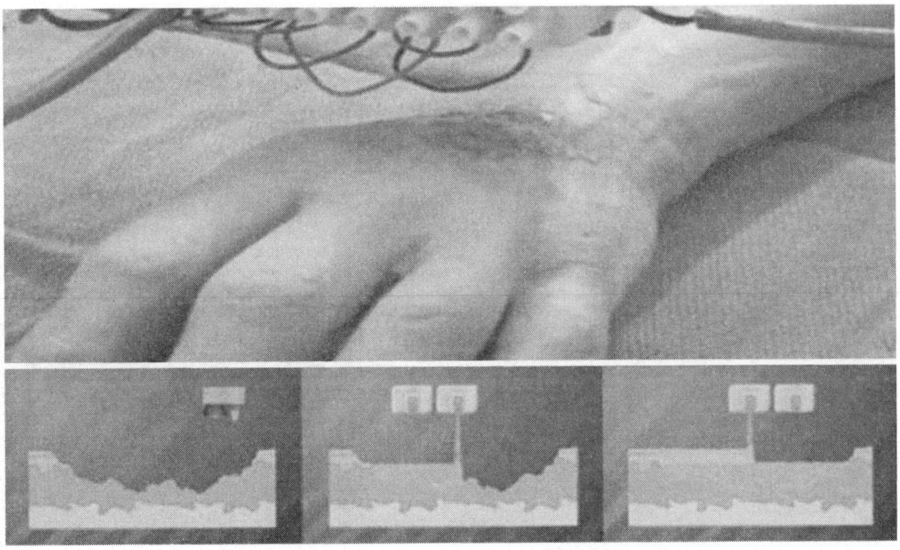

그림 13.14 피부조직재생용 3D 세포 프린팅 기술[49]

(2) 골재생 분야에서의 응용

국내 포항공대의 조동우 교수팀은 하이드로젤에 세포 외 기질을 혼합한 바이오잉크를 개발해 Nature communications지에 하이브리드 3차원 구조체 제작에 관한 발표를 하였다. 이 시스템은 합성고분자 물질인 PCL과 탈세포화된 세포 외 기질(dECM, Decellularized extracellular matrix)을 바이오잉크로 사용하여 3D 세포 프린팅 기술을 이용한 구조체를 제작하였다. 탈세포화된 세포 외 기질 기반의 바이오잉크는 프린팅에 적합한 유변학적 특성을 지니도록 디자인되어 있으며, 원하는 크기 및 형상을 가지는 구조체를 제작하기에 용이하고 다양한 종류의 3차원 구조체를 제작할 수 있다. 또한 제작된 세포담체는 세포적합성이 우수하여 14일간의 배양 실험에서 90% 이상의 생존률을 보였다고 발표하였다.

성균관대학교의 김근형 교수팀은 가교용액 미세분무 기법과 열 용융 기법이 융합된 하이브리드 방식의 3D 세포 프린팅 방식을 제안하였다. 이는 저점도의 바이오잉크만을 사용하였을 때 발생하는 낮은 기계적 특성을 보안하기 위한 방법으로, 높은 강도를 갖는 합성고분자를 열 용융시켜 지주층을 형성한 후 지주 사이에 바이오잉크를 프린트하여 3차원 구조체를 제작하는 방식이다. 이 시스템은 합성고분자 지주와 바이오잉크 지주가 각각 동일한 지름과 간격을 유지하고 있어 지주층 간의 결합력이 좋고 바이오잉크 내부에 존재하는 세포들의 방출로 인하여 구조체의 균일한 세포배양과 세포의 이동 통로 확보 및 영양소 공급이 뛰어나 세포성장에 중요한 장점으로 작용한다. 또한 기계적 물성이 높은 합성고

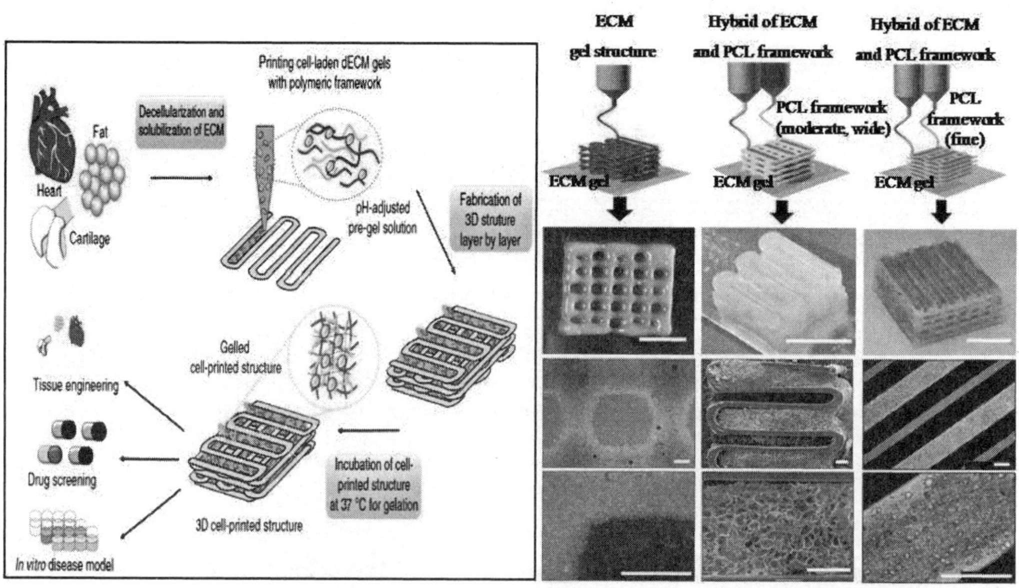

그림 13.15 골 조직재생을 위한 dECM 바이오잉크 기반 3D 세포 프린팅 기술[18)]

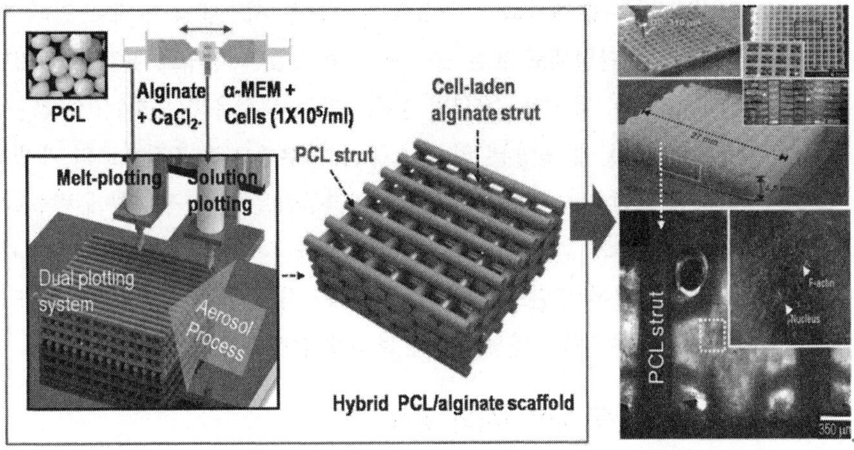

그림 13.16 골 조직재생을 위한 하이브리드 3D 세포 프린팅 기술[19)]

분자물질과의 융합 제작이 가능하여 3차원 형상을 원활하게 구현하며, 증가시킨 기계적 강도와 높은 세포 활성도로 인하여 강도를 요구하는 조직에 적용 가능하다. 최대 장점으로는 구조체의 각 층마다 다른 세포를 혼합한 바이오잉크 지주층을 위치시켜 생체조직 구성과 유사한 형태의 3차원 구조체를 제작하는 데 용이하다.

국내 포항공과대학교 연구팀과 가톨릭대학교 연구팀은 3D 세포 프린팅 기술을 이용하여 혈관화된 실제 골 조직과 유사한 인공 골을 제작하였다. 현재 세포

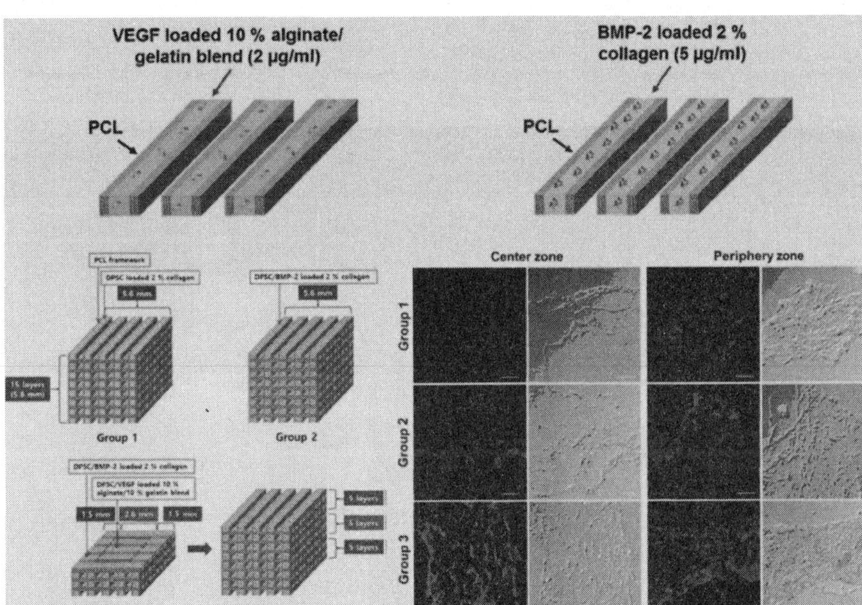

그림 13.17 골/혈관 조직재생을 위한 3D 세포 프린팅 기술[23)]

프린팅을 통해 제작되는 구조체들은 공정 시스템의 한계로 인해 재생하고자 하는 조직의 단일세포 또는 줄기세포가 포함된 형태로 제작되고 있다. 또한 제작된 구조체는 세포의 증식 및 분화, 혈관 생성을 유도하는 성장인자들이 결여되어 있기 때문에 영양분 및 산소공급의 부족으로 조직으로의 재생이 힘들다. 이러한 문제점을 극복하기 위해 공동 연구팀은 골 조직생성에 탁월한 골형성 단백질(BMP-2)과 혈관생성단백질(VEGF)을 치수유래줄기세포(dental pulp stem cell)와 동시에 프린트하여 인공 골 구조체를 제작하였다. 그 결과 3차원 구조체 내부로 빠른 혈관 생성 및 골 조직재생이 우수하였다.

(3) 연골재생 분야에서의 응용

미국 코넬대학(Cornell university biomedical engineering)의 Bonassar 교수팀은 3D 세포 프린팅 기술을 이용하여 연골세포(chondrocyte)가 포함된 연골 조직재생용 구조체를 제작하였다. 이 방식은 저점도 천연고분자 물질 중 하나인 알지네이트(alginate)에 미량의 가교용액을 첨가하여 혼합하는 단계를 진행하면 일정 수준 이상의 점도를 갖는 알지네이트 겔을 얻을 수 있다. 이 시스템을 이용하여 제작된 연골 조직재생용 구조체는 2차 가교공정을 통해 응고시켜 형상을 유지하고, 세포 배양액에 침전시켜 연골세포의 분화가 진행되기까지 배양을 진행하였다. 구조체를 제작하는 시간이 빠르고 제작방법이 간단한 장점을 보이지만 다공성 형상이 단일 형상으로 제작되어 세포 이동통로의 부재와 영양소 공급에 어려움이 있어 구조체 내부에 존재하는 세포의 경우 일정 시간 이후 세포활성이 낮아지거나 사멸할 수 있기 때문에, 이를 극복하기 위한 연구가 진행 중이다.

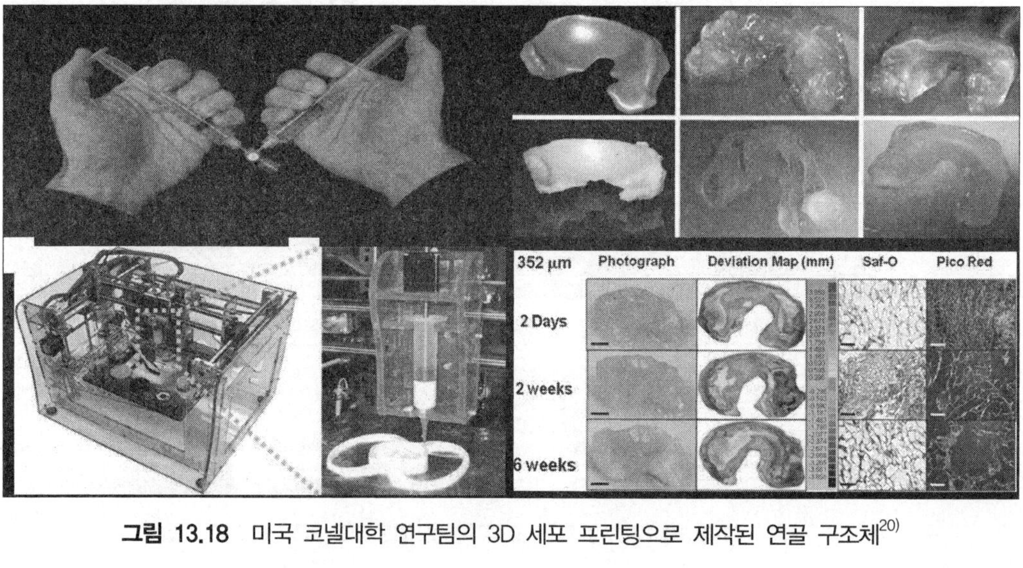

그림 13.18 미국 코넬대학 연구팀의 3D 세포 프린팅으로 제작된 연골 구조체[20]

(4) 간재생 분야에서의 응용

미국의 Organovo 사는 간에 포함된 다양한 세포들을 한 용액에 섞어 한번에 3D 세포 프린팅하여 간과 유사한 기능을 수행하는 인공 간 제작에 성공하였다고 보고하였다. 또한 프린트된 간 조직을 제약회사들의 간 독성테스트 과정에 사용되는 동물실험과 비교하여 동물실험을 대체하는 모델로 적용 가능하다고 보고하였다.

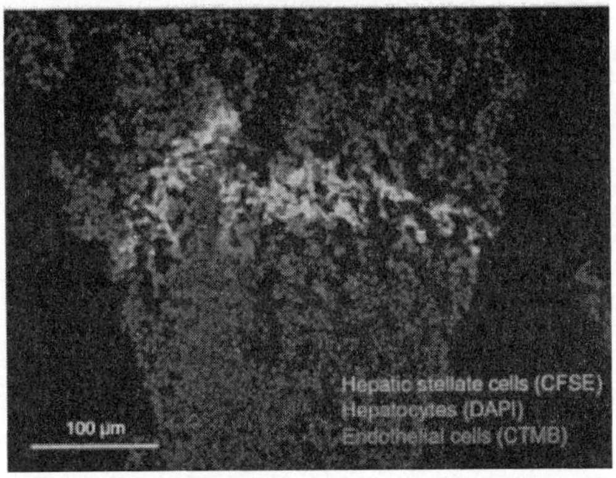

그림 13.19 Organovo 사의 3D 세포 프린팅으로 제작된 간 유사체(http://www.organovo.com)

(5) Organ on a chip 분야에서의 응용

미국의 터프트 대학(Tuft University)은 3D 세포 프린팅 기술을 이용하여 소형화된 3D 뇌조직 프린팅에 성공하였다고 보고하였다. 프린트된 뇌 조직은 조직 내 세포가 몇 주간 생존을 유지할 뿐만 아니라, 뇌의 주요 기능이라고 할 수 있는 전기적 활동까지 하고 있는 것으로 알려졌다. 이는 바이오 프린팅을 통해 일정 수준의 기능을 수행하는 뇌조직을 만들 수 있음을 의미하며, 이 또한 향후 약물 테스트 및 뇌 관련 질병 모델로 활용될 수 있을 것으로 기대되고 있다. 미국의 드렉셀 대학(Drexel University)의 Wei Sun 교수팀은 자궁암 세포를 사용하여

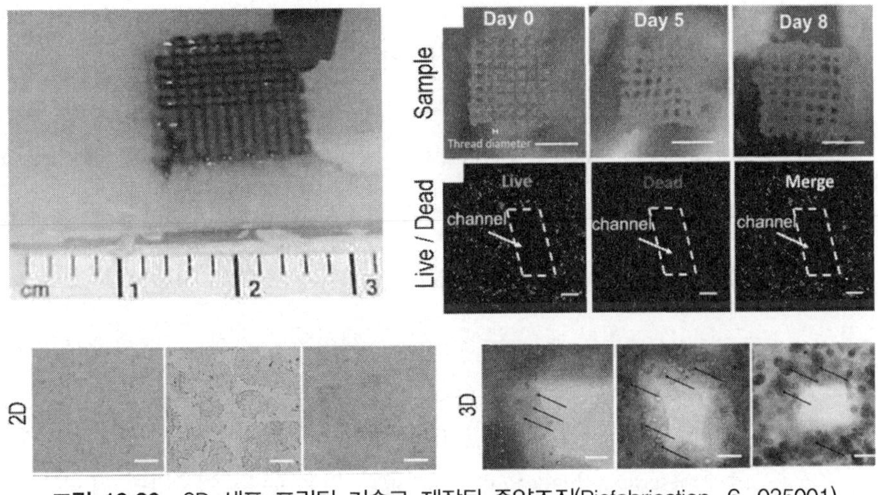

그림 13.20 3D 세포 프린팅 기술로 제작된 종양조직(Biofabrication, 6, 035001)

종양조직(tumor)을 프린트하는 데 성공하였다. 이는 암 정복을 위한 신약개발 모델에 적용할 수 있을 것으로 기대되고 있으며, 기존 신약개발 및 질병 원인/모델 개발에 수많은 동물이 희생되는 상황을 극복할 수 있는 핵심 기술이 될 것으로 평가 받고 있다.

13.3 금속 3D 프린팅 기술

최근 3D 프린팅 분야에서 가장 괄목할만한 성장을 한 분야 중의 하나가 금속 3D 프린팅이다. 금속 3D 프린팅 제조기술은 제품이 금속 혹은 금속계 복합소재인 경우를 통칭하는 3D 프린팅 공정기술로 정의될 수 있다. 금속 3D 프린팅 기술에 적용되는 원소재로는 분말, 선재, 판재 형태 등이 있다. 이 중에서 가장 많이 활용되는 3D 프린팅용 금속분말은 우수한 유동성, 높은 충진 밀도, 낮은 표면산화도/내부기공, 프린팅 후 신뢰성 있는 물성이 필요하며, 기본적으로 45~100 μm 구형분말이 많이 사용된다. 화학조성은 주로 CP Ti/합금, Co-Cr, STS, 인코넬, 공구강 등에 적용된다.

13.3.1 금속 3D 프린팅 기술의 분류와 특징

2012년 미국재료시험학회(ASTM, American Society for Testing and Materials)에서는 AM 기술을 제조 기술별로 7가지로 분류하고 있다. 그 중 금속 소재를 이용한 3D 프린팅 공정은 대표적으로 PBF(Powder Bed Fusion) 방식과 DED(Direct Energy Deposition) 방식이 있으며, 그 외에 Binder Jetting, Sheet Lamination 등이 있다.

(1) PBF(Powder Bed Fusion)

금속 3D 프린팅 방식 중에서 전 세계적으로 가장 많이 적용되고 있는 기술이다. 분말 챔버(분말케이스) 내에서 레이저 등의 높은 열원을 이용하여 선택적으로 용해와 응고과정을 통해 3차원 형상을 제조하는 기술이다. 분말 챔버 내에서 스크래퍼(scraper blade), 리코더, 롤과 같은 날을 이용하여 금속분말을 일정한 두

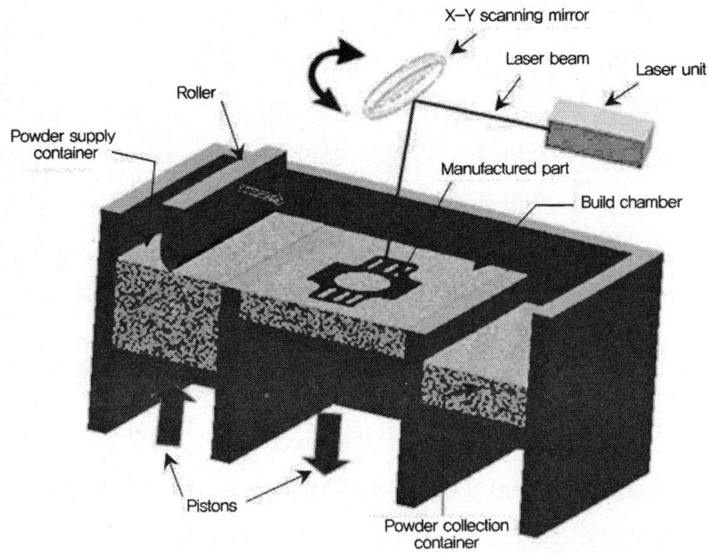

그림 13.21 DMLS 공정 원리(www.hieta.biz)

께(20 ~ 40 μm)로 도포한 후 레이저를 이용하여 선택적으로 조사하여 분말과 분말 사이를 용융, 부분용융, 또는 분말 입자 표면에 다른 분말이 코팅된 부분을 용융하여 결합하는 원리를 이용한다. 경우에 따라서 결합된 제품을 후처리(소결) 등의 공정을 거쳐서 원하는 물성을 얻는다. 대표적으로 DMLS(Direct Metal Laser Sintering), SLS(Slective Laser Sintering), SLM(Selective Laser Melting), EBM(Electrom Beam Melting) 등이 있으며 대표적인 회사로는 EOS GmbH, Concept Laser, SLM Solutions, Arcam 등이 있다.

대부분의 기술이 모두 금속분말을 레이저(DMLS: direct metal laser sintering)로 소결하는 반면에 Arcam 사는 EBM(Elecron Beam Melting)으로 분말 레이어에 전자빔을 조사, 용융시켜 적층하는 기술이다. 다양한 소재에 활용이 가능하며 수축이나 휨 변형이 거의 없다. 주로 타이타늄 및 Super Alloy 등을 이용한 의료산업에 많이 적용되고 있다.

(2) DED(Direct Energy Deposition)

금속 3D 프린팅 기술 중에서 가장 우수한 기술로 평가된 DED 방식은 집속된 열에너지에 의해 소재의 용해 및 응고과정을 통한 3차원 형상의 적층기술이다. 레이저빔과 같은 고에너지원을 조사하여 모재 표면에 형성된 용융 풀 내부로 외부 분말소재를 공급해 금속 용융과 응고과정을 거쳐 모재표면에 새로운 층을 만들며, 이 층을 컴퓨터 설계 데이터로부터 산출된 공구경로에 따라 반복적으로 적층하여 조형하는 기술이다. DED 방식의 최대 장점은 금속 제품의 기계적 물성이 매우 우수하고, 전용 분말이 아닌 일반적인 산업용 분말을 사용할 수 있어서 경제성이 우수하다. 또한 손상된 금속 부품이나 금형 등의 보수 및 재생이 용이하고, 이종 금속을 이용한 복합재 등을 적용할 수 있다.

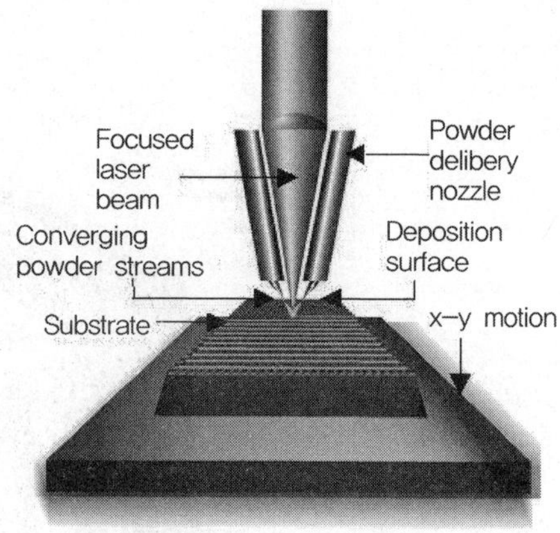

그림 13.22 DED 공정 원리
(Source: OPTOMEC)

대표적인 기술로는 DMD(Direct Metal Deposition), DMT(Direct Metal Tooling), BeAM(Be Additive Manufacturing), LENS(Laser Engineered Net Shaping) 등이 있다.

(3) Binder Jetting

액상 결합재를 이용해 입자상태의 소재를 선택적으로 결합하여 3차원 형상을 제조하는 기술이다. 금속분말 위에 잉크젯 프린터 헤드를 이용하여 결합재를 분사해서 반복 적층하여 3차원 형상을 성형한다. 이렇게 성형된 성형체를 고온고압에서 장시간 가열하여 소결공정을 거쳐 최종 제품으로 만들어진다. 316/420 스테인리스강과 Bronze 재료를 많이 사용하고, 최근에는 Inconel 625와 Iron/Bronze와 같은 재료도 개발되었다. Binder Jetting 방식은 오랫동안 개발되어 사용된 기술로 기술의 안정성이 높고, 복잡한 형상의 제작이 용이하다. 반면 기계적 물성이 높지 않은 단점이 있으며, 기공 등이 많고, 후처리 시 수축 등의 한계점이 있다.

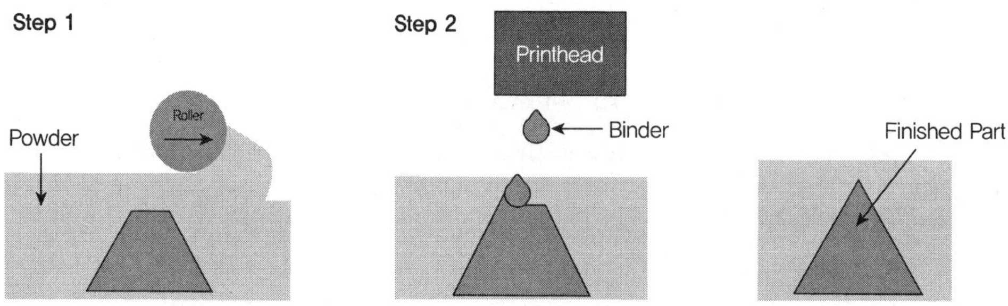

그림 13.23 Binder jetting 공정 원리

(4) Sheet Lamination Process

판재 형태의 소재를 선택적으로 쌓아 올리면서 3차원 형상을 제조하는 기술이다. 대표적으로 UAE(Ultrasonic Additive Manufacturing) 방식의 Fabrisonic 사가 있다. 미국 Fabrisonic 사는 알루미늄과 구리, 스테인리스강(Strainless Steel) 소재의 얇은 판재를 초음파 용접으로 접합하고 가공 툴을 이용한 기계가공을 반복하여 3차원 형상을 조형한다.

13.3.2 금속 3D 프린팅 소재의 특징

금속 3D 프린터에 사용되는 금속분말의 경우 공정기술에 따라서 분말의 크기와 형상 등과 같이 요구되는 특성이 상이하여 맞춤형 소재가 요구된다. 일반적으로 금속 3D 프린팅 공정에 사용되는 금속분말은 Gas-Atomized 분말로 유동도가 우수한 둥근형상의 분말이 이상적이다. 적용기술별로 사용되는 금속분말의 크기를 보면 PBF 공정은 약 20 ~ 70 μm 크기의 분말을 사용하고 DED 공정은 50 ~

표 13.4 3D 프린팅 공정별 금속 소재 특징

3D 프린팅 공정	원소재	금속분말 크기	요구특성
PBF	금속분말, 코팅 금속분말	10 ~ 100 um	유동성, 충진밀도
DED	금속분말, 금속분말 함유 선재	50 ~ 150 um	유동성, 화학적 안정성
Binder jetting	금속분말 및 잉크	〉1 um	분산성

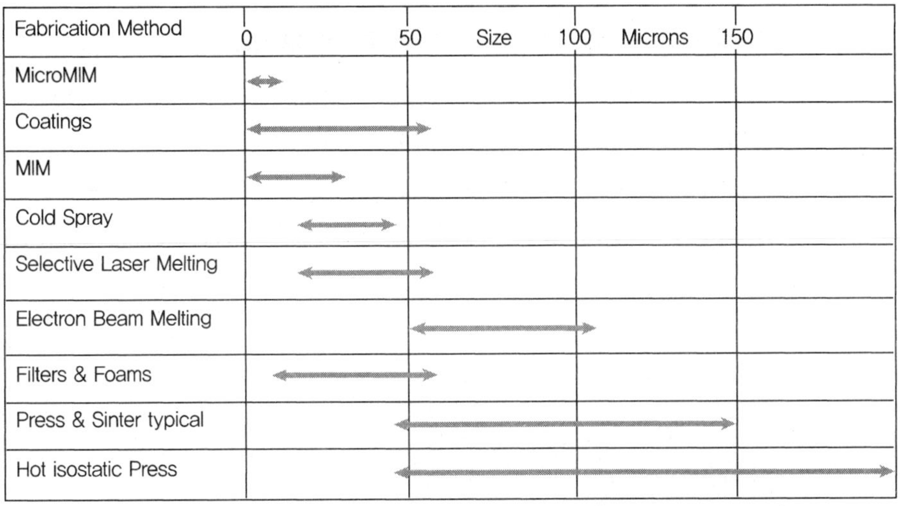

그림 13.24 Particle size related to application(Source: Sandvick)

표 13.5 DED 방식 기술에 사용 가능한 일반 산업용 금속 분말의 종류(Source: 인스텍)

Alloy Class	Alloy
Titanium	Cp Ti
	Ti-6-4
	Ti-6-2-4-2,Ti-6-2-4-6
Nickel Base	600,625,690
	713,718,738
	Hastelloy X,Waspalloy,C-276,Nistelle C
Cobalt Base	CoCr,Stellite 6,Stellite 21,Stellite 706,,MeRL 72
Tin	White Metal
Steels	P20, P21
	H13
	D2, (M2, M4)
	304,316,420
	S7,A2
	17-4PH,PH 13-8Mo,CPM 1V,Invar
Copper	Cu-Ni, Cu-Sn,Al Bronze
Aluminum	4017,4140,4340
기타	Cu-Sn alloy-Diamond composite, Pure W, W-Re, Mo, Re, Nb, Nb-Si,Norem,etc.

150 μm의 크기를 사용하는데, DED 공정에 사용되는 50 ~ 150 μm 크기의 분말은 일반 조업인 프레스 및 소결제조에 사용되는 분말의 크기와 유사하다. 즉, DED 방식의 가장 큰 장점 중 하나는 고가의 특수 금속 분말을 사용하는 PBF 방식과 달리 일반 산업용 금속 분말소재를 사용할 수 있어 공급이 용이하고 가격 경쟁력이 있다. 금속 3D 프린터에 사용 가능한 소재로는 고부가가치 소재인 타이타늄 및 초내열합금(Ni, Co 계열)들과 금형 및 금속 부품에 사용되는 각종 합금강 그리고 알루미늄과 구리 등의 비철 금속 등을 사용할 수 있다. 실질적으로 소결 등의 제조 산업에서 사용되는 거의 모든 종류의 소재를 사용할 수 있는 장점이 있다. DED 공정 기술로 조형된 타이타늄의 특성을 평가해 보면 기계적 특성은 인장강도 970 MPa와 연신율이 15%로 전통적인 제조 방법으로 제작된

소재와 거의 유사한 특성을 나타낸다. 타이타늄의 경우 가벼우면서도 우수한 특성으로 항공우주부품과 의료용 부품으로 많이 사용되는데 이들은 특히 피로강도가 중요한 평가항목이다. 미국 공군과 유럽항공우주연합(EADS)에서는 DED 기술을 이용한 타이타늄 조형 소재의 피로특성을 평가하여 적용 가능성을 검토한 결과, 전통적인 제조방법인 주조나 HIP, 열처리소재보다 우수한 피로특성을 보여 주었다. 이는 금속 3D 프린터인 DED 공정기술이 금속제품의 조형뿐만 아니라, 기계적 물성이 우수하다는 것을 보여 준다.

13.3.3 금속 3D 프린팅 기술의 응용 및 사례

금속 3D 프린팅 기술은 상당한 고가의 기술이기 때문에 고부가가치 산업에 적용해야 가치를 인정받을 수 있다. 또한 정확성과 쾌속성, 그리고 경제적인 소량생산이 가능하므로 개인에게 맞는 복잡한 형상과 급박한 상황에 필요한 의료부품을 개발 및 제조하는 데 적합하다. 이에 대다수의 금속 3D 프린터 제조사에서는 타이타늄/타이타늄 합금 및 코발트크롬 합금과 같은 고가의 생체 금속을 이용하여 다양한 인체 내 삽입 의료기기의 개발 사례를 보여 주고 있다. 초기에는 특정 환자의 형상학적 맞춤형 임플란트 개발에 많은 사례를 보여 주었으나 근래에는 기존 제품군에 금속 3D 프린팅 기술을 적용하는 경우가 많아지고 있다.

(1) 정형외과 분야에서의 응용

현재 전 세계적으로 금속 3D 프린팅 기술이 가장 활발하게 연구 및 개발되는 분야는 정형외과 분야의 인체 내 삽입의료기기이다. 2012년도에 국내 최초 및 최대 인공관절 전문회사인 ㈜코렌텍과 금속 3D 프린터 전문회사인 인스텍은 공동연구를 통하여 세계 최초로 DED 방식의 금속 3D 프린팅 기술을 이용해 인체 해면골과 유사한 공극률을 보유한 타이타늄 코팅층의 인공고관절 비구컵

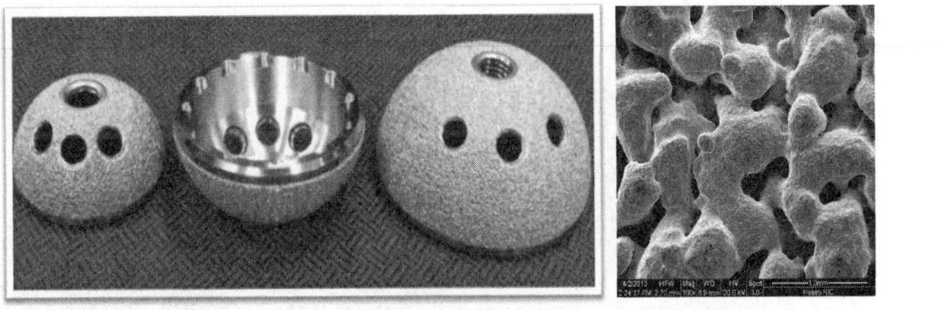

그림 13.25 (주)코렌텍의 비구컵 및 코팅층 SEM 사진

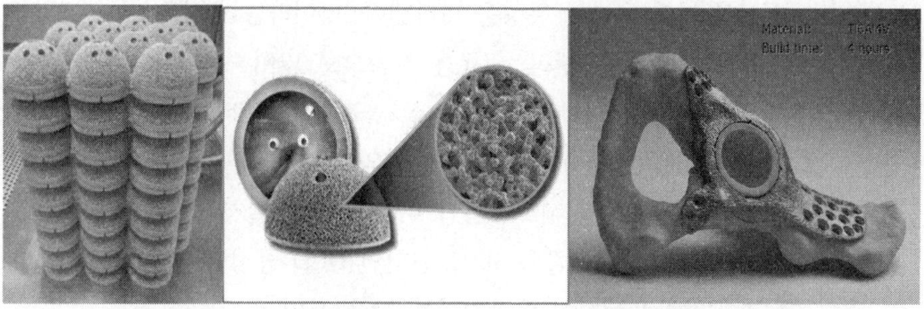

그림 13.26 EMB 공정을 이용한 인공고관절 비구컵 및 금속 코팅층

(BENCOX MIRABO Cup)과 Porous coating 전용 금속 3D 프린터(MPC) 장비를 순수 국내 기술로 개발에 성공하여, 식품의약품안전처 품목허가 승인을 받은 후 현재 임상에 적용하고 있다.

반면, 유럽의 경우 PBF 방식의 장비를 중심으로 인공관절 및 골절치료 분야에 있어 활발한 연구 및 개발을 진행하고 있다. 대표적으로 스웨덴 Arcam 사는 EBM(Electron Beam Melting)기술을 이용한 Q10 장비를 출시하여 환자의 관절을 모델링하고 맞춤형 파트를 제작하는 방법을 제시하고 있다. 이탈리아 인공관절 전문회사인 Lima 사와 Adler Ortho 사에서는 Arcam 사의 EBM 기술을 이용하여 전치환 및 재치환용 인공고관절의 비구컵을 개발하여 임상에 성공적으로 이식한 바가 있다. 또한 미국 Exactech 사에서는 EBM 기술을 이용하여 공극 크기가 130 ~ 390 μm, 공극률 45 ~ 57%의 골 내 삽입형 금속표면 코팅 기술을 구현한 재치환용 비구컵에 대한 미국 FDA 승인을 받았다.

머리나 얼굴의 뼈가 함몰되거나 소실되었을 때, 원형을 복원하는 것이 쉽지 않지만 CT나 MRI와 같은 의료영상과 금속 3D 프린팅 기술을 융합하여 환자 맞춤형 프로세스를 통해 원래 형태를 복원하는 기술이 구현되고 있다. 2014년도에 척추 임플란트 전문기업인 메디쎄이는 신촌 세브란스 신경외과 팀과 함께 Arcam 사의 EBM 기술과 벨기에 Materialise 사의 MIMICS S/W를 이용하여

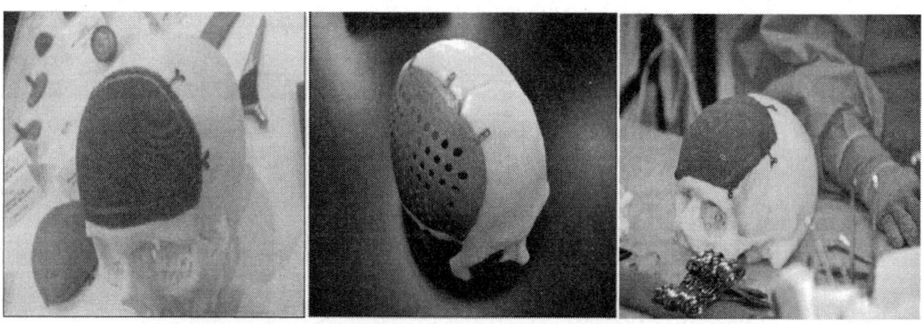

그림 13.27 환자맞춤형 두개골 임플란트(출처: 메디쎄이)

타이타늄 금속소재 환자맞춤형 두개골 임플란트를 제작해 성형 수술에 성공한 후 악안면을 포함한 다양한 인체 부위에 적용할 수 있는 환자맞춤형 임플란트를 개발하고 있다.

(2) 치과용 분야에서의 응용

치과 분야에서 Ti 분말을 이용한 3D 프린터를 적용한 분야는 구강암에 걸린 환자의 턱에 3D 프린트된 타이타늄 뼈를 시술하는 경우로, 환자의 턱을 CT를 이용해 스캔해서 프린트 가능한 디자인 파일로 만들고, 컴퓨터 알고리즘을 사용해 수천 개의 불규칙한 홈과 빈 공간을 형성하여 턱뼈를 제조할 수 있게 되었다. 이를 통해 이 환자의 정맥, 근육, 신경 등은 새 턱뼈와 더 빠르게 결합했고 수술 후 몇 시간이 지나자 환자는 말하기와 간단한 식사가 가능하였다. EOS, Concept Laser 등과 같은 회사는 Ti 분말을 이용하여 3D 프린터로 치과 보철물(의치 프레임, 보철물 코어)을 제작하여 상용화하였다. 치아용 보형물의 경우는 전문가의 수작업을 통하여 개인에 맞는 제품을 제작하는 복잡하고 섬세한 공정 때문에 현재까지는 3D 프린터의 사용이 제한적이나, 고가의 보철물 제작 비용 절감 및 디지털 기술의 활용을 위해 많은 연구가 진행되고 있는 상태이다. 특히 EOS 사의 DMLS(Direct Metal Laser Sintering) 기술을 기반으로 한 코발트크롬 합금과 타이타늄 합금 등의 생체적합성이 뛰어난 소재를 사용하여 치아용 크라운 및 브릿지 개발의 가능성을 보여 주었으며, 향후 치과용 보철물 제작과 관련하여 높은 가능성을 가지고 있다. 또한 골절로 인한 접합수술이나 미용 및 저작

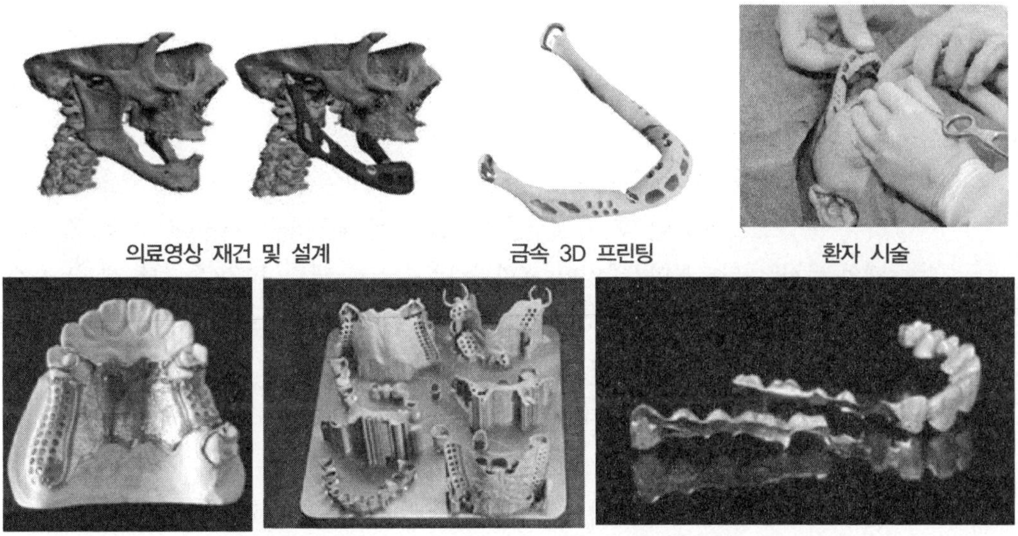

그림 13.28 치과 분야에서의 금속 3D 프린팅 응용 예
(http://www.massdevice.com/; https://i.materialise.com; http://3dmast.com.tr/)

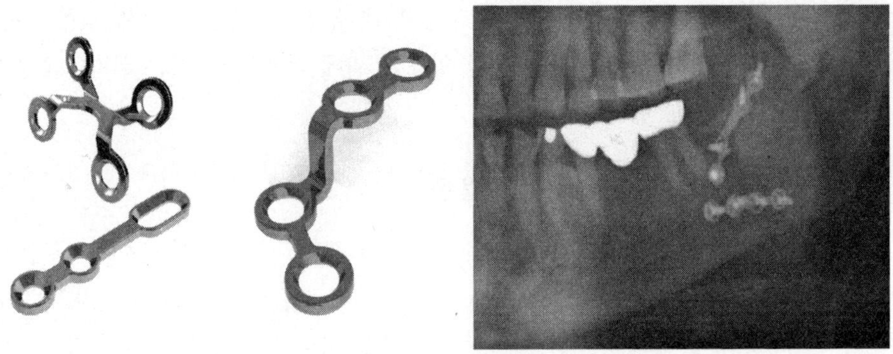

그림 13.29 구강 악안면 수술에 사용되는 접합용 플레이트(출처: 제일메디컬)

기능의 회복을 위한 구강 악안면 부분의 수술(양악수술)에 활용을 위한 악골 고정용 플레이트를 3D 프린터로 제작하고자 하는 시도가 진행되고 있다. 악골의 경우 수술 후 환자의 원활한 저작을 위해 교합 및 악골의 대칭이 중요한 요소로 작용하고 있으며, 이를 만족하기 위해 CT 등의 의료영상을 활용하여 환자에게 최적의 플레이트를 디자인하고 이를 금속 3D프린터를 통해 출력하는 환자 맞춤형 고정 장치의 연구가 진행되고 있다.

13.4 세라믹 3D 프린팅 기술

3D 프린팅 소재 중 가장 더딘 발전을 보이고 있는 것은 세라믹이라고 할 수 있다. 일반적인 세라믹 제조공정은 분말형상의 세라믹을 바인더 등과 혼합하여 원하는 형상으로 성형한 후 탈지 및 소결을 통한 치밀화를 거친다. 소결 후 구조체의 물성은 원료분말, 바인더 혼합 등의 슬러리 제조, 탈지(유기물 제거) 소결 조건 등의 다양한 요인에 따라 크게 변화하므로 각 요소의 면밀한 제어가 중요하다. 또한 3D 프린팅된 구조체가 최종 산물인 고분자나 금속에 비하여 세라믹은 '불에 구워 만든 흙'이란 어원에서 예측할 수 있듯이 소결이라고 불리는 고온 열처리 공정을 일반적으로 필요로 하며 이때 발생하는 부피수축 등으로 인한 결함과 뒤틀림 등으로 인하여 3D 프린팅된 구조물의 신뢰성 제어가 어렵기 때문이다. 하지만 이미 다양한 공정법으로 3차원의 복잡한 형상을 만들 수 있는

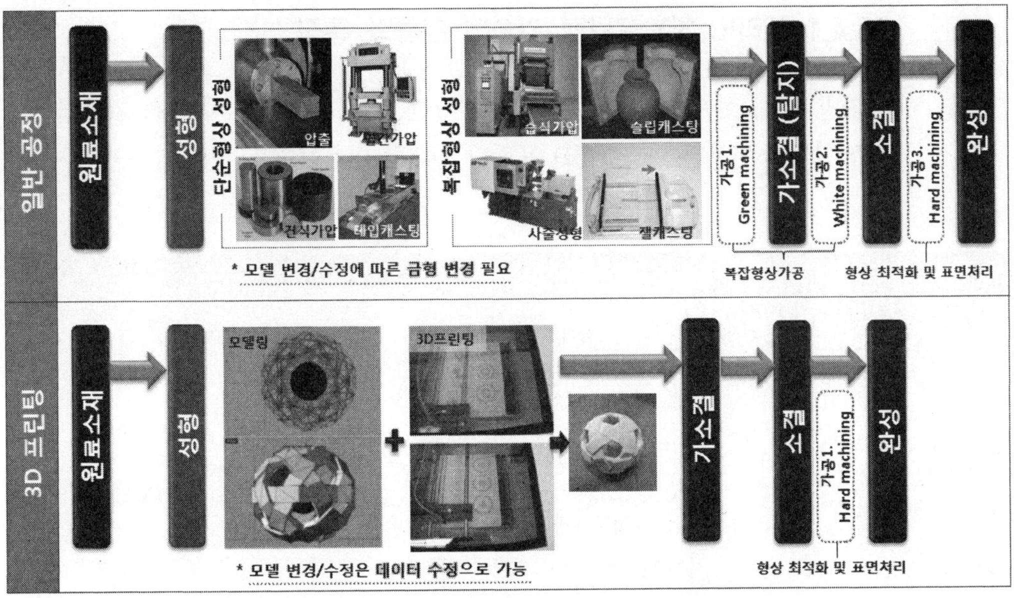

그림 13.30 일반 세라믹 공정과 3D 프린팅 공정 비교[72)]

고분자 혹은 금속 소재에 비해 세라믹은 경질성과 취성(늘어나는 성질이 거의 없기 때문에 외력에 의해 변형되지 않고 파괴되는 성질. 즉, 강하나 깨지기 쉬운 성질)이라는 고유한 물성 때문에 세라믹 가공에 적용되는 일반적인 공정으로는 제작 가능한 3차원 형상에 제한이 있으며 이러한 가공에 드는 비용은 전공정 비용의 80%에 달한다. 즉, 세라믹의 가공공정비용 절약은 세라믹 구조물의 단가를 크게 떨어트릴 수 있다. 따라서 세라믹 소재에 특화된 3D 프린팅 공정을 개발할 수 있다면 세라믹은 3D 프린팅 기술의 장점을 극대화할 수 있는 가장 큰 잠재력을 가진 분야라고 할 수 있으며 최근 이에 주목하여 다양한 연구개발이 진행되고 있다. 세라믹 3D 프린팅 기술의 기술적용 분야는 현재 시장이 형성되어 있는 다양한 산업군에 걸친 시제품 제작 분야와 사형주조틀 제작을 통한 자동차, 우주항공 및 국방부품 분야이며, 가까운 미래에 형성될 것으로 예측되는 분야로는 건설, 산업용 공구 및 생체소재 디바이스 부품이 있으며 미래시장 적용 분야에는 개인기호 맞춤형 전기전자 제품 및 에너지 디바이스 분야로 예측되고 있다(Frost & Sullivan report 2014). 이 중 가까운 미래 시장에 활용이 예측되고 있는 생체소재 디바이스 분야(특히, 정형외과 및 치과용)를 중심으로 인산칼슘계, 지르코니아, 알루미나 및 생체유리를 원료소재로 하여 큰 기술발전 가능성을 보이고 있다.

13.4.1 세라믹 3D 프린팅 기술의 분류와 특징

세라믹 3D 프린팅 기술이 주목받기 시작한 것은 최근이나 사실 그 기초연구는 1990년대 초반부터 다양한 3D 프린팅 원리를 이용하여 그 적용 가능성이 꾸준

표 13.6 세라믹 3D 프린팅 기술비교 및 적용 예[72)]

3d 프린팅 기술 (ASTM)	소재형태	장점(○)/단점(×)	적용 세라믹 예	비고
Binder Jetting(BJ) 분말 모재 위에 액상의 접착제를 토출시켜 모재를 결합시킴	세라믹 파우더 베드와 저점도 바인더	○ 다양한 소재적용 기능 ○ 저온공정 × 낮은 기계적 물성(저밀도) × 고비용 × 높은 표면조도	ZrO_2, Al_2O_3, HA, TCR, Bioglass, Ti_3SiC_2, Si_3N_4, $TiC-TiO_2$, SiC, $BaTiO_3$, PZT, TiO_2, LSMO/YBCD	3DP
Material Extrusion (ME) 고온 가열한 재료 혹은 적정 점도의 슬러리를 노즐을 통해 압력으로 연속으로 밀어내며 위치를 이동시켜 형상 제조	- 세라믹입자를 포함한 열가소성 수지 - 세라믹입자를 포함한 슬러리	○ 저비용 ○ 불필요한 소재소모 없음 × 낮은 기계적 물성(저밀도) × 낮은 분해능 × 프린팅 막힘현상	ZrB_2, Al_2O_3, Mullite, SiC, ZrO_2, $WC-ZrO_2$, ZrC, $Al_2O_3-ZrO_2$, HA, TCP, Porcelain, Bioglass, HA-TCP, $BaTiO_3$, PZT, PMN, $LeFePO_4$, $Li_4Ti_5O_{12}$, $BaZrO_3$, $SrTiO_3$	FDM, PED, EFF
Photo Polymerization (PP) 빛에 의해 종합반응을 일으키는 소재를 이용, 선택적으로 고형화하는 방식	세라믹 입자를 포함한 광경성 수지	○ 높은 정밀도 ○ 고강도(고밀도) ○ 매끈한 표면 × 고비용 × 낮은 조형속도 × 세척공정 필요	HA, $HA-Al_2O_3$, TCP, SiC, Al_2O_3, $Al_2O_3-ZrO_2$, $Al_2O_3-SiO_2$, SiO_2, TiO_2, Al_2O_3/SiO_2/Mullite/$ZrSiO_4$, PZT, $Fe_2O_3/Fe(C_2O_4)$, $2H_2OBi(V_xNb_{1-x})$ O_4, SiCN	SLA, DLP
Powder Bed Fusion (PBF) 분말 모재 위에 고에너지빔(레이저나 전자빔 등)을 조사하여 선택적으로 모재를 결합시킴	바인더를 포함한 세라믹 파우더 베드	○ 복잡형상제조 ○ 빠른 조형 가능 × 높은 표면조도 × 한정적 활용가능 소재 × 고비용	HA-Mullite, BCP, ZrO_2 HA-wollastonite, Peek-HA, HA-PA, Al_2O_3, $Al_2O_3-SiO_2$, $TiC-Al_2O_3$, SiC, PZT, $BaTiO_3$,	SLS
Direct Energy Deposition(DED) 고에너지원(레이저나 전자빔 등)으로 원소재를 녹여 형상제조	세라믹 파우더 베드	○ 복합형상제도 × 높은 표면조도 × 고비용 × 한정적 활용가능 소재	ZrO_2, Al_2O_3	SLM
Sheet Lamination 얇은 필름 형태의 재료를 열, 접착제 등으로 붙여가며 적층조형	테이프 캐스팅 된 세라믹 입자	○ 고강도(고밀도) ○ 서포터 불필요 × 박리 × 낮은 복잡형상 성형성 × 이방성	HA/TCP, Al_2O_3, ZrO_2 SiC./C, PE-glassy fiber, Si_3N_4, SiO_2, TiC/Ni, LZSA-Glass, PZT	LOM

히 제시되어 왔다. ASTM 분류 7가지 중 특히, 표 13.6의 기술을 중심으로 포괄적인 연구가 진행되고 있다. 생체소재 디바이스 제작을 위한 바이오세라믹 프린팅에는 주로 binder jetting, material extrusion 및 photo polymerization이 많이 적용되고 있다.

13.4.2 세라믹 3D 프린팅 기술의 바이오 분야 응용

가장 많이 연구되고 있는 분야는 골재생용 지지체 제조 분야이다. 초기의 골 지지체 제조에는 골전도성과 생체활성을 가지는 바이오세라믹의 특성과 고분자 지지체의 기계적 물성 향상을 위하여 생체고분자를 베이스로 바이오세라믹 분말을 소량 혼합하여 유무기 복합지지체를 제작하는 연구가 많이 진행되었으나 최근에는 바이오세라믹의 특성을 극대화하기 위하여 바이오세라믹 단독 혹은 바이오세라믹을 베이스로 소량의 유기물을 혼합한 복합지지체를 제작하는 연구 중심으로 진행되고 있다. 적용되는 3D 프린팅 방법은 다양하게 있으나 적당한 유동성과 작업성을 가지는 페이스트를 주사기형의 용기에 채우고 공압이나 스크루압으로 가압하여 니들을 통해 압출, 적층하는 방법(material extrusion)과, 바인더를 세라믹 분말이 쌓여져 있는 베드 위에 뿌려서 세라믹 입자 간 결합을 유도해 3차원 조형하는 방법(binder jetting)이 주로 사용되고 있으며, 이들 공정 대부분 사용된 바인더나 유기물를 제거하고 세라믹 입자 간의 결합을 유도하여 안정적인 기계적 물성을 가지는 세라믹 구조체를 얻기 위해 탈지와 소결공정을 필요로 한다. Binder jetting 법으로 생체세라믹 지지체를 제조하는 경우 단순히 세라믹 입자들을 결합시키는 풀과 같은 역할을 하는 binder를 이용하기도 하지만 바이오세라믹 프린팅에서는 골시멘트에서 활용되는 시멘트 반응을 이용하여 순간적으로 경화시켜 3차원 형상을 이용하기 위해 인산칼슘계 세라믹 분말 혹은 생체유리 분말 등과 산-염기 반응 혹은 수화반응 등의 시멘트 반응을 유도할 수 있는 반응액을 뿌려서 경화시키는 방법이 주로 활용되고 있다(바이오세라믹 종류와 시멘트 반응에 대해서는 6장을 참조). Binder jetting 법의 경우, 큰 수조 안에 세라믹 분말을 채워 넣고 그 위에 binder를 뿌려 형상을 제조하므로 수조 안에 채워진 세라믹 분말의 균일 분포도, 사용된 입자 크기, binder와의 반응 속도, binder를 뿌리는 조건 등에 따라 최종 산물의 특성이 크게 좌우된다. 입자 간의 최밀 충진이 어려우므로 소결 후에도 치밀체 형성과 높은 기계적 물성을 기대하기 어려워 다공성 구조와 이에 맞는 기계적 물성이 요구되는 분야에서 주로 활용된다. 컴퓨터 프로그램에 의한 형상 및 수백 마이크로 크기의 지지체에 필요한 기공크기 제어가 가능하며, 소결 후의 기계적 물성은 기공크기 및 구조에 의

표 13.7 골재생용 지지체 제조에 이용되는 3D 프린팅 기술 예[79]			
Technique	Process details	Processed materials for bone tissue engineering	Advantages (+) and disadvantages (-)
3D Plotting/direct ink writing	- Strands of paste/viscous material(in solution form) extrusion based on the predesigned structure - Layer by layer deposition of strands at constant rate, under specific pressure - Disruption of strands according to the tear of speed	- PLC - Hydroxyapatite(HA) - Bioactive glasses - Mesoporous bioactive glass/alginate composite - Polyactic acid(PLA)/polyethylene glycol (PEG) - PLA(PGE)/GS glass - Poly(hydroxymethylglycolide-co-ε-caprolactone) (PHMGCL) - Bioactive 6P538B glass	+: - Mild condition of process allows drug and biomoleculse(proteins and living cells) plotting -: - Heating/post-processing needed to some materials restricts the biomolecule in corporation
Laser-assisted bioprinting (LAV)	- Coating the desired material on transparent quartz disk(ribbon) - Deposition control by laser pulse energy - Resolution control by distance between ribbon/substrate, spot size and stage movement	- HA - Zirconia - HA/MG63 osteoblast-like cell - Nano HA - Human osteoprogenitor cell - Human umbilical vein endothelial cell	+: - Ambient condition - Applicable for organic, inorganic materials and cells - Quantitatively controlled - 3D stage movement -: - Homogeneous ribbons needed
SLS	- Preparing the powder bed - Layer by layer addition of powder - Sintering each layer according to the CAD file, using laser source	- PCL - Nano HA - Caicium phosphate(CaP)/poly (hydroxybutyrate-co-hydroxyvalerate) (PHBV) - Carbonated hydroxyapatite (CHAp)/poly(L-lactic acid)(PLLA) - PLLA - β-Tricalcium phosphate(β-TCP) - PHBV	+: - No need for support - No post processing is needed -: - Feature resolution depends on laser beam diameter
SLA	- Immersion of platform in a photopolymer liquid - Exposure to focused light according to desired design - Polymer solidifying at focal point, non exposed polymer remains liquid. - Layer by layer fabrication by platform moving downward	- Poly(propylene fumarate)(PPF)/diethyl fumarate (DEF) - PPF/DEF-HA - PDLLA/HA - β-TCP	+: - Complex internal features can be obtained - Growth factors, proteins and cell patterning is possible -: - Only applicable for photopolymers
FDM	- Strands of heated polymer/ceramics extrusion through nozzle	- Tricalcium phopshate(TCP) - TCP/polypropylene(PP) - PCL - TCP/PCL	+: No need for platform/support -: - Material restriction due to need for molten phase
Robotic assisted deposition/robocasting	- Direct writing of liquid using a nozzle - Consolidation through liquid to gel transition	- HA/PLA - HA/PCL - 6P538 glass/PCL	+: - Independent 3D nozzle movement - Precise control on thickness - No need for platform/support -: - Material restriction

해 결정되고, 골전도성과 세포친화성이 우수한 인산칼슘계 바이오세라믹을 원료로 이용함으로써 높은 골형성 유도특성을 보인다. 또한 골세포 대사에 영향을

표 13.8 Binder jetting법에 적용되는 바이오세라믹 공정 예[79)]

Materials	Layer thickness	Binder	Post process
TCP	20 μm	Aqueous based	Microwave sintering
α/β-TCP with MC	100 μm	Water	Sintering at 1100℃
TTCP, DCP, TCP	100 μm	25% citric acid	Sintering at 1100℃
HA	300 μm	Schelofix	Sintering at 1300℃
TTCP/β-TCP	100 μm	25% citric acid	Sintering at 1100℃
TTCP/calcium sulfate dihydrate	100 μm	25% citric acid	Sintering at 1100℃
α/β-TCP	–	20% phosphoric acid	Autoclaving at 1100℃
Sio_2-ZnO-TCP	20 μm	Aqueous based	Sintering at 1250℃
HA/A-W glass	100 μm	Water based	Sintering at 1300℃

미치는 Sr, Mg, Si, Zr 등의 이온을 적절히 첨가시키는 것으로 골형성을 촉진시키는 효과를 기대할 수 있다. 일본의 NEXT21 사는 binder jetting 법으로 제작된 세라믹 골의 유효성을 다년간 임상검증을 통해 증명하고 유럽진출을 위해 네덜란드의 Xilloc 사와 2015년 4월 라이선스 계약을 체결, 제조판매 등록이 완료되는 대로 CT-Bone이란 이름으로 최초로 제조 판매를 실시할 예정에 있다.

세라믹의 소결공정은 3D 프린팅된 3차원 세라믹 지지체에 약물 및 성장인자

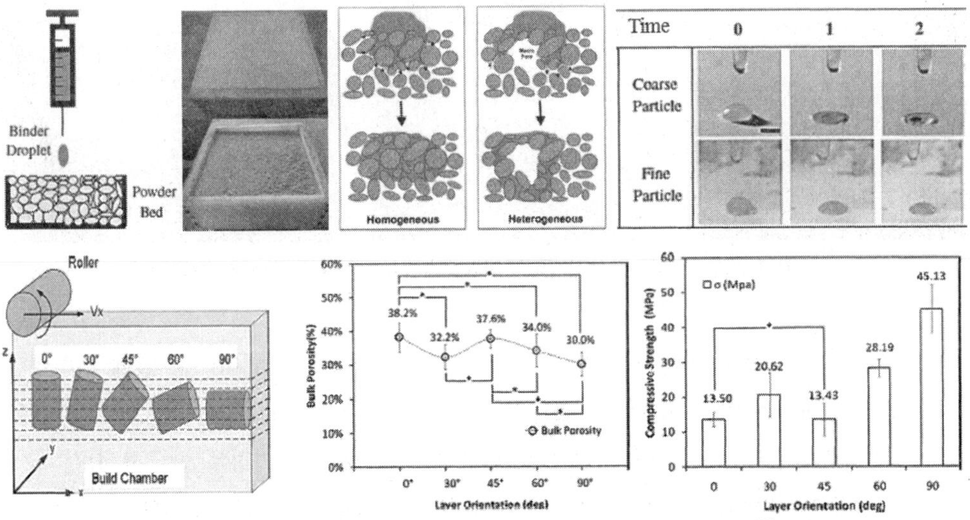

그림 13.31 분말 및 프린팅 조건에 따른 구조체 물성 변화[83)]

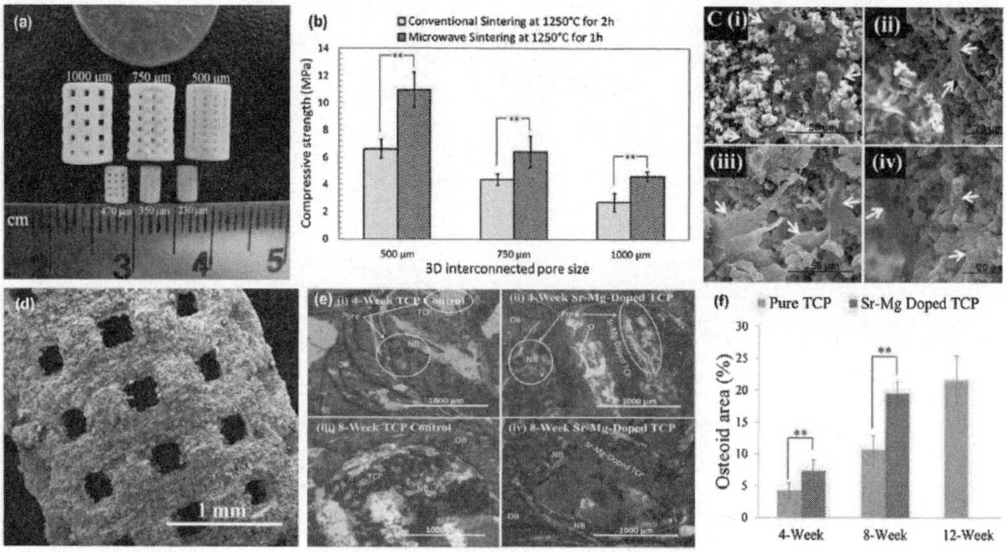

그림 13.32 3D 프린팅법으로 제작된 tri–calcium phosphate(TCP) 지지체[79)]

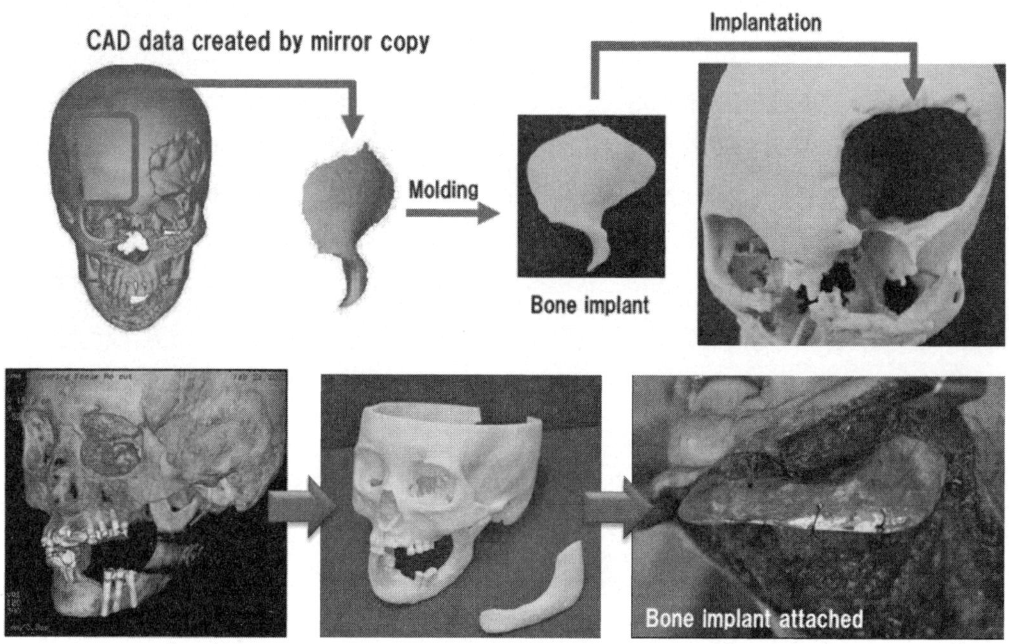

그림 13.33 3D 프린팅된 바이오세라믹의 임상 적용 예(www.next21.info)

등의 도입을 통한 생물학적 기능성 향상에 걸림돌이 된다. 즉, 열에 의하여 쉽게 분해되는 약물, 단백질, 세포 등은 고분자 혹은 바이오프린팅의 경우 재료와 함께 프린트할 수 있으나 소결을 필요로 하는 세라믹의 경우 반드시 소결 후에 이들이 용해되어 있는 용액 내에 3차원 지지체를 침적시켜 흡착에 의하여 도입하

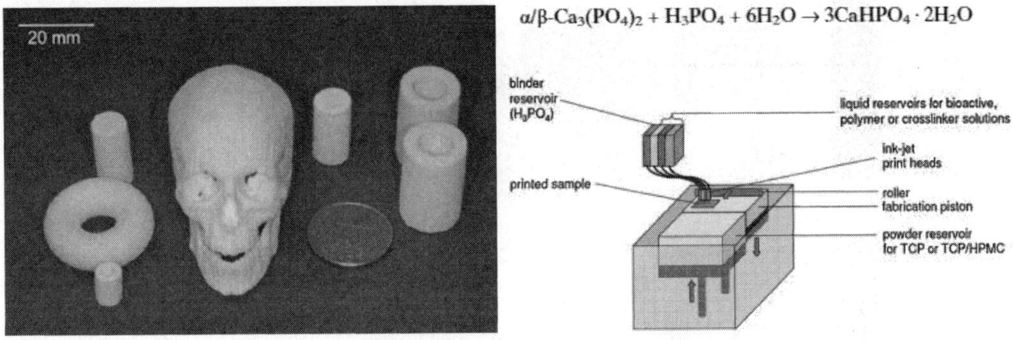

그림 13.34 Binder jetting형 세라믹 3D 프린팅 실온공정 제작된 brushite 샘플 예[84)]

게 되므로 도입할 수 있는 양이나 초기 급성방출 제어 및 방출속도·기간 제어 등의 적합한 기능성 발현을 위한 설계가 어려워진다. 또한 소결에 의하여 생분해성이나 생체활성 등에 영향을 미치는 세라믹의 결정상의 변화가 일어나며 이들의 제어가 종종 어렵다.

이러한 문제를 해결하기 위하여 University of Würzburg의 Dr. U. Gbureck 그룹은 biphasic α/β-tricalcium phosphate($Ca_3(PO_4)_2$, TCP) 분말을 인산용액(H3PO4)과 반응시켜 시멘트 반응을 통해 brushite($CaHPO_4H_2O$)로 직접 전환시켜 고온열처리 공정 없이 안정적인 세라믹 구조체를 제작하는 방법을 제안하였다. 이 방법은 낮은 농도의 인산용액(5 wt%)에서는 기계적 물성이 만족스럽지 못하며(압축강도 = 0.9 ± 0.1 MPa) 30 wt%의 높은 농도의 인산용액을 사용하여야 8.7 ± 1.3 MPa의 골지지체로써 활용 가능한 기계적 물성을 확보할 수 있다. 하지만 인산용액은 매우 강한 산성이며 30 wt%의 인산용액은 강산으로 실온공정이지만 결국 약물, 단백질 및 성장인자 등에 변성 등 악영향을 미치는 조건이므로 이를 해결하기 위한 공정조건 개선이 요구된다.

한편, 재료연구소 윤희숙 박사팀은 이러한 기존 문제들을 해결하기 위하여 프린팅 공정과 시멘트 반응 공정을 분리하고 기능성 물질에 영향을 미치지 않도록 중성영역의 반응액에서 경화를 유도하여 보다 기능성을 향상시킨 세라믹 3D 프린팅 공정법을 제안하였다. 또한 이 반응공정을 통해서 얻어지는 지지체는 다른 후처리 공정 없이 압축강도 20 MPa 이상의 매우 우수한 기계적 물성을 나타냄을 보고하였다. 해당 그룹은 본시멘트 반응을 유도할 수 있고 골지지체 소재로 적합한 인산칼슘계, 인산마그네슘계 및 바이오글래스계 등의 분말원료를 압출과 적층하기에 적절한 유동성과 작업성이 있도록 조건을 제어한 페이스트 상으로 준비한 후 material extrusion 방식 중의 하나인 자체개발의 paste extruding deposition 법을 이용하여 노즐을 통해 페이스트를 압출하여 한 층씩 쌓아 원하

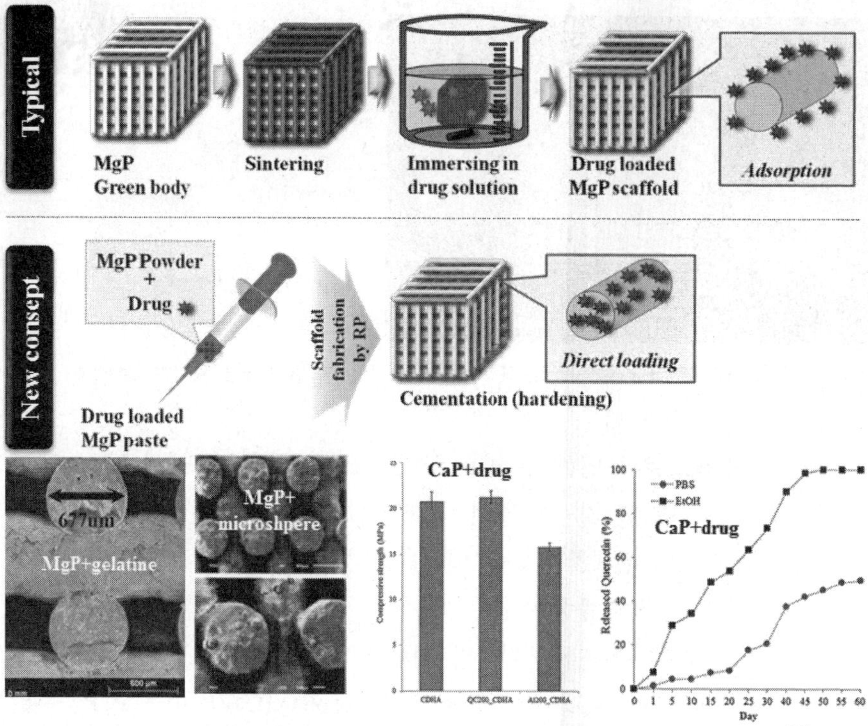

그림 13.35 압출형 세라믹 3D 프린팅 실온공정 예(인산칼슘, 인산마그네슘)[87]

는 기공구조와 형상을 제어하였다. 이때는 시멘트 반응을 유도하지 않으므로 작업시간이나 반응성을 고려하지 않아도 된다. 그 후 구조체를 건조하고 시멘트 반응을 통해 경화를 유도하도록 적절한 반응액에 침지시키며, 이때 반응액은 pH가 중성영역에서 크게 벗어나지 않도록 주의한다. 증류수나 phosphate buffered saline(PBS) 용액조건에서도 경화가 가능하다. 따라서 다양한 약물이나 단백질 및 세포까지 세라믹과 함께 3D 프린팅이 가능함을 보고하여 세라믹 3D 프린팅의 기능성 바이오디바이스 제작 분야에서의 새로운 활용 가능성을 제시하였다.

프랑스의 3DCERAM은 광중합방식인 SLA(stereolithography) 방법을 이용하여 하이드록시아파타이트로 구성된 두개골, 악골 및 추간판 등을 제조할 수 있는 전공정을 개발하고 FCP(fast ceramic production)라는 이름으로 on-demand 제조 서비스를 실시하고 있다. 또한 오스트리아의 Lithoz는 유사한 광중합 방식인 DLP(digital light processing) 방식을 이용하여 인산칼슘계, 지르코니아 및 알루미나계의 바이오메디컬용 디바이스를 제조할 수 있음을 보고하고 있다. 광중합방식은 빛에 의한 중합반응으로, 경화되는 고분자의 물성을 이용하여 빛을 선택적으로 조사하여 3차원 형상을 조형하는 방식이다. 광중합 방식의 세라믹 3D

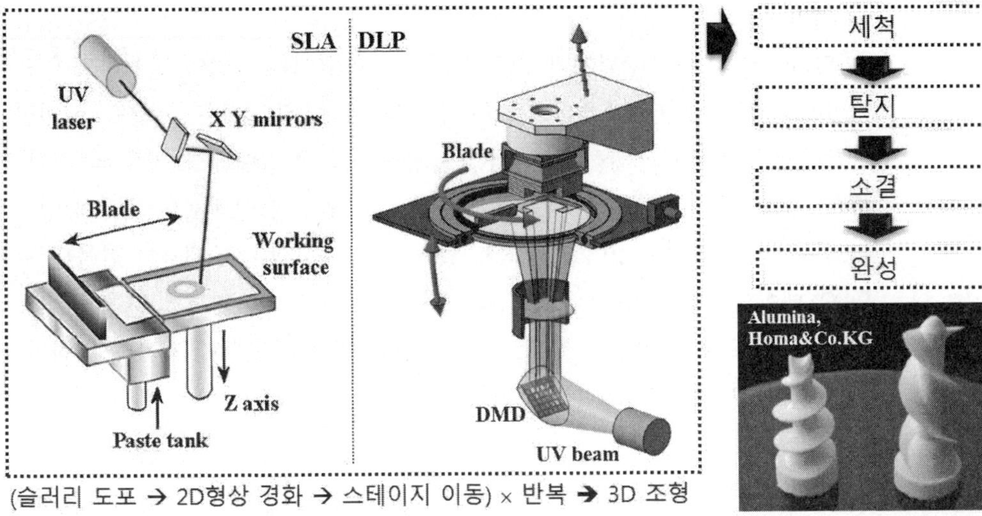

그림 13.36 광중합 방식 세라믹 3D 프린팅[76, 77]

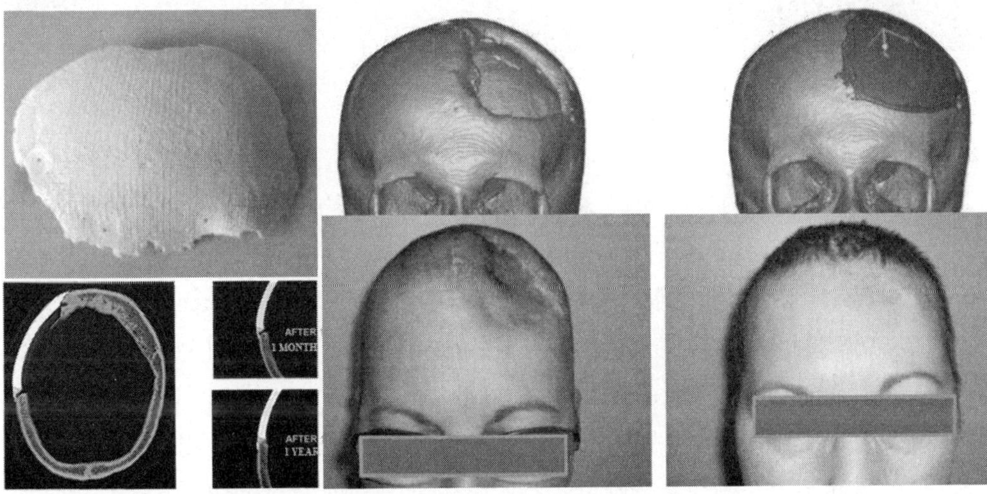

그림 13.37 광중합형 3D 프린팅방식으로 제작된 HA 임플란트 이식 예 (3dceram.com)

프린팅 기술에 있어 핵심요소는 세라믹-광경화제로 구성된 슬러리 제조기술과 탈지 및 소결조건 제어기술이다. 즉, Vat라고 하는 수조 안에 슬러리 형태의 세라믹 입자를 포함한 광중합성 고분자를 채우고 수조의 수평과 재료의 표면을 균일하게 제어한 후 레이저 장치로 광선의 조사폭과 조사량 및 시간을 제어하여 필요한 두께만큼만 경화시킨 후 한층 아래나 위로 스테이지를 이동시키고, 경화되지 않은 새로운 슬러리를 도포한 후 같은 공정을 반복하여 형상을 만들어내는 공정이다. 따라서 슬러리는 균일하게 도포되기에 충분한 유동성을 가져야 하며, 조형이 진행되는 동안 세라믹 입자와 광경화제가 안정·균일하게 분포되어 있어야 하며 동시에 세라믹 입자에 의한 산란을 제어하여 광경화 정밀도를 보장할 수 있어야 한다. 또한, 탈지와 소결 동안에 뒤틀림이나 균열이 발생하지 않도록 면밀한 공정제어가 필요하다. 광중합방식의 3D 프린팅법은 고강도·고치밀의 복잡형상물 제조에 적합하며, 이러한 특징을 이용해 골대체재 제작 및 치과 임플란트용 크라운 제작에 활용 가능성을 보이고 있으며 골대체제 개발에 있어서는 일부 그 성공 가능성이 제시되고 있다. 3DCERAM은 두개골이 함몰된 환자의 CT데이터로부터 함몰부위의 결함에 맞는 형상을 디자인하고 SLA 방식으로 계층적 기공구조를 가지는 하이드록시아파타이트 임플란트를 제작해 이식에 성공하였음을 보고하고 있다(그림 13.37).

13.5 마무리

맞춤형 제조가 가능하고 소량다품종 생산 사업군에 적합한 3D 프린팅 기술은 환자마다 다른 조건을 가지며 대량생산이 요구되지 않고 고부가가치 사업군인 의료·바이오 분야에 적용하는 것이 가장 적합하다고 할 수 있다. 점점 고령화되어 가는 사회와 더불어 삶의 질 향상에 대한 높은 갈망은 더 빠른, 더 효율적인 치료효과를 유도할 수 있는 새로운 기술을 요구한다. 때문에 3D 프린팅 기술의 적용에 대한 필요성은 더욱 높아질 수밖에 없다. 반면 3D 프린팅 기술은 무궁무진한 발전 가능성을 보장하고 있지만 의료 분야에 적용하기에는 아직 해결해야 할 숙제가 많이 남아 있다. 즉, 의료·바이오에 적용 가능한 3D 프린팅용 맞춤형 소재를 개발해야 하며, 소재의 특성을 더욱 잘 살릴 수 있도록 디자인된 시스템 기술과 환자 정보를 정확히 읽을 수 있는 스캐닝 및 데이터화 기술, 그리고 이를 임상에 적용 가능하도록 하는 인허가 문제해결과 의료기술 확립이 필요하다. 현재 시스템 기술은 급격히 진화하여 많은 것을 가능하게 하고 있으나 이에 비해 활용 가능한 소재가 국한되어 있어 그 실제적 응용범위 또한 아직은 매우 제한적이다. 따라서 적극적인 소재의 연구개발이 필요할 것이다. 3D 프린팅 기술의 발전과 더불어 실제 임상에 적용될 수 있는 의료·바이오 디바이스 개발을 위해서는 소재-시스템-데이터화-임상-규제 등 다학제 간의 유기적인 융합연구 체계를 구축하고 면밀한 협동연구가 반드시 필요하다.

■ 참고문헌

1. 추원식 외, 바이오 프린팅(Bio Printing) 기술의 소개, 2008.
2. 3D 프린팅 전략기술 로드맵, 2014.
3. Http://www.extremetech.com
4. 배홍기 외, Poly(aspartic acid)를 이용한 조직공학용 지지체의 제조 및 특성, 2008.
5. Linda G. Griffith, Gail Naughton, Tissue Engineering-Current Challenges and Expanding Opportunities, Science, 295, 1009-1014, 2002.
6. Scott J. Hollister, Porous Scaffold Design for Tissue Engineering, Nature Materials 4, 518-524, 2005.
7. Wei Sun, Pallavi Lal, Recent Development on Computer Aided Tissue Engineering—AReview, Computer Methods and Programs in Biomedicine, 67, 85-103, 2002
8. EleftheriosSachlos,Jan T Czernuszka, Making Tissue Engineering Scaffolds Work. Review: The Application of Solid Freeform Fabrication Technology to the Production of Tissue Engineering Scaffolds," Eur. Cell Mater., 5, 39-40, 2003.
9. Dietmar W. Hutmacher, Michael Sittinger, Makarand V. Risbud, Scaffold-based Tissue Engineering: Rationale for Computer-aided Design and Solid Free-form Fabrication Systems, Trends in Biotechnology, 22, 354-362, 2004.
10. Natalja E. Fedorovich, WouterSchuurman, Hans M. Wijnberg, Henk-Jan Prins, P. René van Weeren, Jos Malda, Jacqueline Alblas,Wouter J.A. Dhert, Biofabrication of Osteochondral Tissue Equivalents by Printing Topologically Defined, Cell-Laden Hydrogel Scaffolds, Tissue Engineering Part C, 18, 33-44, 2012.
11. Bertrand Guillotin,Fabien Guillemot, CellPatterning Technologies for OrganotypicTissue Fabrication, Trends in Biotechnology,29, 183-190, 2011.
12. Young-JoonSeol, Hyun-Wook Kang, Sang Jin Lee, Anthony Atala, James J. Yoo, BioprintingTechnology and Its Applications, European Journal of Cardio-Thoracic Surgery, 148, 2014.

13. Murphy S. V., Atala A., 3D bioprinting of tissues and organs, Nat. Biotechnol. 32, 773-785, 2014.
14. Vladimir Mironov, Thomas Boland, Thomas Trusk, Gabor Forgacs, Roger R. Markwald, Organ Printing: Computer-aided Jet-based 3D Tissue Engineering, Trends in Biotechnology, 21, 157-161, 2003
15. S. H. Ahn, H. Lee, L. J. Bonassar and GeunHyung Kim, Cells (MC3T3-E1)-Laden Alginate Scaffolds Fabricated by a Modified Solid-Freeform Fabrication Process Supplemented with an Aerosol Spraying, 13, 2997-3001, 2012.
16. S. H. Ahn, H. Lee, J. Puetzer, L. J. Bonassar and GeunHyung Kim, Fabrication of cell-laden three-dimensional alginate-scaffolds with an aerosol cross-linking process, Journal of Materials Chemistry, 2012, 22, 18735-18740.
17. S. H. Ahn, et al. Functional cell-laden alginate scaffolds consisting of core/shell strutsfor tissue regeneration. Carbohydrate Polymers 98, 2013.
18. FalguniPati, Jinah Jang, Dong-Heon Ha, Sung Won Kim, Jong-Won Rhie, Jin-Hyung Shim,Deok-Ho Kim, Dong-Woo Cho, Printing Three-dimensional Tissue Analogueswith DecellularizedExtracellular Matrix Bioink, Nature Communications, 5, 2014.
19. HyeongJin Lee, SeungHyunAhn, Lawrence J. Bonassar, GeunHyung Ki,Cell (MC3T3-E1)-Printed Poly(ε-caprolactone)/Alginate Hybrid Scaffolds for Tissue Regeneration.Macromol. Rapid Commun., 34, 142-149, 2012.
20. Daniel L. Cohen, Winifred Lo, Andrew Tsavaris, David Peng, Hod Lipson, Lawrence J. Bonassar, Increased Mixing Improves Hydrogel Homogeneity and Quality of Three-Dimensional Printed Constructs, Tissue Eng. Part C: Methods, 17, 239-248, 2010.
21. J. J. Ballynsa, L. J. Bonassar, Dynamic compressive loading of image-guided tissue engineered meniscal constructs. J Biomech. 44, 2011.
22. http://www.organovo.com
23. Ju Young Park, Jin-Hyung Shim, Song-Ah Choi, Jinah Jang, Myungshin Kim, Sang Hwa Lee, Dong-Woo Cho, 3D Printing Technology to Control BMP-2 and VEGF Delivery Spatially and Temporally to Promote Large-volume Bone Regeneration, Journal of Materials Chemistry B, 3, 5379-5646, 2015.

24. MD Tang-Schomer, JD White, LW Tien, L Schmitt, TM Valentin, DJ Graziano, AM Hopkins, FG Omenetto, PG Haydon, DL Kaplan, Proceedings of the National Academy of Sciences of the United States of America, 111, 13811-13816, 2014.
25. Y Zhao, R Yao, L Ouyang, H Ding, T Zhang, K Zhang, S Cheng, W Sun, Biofabrication, 6, 035001.
26. Fabien Guillemot, Bertrand Guillotin, Sylvain Catros, AgnèsSouquet, Candice Mezel, VirginieKeriquel, Ludovic Hallo, Jean-Christophe Fricain, JoëlleAmedee, High-Throughput Biological Laser Printing: Droplet Ejection Mechanism, Integration of a Dedicated Workstation, and Bioprinting of Cells and Biomaterials, Cell and Organ Printing, 95-113, 2010.
27. Amer B. Dababneh, Ibrahim T. Ozbolat, Bioprinting technology: A current state-of-the-art review,Journal of Manufacturing Science and Engineering, 135, 061016-1, 2014.
28. Naside Gozde Durmus, Savas Tasoglu and Utkan Demirci, Functional droplet networks, Nature Materials, 2013.
29. Matthias P.Lutolf, Penney M. Gilbert, Helen M. Blau, Designing Materials to Direct Stem-cell Fate, Nature, 462, 433-441, 2009.
30. Johnson H. Y. Chung, SinaNaficy, Zhilian Yue, Robert Kapsa, Anita Quigley, Simon E. Moulton,Gordon G. Wallace, Bio-ink Properties and Printability for Extrusion Printing Living Cells, Biomater. Sci., 1,763-773, 2013.
31. Alexandra L. Rutz, Kelly E. Hyland, Adam E. Jakus, Wesley R. Burghardt, Ramille N. Shah, A MultimaterialBioink Method for 3D Printing Tunable, Cell-Compatible Hydrogels, Advanced Materials, 27, 1607-1614, 2015.
32. Carlos C. Chang, Eugene D. Boland, Stuart K. Williams,James B. Hoying, Direct-write BioprintingThreedimensionalBiohybridSystems For Future Regenerative Therapies. J Biomed Mater Res Part B, 98, 160-70, 2011.
33. Saif Khalil,Wei Sun, BioprintingEndothelial Cells with Alginate for 3D Tissue Constructs.J BiomechEng-Trans ASME, 131, 111002, 2009.
34. Xiaofeng Cui, Kurt Breitenkamp, M.G. Finn, Martin Lotz, Darryl D. D'Lima, Direct Human Cartilage Repair Using Three-dimensional BioprintingTechnology. Tissue Eng Part A, 18, 1304-1312, 2012.

35. Kalyani Nair, Milind Gandhi, Saif Khalil, Karen Chang Yan, Michele Marcolongo, Kenneth Barbee, Wei Sun, Characterization of Cell Viability during Bioprinting Processes, Biotechnology Journal, 4, 1168-1177, 2009.
36. Sanskrita Das, FalguniPati, Yeong-Jin Choi, GirdhariRijal, Jin-Hyung Shim, Sung Won Kim, Alok R. Ray, Dong-Woo Cho, Sourabh Ghosh, Bioprintable, Cell-laden Silk Fibroin–gelatin Hydrogel Supporting MultilineageDifferentiation of Stem Cells for Fabrication of Three-dimensional Tissue Constructs, ActaBiomaterialia, 11, 233-246, 2015.
37. MattiKestia, Michael Müllera, Jana Becher, Matthias Schnabelrauch, Matteo D'Este, David Eglin, Marcy Zenobi-Wong, A Versatile Bioink for Three-dimensional Printing of Cellular Scaffolds Based on Thermally and Photo-triggered Tandem Gelation, ActaBiomaterialia, 11, 162-172, 2015.
38. Therese Andersen, Pia Auk-Emblem,Michael Dornish, 3D Cell Culture in Alginate Hydrogels, Microarrays, 4, 133-161, 2015.
39. Saif Khalil, Wei Sun, Bioprinting Endothelial Cells With Alginate for 3D Tissue Constructs, Journal of Biomechanical Engineering, 131, 111002, 2009.
40. Kathleen Schütz, Anna-Maria Placht, Birgit Paul, Sophie Brüggemeier, Michael Gelinsky,Anja Lode, Three-dimensional Plotting of a Cell-laden Alginate/Methylcellulose Blend: Towards Biofabrication of Tissue Engineering Constructs with Clinically Relevant Dimensions, Journal of Tissue Engineering and Regenerative Medicine, 2015.
41. Manu S. Mannoor, Ziwen Jiang, Teena James, Yong Lin Kong, Karen A. Malatesta, Winston O. Soboyejo, Naveen Verma, David H. Gracias, Michael C. McAlpine, 3D Printed Bionic Ears, Nano letters, 13, 2634, 2013.
42. Sun-Woong Kang, Byung-Hyun Cha, Honghyun Park, Kwang-Sook Park, Kuen Yong Lee, Soo-Hong Lee, The Effect of Conjugating RGD into 3D Alginate Hydrogels on Adipogenic Differentiation of Human Adipose-Derived Stromal Cells, Macromolecular Bioscience, 11, 673-679, 2011.
43. JiaJia, Dylan J. Richardsa, Samuel Pollard, Yu Tana, Joshua Rodriguez, Richard P. Visconti, Thomas C. Trusk, Michael J. Yost, Hai Yao Roger R. Markwald, Ying Mei, Engineering Alginate as Bioink for Bioprinting, ActaBiomaterialia, 10, 4323-4331, 2014.
44. Doe-Young Lee, Hyeongjin Lee, YongBok Kim, So Young Yoo, Woo-Jae

Chunga, GeunHyung Kim, Phage as Versatile Nanoink for Printing 3-D Cell-laden Scaffolds, ActaBiomaterialia, 2015.

45. KajsaMarkstedt, Athanasios Mantas, Ivan Tournier, HéctorMartínez Ávila, Daniel Hägg, Paul Gatenholm, 3D Bioprinting Human Chondrocytes with Nanocellulose－Alginate Bioink for Cartilage Tissue Engineering Applications, Biomacromolecules, 16, 1489-1496, 2015.
46. Celeste M Nelson,Joe Tien, MicrostructuredExtracellular Matrices in Tissue Engineering and Development, Current Opinion in Biotechnology, 17, 518-523, 2006.
47. Edna Cukierman, RoumenPankov, Daron R. Stevens, Kenneth M. Yamada, Taking Cell-Matrix Adhesions to the Third Dimension, Science, 294, 1708-1712, 2001.
48. HyeongJin Lee, Yong Bok Kim, Seung Hyun Ahn, Ji-Seon Lee, Chul Ho Jang, Hyeon Yoon, Wook Chun, GeunHyung Kim, A New Approach for Fabricating Collagen/ECM-Based Bioinks Using Preosteoblasts and Human Adipose Stem Cells, Advanced Healthcare Materials, 4, 1359-1368, 2015.
49. Young-Joon Seol, Hyun-Wook Kang, Sang Jin Lee, Anthony Atala and James J. Yoo, Bioprinting technology and its applications, European Journal of Cardio-Thoracic Surgery, 1-7, 2014.
50. Jin-Hyung Shim, Jong Young Kim, Min Park, Jaesung Park and Dong-Woo Cho, Development of a hybrid scaffold with synthetic biomaterials and hydrogel using solid freeform fabrication technology, Biofabrication, 3, 034102. 2011.
51. Chuang Li, Alan Faulkner-Jones, Alison R. Dun, Juan Jin, Ping chen, Yongzheng Xing, Zhongqiang Yang, Zhibo Li, Wenmiao Shu, Dongsheng Liu, and Rory R. Duncan, Rapid formation of a supramolecular polypeptide-DNA hydrogel for in situ three-dimensional multilayer bioprinting, Angew. Chem. Int. ED. 54, 3957-3961, 2015.
52. MD Tang-Schomer, JD White, LW Tien, L Schmitt, TM Valentin, DJ Graziano, AM Hopkins, FG Omenetto, PG Haydon, DL Kaplan, Proceedings of the National Academy of Sciences of the United States of America, 111, 13811-13816, 2014.
53. Manu S. Mannoor, Ziwen Jiang, Teena James, Yong Lin Kong, Karen A.

Malatesta, Winston O. Soboyejo, Naveen Verma, David H. Gracias, and Michael C. McAlpine, 3D Printed Bionic Ears, Nano Letter, 13, 2634-2639, 2013.

54. Wohler, T., "Wohlers Report 2013," Wohler's Associates Inc., pp. 23-52, 2013.
55. http://en.wikipedia.org/wiki/3D_printing.
56. Ian Gibson, "Additive Manufacturing Technologies", Springer
57. Wohler T, "Rapid prototyping & tooling state of the industry", Wohlers AssociatesInc, 2003.
58. Hartmut Stahl, "3D Printing-Risks and Opportunities, Oko-Institut e.V., 2013.
59. D. Eylon, F. H. Froes and R. W. Gardiner "Developments in Titanium Alloy Casting Technology" in Titanium Technology: Present Status and Future Trends, Titanium Development Association, 1985, pp. 35-48
60. http://www.insstek.com/index.asp
61. http://www.arcam.com/solutions/orthopedic-implants/
62. http://www.eos.info/industries_markets/medical/orthopaedic_technology
63. http://www.goldenprogress.com/milling/realizer-slm-in-action.shtml
64. 장웅성 외, "3D 프린팅 제조혁명에 대한 한국 금속산업의 대응전략", KEIT PD Issue Report. Vol. 13-6, pp. 31-58, 2013.
65. 김선창 외, "메탈 적층 제조 기술 및 응용제품 동향", KEIT PD Issue Report, Vol. 13-12, pp. 39-59, 2013.
66. 박지연 외, "인공엉덩이관절(Hip Prosthesis)", 한국보건산업진흥원 의료기기 주요품목 시장분석, Vol. 22, 2014.
67. 박석희 외, "3D 프린팅 활용 생체의료분야 기술동향", 한국정밀공학회지 제 31권 12호, pp.1067-1076, 2014.
68. Ahn, D. G. and Yang, D. Y., "Principle of Rapid Prototyping and its Trends," J. Korean Soc. Precis. Eng., Vol. 22, No. 10, pp. 7-16, 2005.
69. http://www.jeilmed.co.kr
70. Frost & Sullivan report, 3D bioprinting: Transforming the future of healthcare sector, D673-TI, 2015.
71. Frost & Sullivan report, Impact assessment of 3D printing materials in key applications, D60B-TI, 2014.

72. 윤희숙, 정봉용, 세라믹 3D 프린팅 기술현황과 육성전략, KEIT PD Issue report, Vol 15-8, 2015.
73. 윤희숙, 세라믹 소재를 이용한 바이오베디컬용 3D 프린팅 기술, 월간세라믹스, 2014.
74. 윤희숙, 세라믹 소재기반 3D 프린팅 기술 및 동향, Koita TIP, 2014.
75. Philippe C, 3D printing of ceramic biomaterials, http://www.i-net.ch/wp-content/uploads/2014/04/FHNWHLS-Chavanne-Biokeramik-20140404-i-net-Event.pdf
76. www.lithoz.com
77. www.cerampilot.com/www.3dceram.com
78. www.next21.info
79. Susmita B. Sahar B, Amit B, Bone tissue engineering using 3D printing, Materials Today, 16, 496-504, 2013.
80. Gmeiner R, Deisinger U, Schonherr J, Lechner B, Detsch R, Boccaccini A R, Stampfl J, Additive manufacturing of bioactive glasses and silicate bioceramics, Journal of Ceramic Science and Technology, 06, 75-86, 2015.
81. Ferry P W M, Jan F, Dirk W G, A review on stereolithography and its applications in biomedical engineering, Biomaterials, 31, 6121-6130, 2010
82. Miguel C, Claus M, Andrea E, Uwe G, Jurgen G, Ines P, Jorg T, Elke V, Direct 3D powder printing of biphasic calcium phosphate scaffolds for substitution of complex bone defects, Biofabrication, 6, 1-12, 2014.
83. Mihaela V, Robert P, Ehsan T, Control of structural and mechanical properties in bioceramic bone substitutes via additive manufacturing layer stacking orientation, Additive manufacturing, 6, 30-38, 2015.
84. Uwe G, Tanja H, Uwe K, Kristian W, Frank A M, Jake E B, Resorbable dicalcium phosphate bone substitutes prepared by 3D powder printing, Advanced Functional Materials, 17, 3940-3945, 2007.
85. Huisuk Y, Seungeon K, Yongteak H, Design of preparation of bioactive glasses with hierarchical pore networks, Chemical Communication, 2139-2141, 2007
86. Huisuk Y, Seungeon K, Yongteak H, Sujin H, Jungwook S, Three dimensional mesoporous-giantporous inorganic/organic composite scaffolds for tissue engineering, Chemistry of mateirals, 19, 6364-6366, 2007.

87. Jongman L, Mohammad M F, Euikyun P, Jiwon L, Huisuk Y, A simultaneous process of 3D magnesium phosphate scaffold fabrication and bioactive substance loadi.ng for hard tissue regeneration, Materials Science and Engineering C, 36, 252-260, 2014
88. Jongman K, Huisuk Y, Effect of hycroxyapatite containing microspheres embedded into three-dimensional magnesium phosphate scaffolds on the controlled release of lysozyme and in vitro biodegradation, International Journal of Nanomedicine, 9, 4177-4189, 2014.
89. Farag MM, Huisuk Y, Effect of gelatin addition on fabrication of magnesium phosphate-based scaffolds prepared by additive manufacturing system, Materials Letter, 132, 111-115, 2014.
90. Garima T, Naren R, Huisuk Y, Effect of direct loading of phytoestrogens into the calcim phosphate scaffold on osteoporotic bone tissue regeneration, Journal of Materials Chemistry B, 3, 8694-8703, 2015.

14장

줄기세포

- 이수홍 (차의과학대학교)
- Arai Yoshie (차의과학대학교)
- 고경원 (차의과학대학교)
- 조승우 (연세대학교)
- 이정승 (연세대학교)
- Nathaniel S. Hwang (서울대학교)

14.1 서론

인간의 수명을 늘리고 삶의 질을 높여 주기 위해서 질병을 치료하기 위한 많은 치료법이 개발되고 있다. 그 중에서도 1981년 생쥐의 배아줄기세포의 존재가 처음 세상에 알려진 이후, 배아줄기세포뿐만 아니라 성체에서도 다른 종류의 세포로 분화할 수 있는 능력을 갖는 줄기세포가 존재한다는 것이 알려지게 되면서 줄기세포에 관한 연구가 국내외에서 활발하게 이루어지고 있다. 자가재생산능(self-renewal) 및 분화능(differentiation)을 가지는 줄기세포는 인간의 발생과정을 연구하기 위해서 사용될 수 있고, 특정 조직의 특성을 갖는 세포로 분화된 줄기세포를 이용하여 약물의 효능 및 독성을 확인하는 연구를 위해서 사용될 수도 있다. 그 중에서도 줄기세포가 가지는 가장 큰 가능성은 훼손된 장기를 대체하거나 특정 장기의 세포를 생산하여 세포치료제로 사용하는 것이다. 1950년대에 골수이식을 통해 방사선에 장기가 손상된 개를 살려내는 것에 성공한 이후 백혈병 환자들에게 골수이식의 가능성이 제안되었다. 1970년대 초, 백혈병 환자에게 타인의 골수세포를 이식하는 것을 성공할 수 있었고, 이후 골수에 줄기세포가 존재한다는 것이 알려지게 되면서 줄기세포를 조직재생에 사용하고자 하는 재생의학적 그리고 조직공학적 연구가 많이 이루어지게 되었다. 하지만 현재까지 줄기세포를 이용한 질병치료는 백혈병 등 일부 질환에서만 이루어지고 있으며, 대부분의 질환에서는 아직 연구단계에 있다.

최근까지 인체에서 발생과정이 끝난 이후에도 재생능을 가진다고 알려진 조직으로는 모발(hair), 피부(skin), 내장의 섬모 상피세포(intestinal mucosa), 혈액을 생산하는 조혈모세포(hematopoietic cell), 간을 구성하는 간장세포(hepatic cell) 등이 있다. 반면, 신경(nerve)과 같은 일부 조직은 발생이 끝나게 되면 증식과 분화를 멈추고 기능만 갖게 되는 것으로 믿어져 왔다. 발생이 끝난 이후에도 나무의 중심 줄기(stem)에서 가지가 퍼져나가듯이 다른 종류의 세포로 분화할 수 있는 능력을 가진 세포가 존재한다는 것이 알려지게 되었고, 사람들은 이 세포를 줄기세포(stem cell)라고 부르기 시작하였다.

줄기세포는 앞에서 언급했듯이 자가재생산능을 가지면서 동시에 다른 종류의 세포로 바뀔 수 있는 분화능을 갖는 세포이다. 자가재생산에 의해서 줄기세포는 본래의 특성을 보존한 미분화 상태가 유지된 또 다른 딸 세포를 생산하거나, 혹은 운명이 결정된 딸 세포를 생산한다. 분화능 또한 줄기세포가 가지는 고유의 특징이다. 줄기세포 분화는 특정 계통의 세포로뿐만 아니라 다른 계통의 세포로도 이루어진다. 이를 줄기세포의 분화 유연성(stem cell plasticity)이라고도 한다. 이미 운명이 결정된 뇌 세포를 배아발생 동안에 배반포에 이식할 경우, 심장, 위 등 모든 종류의 세포로 분화가 가능하고 완전한 개체를 형성할 수 있다. 이외에도 2000년 Lagasse는 조혈모세포를 줄기세포로 분화시키는 것을 성공하여 발생이 끝난 이후에도 줄기세포가 분화 유연성을 갖는다는 것을 밝혀내었다. 이외에도 줄기세포는 체내에 이식될 경우 혈류를 따라서 장기의 손상된 위치로 이동하는 능력(homing)을 가지고 있고, 장기의 손상된 위치에서 성장인자(growth factors) 및 사이토카인(cytokine)을 자가분비(autocrine) 또는 측분비(paracrine)를 통해서 분비하여 손상된 세포와 장기를 치료할 수 있는 능력을 가진다. 일반적으로 줄기세포는 생체 내에서 활동을 멈춘 상태로 존재하는데 장기의 손상이나 그와 관련된 자극이 주어지면 줄기세포가 활성화되어 자가재생산 및 분화가 시작된다. 과거에는 발생이 끝난 성체는 대부분의 조직에서 재생 또는 세포의 증식이 일어나지 않을 것으로 믿어졌으나, 줄기세포의 존재가 확인된 이후 손상된 조직을 대체하거나 치료가 불가능한 불치 및 난치병을 줄기세포를 통해서 치료할 수 있을 것으로 기대가 모아지고 있다.

하지만 줄기세포를 세포치료제로 이용하기 위해서 해결해야 할 숙제가 아직 많이 남아 있다. 첫 번째, 배아줄기세포를 이용한 연구는 난자를 이용하는 생명윤리적 문제와 이식하거나 분화시키는 도중에 종양이 발생하는 문제 등이 있어 이는 해결해야 할 숙제이다. 최근에는 이런 배아줄기세포를 이용한 연구의 한계 때문에 성체에서 채취가 가능한 골수유래 줄기세포, 지방유래 줄기세포, 조혈모세포 등을 이용해 임상에 바로 적용하는 연구가 증가하는 추세에 있다. 두 번째, 안전성, 유효성과 더불어 줄기세포를 임상에 원활하게 이용하려면, 대량생산 배양은 실용화를 위한 필수적인 부분인데, 줄기세포를 대량생산하는 것이 매우 어렵다는 점이다. 더구나 생체 내부 환경과는 너무 다른 2차원적인 환경에서 배양되는 줄기세포는 자가재생산능이나 분화능을 쉽게 잃어버리는 경우가 많다. 따라서 줄기세포의 대량생산을 위해서는 줄기세포의 특성과 생물학적 기전의 이해를 바탕으로 배양 방법을 개발하는 것이 중요하다. 세 번째, 줄기세포의 분화를 완벽하게 조절하는 것이 어렵다는 문제점이 있다. 줄기세포를 특정 질병의 세포치료제로 사용하기 위해서는 특정조직 세포로만 분화가 유도되어야 재생효율을 높일 수 있지만, 아직까지 줄기세포의 분화를 완벽히 조절하거나 분화된 세포만을 선별하여 분리해 내는 것이 쉽지 않다. 따라서 줄기세포의 분화에 대한 생물학적 기전을 이해하고 줄기세포의 분화를 조절할 수 있는 방법을 밝혀내는 것이 중요한 숙제로 남아있다. 현존하는 여러 문제점에도 불구하고 동물실험 등을 통해 검증된 불치 및 난치성 질환에 대한 줄기세포의 확고한 치료효과는 미래 인류의 건강과 복지에 희망으로 전세계적인 관심을 받고 있다.

14.2 줄기세포의 구분

14.2.1 만능성 줄기세포

줄기세포는 분화능에 따라 만능성, 다능성 줄기세포로 나뉠 수 있으며, 현재까지 다양한 조직으로부터 얻어진 여러 종류의 줄기세포주가 지속적으로 보고되고 있다.[1-6] 만능성 줄기세포(pluripotent stem cell)는 이론적으로 우리 몸을 구성하는 모든 조직으로 분화가 가능한 세포로 신경,[7,8] 심근,[9] 혈관,[10] 간장[11] 등을 구성하는 세포뿐 아니라 혈액세포,[12] 면역세포[13]로의 분화도 가능하다고 보고되었다. 만능성 줄기세포에는 대표적으로 배아로부터 얻는 배아줄기세포(embryonic stem cell, ESC)와 세포 리프로그래밍을 통해 얻어지는 유도만능 줄기세포(induced pluripotent stem cell, iPSC)가 있으며 이들은 높은 자가재생산능과 분화능을 갖는다.

(1) 배아줄기세포

배아줄기세포(embryonic stem cell)는 배아 발생 초기단계인 배반포(blastocysts)의 내세포괴(inner cell mass)에서 얻을 수 있다(그림 14.1). 배아줄기세포는 배아로부터 얻어야 하는 특성 때문에 윤리적 문제와 관련하여 논란의 대상이 되고 있기는 하지만 세포치료제 및 재생의학 분야에서의 높은 활용 가능성을 바탕으로 이와 관련된 연구가 활발하게 진행되고 있다. 배아줄기세포에 관한 연구는 1950년대 조직의 기형종(teratoma)에 대한 연구를 시작으로, 이후 만능 분화능을 갖는 배아종양(embryonic carcinoma)세포의 배양법이 알려지면서 그 기반이 마련되었다.[14,15] 1981년에는 생쥐로부터 배아세포를 분리하는 기술이 최초로 확립되었고, 분리된 세포는 이후 배아줄기세포라고 불려지기 시작하였다.[16,17] 1998년에는 James Thomson에 의해 최초로 인간 배아줄기세포의 수립이 보고되면서 배아줄기세포와 관련된 연구는 인간의 각종 질병과 불임을 치료할 수 있을 것이라는 기대감과 함께 급속도로 발전하였다.[1)]

배아줄기세포는 이론상 특정 조건에 따라 우리 몸을 구성하는 외배엽(ectoderm), 중배엽(mesoderm), 내배엽(endoderm)의 모든 세포로 분화가 가능하다. 현재까지 배아줄기세포로부터 분화가 가능하다고 알려진 세포 중 일부를 표 14.1에 정리하였다. 특정 기능을 갖는 분화된 세포는 각종 세포치료술에 도입되어 난치병 치료 및 조직재생의 세포원으로 사용될 수 있다. 특히 배아줄기세포는 자가증식 능력이 뛰어나기 때문에 세포치료를 위한 대량의 세포를 얻는 데 적합하고, 다양한 기능성 세포로 분화시켜 원하는 질병의 치료에 적용 가능하다. 실제로 2009년 미국식약청(FDA)은 미국의 제론(Geron) 사의 배아줄기세포를 이용한 척수 손상 치료에 대한 임상시험을 세계 최초로 허가하였다. 이는 회사의 자금 사정으로 2011년 중지되었지만, 이후 어드밴스드셀테크놀로지(Advanced Cell Technology) 사에 의해 노인성망막황반변성증 치료에 배아줄기세포로부터 분화

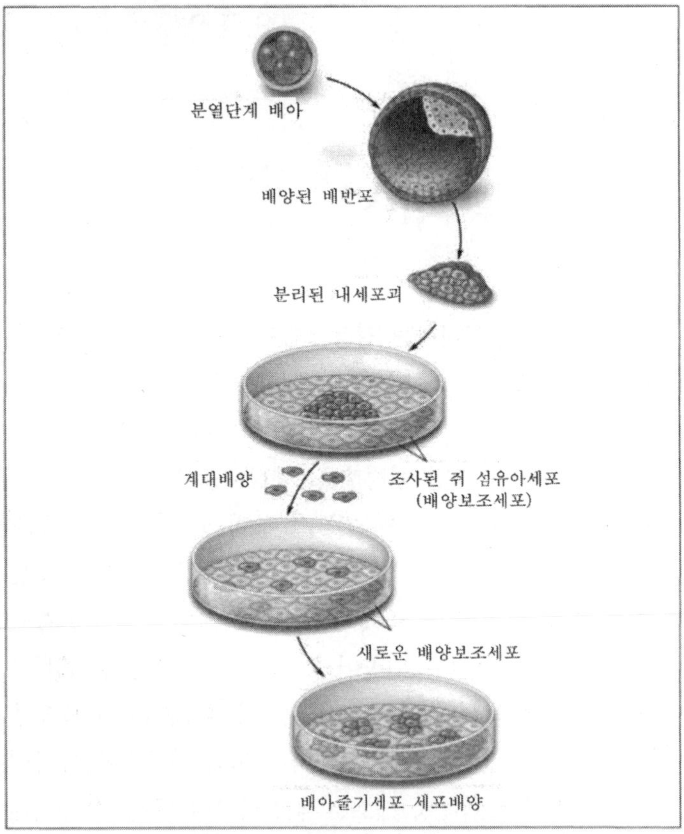

그림 14.1 배아줄기세포의 분리
ⓒ 2001 Terese Winslow, Caitlin Duckwall

표 14.1 배아줄기세포로부터 분화된 다양한 종류의 세포

배엽	특이적 배양조건/첨가물	세포 종류	참고문헌
외배엽	IGF, DKK, Noggin	Retinal progenitor cell	PNAS 2006;103(34):12769-74 (18)
	Retinoic acid, EB formation, Sonic hedgehog	Motor Neuron	Cell 2002;110(3):385-97 (7)
	FGF2, EGF, Retinoic acid, glial restriction	Oligodendrocyte	Stem Cells 2010;28(1):152-63 (8)
중배엽	Activin A, BMP4	Cardiomyocyte	Cell Stem Cell 2011;8(2):228-240 (9)
	BMP4, VEGF, FGF2	Endothelial cell	J Cell Sci 2014;127(Pt7):1428-40 (10)
	EB formation, BMP3, FGF2, VEGF, EPO	Hematopoietic cell	Blood 2006;107(4):1265-75 (12)
내배엽	Activin A, FGF2, BMP4, HGF, OsM, DEX	Hepatic cell	Mol Ther 2012;20(1):127-37 (11)
	Activin A, KGF, Noggin	Pancreatic cell	Nat. Biotechnol. 2008; 26, 443-52 (19)
	Activin A, KGM, SANT1, combination of small molecules	Insulin-producing cell	Cell. 2014;159(2):428-39 (20)

된 망막세포를 이식하는 임상시험이 성공적으로 진행되었다. 그 결과 세포를 이식 받은 환자들은 시력회복에 매우 좋은 효과를 보이며 배아줄기세포의 임상적용 가능성이 최초로 보고되었다.[18] 이외에도 아직 임상 초기 단계이지만 배아줄기세포로부터 분화한 신경세포, 췌장세포 등을 이용한 임상시험이 진행 중이며 더욱 다양한 종류의 질병 치료를 위한 연구가 활발히 진행 중이다.[19]

앞에서 말했듯이 배아줄기세포 연구는 항상 수정란 또는 난자 사용에 따른 윤리적 문제를 불러일으켜 왔다. 하나의 개체로 발전할 수 있는 배아를 이용하는 것이 비윤리적이라는 입장이다. 따라서 현재는 엄격한 관리하에 연구목적으로 배아줄기세포의 사용이 허용되고 있다. 이외에도 배아줄기세포를 이용한 세포치료 기술이 더욱 발전하기 위해서는 아직 해결해야 할 한계점들이 있다. 이식할 세포가 원하는 기능성 세포로 완전히 분화되지 못할 경우 분화능이 남아 있는 세포는 이식 후 기형종을 형성할 가능성이 있다. 학계에서는 이를 해결하기 위해서 고효율로 원하는 세포를 분화시킬 수 있는 방법의 지속적인 개발과 분화되지 않은 세포를 완전히 제거하거나 기형종 형성을 막을 수 있는 기술의 개발을 활발히 진행하고 있다.[20] 또한 배아줄기세포로부터 분화된 세포는 결국 동종이계 세포이기 때문에 이로 인한 면역 거부반응과 관련된 문제점도 해결해야 할 것이다. 배아줄기세포는 세포치료제 및 재생의학 분야 이외에도 병리학, 유전학, 발생학 등의 기초연구뿐 아니라 다양한 질병모델, 약물 스크리닝 시스템 구축 등의 응용연구에도 적용될 수 있는 만큼 큰 장점과 가능성을 갖는다. 하지만 동시에 여러 기술적 한계점과 윤리적 문제를 해결해야만 실질적인 응용으로의 적용이 더욱 활발해질 것으로 예상된다.

(2) 체세포복제 줄기세포

체세포복제(somatic cell nuclear transfer, SCNT) 배아줄기세포는 유전물질이 제거된 난자에 환자 체세포의 핵을 이식하여 만들어진 환자 특이적 만능성 줄기세포이다(그림 14.2). 이 기술은 면역반응이 없는 환자 맞춤형 세포치료제를 개발할 수 있는 최첨단의 기술로 2000년대 중반 전 세계적으로 큰 관심을 불러일으켰지만, 대량의 배아 사용에 따른 윤리적 문제, 세포수립의 기술적 한계에 의해 많은 연구가 진행되지는 못하였다. 이와 더불어 2006년 유도만능 줄기세포가 개발되면서 자가 만능성 줄기세포 제작과 관련된 연구에서 주도권을 빼앗기고 말았다.[21] 하지만 2014년 이 기술을 이용하여 처음으로 인간 체세포복제 배아줄기세포가 수립됨으로써 체세포복제 배아줄기세포의 활용 가능성이 다시 한번 주목을 받게 되었다.[22]

체세포복제 배아줄기세포는 유전적 조작을 통해 만들어진 유도만능 줄기세포의 안전성 문제가 계속해서 제기되면서 자가 만능성 줄기세포의 확립에 있어 그 의미와 가능성이 매우 크다고 할 수 있다. 최근에는 체세포복제 배아줄기세포의

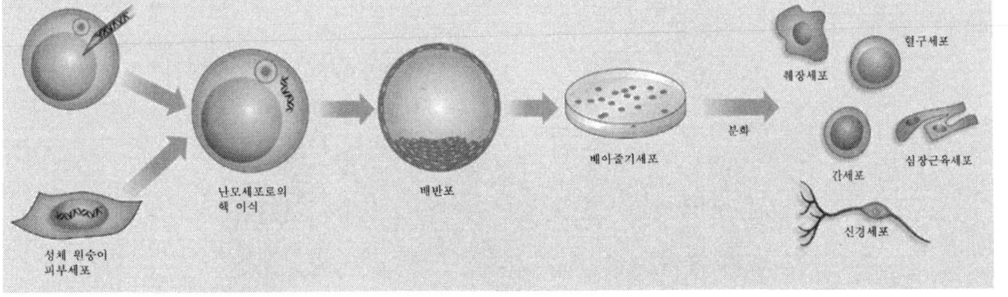

그림 14.2 체세포복제 배아줄기세포의 제작 및 응용[23]

가장 큰 한계점으로 지적 받아 온 낮은 제작 효율을 극복할 수 있는 인자가 발굴되면서 성인 체세포로도 자가 배아줄기세포를 고효율로 만들 수 있는 방법이 보고 되었다.[24] 상대적으로 다른 줄기세포 연구에 비해 많은 연구가 진행되지는 못하였지만 최근에 체세포복제 배아줄기세포의 제작과 이의 응용에 대한 관심이 높아지고 있고 그 가능성 또한 과학자들의 많은 관심을 받고 있다. 하지만 역시나 아직까지 대량의 난자를 사용해야 하는 점, 더 많은 연구를 통해 유전적 분석 및 각 조직으로의 세포분화 가능성에 대해 확인이 필요하다는 점 등 여러 윤리적, 사회적, 기술적 한계를 극복할 수 있는 많은 연구와 입증이 필요한 단계이다.

(3) 유도만능 줄기세포

유도만능 줄기세포(induced pluripotent stem cell)는 역분화 줄기세포라고도 하며 2006년 일본의 야마나카 신야(Yamanaka Shinya) 교수에 의해서 개발된 만능성 줄기세포이다.[21] 이는 분화가 끝난 체세포에 만능 분화능과 관련된 전사인자들을 전달하여 배아줄기세포와 같은 단계의 만능성 줄기세포를 만들어낸 것으로 세포 리프로그래밍, 줄기세포, 재생의학 등 다양한 생물의학 연구의 큰 발전을 이끌었다. 1962년 존 거던(John B. Gurdon) 박사는 개구리 난자와 체세포 핵 치환기술을 이용해 분화가 끝난 세포도 분화 이전으로 되돌아갈 수 있음을 증명하여 세포 리프로그래밍 연구의 기반을 마련하였다.[25] 이후 각종 유전자 조작을 통하여 세포의 운명을 바꾸려는 노력이 많이 진행되어 왔으며, 야마나카 교수는 이미 분화한 세포에 전사인자 4개를 전달하여 분화 이전의 만능성 줄기세포로 만들 수 있음을 보여 주었다.

기존에 워딩턴(Conrad Hal Waddington)은 가설을 통해 세포의 분화는 방향성

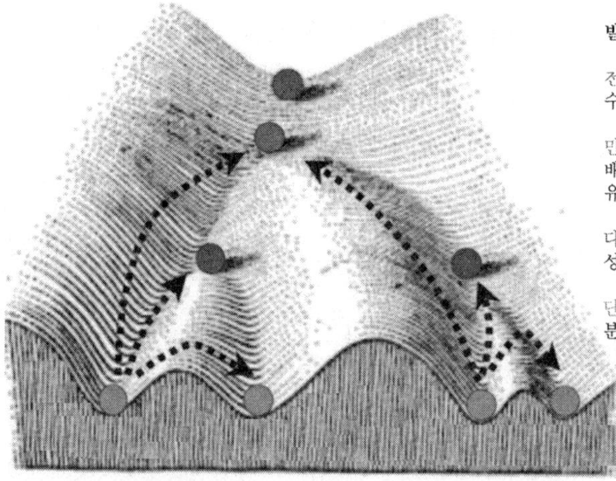

그림 14.3 워딩턴의 후생유전학적 지형 모델[26]

을 가지며, 한쪽으로 분화 방향이 결정되어 있다고 주장하였다. 이 가설에 의하면, 줄기세포의 분화는 마치 언덕의 정상에서 골짜기로 공이 굴러 떨어지는 모습에 비유될 수 있다(그림 14.3). 언덕 정상에 위치한 만능성 줄기세포는 다양한 세포로 분화가 가능하지만 골짜기에 해당하는 특정 분화조건을 따라 점차 분화능이 좁혀지게 되고, 최종적으로는 증식능, 분화능이 제한된 기능성 세포로 분화한다. 하지만 유도만능 줄기세포는 골짜기의 바닥에 위치하는 분화가 끝난 체세포를 언덕 정상에 위치한 만능성 줄기세포로 만든 것으로, 이후 전 세계의 수많은 과학자들에 의해 증명되며 줄기세포 연구에 있어 큰 획을 긋게 되었다. 2012년, 야마나카 교수와 존 거던 박사는 유도만능 줄기세포의 개발과 이의 무궁한 응용 가능성을 인정받아 노벨 생리학/의학상을 함께 수상하였다.

2006년 쥐의 섬유아세포(fibroblast)로부터 처음 유도만능 줄기세포가 만들어진 이후 면역세포,[27] 줄기세포,[28] 혈액세포[29] 등 다양한 세포로부터 유도만능 줄기세포가 만들어질 수 있다는 연구가 보고되었다. 유도만능 줄기세포를 만들기 위해서는 만능 분화능을 부여하는 Oct4, Sox2, Klf4, c-Myc, Nanog, Lin28 등의 전사인자를 전달하여 기존 세포의 유전적 변형을 유도한다. 전사인자의 전달과정은 유도만능 줄기세포 제작에 있어 핵심과정 중 하나이며 효율적인 전달을 통해 세포의 제작 효율을 높이기 위한 수많은 연구들이 진행되어 왔다. 일반적으로 바이러스 유래의 전달체를 이용한 방법이 가장 효율이 좋다고 알려져 있지만 유도만능 줄기세포가 세포치료제로 사용되기 위해서는 기존 유전자에 영향을 주지 않고 감염 위험성이 없는 비바이러스성 유전자 전달체를 이용하여 유도만

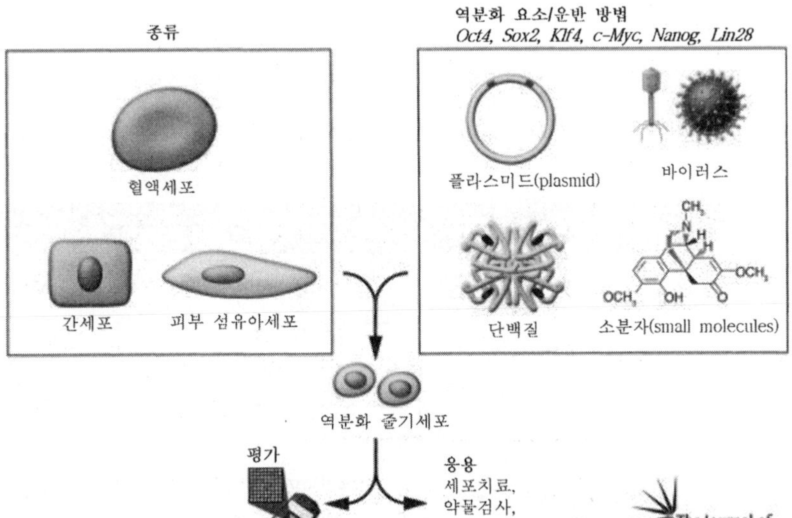

그림 14.4 유도만능 줄기세포의 제작 및 응용[30]

능 줄기세포를 제작하는 방법이 필수적이다. 아직까지 유도만능 줄기세포의 제작 효율이 1% 이하로 매우 낮기 때문에 이를 높이면서 안전한 유도만능 줄기세포를 제작할 수 있는 기술의 개발이 필요하다.

유도만능 줄기세포는 배아줄기세포와 후생적으로(epigenetically) 거의 비슷한 성질을 갖는다. 유도만능 줄기세포는 배아줄기세포처럼 우리 몸을 구성하는 거의 모든 세포로 분화가 가능하여 세포치료제 및 조직재생의 세포원으로 사용될 수 있는 가능성이 매우 크지만 기형종 형성 가능성 등 배아줄기세포와 유사한 기술적 한계점도 갖는다. 하지만 유도만능 줄기세포는 제작 과정에서 윤리적 문제를 초래할 수 있는 배아를 사용하지 않기 때문에 배아줄기세포가 갖는 윤리적 문제를 피할 수 있고, 체세포를 이용해 제작하기 때문에 환자의 체세포를 이용하면 환자-특이적 유도만능 줄기세포를 제작할 수 있으며 면역 거부반응을 최소화할 수 있다는 큰 장점을 갖는다. 그렇다고 유도만능 줄기세포가 배아줄기세포의 단점을 모두 극복한 '만능'의 세포는 아니다. 유도만능 줄기세포를 만들기 위해 전달하는 전사인자 일부는 암 발생 관련 유전자이며 이는 실제로 만들어진 유도만능 줄기세포에서 돌연변이 유전자를 유발하기도 한다. 또한 자연적으로 생성된 배아줄기세포에 비해 불완전한 유전적 양상을 보이기도 하며, 세포가 유래된 체세포의 후성 유전적 기억(epigenetic memory)이 만들어진 유도만능 줄기세포에 남아 있는 등 배아줄기세포와 완전 똑같지 않다는 견해가 일반적이다.[31] 최근에 일본 리켄(RIKEN)에서 진행 중이던 유도만능 줄기세포를 이용한 노인성망막황반변성증 치료의 임상시험에서는 유전자 돌연변이가 발생하여 임상시험이 중단되는 등 아직은 유도만능 줄기세포에 대한 안정성 검증이 완전하지 않다. 따라서 유도만능 줄기세포가 세포치료제나 조직재생에 사용되기 위해서는 반드시 이러한 한계점의 해결과 세포의 안전성이 입증되어야 할 것이다. 배아줄기세포, 체세포복제 배아줄기세포, 유도만능 줄기세포의 특징들은 표 14.2에 정리하였다.

표 14.2 만능성 줄기세포의 장점 및 단점 비교

	배아줄기세포	체세포복제 배아줄기세포	유도만능 줄기세포
장점	만능 분화능 가장 많은 연구가 진행됨	만능 분화능 자가 줄기세포 수립 가능 면역거부반응 없음	만능 분화능 자가 줄기세포 수립 가능 면역 거부반응 없음 윤리적 문제 없음
단점	배아사용으로 인한 윤리적 이슈 면역 거부반응 가능성 암 발생 가능성	배아사용으로 인한 윤리적 이슈 낮은 제작 효율 암 발생 가능성 연구성과 및 안전성 검증 필요	유전적 불안정성 후성 유전적 기억 암 발생 가능성

14.2.2 다능성 줄기세포

다능성 줄기세포(multipotent stem cell)는 만능성 줄기세포와 비교하여 발생이 조금 더 진행되고 분화할 수 있는 방향성이 어느 정도 결정된 세포이다. 다능성 줄기세포는 성인에게서도 분리가 가능하기 때문에 자가세포를 이용한 질병치료 등에 사용하기 위한 연구가 이루어지고 있다. 다능성 줄기세포에는 대표적으로 지방이나 근육 등 연결조직에서뿐만 아니라 골수에서 추출 가능한 중간엽줄기세포와 골수에서 추출 가능한 또 다른 다능성 줄기세포인 조혈모세포가 있다(그림14.5). 다능성 줄기세포는 배양 환경에 따라서 다양한 종류의 세포로 분화할 수 있는 능력을 가지고 있다. 다능성 줄기세포는 특이적인 표면표지유전자의 발현을 통해서 구분될 수 있다(표 14.3).

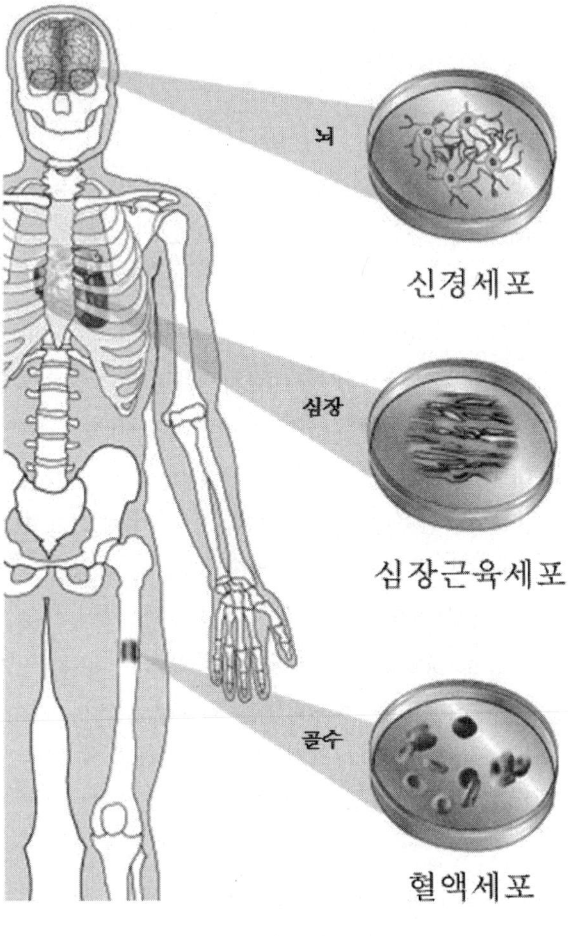

그림 14.5 다능성 줄기세포의 종류
http://www.biologyjunction.com/stemcell_article.htm

표 14.3 다능성 줄기세포의 세포 표면표지유전자[32)]

Surface markers	
Positive	Negative
CD44 (hyaluronate) CD49d (integrin α4) CD49e (integrin α5) CD54 (ICAM-1) CD63 (LAMP-3) CD73 (5'eto-nucleotidase) CD90 (Thy-1) CD105 (endoglin) CD106 (CVAM-1) CD144 (Cadherin-5) CD166 (ALCAM)	CD3 CD11b (integrin αb) CD31 (PECAM-1) CD34 (Mucosialin) CD45 (LCA, Ly-5) CD56 (NCAM) CD177 (c-kit) HAL-DR

(1) 중간엽줄기세포

중간엽줄기세포(mesenchymal stem cell)는 주로 성체에서 추출된다. 1966년 Friedenstein에 의해서 골수에 조혈세포가 존재한다는 것이 발표되고 난 뒤 골수에서 추출된 세포 중에서 혈구세포로 분화하지 않고 배양접시에 부착하여 증식하는 세포(non-hematopoietic, plastic adherent cells)가 존재한다는 것이 알려지게 되고 훗날 이 세포가 중간엽줄기세포라는 것이 밝혀지게 된다. 중간엽줄기세포는 추출되는 조직의 종류에 따라서 대표적으로 지방유래 줄기세포, 골수유래 줄기세포, 태반유래 줄기세포 등이 알려져 있고, 이외에도 연골(cartilage), 뇌조직(brain), 근육(skeletal muscle), 간(liver), 췌장(pancreas) 등 여러 장기에서 줄기세포가 채취되어 그 특성이 확인되고 있다. 중간엽줄기세포는 세포배양시 배양접시에 부착하여 증식하는 특징을 가지고 있으며, 지방, 연골, 근육 등의 내배엽(mesoderm)에 해당하는 조직으로 분화할 수 있는 특징을 갖는다. 또한 중간엽줄기세포는 조직재생을 위해서 장기에 이식될 경우 장기의 미세환경(microenvironment)에 따라서 다르게 분화할 수 있는 능력을 가진다. 줄기세포가 이식된 장기의 주변조직에서 분비되는 사이토카인 등의 여러 가지 성분은 줄기세포가 분화될 수 있는 환경을 조성해 준다. 예를 들어 췌담도 줄기세포는 췌장 또는 간장에 이식되었을 때 췌도세포로 분화하지만 골수로 이식될 경우 혈구세포를 형성하는 조혈조직의 특성을 나타낸다. 따라서 중간엽줄기세포는 운명이 어느 정도 결정된 세포라고 할지라도 주변 미세환경에 따라서 세포의 운명을 거슬러 다른 조직으로의 분화가 가능하다는 것을 알 수 있다. 중간엽줄기세포의 다양한 능력이 알려지면서 현재 기술로는 치료가 불가능한 난치병이나 대체 불가능한 조직의 손상 등을 치료하기 위한 방안으로 중간엽줄기세포가 떠오르고 있다. 배아줄기세포와는 달리 중간엽줄기세포는 성체의 조직에서 채취가 가능하기 때문에 생명윤리를 포함한 윤리적 문제를 해결할 수 있다. 이런 장점 때문에 중간엽줄기세포는 현재 임상에도 사용되고 있으며, 미래에도 조직재생을 위한 세포치료의 재료로써 가장 유망한 후보이다.

1) 골수유래 중간엽줄기세포(bone marrow–derived mesenchymal stem cell)

골수유래 줄기세포는 성체에서 분리된 줄기세포 중에서 가장 먼저 알려졌다. 약 45년 전부터 임상에서 환자치료에 사용되고 있고, 국내에서는 1983년 처음 골수이식술이 시행된 후 지금은 아주 빈번하게 시행되는 시술이 되었다. 골수유래 줄기세포는 뼈에서 채취되어야 하는 만큼 환자에게 고통스러운 침습적(invasive) 과정이고, 다른 조직에서 채취되는 줄기세포에 비해 낮은 세포 채취율을 보인다. 다른 줄기세포와 마찬가지로 골수유래 줄기세포의 수명은 공여자의 나이가 많아짐에 따라서 감소하게 된다. 골수유래 줄기세포는 조혈모세포의 성장을 보조하는 동시에 미분화 상태를 유지하는 자가재생산능을 가진다. 골수유래 줄기세포가 가지는 자가재생산능과 분화능은 중배엽계통(지방, 연골, 뼈, 근육)의 조직으로 분화를 가능하게 하였고, 그 외에도 생체 내에 이식될 시 연골, 뼈, 근육 등으로 이동하거나 혈관형성(angiogenesis)을 유발하여 조직재생을 촉진할 수 있는 특징을 갖는다. 특히, 골수유래 줄기세포는 인터루킨-베타1(interleukin-β1)과 같은 혈관형성 또는 항 혈관형성에 관련된 사이토카인을 분비하여 혈관형성을 조절한다. 과거에는 골수에서 혈구세포를 생산하는 조혈모세포만 존재하는 것으로 믿어졌으나, 조혈모세포가 아니면서 배양접시에 붙어 자라고 CFU(colony forming unit)를 형성할 수 있는 골수유래 줄기세포의 존재가 알려지게 되었다.

2) 지방유래 중간엽줄기세포(adipose–derived mesenchymal stem cell)

지방조직에도 줄기세포가 존재한다는 것이 알려진 이후, 지방유래 줄기세포를 치료 목적으로 사용하고자 하는 연구가 활발하게 이루어지고 있다. 지방유래 줄기세포는 기존에 세포치료제로 사용되고 있던 골수유래 지방세포와 비교했을 때 자가재생산능이나 분화능 면에서는 차이가 없으나 지방흡입 등의 방법을 통한 지방조직의 채취가 골수채취에 비해 대량으로 채취가 가능하다는 점, 그리고 비용이 적게 들고 신체적인 고통이 덜하다는 점 때문에 지방유래 줄기세포가 세포치료제로 사용하기에 더 유리하다는 견해가 나오고 있다. 지방유래 줄기세포는 지방조직에서 채취된 당시에는 조혈모세포계열의 표면표지유전자를 발현한다고 알려졌는데, 배양접시에 부착시켜서 배양하게 될 경우 배양시간에 비례하여 조혈모세포계 표면표지유전자의 발현은 감소하고 중간엽줄기세포의 표면표지유전자의 발현이 증가된다.

지방유래 줄기세포는 골수유래 줄기세포와 마찬가지로 지방, 연골, 뼈 조직으로 분화할 수 있는 능력을 가지고 있고, 사이토카인을 자가분비(autocrine)와 측분비(paracrine) 작용을 통해서 분비하여 혈관형성을 촉진시키는 능력이 있다.

3) 기타 중간엽줄기세포

앞에서 언급했듯이 중간엽줄기세포를 채취할 수 있는 조직은 지방, 골수, 태반, 뇌, 탯줄, 피부, 간 등 다양하다. 2001년 진피유래 중간엽줄기세포가 처음으로 분리되고 세상에 알려졌다.[33] 다른 종류의 조직에서 유래한 중간엽줄기세포와 마찬가지로 지방, 근육, 골, 연골 등으로 분화할 수 있는 능력을 가지고 있고 그 뿐만 아니라 조혈계통 세포로도 분화 가능한 특징을 가지고 있다. 이후 2006년에 태반유래 중간엽줄기세포가 처음으로 발견되었으며, 내피(endothelial) 및 신경(neurogenic) 계통으로 분화할 수 잇는 능력을 갖는다고 알려졌다.[34] 많은 연구자들이 이외에도 다양한 장기에 중간엽줄기세포가 존재할 것으로 예상하고 있으며, 실제로 중간엽줄기세포를 가지는 조직에 대한 보고가 증가하고 있다.

(2) 조혈모세포

1950년대에 골수세포를 정맥에 주사함으로써 개를 치명적인 방사선 손상으로부터 보호할 수 있음이 보고된 후 백혈병 환자들에게 골수이식의 가능성이 제안되었다. 국내에서는 1983년에 가톨릭의과대학에서 처음 골수이식술이 시행된 후 현재까지 3,000건 이상이 실시될 정도로 평범한 시술이 되었다. 이러한 골수이식(bone marrow transplantation)을 통한 혈액질환 치료의 기본 세포로 조혈모세포(hematopoietic stem cells, HSCs)가 알려지면서, 조혈모세포에 대한 관심이 증가되었다. 하지만 지금까지 수많은 표면 항원형(CD34, CD38, CD133, c−kit, thy−1 등)을 통해 순수한 줄기세포 성분을 분리하는 시도가 이루어졌으나, 아직도 세포의 다양성을 보이며 순수분리단계까지 도달하지 못하고 있다.

조혈계 기원세포는 조혈모세포로부터 분화되며, 단계별로 여러 계열의 세포로 분화가 가능한 세포와 단일계열 세포로만 분화가 가능한 세포로 나눌 수 있다. 하지만 조혈모세포가 특정세포로 분화하는 과정에 영향을 미치는 요인들은 명확히 밝혀지지 않았다. 조혈모세포는 자기복제(self-renewal) 기능과 함께 모든

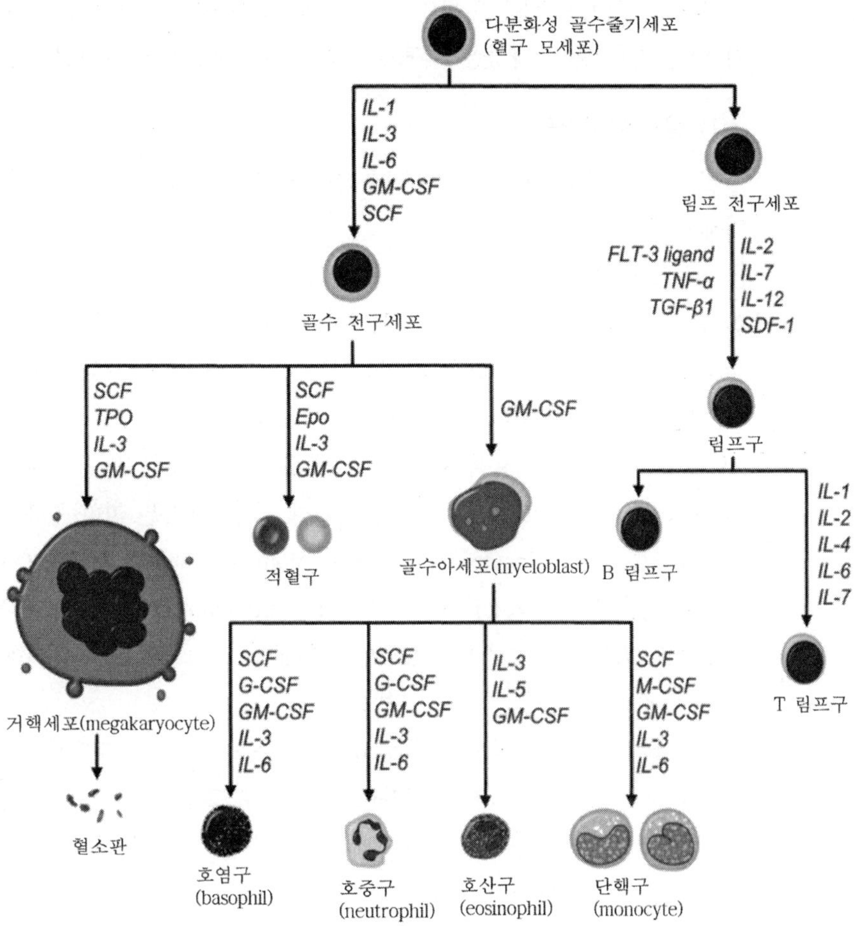

그림 14.6 조혈모세포의 조혈계 세포 생산[35)]

계열의 세포로 분화가 가능한 데 비해 일부 계열의 혈액세포로 분화할 수 있는 제한이 생기게 되는데 이를 수임(commitment)이라고 한다.

조혈원기세포(commitment hematopoietic progenitor cells)란 조혈모세포에서 유래하여 분화를 시작한 세포로, 모든 계열의 혈액세포를 생산할 능력은 소실한 상태이며, 일단 분화된 세포는 다시 미분화 상태로 복귀할 수 없는 것이 일반적이다. 일단 분화가 시작된 세포는 성숙된 세포로의 분화가 지속되며, 림파구를 제외한 혈액세포의 경우 그 수명이 수일에서 수주로 제한된다. 따라서 조혈계 세포의 생산은 조혈모세포로부터 일생을 통한 지속적인 세포분열과 분화에 의하여 이루어진다(그림 14.6).

조혈모세포는 주로 골수(bone marrow)나 제대혈(umbilical cord blood)에서 수득할 수 있다. 많은 연구에서 조혈모세포가 혈구 이외의 세포로 분화할 수 있는 능력을 가지고 있음을 확인하였고, 조혈모세포의 분화 유연성은 간, 신경, 신장, 심근세포 등의 다양한 세포로 분화할 수 있음이 증명되었다.

1) 골수줄기세포

골수줄기세포는 약 45년 전부터 임상에서 환자치료에 사용되었으며, 성체줄기세포의 원조라고 할 수 있다.

조혈모세포를 골수로부터 채취하는 방법은 침습적(invasive) 방법과 비침습적인(non-invasive) 방법으로 나뉜다. 침습적 방법은 뼈에서 채취되어야 하므로, 골수제공자에게는 고통스러운 과정이고 비교적 낮은 줄기세포 채취율을 보이며 세포의 수명이 공여자의 나이에 반비례한다. 비침습적인 방법은 사이토카인(cytokine) 효과를 이용하여 골수 내에 존재하는 조혈모 줄기세포를 말초혈액(peripheral blood)으로 이동시키는 것이다. 시술 방법은 피하에 과립구-대식세포 군락자극요소(granulocyte-macrophage colony stimulating factor, GM-CSF) 또는 과립구-군락자극요소(granulocyte colony stimulating factor, G-CSF)를 주입하여 말초혈로 조혈모세포를 이동시키거나, 이동된 조혈모세포를 성분채혈(apheresis)하여 줄기세포이식에 사용하는 방법이다.

과거에는 골수에서 혈구세포(blood cell)만을 생산하는 것으로 믿었으나, 1998년 Ferrari가 골수줄기세포를 근육(muscle)으로, 2000년 Lagasse가 골수줄기세포를 간(liver)으로 분화시킴에 성공한 이후, 현재는 골수줄기세포가 간, 뇌(brain), 지방(fat), 심근(cardiac muscle), 신장(kidney), 신경(neuron 또는 glial cell), 상피세포(epithelial cell) 및 근육뿐만 아니라 혈구세포 등 매우 많은 종류의 세포로도 분화할 수 있음이 확인되었다.

2) 제대혈 줄기세포(umbilical cord blood stem cell)

과거 탯줄과 제대혈은 출산 후 태반과 함께 폐기되었다. 하지만 1988년 Gluckman 등이, Fanconi씨 빈혈을 환자에게 HLA형이 동일한 제대혈 이식을 성공하였고, 이후 다양한 악성 혈액질환 환자에게 안전하게 제대혈 이식치료가 행해지고 있다. 제대혈은 조혈모줄기세포원 또는 조혈모전구세포원으로 인식되고 있으며, 추가 연구에 의해 제대혈 내에는 광범위한 종류의 세포로 분화 가능한 줄기세포가 존재하고 제대혈 줄기세포의 분화 및 질병 치료능력이 다른 줄기세포와 차이가 없음이 밝혀졌다. 제대혈 줄기세포의 동종 이식은 다른 줄기세포원에 비하여 여러 가지 장점을 가지고 있다. 첫째, 제대혈 채취 시 제대혈 공여자에게 고통을 주지 않으며 쉽고 안전하게 채취할 수 있다. 둘째, 출생 직후 공여자에 대한 HLA 형이 미리 검사된 후 분류되기 때문에 환자 발생 시 즉시 이

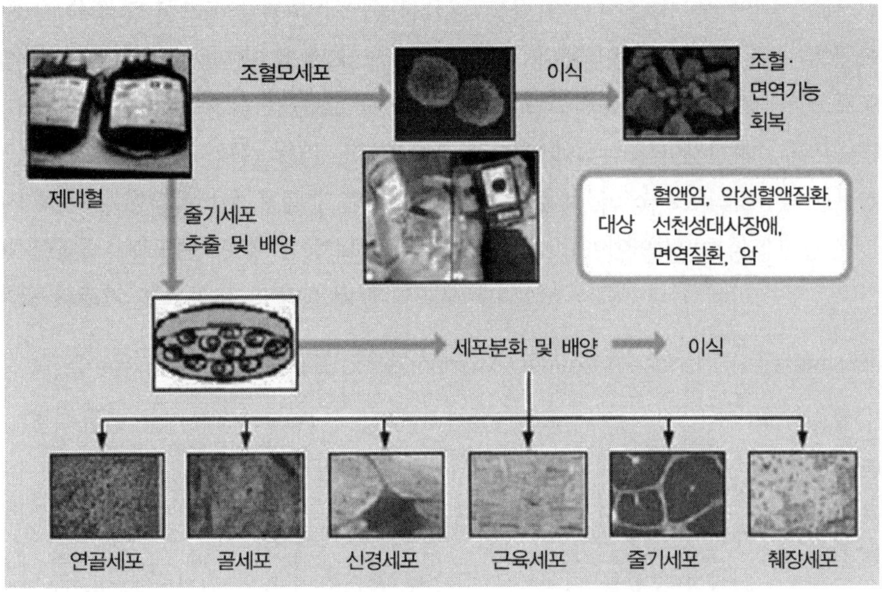

그림 14.7 제대혈 줄기세포의 임상적 활용

용할 수 있다. 셋째, 소수 인종문제 등으로 환자와 공여자의 HLA 형이 일치하지 않더라도 다른 줄기세포에 비해 부작용이 적다. 하지만 한 아기가 출생할 때 획득할 수 있는 제대혈의 양이 100 mL 내외로서 수득할 수 있는 줄기세포의 양이 제한적이고, 동일한 줄기세포를 재 채취할 수 없다는 단점이 있다. 최근, 제대혈은 조혈모 줄기세포의 원천으로서 이미 제대혈 줄기세포의 다양한 유연성(plasticity)이 확인되어, 제대혈 줄기세포는 비침습적 방법으로 채취되는 중간엽 줄기세포로서 미래의학의 유망한 분야로 전망되고 있다.

14.3 줄기세포의 특성

14.3.1 만능성의 분자적 조절

줄기세포는 자가재생산능과 다른 조직으로 분화 가능한 분화능을 가지고 있다. 자가재생산능이란 줄기세포가 원래 위치하고 있는 생체 내 미세환경에서 세포분열을 계속할 수 있는 능력을 뜻한다. 생체 내에서 줄기세포는 휴지기와 증식기의 세포주기를 가지는 줄기세포들이 균형을 이루어 존재하기 때문에 줄기세포의 수가 일정하게 유지된다. 줄기세포의 세포분열은 비대칭분열(asymmetric division)과 대칭분열(symmetric division)로 나뉜다. 비대칭분열은 줄기세포가 한편으로는 자가재생산능을 유지하며, 다른 한편으로는 분화된 딸 세포를 생산하는 과정이며, 대칭분열은 다른 종류의 세포로 분화를 하거나 혹은 자가재생산을 위한 분열만을 하는 과정을 말한다. 그 중에서도 줄기세포의 비대칭분열에 의해서 생산된 분화된 딸 세포는 생체 내부의 올바른 위치에서 낡은 세포와 교체될 수 있는 능력을 가지거나 주변 세포가 올바르게 분화할 수 있도록 분자생물학적 신호를 전달하는 능력을 가지기도 한다.

생체 내에서 줄기세포가 노출되는 환경(niche)에 따라서 줄기세포의 모양, 부착능, 증식능 등이 달라질 수 있다. 줄기세포의 주변환경을 조절하는 요인으로는 케모카인(chemokines), 사이토카인(cytokines), 성장 인자(growth factors)들의 생화학적 혼합물 이외에도 불용성 막관통 수용체 리간드(insoluble transmembrane receptor ligands)나 세포 외 기질 등이 있다. 이 중에서도 세포 외 기질은 성장인자 또는 사이토카인의 생활성을 조절하거나, 직접적으로 수용체를 활성화시켜서 줄기세포의 부착, 이동, 증식, 분화, 생존에 아주 중요한 영향을 미친다. 세포 외 기질과 줄기세포는 서로 주고받기 식의 상호작용을 통해서 줄기세포의 생물학적 행동을 조절하게 된다.

줄기세포의 증식 및 분화를 조절하는 데 몇 가지 신호기전이 관여하고 있다 (그림 14.8). 그 중에 하나가 윈트(Wnt) 신호이다. 윈트 신호는 줄기세포의 자가재생산능과 분화능을 유지하는 데 아주 중요한 신호기작이다. 윈트 신호에 관여하는 윈트 리간드는 골수에서 골아세포에 의해서 생산되며 조혈모세포의 기능을 유지하는 것뿐만 아니라 세포주기를 조절하거나 골아세포의 성장과 분화를 조절하는 다양한 기능을 가지고 있다. 또한 윈트 신호는 포유류의 신경계발달에 중요한 역할을 담당하고 있다. 윈트 신호와 마찬가지로 노치(notch) 신호도 줄기세포의 자가재생산능과 분화능을 조절하는 신호기작 중 하나이며, 신경 전구세포의 특이적인 분화를 조절한다. 이외에도 TGF-β와 음파고슴도치(sonic hedgehog, Shh) 신호가 줄기세포의 증식 및 분화에 관련되어 있다.

줄기세포의 자가재생산 및 분화를 조절하는 또 다른 요인으로 성장인자, 키나아제, 사이토카인, 마이크로 RNA, 전사인자 등이 있다. 특히 성장인자나 세포막 수용체는 전사인자의 활성을 조절할 수 있는 신호 네트워크를 형성하여 후성유전학기전의 조절을 통해 전능성에 관련된 유전자의 감소(knock-down) 또는 분화 관련 유전자의 활성을 유도하여 세포의 분화를 조절한다. 이와 관련하여 폴

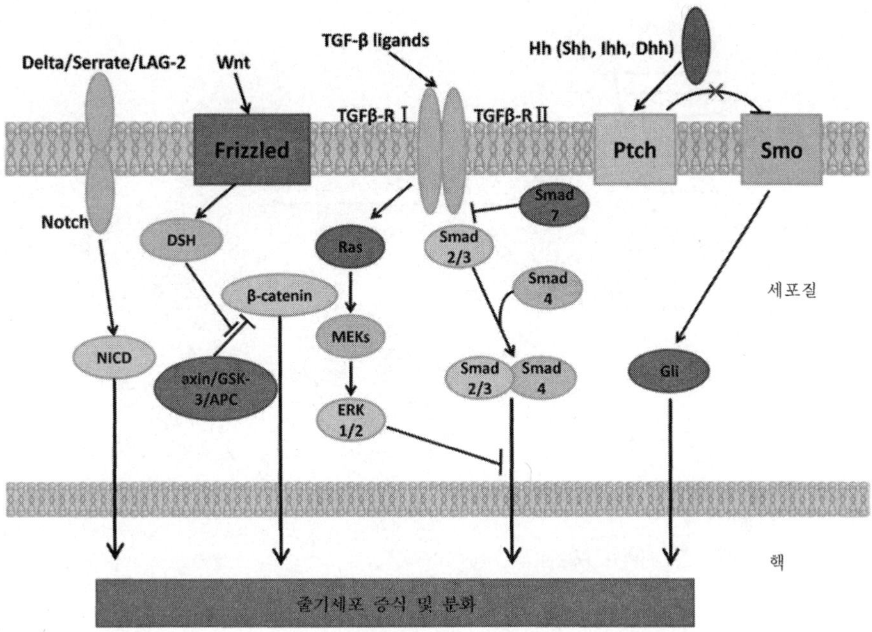

그림 14.8 줄기세포의 자가재생산 및 분화능에 관여하는 신호기전[36)]

리콤 유전자는 유전자 접합(gene splicing)의 변화를 억제하여 자가재생산 및 분화에 관련된 항상성을 유지하는 역할을 하며, 히스톤아세틸전달효소에 의한 히스톤 변경(histone modification)은 후성유전학적 정보를 전달하는 역할을 가지는 동시에 줄기세포의 분화를 활성화시키거나 유지시키는 데 아주 중요한 역할을 한다. 마이크로 RNA도 줄기세포의 분화를 조절하는 데 관여한다. 마이크로 RNA의 발현패턴은 줄기세포와 분화된 세포 사이에서 매우 다르게 나타난다. 중간엽줄기세포의 연골분화 동안에 hsa-miR-130b, hsa-miR-152, hsa-miR-28, hsa-miR-26b, hsa-miR-193b 등의 마이크로RNA가 발현되며, 근육으로 분화하는 동안에는 miRNAs miR-1, miR-133, miR-206, miR-208 등의 마이크로 RNA가 발현한다. 이와 같이 분화하는 동안에 마이크로 RNA의 발현패턴이 달라지는 것은 마이크로 RNA가 전사 네트워크를 조절하기 때문인 것으로 예상된다. 이렇게 다양한 요인이 줄기세포의 자가재생 및 분화를 조절하는 데 관여하며 줄기세포의 항상성을 유지하는 데 중요한 역할을 한다.

14.3.2 줄기세포의 미세환경

생체 내에서 줄기세포가 위치한 장소의 미세환경은 특정 신호를 전달하여 그들의 증식이나 분화를 조절한다. 줄기세포의 미세환경으로는 수용성 분자, 세포

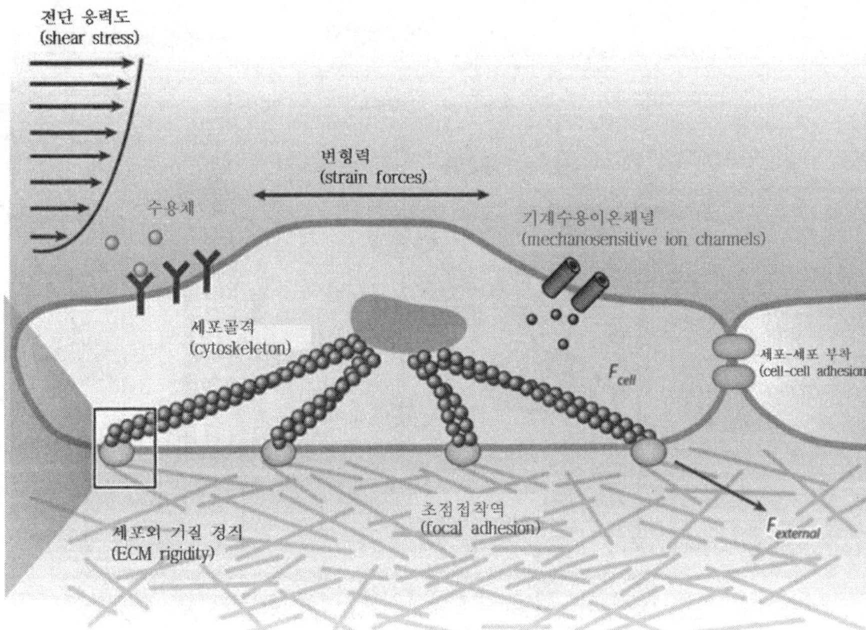

그림 14.9 줄기세포의 미세환경
http://me.engin.umich.edu/ibbl/research.html

외 기질, 주변조직, 물리학적 자극 등의 요인이 있다(그림 14.9).

수용성 분자는 줄기세포의 생물학적 행동을 조절할 수 있는 대표적인 인자이다. 섬유아세포 성장인자(fibroblast growth factor, FGF)와 골형성 단백질(bone morphogenic protein, BMP) 그리고 전환 성장인자-β(transforming growth factor-β, TGF-β)가 여기에 속한다. FGF는 줄기세포의 운명을 결정하고 Akt나 MAPK를 포함한 신호기작을 조절하는 중요한 인자이다. FGF는 생쥐의 뇌에서 신경줄기세포를 유지하는 데 필수적이며 in vitro 환경에서 신경전구세포의 증식을 증가시키는 역할을 가지고 있다. 그뿐만 아니라 FGF는 조혈조직으로의 분화나 혈관형성을 조절하는 기능과 인간 배아줄기세포를 미분화 상태로 유지하는 역할을 가지고 있다. 이외에도 FGF는 중간엽줄기세포의 골분화를 촉진하며 상처부위로 세포의 이동을 유도하는 기능을 가지고 있다. FGF가 가지는 다양한 기능 때문에 FGF를 이용하여 줄기세포의 운명을 조절하거나 미분화 상태를 유지하고자 하는 많은 시도가 존재한다. BMP는 LIF (leukemia inhibitory factor)와 함께 생쥐 배아줄기세포가 미분화를 유지하는 것을 도와준다. 그러나 BMP의 또 다른 아과(subfamily)인 BMP-4는 생쥐 신경 전구세포의 세포사멸과 분화를 유도하고 smad1/5 신호를 통해서 인간 배아줄기세포의 분화를 유도한다. TGF-β1

은 생쥐 배아줄기세포에는 영향을 미치지 않지만 인간 배아줄기세포의 미분화를 smad2/3 신호를 통해서 유지하는 역할을 한다. TGF-β의 아과(subfamily)는 또한 중간엽줄기세포에 영향을 미치는데, 특정 계통 특히 뼈와 연골으로의 분화를 유도할 수 있다고 한다. 이외에도 줄기세포의 행동에 영향을 미치는 수용성 분자인 레티노산(retinoic acid)은 신경줄기세포가 직접적으로 신경으로 분화하는 것을 돕고 Shh(sonic hedgehog)는 발생 동안에 조직의 패턴화(tissue patterning)를 조절하고 전구세포의 증식을 조절한다. Shh는 또한 베타카테닌(β-catenin)과 결합하여 새로운 모공(hair follicle)을 형성하고 성체의 해마(hippocampus)에서 신경분화를 자극하는 역할을 한다. 이러한 수용성 분자들은 세포를 배양할 때 추가하거나 제거하는 것이 쉽기 때문에 수용성 분자들에 의한 줄기세포의 생물학적 기전의 변화를 파악하고 응용하기가 비교적 수월해 많은 연구자들이 이것을 이용한 연구를 하고 있다.

줄기세포는 주로 생체 내에서 조직의 특정한 미세환경에 노출되어 있는데, 그곳에는 특정 세포 외 기질(extracellular matrix, ECM)이 존재한다. 세포 외 기질은 세포와의 상호작용을 통해서 줄기세포의 미분화 상태를 유지하거나 증식을 유도하는 기능을 가지고 있다. 세포 외 기질과 줄기세포는 부착단백질을 통해서 서로 상호작용하는데, 가장 대표적인 부착단백질로 인테그린(integrin)이 있다. 케라틴세포(keratinocyte)는 α6β1 인테그린을 통해 진피의 기저막에 존재하는 세포 외 기질과 상호작용하며 상피줄기세포의 증식을 조절하는 성장인자 및 사이토카인을 분비하여 피부의 방어막 기능을 유지할 수 있도록 한다.

조혈모세포는 골수에서 추출될 수 있는데 골수의 두 가지 종류의 미세환경에 존재한다(그림 14.10). 하나는 골형성성 미세환경(osteoblastic niche)이며 또 다른 하나는 혈관성 미세환경(vascular niche)이다. 조혈모세포는 각각의 미세환경에 존재하며 분비되는 성장인자와 세포 외 기질과 상호작용하여 그들의 특성을 유지할 수 있게 된다. 배양보조세포(feeder cell) 없이 인간 배아줄기세포의 미분화를 유지하기 위해서도 세포 외 기질인 라미닌(laminin)이 많이 포함된 매트리젤(matrigel)이 필요하다. 아직까지 in vivo에서 줄기세포와 세포 외 기질 간의 상호작용이 줄기세포의 생물학적 행동에 어떤 영향을 미치는지 완전히 밝혀지지 않았지만, 현재까지 밝혀진 바에 의하면 세포 외 기질은 줄기세포의 형태나 운명을 결정하는 데 중요한 역할을 한다는 것을 알 수 있다. 따라서 이러한 세포 외 기질을 이용한 미세환경을 조성하여 줄기세포의 행동을 조절하는 연구가 많이 이루어지고 있다.

손상된 조직을 재생하기 위해서는 조직에 존재하는 줄기세포의 미세환경에

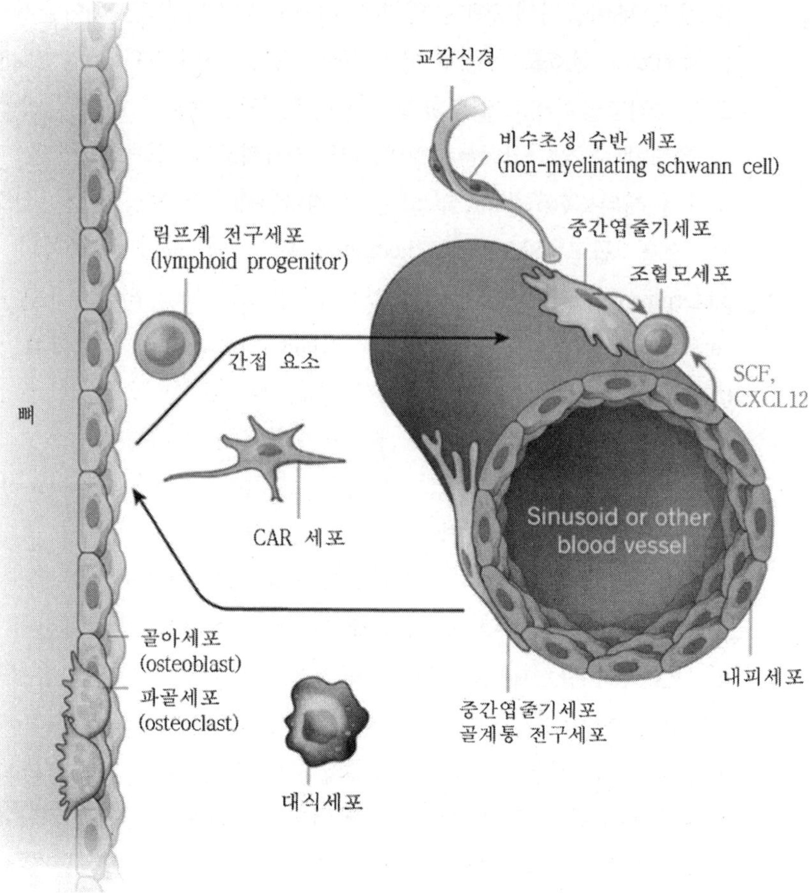

그림 14.10 골수줄기세포의 미세환경[37]

대해서 이해해야 한다. 생체 내 미세환경을 모방한 배양방법을 이용하여 줄기세포를 배양하게 되면 줄기세포의 증식 및 분화능이 향상된다는 것은 이미 잘 알려진 사실이다. 이러한 생체 내 미세환경을 조성하기 위해서 다양한 생체재료가 이용되고 있다. 생체모방형 생체재료를 이용한 줄기세포의 세포-세포 또는 세포-기질 상호작용 조절은 줄기세포의 생물학적 행동을 조절하는 데 중요하다. 따라서 수용성 또는 표면부착성 사이토카인, 세포 외 기질, 세포-세포 상호작용, 기계적 힘, 그리고 물리 화학적인 신호를 조절할 수 있는 생체모방형 생체재료가 개발되어야 한다.

14.3.3 줄기세포의 자가재생산 기전

자가재생산(self-renewal)이란 줄기세포가 본래 가지고 있던 미분화성과 다중 분화능을 포함한 줄기세포의 특성을 그대로 가지고 있는 세포를 세포분열을 통해 재생산해내는 과정을 말한다.

배아줄기세포는 빠른 속도로 무한히 성장하며 동시에 모든 종류의 세포로 분화할 수 있는 만능성(pluripotency)을 갖는다. 이러한 배아줄기세포의 특징은 자가재생산에 의해 유지된다고 알려져 있으며, 이를 조절하는 분자적 기전을 이해하고자 하는 연구가 이루어지고 있다. 그러나 최근에 인간 배아줄기세포의 윤리적 문제와 안전성이 이슈화되면서 성체줄기세포 등과 같은 다능성(multipotency)을 가진 세포를 이용한 치료가 시도되고 있다. 골수이식의 경우 생체 내에 이식되는 과정에서 자가재생산 능력은 이식 생착되는 세포의 양을 결정할 뿐 아니라 생체 내 조직을 재구성하는 재생력의 정도를 결정하게 된다. 또한 재구성된 세포들이 얼마나 장기간 유지될 수 있는지도 자가재생산 능력에 의해 결정되므로 줄기세포 이식의 효과와 자가재생산 능력은 직접 비례한다고 할 수 있다.

(1) 배아줄기세포의 자가재생산

배아줄기세포의 전능성은 LIF(leukemia inhibitory factor)에 의해 유지된다고 보고되었다(그림 14.11). LIF는 IL-6계의 사이토카인으로, LIF 수용체와 gp130에 결합한다. 현재 밝혀진 LIF의 작용 기전은 LIF가 LIF 수용체에 결합하면 gp130과 이질이합체(heterodimer)를 형성하게 되고, 하위의 타이로신인산화효소(tyrosine kinase)인 Jak을 활성화하여 STAT이라는 전사인자의 이중체를 형성하

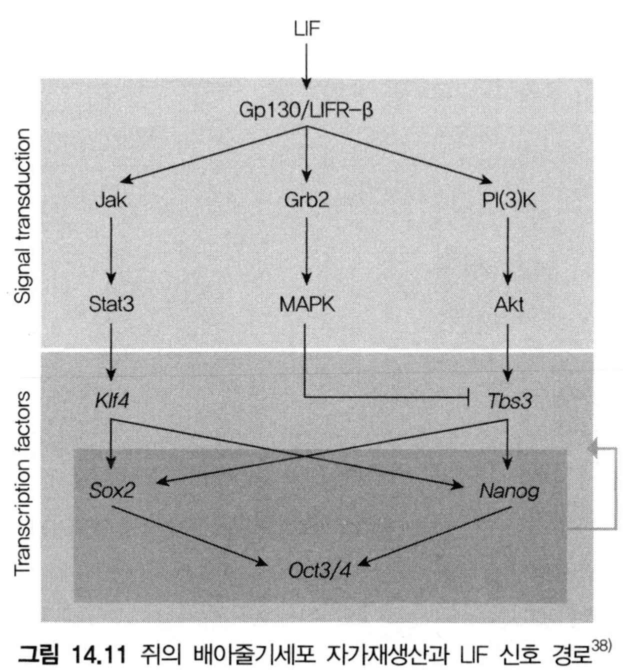

그림 14.11 쥐의 배아줄기세포 자가재생산과 LIF 신호 경로[38)]

계 하여 특정 유전자의 전사를 개시한다. LIF/STAT의 경로는 쥐의 배아줄기세포의 자가재생산 능력을 유지하는 데 중요하지만 인강의 배아줄기세포는 이 경로를 필요로 하지 않는다. STAT 이외에 또 다른 전사인자인 Oct3/4는 POU 계열의 전사인자로서 배아줄기세포의 미분화 상태를 유지하는 데 중요한 역할을 한다고 알려져 있다. 또한 LIF/STAT 경로와 독립적으로 작용하는 Nanog는 세포에 과발현될 경우 자가재생산 능력을 유지하며, 그 효과는 한 달 이상 지속될 수 있다고 알려졌다.

(2) 성체줄기세포의 자가재생산

성체줄기세포에서 자가재생산이 필요한 이유는 성체줄기세포의 양을 증가시키기 위한 체외증폭과정이나 이들에 대한 유전자 치료, 암세포 제거 등의 조작과정 중에 매우 쉽게 분화과정으로 빠져 결국 줄기세포의 특성을 상실하는 것이 흔히 부딪히는 난관이기 때문이다. 따라서 이 과정에서 자가재생산을 유도함으로써 보다 줄기세포에 대한 세포공학을 효율적으로 수행할 수 있기 위해 필요하다.

그러나 성체줄기세포의 경우 세포분열이 일어날 경우 일부는 분화된 세포가 되고, 일부는 미분화된 세포가 되는 이른바 비대칭 분열(asymmetrical division)이 발생하며, 분화된 세포로의 분열이 미분화된 세포로의 대칭 분열(symmetrical division)의 확률보다 더 높은 것으로 알려져 있다(그림 14.12).

최근 많은 연구들이 성체줄기세포의 자가재생산에 대한 분자적 기전을 밝히는 데 집중하고 있으며, Wnt/β-catenin, HoxB4, Bmi-1 등과 같은 중요한 신호경로가 관련되어 있음이 밝혀졌다.

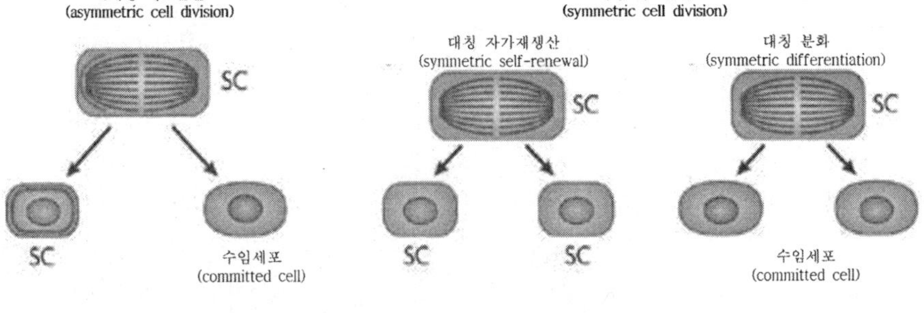

그림 14.12 줄기세포의 비대칭 분열과 대칭적 분열[39]

14.3.4 줄기세포의 분화 기전

(1) 배아줄기세포의 분화

배아줄기세포에서 분화를 유도하는 첫 단계는 배아유사 구조체(embryonic body)를 형성하고 영양 세포층(feeder layer)이나 LIF로부터 자가재생산 신호가 공급되지 않는 조건으로부터 시작된다(그림 14.13). 초기의 이러한 분화는 일반적인 배아 발달과 비슷하여 내배엽(endoderm)과 같은 형태에서부터 점차적으로 외배엽(ectoderm)과 중배엽(mesoderm)으로 발전된다. 이 과정의 세포들을 더욱 분화시키면 다양한 종류의 분화된 세포를 만들 수 있다. 이러한 연구는 현재까지 대표적인 실험 대상인 쥐 배아줄기세포에서 가장 많이 연구되었다.

배아줄기세포의 분화를 유도하는 과정은 줄기세포의 밀도, 배지의 구성요소 그리고 다양한 성장인자들이 줄기세포가 어떠한 형태의 세포로 분화할 것인지 결정하는 데 중요한 요소로 작용한다는 결과들이 보고되었다.

앞에서 밝혀진 다양한 요소들의 선택적인 사용이나 유전적인 조작으로 특정 세포로의 운명을 결정하고 원하는 세포로의 분화를 유도하기 위한 노력이 많이 되고 있다. 기존에 알려진 분화의 기전은 빙산의 일각이며 많은 요인들이 아직 명확히 밝혀지지 않고 있다. 현재까지는 분화 조건을 인위적으로 조작하여 선택적인 분화 조건을 만들어 특정 세포로 분화를 유도하고 있다. 예를 들어 쥐의 배아줄기세포에서 액티빈A(activin-A)와 전환 성장인자-β1(transforming Growth Factor-β1, TGF-β1)은 중배엽으로, 레티노산(retinoic acid, RA)과 표피 성장인자(epidermal growth factor, EGF), 골형성 단백질-4(bone morphogenic protein-4,

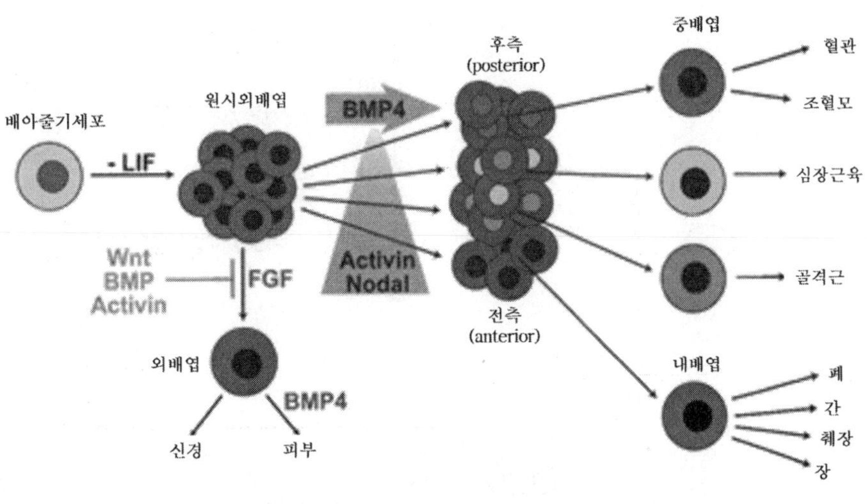

그림 14.13 배아줄기세포의 분화 기전[40)]

BMP-4), 염기성 섬유아세포 성장인자(basic fibroblast growth factor, bFGF)는 외배엽과 내배엽으로의 분화에 영향을 미친다고 알려져 있다. 그러나 아직까지 분화를 조절하는 효과적인 방법은 정립되지 않았다.

(2) 성체줄기세포의 분화

조혈계 계열의 분화 양상에 대한 골수계 성장인자(colony stimulating factor, CSF) 수용체의 역할은 조혈모세포나 조기 다기능 분화 원기세포에서는 규명되지 않았지만, 특이한 전사인자(GATA-1, PU.1)의 활성화를 일으키며, 이러한 인자들의 활성화를 통하여 하위의 특이적 전사인자의 발현을 증가하고, 분화에 필수적인 수용체의 발현을 증가시킨다고 알려졌다(그림 14.14). 또한 동시에 자가 조절기전으로 특이 전사인자의 발현이 증가하며 이후의 분화에 필요한 전사인자는 분화를 유도하는 다른 인자를 증가 또는 감소시킴으로써 분화가 조절된다고 설명된다. 예를 들면, 적혈구계 발달에 있어서 GATA-1이 활성화되고 (이때 PU.1은 억제) erythropoietin 수용체를 포함한 여러 표적 유전자를 자극한다. 반대로 PU.1의 활성화는 골수계 분화에 따라 수임(Commitment)이 진행되도록 한다. GATA-1및 PU.1은 서로 down-regulation함을 보여주며 C/EBP 인자는 호중구 분화에 따라 과다하게 발현된다.

중간엽줄기세포는 골아세포, 지방세포, 연골세포, 근육세포 등의 다양한 세포

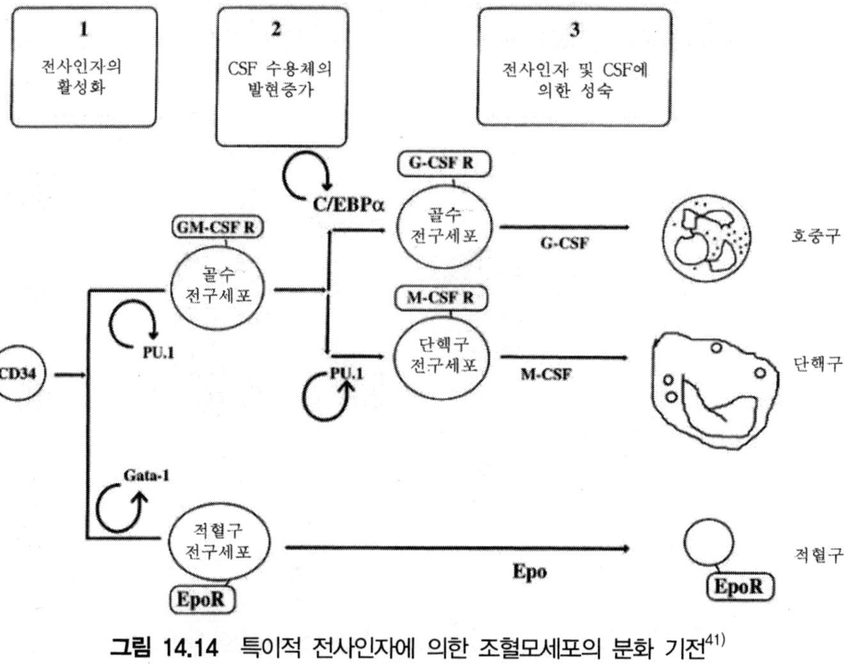

그림 14.14 특이적 전사인자에 의한 조혈모세포의 분화 기전[41]

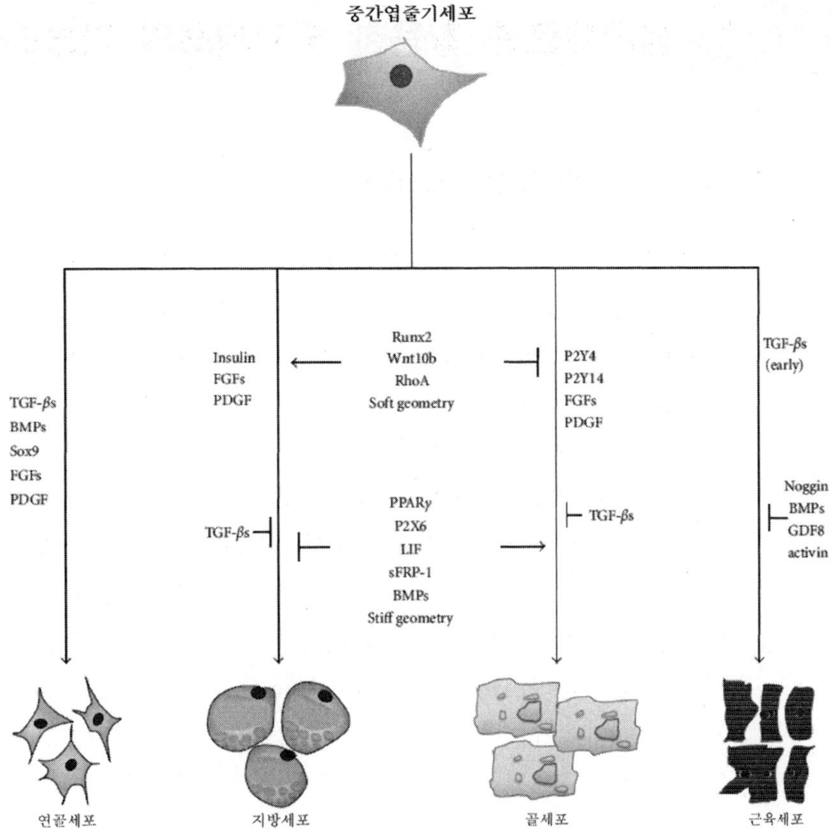

그림 14.15 특이적 전사인자에 의한 조혈모세포의 분화 기전[42)]

로 분화할 수 있는 능력을 가지고 있다(그림 14.15). 중간엽줄기세포의 골아세포 분화에는 다양한 전사인자와 유전자들이 관여하는 것으로 알려져 있다. 골아세포로의 분화에 가장 중요한 인자는 Cbfa1/Runx2(core binding factor alpha1/runt related transcription factor 2)와 Osterix가 잘 알려져 있다. 중간엽줄기세포에서 Runx2의 발현은 골아세포로 발생할 수 있는 골전구세포를 유도한다. 이런 골전구세포는 Sox9의 발현에 의해 연골세포로 분화할 수 있으며, Runx2와 Osterix가 골아세포로의 분화를 유도한다. 또 다른 중요한 전사인자인 DLX5(distal-less homeobox5)는 분화유도 전사인자로써 골아세포 분화 말기에 관여한다.

14.4 생체재료를 활용한 줄기세포의 기능조절

14.4.1 마이크로 및 나노입자

줄기세포의 분화에 영향을 미치는 인자에는 성장인자, 사이토카인, 형태형성 단백질, 저분자물질 등이 있다.[43] 예를 들어 신경 성장인자(nerve growth factor, NGF)와 레티노산(retinoic acid, RA)의 경우 신경세포로의 분화를 유도하며, TGF-β1(transforming growth factor-β1)과 activin-A의 경우 내배엽(줄기세포와 췌장세포 등으로 분화)과 외배엽 세포(피부세포, 신경세포 등으로 분화)로의 분화를 억제하며 오직 중배엽세포(근육세포 등으로 분화)로의 분화를 유도한다.[44] 또한 레티노산, bFGF, BMP-4, EGF의 경우는 외배엽과 중배엽세포로의 분화를 유도한다고 알려져 있다[44]. 그러나 이러한 성장인자들을 이용한 줄기세포의 분화에는 한계점이 있다. 실제로 생체 내에서는 줄기세포가 특정 조직으로 분화되기 위해서 여러 가지 사이토카인(cytokines)들과 성장인자들의 적절한 조합이 필요할 뿐 아니라, 이러한 여러 가지 성장인자들과 사이토카인에 의해 활성화되는 많은 세포 내 신호전달 체계가 복잡한 과정으로 줄기세포의 분화에 영향을 미치기 때문이다. 예를 들어 연골은 배아 발생 동안 조화된 여러 가지 인자들로 인해 형성된다.[45] 연골 형성과정은 간엽세포의 이동, 분열, 응집 등의 과정에 의해 일어나는데, 이러한 복잡한 과정들은 세포 지지체와 세포 간의 상호작용, 성장과 분화 인자들, 세포 신호전달체계를 개시하거나 저해하는 미세환경 요인들로 인해 시공간적으로 조절된다.[46] 따라서 이러한 생체 내에서의 환경과 조건을 최대한 고려하여 분화를 조절해야 한다. 줄기세포의 분화를 조절하기 위해서는 성장인자의 방출 및 전달이 조절될 필요가 있다. 이를 위해 생체재료를 이용한 마이크로/나노 입자에 의한 성장인자의 전달에 관한 연구가 진행되고 있다.

최근에는 생체분자들을 지지체에 직접적으로 통합시키거나 캡슐화하는 방법 등의 다양한 방식을 고안하고 있다[47](그림 14.16). 수용성 성장인자들은 지지체 제작 시, 마이크로/나노 단위의 생체재료에 캡슐화될 수 있다. 이렇게 캡슐화된 수용성 성장인자들은 지속적으로 서서히 방출됨으로써 장시간에 걸친 줄기세포의 분화에 영향을 준다. 한 연구에서는 TGF-β1을 폴리에틸렌글라이콜(poly(ethylene glycol), PEG)과 폴리락틱글라이콜릭산(poly(lactic / glycolic acid), PLGA) 공중합체를 이용하여 만든 마이크로 스피어(microsphere, 평균사이즈: 158 μm)에 캡슐화하여 쥐 중간엽줄기세포의 분화 정도를 관찰하였을 때 효과적인 분화효율을 나타냄을 확인하였다.[48] 또한 헤파란 설페이트(heparan sulfate)의 경우 성장인자를 정전기적(electrostatic) 인력에 의해 붙잡고 운반하며 외부환경으로부터 보호하는 특성을 가진다.[49] 이러한 성장인자들의 방출거동을 제어할 수 있는 생체재료를 이용해 줄기세포의 분화를 조절하는 방식이 있다. 생체 내의 성장인자 및 세포 외 기질의 분포를 정확히 모사하기 위해서는 성장인자가 캡슐화된 생체재료가 주입된 환경에 머물러 있는 동시에 다른 영역으로 확산되는 정도를 조절할 수 있는 방법이 개발되어야 한다.

마이크로/나노 입자는 성장인자뿐 아니라 세포의 지지체로 이용될 수 있다. 예를 들어 알긴산나트륨(alginate)과 폴리엘라이신(poly-L-lysine)이 혼합된 고분자물질에 쥐의 배아줄기세포(mouse embryonic stem cells, mESCs)를 캡슐화하

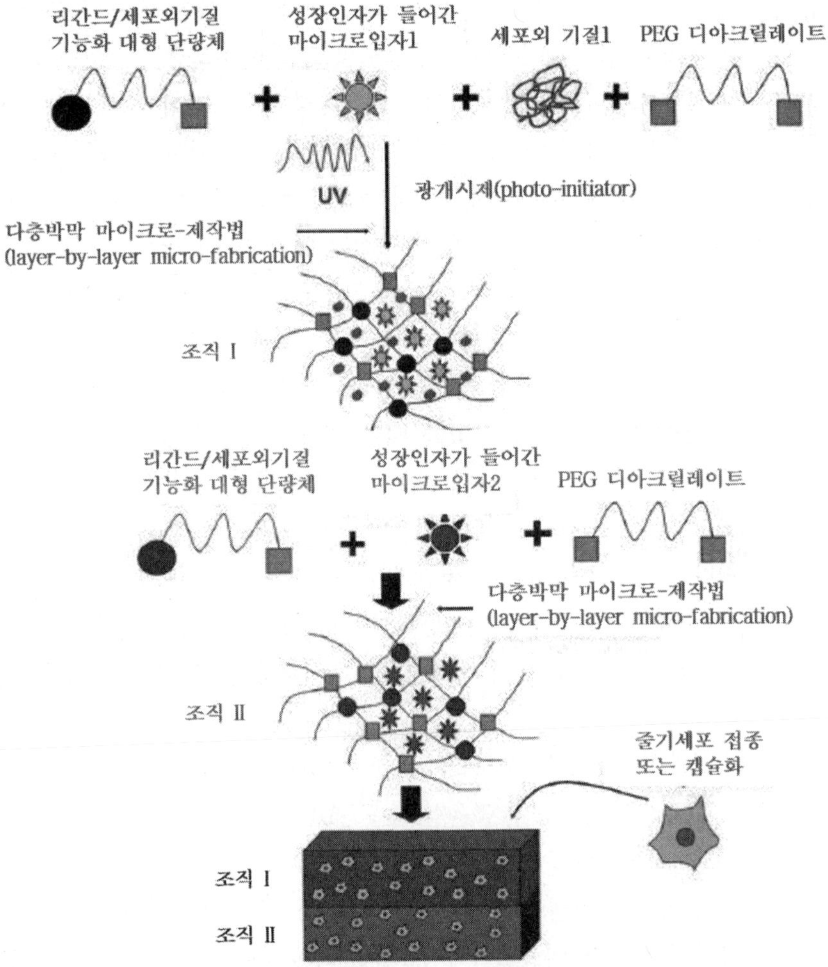

그림 14.16 미세입자에 결합된 성장인자의 방출을 통한 줄기세포의 분화 유도[51]

여 세포의 분열을 용이하게 하였으며, 이러한 마이크로스피어 구조가 EB(embryoid body) 형성을 저해하는 효과를 나타내었고 결과적으로 EB 형성과정이 필요 없이 줄기세포 계통으로 분화를 유도하였다.[50)]

14.4.2 표면적 특성

기존의 많은 연구에서 성장인자, 동물유래의 물질, 생화학적 물질들을 이용하여 줄기세포의 분화 유도방법이 평가되어 왔지만, 이러한 외부적 요인뿐 아니라 세포환경에 내재되어 있는 요소들이 줄기세포 형질에 상당한 영향을 미치는 것으로 알려졌다. 이러한 세포환경 고유의 요소들은 생체재료로 어느 정도 구현이 가능하며 최근에는 생체재료의 특성을 이용한 줄기세포 행동 조절 방법이 생화학적 물질들을 이용한 방법과 대등한 효율을 나타낸다는 보고가 있었다. 또한 생체재료의 나노지형(nanotopography), 화학적 특성, 재료의 분해성과 같은 특성들로 줄기세포의 특정한 조직으로의 분화를 유도할 수 있는 것으로 밝혀졌다.

생체재료의 나노지형은 세포 미세환경에 기하학적인 요소를 부여함으로써, 세포거동과 행동에 영향을 미치는 것으로 알려져 왔다. 재료의 나노지형은 다양한 방법으로 나노단위의 지형크기, 모양, 간격 구현이 가능하다. 채널이나 간극의 크기를 조절함으로써 세포 외 기질의 다공성을 구현하여 줄기세포의 기능을 조절하는 연구가 보고된 바가 있다. 30 nm 지름의 나노 기둥들이 육각형 벌집모양으로 배열되어 있는 표면이 인간 배아줄기세포의 자가재생을 도와준다는 결과가 보고된 바가 있다.[52)] 또한 120 nm 지름의 나노기공(pore)이 300 nm 간격으로 좌우대칭으로 배열되어 있을 때는 인간 중간엽줄기세포의 분열에 영향에 미치고, 대칭이 되어 있지 않을 때는 줄기세포의 골분화에 영향을 미치는 것을 확인할 수 있다.[53)] 재료의 지형적 특성은 줄기세포 분화에만 영향을 미치는 것이 아니라 세포 역분화(reprogramming)에도 관여하는 것으로 밝혀졌다. 예를 들어 10 μm 두께의 선형구조를 이용하여 세포의 역분화를 유도하였을 때, 후성유전학의 저분자 물질을 이용했을 때보다 역분화의 효율이 더 높은 것으로 나타났다.[54)]

생채재료의 작용기(functional groups)와 공유결합된 화학물질을 이용하여 줄기세포의 미세환경을 조율할 수도 있다. 생체재료인 폴리에틸렌글라이콜(poly (ethylene glycol), PEG)에 특정한 농도의 인산염(phosphate)이나 t-뷰틸(t-butyl)을 결합하였을 때, 중간엽줄기세포의 형질에 영향을 미치는 것으로 알려져 있다.[55)] 또한 메타아크릴아마이드(methacrylamide) 같은 작용기가 결합된 고분자 필름(membrane)이 배아줄기세포의 자가재생을 돕는 역할을 한다는 보고가 있었다.[56] 이러한 결과들의 정확한 기작(mechanisms)들은 아직 자세히 밝혀지지 않았지만, 성장인자, 당단백질과 같은 신호전달물질들의 흡착과 위치 조율에 관여하여 영향을 미치는 것으로 알려져 있다. 이러한 화학구조에 의한 줄기세포로의 영향을 평가하기 위해 고속대량 스크리닝(high throughput screening)을 통해 다양한 생체재료의 라이브러리(library)를 제작함으로써 줄기세포 분화에 최적화된 화학구조를 갖는 재료를 선별하는 기술도 있다.

줄기세포와 생체재료 간의 계면은 정지상태로 유지되는 것이 아니라 끊임없이 세포와 재료 간의 물질 전달을 통해 줄기세포 조절에 영향을 준다. 특히 생체재료가 분해됨에 따라 발생하는 부산물들은 줄기세포에 다양한 신호를 준다. 과거에는 이 부산물들이 중요치 않게 여겨지고 주변환경에 중화되어 영향이 미미하다고 알려져 왔다. 하지만 최근 연구결과에 따르면 분해가 가능한 무기 생체재료에서 발생하는 여러 종류의 이온들(칼슘, 마그네슘, 불소, 스트론튬)이 줄기세포의 분화에 영향을 주는 것으로 밝혀졌다.[57-60] 분해성이 있는 생체재료로 알려져 있는 아가로스, 젤라틴, 폴리락타이드글라이콜라이드(poly(lactide-co-glycolide), PLGA) 등에 의한 줄기세포 분화 실험에서, 다분화능(multipotent) 줄기세포의 분화에 기여한다는 결과를 보였다.[61] 즉, 이러한 생체재료로부터 발생된 부산물들의 역할이 줄기세포의 분화에 중요한 역할을 한다는 것을 알 수 있다. 자연유래의 콜라겐(collagen)이나 히알루론산(hyaluronic acid) 같은 세포 외 기질 물질들의 부산

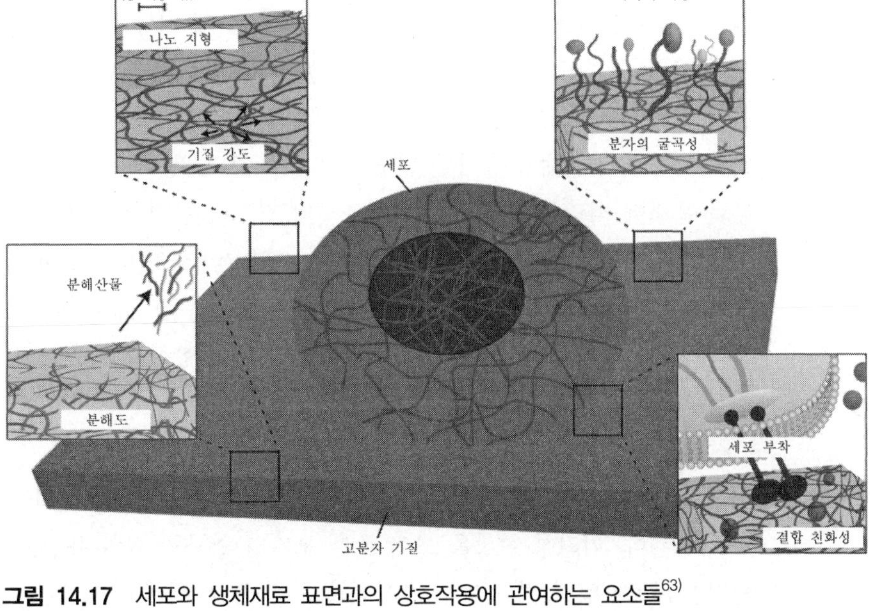

그림 14.17 세포와 생체재료 표면과의 상호작용에 관여하는 요소들[63]

물이 세포활성에 영향을 미친다는 사실을 오래전부터 알려져 왔다. 예를 들어 엔도스타틴(endostatin)은 콜라겐의 분해산물로서 섬유아세포(fibroblast) 증식인자의 신호체계를 통해 내피세포 활성을 조절하는 것으로 알려져 있다.[62] 이 부산물 또한 줄기세포 형질의 중요한 분자 조절물질인 것으로 밝혀졌다. 이를 통해 엔도스타틴 같은 자연유래 고분자 분해산물들의 줄기세포의 조절기로 작용한다는 것을 유추할 수 있다. 이러한 자연유래 고분자 단백질의 분해산물이 줄기세포 분화에 어떠한 영향을 미치는지에 대한 연구는 계속 진행되고 있다.

생체재료와 줄기세포 간의 역동적인 계면활동으로 줄기세포는 지속적인 영향을 받게 된다. 현재 연구단계로는 생체재료가 역동적으로 줄기세포에 미치는 영향을 분석하고 확인하는 데에는 한계점이 있다. 이 한계점을 극복하기 위해 새로운 분석방법과 연구들이 활발하게 진행되어 추후에 줄기세포와 생체재료 표면 간의 상호작용에 대한 면밀한 연구가 필요하다.

14.4.3 기계적 특성

신체의 노화, 질병 등에 의해서 콜라겐과 같은 세포 외 기질의 구성과 축적되는 정도가 달라지게 된다.[64-66] 이러한 결과로 생체 내 세포의 분화 기전이나 증식은 많은 변화가 일어나게 된다. 이렇듯 생체 내에서 줄기세포의 운명(fate)은 세포 주변 미세환경의 물리적 특성에 영향을 받는다. 이러한 생체 내의 미세환경을 실험실에서 구현하고자 생체재료를 이용한 줄기세포 분화 기전에 대한 연구가 진행되어 왔다. 그 예로, 자연 유래 혹은 합성 고분자재료의 성질을 이용하여 물리적 특성을 다양하게 조절해 줄기세포의 분화에 영향을 주는 요인에 대한 연구가 있었다.[67] 이와 더불어 일반적인 세포배양 기판과 달리 생체재료는 수용성 물질(성장 인자, 사이토카인, 케모카인 등)의 확산을 통해 세포에 효과적으로 전달이 가능하고 인체와 유사한 환경을 조성해 준다. 성체줄기세포 분화 실험에는 분화 목적에 따라 원하는 생체 내 조직의 강도와 유사한 생체재료를 사용한다. 생체재료 위에서 줄기세포를 배양할 시, 세포의 인테그린(integrin)이 생체재료와 상호작용을 한다. 세포가 재료에 결합될 때 생기는 장력을 인테그린이 세포 내 골격으로 전달하고, 세포는 이러한 장력에 대한 저항력을 이용해 재료의 강도를 인식한다.[68]

줄기세포의 짧은 시간의 배양에는 수용성 분자로 분화 유도가 가능하지만, 장시간 배양에는 세포가 자리잡은 재료 등의 기판(substrate)의 강도에 의해 분화가 유도된다. 이러한 현상을 보여 주는 초기의 연구는 쥐의 유선 상피세포를 일반적인 세포배양 기판이 아닌 부드러운 콜라겐 젤 위에서 배양할 시, 세포의 분화효율이 증가함을 보여 주었다.[69] 또한 부드러운 매트리젤(matrigel) 위에서 배양된 세포는 액틴(actin)과 초점접착역(focal adhesion)이 상대적으로 뻣뻣한(stiff) 매트리젤 위에서 배양된 것보다 줄어드는 경향을 보여 주었다.[70] 이를 바탕으로, 다양한 재료 위에서 성체줄기세포를 배양하는 연구가 있었다. 여러 강도를 갖는 폴리아크릴아마이드 젤을 제작하여 그 위에서 성체줄기세포를 배양하였을 때, 재료의 강도에 따라 세포의 특성이 바뀌는 것이 관찰되었다.[67] 예를 들어 뻣뻣한 재료 위에서는 상대적으로 강도가 강한 조직으로의 분화가 유도되었다. 최근에는 재료의 강도가 성체줄기세포의 분화 유도에 직접적인 영향을 준다는 보고가 있었으며 분화를 유도하는 수용성 분자가 없어도 부드러운 재료는 주로 뇌세포로, 중간 정도의 강도는 근육으로, 그리고 딱딱한 재료에서는 뼈로 분화가 된다.[71] 이러한 경향은 뇌 줄기세포에서도 보인다. 10 Pa의 탄성계수(elastic modulus)를 가진 합성 고분자에 위에서 자란 뇌 줄기세포는 세포 퍼짐(spreading), 자가재생, 분화가 억제된 반면, 100 Pa 이상의 탄성계수를 갖는 재료에서는 세포 분열이 활발히 일어나고 뇌 세포 표지 인자인 베타-튜불린 III(β-tubulin III)이 가장 많이 발현되었다.[71] 또 다른 연구에서는 성체줄기세포가 골

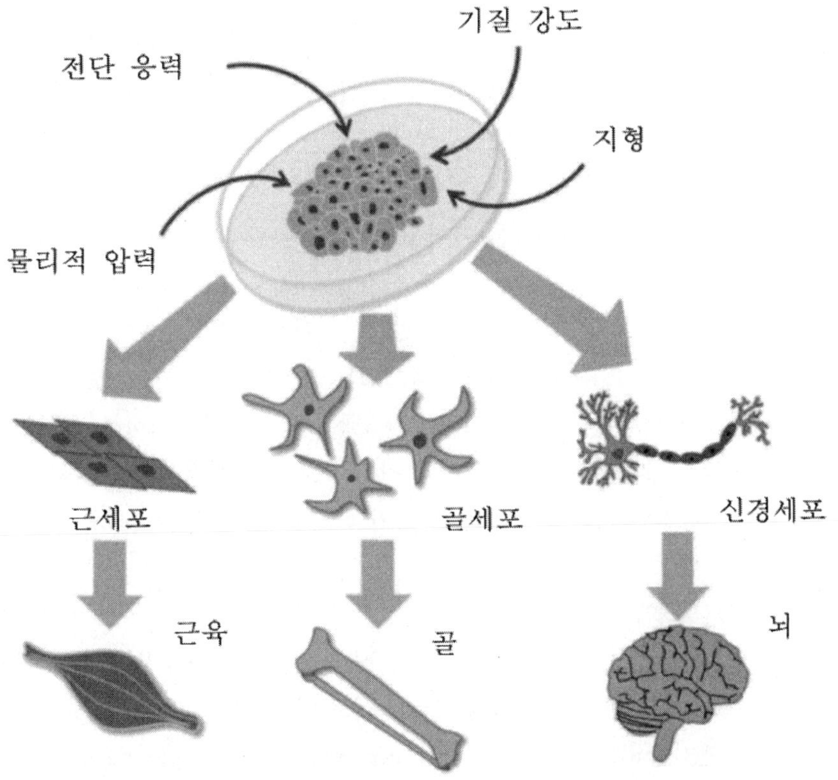

그림 14.18 재료의 물성에 따른 줄기세포 분화 양상[73]

수를 모방한 폴리아크릴아마이드 젤 위에서 배양될 때, 줄기세포의 분화가 억제되고 분열이 진행되었고 이 세포를 다시 분화 배지에서 배양하게 되면, 지방 혹은 뼈 조직으로 분화가 유도되었다.[72] 이 결과는 골수를 모방한 부드러운 재료에서는 세포가 다분화능을 유지하면서 세포 분열 상태로 유지될 수 있음을 증명하였다. 또한 골수를 모방한 재료의 기계적 신호가 성체줄기세포를 장기간 보관하는 데 효과적인 시스템이 될 수 있음을 확인하였다.

기계적 물성 조절을 통해 줄기세포의 분화를 유도할 수는 있지만, 비슷한 물성이 모든 줄기세포에 동일하게 적용되기는 어렵다. 따라서 줄기세포를 정확하고 효율적으로 분화시키기 위해서는 기계적 물성뿐 아니라 생체 내의 미세환경 등을 고려해야 한다.

14.4.4 전기적 특성

전기적 자극을 통한 줄기세포의 분화조절에 대한 시도가 계속되고 있다. 특히 심장조직과 신경조직 그리고 근육조직은 전기적 자극에 의해 신호를 전달하는 체계를 지니고 있기 때문에 줄기세포에 전기적 자극을 가하여 이들 세포로의 분화를 조절하는 연구가 주로 진행되고 있다. 신경세포 혹은 신경줄기세포(neural stem cells, NSCs)는 세포의 수득이 어려워 중간엽줄기세포를 이용하여 신경세포로 분화하는 방법을 모색하고 있다. 이러한 줄기세포 제어기술은 전기자극에 의해 세포막의 이온채널(ion channel) 중 Ca^{2+} 채널을 활성화시키고 이로 유발된 세포 내의 전위차가 줄기세포의 분화를 조절하도록 하는 기술이다.[74] 최근에는 세포에 단순히 전류를 가하는 방식뿐 아니라 분화된 전기적 신호를 효율적으로 전달할 수 있는 매개체로서 전기전도성(electroconductivity)을 가진 생체재료를 이용한 연구가 이루어지고 있으며 전기전도성과 더불어 세포가 붙는 표면의 형태 등을 조절하여 원하는 세포로의 분화를 촉진하는 기술이 개발되고 있다. In vitro 환경에서 배양하고 있는 세포에 전기자극을 가하는 방식은 직접적으로 전류를 가하는 방식, 축전기의 전위차에 의한 전기장을 가하는 방식, 유도전류를 이용하여 자기장을 가하거나 자석 등과 함께 복합적으로 사용되는 방식 등이 있다.[75] 배양접시처럼 단순한 구조가 아닌 효율적으로 전기자극을 주기 위한 바이오리액터(bioreactor)를 폴리디메틸실록산(poly(dimethylsiloxane), PDMS) 등으로 제작하여 사용하는 경우도 있다. 최근에는 전기전도성을 지니는 생체재료에 세포를 배양하고 전기자극을 가해 분화시키는 연구가 활발히 이루어지고 있다. 이러한 생체재료로는 탄소나노튜브(carbon nanotube, CNT), 그래핀(graphene)과 같은 탄소 기반의 재료와 더불어 폴리아세틸렌(polyacetylene), 폴리피롤(polypyrrole), 폴리치오펜

(polythiophene), 폴리(3,4-에틸렌 디옥시치오펜)(poly(3,4-ethylenedioxythiophene)), 폴리아닐린(polyaniline) 등이 있다. CNT는 생체재료로도 사용되며 신경세포의 분화에 효과적으로 작용한다는 보고가 있다. 이를 이용해 2차원적 환경에서 NSC를 배양하여 신경세포로의 분화를 확인하였을 때, CNT를 코팅하지 않은 군보다 많은 양의 신경세포와 관련된 유전자가 발현되었으며 줄기세포로부터 신경세포 관련 단백질(neural proteins)이 강하게 분비되는 것이 관찰되었다.[76] 이와 같이, 2차원 환경에서 NSC의 분화를 조절할 수도 있지만 3차원적으로 줄기세포를 배양하였을 때 실질적으로 이용이 가능한 조직 대체물을 만들 수 있다. 앞에서 언급된 생체재료 중, 그래핀을 이용하여 3차원적으로 지지체를 만들어 NSC를 배양한 결과, 2차원적 환경에서 배양할 때보다 신경세포 관련 단백질의 발현이 증가하였고 아스트로사이트(astrocytes)와 뉴런(neurons)으로의 분화 정도가 향상된다는 보고가 있었다.[77]

전기적 자극을 이용한 줄기세포 분화는 자극의 세기를 균일하게 설정할 수 있

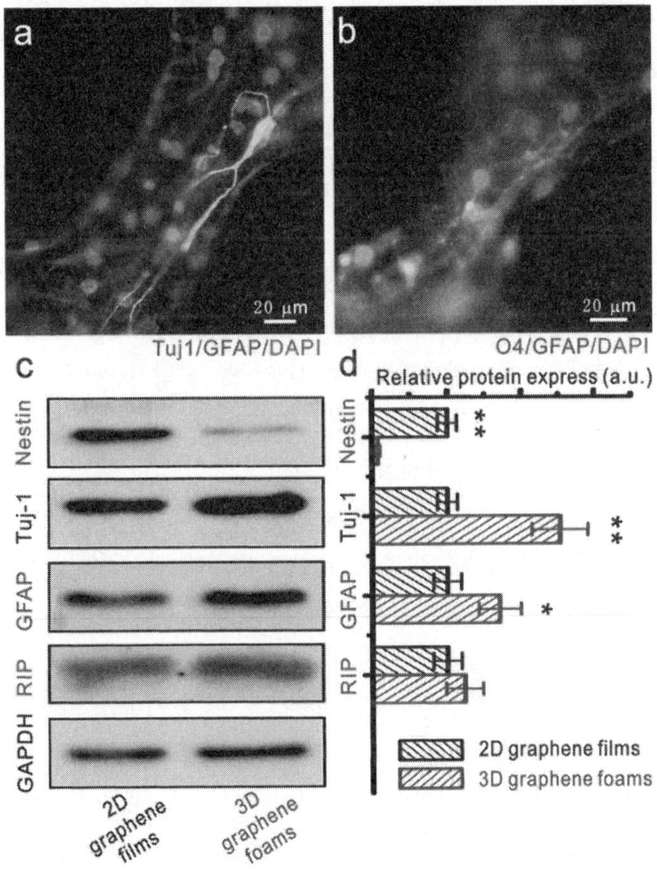

그림 14.19 2차원 및 3차원의 그래핀 지지체가 신경줄기세포의 분화에 끼치는 영향[78]

고 화학적/생물학적 물질들과 같이 오염되거나 독성을 나타내는 잠재적 위험요소가 적다는 점에서 이용가치가 높은 기술이다. 하지만 별도의 장비설계가 필요하고 세포가 붙어 있는 지지체의 표면적이나 물리적 특성에 따라 전기적 자극의 양상이 달라지기 때문에 세포환경과 전기적 신호의 상호작용에 대한 충분한 고려가 필요하다.

14.4.5 미세유체 특성

마이크로 단위를 조절하는 기술은 줄기세포를 관찰하거나 분석, 미세환경을 조절하는 효과적인 방법이다.[79] MEMS(Micro-Electro-Mechanical Systems)로 대표되는 마이크로 기술은 마이크로 단위부터 센티미터 단위까지 미세한 조절이 가능하며 세포의 미세환경을 모방하거나 줄기세포 배양 후 고속대량 스크리닝(high throughput screening)까지 간편하게 할 수 있는 장점이 있다.[80] 소프트 리소그래피(soft lithography)를 이용한 미세유체 칩(microfluidic chip)의 개발은 조직공학에 빠르고 간편하게 적용될 수 있으며, 세포 배양 환경의 표면적인 특성과 수용성 분자의 공간적 배열을 가능하게 하여 줄기세포의 미세환경 조절 연구에 큰 도움이 되고 있다.[81]

미세유체 시스템은 성장인자와 같은 수용성 물질의 농도를 공간적, 시간적으로 조절이 가능하게 하여 특정 물질이 줄기세포의 분화에 미치는 영향을 조절 가능하게 한다. 최근에는 뇌 줄기세포를 MEMS 칩을 이용하여 배양함과 동시에 성장인자의 농도 기울기를 통해 세포의 분열과 분화 조절을 연구하는 데 활용되었다.[82] 이는 줄기세포의 분화에 영향을 미치는 수용성 분자와 더불어 세포가 배양되고 있는 생체재료와의 상승작용 관찰에 용이함을 보여 준다. MEMS 칩 안에서 세포는 생체재료 위에 위치하거나 재료 안에 캡슐화(encapsulation)되어 세포의 2차원과 3차원적인 배양이 가능하다.[83] 생체 내의 혈류 흐름을 모사하면 줄기세포를 배양배지가 흐르는 상황에서도 배양이 가능하다. 이를 통해, 배아줄기세포는 배양배지의 흐름이 없는 환경에서는 분열이 억제되고 흐름이 있을 시에는 분열이 증가됨을 확인할 수 있다.[84]

마이크로 기술은 미세유체 시스템뿐만 아니라 마이크로 배열(microarray)에도 적용이 가능하다. 자동화된 마이크로 배열 기술을 이용하여 단시간에 수천 가지의 생체재료용 고분자를 배열하여 줄기세포를 배양할 수 있다. 이 기술을 통해 배아줄기세포와 성체줄기세포의 다양한 생체재료에 의한 분화 능력의 효율적인 측정이 가능해졌다.[85] 또한 세포 외 기질 기반의 생체재료를 다양한 조합으로 배열하여 분화된 줄기세포의 기능을 측정하고 여기서 확인된 재료의 조건으로

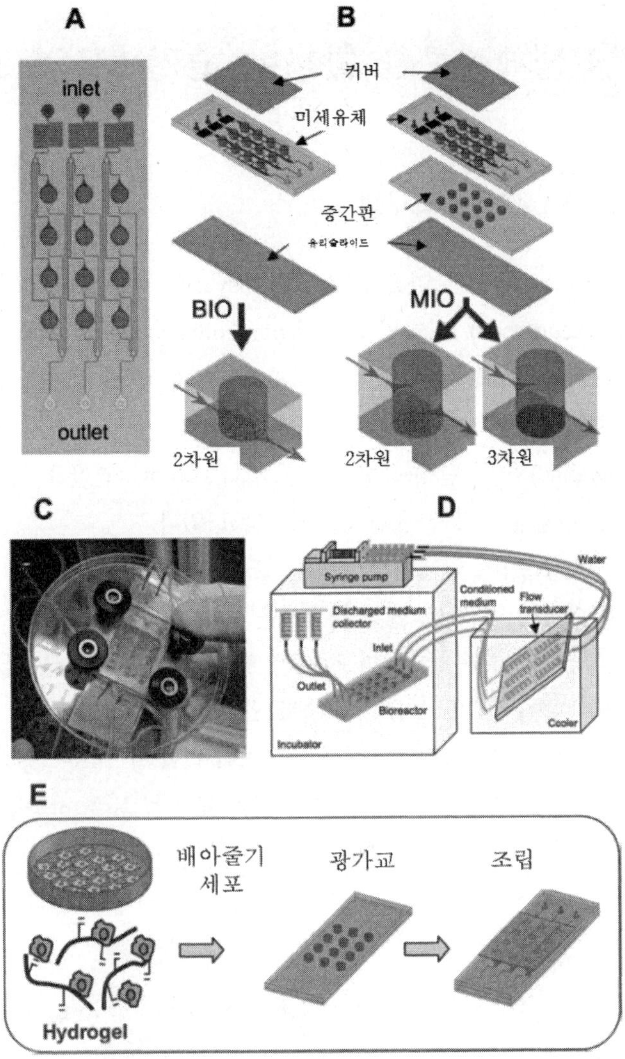

그림 14.20 미세유체 기술을 이용한 2차원, 3차원 세포 배양 기술[87)]

쥐의 배아줄기세포를 줄기세포로 분화를 유도하는 것도 가능하다.[86)]

아직까지는 미세유체 시스템과 마이크로 배열 기술로 3차원 배양이나 세포 간의 상호작용을 알아보는 연구가 많이 진행되지 않았지만, 마이크로 기술을 줄기세포 연구에 응용하여 세포의 미세환경이 줄기세포에 미치는 영향을 분석하는 데 필수적인 기술이 되고 있다. 현재는 단일 세포 단위의 분석이 주를 이루고 있다. 추후에는 많은 줄기세포 집단(population) 간의 상호작용과 미세유체 속 3차원 배양 기술로 각 조직에 맞게 분화를 유도하는 재료의 조건을 확립하고 성장인자 혹은 사이토카인과 같은 화학물질 간의 상호작용을 심층적으로 분석할 수 있을 것으로 기대된다.

14.5 생체재료를 활용한 줄기세포의 조직재생

14.5.1 연골조직재생

연골(cartilage)은 연골세포(chondrocyte)와 이를 둘러싼 콜라겐(collagen), 단백당(proteoglycan), 비교원 단백질(non-collagenous protein)과 같은 다량의 연골기질(cartilage matrix)로 구성된 지지조직이며, 기질이 연골에 탄력성을 부여하여 압력과 장력에 대한 완충 역할을 한다. 기질의 성분과 비율에 따라서 초자(hyaline)연골, 탄성(elastic)연골, 섬유(fibrous)연골로 나뉘며, 각기 신체에서 조직 특성에 따라 고유한 기능을 갖고 있다.

연골조직은 인체에서 독특한 조직으로 혈관과 신경이 없어 손상 후 자가재생이 어렵다. 따라서 연골의 재생을 위해 세포이식이 주로 시술되고 있으며, 자가연골세포 이식술은 이미 장기간 임상 추적에서 좋은 결과를 보이고 있고, 최근에는 줄기세포를 이용한 시술도 활발히 시도되고 있다. 그러나 자가연골세포 이식술로 재생된 연골은 외견상 조직학적 소견으로는 정상 연골과 비슷하여도 원래 연골조직과의 접합부분이 완전치 못하여 높은 하중을 견디기 어렵다. 따라서

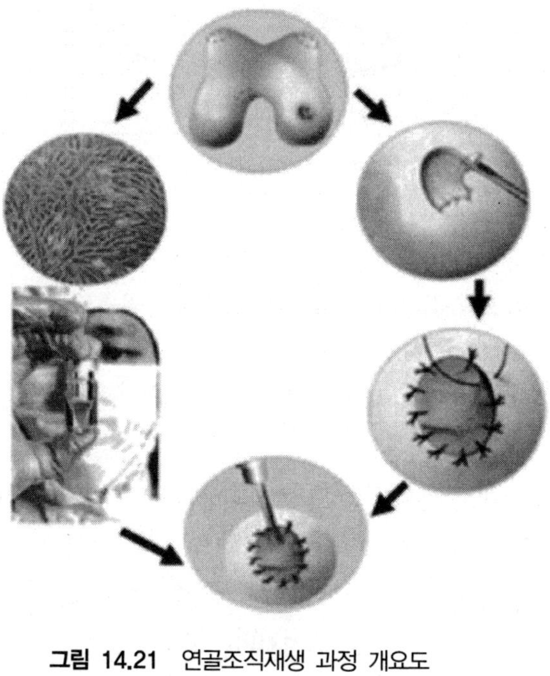

그림 14.21 연골조직재생 과정 개요도

이러한 단점을 개량하기 위하여 연골세포와 생분해성 고분자 지지체를 결합하여 연골조직을 재생하려는 방법이 시도되었다. 이 방법은 재생하고자 하는 연골조직 형태의 생분해성 고분자 지지체에 체외에서 증식된 연골세포를 부착시킨 후 손상된 연골조직에 이식하여 연골을 재생하는 것이다. 하지만 이식 중 세포의 유출을 방지하고 연골세포의 분화를 위한 적절한 환경을 제공하기 위해 생체재료를 운반체로 사용하는 방법이 제안되고, 더욱 나아가 세포를 지지체에 접종하여 체외에서 배양함으로써 인공연골을 제작하는 것이 가장 이상적인 방법으로 제시되고 있다.

(1) 지지체

생분해성 지지체는 연골세포를 단층 배양했을 때와는 달리 연골세포가 일시적으로 머물면서 연골조직을 형성할 수 있도록 생존과 증식 및 세포 외 기질을 분비하도록 도와준다. 분해된 재료의 자리는 형성된 기질이 대체하게 되지만 시간이 소요되고, 지지체는 이러한 과정이 진행되기 전에 이식되어야 한다. 많은 천연 재료들이 연골조직공학에 사용되는데, 피브린, 아가로스, 알지네이트, 콜라겐, 키토산 및 하이알루론산 등이 있다.

(2) 성장인자

세포의 종료나 배양 조건에 따라 전환 성장인자-β(transforming growth factor-β, TGF-β), 섬유아세포 성장인자(fibroblast growth factor-2, FGF-2), 골형성 단백질(bone morphogenic protein, BMP), 인슐린 유사 성장인자(insulin-like growth factor, IGF), 콘드로이틴황산염(chondroitin sulfate), 히알루론산(hyaluronic acid), 인슐린(insulin) 등의 성장인자들을 독립적으로 또는 혼합적으로 적용할 수 있다. 이 중에서 transforming growth factor-β계의 성장인자는 연골 형성에 있어서 매우 중요한 역할을 하는데, 줄기세포를 이용한 연골 분화에 일반적으로 사용되며, 연골의 세포 외 기질을 촉진하고, 연골세포의 증식을 촉진시킨다.

IGF-1은 단백당과 제2형 콜라겐의 생성을 증진시키며, FGF-2는 단층상에서 배양된 연골세포의 연골 형성 잠재능을 보존시키고, 세포의 증식을 향상시켜 결국 많은 세포 외 기질을 형성하도록 하여 재생을 돕는다.

(3) 세포

연골세포는 자가, 동종, 이종 세포를 이용할 수 있다. 자가 연골세포 이식술은 연골이 비교적 크게 결손된 부위에 적용이 가능하며, 아주 적은 양의 연골조직을 채취하기 때문에 공여부의 손상이 매우 적다. 이에 비해 환자 자신의 연골을 채취하기 위한 1차 관절경 수술과 이식을 하는 2번의 수술을 겪어야 하고 수술 난이도가 높아 적응 부위에 한계적이다. 한편 활막과 지방조직에 있는 줄기세포의 존재가 보고되고 있으나, 아직 이들이 연골의 자발적 재생에 참여하는지에 대해서는 충분한 근거가 제시되지 않고 있다.

대체 세포로서 골수나 지방 및 제대혈 등에서 얻은 중간엽줄기세포를 다양한 성장 인자를 이용하여 연골세포로 분화시킨 후 연골조직을 제작하는 데 사용할 수 있는데, 중간엽줄기세포는 증식력이 좋고 여러 조직에서 얻을 수 있다는 장점이 있다. 연골이 아닌 다른 조직에서 얻어졌기 때문에 연골 분화는 위에서 언급된 성장 인자의 조합에 의존적이다.

14.5.2 골조직재생

골(bone)은 신체의 지지 및 중요 장기의 보호, 혈액 생성, 미네랄의 저장 및 항상성 유지, 그리고 중간엽줄기세포와 조혈모세포의 생성과 저장의 중요한 역할을 수행하는 기관이다. 골은 자가재생능을 가지고 있지만 일정 크기 이상의 결손에는 가교 물질이 필요하다.

골조직공학은 골형성세포를 삼차원적 지지체에 배양하여 결손 부위에 이식함으로써 골을 재생하는 학문으로, 골아전구세포(preosteoblast)를 포함한 중간엽줄기세포와 이들이 부착하여 생존하고 성장과 분화를 촉진하는 지지체와 성장인

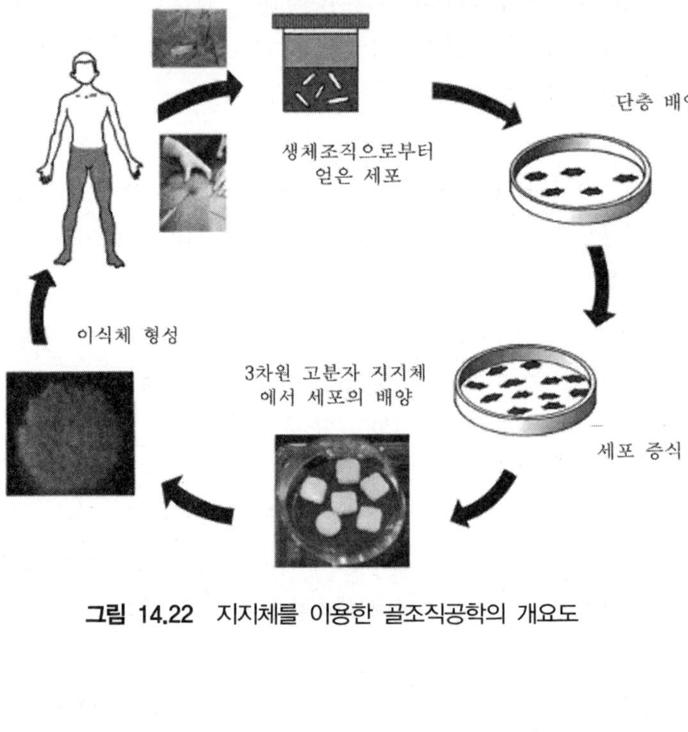

그림 14.22 지지체를 이용한 골조직공학의 개요도

자가 기본 3요소이다. 제4요소로는 생체환경과 유사한 물리적인 자극이 활용되고 있으며, 효과적인 골조직공학을 위하여 이들의 적절한 조합과 변형이 필요하다.

골재생을 위해 사용되는 바이오 재료는 생체적합성과 기능성을 겸비해야 하며, 새로운 적용 또는 재료나 재료의 물리적 형태를 개질하고자 할 때, 재료의 효과에 대하여 생체재료의 적합성평가를 위한 표준지침서에 따라 평가되어야 한다. 생체적합성 평가를 위해서는 골이식 재료가 목적하는 세포 또는 조직과의 친화성을 평가할 필요가 있으며, 이를 위하여 골이식 재료에 대한 목적세포의 부착, 증식 및 기능변화 등을 평가할 필요가 있다.

(1) 지지체

지지체는 조직 특이적 환경과 구조를 제공한다. 물, 영양, 사이토카인, 성장인자 등의 저장소로서의 기능과 조직재생에 필수적인 혈관형성의 주형으로서의 역할과 더불어 증식과 분화 인자 등의 방출을 통해 재생 과정에 중요한 역할을 담당한다. 골 조직의 재생과 기능의 복원을 위해서는 세포 증식과 세포 외 기질의 축적이 용이한 지지체를 필요로 한다.

현재 지지체의 재료로는 흡수성 세라믹과 생분해성 고분자로 만들어진 것이 많이 사용된다. 세라믹(ceramic)은 수산화아파타이트(hydroxyapatite), β-트라이칼슘 포스페이트(β-TCP), 칼슘 포스페이트 등이 있고, 최근 이들 성분들이 복합된 형태의 소재가 골이식재와 지지체로 사용되고 있다. 생분해성 고분자는 고체 또는 하이드로젤의 형태가 있으며, 콜라겐, 키토산, 하이알루론산, 폴리글라이콜산, 폴리락트산, 폴리-β-하이드록시뷰티르산 등이 알려져 있다.

(2) 성장인자

골조직공학에 사용되는 골형성 촉진 성장인자로는 골형성 단백질(bone morphogenic protein, BMP), 인슐린 유사 성장인자(insulin-like growth factor, IGF), 혈소판유래성장인자(platelet derived growth factor, PDGF), 섬유아세포성장인자(fibroblast growth factor, FGF) 등이 있다. 골 재생에 필수적인 혈관 재생 촉진 인자로 혈관 내피 성장인자 (vascular endothelial growth factor, VEGF)가 있다.

(3) 세포

조골세포에는 골아세포(osteoblast), 골세포(osteocyte), 골전구세포(osteoprogenitor cell)가 있으며, 골세포는 성숙한 세포이므로, 골조직재생 연구에서는 주로 다분화성 골전구세포를 이용하는데 이는 중간엽줄기세포에서 유래한다. 중간엽줄기세포는 골수에서 주로 채취하며, 그 외에도 지방, 골격근 등의 조직에서 수득할 수 있다. 골수유래 중간엽줄기세포 채취를 위해서는 국소 또는 전신 마취가 필요하고, 드물게 공여부의 이차 감염의 문제가 있지만, 접근이 용이하여 현재 골재생에 가장 많이 사용되는 중간엽줄기세포이다. 최근 다량의 세포 채취가 가능한 지방유래 중간엽줄기세포가 유용한 세포원으로 제안되었지만, 골형성 효과는 골수유래 중간엽줄기세포보다 적은 것으로 알려져 있다.

(4) 물리적 자극

인체 내에서 조직재생이 일어나는 과정은 근육의 움직임에 따른 장력과 압력의 발생, 심장활동에 따른 혈류 발생, 그리고 체내 미세전기의 흐름 등의 물리적 자극(physical stimulation) 아래에서 진행된다는 점을 고려해, 생체를 모방할 수 있는 바이오리엑터(bioreactor)에서 세포배양을 하여 조직재생의 효율을 높이는 방법을 사용한다. 흔히 사용하는 방법으로는 유체역학을 이용한 전단 응력을 주는 방법과 장력과 압축을 반복하는 방법, 진동을 주는 방법이 사용되고, 전기자극, 초음파 자극 등도 이용되고 있다.

14.5.3 신경조직재생

신경조직은 자극을 수용, 전달, 가공하는 신경세포의 집합체이며 우리 몸에서 일어나는 모든 반응을 직간접적으로 조화시키는 가장 중요한 조직 중 하나이다. 신경은 크게 뇌, 척수를 포함하는 중추신경계와 팔, 다리 등에 존재하는 말초신경계로 나뉘는데 말초신경계는 상대적으로 재생이 잘 일어나지만 중추신경계는 재생이 힘들어 한 번 손상이 가면 회복이 쉽지 않다. 아직 완전히 규명되지 않은 중추신경계의 신호전달체계와 매우 복잡한 조직의 특성은 손상된 조직의 재생을 더욱 힘들게 하는 요인이기도 하다. 특히, 점차 인구 노령화가 가속화되면서 각종 뇌질환 환자의 수가 급증하고 있어 기존 뇌질환 치료의 한계를 뛰어넘는 조직공학 및 재생의학적 접근 방법이 매우 큰 관심을 받고 있다. 중추신경계 관련 뇌질환은 크게 뇌신경질환과 뇌혈관질환으로 나눌 수 있는데, 질병의 증상에 따라 대부분 사망에 이를 수 있는 심각한 질병이지만 그렇지 않다고 해도 삶의 질에 막대한 영향을 끼치게 된다. 앞에서 말했듯이 중추신경계의 대표적인 질환인 알츠하이머병, 파킨슨병, 뇌졸중, 뇌경색 등에 의한 신경세포 및 신경조직 손상은 재생이 쉽지 않다고 알려져 있고 이에 대한 근본적인 치료 방법 또한 마땅치 않은 실정이다. 질병을 미리 예방하거나 약물을 통해 증상을 조절하는 치료법이 일반적인데 치료 효과가 크지 않아 세포 치료법을 이용한 신경조직재생이 많은 주목을 받고 있다.

생체재료는 뇌조직재생에 있어 이식되는 세포에 구조적 지지체의 역할을 하며 세포의 생착, 기능성, 증식을 도와주는 동시에 이식된 주위 조직으로부터 보호 역할을 수행한다. 뿐만 아니라 뇌조직이 손상되어 제거된 부분을 물리적으로 채워주며 약물 및 성장인자의 전달 기술과 복합적으로 사용되어 신경조직 및 세포의 재생을 촉진시키기도 한다.[88] 특히, 말초신경계 질환에서 손상된 신경도관을 재생하기 위해 다양한 생체재료 및 지지체가 활용되고 있다.

(1) 지지체

중추신경계에 세포를 이식하는 경우 대부분 손상된 뇌조직에 이식을 하기 때문에 이식한 세포의 생존율뿐 아니라 기능성 유지가 매우 힘들다. 이로 인한 치료의 효율 저하를 막기 위해 고분자 및 하이드로젤을 이용한 세포 이식법이 활용되고 있다. 세포 이식에 활용되는 지지체의 재료로는 뇌조직에 많이 존재한다고 알려진 히알루론산, 콜라겐 기반의 하이드로젤과 PLGA, PLL 등의 생체친화적 분해성 고분자가 사용되는 것으로 알려져 있다.[88,89]

기능성 신경도관의 재생을 위해서는 신경세포들이 서로 구조를 이루고 신호전달 체계를 형성하는 것이 중요하다. 이를 위해 콜라겐, 폴리글리콜산(polyglycolic acid, PGA), 폴리카프로락톤(polycaprolactone, PCL), 폴리비닐알코올(polyvinyl alcohol, PVA) 등으로 이뤄진 인공 신경도관이 사용되고 있고, 최근에는 3D 프린팅 기법이나 천연 세포 외 기질을 이용하여 실제의 물리적, 화학적, 구조적 미세환경을 구현할 수 있는 첨단 기법들을 기반으로 한 신경재생 연구가 활발히 진행 중이다.[90,91]

(2) 성장인자

뇌조직의 재생을 위한 성장인자로는 신경 성장인자(nerve growth factor, NGF), 뇌 신경 성장인자(brain-derived neurotrophic factor, BDNF), 섬모 향신경성 인자 (ciliary neurotrophic factor, CNTF) 등이 많이 사용된다.[88,90] NGF는 신경세포의 생존, 분화를 촉진시켜 신경 발달에 있어 매우 중요한 역할을 하는 성장인자로 NGF에 의한 신호전달 체계는 신경보호 및 재생에도 연관이 있어 조직공학적으로 매우 활용도가 높다. BDNF도 마찬가지로 신경세포의 생존, 성장, 분화를 촉진시키고 신경재생을 통한 신경 회로 발달에 중요한 역할을 한다. 신경재생을 위한 성장인자들은 서방형 방출을 통한 지속적인 치료 효능을 위해 생체 분해성 고분자 나노입자로 전달하는 방식이 대부분이다.[88]

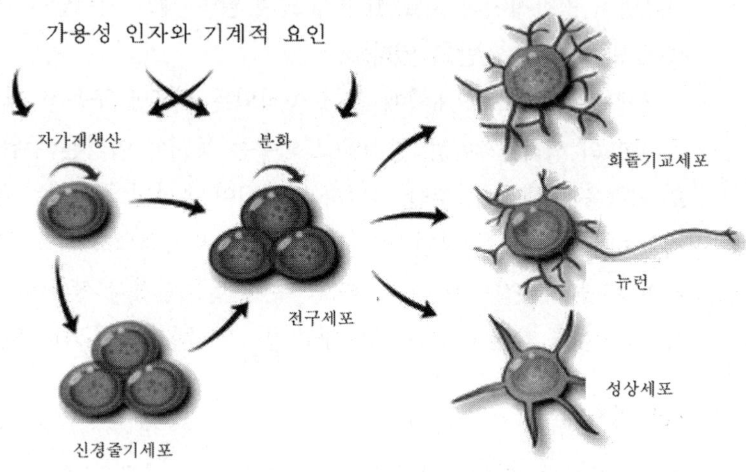

그림 14.23 신경줄기세포[94)]

(3) 줄기세포

신경을 구성하는 세포는 크게 신경세포(neuronal cell), 신경아교세포(glial cells)로 구분할 수 있다. 뇌조직의 재생 및 뇌질환 치료를 위해서 대부분의 연구가 신경세포에 초점이 맞춰져 있었지만 최근에는 신경아교세포들의 새로운 기능성과 중요도가 밝혀지면서 이들을 이용한 뇌 기능성 회복 연구도 활발히 진행되고 있다. 특히 재생이 안 된다고 알려졌던 중추신경계에서 신경줄기세포(neural stem cell)에 의한 재생이 확인되면서 이를 이용한 줄기세포 치료제 개발에 대한 기대가 크다.[92)]

신경조직의 재생을 위한 줄기세포로는 신경줄기세포, 만능성 줄기세포 유래 신경전구세포(neural progenitor cell) 등이 이용될 수 있다. 신경줄기세포 및 신경전구세포는 신경계열로 분화능이 제한된 다능성 줄기세포로 특정 조건에 따라 신경원세포(neuron), 희돌기교세포(oligodendrocyte), 성상세포(astrocyte)로 분화할 수 있다. 최근에는 배아줄기세포 및 유도만능 줄기세포로부터 분화한 신경세포를 척수손상, 루게릭병, 파킨슨병 등의 치료에 적용한 임상실험도 활발히 진행 중이다.[92,93)]

14.5.4 피부조직재생

피부는 표피, 진피 및 피하지방층으로 구성되어 외부환경의 독성물질이나 미생물 등으로부터 신체를 보호하고 촉각을 전달하며 체온을 조절하는 등의 역할을 한다. 또한 신체의 대부분을 덮고 있기 때문에 다양한 외부 자극과 잠재적 위험에 노출되기 쉬운 조직이다. 사고나 질병으로 인한 피부 기능의 손실은 여러 가지 병변을 초래하여 생리학적 불균형을 발생시키고 심각한 장애를 가져올 수 있다. 가벼운 창상이나 화상에 의한 상처는 자연치유가 가능하지만 당뇨에 의한 합병증으로 나타나는 피부궤양과 자가회복기능 상실, 그리고 대면적의 피부 손실은 자가회복에 의한 치유를 기대하기가 어렵다. 그 결과, 만성적인 피부질환으로 나타나게 되어 심미적, 기능적인 문제와 함께 환자의 삶의 질을 떨어뜨리게 된다. 상처회복을 위한 일차적인 목표는 빠른 시일 내에 상처부위를 폐쇄(wound closure)하는 것이며 이후 흉터생성을 최소화하여 심미적인 문제를 해결하고 생물학적 기능을 회복시킬 수 있어야 한다. 상처의 발생빈도가 다른 조직에 비해 잦은 만큼, 조직공학적 피부조직재생에 관한 연구는 활발히 이루어지고

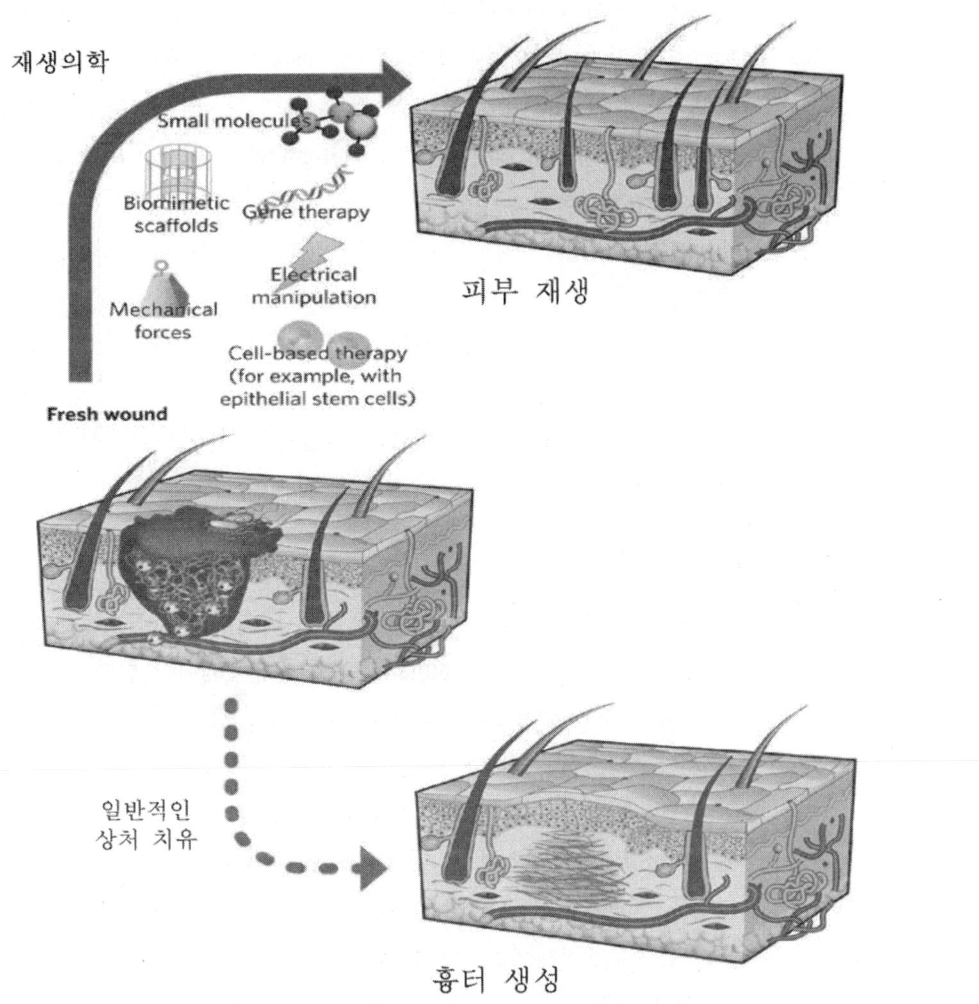

그림 14.24 조직공학 및 재생의학적 방법을 이용한 피부조직재생[97]

임상적으로도 자가세포 이식 등과 같은 생물학적 치료법이 도입되어 있다. 또한 콜라겐 등의 생체재료를 이용한 창상피복재(wound dressing)는 상품화되어 일반적으로 가능한 단계이다. 그럼에도 불구하고, 피부와 관련된 다양한 질병을 치료함에 있어서는 여전히 한계점이 있다. 이를 극복하기 위해 조직공학에서는 피부조직재생을 위한 지지체와 성장인자를 사용한 치료법을 개발하고 있으며 나아가 줄기세포를 이용한 시도가 진행되고 있다. 피부조직재생을 위한 전략을 수립할 때 고려해야 할 사항은 생체의 자연치유 과정이다. 즉, 지혈(hemostasis) 단계, 염증(inflammation) 단계, 세포증식(proliferation) 단계, 리모델링(remodeling) 단계이다. 각 단계에 따라 나타나는 물리적, 화학적, 생물학적 반응을 고려하여 치료법에 적용시키는 것이 중요하다.[95,96] 하지만 성장인자 등을 무조건적으로 도입하는 것은 바람직하지 않다. 예를 들어 염증 단계에서 외부의 박테리아 등의 침입으로부터 상처를 보호하기 위한 항균성의 은(Ag) 나노입자 등을 적정량으로 사용하지 않게 되면 본래의 세포에까지 악영향을 주기도 한다. 또한 염증 단계 이후의 피부세포 증식을 위해 도입된 섬유아세포 성장인자(fibroblast growth factors, FGF)와 상피성장인자(epithelial growth factor, EGF)가 증식단계 이후에도 계속적으로 영향을 준다면 피부세포의 과도한 증식으로 인한 섬유증(fibrosis) 및 흉터생성을 야기할 수 있다. 따라서 피부조직재생을 위해서는 각 단계를 모두 고려한 통합적인 접근법이 필요하다.

피부조직재생을 위해 조직공학에서 사용하는 대표적인 세 가지 방법을 소개하고자 한다. 1) 지지체를 이용한 방법, 2) 성장인자를 이용한 방법, 3) 줄기세포를 이용한 방법. 이러한 방법들은 개별적으로 사용되는 것이 아니라 융합하여 적용시킴으로써 그 효과를 극대화할 수 있다.

(1) 지지체

재생된 피부에 의한 상처부위의 폐쇄를 위해서는 각질형성세포(keratinocyte)의 증식과 함께 재상피화(re-epithelization)가 진행되어야 한다. 이를 가속화하기 위해 봉합사 등을 이용하여 벌어진 상처부위를 접합시키기도 하지만 광범위한 상처의 경우에는 한계가 있다. 앞에서 언급한 상처회복 과정의 첫 단계인 지혈과정에서는 혈소판의 활성화에 의한 혈액응고와 더불어 섬유소 혈전(fibrin clot)이 형성되어 세포가 이동할 수 있는 환경을 제공한다. 조직공학에서는 이와 유사한 환경을 제공하기 위해 생체적합하며 세포의 이동을 촉진할 수 있는 지지체를 사용하여 피부조직재생을 유도한다.

지지체 재료로는 콜라겐(collagen), 알긴산나트륨(alginate), 키토산(chitosan)

등이 하이드로젤(hydrogel)이나 건조된 스폰지 형태로 제작되어 치료에 쓰이고 있다. 피부조직재생을 위한 지지체로 사용되기 위해서는 기본적으로 생체적합하며 다공성의 구조를 지녀야 하고 생체 내에서 분해되면서 자연스럽게 조직과의 대체가 이루어져야 한다. 지지체의 생분해성을 조절하기 위해 세포의 MMP(matrix metalloprotease)에 의해 분해되는 성질을 부여하기도 한다. 또한 지지체는 기공구조, 기계적 특성, 생물학적 특성에 따라 세포의 거동 및 분화능력이 달라지기 때문에 피부재생에 알맞은 조건으로 최적화하여 적용하는 기술이 필요하다.[98] 이들은 기능적으로 상처부위에서 발생하는 삼출액(exudate) 등을 흡수할 뿐만 아니라 혈액, 사이토카인(cytokines) 그리고 재생에 필요한 가용성인자(soluble factor)의 전달을 위해 습윤한 환경을 제공해 주어야 한다.[99]

(2) 성장인자

피부조직의 재생과정에서는 다양한 성장인자와 호르몬 등이 관여한다. 초기 염증반응 단계에서 상처부위로 이동한 호중구(neutrophils)는 대식세포(macrophage)로 분화하게 되고, 대식세포는 상처치유에 필요한 성장인자들을 분비한다. 이때 분비되는 성장인자인 전환 성장인자-β1(transforming growth factor-β1, TGF-β1)과 전환 성장인자-α(TGF-α)는 상피화에 영향을 주며 혈관내피 성장인자(vascular endothelial growth factor, VEGF)와 섬유아세포 성장인자(fibroblast growth factor, FGF)에 의해 혈관세포의 성장이 촉진된다. 또한 각질형성세포(keratinocyte)에 의해 분비된 TGF-β는 섬유아세포(fibroblast)에 영향을 주어 근섬유아세포(myofibroblast)로의 단계적인 분화를 유도한다. 섬유아세포에서 분비된 FGF-2는 혈관형성에 계속적으로 기여한다. 섬유아세포와 근섬유아세포의 중간단계(proto-myofibroblast)에서는 진피층을 구성하는 콜라겐 등의 세포 외 기질이 분비되고 세포 외 기질이 과도하게 분비되면 흉터(scar)의 원인이 되기도 한다.[95] 이외에도 피부재생에는 인슐린 유사 성장인자(insulin-like growth factor, IGF)와 혈소판 유래 성장인자(platelet derived growth factor, PDGF) 등이 관여하며 조직공학에서는 이러한 성장인자를 지지체에 물리적/화학적으로 결합하여 방출거동을 조절하며 특정 단계 혹은 전반적인 상처치유 과정에서 효과적인 재생을 유도하는 연구가 활발히 진행되고 있다.[100,101]

(3) 줄기세포

배아줄기세포(embryonic stem cell)를 이용한 조직재생기술은 윤리적 문제와 더불어 경제적 비용 등에 의해 일반적인 치료법으로 사용되기에 한계가 있지만, 최근에는 성체줄기세포(adult stem cells)를 이용한 줄기세포 연구의 긍정적인 결과가 보고됨에 따라 피부조직재생에도 다양하게 시도되고 있다.[102] 성체줄기세포는 만능성(pluripotency)을 갖는 배아줄기세포와 달리 다능성(multipotency)을 가진다. 일반적으로 골수유래 줄기세포와 지방유래 줄기세포가 많이 사용되며 이들은 적절한 미세환경(niche)을 제공하였을 때 뼈, 연골, 지방, 피부 등으로 분화할 수 있다. 지방유래 줄기세포의 경우에는 상처부위에 이식되었을 시, 주변의 섬유아세포의 콜라겐 합성과 거동 및 증식에 영향을 준다는 보고가 있으며 골수유래 줄기세포 또한 상처부위의 신혈관생성(neovascularization) 및 피부궤양과 같은 만성피부질환에서도 치료효과를 나타낸다는 보고가 있지만, 피부치료에 사용되는 줄기세포가 숙주세포(host cell)와 신호를 주고받는 양상에 대한 더 많은 연구가 진행되어야 한다. 또한 줄기세포는 종양세포 등으로 변이될 수 있는 가능성이 있기 때문에 임상적으로 사용되기 위해서는 안정된 상처치유를 유지하기 위한 검증된 방법의 사용이 필수적이다.[97]

14.5.5 심장조직재생

심장조직은 우리 몸에 피가 흐를 수 있게 해 주는 순환계의 중심 기관으로 근육으로 둘러싸여 있으며 매우 복잡한 구조와 엄청난 양의 대사활동을 필요로 한다. 심장은 끊임없는 수축, 이완운동을 통해 우리 몸 전체에 혈액을 순환시켜주므로 심근조직의 손상은 생명과 직접적으로 연결되어 있다. 전 세계적으로 심혈관 질환은 가장 높은 사망 원인을 차지하는 질병으로 국내에서도 심혈관 질환 환자는 지속적으로 증가하고 있다. 증상을 완화시키기 위해 스텐트 시술, 약물을 이용한 치료가 활발히 이뤄지고 있지만 모두 질환의 근본적인 치료법은 아니

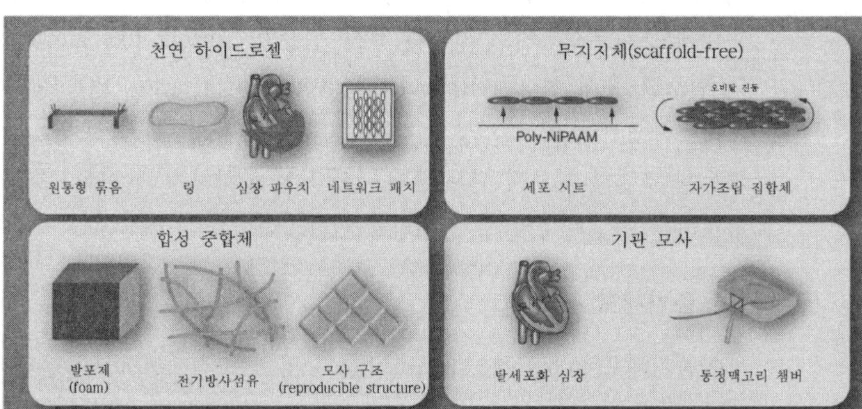

그림 14.25 다양한 생체재료를 이용한 심장조직재생[103]

다. 특히 치료가 불가능한 말기 심장 질환 환자의 경우 심장조직을 이식하는 방법 이외에 마땅한 치료술이 없다. 줄기세포를 이용한 세포 치료술은 다양한 종류의 심혈관계 질환의 치료에 큰 가능성을 가지며 실제로 줄기세포를 이용한 심혈관 질환 치료는 임상시험이 가장 활발히 진행되고 있는 질병 분야이다. 2011년에는 국내기업인 파미셀(Pharmicell) 사에서 급성심근경색증 치료를 위한 자가 골수 유래 중간엽줄기세포 치료제에 대한 허가를 받아 세계 최초로 줄기세포 치료제의 상품화에 성공하였다.

일반적으로 심장에 세포를 이식할 때는 배양된 심근세포를 심장 수축과 관련된 좌심실에 직접 주사하거나 혈관을 통해 주사하는 방법이 많이 이용된다. 하지만 이러한 방법은 조직의 출혈이나 이에 따른 염증반응의 위험성을 갖고, 손상된 조직의 세포 이식은 효율성 및 이에 따른 치료 효능을 저하시킨다. 따라서 향상된 치료효과를 위해서는 이식된 세포의 생존 및 기능성을 유지시켜주는 하이드로젤, 패치 형식의 생체재료 지지체의 활용 연구가 중요하다.

(1) 지지체

심장조직은 매우 역동적인 조직으로 이식된 세포 및 생체재료가 잘 유지되면서 기능을 할 수 있는 지지체의 개발이 필요하다. 지지체의 재료로는 콜라겐, 피브린, 알지네이트 등 천연물질로 만든 하이드로젤과 폴리에틸렌글라이콜(poly (ethylene glycol), PEG), 폴리락트산(polylactic acid, PLA), 폴리락트산코글라이

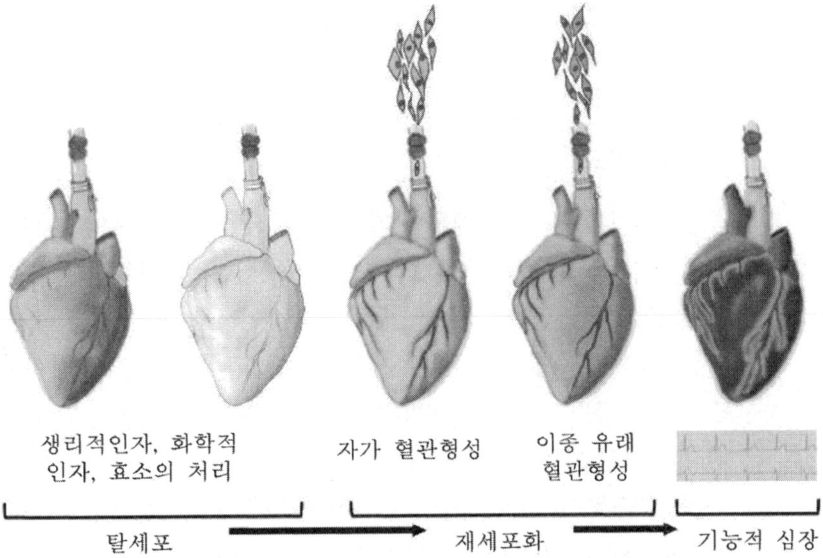

그림 14.26 탈세포 기법을 이용한 인공심장제작 모식도[105]

콜릭산(polylactic acid-co-glycolic acid, PLGA) 등의 합성 고분자로 만든 세포 지지체가 사용되고 있다.[104,105)]

최근에는 탈세포(decellularization) 기법을 이용한 인공심장 제작에 대한 연구가 진행 중이다. 이는 기존 조직 이식의 큰 문제점인 공여자의 부족 문제를 해결할 수 있는 방법으로 재생의학 분야에서 큰 관심을 받고 있다. 탈세포화된 조직은 면역 거부반응을 일으킬 수 있는 기존의 세포를 모두 제거하지만 조직을 구성하는 세포 외 기질과 조직 특이적인 다양한 요소들이 남아있기 때문에 세포가 증식하고 기능을 하는 데 적합한 조직특이적 미세환경을 제공해 준다. 탈세포화 심장조직에는 줄기세포로부터 분화시킨 혈관세포, 심근세포, 중간엽줄기세포 등이 배양되어 실제로 박동운동을 하는 인공 심장조직을 만들 수 있음이 보고되었다.[106,107)] 아직 기능적인 면에서나 대동물에서의 적용 가능성 등에 관한 더 관한 많은 연구가 필요하지만 조직공학적 기법과 줄기세포를 이용한 최첨단의 기술들은 기존의 심혈관 질환 치료의 한계점을 극복할 수 있는 새로운 가능성을 제시하였다.

(2) 성장인자

허혈성 심장질환의 치료 및 조직 재생에는 효율적인 혈관재생을 통한 세포의 이동, 증식, 분화 유도가 매우 중요하다. 이를 위해 혈관형성을 촉진시키는 VEGF, FGF-2 등을 전달하는 방법이 시도되었다.[108)] 하지만 VEGF의 경우 과도한 혈관형성에 의한 암 유발 가능성 때문에 실질적인 임상 적용에는 제한이 있다. 이외에 SDF-I(stromal cell-derived factor-I)는 혈관 줄기세포의 손상부위로의 이동을 유도하는(homing) 효과가 있어 심장조직의 혈관형성에 도움을 준다고 알려져 있다.

(3) 줄기세포

중간엽줄기세포는 심근재생에 가장 많이 사용되는 세포이다. 중간엽줄기세포는 실제로 심근으로 분화하는 능력이나 기존 심근세포와의 신호전달이 효율적이지 못하지만 이식 후 이들이 내는 각종 성장인자를 통해 주변 세포의 조직재생과 혈관형성들을 촉진함으로써 이차적인 치료효과를 보이기도 한다. 또한 세포치료 및 조직재생을 위해서는 대량의 세포가 필요하기 때문에 만능성 줄기세포로부터 분화시킨 기능성의 심근세포를 이용하기도 한다.[103,109)] 최근에는 심장을 구성하는 심근세포(cardiomyocyte), 평활근 세포(smooth muscle cell), 내피세포(endothelial cell)를 만들 수 있는 심장줄기세포가 발견되어 심장질환의 치료를 위한 새로운 세포원으로 연구가 진행 중이다.[110)]

(4) 물리적 자극

인체 내에서 심장이 지속적인 물리적 수축/이완 운동을 하기 위해서는 조직 내에서 전달되는 전기적 신호가 필요하다. 세포 간 전기적 신호전달이 원활하지 못할 경우 결국 심장조직의 기능성이 떨어지게 된다. 따라서 최근에는 전기적 신호전달을 극대화할 수 있는 전기전도성 하이드로젤 및 지지체를 이용하여 세포를 이식하는 방법이 개발되었다. 전기적 자극뿐 아니라 장력과 압축을 반복하는 기술을 이용하는 바이오리엑터를 이용함으로써 심근세포의 기능성을 극대화 시키는 방법이 사용되기도 한다.[104,105]

14.5.6 간조직재생

간은 우리 몸에서 가장 큰 장기로 체내 여러 물질의 대사활동과 단백질을 생산하는 등 수많은 중요한 기능을 수행한다. 간암, 간경화, 급성 간부전 등의 간질

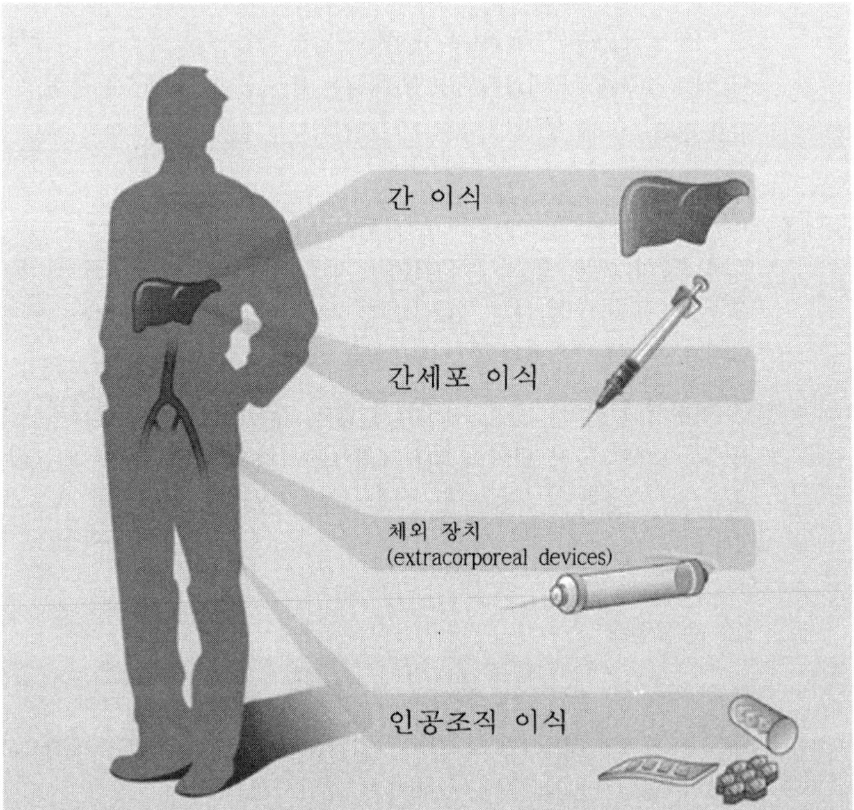

그림 14.27 간조직공학 모식도[111]

환은 국내에서 높은 발병률 및 사망률을 보이고 있으며 말기 간질환 환자의 경우 간 이식술 이외에는 마땅한 치료법이 없다. 하지만 간 이식의 경우 면역 거부반응 문제와 공여자의 부족 등을 이유로 보편적인 치료책으로써 적용되기 힘들다. 이를 대체하는 방법으로 줄기세포를 이식하여 간 기능을 회복하거나, 간 이식을 받기 전까지 기능성을 유지해 주는 방법이 대안으로 제시되었다. 하지만 줄기세포는 증식을 거의 하지 않고 시험관에서 배양하는 동안이나 이식 후에 세포의 생존율과 기능성을 빨리 잃기 때문에 세포 이식을 위한 세포의 확보가 쉽지 않다. 따라서 줄기세포로부터 분화시킨 줄기세포의 확보와 이를 이용한 인공 간조직 형성 및 줄기세포 치료제 개발이 큰 관심을 받고 있다.

간조직은 특이하게 조직의 일부가 제거되더라도 조직의 부피와 기능을 회복하는 것으로 알려져 있다. 이에 대한 완전한 기전은 밝혀지지 않았지만 이러한 특성은 기능성 간조직 및 줄기세포 이식을 통한 효율적인 조직재생 가능성을 높여 준다. 하지만 간조직의 복잡한 구조와 줄기세포 배양의 어려움으로 인해 인공 간조직의 형성이 어렵고, 세포 자체의 생존율, 기능성 유지가 힘들어 효율적인 세포치료제 개발에 기술적 한계를 갖는다. 일반적으로 세포이식은 혈관을 통해 이루어지는데, 세포 이식 후 세포의 유실을 막고 생존율, 기능성을 유지하면서 치료 효과를 극대화시키기 위해서는 조직공학적 접근을 통한 문제의 해결이 필요하다.

(1) 지지체

줄기세포의 생존 및 기능 유지에는 세포-기질 간, 세포-세포 간의 부착이 매우 중요하다고 알려져 있다. 따라서 줄기세포 이식용 지지체로는 간 조직의 3차원 구조적, 물리적, 생화학적 미세환경을 구현할 수 있는 합성 고분자 및 천연물질로 이루어진 하이드로젤, 지지체가 많이 사용된다.[112,113] 줄기세포 배양에는 콜라겐이나 매트리젤 기반의 지지체가 많이 사용되고 있으며 최근에는 탈세포화 간조직을 이용한 세포배양 및 인공 간조직 제작 방법에 대한 연구가 지속적으로 보고되고 있다.[113,114]

(2) 성장인자

간조직의 기능 유지에는 혈관을 통한 산소 및 영양분의 공급이 필수적이다. 따라서 간조직의 형성 및 세포의 이식 효능을 높이기 위해서 혈관형성과 관련된 성장인자의 사용이 함께 이루어져 왔다. 혈관형성을 촉진하는 성장인자로는 VEGF, FGF-2 등이 많이 사용되고 있다. 또한 줄기세포 성장인자(hepatic growth factor, HGF)는 다양한 신호전달체계에 관여되는 성장인자로 세포의 성장, 이동, 조직의 발달에 중요한 역할을 한다. 특히 HGF는 줄기세포의 기능성 향상에 중요한 역할을 한다고 알려져 있어 다양한 간 조직공학적 응용에 적용되고 있다.[111,112]

(3) 줄기세포

간조직의 기능성 회복을 위해서는 성체 줄기세포의 이식이 필요하지만, 이식에 필요한 대량의 세포를 확보하기가 쉽지 않다. 만능성, 다능성 줄기세포에서 분화한 세포는 대량 배양이 가능하기 때문에 이를 이용한 기능성 줄기세포의 분화 방법이 여러 과학자에 의해 제시되었고, 이 세포들은 동물실험을 통해 간 기능성 회복에 어느 정도 효과가 있음이 보고되었다.[111,112,115,116] 중간엽줄기세포는 성장인자 배출, 혈관형성 촉진 능력 등에 의해 간조직재생과 기능성 회복에 적합한 세포원으로 제시되고 있다. 실제로 일부 임상시험 결과 간 질환 환자에게 골수유래 자가 중간엽줄기세포를 이식한 결과 간의 기능이 개선되는 효과를 보임으로써 줄기세포 치료를 이용한 간 질환 치료 가능성을 보여 주기도 하였다.[111,117,118]

■ 참고문헌

1. Thomson, J. A., Itskovitz-Eldor, J., Shapiro, S. S., Waknitz, M. A., Swiergiel, J. J., Marshall, V. S., and Jones, J. M. (1998) Science 282, 1145-1147
2. Ratajczak, M. Z., Machalinski, B., Wojakowski, W., Ratajczak, J., and Kucia, M. (2007) Leukemia 21, 860-867
3. Beltrami, A. P., Barlucchi, L., Torella, D., Baker, M., Limana, F., Chimenti, S., Kasahara, H., Rota, M., Musso, E., Urbanek, K., Leri, A., Kajstura, J., Nadal-Ginard, B., and Anversa, P. (2003) Cell 114, 763-776
4. Reynolds, B. A., and Weiss, S. (1992) Science 255, 1707-1710
5. Forbes, S., Vig, P., Poulsom, R., Thomas, H., and Alison, M. (2002) J Pathol 197, 510-518
6. Kerkis, I., Kerkis, A., Dozortsev, D., Stukart-Parsons, G. C., Gomes Massironi, S. M., Pereira, L. V., Caplan, A. I., and Cerruti, H. F. (2006) Cells Tissues Organs 184, 105-116
7. Wichterle, H., Lieberam, I., Porter, J. A., and Jessell, T. M. (2002) Cell 110, 385-397

8. Sharp, J., Frame, J., Siegenthaler, M., Nistor, G., and Keirstead, H. S. (2010) Stem Cells 28, 152-163
9. Kattman, S. J., Witty, A. D., Gagliardi, M., Dubois, N. C., Niapour, M., Hotta, A., Ellis, J., and Keller, G. (2011) Cell Stem Cell 8, 228-240
10. Fang, F., Wasserman, S. M., Torres-Vazquez, J., Weinstein, B., Cao, F., Li, Z., Wilson, K. D., Yue, W., Wu, J. C., Xie, X., and Pei, X. (2014) J Cell Sci 127, 1428-1440
11. Takayama, K., Inamura, M., Kawabata, K., Katayama, K., Higuchi, M., Tashiro, K., Nonaka, A., Sakurai, F., Hayakawa, T., Furue, M. K., and Mizuguchi, H. (2012) Mol Ther 20, 127-137
12. Olsen, A. L., Stachura, D. L., and Weiss, M. J. (2006) Blood 107, 1265-1275
13. Themeli, M., Kloss, C. C., Ciriello, G., Fedorov, V. D., Perna, F., Gonen, M., and Sadelain, M. (2013) Nat Biotechnol 31, 928-933
14. Stevens, L. C., and Little, C. C. (1954) Proc Natl Acad Sci U S A 40, 1080-1087
15. Rosenthal, M. D., Wishnow, R. M., and Sato, G. H. (1970) J Natl Cancer Inst 44, 1001-1014
16. Evans, M. J., and Kaufman, M. H. (1981) Nature 292, 154-156
17. Martin, G. R. (1981) Proc Natl Acad Sci U S A 78, 7634-7638
18. Schwartz, S. D., Hubschman, J. P., Heilwell, G., Franco-Cardenas, V., Pan, C. K., Ostrick, R. M., Mickunas, E., Gay, R., Klimanskaya, I., and Lanza, R. (2012) Lancet 379, 713-720
19. Trounson, A., and McDonald, C. (2015) Cell Stem Cell 17, 11-22
20. Lee, M. O., Moon, S. H., Jeong, H. C., Yi, J. Y., Lee, T. H., Shim, S. H., Rhee, Y. H., Lee, S. H., Oh, S. J., Lee, M. Y., Han, M. J., Cho, Y. S., Chung, H. M., Kim, K. S., and Cha, H. J. (2013) Proc Natl Acad Sci U S A 110, E3281-3290
21. Takahashi, K., and Yamanaka, S. (2006) Cell 126, 663-676
22. Tachibana, M., Amato, P., Sparman, M., Gutierrez, N. M., Tippner-Hedges, R., Ma, H., Kang, E., Fulati, A., Lee, H. S., Sritanaudomchai, H., Masterson, K., Larson, J., Eaton, D., Sadler-Fredd, K., Battaglia, D., Lee, D., Wu, D., Jensen, J., Patton, P., Gokhale, S., Stouffer, R. L., Wolf, D.,

and Mitalipov, S. (2013) Cell 153, 1228-1238
23. Wilmut, I., and Taylor, J. (2007) Nature 450, 485-486
24. Chung, Y. G., Eum, J. H., Lee, J. E., Shim, S. H., Sepilian, V., Hong, S. W., Lee, Y., Treff, N. R., Choi, Y. H., Kimbrel, E. A., Dittman, R. E., Lanza, R., and Lee, D. R. (2014) Cell Stem Cell 14, 777-780
25. Gurdon, J. B. (1962) J Embryol Exp Morphol 10, 622-640
26. Hochedlinger, K., and Plath, K. (2009) Development 136, 509-523
27. Seki, T., Yuasa, S., Oda, M., Egashira, T., Yae, K., Kusumoto, D., Nakata, H., Tohyama, S., Hashimoto, H., Kodaira, M., Okada, Y., Seimiya, H., Fusaki, N., Hasegawa, M., and Fukuda, K. (2010) Cell Stem Cell 7, 11-14
28. Liu, H., Ye, Z., Kim, Y., Sharkis, S., and Jang, Y. Y. (2010) Hepatology 51, 1810-1819
29. Staerk, J., Dawlaty, M. M., Gao, Q., Maetzel, D., Hanna, J., Sommer, C. A., Mostoslavsky, G., and Jaenisch, R. (2010) Cell Stem Cell 7, 20-24
30. Kiskinis, E., and Eggan, K. (2010) J Clin Invest 120, 51-59
31. Kim, K., Doi, A., Wen, B., Ng, K., Zhao, R., Cahan, P., Kim, J., Aryee, M. J., Ji, H., Ehrlich, L. I., Yabuuchi, A., Takeuchi, A., Cunniff, K. C., Hongguang, H., McKinney-Freeman, S., Naveiras, O., Yoon, T. J., Irizarry, R. A., Jung, N., Seita, J., Hanna, J., Murakami, P., Jaenisch, R., Weissleder, R., Orkin, S. H., Weissman, I. L., Feinberg, A. P., and Daley, G. Q. (2010) Nature 467, 285-290
32. Huang, S. J., Fu, R. H., Shyu, W. C., Liu, S. P., Jong, G. P., Chiu, Y. W., Wu, H. S., Tsou, Y. A., Cheng, C. W., and Lin, S. Z. (2013) Cell Transplant 22, 701-709
33. Sellheyer, K., and Krahl, D. (2010) J Am Acad Dermatol 63, 859-865
34. Miao, Z., Jin, J., Chen, L., Zhu, J., Huang, W., Zhao, J., Qian, H., and Zhang, X. (2006) Cell Biol Int 30, 681-687
35. Lodish, H., Berk, A., Zipursky, S. L., Matsudaira, P., Baltimore, D., and Darnell, J. (2000) Molecular Cell Biology, 4 ed.,
36. Song, K., Wu, J., and Jiang, C. (2013) Oncol Rep 29, 3-12
37. Morrison, S. J., and Scadden, D. T. (2014) Nature 505, 327-334
38. Niwa, H., Ogawa, K., Shimosato, D., and Adachi, K. (2009) Nature 460, 118-122

39. Blanpain, C., and Fuchs, E. (2009) Nat Rev Mol Cell Biol 10, 207-217
40. Keller, G. (2005) Genes Dev 19, 1129-1155
41. Tenen, D. G., Hromas, R., Licht, J. D., and Zhang, D. E. (1997) Blood 90, 489-519
42. Zhang, Y., Khan, D., Delling, J., and Tobiasch, E. (2012) Scientific World Journal 2012, 793823
43. Hwang, N. S., Varghese, S., and Elisseeff, J. (2008) Adv Drug Deliver Rev 60, 199-214
44. Schuldiner, M., Yanuka, O., Itskovitz-Eldor, J., Melton, D. A., and Benvenisty, N. (2000) Proc Natl Acad Sci U S A 97, 11307-11312
45. Goldring, M. B., Tsuchimochi, K., and Ijiri, K. (2006) J Cell Biochem 97, 33-44
46. Cancedda, R., Castagnola, P., Cancedda, F. D., Dozin, B., and Quarto, R. (2000) Int J Dev Biol 44, 707-714
47. Dawson, E., Mapili, G., Erickson, K., Taqvi, S., and Roy, K. (2008) Adv Drug Deliver Rev 60, 215-228
48. Peter, S. J., Lu, L., Kim, D. J., Stamatas, G. N., Miller, M. J., Yaszemski, M. J., and Mikos, A. G. (2000) Journal of biomedical materials research 50, 452-462
49. Mapili, G., Lu, Y., Chen, S. C., and Roy, K. (2005) J Biomed Mater Res B 75B, 414-424
50. Maguire, T., Novik, E., Schloss, R., and Yarmush, M. (2006) Biotechnol Bioeng 93, 581-591
51. Dawson, E., Mapili, G., Erickson, K., Taqvi, S., and Roy, K. (2008) Adv Drug Deliver Rev 60, 215-228
52. Kong, Y. P., Tu, C. H., Donovan, P. J., and Yee, A. F. (2013) Acta Biomaterialia 9, 6369-6380
53. McMurray, R. J., Gadegaard, N., Tsimbouri, P. M., Burgess, K. V., McNamara, L. E., Tare, R., Murawski, K., Kingham, E., Oreffo, R. O., and Dalby, M. J. (2011) Nat Mater 10, 637-644
54. Downing, T. L., Soto, J., Morez, C., Houssin, T., Fritz, A., Yuan, F., Chu, J., Patel, S., Schaffer, D. V., and Li, S. (2013) Nat Mater 12, 1154-1162
55. Benoit, D. S., Schwartz, M. P., Durney, A. R., and Anseth, K. S. (2008)

Nat Mater 7, 816-823
56. Zonca, M. R., Jr., Yune, P. S., Heldt, C. L., Belfort, G., and Xie, Y. (2013) Macromol Biosci 13, 177-190
57. Barradas, A. M., Fernandes, H. A., Groen, N., Chai, Y. C., Schrooten, J., van de Peppel, J., van Leeuwen, J. P., van Blitterswijk, C. A., and de Boer, J. (2012) Biomaterials 33, 3205-3215
58. Choi, S., Yu, X., Jongpaiboonkit, L., Hollister, S. J., and Murphy, W. L. (2013) Sci Rep 3, 1567
59. Yang, F., Yang, D., Tu, J., Zheng, Q., Cai, L., and Wang, L. (2011) Stem Cells 29, 981-991
60. Zhang, W., Wang, G., Liu, Y., Zhao, X., Zou, D., Zhu, C., Jin, Y., Huang, Q., Sun, J., Liu, X., Jiang, X., and Zreiqat, H. (2013) Biomaterials 34, 3184-3195
61. Bratt-Leal, A. M., Carpenedo, R. L., Ungrin, M. D., Zandstra, P. W., and McDevitt, T. C. (2011) Biomaterials 32, 48-56
62. Dixelius, J., Larsson, H., Sasaki, T., Holmqvist, K., Lu, L., Engstrom, A., Timpl, R., Welsh, M., and Claesson-Welsh, L. (2000) Blood 95, 3403-3411
63. Murphy, W. L., McDevitt, T. C., and Engler, A. J. (2014) Nat Mater 13, 547-557
64. Paszek, M. J., Zahir, N., Johnson, K. R., Lakins, J. N., Rozenberg, G. I., Gefen, A., Reinhart-King, C. A., Margulies, S. S., Dembo, M., Boettiger, D., Hammer, D. A., and Weaver, V. M. (2005) Cancer Cell 8, 241-254
65. Discher, D. E., Janmey, P., and Wang, Y. L. (2005) Science 310, 1139-1143
66. Webster, C., Silberstein, L., Hays, A. P., and Blau, H. M. (1988) Cell 52, 503-513
67. Engler, A. J., Sen, S., Sweeney, H. L., and Discher, D. E. (2006) Cell 126, 677-689
68. Burdick, J. A., and Vunjak-Novakovic, G. (2009) Tissue Eng Part A 15, 205-219
69. Emerman, J. T., Burwen, S. J., and Pitelka, D. R. (1979) Tissue Cell 11, 109-119
70. Deroanne, C. F., Lapiere, C. M., and Nusgens, B. V. (2001) Cardiovasc

Res 49, 647-658

71. Saha, K., Keung, A. J., Irwin, E. F., Li, Y., Little, L., Schaffer, D. V., and Healy, K. E. (2008) Biophys J 95, 4426-4438
72. Winer, J. P., Janmey, P. A., McCormick, M. E., and Funaki, M. (2009) Tissue Eng Pt A 15, 147-154
73. Kshitiz, Park, J., Kim, P., Helen, W., Engler, A. J., Levchenko, A., and Kim, D. H. (2012) Integr Biol (Camb) 4, 1008-1018
74. Yamada, M., Tanemura, K., Okada, S., Iwanami, A., Nakamura, M., Mizuno, H., Ozawa, M., Ohyama-Goto, R., Kitamura, N., Kawano, M., Tan-Takeuchi, K., Ohtsuka, C., Miyawaki, A., Takashima, A., Ogawa,M., Toyama, Y., Okano, H., and Kondo, T. (2007) Stem Cells 25, 562-570
75. Balint, R., Cassidy, N. J., and Cartmell, S. H. (2013) Tissue Eng Part B 19, 48-57
76. Kam, N. W. S., Jan, E., and Kotov, N. A. (2009) Nano letters 9, 273-278
77. Shrestha, A., and Carnelio, S. (2013) Kathmandu Univ Med J (KUMJ) 11, 274-281
78. Li, N., Zhang, Q., Gao, S., Song, Q., Huang, R., Wang, L., Liu, L., Dai, J., Tang, M., and Cheng, G. (2013) Sci Rep 3, 1604
79. Andersson, H., and van den Berg, A. (2004) Lab Chip 4, 98-103
80. Kane, R. S., Takayama, S., Ostuni, E., Ingber, D. E., and Whitesides, G. M. (1999) Biomaterials 20, 2363-2376
81. Walker, G. M., Zeringue, H. C., and Beebe, D. J. (2004) Lab Chip 4, 91-97
82. Chung, B. G., Flanagan, L. A., Rhee, S. W., Schwartz, P. H., Lee, A. P., Monuki, E. S., and Jeon, N. L. (2005) Lab Chip 5, 401-406
83. Gottwald, E., Giselbrecht, S., Augspurger, C., Lahni, B., Dambrowsky, N., Truckenmuller, R., Piotter, V., Gietzelt, T., Wendt, O., Pfleging, W., Welle, A., Rolletschek, A., Wobus, A. M., and Weibezahn, K. F. (2007) Lab Chip 7, 777-785
84. Kim, L., Vahey, M. D., Lee, H. Y., and Voldman, J. (2006) Lab Chip 6, 394-406
85. Anderson, D. G., Putnam, D., Lavik, E. B., Mahmood, T. A., and Langer, R. (2005) Biomaterials 26, 4892-4897

86. Flaim, C. J., Chien, S., and Bhatia, S. N. (2005) Nat Methods 2, 119-125
87. Figallo, E., Cannizzaro, C., Gerecht, S., Burdick, J. A., Langer, R., Elvassore, N., and Vunjak-Novakovic, G. (2007) Lab Chip 7, 710-719
88. Orive, G., Anitua, E., Pedraz, J. L., and Emerich, D. F. (2009) Nat Rev Neurosci 10, 682-692
89. Mothe, A. J., Tam, R. Y., Zahir, T., Tator, C. H., and Shoichet, M. S. (2013) Biomaterials 34, 3775-3783
90. Kehoe, S., Zhang, X. F., and Boyd, D. (2012) Injury 43, 553-572
91. Johnson, B. N., Lancaster, K. Z., Zhen, G., He, J., Gupta, M. K., Kong, Y. L., Engel, E. A., Krick, K. D., Ju, A., Meng, F., Enquist, L. W., Jia, X., and McAlpine, M. C. (2015) Advanced Functional Materials 25, 6205-6217
92. De Feo, D., Merlini, A., Laterza, C., and Martino, G. (2012) Curr Opin Neurol 25, 322-333
93. Casarosa, S., Bozzi, Y., and Conti, L. (2014) Mol Cell Ther 2, 31
94. Han, S., Yang, K., Shin, Y., Lee, J. S., Kamm, R. D., Chung, S., and Cho, S. W. (2012) Lab Chip 12, 2305-2308
95. Clark, R. A., Ghosh, K., and Tonnesen, M. G. (2007) J Invest Dermatol 127, 1018-1029
96. Diegelmann, R. F., and Evans, M. C. (2004) Front Biosci 9, 283-289
97. Gurtner, G. C., Werner, S., Barrandon, Y., and Longaker, M. T. (2008) Nature 453, 314-321
98. Tokatlian, T., Cam, C., and Segura, T. (2015) Adv Healthc Mater 4, 1084-1091
99. Eaglstein, W. H. (2001) Dermatol Surg 27, 175-181
100. Tigli, R. S., Kazaroglu, N. M., Mav, I. S. B., and Gumusderel, I. O. M. (2010) J Biomater Sci Polym Ed
101. Chan, T. R., Stahl, P. J., Li, Y., and Yu, S. M. (2015) Acta Biomater 15, 164-172
102. Lam, M. T., Nauta, A., Meyer, N. P., Wu, J. C., and Longaker, M. T. (2013) Tissue Eng Part A 19, 738-747
103. Liau, B., Zhang, D., and Bursac, N. (2012) Regen Med 7, 187-206
104. Bonora, M., Wieckowsk, M. R., Chinopoulos, C., Kepp, O., Kroemer, G., Galluzzi, L., and Pinton, P. (2015) Oncogene 34, 1608

105. Galvez-Monton, C., Prat-Vidal, C., Roura, S., Soler-Botija, C., and Bayes-Genis, A. (2013) Rev Esp Cardiol (Engl Ed) 66, 391-399
106. Ott, H. C., Matthiesen, T. S., Goh, S. K., Black, L. D., Kren, S. M., Netoff, T. I., and Taylor, D. A. (2008) Nat Med 14, 213-221
107. Lu, T. Y., Lin, B., Kim, J., Sullivan, M., Tobita, K., Salama, G., and Yang, L. (2013) Nat Commun 4, 2307
108. Hastings, C. L., Roche, E. T., Ruiz-Hernandez, E., Schenke-Layland, K., Walsh, C. J., and Duffy, G. P. (2015) Adv Drug Deliver Rev 84, 85-106
109. Garbern, J. C., and Lee, R. T. (2013) Cell Stem Cell 12, 689-698
110. Moretti, A., Caron, L., Nakano, A., Lam, J. T., Bernshausen, A., Chen, Y., Qyang, Y., Bu, L., Sasaki, M., Martin-Puig, S., Sun, Y., Evans, S. M., Laugwitz, K. L., and Chien, K. R. (2006) Cell 127, 1151-1165
111. Bhatia, S. N., Underhill, G. H., Zaret, K. S., and Fox, I. J. (2014) Sci Transl Med 6, 245sr242
112. Lee, J., and Cho, S.-W. (2012) Biotechnol Bioproc E 17, 427-438
113. Struecker, B., Raschzok, N., and Sauer, I. M. (2014) Nat Rev Gastroenterol Hepatol 11, 166-176
114. Mazza, G., Rombouts, K., Rennie Hall, A., Urbani, L., Vinh Luong, T., Al-Akkad, W., Longato, L., Brown, D., Maghsoudlou, P., Dhillon, A. P., Fuller, B., Davidson, B., Moore, K., Dhar, D., De Coppi, P., Malago, M., and Pinzani, M. (2015) Scientific Reports 5, 13079
115. Si-Tayeb, K., Noto, F. K., Nagaoka, M., Li, J., Battle, M. A., Duris, C., North, P. E., Dalton, S., and Duncan, S. A. (2010) Hepatology 51, 297-305
116. Chen, Y. F., Tseng, C. Y., Wang, H. W., Kuo, H. C., Yang, V. W., and Lee, O. K. (2012) Hepatology 55, 1193-1203
117. van Poll, D., Parekkadan, B., Cho, C. H., Berthiaume, F., Nahmias, Y., Tilles, A. W., and Yarmush, M. L. (2008) Hepatology 47, 1634-1643
118. Volarevic, V., Nurkovic, J., Arsenijevic, N., and Stojkovic, M. (2014) Stem Cells 32, 2818-2823

15장

바이오센서

- 최낙원 (KIST)
- 김주영 (강원대학교)
- 홍종욱 (한양대학교)
- 최종훈 (중앙대학교)

15.1 바이오센서의 정의 및 구성요소

역사적으로 볼 때 바이오센서의 유래는 1900년대 초라고 할 수 있다. 1916년 활성탄에 효소의 흡착(즉, 단백질의 기질 위 고정화)이 보고된 이래로 1922년 첫 유리 pH 전극의 등장, 1956년 클라크에 의한 산소 전극의 발명 등이 바이오센서의 시초라고 할 수 있다. '바이오센서'라는 용어가 공식적으로 첫 번째 설명된 것은 1962년 클라크가 글루코스의 전기적인 센싱을 위한 효소 전극을 언급할 때였다. 이후로 현재까지 다양한 형태와 구성요소들을 갖는 바이오센서들이 대단히 많이 연구되고 있으며, 또한 상용화되어 직간접적으로 우리 일상생활 속에서 활용되고 있다. 대표적인 몇 가지 예로 소변 내 특정 단백질 센싱을 통한 임신진단키트(의학진단용), 혈당센서(의학진단용), 환경유해물질의 모니터링을 위한 각종 센서, 농수산물, 식품, 제약 산업에서 원재료 및 제품의 질을 보장하기 위해 사용되는 센서(박테리아, 식중독 균 등을 검출)를 들 수 있다.

IUPAC 정의에 따르면 바이오센서는 "생물학적 인식 요소를 이용하여 특이적이며 정량 혹은 반정량적인 분석 정보를 제공할 수 있도록 집적된 소자/장치"라고 할 수 있다. 이러한 정의는 다소 포괄적이지만 통상적으로 "생물학적으로 발생되는 신호를 측정하는 소자", "생체모사를 이용하여 무언가를 검출해낼 수 있는 소자", 또는 "생체분자의 존재 유무나 양을 검출할 수 있는 소자"라고도 해석할 수 있다.

오늘날까지 개발된 무수히 많은 종류의 바이오센서들은 일반적으로 다음과 같이 세 가지의 요소로 구성된다(그림 15.1).

1) 생물학적 인식 요소: 분석/검출하고자 하는 검체(analyte)와 바이오리셉터(bioreceptor)가 실질적으로 만나 분자 인식의 형태로 결합하는 부분으로서 바이오리셉터에는 효소, 항체, 미생물 등이 사용된다.
2) 변환기(transducer): 생물학적 인식 요소에서 일어나는 검출 반응으로부터 나오는 신호를 보다 쉽게 측정하고 정량 분석해낼 수 있도록 다른 형태의 신호로 변환시켜주는 요소로서 전류/전압, pH, 열, 빛, 질량 변화를 전극, pH 전극, 온도계, 광자 카운터, 압전(piezoelectric) 소자 등으로 신호를 변화시켜 준다.
3) 검출기(detector): 변환기에서 변환된 신호를 검출하여 눈에 보이는 신호로

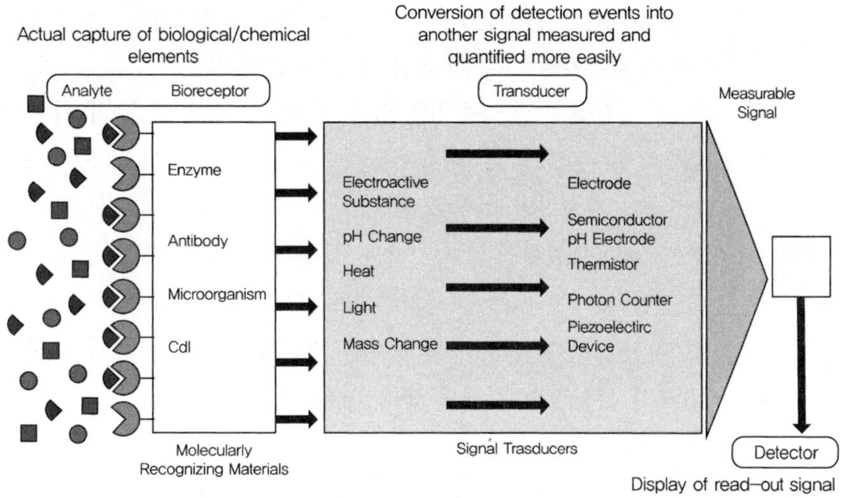

그림 15.1 바이오센서의 구성요소

디스플레이해 주는 요소이다.

15.2 나노바이오센서 및 나노바이오칩

생명공학기술 및 나노기술의 발달에 힘입어 지난 십여 년간 분자진단기술(molecular diagnostics)에 대한 연구가 전 세계적으로 활발하게 진행되어 왔으며 이로 인해 환자의 질병을 사전에 진단하고 또한 치료과정을 예후하는 데 많은 기여를 하고 있다. 분자진단기술은 주로 나노바이오센서 및 나노바이오칩을 이용하게 된다. 나노바이오센서 분야에 있어서는 최근에 항체(antibody) 또는 앱타머(aptamer)를 분자 인식체로 활용하고 실리콘 나노선(silicon nanowire) 및 카본 나노튜브(carbon nonotube)를 이용하여 전계 효과 트랜지스터(field-effect transistor, FET)를 제작하기 위한 연구들이 활발하게 진행되고 있다. 나노바이오칩 분야에 있어서는 바이오멤스(BioMEMS, Bio Micro- ElectroMechanical Systems) 혹은 바이오넴스(BioNEMS, Bio Nano- ElectroMechanical Systems) 기술과 미세유체 및 나노유체(micro- and nano-fluidics) 기술을 이용한 연구가 활발하게 진행되고 있다. 이러한 기술들은 의료부분에서 진단목적을 위한 응용적 연구뿐 아니라 다양한 생체 반응 기구를 연구하는 기초 의학 부분에서도 매우 중요한 기능을 담당하고 있다. 더 나아가 식품, 환경 등 다양한 산업 분야와 밀접한 관계를 가지고 있다. 현재 바이오센서 및 바이오칩 기술 개발은 차세대 기술 분야의 가장 유망한 산업 중 하나인 생명공학 산업의 핵심 기반 기술적인 위치를 차지하고 있으며 2005년에 대체적으로 50억 달러 이상의 세계 시장 규모를 가지는 것으로 추정되고 있다. 국내 시장 규모는 100억 원 정도로 추산되지만 국내 기술력의 미비로 인해 이에 대한 기반 기술 확보가 시급한 실정이다. 이러한 바이오센서의 기술개발은 기계적인 진동, 또는 광학적, 전기·화학적인 신호전달 체계에 의한 센서의 형태로 연구되고 있는데 최근의 기술개발 동향은 기존의 단일 생물학적 기제의 검출 기능을 넘어서 연속적인 생물학적 반응에서 복잡계의 생물학적 기제를 생체 내에서 직접 검출(in vivo detection) 하는 방향으로 진행되고 있다. 이는 센서 소자의 구현에 있어서 센서의 고집적화(high integration), 고감응도화(high sensitivity), 특정 바이오 분자에 대한 고선택성(high selectivity) 등의 기술적인 요소를 전제로 한다. 이 장에서는 나노바이오센서 및 나노바이오칩에 사용되어지는 생체재료와 나노바이오센서 및 나노바이오칩 디바이스의 구현, 그리고 이들의 활용과 앞으로의 발전전망에 대해 알아보기로 한다.

15.2.1 나노바이오센서 및 나노바이오칩용 생체재료

(1) 바이오 감응 분자(Biosensing Molecules)

1) 항체

항체(antibody)는 그림 15.2에 나와 있는 바와 같이 가변부(variable region)와 공통부(constant region)의 Y자 형태 구조를 가진다. 항체 구조에 있어서 가변부

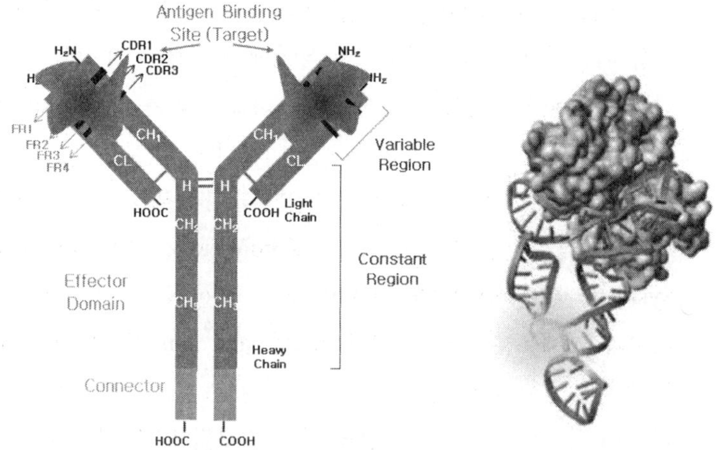

그림 15.2 항체의 구조 및 항원에 결합한 앱타머의 모식도

의 N-말단은 생체 내 항원과 같은 특정 단백질 또는 분자를 인식하여 결합하는 부위이며, 공통부는 결합체(connector)에 연결되어 바이오센서에 고정된다. 최근에는 단일 사슬 가변체(single chain variable fragment, scFv)를 진단 및 치료에 응용하고자 하는 연구가 활발하게 진행되고 있다.

2) 앱타머

앱타머(aptamer)는 짧은 DNA 또는 RNA 가닥으로서, 특정 항원에 대한 특이적 결합력(specific affinity)이 항체보다 우수한 것으로 알려져 있다. 특정 항원에 결합하는 핵산물질, 즉 앱타머를 효과적으로 제조하기 위하여 고안된 방법이 셀렉스(SELEX, Systemic Evolution of Ligand by Exponential Enrichment)이다. 미국의 Archemix 사는 앱타머 치료제를 개발하는 회사로 이와 관련된 300여 건의 특허를 보유하고 있으며 미국의 SomaLogic 사는 앱타머를 이용한 진단기술 개발에 대한 핵심 특허를 보유하고 있다. 항체가 상대적으로 안정성이 낮고 생산 단가가 높은 단점을 가지고 있는데 비해 앱타머는 유기 분자, 단백질, 세포 등 다양한 바이오 물질과의 특이적 결합이 항체만큼 우수하면서도 생산 단가가 상대적으로 낮아 바이오 물질의 고정화와 이를 기반으로 하는 바이오센서의 개발에 널리 이용될 수 있다.

(2) 바이오센서 및 바이오칩용 나노소재

초고감응도 나노바이오센서 및 나노바이오칩에 대한 연구는 최근 나노 기술의 눈부신 발전에 힘입어 다양한 나노소재를 이용해 활발하게 진행되고 있다. 바이오칩용 나노소재로는 기존의 IT, BT, NT 용 생체재료 및 전자재료들이 다양하게 사용되고 있는 데 비해, 바이오센서용 나노소재는 반도체 나노구조를 이용한 탄소 나노튜브(carbon nanotube) 및 반도체 나노선(nanowire) 등을 이용하여 주로 연구되고 있다. 특히 전계 효과 트랜지스터(field-effect transistor, FET)에 기반한 바이오센서는 항체를 이용하여 많은 연구가 진행되어 왔는데 하버드 대학의 C. Liber 그룹에서는 2001년 pH 측정을 위한 실리콘 나노선 기반 전계 효과 트랜지스터 바이오센서를 처음 보고한 후, 단백질과 DNA 및 바이러스의 검출에 효과적으로 적용될 수 있음을 보였다.[1] 이와 같은 선택적인 바이오 반응을 통해 유발되는 전계 효과를 전기적 특성의 변화로 측정하여 바이오 물질의 검출을 실시하게 된다. 앱타머를 이용한 나노 전계 효과 기반 바이오센서의 연구는 극히 초기 단계에 있다. 최근 한국화학연구원에서 탄소 나노튜브에 트롬빈(thrombin) 앱타머를 고정화하여 이를 트롬빈 센서로 이용할 수 있음을 발표한 바 있다.[2] 그러나 탄소 나노튜브는 튜브 내 탄소 원자 결정의 방향성에 따라 전기적 특성이 도체성 또는 반도체성으로 변화하는데, 합성 단계에서 이에 대한 조절이 불가능하며 따라서 선택적인 반도체성 소자 제작이 불가능하다. 또한 표면의 강한 탄소 공유결합 특성으로 인해 생체물질의 선택적 고정화를 위한 표면 개질이 상대적으로 어렵다. 반면에 실리콘 나노선을 기반으로 하는 소자의 경우 탄소 나노튜브에 비해 필요에 따라 적절한 전기전도성을 가지는 나노선의 합성이 가능하며 소자로서의 기본적인 전기적 특성을 쉽게 조절할 수 있다. 또한 지금까지 박막형 실리콘 센서 연구에서의 표면 개질에 대한 축적된 지식들은 생체물질과의 직접적인 반응에 따른 소자 특성의 연구를 보다 효과적으로 수행할 수 있게 한다. 합성 원리상 길이 방향으로 전도성의 변화를 가진 복합 구조 나노선의 합성이 가능하여 바이오 반응을 '국소적'으로, 또 '선택적'으로 용이하게 조절할 수 있기 때문에 초고감도의 감응도를 구현하는 데 보다 효과적이다.

(3) 바이오센서 및 바이오칩용 나노입자

1) 양자점

양자점(quantum dot)은 1 ~ 10 nm 정도의 크기를 가지는 반도체 나노입자로 매우 작은 분자들과 큰 결정들의 중간적인 특징을 가지는데, 크기와 조성을 조절하게 되면 넓은 흡광대를 보이는 독특한 광학적 특성을 나타낸다. 양자점의 발광 특성은 양자 제한 효과로부터 기인하며 대부분의 기존 광민감제들과는 달리 자외선으로부터 근적외선 영역의 빛에 이르기까지 넓은 파장대역을 흡수할 수 있다. 근적외선 영역 등 비교적 파장이 긴 빛은 그 산란과 흡수가 극소화되기 때문에 낮은 세기의 빛이라 하더라도 수 cm의 피부조직을 투과하여 깊은 곳에 위치한 종양을 효과적으로 바이오이미징할 수 있다. 또한 양자점은 표면 처리를 통해 수용성과 생체적합성을 둘 다 지닐 수 있도록 기능적으로 조절할 수 있기 때문에 낮은 친수성으로 용해도, 투과성 및 광효율성이 떨어지는 기존 광민감제보다 효과적으로 생체물질의 표지(labelling)에 활용될 수 있다.

2) 초상자성 산화철

자기공명영상(magnetic resonance imaging, MRI)의 조영제로 현재 마그네타이트(Fe_3O_4) 나노입자가 사용되고 있는데 조영 특성이 보다 우수한 초상자성 산화철 나노입자 개발에 대한 연구가 활발하게 진행되고 있다. 초상자성 산화철(super paramagnetic iron oxide, SPIO) 조영제는 나노몰(nmol) 정도의 양으로도 매우 우수한 조영 특성을 나타낼 수 있으며 독성이 없고 생체로부터 빠르게 배출된다. 생체 내 조영제가 전달된 부분은 주변조직보다 이미지가 더 어둡게 되어 주변의 다른 조직의 밝기를 향상시키는 효과가 있다. 이러한 SPIO 조영제는 순수 자성입자 표면에 덱스트란 또는 실록산이 코팅되어 있기 때문에 생체적합성이 높으며, 기관특이성 조영제, 조직특이성 조영제 등 다양한 기능성 조영제를 개발하기 위한 연구가 전 세계적으로 활발하게 진행되고 있다.

3) 금 나노입자

인체에 무해한 금 나노입자(gold nanoparticle)를 활용하는 질병진단 분자영상 시스템에 대한 연구가 활발하게 이루어지고 있다. 금 나노입자는 크기 조절이 용이하고 형광이나 X-ray를 흡수하는 특성이 우수하여 분자영상 이미지용 탐침(probe)으로 사용되기에 유리한 점이 많다. 하지만 금 나노입자를 분자영상에 활용하려는 시도가 전 세계적으로 활발하게 진행되어져 왔음에도 불구하고 체내에서의 안정성이 떨어지는 단점으로 인해 아직까지 상업적으로 활용되지 못하고 있는 실정이다.

15.2.2 나노바이오센서

최근까지 탄소 나노튜브, 나노선, 나노점 등 다양한 나노재료의 합성에 대한 연구와 이들을 나노바이오센서 등 소자에 적용하기 위한 기본 연구가 상당히 활발하게 진행되어 왔다. 특히 나노선을 이용한 바이오센서 개발에 대한 연구가 활발하게 진행되고 있는데, 전하를 띤 바이오 분자가 나노선 표면에 흡착될 때 나노선의 에너지 밴드가 페르미 에너지에 상대적으로 국소적인 변형이 생기는 이상적인 소자의 구현을 위해서 바이오 분자의 흡착에 따른 정전기적인 변화가 나노선 전체의 전도도에 최대한 영향을 주도록 하는 구조가 필요하며 전계효과 회로에 있어서 접합 저항 등이 최소화되어야 한다. 이를 위해서는 최대한 짧고 가는 나노선 구조가 필요하며 또한 나노선의 전도도가 길이 방향으로 조절되어야 한다.

이와 같은 실리콘 나노선 전계효과를 기반으로 항체 및 앱타머가 부착된 나노바이오센서를 제작할 수 있는데 전계효과 바이오센서는 바이오 물질의 흡착에 의한 나노선의 전도도 변화를 측정하여 생체물질들을 검출하게 된다. 그림 15.3

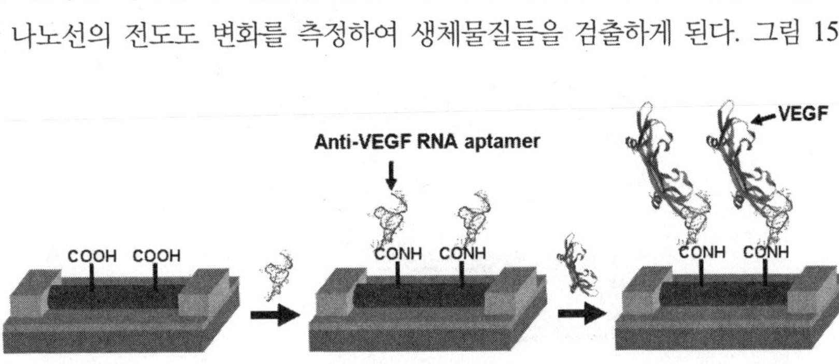

그림 15.3 실리콘 나노선에 혈관생성인자 앱타머가 결합된 나노바이오센서

에 혈관생성인자(vascular endothelial growth factor, VEGF)를 인지할 수 있는, 앱타머를 이용한 암 진단 나노바이오센서의 모식도가 잘 나타나 있다.[3)]

15.2.3 나노바이오칩(nanobiochip)

바이오칩이란 DNA, 단백질, 항체 등의 생체물질들을 유리 실리콘, 고분자 등의 고체 기질 위에 고밀도로 집적화한 생체정보소자인데, 극미량의 시료를 초고속으로 분석하는 데 매우 적절한 기술로서 바이오멤스(bioMEMS) 기술의 발달과 더불어 소형화되는 추세에 있다. 바이오멤스는 입체적인 미세구조와 회로, 센서와 액츄에이터를 실리콘 기판 위에 집적화한 멤스 기술을 생명공학에 접목한 것으로 바이오칩이나 바이오센서 기술 개발의 도구로 활용되고 있으며 대표적인 예로 나노어레이(nanoarray)와 나노유체(nanofluidic chip)이 있다. 그림 15.4에 미세유체기술을 이용한 셀칩의 응용 예가 잘 나타나 있다.[4)]

나노어레이는 딥-펜 나노리소그래피(dip pen nanolithography, DPN) 기술을 이용하여 수천, 수만 개의 생체물질을 기판 위에 일정간격으로 배열한 다음, 그 위로 분석대상물질을 처리해서 결합 양상을 분석하는 바이오칩을 말한다. 이런 나노어레이는 생체물질이 나노스케일로 배열되기 때문에 적은 양의 시료를 이용하여 많은 종류의 정보를 얻을 수 있으며 생체물질의 종류에 따라 단백질 칩, DNA 칩, 셀 칩 등으로 분류된다. 나노유체칩은 기판 위에 형성된 미세한 채널을 통해 미량의 시료를 흘려보내면서 분석과정을 기판 위에서 수행하는 바이오칩을 말한다. 이 칩은 시료의 혼합, 분리, 정제, 증폭의 전처리 과정은 물론, 시료물질의 최종분석까지 모든 과정이 기판 위에서 이루어지기 때문에 랩온어칩(lab-on-a-chip)이라고도 한다. 또한 한번 제조한 채널을 여러 번 분석에 이용할 수 있다는 점에서 마이크로어레이와 차이가 있다. 최근의 연구개발은 나노어레이칩을 이용한 여

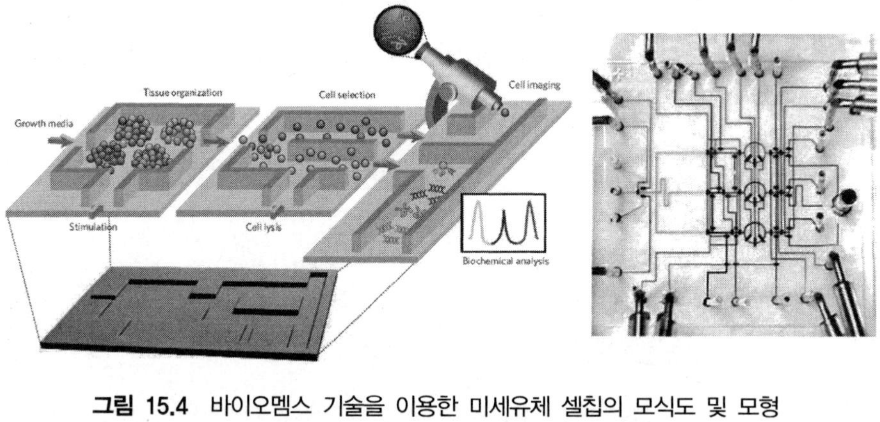

그림 15.4 바이오멤스 기술을 이용한 미세유체 셀칩의 모식도 및 모형

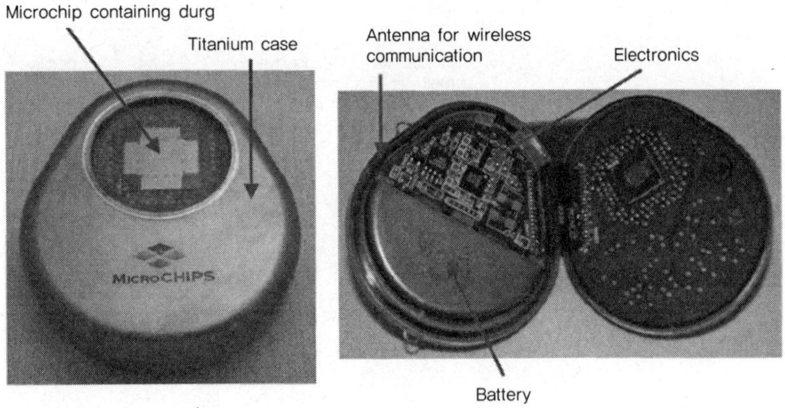

그림 15.5 MicroCHIPS 사의 바이오센싱 및 약물전달이 가능한 바이오칩

러 가지 질병 진단이 주를 이루고 있지만 모든 실험과정을 하나의 칩에서 수행한다는 점에서 랩온어칩의 발전가능성이 크다고 할 수 있겠다.

15.2.4 나노바이오 융합기술 기반 바이오칩

최근에 MIT Langer Lab의 기술을 기반으로 바이오센싱과 약물전달이 동시에 가능한 스마트 약물전달 바이오칩이 개발되어 많은 각광을 받고 있다. 반도체 칩 위에 34개의 미세 약물 저장고(reservoir)를 만들어서 각 저장고에 25 nL의 약물을 충진한 다음 금막으로 코팅하고 반도체 칩에 전기적 신호를 가하면 금막이 파괴되면서 약물이 방출된다.[5] 이러한 다기능 약물전달 바이오칩은 생체 내 바이오센싱을 바탕으로 외부에서 무선통신을 통해 약물방출을 조절하거나 생체 내에서 일정한 비율로 약물이 방출되게 조절할 수 있는 장점이 있다. 그림 15.5에 전기 신호를 외부로부터 받기 위한 수신기가 포함된 형태의 바이오센서·약물전달 바이오칩의 실제 모형이 나와 있다.

15.2.5 나노바이오센서 및 나노바이오칩을 이용한 진단

바이오센서 및 바이오칩을 이용한 진단은 바이오마커(biomarker)의 인식을 통한 신호의 변환을 통하여 이루어진다. 바이오마커는 질병의 진단 및 치료에 효과적으로 사용되는데 바이오센서에 활용하기 위해서는 바이오마커에 대한 이해가 필수적이다. 그림 15.6에 암의 발생 단계에 따라 바이오마커들을 임상적으로 활용하는 방법에 대해 정리되어 있다.[6] 암이 생기기 이전에는 암에 관여하는 바이오마커들의 발현을 억제하도록 하며 암세포가 발생하여 증식하기 시작하는 암

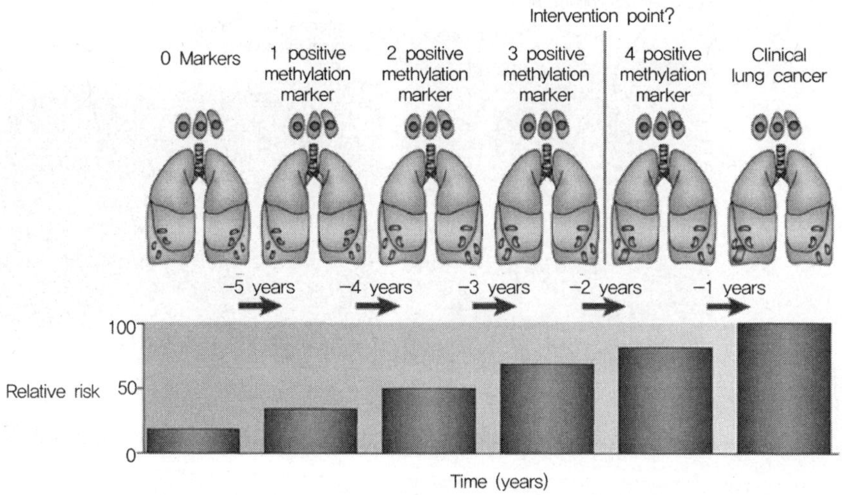

그림 15.6 암의 발생 단계에 따른 바이오마커의 임상적 활용

의 초기단계에서는 이런 바이오마커들을 분리하여 암의 초기진단에 이용한다. 또한 암세포가 증식한 이후에 발견된 암의 경우, 바이오마커를 타겟으로 하여 바이오마커의 증식과 작용을 억제하는 치료를 진행한다. 이후 암에 관여하는 바이오마커를 지속적으로 관찰하다가 암이 재발하였을 때에는 초기에 암을 진단하여 치료할 수 있도록 한다.

15.2.6 나노바이오센서 및 나노바이오칩의 전망

분자진단기술의 발전에 힘입어 다양한 형태의 나노바이오센서 및 나노바이오칩들이 개발되어 왔으나 최근에는 측정의 간편화, 특이적 결합특성 향상, 실시간 측정 감도 향상, 신뢰성 향상 등을 위한 연구가 활발하게 진행되고 있다. 국내의 경우 바이오센서가 지니고 있는 엄청난 성장 잠재력에도 불구하고 아직까지 사회적인 인식과 지원이 매우 부족한 상황이고 많은 부분이 수입에 의존하고 있어서 수입대체를 위한 기술개발 및 국내업체의 육성이 필요하다. 특히 바이오센서 및 바이오칩 기술은 생물학적 정보가 융합되어야 시너지 효과를 발휘할 수 있는데 이미 선진국들은 많은 양의 생물학적 정보를 축적하고 있는 상태여서 보다 유리한 입장에 있다고 하겠다. 하지만 세계적으로 기술력을 인정받고 있는 IT 및 NT 기술을 BT에 잘 접목한다면 세계적인 경쟁력을 확보할 수 있을 것이다.

15.3 바이오센서: 산소-센싱 인광 나노입자

우리 몸의 조직 내 산소 농도의 시간적, 공간적 변화는 배아, 혈관, 뼈 생성 및 줄기세포 기능, 상처 치유 등의 생물학적 프로세스를 조절하는 데 있어서 가장 중요한 요소로 알려져 있다. 병리학적으로 보면 암조직 내 산소 농도의 결핍이 기존의 건강한 혈관으로부터 새로운 혈관을 형성하도록 하여 암조직이 성장하고 다른 장기로의 전이에까지 영향을 줄 수 있다.[7-9] 따라서 이러한 분야에서 보다 심도 있는 연구를 수행하기 위해서는 조직 스케일에서 산소 농도의 프로파일링이 필수적인데 기존의 용존 산소 미터로는 원하는 장소, 시간에 프로브를 삽입하여 측정해야 하므로 산소 농도의 분포를 한눈에 알아보기가 용이하지 않다. 광학적으로 산소 농도의 변화에 따라 밝기가 변하는 porphyrin 계통의 인광체(phosphor)를 이용하면 이것이 가능한데, 보통 Pt, Ru과 같은 금속 복합체이고 소수성이 강하므로 수용성 환경인 세포-조직체 내에서 분산시켜 이미징하기에 한계가 있다. 또한 인광체는 세포막에 존재하는 소수성과 친수성 레이어에 직접 닿아 빠져나오지 않으므로 세포 독성을 띤다.

이 문제점들을 해결하기 위해 소수성인 polypropylene oxide(PPO)와 친수성인 polyethylene oxide(PEO)를 T자 형태로 합성한 양친성 고분자 올리고머(urethane acrylate nonionmer; UAN)를 이용하여 인광체를 나노입자 안에 로딩하고 독성을 제거한 상태에서 세포 주위와 혈류 내 산소 농도를 광학적으로 정

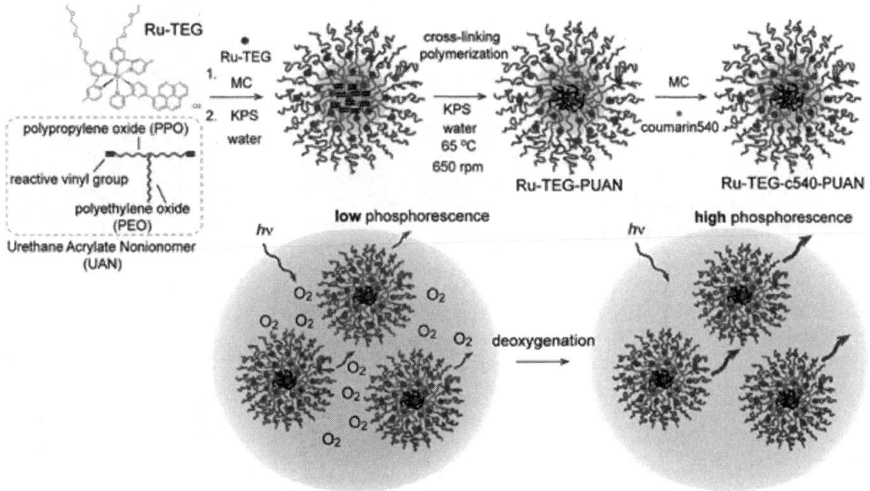

그림 15.7 양친성 고분자 올리고머(UAN)을 이용한 산소-센싱 인광체의 로딩 및 나노입자의 합성

량 측정할 수 있다.[10] 그림 15.7에서 보여 주는 것과 같이 산소 농도에 민감한 인광체와 UAN을 섞어 물에 분산시키면 올리고머의 크기에 따라 친수성인 PEO 부분은 물쪽으로 향해 corona shell을 형성하고 그 안쪽에 상대적으로 소수성인 PPO 부분과 인광체가 로딩된다. 그 후에 에멀젼 방식으로 코어 가교중합을 하면 수용액 환경에서 장시간 안정적으로 분산된 산소-센싱 PUAN 나노입자를 얻을 수 있다. 이 나노입자 합성의 가장 큰 장점들은 첫째, 유기용매의 이용을 최소화하며 물 안에서 가교 합성이 가능하여 세포-조직 환경과 상당히 친화적이고, 둘째, 바이오센서 재료의 특성에 따라 화학적 결합 특성 및 코어-쉘의 상대적인 크기 조절이 용이하다는 것이다.[11]

산소 농도를 광학적으로 측정할 수 있는 원리는 dynamic(collisional) quenching이라는 가역적 과정을 통해서인데, 인광체가 ~400 nm의 UV 빛을 받아 들뜬 상태가 되어 바닥 상태로 돌아올 때 남은 에너지를 인광의 형태로 내는 순간 인광체 주위에 산소 분자들이 있으면 들뜬 상태의 인광체가 갖고 있는 에너지를 충돌에 의해 가져가므로 인광 빛을 내지 않고 바닥 상태로 떨어지게 된다. 따라서 산소 농도가 높으면 인광 밝기가 상대적으로 낮고 산소 농도가 낮으면 반대로 인광 밝기가 높아지게 된다. 아울러 이 dynamic quenching 과정에서 산소 농도와 인광체가 내는 빛의 밝기 사이에 Stern-Volmer 식으로 산소 농도의 정량 추산 또한 가능하다. 그림 15.8은 PUAN 내에 산소-센싱 인광체를 로딩함으로써 독성을 제거한 후 체외 환경에서 세포가 심어진 하이드로젤 구조체 내 나노입자를 분산시켜 산소 농도를 프로파일링하거나 체내 환경에서 마취시킨 쥐의 동맥과 정맥 내

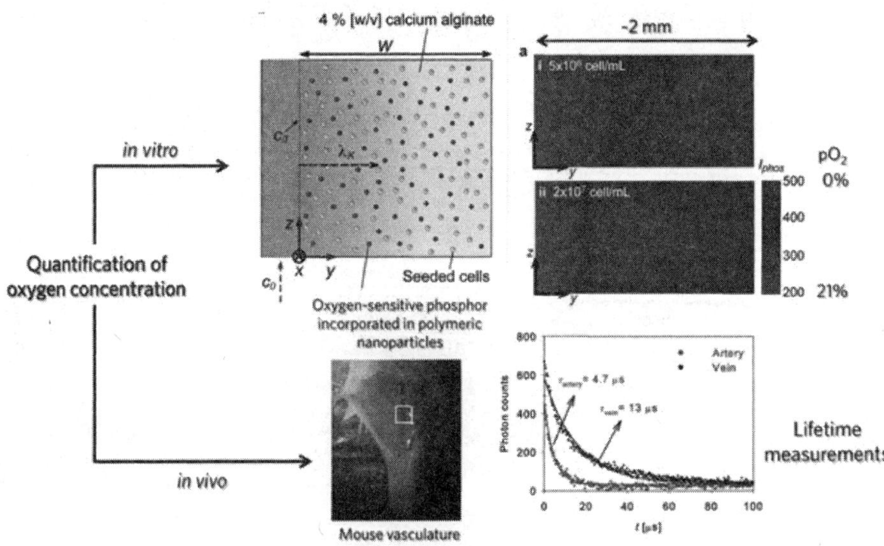

그림 15.8 산소–센싱 PUAN 나노입자를 이용한 체외, 체내 환경에서 산소 농도의 광학적 정량 측정

혈류 용존 산소 농도를 정량 측정할 수 있음을 보여 준다.[12)]

이러한 양친성 고분자 올리고머인 UAN의 합성 및 개량을 통해 산소뿐만 아니라 pH, 활성산소 등 생리학, 병리학적으로 중요한 인자들의 다중 분자 이미징에도 응용할 수 있을 것으로 기대된다.

15.4 바이오센서: 하이드로젤 기반 바이오마커 센싱

신약 개발에서 통상적으로 신약 후보군 화합물들의 highthroughput 스크리닝은 필수적인 과정이다. 이때 신약 후보물질과 바이오마커의 발견 및 검출, 질병 진단 및 예후 모니터링에서 일반적인 선결 과제는 DNA, miRNA, mRNA, 단백질 등의 바이오마커를 검출하는 바이오에세이(bioassay) 기술을 개발함에 있어서 얼마나 많은 타겟을 동시에, 선택적으로, 비용을 최소화하여 극미량을 검출해낼 수 있는가 하는 점이다. 기존에 상용화된 많은 바이오에세이들은 대부분 polystyrene(PS)과 같은 플라스틱 재질의 평면 위 혹은 마이크로비드(microbead)의 겉표면에 타겟을 잡을 수 있는 프로브를 고정화시켜 진행한다. 2007년 MIT 화학공학과 Doyle 교수 연구팀은 생체적합성 합성 고분자 하이드로젤인 polyethylene glycol(PEG)을 PDMS 미세유체칩 내에서 원하는 모양으로 약 0.1초 이내에 광가교(photocrosslinking)를 통해 패터닝(Stop Flow Lithography; SFL)을 하면서 하이드로젤 마이크로입자 내에 직접 바코드를 집적하여 다중(multiplex) 바이오에세이에 응용될 수 있는 가능성을 처음으로 보여 주었다.[13)] 이후 유사한 방법으로 PEG 마이크로입자를 이용하여 miRNA, 단백질의 정량 검출에 응용될 수 있음을 발표하였다. 기존의 방법에 비해 PEG 하이드로젤 내에 타켓을 잡을 수 있는 프로브를 고정화시키므로 프로브의 로딩 효율이 2D에 비해 상당히 높고 또한 하이드로젤의 특성상 용액 환경에 보다 가까운 3D 환경에서 바이오마커의 구조 변형을 최소화하면서 열역학적으로 더 안정적인 검출을 수행할 수 있으므로 검출 효과를 증대시킬 수 있다고 할 수 있다.

그림 15.9는 SFL 기술을 이용하여 3가지의 서로 다른 mRNA 타겟을 정량 검출할 수 있는 바이오에세이 시스템 개발의 과정을 개략적으로 보여 주는 모식도

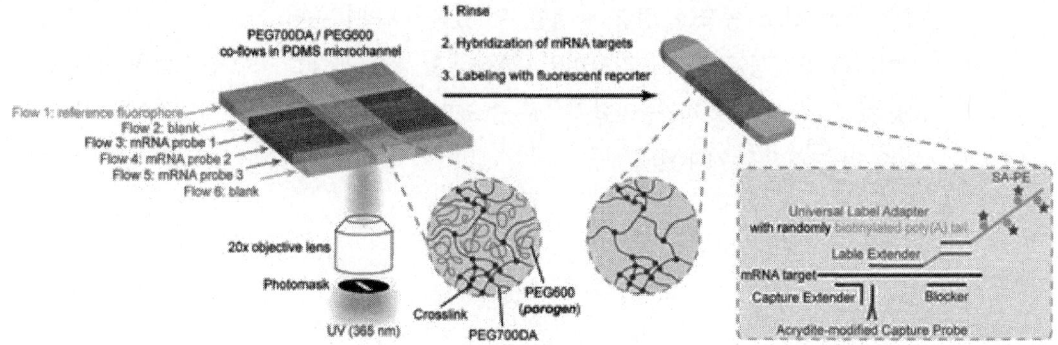

그림 15.9 PEG 하이드로젤 마이크로입자 광패터닝 기술(SFL)을 이용한 mRNA 다중 센싱

이다. PDMS 미세유체칩의 서로 다른 6개의 입구를 통해 PEG diacrylate (PEGDA) 용액을 흘려주면 마이크로채널 내 유체는 라미나 흐름(laminar flow)의 특성상 각 유체 흐름의 인터페이스가 유지된다. 이때 유체 흐름을 잠시 멈춘 상태에서 현미경에 삽입한 광마스크(photomask)를 통해 UV 빛을 쪼여주면 광

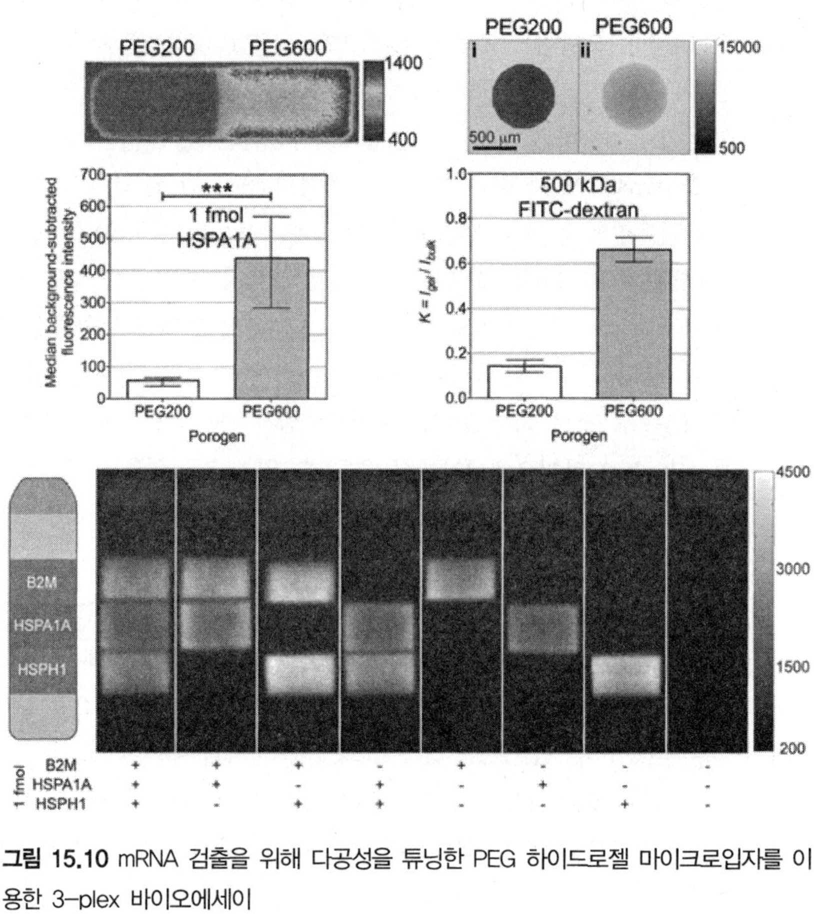

그림 15.10 mRNA 검출을 위해 다공성을 튜닝한 PEG 하이드로젤 마이크로입자를 이용한 3-plex 바이오에세이

개시제(photoinitiator)가 라디컬(radical)을 내고 순차적으로 PEGDA의 diacrylate 그룹에 있는 이중결합을 깨면서 광가교가 이루어지게 된다. SFL 기술을 이용하여 바이오마커를 검출할 수 있는 하이드로젤 마이크로입자를 약 5개/초의 생산율로 얻을 수 있고 장기간 냉장보관을 통해 원하는 때에 꺼내어 바이오에세이를 수행할 수 있는 장점이 있다.[14)]

PEG 하이드로젤 마이크로입자를 합성할 때 보통 검출하고자 하는 바이오 마커의 크기를 고려하여 다공성(porosity)을 조절해 주어야 하는데 다공성 튜닝은 크게 3가지 방법으로 가능하다. 첫째, diacrylate 그룹이 없는 PEG을 porogen으로 사용하여 광가교 시 넣었다가 추후에 린스를 해주어 빼낸다. 이때 PEG porogen의 분자량을 바꾸면 또한 추가적인 다공성 조절이 가능하다. 둘째, PEGDA 용액의 농도를 조절함으로써, 그리고 셋째, PEGDA의 분자량을 조절함으로써 다공성을 튜닝할 수 있다.[15)] mRNA는 보통 핵산의 수가 1,000개가 넘으므로 miRNA(핵산 20 ~ 25개; 지름 2 ~ 3 nm)나 단백질(70 ~ 100 kDa; 지름 3 ~ 5 nm)에 비해 상대적으로 크기가 더 크다. 그림 15.10은 분자량이 600인 PEG porogen을 이용하면 다공성을 mRNA 검출 바이오에세이에 적절하게 증가시켜 물질전달이 용이하도록 하고 intraplex 입자를 합성하여 서로 다른 세 가지 mRNA 타겟을 선택적으로 검출해낼 수 있음을 보여 준다.[16)]

15.5 미세유체 바이오칩 기반 바이오센서

지난 20여 년간 미세유체 기술과 랩온어칩 시스템은 많은 발전을 이루어왔다. 마이크로 채널 및 다양한 구조를 가진 플랫폼을 이용해 이러한 시스템을 조합하는 연구는 바이오센서 디바이스에 다양하게 적용되고 있으며 바이오멤스(bioMEMS) 기술의 발달과 더불어 소형화되는 추세에 있다. 바이오멤스는 입체적인 미세구조와 회로, 센서와 액츄에이터를 실리콘 기판 위에 집적화한 멤스 기술을 생명공학에 접목한 것으로, 바이오칩이나 바이오센서 기술 개발의 도구로 활용되고 있으며 대표적인 예로 나노어레이(nanoarray)와 나노유체칩(nanofluidic chip)이 있다.[17)] 그림 15.11에 미세유체기술을 이용한 셀칩의 응용

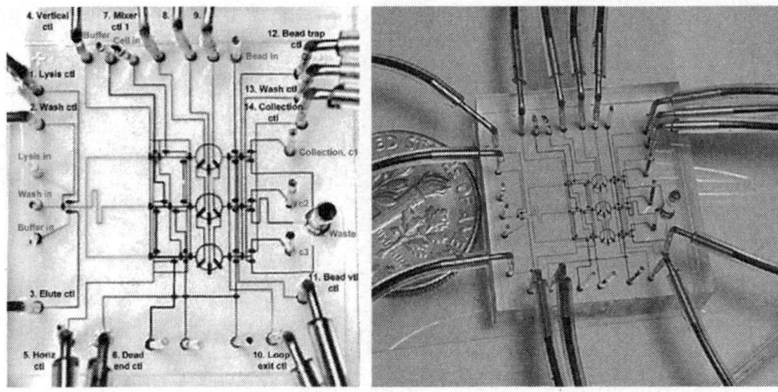

그림 15.11 바이오멤스 기술을 이용한 미세유체 셀칩[40–41)]

예가 잘 나타나 있다. 나노어레이는 딥-펜 나노리소그래피(Dip Pen Nanolithography, DPN) 기술을 이용하여 수천, 수만 개의 생체물질을 기판 위에 일정간격으로 배열한 다음, 그 위로 분석대상물질을 처리해서 결합 양상을 분석하는 바이오칩을 말한다. 이런 나노어레이는 생체물질이 나노스케일로 배열되기 때문에 적은 양의 시료를 이용하여 많은 종류의 정보를 얻을 수 있으며 생체물질의 종류에 따라 단백질 칩, DNA 칩, 셀칩 등으로 분류된다. 나노유체칩은 기판 위에 형성된 미세한 채널을 통해 미량의 시료를 흘려보내면서 분석과정을 기판 위에서 수행하는 바이오칩을 말한다. 이 칩은 시료의 혼합, 분리, 정제, 증폭의 전처리 과정은 물론, 시료물질의 최종분석까지 모든 과정이 기판 위에서 이루어지기 때문에 랩온어칩(lab-on-a-chip)이라고도 한다.[18)] 또한 한 번 제조한 채널을 여러 번 분석에 이용할 수 있다는 점에서 마이크로 어레이와 차이가 있다. 최근의 연구개발은 나노어레이칩을 이용한 여러 가지 질병 진단이 주를 이루고 있지만 모든 실험과정을 하나의 칩에서 수행한다는 점에서 랩온어칩의 발전가능성이 크다고 할 수 있겠다.

15.5.1 미세유체 기반 디바이스(Microfluidic devices)

질병 진단방법 중 POC 진단(Point-of-care)기기는 병원뿐만 아니라 실제 현장에서 전염성 질환을 감지하고 모니터링하는 큰 잠재력을 제공한다. POC 진단은 혈액, 소변 등의 체액 분석으로 이루어지는데 이러한 체액 샘플의 전염 가능성을 고려할 때, POC 진단장치는 일회성으로 사용하고 폐기하는 것이 바람직하다. 이러한 특성으로 인한 진단 비용은 범국가적 질병 관리 차원에서 볼 때 중요한 요소 중 하나이다. 따라서 POC 진단기기 사용으로 인한 비용을 줄이기 위하여 고가의 시약을 최소한으로 사용하고, 기기의 대량생산 및 생산단가 감축과

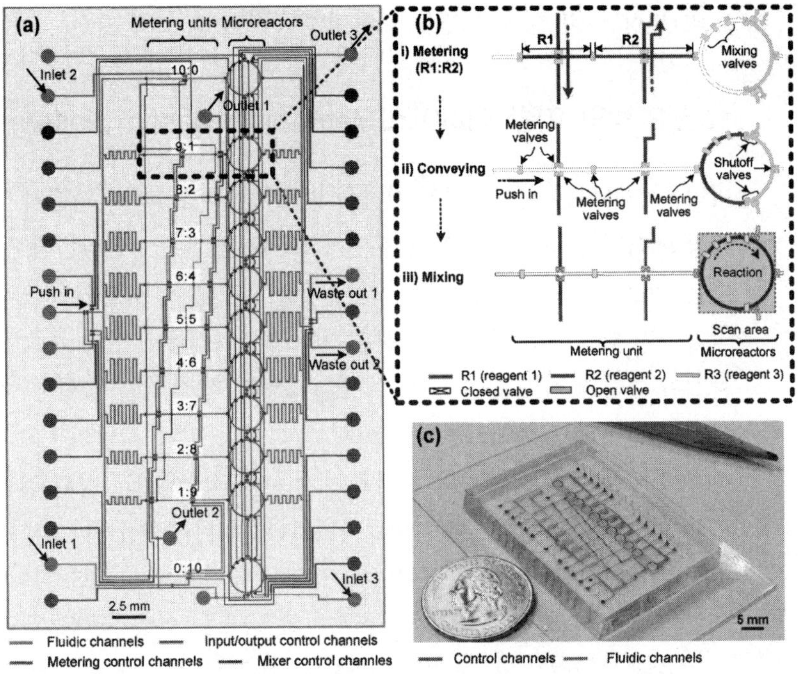

그림 15.12 Multi-Step 분석 및 시료의 병렬처리 동시 구현이 가능한 동력학 분석용 미세유체역학 디바이스[19)]

품질관리 및 소형화 등이 반드시 고려해야 할 요소로 작용한다. 이러한 측면에서 볼 때 미세유체 기술은 기존 진단장치의 문제를 해결할 수 있는 획기적인 방법으로 평가받고 있다. 또한 미세유체 장치의 대량생산 비용은 간단한 플라스틱 제조 공정을 통해 최소화할 수 있다. 이를 통해 미세유체 바이오센서 디바이스는 대량 생산 공정을 통해 체액 관련 전염성 질환의 on-chip POC 진단을 활성화하여 빠른 진단으로 인한 조기 치료를 달성할 수 있다.

다른 종류의 바이오센서 디바이스로는 약물전달용 디바이스를 들 수 있는데, 최근 MIT Langer Lab의 기술을 기반으로 바이오센싱과 약물전달이 동시에 가능한 스마트 약물전달 바이오칩이 개발되어 많은 각광을 받고 있다. 반도체 칩 위에 34개의 미세 약물 저장고(reservoir)를 만들어서 각 저장고에 25 nL의 약물을 충진한 다음, 금막으로 코팅하고 반도체칩에 전기적 신호를 가하면 금막이 파괴되면서 약물이 방출된다. 이러한 다기능 약물전달 바이오칩은 생체 내 바이오센싱을 바탕으로 외부에서 무선통신을 통해 약물방출을 조절하거나 생체 내에서 일정한 비율로 약물이 방출되게 조절할 수 있는 장점이 있다. 그림 15.12에 multi-Step 분석 및 시료의 병렬처리 동시 구현을 통해 조직 및 3D 배양 시스템을 기반으로 약물 스크리닝이 가능한 동력학 분석용 미세유체역학 디바이

스의 모식도 및 실제 모형을 나타내었다.[19)]

15.5.2 박막 기반 디바이스(Membrane-based platform devices)

박막을 사용하는 바이오센서 기술은 POC 진단 영역에서 활발히 연구되어 왔다. 다공성 박막은 얇고 가벼우며 유연하고 저렴할 뿐만 아니라 대량생산이 가능하다는 장점 때문에 일회용 센서의 플랫폼으로 많이 사용되고 있다.[20-21)] 다공성 박막 기반의 바이오센서를 사용할 경우, 재료 선택에 있어 중요한 사항은 생체물질이 포함된 유체를 수송할 수 있는 모세관력과 더불어 항체 등의 결합 물질과 결합하여 고정화시키는 기능이다.[22)] 다공성 박막 기반의 바이오센서를 제작하기 위해서는 결합 물질의 지지체로 사용된 박막에 일정량의 결합 물질을 견고하게 고정시켜야 한다. 이와 마찬가지로 모든 바이오칩이나 바이오센서는 단백질 등의 생체분자를 손상 없이 효과적으로 지지체에 고정화하는 방법이 요구된다.[23-24)] 따라서 바이오센서나 바이오칩의 적용을 위한 생체분자의 고정화 기술은 계속해서 활발하게 연구가 진행되고 있다. 많이 사용되고 있는 박막 플랫폼인 양극산화 알루미늄(anodic aluminum oxide, AAO)은 저렴하고 높은 종횡비를 가지는 나노미터 스케일의 기공 구조 제작이 가능하다는 장점을 가진다. 또한 AAO는 초소수성 표면 이외에 내열성, 경도, 생체적합성 및 넓은 표면적을 포함한 화학적, 광학적, 기계적, 전기적 특성을 가지고 있다.[25)] 이러한 다공성 나노구조물은 화학적 불활성 및 표면적 대비 체적비 증가율이 높기 때문에 바이오센서를 위한 플랫폼으로 많이 사용되고 있다.[25-26)] A. G. Koutsioubas와 H. M. Hiep 등은 AAO 바이오센서시스템과 SPR 기술을 접목하여 바이오틴(biotin)과 아비딘(avidin)의 생체친화성과 서로 다른 pH에서 소혈청알부민(bovine serum

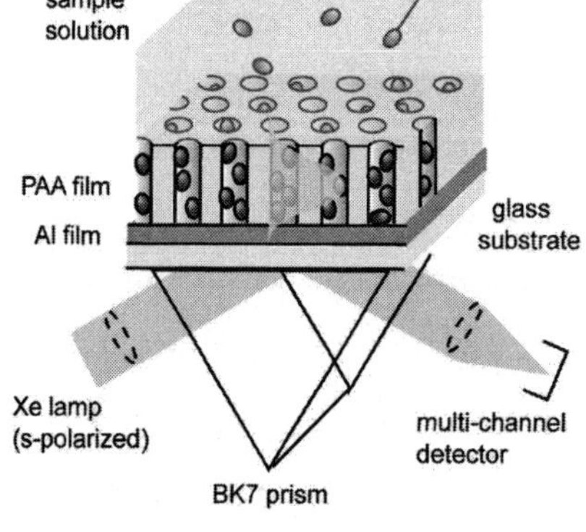

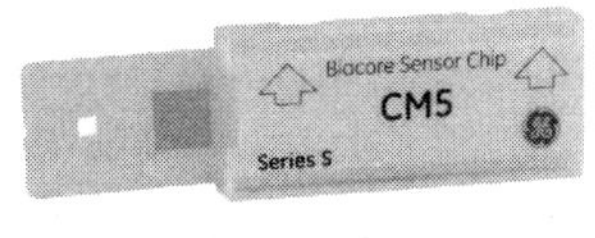

그림 15.13 양극산화 알루미늄 기반 표면 플라즈몬 공명을 이용한 바이오센서의 검출 원리와 표면 플라즈몬 공명 분석에 사용되는 센서 디바이스[27-29)]

albumin, BSA)의 흡착 및 탈착을 연구하였다.[27-29] 표면 플라즈몬 공명(surface plasmon resonance, SPR)은 생체분자 간의 리간드 결합을 위한 친화성, 결합/분해력, 친화상수(affinity constant), 고감도 표면 농도를 실시간으로 측정할 수 있는 장점을 가지고 있다.

15.5.3 종이 기반 디바이스(Paper-based platform devices)

국내 미세유체 칩 제조 및 검출 기술 등은 선진 연구그룹 대비 높은 수준에 도달해 있으나, 기존의 미세유체 칩 기반의 검사법은 과정이 복잡하고 바이오센서의 크기에 비해 크고 비싼 유체 전달 시스템과 검출 장비가 필요하다. 따라서 일상생활 혹은 산업 및 재해 환경에서의 사용을 위해서는 진단기기 및 검출 장비 사용법에 대한 비교적 전문적인 교육이 필요하고, 비용적인 측면에서도 대중에 보급화되기 어려운 실정이다. 최근 이러한 바이오센서 기술의 한계점을 극복하고자, 종이 기반의 바이오센서 개발에 관한 연구가 국내외에서 활발히 진행되고 있다. 종이는 다른 바이오센서 디바이스 소재들보다 값이 싸고, 인쇄기법으로 쉽게 생체분자를 고정화할 수 있으며, 친수성과 모세관력에 의해 별도의 동력이 없어도 유체가 흐를 수 있고, 별도의 분석 방지 없이 색 변화를 육안으로 식별하여 변화를 분석할 수 있다. 이러한 장점들로 인하여 단백뇨 검출, 독성 가스, 중금속, 바이러스 검출 등 의료에서 환경 분야에 이르기까지 다양한 분야에 걸쳐 사용되고 있다.[30] 2012년 Feng Bai 등은 금속 이온의 종류에 따라 붉은색에서부터 보라색에 이르기까지 색이 변하는 종이 기반의 센서를 개발하고 Polydiacetylene 나노 와이어 종이를 이용하여 박막 필름이나 파우더보다 더 큰 민감도를 지닌 센서를 만들 수 있다고 보고하였다.[31] 또한 2012년 Jiseok Lee 등은 독성신경가스를 160 ppb까지 감지할 수 있는 종이 센서를 개발하였으며, 독성 가스의 양을 감지하여, 30초라는 짧은 시간 이내에 푸른색에서 분홍색으로 색이 바뀌도록 색변화 센서를 개발하였다.[32] 이렇게 연구개발 중인 분야도 많지만 이미 상용화된 제품들도 다양하다. 대표적인 상용화 제품은 혈당센서와 측면흐름분석(LFA: lateral flow assay) 센서를 들 수 있다. 혈당 센서는 전체 바이오센서 시장의 80%를 차지하고 있으며, POC 및 가정진단에서 모두 활용되고 있다. LFA 센서는 항원-항체 반응을 측정하는 면역센서의 일종이다. 체액 등의 시료가 sample pad에 주입되면 멤브레인 및 패드의 모세관 현상에 의해 absorption pad가 전체적으로 적셔질 때까지 흐름이 형성되며, test line에는 항원의 농도에 비례하여 금 나노입자 색깔이 진해지게 된다. 이와 같은 LFA 센서는 시료주입 후 보통 10분 이내에 별도의 조작 없이 항원 측정이 가능하므로

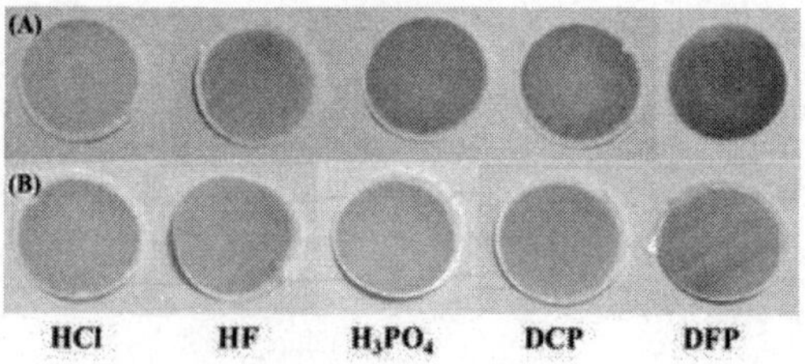

그림 15.14 종이 센서의 HCl, HF, H_3PO_4, 신경가스 diethylchlorophosphate(DCP)와 diisopropyl fluorophosphate(DFP)에 30초 노출 후 색변화[32)]

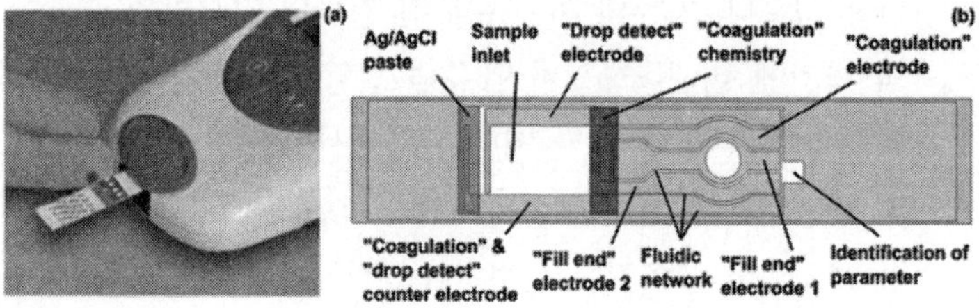

그림 15.15 혈액응고 자가검사/관리를 할 수 있는 혈액응고 분석용 종이 기반 디바이스[33–34)]

POC 진단에서는 매우 유용한 방법이다. 최근에는 이러한 기반기술을 바탕으로 항응고제 복용환자의 치료 관리를 위한 혈액응고시간-프로트롬빈 타임(PT: Prothrombin Time)과 항응고수치의 국제적 지표인 INR(International Normalized Ratio)의 빠른 측정을 위해서 반사율 광도계를 사용한 충전식 휴대장비가 제품화되었다.[33-34)]

15.6 요약

분자진단기술의 발전에 힘입어 다양한 형태의 나노바이오센서 및 나노바이오칩들이 개발되어 왔으나 최근에는 측정의 간편화, 특이적 결합특성 향상, 실시간 측정 감도 향상, 신뢰성 향상 등을 위한 연구가 활발하게 진행되고 있다. 이러한 연구를 통하여 나노바이오센서 기술들이 더욱 진화하고 정교해지면서 저비용으로도 다양한 샘플들을 신속히 검사하는 랩온어칩 사용을 실현시킬 것으로 기대된다. 또한 생명과학 및 의료 분야가 더욱 다양해지며 현장 진단 기기 활용도가 늘어나고 있고, 진단 기기로서의 활용뿐만 아니라 각각의 바이오칩들이 동시에 무수한 생화학적 반응을 이끌어내는 초소형 대량 생산 실험실로서의 역할을 해 낼 수 있을 것으로 기대되고 있어 나노 바이오센서의 잠재력은 날로 매우 높아지고 있다. 가장 대표적인 예로 개인형 맞춤의학을 위한 플랫폼으로서의 역할을 들 수 있다. 각종 질병에 사용되는 의약품들은 실제 그 효능이 모든 사람에게 동일하지 않아 개인의 특성에 따른 맞춤의약 처방이 필요한데, 최근에는 바이오센서를 이용하여 환자의 질병이나 특성, 상태에 대한 정교한 진단이 가능해짐으로써 개인의 유전적 특성에 따른 맞춤치료가 가능하게 되었다. 그러나 국내의 경우 바이오센서가 지니고 있는 엄청난 성장 잠재력에도 불구하고 아직까지 사회적인 인식과 지원이 매우 부족한 상황이고 많은 부분이 수입에 의존하고 있어서 수입대체를 위한 기술개발 및 국내업체의 육성이 필요하다. 특히 바이오센서 및 바이오칩 기술은 생물학적 정보가 융합되어야 시너지 효과를 발휘할 수 있는데 이미 선진국들은 많은 양의 생물학적 정보를 축적하고 있으며 정책적 지원이 시행되고 있는 상태여서 보다 유리한 입장에 있다고 하겠다. 하지만 세계적으로 기술력을 인정받고 있는 IT 및 NT 기술을 BT에 잘 접목한다면 세계적인 경쟁력을 확보할 수 있을 것이다.

■ 참고문헌

1. Y. Cui, Q. Wei, H. Park, C. M. Lieber, Nanowire Nanosensors for Highly Sensitive and Selective Detection of Biological and Chemical Species. Science, 2001, 293, 1289-1292.
2. H. M. So, K. Won, Y. H. Kim, B.-K. Kim, B. H. Ryu, P. S. Na, H. Kim, J.-O. Lee, Single-Walled Carbon Nanotube Biosensors Using Aptamers as Molecular Recognition Elements. J. Am. Chem. Soc. 2005, 127, 11906-11907.
3. H. S. Lee, K. S. Kim, C. J. Kim, S. K. Hahn M. H. Jo, Elctrical Detection of VEGF for Cancer Diagnosis Using Aptamer-based Si Nanowire Biosensors. Biosens. Bioelectron., In Press (2008).
4. J. El-Ali, P. K. Sorger, K. F. Jensen1, Cells on Chips. Nature, 2004, 442, 403-411.
5. Prescott JH, Lipka S, Samuel Baldwin, Sheppard Jr. NF, Maloney JM, Coppeta J, Yomtov B, Staples MA, Santini Jr. JT, Chronic, Programmed

Polypeptide Delivery from an Implanted, Multireservoir Microchip Device. Nat. Biotechnol. 2006, 24. 437-438.

6. Belinsky, S. A., Gene-promoter hypermethylation as a biomarker in lung cancer. Nat Rev Cancer 2004, 4:707-17.
7. Webster TJ, Ergun C, Doremus RH et al, J Biomed. Mater. Res. 2000, 51, 475-83.
8. Rajnicek A, Britland S, McCaig C, J Cell Sci, 1997, 110 (Pt 23), 2905-2913
9. Dalby MJ, Gadegaard N, Tare R, et al, Nature Mater., 2007, 6, 997-1003.
10. Choi NW et al. Phosphorescent nanoparticles for quantitative measurements of oxygen profiles in vitro and in vivo. Biomaterials 33, 2710-2722 (2012).
11. Choi NW et al. Multiplexed Detection of mRNA Using Porosity-Tuned Hydrogel Microparticles. Analytical Chemistry 84, 9370-9378 (2012).
12. Pregibon DC et al. Multifunctional encoded particles for high-throughput biomolecule analysis. Science 315, 1393-1396 (2007).
13. Chapin SC et al. Rapid microRNA Profiling on Encoded Gel Microparticles. Angewandte Chemie-International Edition 50, 2289-2293 (2011).
14. Chapin SC & Doyle PS. Ultrasensitive Multiplexed MicroRNA Quantification on Encoded Gel Microparticles Using Rolling Circle Amplification. Analytical Chemistry 83, 7179-7185 (2011).
15. Appleyard DC et al. Multiplexed Protein Quantification with Barcoded Hydrogel Microparticles. Analytical Chemistry 83, 193-199 (2011).
16. Appleyard DC et al. Bar-coded hydrogel microparticles for protein detection: synthesis, assay and scanning. Nature Protocols 6, 1761-1774 (2011).
17. Jong Wook Hong, Stephen R Quake, Nature Biotechnology. 2003, 21, 1179-1183
18. Jong Wook Hong, Vincent Studer, Giao Hang et al. Nature Biotechnology. 2004, 22, 435-439
19. Sachin Jambovane, Evert C. Duin, Se-Kwon Kim et al. Anal. Chem. 2009, 81, 3239-3245
20. Ali Kemal Yetisen, Muhammad Safwan Akram, Christopher R. Lowe, Lab

Chip, 2013, 13, 2210-2251

21. Andres W. Martinez, Scott T. Phillips, George M. Whitesides, Anal. Chem. 2009, 82, 3-10
22. Geertruida A. Posthuma-Trumpie, Jakob Korf, Aart van Amerongen, Anal. Bioanal. Chem. 2009, 393, 569-582
23. Carles Puig-Lleix, Cecilia Jimenez, Julian Alonso et al, Anal. Chim. Acta. 1999, 389, 179-188
24. 최지훈, Polymer Science and Technology 2015, 26, 210-214
25. Yu Ren, Zhen Ma, Peter G. Bruce, Chem. Soci. Rev. 2012, 41, 4909-4927
26. Xudong Fan, Ian M. White, Siyka I. Shopova et al, 2008, Anal. Chim. Acta, 620, 8-26
27. Kazuhiro Hotta, Akira Yamaguchi, Norio Teramae, ACS Nano, 2012, 6, 1541-1547
28. Alexandros G. Koutsioubas, Nikolaos Spiliopoulos, Dimitris Anastasso-poulos et al, J. Appl. Phys. 2008, 103, 094521 (2008)
29. Ha Minh Hiep, Hiroyuki Yoshikawa, Eiichi Tamiya, Anal. Chem. 2010, 82, 1221-1227
30. Andres W. Martinez, Scott T. Phillips, George M. Whitesides, PNAS, 2008, 105, 19606-19611
31. Feng Bai, Zaicheng Sun, Ping Lu et al, J. Mater. Chem. 2012, 22, 14839-14842
32. Jiseok Lee, Sungbaek Seo, Jinsang Kim, Adv. Funct. Mater. 2012, 22, 1632-1638
33. Benilde Cosmi, Gualtiero Palareti, Marco Moia et al. 2000, Thromb. Res. 100, 279-286
34. Evaluation of the CoaguChek XS System, International Evaluation Workshop, Heidelberg, Germany, 2009

16장

치과용 생체재료

• 허성주 (서울대학교)
• 김광만 (연세대학교)

16.1 치과생체재료의 특성

16.1.1 구강의 특성

사람의 구강은 음식물을 섭취하는 소화계의 시작부위인 동시에 소리를 만드는 발음기관의 최종 부위이다. 또한 안면의 윤곽을 결정하는 중요한 역할을 담당한다. 구강의 특성은 생각보다 상당히 복잡하다. 항상 타액이 저류되고 있어서 습한 조건을 유지하고 있으나 구호흡을 하는 사람의 경우에는 건조 상태와 습한 상태를 반복하게 된다. 사람은 정온동물로서 항상 일정한 체온을 유지하지만, 구강의 온도는 섭취하는 음식물에 따라 변화가 심한데, 즉 찬 음식, 더운 음식 등에 의한 온도 변화가 심해서 5℃부터 70℃까지 변화가 일어난다. 또한 섭취하는 음식물의 산성 및 알칼리성 정도에 의한 산도 변화가 심하다. 또한 인체의 조직 중 가장 단단한 경조직인 치아와 연조직이 함께 존재하며 조화를 이루고 있는 공간이기도 하다. 일단 치아는 손상을 받으면 재생이 되지 않기 때문에 인공재료로 수복을 해 줄 수밖에 없는데 이때 사용하는 치과생체재료 역시 온도변화, 산도변화, 습도변화 등 다양한 환경에서 견딜 수 있는 소재여야 한다.

16.1.2 치아의 특성

사람의 치아는 법랑질과 상아질로 구성된 경조직과, 치수라는 연조직으로 이루어진다(그림 16.1). 발생학적으로는 외배엽과 중배엽에서 유래된 세포가 함께 어우러져 치아를 형성하게 된다. 또한 특이하게 유치와 영구치로 구분되어 일생을 통해 단 한 번의 교환을 하는 유일한 조직이기도 하다. 법랑질은 인체의 조직 중 가장 경도가 큰 조직이며, 기계적 운동을 통하여 음식물을 자르고 분쇄하는 역할을 담당한다. 법랑질은 가장 단단하여 마모에 견디지만 교합압을 그대로 치근에 전달하여 치근과 악골에 위해가 될 수 있다. 그러나 그 하부에 보다 연한 상아질이 있고, 치근과 치조골 사이에 치주인대가 있어서 교합압을 완화시키는 역할을 한다.

사람의 치아는 치아우식증이나 상해 등으로 인하여 한 번 손상을 받으면 다시는 재생되지 않는 것이 특징이다. 즉 손상되거나 부러진 치아는 다시 붙거나 자라지 않고, 한 번 탈락하면 재생되어 새로운 치아가 맹출되지 않는다. 그러므로 우식이 발생하거나 부러지거나 또는 탈락된 부위는 인공재료로 수복해 넣을 수

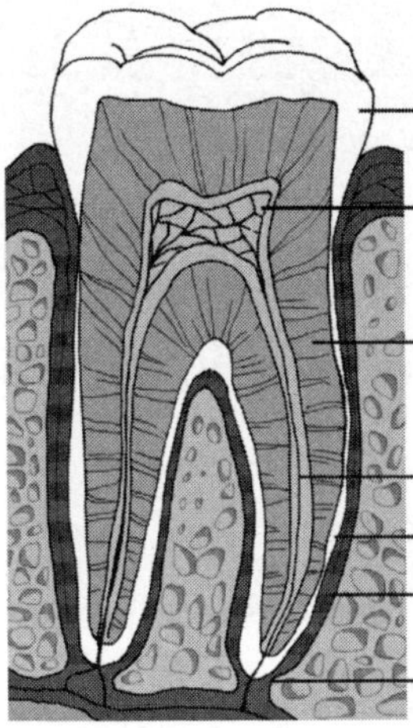

그림 16.1 치아의 구조

표 16.1 구강과 치아의 특성

구강의 특성	치아의 특성
1. 습도 변화가 심함 2. 온도 변화가 심함 3. 산도 변화가 심함 4. 연조직과 경조직이 조화를 이룸	1. 흰색의 반투명 2. 치아마다 고유의 형태 3. 사람마다 고유의 형태 4. 좌 · 우 대칭성 5. 단단하다. 6. 생활 조직과 죽은 조직의 연합 7. 운동성(맹출) 8. 재생이 불가능 9. 법랑질, 상아질의 층상 구조 10. 기계적 기능

밖에 없는데, 치과생체재료는 이러한 치아의 기능을 대체할 수 있도록 물리적·기계적 특성을 갖고 있어야 하고, 생체적합성을 가지고 있어야 하는 동시에 자연치와 유사한 심미성을 갖고 있어야 한다.

16.1.3 치과생체재료의 소재

치과생체재료를 소재에 따라 분류한다면 금속재료, 세라믹재료, 고분자재료가 있고, 경우에 따라서는 이들의 혼합재료(복합재료)를 사용할 수도 있는데, 사용 부위와 용도에 따라서 선택하게 된다. 일반적으로 웃을 때 예쁘게 보여야 하는 전치 부위는 치아의 색과 비슷한 세라믹이나 고분자재료를 선택하고, 저작 기능을 주로 담당하여 응력을 많이 받는 구치 부위는 금속재료를 사용한다. 그러나

표 16.2 치과생체재료의 소재별 용도	
치과생체재료	용 도
금속재료	저작력을 받는 구치부의 수복 및 보철, 의치 프레임, 임플란트
세라믹재료	심미성이 중요한 전치부의 수복 및 보철, 인공치아
고분자재료	심미성이 중요한 전치부의 수복, 가철성 의치, 인공치아

치아의 손상 정도에 따라서, 치료 부위에 따라서, 환자의 식습관, 생활습관 및 건강정도에 따라서 치과생체재료의 선택의 폭은 상당히 넓고, 이러한 모든 조건을 종합적으로 분석 및 평가하여 치과생체재료를 선택해야만 한다.

16.1.4 치과생체재료의 요구사항[1)]

(1) 물리화학적 성질

열적 성질에 있어서 열전도와 열팽창 관련 성질을 생각해 볼 수 있다. 먼저 열전도와 관련된 성질을 보면, 구강 내의 온도변화가 치수에 바로 전달되면, 사람은 이가 시리다고 표현하고, 심한 경우에는 치수세포의 사멸을 초래할 수도 있다. 따라서 치아의 수복재료로 사용할 재료의 열전도율은 적어도 법랑질이나 상아질보다 낮은 소재를 사용해야 한다. 이 점에서는 세라믹이나 고분자재료가 금속재료에 비해 좋다고 할 수 있다. 한편, 의치의 소재로 사용할 재료라면, 구강 내의 온도변화를 곧바로 구강점막에 전달하여 온도감각을 느낄 수 있도록 열전도율이 우수한 소재가 바람직하다. 열팽창과 관련해서는 수복물로 사용하는 재료의 열팽창계수가 치질(법랑질 또는 상아질)의 열팽창계수와 유사해야 구강 내 온도변화에 따른 팽창/수축 과정에서 틈이 벌어지거나 치아에 응력을 가하지 않게 된다.

광학적 성질에 있어서는 치아가 갖고 있는 색조와 반투명성, 굴절률 등을 재현할 수 있는 소재가 바람직하다. 금속재료는 절대적으로 이러한 요구사항을 만족할 수 없다. 따라서 세라믹재료나 고분자재료 또는 이들의 복합재료를 심미성 있는 수복물과 보철물 제작에 적용하고 있다.

전기적 성질에는 전기저항과 부식과 관련한 성질이 중요한데, 전기적 성질은 주로 금속재료에서 중요하게 고려해야 할 사항이다. 구강 내에서는 항상 타액이 존재하여 전해액 역할을 하기 때문에 전기화학적 부식 현상에 유의해야만 한다. 만약 구강 내에 기전력서열의 차이가 큰 두 종류 이상의 금속재료가 존재하게 되면, 이종전극전지 현상이 발생하여 갈바닉 부식(galvanic corrosion)이 일어나게 된다. 이를 예방하기 위해서는 구강 내에는 귀금속과 비귀금속이 동시에 있지 않도록 해야 하며, 가능한 한 동일 종의 금속재료를 사용하여 치료를 해야만 한다.

(2) 기계적 성질

저작하는 과정에서 치아는 여러 방향의 힘을 받게 되고, 이에 따라 압축, 인장, 굴곡, 전단 등 다양한 종류의 응력이 발생한다. 치아 수복 및 보철재료는 치아에 발생하는 여러 응력에 견딜 수 있는 정도의 강도와 탄성계수를 지녀야 한다. 또한 저작운동은 반복운동이므로 치아 수복 및 보철재료는 피로(fatigue)에 대한 충분한 저항성을 갖고 있어야 한다.

재료 표면의 단단한 정도를 경도라고 하는데, 치아 수복 및 보철재료의 경도는 치아의 경도와 유사해야만 한다. 만약 경도가 치아에 비해 현저히 낮으면 저작과정에서 마모가 일어나고, 반대로 치아에 비해 현저히 높으면 저작과정에서 상대편에 있는 대합치에 심한 마모를 초래하게 된다.

한편, 치과에서 인상을 채득할 때 사용하는 인상재나 접착과정에 사용하는 시멘트 등은 처음에는 유동성을 갖고 있으나 시간 경과에 따라 점차 경화되는 특성을 갖고 있는데, 이들 재료에 있어서는 유동성과 점성계수, 점탄성 등의 성질도 고려해야 한다.

(3) 생물학적 성질

치과생체재료 역시 인체에 적용되므로 생체적합성이 우수해야 한다. 치과계에서는 치과생체재료의 생물학적 안전성 평가에 대한 관심을 일찍부터 갖고 있었기에, 일반 의료기기의 경우보다 앞서서 표준화 작업을 시작하였다. 1963년부터 미국치과의사협회는 치과의료기기의 안전성과 생체적합성에 관한 일반적인 시험방법을 정립하기 시작하여, 1979년에 미국립표준/미국치과의사협회규격 제41호(ANSI/ADA Specification No. 41, for Recommended standard practices for biological evaluation of dental materials)를 제정하였다. 국제표준기구 치과분야(ISO/TC 106, Dentistry)에서는 1984년에 기술보고서로 ISO/TR 7405:1984, Biological evaluation of dental materials을, 1997년에 국제표준규격으로 ISO 7405:1997, Dentistry-Preclinical evaluation of biocompatibility of medical devices used in dentistry-Test methods for dental material을 제정하였으며, 2008년에 개정판 ISO 7405:2008, Dentistry-Evaluation of biocompatibility of medical devices used in dentistry를 출판하였다.[2)]

치과생체재료의 생체적합성 평가는 일반 의료기기에서와 유사한 방법으로 체내에서의 접촉방법과 접촉기간에 따라 평가항목을 선정하게 되는데, 대개 1단계에서는 세포를 이용한 *in vitro* 세포독성시험을, 2단계에서는 전신독성, 자극 및 감작성, 유전독성, 혈액적합성, 이식 등의 평가를 주로 동물을 이용한 *in vivo* 시험을 통해 실시한다. 그리고 치과 분야에서는 독특하게 3단계 과정이 있는데, 이것은 적용시험(usage test)이라고 하여 치수 및 상아질 적용시험, 치수복조시험, 근관치료시험이 있다. 이 시험은 해당 치과생체재료를 실제의 임상상황과 같이 non-human primate에 적용하여 안전성과 유효성을 동시에 평가한다.

금속재료에 있어서는 치과용 비귀금속 합금에 사용되는 일부 금속 원소의 독성이나 알러젠으로서의 보고가 있다. 예를 들어 베릴륨은 발암성 원소로 널리 알려져 있고, 니켈은 독성뿐만 아니라 전 인구의 10~20%에서 알러지 반응을 일으키므로, 이들 원소가 함유된 금속재료를 사용할 때에는 특별한 주의가 요구된다. 또한 수복재료로 널리 사용되고 있는 치과용 아말감은 수은을 함유하고 있어서 이의 위해성에 관하여 끊임없이 문제 제기가 있었으나, 미국치과의사협회나 국제치과연맹(FDI)에서는 환자에게 안전한 소재라고 공표한 바 있다. 실제로 치과용 아말감 수복물에서 유리되는 수은으로 인한 섭취량은 일상생활이나 음식물을 통해 섭취하는 수은의 양에 비해 현저히 적다는 보고가 많다. 다만 환자보다는 수은을 지속적으로 취급해야 하는 치과 종사자들의 각별한 주의가 필요하다. 또한 폐아말감 처리에 있어서도 환경오염에 각별한 주의가 필요하다. 국제연합환경계획(UNEP)에서는 2013년 국제수은협약을 발표하였고 우리나라도 이에 조인하여 일회용아말감캡슐만 사용해야 하고 치아우식 예방과 의료보험 정책을 통한 저감화 노력을 하고 있다.

일반적으로 치아 수복재로서의 세라믹재료는 생체불활성재료로서 생체적합성이 우수하다. 그러나 이식용으로 사용하는 세라믹재료는 생체활성재료가 많아서 이들에 대한 조직 내 반응성과 흡수속도 등은 관심을 갖고 연구해야 할 부분이 많다.

치과에서 사용하는 고분자재료는 구강 내에서 중합반응을 통해 경화시키는 재료가 많기 때문에 완전한 중합을 기대하기가 어렵다. 따라서 잔류 모노머들이 남아 있을 수 있는데, 이들 모노머들은 대부분 독성을 갖고 있고, 알러젠으로 작용하기도 한다. 또한 요즈음 관심의 대상이 되는 활성산소종(reactive oxygen species, ROS) 증가에 기여한다고 알려져 있다. 그리고 치과 심미 수복재로 사용되는 레진의 성분 중 함유될 수 있는 bisphenol-A(BPA)는 대표적인 환경호르몬으로 이들에 대한 위해성 연구도 활발히 진행되고 있다.

16.2 치과용 수복 및 보철재료

16.2.1 치과용 금속재료[3)]

(1) 치과에서 이용되는 금속재료

치과용 주조수복물, 선재 혹은 구조물 등으로 금속을 사용하기 위해서는 치과용에 맞는 적절한 성질을 갖도록 여러 가지 금속으로 합금화할 필요가 있다. 치과용 합금은 구강 내에서 자연치아를 대신하여 사용되기 때문에 부식저항성, 알레르기 유발성 등을 포함한 생체적합성이 우수해야 하고, 주조 시 응고수축의 정도, 주조성, 주조 후의 연마성 등이 좋아야 하며, 강도도 매우 중요한 성질 중 하나이다. 대부분의 치과용 합금은 주로 금과 백금족원소의 귀금속으로 만들어지는 귀금속 합금과, 코발트(Co), 크롬(Cr), 니켈(Ni)을 주성분으로 하는 비귀금속 합금으로 크게 나눌 수 있다.

1) 귀금속(noble metal)

귀금속이란 공기 중에서 깨끗한 금속표면을 가지는 원소를 말한다. 치과에서는 백금족의 6종의 금속(platinum, palladium, iridium, ruthenium, rhodium, osmium)과 금을 귀금속(noble metal)으로, 귀금속에 은(Ag)을 합쳐서 비싼 금속(precious metal)으로 표시한다.

① 금(Au)

금은 금속 중에서 전연성이 가장 풍부하고 융점은 1064℃로 동(Cu)보다 약 20℃ 낮고 밀도는 높다. 의료용 소재뿐만 아니라 치과용 재료로서의 금의 역사는 길고 지금도 치과에서 가장 많이 사용되는 금속 중 하나이다.

② 백금(Pt)

순수한 백금은 융점이 높고 구강 내에서 뛰어난 성질을 나타내기 때문에 치과 영역에서의 그 용도는 크다. 백금은 고온에서 산화되지 않고, 치과용 포세린보다 높은 융점을 가지며, 포세린과 비슷한 열팽창계수를 가짐으로써 포세린 수복물을 만들 때의 매트릭스 소재로도 사용된다. 백금은 흰색을 나타내며, 인성이 크고 연성이 풍부하여 박막이나 매우 가는 선재로의 인발이 가능하다. 대부분의 치과주조용 귀금속 합금이나 선재에는 다른 금속과 함께 백금을 최고 8% 정도 포함하고 있다. 백금은 황금색의 금합금의 색깔을 엷게 한다.

③ 팔라듐(Pd)

100%의 팔라듐은 치과용으로는 사용되지 않고 치과용 합금으로 금과 은과 같이 사용된다. 백금보다 싸기 때문에 치과용 합금에서 백금의 대용으로 사용된다. 팔라듐은 백금보다는 다소 검지만 역시 흰색의 금속이다. 금과 은과 같이 쉽게 합금을 만들고 5% 이하의 농도로 금합금의 색을 희게 하는 데 적절한 효과를 나타낸다. 대부분의 고강도 금합금은 수 %의 팔라듐을 포함한다.

④ 이리디움(Ir), 루데니움(Ru), 로디움(Rh)

0.005%(50 ppm)의 이리디움은 주조용 금합금의 입자크기를 작게 하는 데 효과적이다. 루데니움도 역시 비슷한 효과가 있다.

⑤ 은(Ag)

은은 연성, 전성이 좋고, 흰색이며 열과 전기의 가장 좋은 전도체이고, 금보다는 강하고 딱딱하지만 동보다는 연하다. 모든 온도 범위에서 깨끗하고 건조한 공기 중에서는 변하지 않지만, 황(S), 염소(Cl), 인(P)과는 결합한다. 따라서 은은 황을 포함하는 음식물에서 심한 변색을 나타낸다. 은과 금은 쉽게 합금화하여 고용체를 만들고 은은 대부분의 치과용 금합금에 첨가되고, 특히 백금과 팔라듐과 결합하여 흰색을 나타내며, 경도, 탄성계수, 연성이 약간 증가한다.

2) 비귀금속(Base Metal)

치과 주조용 합금에 사용되는 비귀금속으로는 니켈, 크롬, 코발트 등이 사용되고 있고, 여러 가지 비귀금속들이 치과용 금합금에 첨가되어 금합금의 성질을 증가시키기 위하여 사용되고 있다.

① 니켈(Ni)

니켈은 은백색으로 크롬과 합금화하여 연성이 있는 니켈-크롬 합금을 만든다. 니켈은 세포독성과 알러지성으로 인해 북유럽에서는 니켈-크롬 합금의 사용이 금지되어 있으나, 크롬과 합금화함으로써 이와 같은 성질은 거의 나타나지 않은 것으로 알려져 있다.

② 코발트(Co)

코발트는 회백색의 광택을 내는 금속으로 치과용 코발트-크롬 합금의 기본 원소이다. 코발트의 함량이 증가함에 따라 경화되어 연성이 감소하고 취성이 증가한다.

③ 크롬(Cr)

크롬은 은백색의 광택을 내는 금속으로 생체용 비귀금속 합금에서 가장 필요한 금속이다. 그 이유는 이 금속은 치밀한 산화피막을 형성하는 부동태화에 의해 구강 및 생체 내에서 안정성을 나타내기 때문이다.

④ 인디움(In)

인디움은 알미늄(Al)족에 속하는 금속이다. 낮은 융점을 가지며, 연성이 좋고, 회백색을 나타내는 금속이고 공기 중과 수중에서 변색되지 않는다. 금합금에서 아연 대신으로 소량 사용된다.

⑤ 주석(Sn)

공업용으로나 치과에서 주석은 매우 유용한 용도를 보인다. 주석은 광택이 나고 흰색의 금속으로 대기 중에서는 변색하지 않는다. 낮은 융점을 나타내고, 연

표 16.3 치과주조용 합금에 사용하는 원소의 성질

Element	Atomic No.	Atomic Mass	Density (g/cc)	Melting Temp.℃	Comments
Noble					
Ruthenium(Ru)	44	101.07	12.48	2310.0	Grain refiner, hard
Rhodium(Rh)	45	102.91	12.41	1966.0	Grain refiner, soft, ductile
Palladium(Rd)	46	106.42	12.02	1554.0	Hard, malleable, ductile
Osmium(Os)	76	190.20	22.61	3045.0	Not used in dentistry
Iridium(Ir)	77	192.22	22.65	2410.0	Grain refiner, very hard
Platinum(Pt)	78	195.08	21.45	1772.0	Tough, ductile, malleable
Gold(Au)	79	196.97	19.32	1064.4	Ductile, malleable, soft
Base					
Nickel(Ni)	28	58.69	8.91	1453.0	Hard
Copper(Cu)	29	63.55	8.92	1083.4	Malleable, ductile
Zinc(Zn)	30	65.39	7.14	419.6	soft, brittle, oxidizes
Gallium(Ga)	31	69.72	5.91	29.8	Low-melting
Silver(Ag)	47	107.87	10.49	961.9	Soft, malleable, ductile
Tin(Sn)	50	118.71	7.29	232.0	Soft
Indium(In)	49	114.82	7.31	156.6	Soft

(Adapted from John M Powers et al.: Craig's Restorative Dental Materials, 13th ed., 2013, Elsevier)

성이 풍부한 금속이다. 금합금에서 5% 이하가 포함되어 있다. 백금, 팔라듐과 반응하여 경화현상을 나타내고, 취성이 증가된다.

⑥ 아연(Zn)

단독으로는 치과용으로 사용되지 않으나 치과용 금합금에 있어서 매우 중요한 성분이다. 백색이며 습윤한 상태에서 변색하는 경향이 있다. 공기 중에서 가열하였을 때 쉽게 산화하여 흰 산화물을 만든다. 연성이 좋으나 취성이 있고 강도는 약하다. 아연 첨가량이 증가할수록 아연은 금이나 백금과 반응하여 합금의 경도를 증가시킨다. 금합금에서는 1% 정도 첨가되어 용융, 주조 중에 탈산제 역할을 한다.

⑦ 동(Cu)

동은 붉은색을 나타내고, 전성, 연성이 좋고 열과 전기의 양도체이다. 치과용 금합금에서 강도와 경도를 증가시키는 중요한 성분이다. 금합금에서 약 12% 정도 함유되어 있고, 합금의 열처리성에 현저한 효과가 있다.

(2) 치과주조용 합금

1) 치과주조용 귀금속 합금

치과용 금합금은 인레이, 온레이, 전부주조관, 가공의치, 클래스프 등에 사용된다. 치과에서 보철 및 수복재로 사용하는 금속에 관한 표준은 ISO 22674: 2006 Dentistry - Metallic materials for fixed and removable restorations and appliances로 모든 금속을 포함하고 있다. 이 표준에서는 치과용 금속을 항복강도, 연신율과 같은 기계적 특성에 따라 0~5형까지 6가지 형으로 분류하고 있다(표 16.4). 0형은 작은 크기의 인레이와 같이 응력을 아주 적게 받는 부분에 사용하고 연신율이 높기 때문에 쉽게 조정이 가능하다. 1형 역시 인레이에 사용할 수 있는 금속으로 일반적인 인레이나 단일 치아의 비니어 크라운 제작에 사용한다. 2형은 인레이, 온레이, 크라운과 같은 중간 정도의 응력을 받는 보철물 제작에 사용한다. 3형은 브리지와 같이 높은 응력을 많이 받는 고정성 보철물 제작에 사용한다. 4형은 의치의 새들, 바, 클래스프, 긴 브리지와 같이 매우 높은 응력을 받는 보철물 제작에 사용한다. 5형은 고강성을 가지면서 응력을 많이 받는 의치의 클래스프와 같이 얇은 단면을 갖는 보철 구조물 제작에 사용한다.[4)]

표 16.4 치과용 금속의 유형별 기계적 특성 요구사항

Table 1 – Mechanical properties			
Type	Proof strength of 0.2% non-proportional extension $R_{P0.2}$ MPa minimum	Elongation after fracture % minimum	Young's modulus GPa minimum
0	–	–	–
1	80	18	–
2	180	10	–
3	270	5	–
4	360	2	–
5	500	2	150

(Adapted from ISO 22674: 2006, Dentistry – Metallic materials for fixed and removable restorations and appliances)

2) 치과주조용 비귀금속 합금

치과주조용 비귀금속 합금은 가철성 부분의치 구조물(removal partial denture framework), 금속-세라믹 수복물(metal-ceramic restoration), 크라운과 브리지(crown & bridge) 등으로 사용되고 있다. 치과주조용 비귀금속 합금에는 니켈-크롬 합금, 코발트-크롬 합금이 주로 사용되고 있고, 이는 크롬의 부동태화에 의한 부동태 피막 형성과 이에 따른 우수한 내식성 그리고 훌륭한 기계적 성질 때문이다. 니켈-크롬 합금은 종래의 제3형 금합금의 대용으로 개발되어 금속-세라믹 수복물의 금속으로 많이 사용되고, 코발트-크롬 합금은 종래의 제4형 금합금을 대체하기 위하여 개발되어 가철성 부분의치의 제작에 사용한다. 지금은 ISO 22674로 통합되었지만 과거 ISO 16744[5]에는 치과용 비귀금속 주조용 합금에 관하여 규정하고 있는데 크롬이 20% 이상, 크롬, 코발트, 니켈의 총량이 85% 이상으로 되어 있다. 기계적 성질은 연신율 1.5%, 항복강도 500 MPa, 탄성계수 170 GPa 이상을 요구하고 있다. 표 16.5에서는 치과용 비귀금속 합금의 조성을 나타내고 있다.

과거에는 비귀금속 합금의 주조성과 가공성을 높이기 위하여 Be을 미량 함유한 제품들이 많이 있었으나, 현재는 Be의 위해성 때문에 더 이상 치과용 합금에는 사용하지 않는다.

① 코발트-크롬 합금

코발트-크롬 합금은 내식성이나 기계적 성질이 뛰어나고, 생체와의 적합성이 우수하여, 치과용으로는 의치상, 바, 클래스프 등으로 이용된다. 그러나 융점이 높고, 주조수축이 크며, 성형 후로 연마에도 약간의 난점이 있다. 그 종류에는 니켈을 포함하지 않는 경질(hard type)과 니켈을 포함하는 연질(soft type)로 구분된다. 코발트-크롬 합금은 구강 내에서 귀금속계 합금에 필적하는 내식성을 나타내는데, 이는 합금 내에 포함하고 있는 크롬에 의해 합금표면이 부동태화되어 안정화되었기 때문이다. 따라서 크롬의 함유량은 생체 내에서의 합금의 안정화를 위해서는 중요하고, 적어도 13% 이상의 크롬의 함유가 필요로 하다. 단 크롬의 함유량이 많게 되면 고온에서의 산화가 심하게 되어 주조성이 나쁘게 된다.

표 16.5 치과에서 사용하는 주요 비귀금속 합금의 조성(wt%)

Elements	Vitallium *	Ticonium	Ni-Cr Alloy with Be†	Ni-Cr Alloy without Be†	Co-Cr alloy†	Co-Cr with some noble metals‡
Cr	30	17	13	22	26	20
Co	Balance	—	—	—	Balance	Balance
Ni	—	Balance	Balance	Balance	—	—
Mo	5	5	5.5	9	6	4
W	—	—	—	—	5	—
Nb	—	—	—	3.5	—	—
Al	—	5	2.5	0.25	—	2
Fe	1	0.5	—	1.75	0.5	—
C	0.5	0.1	〈0.1	〈0.1	〈0.1	〈0.1
Be	—	1.0	1.9	—	—	—
Si	0.6	0.5	—	0.6	1	—
Mn	0.5	5	—	0.3	—	4
Au	—	—	—	—	—	2
Ga	—	—	—	—	—	6
Rare earth	—	—	—	—	0.5	〈0.25

*Data from Asgar K: An overall study of partial dentures, USPHS Research Grant DE-02017, NIG; and Baran G: The metallurgy of Ni-Cr alloys for fixed prosthodontics, J Prosthet Dent 50:539, 1983[6].

†Typical alloy compositions for ceramic-metal restorations with conventional porcelains.

‡Alloy suitable for high-expansion porcelain.

기계적 성질은 금합금에 필적하고, 화학적 혹은 생물학적 관점에서도 양호한 성질을 나타낸다. 따라서 구강 내에 있어서도 안정하며 치은 조직과도 양호한 반응을 나타낸다. 또한 융점이 높고, 주조 수축율이 크며 기계적 성질은 주조 조건에 의해 크게 영향을 받는다. 일반적으로 탄화에 의해 합금은 연성이 감소하여 취성을 띠게 된다. 이외의 합금의 취성화의 원인 중 하나로써 산화를 생각할 수 있다. 따라서 불활성 가스나 진공분위기 중에서 용해하여 합금의 산화를 방지하면 합금의 기계적 성질은 더욱 개선된다.

② 니켈-크롬 합금

코발트-크롬 합금에 비해 연성이 좋고 유연한 것이 특징이다. 치과용 재료로서는 선재로서 bar, clasp, 교정용 wire로 사용되며, 판재로서 압인상, 유치의 temporary crown으로 사용되고, 주조용으로서 계속가공의치용으로 널리 이용된다. 니켈-크롬 합금은 코발트-크롬 합금에 비하여 인장강도가 적고 연신율이 큰지만, 고융점, 주조성, 주조수축율 등 몇 가지 문제점을 안고 있다. 즉, 고융점과 큰 주조수축 때문에 내열성이 우수한 매몰재를 필요로 하고, 적합성은 금합금에 약간 떨어지지만 임상적으로는 금관가공의치용으로 이용된다. 또, 코발트-크롬 합금과 같이 주조 조건에 의한 기계적 성질의 변화가 크기 때문에 주조에는 충분한 주의를 할 필요가 있다.

(3) 치과 가공용 합금

치과영역에서는 보존용 기구, 교정용 선재 및 브라켓, 기형성크라운(preformed crown), 임플란트 등으로 가공용 합금이 사용되고 있다.

1) 가공용 스테인리스강

스테인리스강이란 철에 13 ~ 30%의 크롬을 첨가한 강을 말한다. 치과영역에서 스테인리스강은 교정용 선재, 브라켓, 교정용 밴드, 임시용 공간 유지장치(space maintainer), 기형성크라운(prefabricated crown), 근관치료기구 등으로 사용되고, 18-8 스테인리스강으로 부르는 오스테나이트계가 주로 사용된다.

2) 가공용 니켈-크롬 합금

가공용 니켈-크롬 합금은 선, 판의 형태로 만들어져 있고 조성은 니켈이 80 ~ 90%, 크롬이 5 ~ 12%로 선재와 판상에서 크롬의 함량이 다르다. 금관, 바, 클래스프, 교정용 선재로 사용된다.

3) 가공용 코발트-크롬 합금

코발트-크롬 합금은 내식성이 뛰어나고 기계적 성질도 우수하지만, 가공도가 좋지 않기 때문에 가공성을 좋게 하기 위하여 니켈을 첨가하여 일반적으로 코발트-크롬-니켈 합금으로 불리고 있다. 치과영역에서는 교정용 선재의 Elgiloy®로 잘 알려져 있는 재료가 있다.

4) 가공용 니켈-타이타늄 합금

니켈-타이타늄 합금은 Nitinol로 더 잘 알려진 합금으로 니켈과 타이타늄이 각 1 : 1로 혼합된 합금이다. 초탄성과 형상기억효과로 치과, 의료 분야뿐만 아니라 공업, 레이저 분야도 다양하게 사용되고 있는데, 치과 교정에서는 높은 springback ability로 주로 초탄성을 이용한다. 이 성질을 이용하면 치열교정 과정에서 선재 교체를 자주하지 않아도 되고, 약한 교정력을 지속적으로 가해줄 수 있다. 또 초탄성의 성질로 인해 급격하게 굽어져 있는 치근관을 따라 움직일 수 있기 때문에 전동근관치료 기구로 사용되고 있다.

5) 타이타늄 및 타이타늄 합금

Ti의 큰 특징은 비중이 적어 순금의 약 1/4 정도이고, 백금에 필적할만한 뛰어난 내식성을 갖고 있으며, 고온 강도가 뛰어난 합금이다. 그 뛰어난 내식성과 생체적합성 때문에 생체재료로 널리 사용된다. 치과용 임플란트용으로는 상업적으로 순수한 타이타늄(cp-Ti)의 3형과 4형, 그리고 응력이 많이 가해지는 부분에는 Ti-6Al-4V 합금이 주로 사용되고 있다.

치과교정 치료에 사용하는 선재의 재료로 β-Ti 합금을 사용하는데, 이것은 Mo를 첨가하여 상온에서도 β상을 유지하도록 한 합금이다.

16.2.2 치과용 세라믹재료[1)]

치과용 세라믹은 금속-세라믹(metal-ceramic) 수복물, 인공치, 비니어, 인레이, 올-세라믹(all-ceramic) 수복물 등으로 사용되고 있다. 조성에 따른 분류로는 순수 알루미나, 지르코니아, 실리카 글라스, 백류석계 글라스세라믹, 산화 리튬계 글라스세라믹 등이 있고, 제조방법에 따른 분류로는 소결, 주조, 기계가공이 있다. 소결온도에 따른 분류로는 저온용융, 중간용융, 고온용융으로 나눌 수 있다.

(1) 금속-세라믹 수복용 세라믹재료

1) 조성

금속-세라믹 수복용 치과용 도재의 주성분은 장석(feldspar), 석영(quartz), 점토(kaolin)가 주성분으로 각각 75 ~ 85%, 12 ~ 22%, 3 ~ 5% 정도 포함되어 있고, 여기에 금속산화물 착색제, 글라스 조절제가 포함되어 있다. 특히 치과용 도재에서 사용되는 장석은 화학적으로 $K_2O \cdot Al_2O_3 \cdot 6SiO_2$의 조성을 가지는데, 칼리장석으로 불리는 이 장석은 가열하면 약 1150℃에서 결정상의 백류석(leucite, $KAlSi_2O_6$ 혹은 $K_2O \cdot Al_2O_3 \cdot 4SiO_2$)과 유리상(glass phase)을 형성한다. 이 백류석은 높은 열팽창계수(20×10^{-6}/℃)를 나타내기 때문에 도재의 열팽창 계수를 조절하는 데 사용되고, 또 기질 금속과의 열팽창 계수의 차에 의한 압축응력의 작용으로 세라믹의 강도에 기여한다.

금속산화물 착색제는 자연치아와 비슷한 색조를 얻기 위하여 사용하는 재료로, 금속산화물을 미세한 글라스와 장석과 함께 용융시킨 후 프릿화하여 사용한다. 철과 니켈의 산화물은 갈색, 구리 산화물은 녹색, 티탄 산화물은 황갈색, 망간 산화물은 라벤더색, 코발트 산화물은 청색을 나타낸다.

2) 소성 온도

금속-세라믹 수복물용 도재는 그 용도에 따라 고온용융(1,300℃), 중간용융(1,100 ~ 1,300℃), 저온용융(850 ~ 1,100℃), 초저온용융(850℃ 이하)으로 나누어진다. 지온용융과 초저온용융 도재는 주로 금관가공의치의 제작에 사용되고, 중간용융과 고온용융은 의치용 이공치아를 만드는 데 사용된다. 일부 초저온용 도재는 타이타늄이나 타이타늄 합금에 사용되는데 이는 이 도재의 낮은 열팽창계수가 금속의 열팽창계수와 잘 맞고, 낮은 소성온도는 티탄 표면에서의 금속 산화물의 형성을 억제할 수 있기 때문이다.

(2) 올-세라믹 수복물용 세라믹 재료

올-세라믹(all-ceramic) 수복물은 금속을 사용하지 않기 때문에 자연치와 같이 반투명성을 가지고 있어서 심미성이 뛰어나고 금속으로 인한 알러지 등의 문제가 생기지 않는다. 세라믹만을 사용하기 때문에 여러 가지 방법으로 강화된 세라믹을 사용한다. 올-세라믹 수복재 가공법에는 소결법, 가압주조법 그리고 절삭가공법이 있다. 최근에는 CAD-CAM 기술이 발달하여 절삭가공법이 각광을 받고 있다.

1) 소결용 세라믹 재료

소결용 올-세라믹 재료로는 알루미나계 세라믹(alumina core ceramic)과 백류석 강화 세라믹이 사용된다. 알루미나 코아 세라믹은 알루미나의 결정상을 분산시켜 강화한 재료이며, 백류석 강화 장석도재는 금속-세라믹 수복용에서 사용하는 장석 도재보다 더 많은 양의 백류석을 함유하기 때문에 높은 굴곡강도와 압축강도를 나타낸다. 요즈음에는 세라믹 절삭가공 기술이 보편화되어 시장에서 사라졌다.

2) 주조용 글라스 세라믹재료

글라스 세라믹(결정화 유리)이란 유리상태에서 열처리를 통하여 부분적으로 결정화가 이루어진 세라믹재료를 말한다. 치과용 합금의 주조와 같이 왁스 소환법에 의해 수복물을 만드는 글라스이다. 글라스로 만들어진 주조 수복물을 열처리[결정핵 생성과 결정성장, 세라밍(ceramming)]에 의하여 글라스 기질 내에 미세한 판상의 결정을 형성시킨다. 세라밍 과정을 통해 강도와 인성, 마모저항성, 열충격 저항성 등을 증가시키지만, 상대적으로 낮은 기계적 성질에 의해 구치부에서는 높은 파절율을 보여 점차 시장에서 사라지고 있다.

3) 열 가압식용 글라스 세라믹재료

열 가압식(heat-pressing) 글라스 세라믹은 미리 결정화 처리를 한 실린더형의 글라스 세라믹을 고온에서 가압하여 주형 내로 주입하는 방법이다(그림 16.2). 일명 주입 성형(injection molding)이라고도 한다. 이 방법으로 올-세라믹 관, 인레이, 온레이, 비니어, 최근에는 고정성 국소의치를 제작하기도 한다. 여기에 사용되는 재료들은 특수한 열 가압 장치를 필요로 하므로 Empress I, Optec, Empress 2와 같은 특수 시스템과 같이 시판되고 있다. 각 시스템에서 사용되는 실린더형의 글라스 세라믹 재료로는 백류석계 세라믹(leucite- based ceramic), 리튬이규산염계 세라믹(lithium-disilicate based ceramic)이 사용되고 있다. 이들 재료의 기계적 성질은 백류석계가 120 ~ 180 MPa, 리튬이규산염계가 약 400 MPa의 굴곡강도를 나타내고, 파괴인성은 루사이트계가 1.5 MPa·$m^{\frac{1}{2}}$, 리튬이규산염계가 3 MPa·$m^{\frac{1}{2}}$을 나타낸다. Empress 1과 Optec 시스템에서는 백류석계 세라믹이 사용되는데, 실린더형의 세라믹을 고온(1150 ~ 1180℃)에서 주입 성형하여 세라믹 수복물의 형태를 만들며, 이것을 다시 착색과 축성에 의하여 최종 수복물을 완성한다. 열 가압 세라믹의 최종 미세구조는 1 ~ 5 μm의 백류석 결정이 유리질 안에 분산된 양상을 보이고 있다. Empress 2 시스템에서는 결정상으로 리튬이규산염(lithium disilicate, $Li_2O \cdot 2SiO_2$)을 사용하고, 백류석계 세라믹과의 경우와 동일한 장치를 사용하지만 더 낮은 온도(900℃ 정도)에서 가압 성형된다. 최종 미세구조는 유리질에 분산된 약 60 vol%의 리튬이규산염 결정(길이 0.5 ~ 5 μm)으로 이루어져 있다.

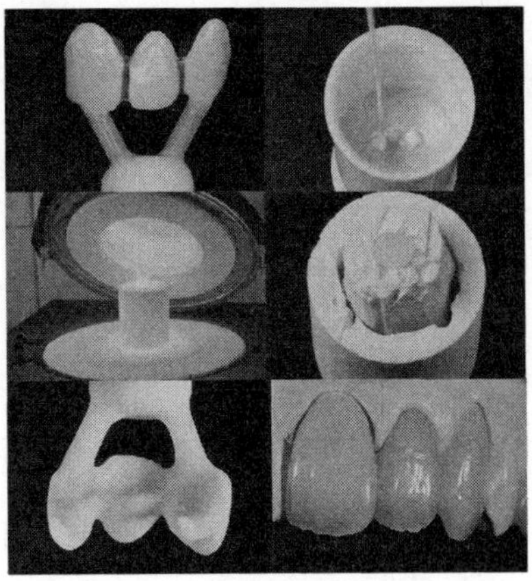

그림 16.2 가압성형 세라믹스의 제작과정
(한국치과재료학교수협의회. 치과재료학 7판, 2015년, 군자출판사).

4) 슬립 주조용 세라믹재료

일명 글라스 용융침투 코어 세라믹(glass-infiltrated core ceramics)이라고도 하는데 세라믹 분말의 현탁액(slip)을 내화 모형 위에 발라서 응축시키기 때문에 슬립 주조(slip-casting)라고 한다. 소결하면 알루미나 분말의 다공성 부분 소결체를 만들게 되는데, 고온(약 1,100℃)에서 란타니아(La_2O_3) 함유의 글라스를 다공성 사이로 용융 침투시켜 강도와 파괴인성이 증가된 수복물을 얻을 수 있다. In-Ceram 시스템이라고 하는데 In-Ceram® spinel은 주된 결정상으로 스피넬($MgO \cdot Al_2O_3$)과 미량의 알루미나를 포함하고 있다. In-Ceram® zirconia의 경우 600 MPa에 가까운 굴곡강도를 가진다. 슬립-주조에 의해서 만들어진 수복물은 강도가 높은 장점이 있지만, 스피넬을 제외하고는 불투명성을 나타내는 것과 제작시간이 긴 것을 단점으로 들 수 있다. 이 시스템 역시 세라믹 절삭가공 기술이 보편화되어 시장에서 사라지고 있다.

5) 기계가공용 세라믹재료

기계가공(CAD/CAM, Computer Assisted Design/Computer Assisted Machining)에 의해 인레이, 온레이, 비니어, 올-세라믹 치관 등을 만드는 데 사용되는 세라믹재료로 초기에는 장석계 포세린과 글라스 세라믹이 사용되었으나 현재는 부분안정화 지르코니아(partially stabilized zirconia, PSZ)를 대부분 사용하고 있다. 이것은 3%의 이트리아(Yttria)를 첨가하여 상온에서도 고온상인 tetragonal 상을 유지하고 있다가 외력을 받으면 monoclinic 상으로 변하면서 부피 팽창에 의한 압축을 유도하여 균열의 성장을 억제하는 상변태 강화 기전을 갖고 있다. 완전 소결된 경우는 너무 강해 기계 가공에 장시간이 필요하고 절삭 기구 날의 수명이 짧아 현재로는 850℃ 부근에서 부분 소결된 지르코니아 블록을 가공하고 최종 소결을 1350℃ 정도에서 행하는 방식을 택하고 있다. 최종 소결 시에는 약 20% 정도의 수축이 일어나므로 가공 시 확대 가공하여야 한다. 시스템에 따라서는 백류석 강화 세라믹도 사용하고 있다.

16.2.3 치과용 고분자재료

치과에서 사용하는 고분자재료는 손상된 치아를 수복하는 수복재와 접착제, 의치 제작에 사용하는 의치상용 재료, 그리고 환자의 구강 내 상태를 외부로 옮기는 데 사용하는 인상재 등이다.

(1) 치아수복재

주로 전치부의 수복에 사용하는 심미수복재로 고분자재료를 이용하는데, 엄밀히 말하면 복합재료를 사용하고 있고, 이를 치과용 복합레진이라고 한다. 현재는 재료의 물성이 개선되어 구치부에서도 사용되고 있다(그림 16.3). 치과용 복합재료는 세 가지 성분으로 구성되는데, 기질(matrix)은 고분자재료를, 필러(filler)는

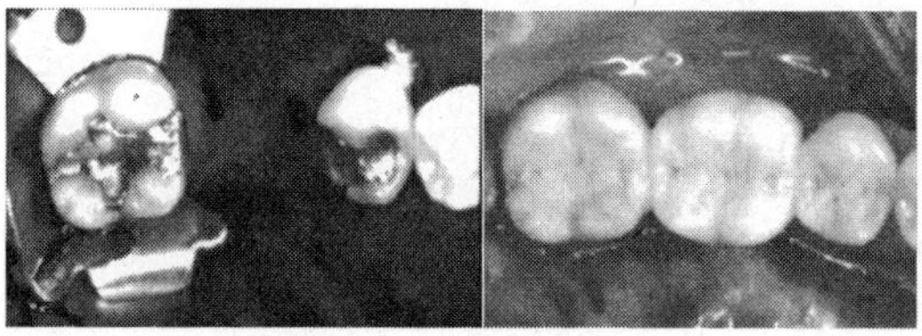

그림 16.3 아말감 수복된 치아를 치과용 복합레진을 이용해 재수복한 사진

표 16.6 치과용 복합레진의 구성 성분

상	성 분		
기질	기본 레진		Bis-GMA[1)], TEGDMA[2)], UDMA[3)]
	중합시스템	광중합	Camphorquinone, DMAEMA
		화학중합	Benzoyl peroxide, tertiary amine
필러			silica/barium glass powder, organic powder
중개제			γ-methacryloxypropyltrimethoxy silane

1) 2,2-bis-[-4(2-hydroxy-3 methacryloxy-propyloxy)-phenyl-]-propane
2) triethyleneglycol dimethacrylate
3) urethane dimethacrylate

실리카 유리 분말을 사용하며, 기질과 필러를 연결하는 중개제(coupling agent)로는 실란(silane) 화합물을 사용한다. 제품은 단량체로서 연고상을 가지고 있는데, 구강 내에서 중합반응에 의해 고분자화(polymerization) 반응이 일어나서 고체가 된다. 따라서 기질상은 기본 레진(base resin)과 중합반응을 일으킬 수 있도록 자유기(free radical)를 생성할 수 있는 radical system으로 구성된다(표 16.6).

1) 기본 레진기질

복합재료의 기질이 되는 레진 소재는 Bis-GMA라는 강도가 우수한 레진을 기본으로 사용하고 있다. 그러나 Bis-GMA는 점도가 높아서 무기필러를 첨가하기가 어렵기 때문에, 점도를 낮추기 위하여 희석제로 TEGDMA, UDMA와 같은 레진을 추가하여 사용하고 있다.

2) 중합시스템

치아수복용 복합레진 내에는 중합을 일으키는 시스템이 포함되어야 하는데, 크게 화학(자가)중합형과 광중합형으로 구분할 수 있다.

① 화학중합형

두 개의 구성품으로 되어 있으며, 한쪽에는 benzoyl peroxide 개시재가 들어 있고, 다른 한쪽에는 N,N-dimethyl-p-toluidine과 같은 tertiary amine 활성제가 들어 있어서, 치과에서 두 구성물을 혼합하면 시간 경과에 따라 중합반응에 의해 경화되도록 한 제품이다. 작업 시간을 치과의사가 인위적으로 조절할 수 없기 때문에 사용이 불편하여 최근에는 잘 사용되지 않는다.

② 광중합형

하나의 연고 시스템으로 구성되어 있으며, 430 nm 파장대의 가시광선(푸른빛)에 의해 자유기를 형성하는 camphorquinone 광개시재와 DMAEMA 광증감제가 포함되어 있고, 빛을 차단하는 검은색 용기에 담겨서 공급된다. 치과의사가 치아의 결손부에 재료를 채우고 완전한 형태로 성형하기까지 충분한 시간을 얻을 수 있으므로 사용이 편리하고, 광에너지 조사에 의해 빠른 시간 내에 중합에 의한 경화반응이 완료되므로 요즈음 치과에서 사용하는 대부분의 복합레진은 이 유형에 속한다.

3) 충진재(filler)

복합레진의 발전은 무기필러의 변천사에 좌우되었다. 초기에는 마이크로 입자(5 ~ 30 μm)의 필러가 사용되다가 1970년대 중반부터 표면의 활택성을 개선하기 위하여 나노 입자(50 ~ 100 nm)의 pyrogenic silica 필러를 사용하기 시작하였다.

현재는 하이브리드(hybrid) 형태의 필러로서, 마이크로 단위의 입자와 나노 단위의 입자를 함께 사용하는 것이다. 이렇게 함으로써 더 많은 양의 무기필러를 사용할 수 있게 되어 강도를 높이고 중합수축을 줄이는 반면, 열팽창계수는 치아와 유사하게 만들 수 있게 되었다. 현재 사용하고 있는 복합레진에서 필러의 함량은 80 wt% 이상이다.

(2) 시멘트/상아질 접착제 시스템

치과 치료과정에서 접착현상은 매우 중요한 부분이다. 외부에서 제작한 수복물이나 보철물을 치아에 고정할 때에도 접착제를 사용하고, 치아수복용 복합레진을 치아에 적용할 때에도 상아질과 확고한 결합을 얻기 위하여 접착제를 사용한다. 전자의 경우에 사용하는 재료를 치과계에서는 시멘트(cement)라고 하고, 후자의 경우에 사용하는 재료를 상아질 접착 시스템(dentin bonding system)이라고 한다.

1) 시멘트

치과에서 사용하는 시멘트는 크게 무기 시멘트와 유기 시멘트가 있다. 유기 시멘트는 레진 시멘트라고도 하는데, 심미수복물을 치아에 접착할 때 사용하는 심미 레진 시멘트와 금속이나 치아에 대한 접착력을 강화시킨 접착성 레진 시멘트로 구분할 수 있다(표 16.7).

① 심미 레진 시멘트

심미 수복물을 치아에 접착할 때 사용하는 심미 레진 시멘트는 치아수복용 복합레진과 같지만 흐름성을 개선하기 위하여 필러의 함량이 상대적으로 적다. 화

표 16.7 치과용 시멘트

시멘트 종류		경화기전
무기 시멘트	인산아연 시멘트	산-염기 반응
	실리케이트 시멘트	산-염기 반응
	폴리카복실레이트 시멘트	산-염기 반응
	글라스 아이오노머 시멘트	산-염기 반응
유·무기 복합 시멘트	하이브리드 아이오노머 시멘트	산-염기 반응/중합반응
유기 시멘트	심미 레진 시멘트	중합반응
	접착성 레진 시멘트	중합반응

학중합형과 광중합형, 그리고 두 가지 중합시스템을 동시에 갖춘 이원중합형(dual cure)이 있다. 이원중합형은 외부의 광에너지에 의해 즉각적인 중합이 일어나지만, 빛이 없어도 화학중합이 일어나므로 수복물이 두꺼워서 광에너지의 투과가 의심되는 경우 사용한다.

② 접착성 레진 시멘트

금속 수복물을 접착하는 데 사용하는 접착력이 우수한 레진 시멘트로서 methacryloxyethylphenyl phosphate 또는 4-methacryloxyethyl-trimellitic anhydride (4-META)를 주성분으로 한다. 주로 비귀금속 합금으로 제작한 수복물의 접착에 사용하는데, 금속의 접착면을 전기화학적으로 부식시켜 미세요철부를 형성한 후 접착성 레진 시멘트를 이용하여 치아에 접착한다.

2) 상아질 접착 시스템

치아, 특히 상아질에 대한 결합력을 높이기 위하여 상아질 접착 시스템을 사용한다. 상아질은 콜라젠 섬유와 같은 유기물과 수산화인회석과 같은 무기물로 구성되며, 항상 수분이 공존하고 있어서 일반 혐수성 레진으로는 우수한 접착을 얻기 어렵다. 1980년대 중반 이후부터 임상에서 사용하기 시작한 방법은 상아질 표면에 쌓인 찌꺼기를 산으로 제거하는 과정(etching)과 상아질을 전처리하는 과정(priming) 및 전처리한 상아질에 레진 접착제를 적용하는 과정(bonding)의 3단계로 구성된 시스템이다. Etching에는 인산이나 구연산과 같은 산성 물질을 이용하고, priming에는 습윤한 상아세관에 침투가 용이한 HEMA와 같은 친수성 레진을 사용하며, bonding에는 수복용 레진의 기질과 같은 성분으로 흐름성이 우수한 레진 모노머를 이용한다. 이후에는 이 복잡한 과정을 간략히 하기 위해서 단계를 줄이려는 시도로, 2단계 시스템, 2000년대에는 세 단계를 모두 하나로 통합한 시스템이 출현하기도 했으나, 현재는 산성 모노머를 이용하여 별도의 산부식처리를 하지 않고 있다.

(3) 의치상용 레진

전체 치아를 상실하였거나 일부 치아를 상실한 경우, 환자 스스로 입 안에 장착했다가 빼낼 수 있는 소위 가철성 의치를 통하여 기능을 회복할 수 있다. 이때 사용하는 가철성 의치는 인공치아(artificial teeth) 부분과 인공치아를 받쳐주면서 구강 내 조직에 맞게 성형한 의치상(denture base)으로 구성된다(그림 16.4, A). 의치상은 일반적으로 레진으로 제작하는데, 이때 사용하는 치과용 레진을 의치상용 레진이라고 한다.

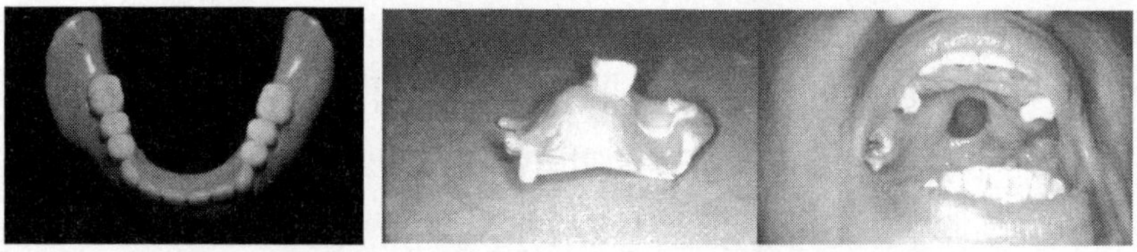
(A) (B)

그림 16.4 의치와 악안면 성형용 보철물: (A) 하악 의치, (B) 선천성 구개열 환자와 이를 위한 악안면 성형용 보철물.

의치상용 레진은 중합과정에의 라디칼 형성 기전에 따라 열중합형과 화학중합형으로 대별할 수 있다. 열중합형은 중합 이후에 의치 내에 잔존할 수 있는 잔류 모노머가 적고 작업시간도 비교적 여유가 있어서 현재 가장 많이 사용하고 있으며, 화학중합형은 부서진 의치를 수선하거나 잘 맞지 않는 의치를 보완할 목적으로 많이 사용한다.

의치상용 레진은 보통 고분자 분말과 모노머 액으로 공급된다. 열중합형의 경우 분말은 polymethyl methacrylate 분말과 개시재인 benzoyl peroxide이고, 액은 methyl methacrylate 모노머이다. 화학중합형의 경우에는 분말은 열중합형과 같지만 액에는 methyl methacrylate 모노머와 amine계 활성제가 들어 있다.

(4) 악안면 성형용 재료

교통사고나 종양 제거 또는 선천성 기형으로 인하여 악안면 영역에 발생한 결손부를 심미적, 기능적으로 회복하기 위한 악안면 성형용 보철물(그림 16.4, B)을 제작하는 데 사용하는 재료를 악안면 성형용 재료라고 한다. 악안면 성형용 보철물을 제작하는 과정은 의치상을 제작하는 과정과 유사하며, 소재 역시 의치상용 레진과 유사한 polymethyl methacrylate를 사용하거나 라텍스, RTV(Room Temperature Vulcanized) rubber, polyurethane 등을 사용한다. 임플란트 시술이 발전하면서 최근에는 임플란트를 식립하고 이에 부착장치를 연결하여 의치나 악안면보철물을 유지하는 시술이 점차 보편화되고 있다.

(5) 치과용 인상재

치과 보철물을 구강 내에서 직접 제작할 수 없으므로 대부분 기공실에서 제작하게 되는데, 이때 필요한 것이 구강의 모형이다. 모형을 제작하기 위해 구강 내 상태를 외부로 옮기는 과정에서 음형 인기(negative replica)를 만드는데, 이 음형 인기를 만드는 데 사용하는 재료를 인상재(impression materials)라고 한다(그림 16.5). 인상재는 가소성(plastic) 상태로 구강 내에 들어가서 영구(permanent)

상태로 경화된 후 구강으로부터 꺼내며, 이러한 과정으로 구강 상태에 맞게 만들어진 음형을 얻을 수 있다. 이 음형에 석고와 같은 모형재를 부어서 모형을 제작하게 된다. 여러 가지 재료를 치과용 인상재로 사용하고 있으나 고분자재료로서 알지네이트(alginate), 폴리비닐 실록산(polyvinyl siloxane) 등이 가장 보편적으로 사용되고 있으며, 이들 재료는 경화된 후에도 탄력성을 갖고 있어서 위가 넓고 아래가 좁은 치아도 인상을 채득할 수 있다.

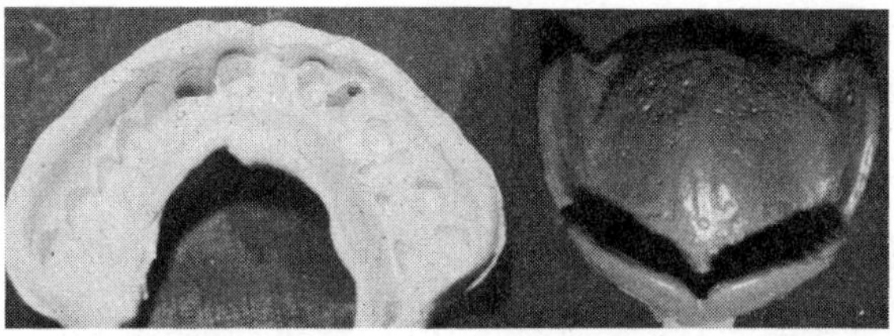

그림 16.5 인상체의 사진; 좌; 치아가 있는 구강의 인상, 우; 무치악 상태의 인상.

1) 알지네이트

바닷말에서 추출한 알긴산염(sodium alginate)과 칼슘화합물(calcium sulfate)을 주성분으로 하는 분말을 물과 혼합하여 반죽상을 만들어 구강 내에 넣으면, 경화반응이 일어난다. 비교적 저렴하고 사용이 간편하여 치과에서 일반 모형을 제작할 목적으로 가장 많이 사용한다.

2) 폴리비닐 실록산

비닐 말단기를 갖는 실록산 분자들이 비닐기의 중합반응에 의해 고분자가 되면서 경화한다. 현재 치과에서 사용하는 인상재 중에서 가장 정밀하고 크기 안정성이 우수하여 실제 작업용 모형을 만들기 위한 인상재로 가장 많이 사용한다.

16.3 치과용 임플란트 시스템

임플란트(implant)라는 용어는 환자의 골(bone)에 인공매식물을 식립하여 상부에 치과보철물을 제작해 결손된 치아 및 치아주위 조직을 수복하는 술식을 말한다. 이러한 임플란트 치료는 주위 자연치를 손상하지 않고 결과가 좋은 치과보철물을 제작할 수 있으므로 치과 의료 분야의 새로운 시대를 열고 있다.

16.3.1 역사

치과 임플란트의 역사는 고대 이집트 혹은 고대 남미의 마야 문명시대로 거슬러 올라가지만, 실제 명확히 문헌상으로 나타난 것은 1809년 Maggiolo가 금 임플란트를 제작하여 신선한 발치와에 식립한 때부터이다. 그 후 1845년 Roger가 pivot tooth 제작에 자연치근을 이용하였으며, 1886년 Edmunds, 1887년 Hauis, 1895년 Bonvell, 1898년 Payne, 1905년 Scholl, 1913년 Greenfield 등이 은, 납 등을 입히거나 금, 도재 등을 이용한 임플란트를 제작하였지만 큰 성공을 거두지 못하고 사라져 갔다. 이후, 현대 임플란트가 다시 태동을 시작한 것은 Vitallium®으로 알려진 Co-Cr-Mo 합금을 개발하고 난 이후부터이다. 1937년 Strock이 Vitallium® 나사 implant를 시술하였으며 그 결과는 성공적이었다고 보고되고 있다. 현대 치과 임플란트학의 아버지라 불리는 Formiggini는 1947년 tantalum(Ta)을 이용한 spiral implant를 개발하였고 Chercheve는 Formiggini implant의 목부위를 길게 하여 치조정 부위 골 소실을 감소시키려고 노력하였다. 그 후 다양한 노력에도 불구하고 많은 시행착오를 거쳐 1980년대 초반 스웨덴의 Brånemark 교수에 의해 골유착 개념과 치과 보철 치료법을 확립함으로써 임플란트 분야의 새로운 지평을 열었다.

16.3.2 치과 임플란트의 종류

치과 임플란트는 그 형태에 따라 다음과 같이 분류해 볼 수 있다.

(1) 치내 임플란트(endodontic implant)

치조골이 흡수되어 치근을 지지하는 골이 충분하지 못할 때, 잔존치의 근관치료를 하고 근관내로 긴 금속 임플란트를 치아 내부를 관통하여 골(bone)에 심어 치근의 길이를 연장하는 효과를 얻는 방법이다(그림 16.6, A).

(2) 점막하 임플란트(subdermal, button, sbmucosal, inramucosal implant)

주로 총의치에 사용하며 총의치 내면에 금속의 버튼(stud)을 달고, 그에 상응하는 부위의 구강점막에 드릴(drill)로 홈(pocket)을 내어 금속의 버튼이 그 속으로 들어가게 해서 유지력을 얻는 방법이다(그림 16.6, B).

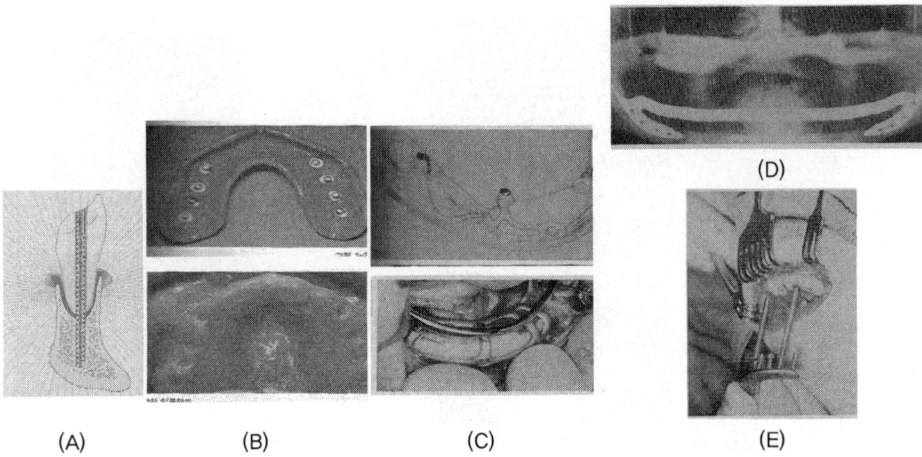

그림 16.6 다양한 치과용 임플란트: (A) 치내 임플란트, (B) 점막하 임플란트, (C) 골막하 임플란트, (D) 하악지 임플란트, (E) 하악 스테이플 임플란트.

(3) 골막하 임플란트(subperiosteal implant)

무치악 부위 악골의 인상을 채득하여 그 위에 말안장 형태의 얇은 금속 골격을 주조하여 제작한 후, 이것을 지지로 하여 보철물을 제작하는 방법이다. 재료로는 Vitallium, 타이타늄을 사용하며 수산화아파타이트를 피복하기도 한다(그림 16.6, C).

(4) 하악지 골내 임플란트(mandibular ramus endosteal implant)

하악지 골내 임플란트는 하악 양측의 하악지(ramus)와 정중부(symphysis)의 골에 임플란트의 하부가 고정되고 상부는 아치형의 구조로 이루어진 임플란트이다(그림 16.6, D).

(5) 하악 스테이플 임플란트(mandibular staple implant)

하악골 하부에 금속 플레이트(staple plate)를 위치하고 5개의 나사가 하악골을 관통하여 구강 내에 위치된다. 보철물은 이 나사의 상부에 연결된다(그림 16.6, E).

(6) 골내 임플란트(endosteal implant)

도형 임플란트(blade form, 그림 16.7, A)와 치근형 임플란트(root form, 그림 16.7, B)로 구분할 수 있으나, 현재는 자연치아와 연결하여 사용하던 도형 임플란트는 퇴조되었고, 많은 장점들을 가지고 있는 치근형 임플란트가 주로 사용되

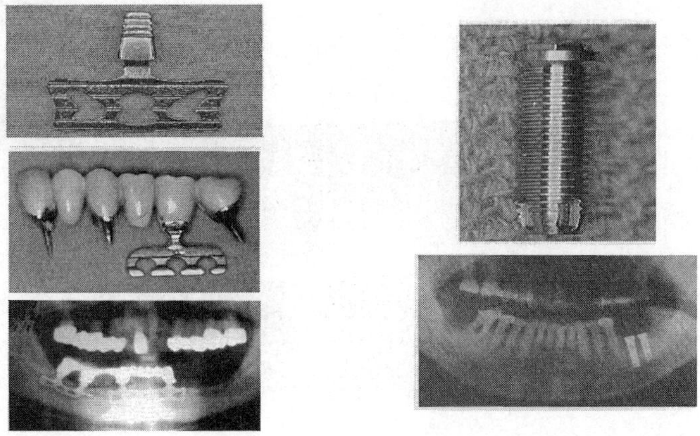

(A) (B)

그림 16.7 골내 임플란트: (A) 도형 임플란트, (B) 치근형 임플란트.

고 있다. 이러한 치근형 임플란트는 나사형 형태가 가장 많이 이용되고 있으며 소재로는 순수 타이타늄(commercially pure titanium)이 가장 많이 이용된다.

16.3.3 골유착의 개념

골과 임플란트 계면에 관해 기본이 되는 이론으로 섬유성유착(fibrous integration)과 골유착(osseointegration)이 있다. 섬유성유착 개념은 Linkow, James와 Weiss 등이 지지한 이론으로, 고정체와 골 사이에 건강한 콜라젠 결체조직이 존재하는 형태의 결합으로 정의되며, 도형(blade) 임플란트에 주로 적용된다. 골유착 개념은 1985년 Brånemark가 주장한 학설로 광학현미경하에서 살아있는 골과, 하중을 전달하는 골내 고정체 계면 간의 직접적인 구조적, 기능적 결합을 말한다. 보철물을 지지하는 기능을 제공할 수 있는 임플란트 고정체의 직접적인 골 고정으로 교합력을 직접 골로 전달할 수 있도록 해 준다.[8)] 치근형 임플란트를 제외한 대부분의 임플란트는 섬유성유착 개념을 이용하였다. 섬유성유착 개념의 성공률은 약 40 ~ 60% 정도로 낮아서 치료의 실패를 초래하여 사용이 감소하였다. 그러나 골유착 개념을 이용한 치근형 임플란트의 5년간 성공률이 90% 이상을 거두어 최근 모든 치과용 임플란트에 사용되고 있다.

Albrektsson은 임플란트 골유착에 영향을 미치는 6가지 중요 요소로 (1) 임플란트 재료의 생체적합성, (2) 임플란트 디자인, (3) 임플란트 표면, (4) 수술부위 골의 상태, (5) 외과적 술식, (6) 하중 조건 등을 들었다.

임플란트 재료에 관한 연구로 1991년 Johansson 등은 상용순수타이타늄(com-

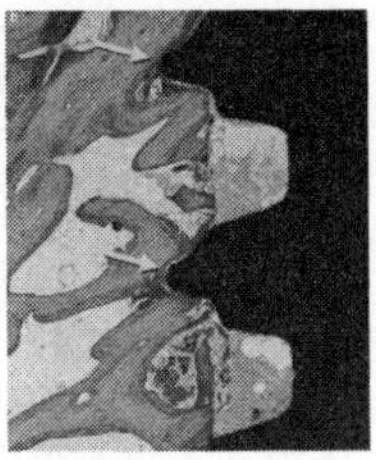

(A)

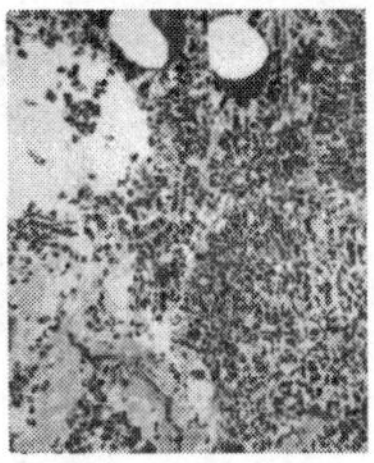

(B)

그림 16.8 수술 후 4일째의 조직사진: (A) 기존 골에 의해 임플란트의 고정, (B) 혈병에는 많은 적혈구와 약간의 염증세포가 존재함.

mercially pure titanium, cp-Ti)이 임플란트 재료로 최선의 선택이라 하였고, Niobium(Nb)과 Zirconium(Zr) 등도 우수한 생체적합성을 가지고 있다고 보고하였다. 1991년 Niki는 생활성재료와 금속재료를 비교하여 세라믹 임플란트가 빠른 골형성을 유도한다고 하였다.

16.3.4 타이타늄 임플란트에서 치유시기별 골형성 과정

(1) 수술 후 2시간~4일째

수술 후 2시간 소견은 임플란트 수술 주위 부분의 혈병(coagulum)은 주로 적혈구로로 구성되어 있고 혈관주위에는 약간의 염증세포가 관찰되었으며 드릴링시 탈락된 골조각이 관찰된다(그림 16.8). 약 4일 후에는 간엽세포(mesenchymal cell)가 주로 관찰되며 약간의 염증세포도 관찰된다.

(2) 1주째

교직골(woven bone)이 임플란트 표면에 처음으로 나타났다. 미성숙골의 골소주는 조골세포(osteocyte)로 이장되어 있었고 혈관 조직이 보이며 활발한 골형성을 볼 수 있다(그림 16.9).

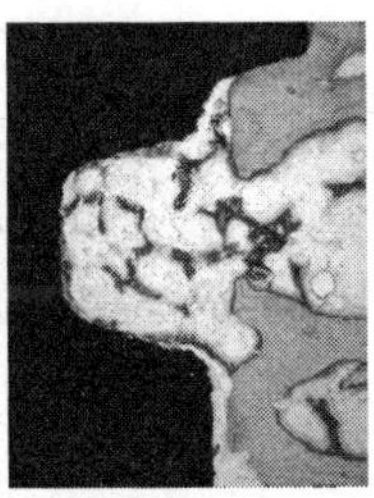

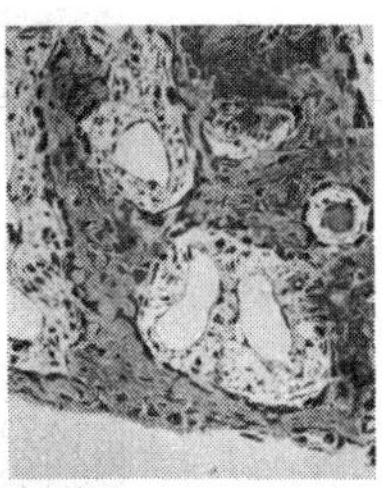

그림 16.9 수술 후 1주째의 조직사진: 초기 골형성이 보이고 조골세포가 신생골 주위에 관찰되며 골세포가 신생골 내부에 존재함.

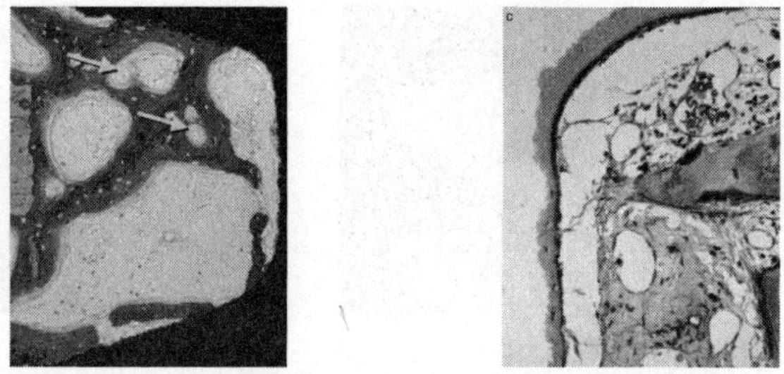

그림 16.10 수술 후 1주째의 2주째의 조직사진으로 미성숙골이 계속 증가하고 골세포와 조골세포로 이장된 골소주와 골원(osteon)의 형성이 관찰되며, 임플란트 나사산 주변에 새로운 골이 형성되어 접촉이 증가함.

(3) 2주째

임플란트 상부뿐만 아니라 고정체 하단에도 미성숙골 형성을 관찰할 수 있다. 신생골은 기존 골로부터 고정체 표면 쪽으로 연장되어 있고 빈 공간을 거의 채운 모습이다. 고정체의 나사산 부위에 새로운 골형성이 관찰된다(그림 16.10).

(4) 4주째

이 시기에 골의 형성이 매우 증가되며 광물화(mineralizatrion)가 진행되어 층판골(lamella bone)이 일부 관찰된다. 조직 중앙 부위의 신생골은 섬유아세포와 유사한 세포들이 풍부한 해면질(spongiosa)로 채워져 있다(그림 16.11).

(5) 6주째

임플란트 상부의 대부분은 피질골(cortical bone)과 접촉되어 있으며 계속적인 골개조(bone remodeling)가 활발하다. 임플란트 하부는 골수조직(marrow tissue) 및 결체조직(connective tissue)으로 구성되어 있다(그림 16.12).

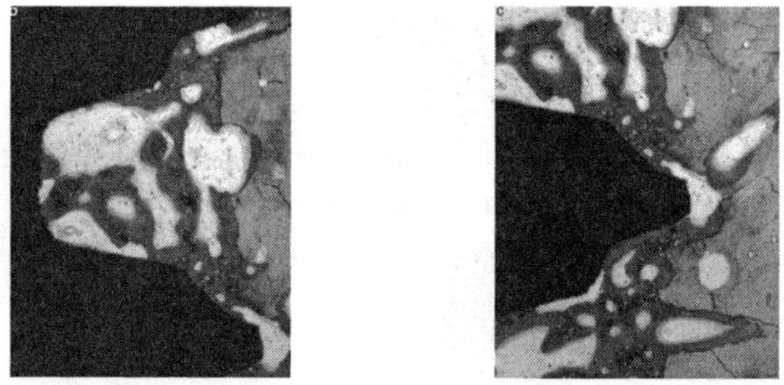

그림 16.11 수술 후 4주째의 조직사진으로 신생골의 증가가 관찰되며 광물화가 진행되며 골개조가 활발함.

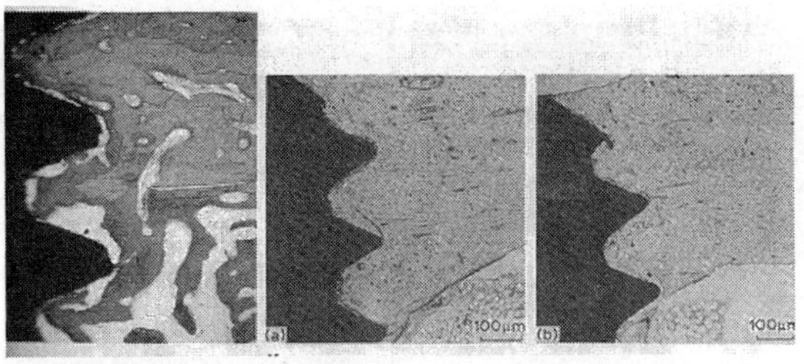

그림 16.12 임플란트 상부에는 피질골이 대부분 접촉되며 하부에는 골수조직 및 결체조직이 관찰됨.

그러므로 임상에서는 수술 후 하악에서는 3개월, 상악에서는 6개월을 소요하여 골과 임플란트가 잘 유착되어 교합하중을 견딜 수 있을 때 보철물을 제작한다. 그러나 최근 초기 고정성이 우수하고 심미적으로 중요한 전치부위에는 발치 후 즉시 임플란트를 식립하고 임시 보철물을 2~3일 이내에 제작하는 즉시하중(immediate loading) 술식도 시행하고 있다.

16.3.5 치과 임플란트의 표면처리

순수 타이타늄보다 골형성을 촉진하기 위하여 다음과 같은 표면처리가 시행되고 있다.

(1) 1세대: 선반 가공 표면(machined surface)

타이타늄 원 소재를 CNC 밀링 기계 등을 이용하여 기계가공한 상태의 표면으로 매우 매끈한 상태이다(그림 16.13, A).

(2) 2세대: 거친 표면(rough surface)

산화알루미늄 입자나 TiO_2 입자 등을 분사하여 표면을 거칠게 만들 수 있다. 다른 방법으로는 산(acid)을 이용하여 표면을 에칭하여 거칠기를 증가시킨다. 황산 및 질산이나 불화수소가 에칭에 주로 이용된다. 최근에는 레이저를 이용한 거칠기도 상용화되어 있다. 이러한 거친 표면은 기계가공 표면보다 골형성이 약 20~40% 증가되어 임플란트의 성공률을 매우 증가시킨다(그림 16.13, B).

(3) 3세대: 화학 표면처리(modification of chemical composition)

타이타늄 산화막의 성질이나 두께를 변화시키거나 표면의 화학성분을 변형함으로써 골형성을 촉진한다.[10] 여기에는 thermal oxidation, anodic oxidation, ion beam assisted deposition, NaOH treatment, fluoride treatment, HA coating 등이

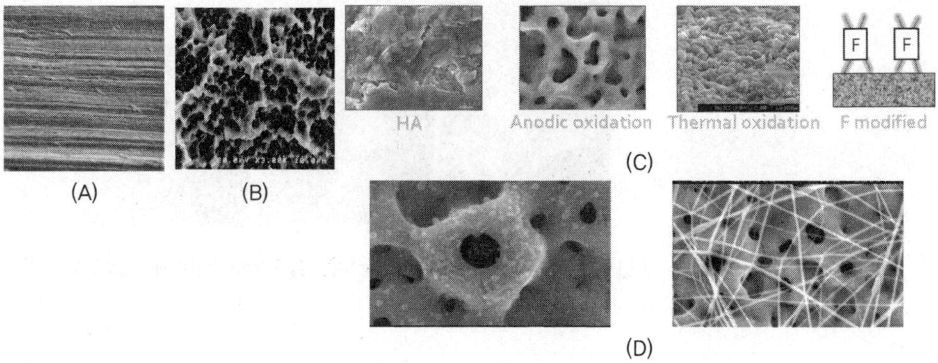

그림 16.13 치과용 임플란트의 표면처리: (A) 1세대, (B) 2세대, (C) 3세대, (D) 4세대.

이 범주에 포함된다(그림 16.13, C).

(4) 4세대: 생체모방성 표면처리(biomimetic modification)

조직공학적 방법을 이용하여 생체친화성 인자를 임플란트 표면에 도포하여 골 형성을 증진시킨다.[11,12] 도포되는 물질로는 ECM 단백질(extracellular matrix protein), 성장인자(growth factor) 혹은 RGD peptide 및 이들의 융합단백질들이 지지체(scaffold)에 포함되어 주로 사용된다(그림 16.13, D).

■ 참고문헌

1. 한국치과재료학교수협의회, 치과재료학, 제7판, 군자출판사 (2015).
2. International Standard Organization, ISO 7405 (2008).
3. J. M. Powers, et al., Craig's Restorative dental materials, 13th ed, Elsevier (2012).
4. International Standard Organization, ISO 22674 (2006).
5. International Standard Organization, ISO 16744 (2003).
6. G. Baran, The metallurgy of Ni-Cr alloys for fixed prosthodontics, J Prosthet Dent 539, 50 (1983).
7. L. Sennerby, On The bone Tissue Response to Titanium Implants, PhD Thesis, Goteborg (1991).
8. T. Berglundh, I. Abrahamsson, J Lindhe, Clin Oral Implants Res 14, 251 (2003).
9. YH Kim, SJ Heo, YJ Koak, IT Chang, A Wenerberg, A Histomorphometric Analysis of the Effects of Various Surface Treatment Methods on

Osseointegration, Inter J of Oral and Maxillofacial implants, 349-56, 18 (2003).

10. V. FRANKE STENPORT, C. JOHANSSON, S.J. HEO, P. ASPENBERG, T. ALBREKTSSON, Titanium implants and BMP-7 in bone: an experimental model in the rabbit, J of Mater Sci Mater Med, 247-54, 14 (2003).

11. S.Y. LEE, S.J. HEO, S.J. LEE, J.Y. KOAK, Osseointegration of PLGA/bFGF Coated Anodized Titanium Implants by Electrospray, Ms.D. Thesis Seoul National University

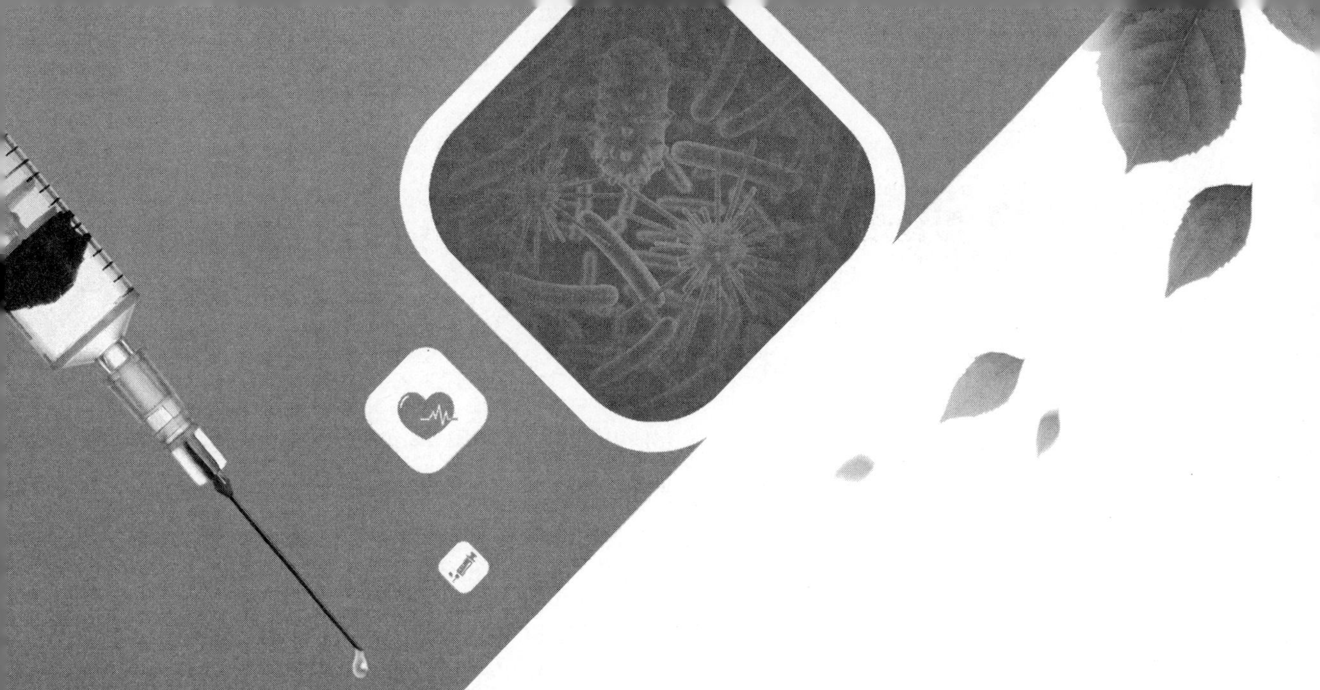

17장

생체재료의 임상적 응용

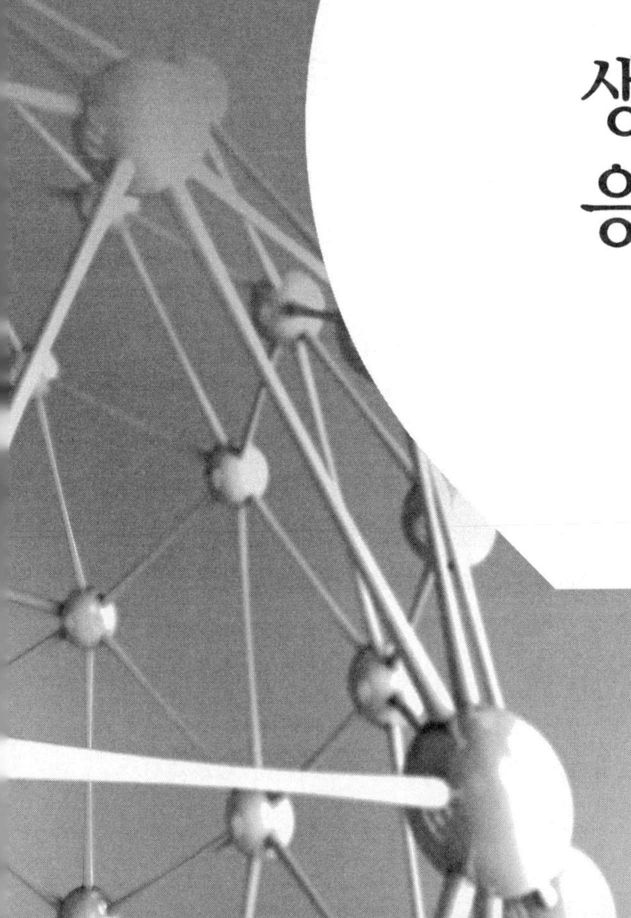

• 임군일 (동국대학교: 대표저자)
• 김주한 (전남대학교)
• 이일우 (가톨릭대학교)
• 이상훈 (서울대학교)
• 박철용 (동국대학교)
• 최태현 (서울대학교)
• 박종윤 (중앙대학교)
• 권성근 (동국대학교)

17.1 심혈관계

17.1.1. 스텐트에 대한 개요

스텐트란 혈관이나 도관이 다양한 원인으로 인하여 좁아지거나 폐색됨으로 인해 유발되는 병변에 삽입하여 내강의 개통을 원활하게 하는 의료기기의 총칭이다. 스텐트 연구 분야는 최근 고령화로 인한 협심증, 심근경색, 뇌졸중 등 성인 사망의 주요 원인에 스텐트의 활용이 가장 효과적인 치료법으로 알려지면서 더욱 중요한 분야로 여겨지고 있다.[1] 19세기 말 치과의사 Charles R. Stent가 최초로 제시하였고, 1969년 Charles Dotter에 의해 최초시술이 시도되었다.[2] 스텐트는 팽창방법에 따라 자가팽창형 및 풍선확장형으로, 제조방법에 따라 세선형 및 튜브형으로, 피막유무에 따라 피복형(covered) 및 비피복형(non-overed)로, 적용부위에 따라 혈관용 및 비혈관형으로 분류된다. 특히 관상동맥에 적용되는 스텐트는 풍선확장형, 튜브형, 비피복형 혈관용으로써 최근 5년간 국내 의료기기산업 단일품목 수입현황의 1위를 차지하고 있다. 그 시장성 또한 세계시장 10조원 이상으로 매년 18% 이상 증가하고 있는 추세이다.[3] 그럼에도 불구하고 세계 스텐트 시장 점유는 소수의 글로벌 기업이 장악하고 있으며, 우리나라는 관상동맥 스텐트를 전량 수입에 의존하고 있는 실정이다.

17.1.2. 약물용출 스텐트

기존의 그물망 금속스텐트는 스테인레스 스틸(316L) 또는 코발트-크롬 합금(Co-Cr) 재질을 주로 이용하여 사용되었다. 최근에는 백금-크롬 합금(Pt-Cr)이 개발되어 상용화에 성공하였다. 하지만 이러한 금속스텐트만으로는 넓혀진 병변이 시간이 지남에 따라 혈관근육세포의 스텐트 내강으로의 증식으로 인하여 다시 협착이 이루어지는 이른바 재협착(restenosis)의 한계가 있었다.[4] 따라서 금속스텐트에 재협착을 억제하는 항암제인 파클리탁셀이나 면역억제제인 시롤리무스를 코팅하는 약물용출 스텐트가 개발되어 사용되고 있다.[5,6] 이들 1세대 약물용출 스텐트들은 약물을 코팅하기 위해서 다른 종류의 스텐트 모양과 비분해성 고분자를 사용하였다. 이는 인체 내에서 약물 고유의 특성 또는 고분자의 팽창(Swelling) 또는 분해(degradation)으로 인한 약물 용출이 일어난 후에도 스텐트 표면에 그대로 남아 부식되는 문제점이 있었다. 이를 해결하기 위하여 생분해성

Anti-Inflammatory, Immunomodulators	Anti-Proliferative	Smooth Muscle Cell Migration Inhibitors, Extracellular Matrix Modulators	Promoters of Healing and Re-Endothelialization
Sirolimus (and analogues)	Sirolimus (and analogues)	Batimastat	BCP671
Paclitaxel, Taxane	Paclitaxel, Taxane	Prolyl hydroxylase inhibitors	VEGF
Dexamethasone	Actinomycin D	Halofuginone	Estradiols
M-prednisolone	Methothrexate	C-proteinase inhibitors	Nitric oxide donors
Interferon γ-1b	Angiopeptin	Probucol	Endothelial progenitor cell antibodies
Leflunomide	Vincristine		Biorest
Tacrolimus	Mitomycine		Advanced coatings
Mycophenolic acid	Statins		
Mizoribine	C MYC antisense		
Cyclosporine	RestenASE		
Tranilast	2-Chloro-deoxyadenosine		
Biorest	PCNA Ribozyme		

Many agents have Multiple actions

그림 17.1 약물용출 스텐트에 사용되는 다양한 약물

고분자를 이용하여 리무스 계열의 약물을 코팅하는 2세대 약물용출 스텐트가 개발되어 현재까지 사용되고 있다. 이외에도 목적에 따라 다양한 약물이 연구되고 있다.[7)]

하지만 이 역시 시술 후에도 혈전생성을 방지하기 위한 항혈전제 등의 약물의

Generation	Drug	Polymer	Stent
First	***Sirolimus or Paclitaxel***	***Not Specifically Designed for Biocompatibility***	***Early BMS Platforms***
Cypher™	Sirolimus	Biostable mix of poly-n-butyl methacrylate and polyethylene–vinyl acetate	Bx Velocity™
TAXUS™ Express	Paclitaxel	Styrene-isobutylene-styrene (SIBS)	Express
TAXUS™ Liberté	Paclitaxel	Styrene-isobutylene-styrene (SIBS)	Liberté[a]
ION™ (TAXUS™ ELEMENT)	Paclitaxel	Styrene-isobutylene-styrene (SIBS)	Element (platinum-chromium)[a]
Second	***Limus Analogues***	***Biocompatible Polymers***	***More Flexible, Thinner-Strut BMS***
Endeavor™	Zotarolimus	Phosphorylcholine	Driver (cobalt alloy)
Xience V™ and Xience PRIME™	Everolimus	Vinylidene fluoride and hexafluoropropylene	Multi-Link Vision and Multi-Link 8 (cobalt-chromium)
Promus Element™	Everolimus	Vinylidene fluoride and hexafluoropropylene	Element (platinum-chromium)
Resolute™	Zotarolimus	Biolinx polymer	Integrity (cobalt alloy)
Biomatrix™	Biolimus A9	Abluminal poly-L-lactic acid (bioabsorbable)	Juno (stainless steel)
Nobori™	Biolimus A9	Abluminal poly-L-lactic acid (bioabsorbable)	S-stent

그림 17.2 산업화에 사용된 약물용출 스텐트. 사용된 약물 및 고분자 사례.

복용이 수반되어야 하며 치과 치료와 같은 관혈적 시술 등으로 인한 약물 복용을 중단하였을 때 후기에 발생하는 혈전생성(후기혈전증)이 문제가 되었다.[8-10] 또한 생분해된 고분자가 국소적으로 산성 환경을 유발하게 되고 그로 인한 염증이 유발되는 문제가 발생되었다. 결국 내피세포 재생에 악영향을 미치게 되는 등 여전히 극복해야 할 한계점이 남아 있다.[11,12]

최근 이러한 문제점을 개선하고자 마이크로 또는 나노 코팅 기술 또는 자연친화물 유래 고분자(natural polymer)를 이용한 약물 코팅 기술, 고분자를 사용하지 않는 스텐트 표면과 약물 간의 화학결합을 유도하는 비중합체(non-polymeric) 코팅 기술 등이 활발히 연구되고 있다.[13-16]

17.1.3. 생분해성 스텐트

지금까지의 스텐트는 약물용출 및 병변의 치료가 끝났음에도 불구하고 인체 내에 영구적으로 남아 있게 된다. 이는 혈관 등의 유동적 역학적인 힘(mechanical force)에 의한 지속적인 전단 스트레스(shear stress)에 노출되게 되고 금속에 대한 조직반응으로 인한 염증, 혈전 등의 문제를 일으킬 수 있다.

그리고 여러 개의 스텐트가 사용되었을 경우 스텐트 간의 물리적 영향, 식립 위치에서의 탈락 등으로 인하여 분지혈관의 폐쇄 등의 부작용이 유발될 수 있다. 이러한 문제를 해결하기 위하여 생체 내에서 일정기간 후에는 완전히 분해되어 사라지게 되는 생분해성 스텐트가 개발되고 있다.[17,18]

생분해성 스텐트는 약물방출 스텐트에 사용되었던 생분해성 고분자에 물성을 유지시켜 줄 수 있는 인자를 혼합하여 사용하는 고분자 기반 생분해성 스텐트(polymeric bioresorbable stent) 기법이 주로 연구되고 있다. 한편 마그네슘과 같은 물질을 기반으로 형태 유지 및 분해 속도를 조절할 수 있는 인자들을 첨가하는 금속 기반 생분해성 스텐트(metallic bioresorbable stent) 연구가 병행되고 있다.[19,20]

고분자 기반 생분해성 스텐트는 PL(D)LA(poly-L(D)-lactic acid)를 사용하여 자체적으로 약물용출이 가능하며 재질이 조직친화성이 뛰어나다는 장점이 있다. 하지만 여전히 역학적인 특성이 금속 스텐트에 미치지 못하는 단점이 있다. 이러한 단점을 보완하기 위하여 기존 금속 스텐트의 70 ~ 80 μm의 스트럿 두께를 150 μm까지 늘릴 수밖에 없고 이는 병변으로의 접근이 어렵다는 문제가 있다.[21]

금속 기반 생분해성 스텐트는 철과 마그네슘 등의 합금을 이용하여 개발되고 있으며 고분자 기반 생분해성 스텐트머에 비하여 elastic recoil이 현저하게 우수하다. 또한 직접적이거나 급성 세포독성이 없고 체내에서 혈액응고기전를 활성화시키지 않는 등 생체적합성이 우수하다는 장점이 있다. 하지만 방사선 투과성이어서 스텐트의 위치 파악이 어렵고 생분해 속도가 너무 빠르다는 단점이 남아 있다.

17.2 신경외과

17.2.1 서론

뇌는 인간생명의 중추이며 그 구조가 매우 복잡하고 그 기능은 헤아릴 수 없이 다양하다. 따라서 뇌질환에 대한 치료기술 또한 오래전부터 정교함과 치밀함이 요구되어 왔으며 과학과 기술의 발달에 따라 첨단 기술이 접목되어 의학 분야를 리드하는 학문으로서의 역할을 해오고 있다. 생체재료학의 관점에서 보더라도 뇌, 척추 질환의 치료에 응용되는 생체재료들은 언제나 안전성과 함께 정확도가 요구되어 왔고, 그 결과 많은 뇌척추질환 환자들의 치료와 재활에 실제적으로 많은 도움을 주고 있다. 신경외과에서 다루는 질환은 매우 다양하지만 크게 나누어 보면 뇌혈관 질환, 척추질환, 소아신경질환, 뇌종양, 뇌척수손상, 말초신경질환들이 있으며 이 절에서는 분야별로 현재 사용되고 있는 생체재료들을 소개하고자 한다. 지면 관계로 인하여 비록 깊은 내용까지 다루기는 어렵겠지만, 이 책을 읽는 연구자들에 의하여 신경외과 환자들에게 획기적으로 도움이 되는 생체재료를 이용한 의료기기들이 개발되기를 바란다.[22.23)]

17.2.2 뇌혈관질환 분야

(1) 뇌혈관 동맥류 클립

흔히 뇌졸중(중풍)이라고 하는 뇌혈관질환 중에서도 뇌동맥류는 가장 높은 사망률을 보이는 치명적 질환이다. 뇌동맥류란 뇌혈관의 벽면이 얇아지면서 꽈리처럼 부풀어 올라 있는 상태를 말하며 현재 사용되는 코일색전술이 개발되기 전까지는 뇌수술을 하고 특수하게 제작된 클립으로 동맥류를 결찰하는 것이 유일한 치료법이었다. 동맥류의 크기나 모양이 매우 다양하므로 클립의 형태 또한 매우 다

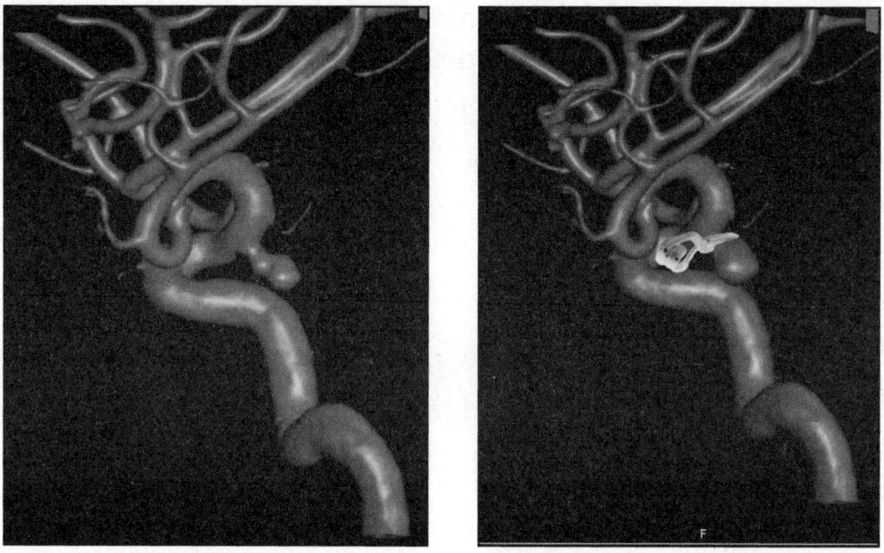

그림 17.3 3차원 영상으로 촬영한 뇌동맥류의 모습과 타이타늄 클립으로 동맥류를 결찰한 후의 모습

양하게 제작되었는데 동맥류 클립을 제작할 때는 클립 날의 폐쇄압력(closing pressure)을 적절히 조절하는 것이 중요하다. 초창기에는 스테인리스강(stainless steel)으로 된 클립을 주로 사용하였으나 뇌진단법으로 MRI가 개발되면서부터는 자기장에 영향이 적은 타이타늄으로 만든 클립이 주로 사용되고 있다. 이전에 스테인리스강으로 만든 동맥류 클립으로 수술을 받은 사람은 MRI 검사를 할 때 자기장에 영향을 주어 영상에 심한 왜곡을 초래할 수도 있고 강한 자기장의 영향으로 클립이 머리 안에서 움직여 뇌동맥류를 클립한 자리에서 빠져 버릴 위험성 또한 있기 때문에 현재는 거의 사용되지 않고 있다. 타이타늄의 이점은 가벼우면서도 강도를 유지할 수 있고 무엇보다도 자기장에 영향을 받지 않아 MRI 검사에 영향을 주지 않는 장점으로 인하여 대부분의 뇌동맥류 수술에 사용되고 있다.[24](그림 17.3)

(2) 혈관 내 수술

혈관 내 수술이란 혈관을 통해 미세도관(microcatheter)을 병변에 삽입한 뒤 치료를 목적으로 약물이나 색전물질(embolic material)을 주입하여 치료하는 수술법을 말한다. 1964년 Frei 등은 아주 작은 혈관에도 삽입이 가능한 미세도관를 개발하였고 1974년에는 Serbinenko가 라텍스분리형 풍선(latex detachable balloon)을 사용하여 혈관질환을 성공적으로 치료하였다. 1991년에는 Gugliemi 등이 전기적으로 분리가 되는 백금코일(Gugleimi's Detatchable coil, GDC)을 개발하여 현

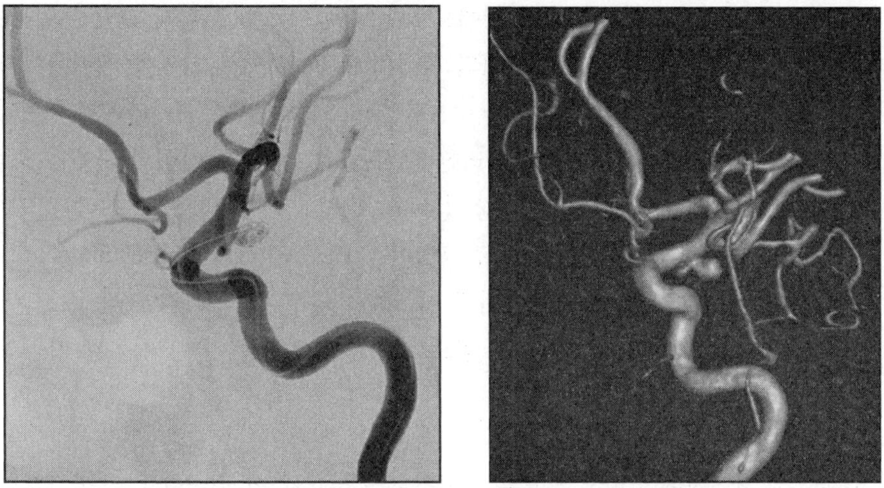

그림 17.4 GDC coil로 동맥류를 색전(embolization)한 영상

재 임상에서 동맥류를 치료하는 데 가장 많이 사용되고 있다(그림 17.4). 또한 현재 급속도로 증가하고 있는 뇌경색을 치료하기 위하여 심장질환의 하나인 관상동맥질환에 사용되던 것과 비슷한 모양과 성질의 스텐트들이 뇌혈관 협착증의 치료에 사용되고 있다[25].

이와 같은 미세코일(microcoil)이나 스텐트 등의 사용은 이전에는 장시간의 뇌수술을 겪어야만 했던 많은 뇌혈관 질환 환자들에게 큰 도움이 되었을 뿐 아니라 의료의 산업화에도 많은 기여를 하였다. 다만 현재 사용되는 기기들이 대부분 수입한 것들이어서 세계적으로 사용될 수 있는 기기들이 우리나라에서 독자적으로 개발되기를 바란다.[26,27]

17.2.3 척추질환

(1) 척추 고정술

척추 고정술이란 교통사고로 인한 골절 등의 척추손상이나 심한 척추의 퇴행성 변화로 인하여 척추의 안정성이 떨어졌을 때 척추를 고정하기 위하여 사용되는 방법으로, 크게 나누어 금속판(plate), 나사못(screw), 막대(rod) 등의 금속을 사용하는 방법과 골이식을 이용한 방법이 있다. 금속을 사용하는 경우 대부분은 재료로 타이타늄을 사용하고 있으며 골이식을 하는 경우는 자가골(autogrfat), 동종골(allograft), 탈광물질성 골기질(demineralized bone particle) 등을 사용하고 있다. 골의 불안정성이 심한 경우에는 금속과 골이식을 동시에 사용하여 골유합(bone fusion)을 촉진시키는 방법이 이용되고 있다.[28] 실제 미국에서 척추유합을 받는 환자는 연간 2만 명에서 3만 명에 이르며 이렇게 골편을 이용한 골유합을 시도할 때에는 주로 환자의 장골(iliac bone)에서 골편을 채취하게 되는데 단점으로는 골편 채취를 위한 수술을 다시 해야 할 뿐 아니라 수술부위에 통증이 남게 되는 경우가 많다. 이러한 단점을 해결하기 위하여 최근에는 조직공학적 기법을 이용하여 환자의 경골(tibia) 골막에서 골모세포를 분리하고 이를 10주간 배양하여 세포를 증식시킨 후 이를 PLGA-PPD (polyglactine-poly-p-dioxanone)와 혼합하여 골유합 부위에 이식하여 좋은 결과를 얻었다는 보고가 있다.[29] 이러한 조직공학적 기법은 앞으로도 많은 척추 수술에 이용될 가능성이 높다.

(2) 인공디스크

척추질환의 많은 부분을 차지하고 있는 디스크 병이란 디스크 내부에 있는 수핵(nucleus)의 변성이 일어나고 이 변성된 수핵이 디스크의 외벽을 형성하고 있는 섬유륜(annulus fibrosus)을 뚫고 나오면서 바로 옆에 위치한 신경근을 압박하여 발생하는 질환이다. 일반적인 수술법은 탈출된 디스크와 함께 디스크 내부에 남아 있는 변성된 디스크를 제거하는 방법이지만 많은 경우 수술 후 디스크의 높이가 낮아지면서 또 다른 신경근을 압박하는 합병증이 유발되기도 하고 디스크의 운동성이 감소되어 허리나 목의 운동이 제한되기도 한다. 이러한 단점을 개선하고자 최근에는 디스크 전체를 제거하고 인공디스크로 교체하려는 시도가 있었고 다양한 소재와 모양의 인공디스크가 개발되어 현재 임상에서 널리 사용되고 있다(그림 17.5). 현재까지는 대부분 금속이나 실리콘 등의 인공재료를 사

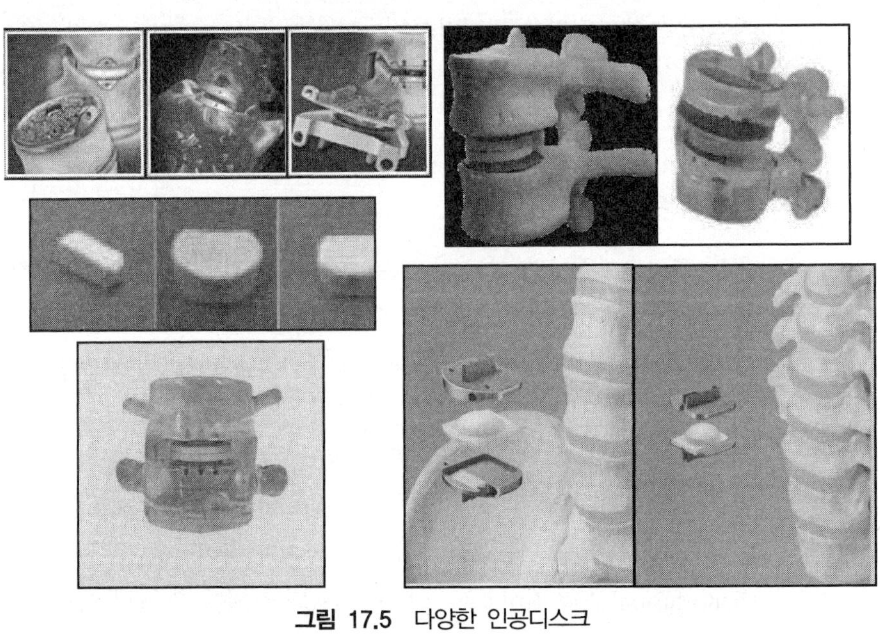

그림 17.5 다양한 인공디스크

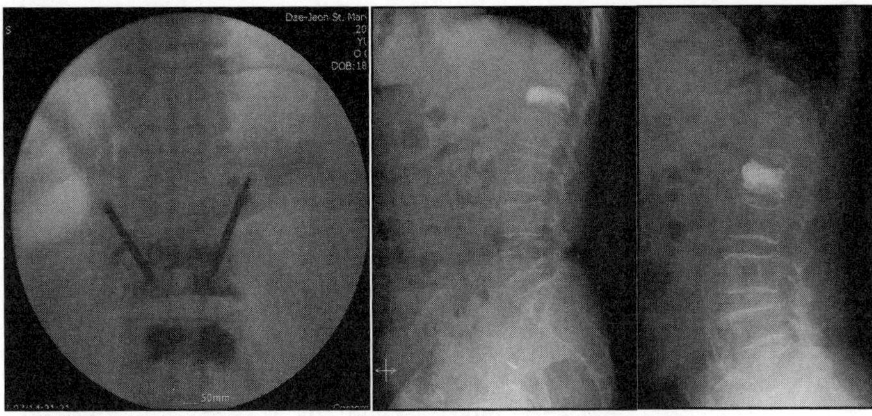

그림 17.6 척추성형술 수술 중 사진과 수술 후 X-ray

용한 제품들이 사용되고 있지만 일부 연구자들은 세포, 조직과 생분해성 담체를 이용한 조직공학적 인공디스크를 만들어 이식하려는 연구를 진행하고 있다.

(3) 골다공증에 의한 척추압박골절

노인들에서 흔히 볼 수 있는 골다공증은 자주 척추의 압박골절을 유발한다. 일단 척추가 압박되면 통증이 심하여 움직이지 못하고 심한 경우 하지의 마비를 유발하기도 하는데 1980년 이전에는 진통제를 사용하면서 척추의 골절이 고정될 때까지 침대에 누워 있는 것이 유일한 치료법이었지만 1990년도에 척추성형술(vertebroplasty)이 개발되면서 많은 환자들에게 도움이 되고 있다. 척추성형술이란 국소마취하에서 주사바늘을 압박된 골절부위에 삽입하고 골시멘트(polymethylmetacrylate)를 주입하여 골절부위를 안정시키는 방법이다. 최근에는 기술이 좀 더 발전하여 골절부위에 먼저 가느다란 도관을 통해 풍선을 집어넣고 풍선을 부풀려 압박된 척추의 교정을 어느 정도 시행하고 골절된 뼈 안에 시멘트가 들어갈 공간을 확보한 뒤 골시멘트를 주입하는 척추후만 성형술(kyphoplasty)이 사용되는데, 이는 환자의 통증도 완화하고 교정도 가능한 방법으로 널리 이용되고 있다(그림 17.6).

17.2.4 뇌수두증의 치료에 사용되는 션트 시스템

정상적인 뇌는 뇌실 속에서 하루에 약 500 cc의 뇌척수액을 생산하고 그 뇌척수액은 일정한 길을 따라 뇌와 척수 속을 순환하다가 다시 혈관으로 흡수되는 과정을 되풀이하고 있다. 어린이에게 많이 발생하는 뇌수두증(hydrocephalus)이란 이러한 뇌척수액의 순환에 장애가 오면서 생산된 뇌척수액이 흡수되지 못하

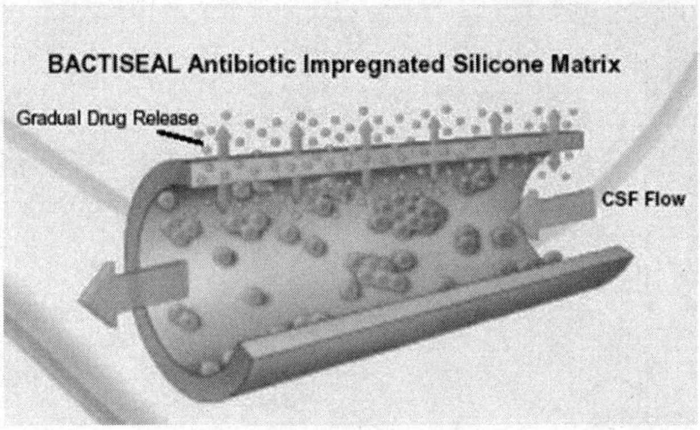

그림 17.7 항생제가 함유된 션트 시스템(Bactiseal, Codman)

고 뇌실 안에 저류되어 뇌를 압박해 사망에 이르게 하는 무서운 병으로 뇌척수액을 복강 또는 늑막강 등 몸 안의 다른 부위로 흐르게 하는 소위 측부순환로(shunt)가 개발되기 전까지는 대표적인 악성질환이었다. 1952년경 Nulsen과 Spits에 의하여 폴리에틸렌 관을 사용한 션트(shunt)가 처음으로 개발되어 환자들에게 사용되기 시작하였고 그 뒤 많은 연구자들에 의하여 비교적 생체 내에서 비활성인 silicone으로 그 소재가 바뀌었으며 그 기능 또한 더욱 개량되어 뇌척수액의 압력을 효과적으로 조절할 수 있는 밸브를 장착한 션트 시스템(shunt system)이 개발되어 사용되고 있다. 이러한 션트 시스템은 일단 체내에 삽입되면 대부분 평생을 몸속에 지니고 살게 되므로 세균감염이 가장 큰 문제로 대두되고 있는데 최근에는 튜브의 재료로 사용되는 silicone에 항생제를 함유시켜 일정한 시간동안 항생제가 녹아 나오므로 세균의 감염을 조기에 예방하는 제품이 개발되어 사용되고 있다(Bactiseal, Codman, 그림 17.7).

일부 연구자들은 조직공학적 기법을 사용하여 생체조직으로 션트 시스템을 만드는 연구를 하고 있으며 저자 또한 동물실험에서 연골조직으로 션트 튜브를 제작하는 기초연구 결과를 발표한 바 있다.[30] 조직공학의 발달은 가까운 장래에 silicone이나 polyethylene 등의 이물질을 사용하지 않고 환자 자신의 세포와 조직을 이용한 수두증의 치료법의 개발을 가능하게 할 수 있을 것이다.

17.2.5 두개골과 경막의 결손

뇌손상으로 인한 뇌수술을 하는 경우 두개골이나 뇌를 싸고 있는 경막이 결손되는 경우가 흔하다. 두개골 결손의 경우 가장 좋은 방법은 수술 시 분리된 환자의 두개골을 냉동보존해 두었다가 수개월 후 다시 복원시키는 것이지만 항상 가능하지는 않다. 이전에는 골시멘트라고 불리는 polymethyl methacrylate 등의 재질을 사용하여 두개골 성형술을 많이 시행하였지만, 감염에 취약하고 이물반응이 심하여 좀 더 개량된 물질이 사용되고 있다. 금속으로는 타이타늄으로 만든 망사(mesh)가 사용되기도 하고 비금속성 재료로는 다공성 구조를 가진 polyethylene(Medpore) 등이 사용되고 있다. 최근에는 뼈의 주성분인 hydroxyapatite를 이용한 재료가 연구 중이지만 기계적 강도에 문제가 있어 보강 연구가 필요하다. 또한 뼈를 형성하는 성장인자(growth factor)인 BMP(bone morphogenic protein)를 bioabsorbable polymer scaffold에 함유시켜 뼈의 재생을 유도하는 방법도 임상에 소개되었지만 높은 가격이 문제가 되고 있으며, 같은 방법으로 골수유래 줄기세포를 다공성 흡수성 소재에 심어서 이식하는 연구도 활발히 진행되고 있지만 아직 실용단계에 이르지는 못하였다.

이렇게 여러 가지 재료를 사용하여 두개골을 성형할 때 골편의 고정에는 대개 타이타늄으로 된 금속판과 나사못을 사용하고 있지만 어린이의 경우 뼈의 성장이 진행되므로 금속보다는 흡수가 가능한 생분해성 재료로 만들어진 금속판과 나사못이 사용되는데, 대개 PLLA로 만들어진 제품들이다.

뇌를 둘러싸고 있는 경막 결손의 경우 사체의 경막을 채취하여 동결건조(lyophilize)시킨 제품이 사용되었으나 그 물량이 한정되어 있어 소의 심막(bovine pericardium)을 처리한 제품이 병용 사용되고 있으며 최근에는 새로운 생체재료로 각광받고 있는 돼지의 소장점막하 조직(porcine small intestinal submucosa)을 이용한 경막(Surgisis Biodesign. Cook company)이 임상에서 사용되기 시작하였다. 또한 인공재료로는 Goretex를 이용한 경막이 사용되고 있다.

17.2.6 말초신경재생

말초신경이 손상되는 경우 가장 좋은 치료법은 수술로 손상된 신경말단을 봉합하는 방법이며 단순 봉합이 어려울 때는 비복신경(sural nerve) 등을 이용한 자가신경의 이식이 차선책이 될 수 있다. 그러나 손상의 범위가 넓은 경우에는 인공으로 제작된 신경유도관(nerve guidance channel)을 이용하여 절단된 신경의 양쪽 끝을 연결하는 방법이 연구되고 있다. PGA, PLGA, silicone, polyethylene 등의 합성재료와 동맥혈관, 근막 등의 생물소재와 같은 많은 종류의 재료들이 연구되고 있으며 최근에는 Laminin, Collagen 등을 이용한 소재가 제품으로 개발되어(Neurogen collagen matrix tube, Integra Neuroscience) 상완신경총 손상을 받은 어린이들에게 이식되어 좋은 결과를 얻었다는 보고도 있다.[31)](표 17.1)

표 17.1 말초신경재생 연구에 적용된 신경유도관의 재료들
Polymeric Materials
Nonresorbable
Nonporous
Ethylene–Vinyl Acetate Copolymer(EVA)
Polytetrafluoroethylene(PTFE)
Polyethylene(PE)
Silicone elastomers(SE)
Polyvinyl chloride(PVC)
Microporous
Expanded polytetrafluoroethylene(ePTFE)
Millipore(cellulose filter)
Semipermeable
Polyacrylonitrile(PAN)
Polyacrylonitrile/Poly vinyl chloride(PAN/PVC)
Polysulfone(PS)
Piezo electric
Poly vinyl idene fluoride(PVOF)
PTFE–electret
Release of trophic factors
Ethylene vinyl acetate(EVA)
Bioresorbable
Polyglycolide(PGA)
Polyactide(PLLA)
PGA/PLLA blends
Polycaprolactone(PCL)
Metals
Stainless steel
Tantalum
Biological Materials
Artery
Collagen
Hyaluronic acid derivatives
Mesothelial tubes
Vein

17.2.7 뇌종양 치료에 사용되는 서방형 항암제

뇌종양의 기본적인 치료는 수술이며 수술로 제거하지 못한 종양은 방사선 치료와 항암요법을 사용하여 치료를 하게 된다. 그러나 인체의 다른 부분과 달리 뇌와 척수의 신경조직은 혈액-뇌 관문(blood-brain barrier)이라는 해부학적인 구조물로 보호되고 있어 혈액 내로 투여된 약물이 조직으로 잘 침투하지 않는다. 이러한 문제를 해결하기 위하여 항암제를 서방형 재료에 함유하여 뇌종양 수술 부위에 직접 삽입하는 방법이 사용되고 있으며 수주일 또는 수개월 동안 항암제가 직접 종양조직으로 투여될 수 있다. Gliadel wafer는 위의 개념을 도입한 항암제로 생분해성 폴리안하이드라이드 중합체(biodegradable polyanhydride coplymer)에 항암제인 carmusrine을 함유시켜 직경 1.45 cm, 두께 1 mm로 만든 박판(wafer)으로서 수술로 뇌 속에 이식된 후 약 3주 동안 항암제가 서서히 국소적으로 투여된다.[32)]

17.2.8 요약

이상과 같이 현재 신경외과 영역에서 실제 사용되고 있는 생체재료와 또 현재 전임상 단계에서 연구되고 있는 기술들을 살펴보았다. 이외에도 뇌 속에 삽입하여 신경자극를 유도하는 미세전극, 수술 시 지혈이나 조직의 접착에 사용되는 생체아교(fibrin glue) 등의 생체재료들이 신경외과 임상에서 사용되고 있으나 이 책의 다른 부분에서 다루어실 것으로 예상하고 생략하기로 한다. 이와 같이 생체재료의 발달은 치명적인 뇌신경질환의 수술에 광범위하게 이용되어 많은 환자의 생명을 구하는 데 결정적인 역할을 하였으며 앞으로 많은 발전이 예상된다. 우리나라에서도 세계에 자랑할 만한 우수한 제품들이 개발되어 인류의 건강 증진에 기여할 것을 기대한다.

17.3 정형외과

정형외과 영역에서 생체재료는 19세기 말부터 골절의 치료에 이용되기 시작하

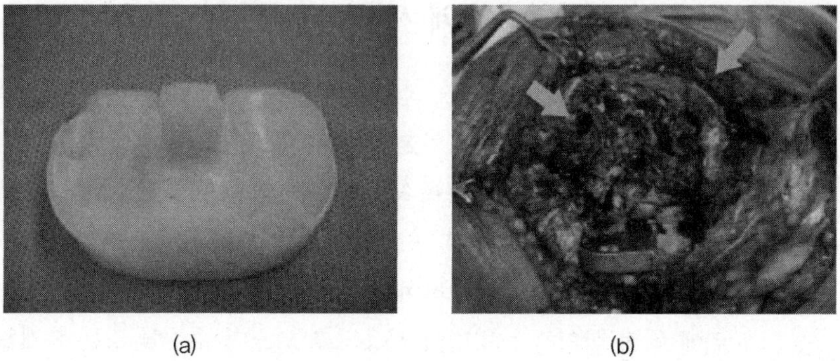

그림 17.8 (a) 덩어리 상태에서의 폴리에틸렌
(b) 마모된 폴리에틸렌 입자에 의해 유발된 면역반응과 인공관절 주위 골의 흡수

였으나, 본격적으로 수술에 표준적으로 사용된 것은 20세기 중반 이후이다.[33-34] 현재 근골격계는 생체재료가 가장 성공적으로 임상에 이용되고 있는 분야 중 하나이다. 또한 정형외과학 자체의 발전이 생체재료의 발달과 밀접한 관계가 있어 왔으며 앞으로도 생체재료의 변화에 따라 정형외과의 발전 방향이 정해질 것이다. 현재까지는 골절 고정물이나 인공관절이 생체재료의 주종을 이루었으나 앞으로는 기존의 개념에 더하여 세포치료를 위한 담체로서의 생체재료도 머지않은 미래에 사용될 것으로 예상된다.

정형외과 영역에서 사용되는 생체재료가 가져야 할 성질로서는 충분한 기계적 강도, 부식 저항성, 생체적합성(biocompatibility)을 들 수 있다. 근골격에는 인장, 압축, 굽힘 비틀림의 힘이 끊임없이 작용하고 있어 이에 대해 적절한 기계적 강도 및 경우에 따라 탄성 및 유연성이 요구된다. 생체의 환경은 염분이 높은 수용액으로서 금속의 산화 및 부식이 매우 잘 일어날 수밖에 없는 조건이지만 생체재료는 체액 및 혈액과 직접 접촉해도 오랜 기간 용해되거나 변질되지 않는 높은 부식저항성을 필요로 한다. 생체적합성은 체내에서 이물반응을 유발하지 않는 성질을 말하는데, 이 성질은 소재 자체의 성질에 기인하기도 하지만 제품의 형태나 표면상태에 의하여도 영향 받을 수 있으며 덩어리 상태에서는 비활성인 물질도 마모되어 입자 형태가 된 경우 면역반응을 일으켜 파괴를 유발할 수 있다(그림 17.8).[35]

17.3.1 정형외과 영역의 생체재료

크게 금속, 세라믹, 고분자, 복합 생체재료로 분류할 수 있다.

(1) 금속 생체재료

금속 생체재료는 사용의 역사가 다른 재료에 비하여 가장 오래되었으며 골절의 치료 재료 및 인공관절의 몸체에 사용되고 있다. 금속은 뼈에 비하여 탄성계수가 높기 때문에 금속과 뼈가 접촉하는 부분에서 응력이 주로 금속에 전달되어 주위 뼈가 흡수되는 응력차폐현상(stress shield phenomenon)이 잘 일어나게 된다.[36-37]

금속 생체소재는 기계적 강도와 가공성을 높이기 위하여 합금으로 되어 있다. 대표적인 금속 소재는 스테인리스강, 코발트-크롬 합금, 타이타늄 합금을 들 수 있다. 스테인리스강은 부식에 강하고 항복강도가 높으며 체내에서 생체반응을 일으키지 않으므로 정형외과 영역에서 가장 오랫동안 사용되어 왔으며 인공관절의 몸체와 골절치료기구로 사용되고 있다. 코발트-크롬 합금은 정형외과 재료 중 가장 높은 경도를 가지고 있고 인장강도 및 피로강도가 높아 인공관절의 관절면인 골두와 몸체로 사용되고 있다. 오랜 기간 생체 내에서 안정을 유지하여 생체적합성이 좋다는 장점도 있다. 다만 높은 강도로 인해 단조(forging)와 절삭(machining) 등이 어려워 대개 주조(casting)로 제작한다. 타이타늄 합금은 생체적합성이 매우 우수하며 특히 부식에 대하여 저항하는 성질이 좋고 탄성계수가 골에 제일 가깝기 때문에 응력차폐형상이 적게 일어나 인공관절의 재료로서 좋은 성질을 가지고 있다. 그러나 경도가 약하여 마모가 잘 되므로 관절면인 골두로 사용하기는 어렵다. 타이타늄 합금은 최근 골절치료기구로 그 용도가 확대되고 있다. 주로 인공관절 분야에 소개된 Tantalum은 높은 생체적합성과 부식저항을 가지고 있다. 골의 내성장을 위해 다공성(porous) 형태로 제작되며 고관절컵, 척추케이지 등으로 사용된다.[36-41]

(2) 세라믹 생체재료

세라믹 생체재료는 크게 비활성 세라믹과 활성 세라믹으로 나뉜다.

비활성 세라믹은 알루미나(Al_2O_3)와 지르코니아(ZrO_2)가 있으며 높은 산화상태이므로 부식이 없고 생체 내에서 높은 화학적 안정성을 가진다. 경도가 높고, 마모가 되지 않으므로 인공관절의 관절면인 골두 및 비구측 라이너로 사용되고 있으나 높은 취성이 단점이다. 활성 세라믹은 하이드록시아파타이트[HA, $Ca_{10}(PO_4)_6(OH)_2$], 트리칼슘포스페이트[TCP, $Ca_3(PO_4)_2$] 등이 대표적이며 골조직과 높은 친화도를 보이기 때문에 골조직의 성장을 유도하는 성질이 있어 골결손부위를 충전시키는 골대체재로 사용되고 있다. 압축강도는 높은 편이나 인장강도가 낮아 높은 하중을 견디는 용도로 사용은 부적합하다.[21-24]

(3) 고분자

고분자는 크게 흡수성 고분자와 비흡수성 고분자로 나뉘며 현재 임상에서 사용되고 있는 고분자로서는 고분자량 폴리에틸렌(ultra-high molecular weight polyethlene, UHMWPE), 골시멘트라고 불리는 폴리메틸메타크릴레이트(polymethylmethacrylate)가 대표적이고 모두 비흡수성 고분자이다. 고분자 폴리에틸렌은 충격에 강하고 인성(toughness)이 높아 인공관절에서 관절면으로 이용되어 왔으며 금속골두와 같이 관절을 이룰 때 낮은 마찰계수를 가지는 성질이 있다. 그 자체는 불활성이지만 마모되어 입자가 발생할 수 있고 이는 세포 내 생물학적 반응에 의한 골용해를 유발한다. 마모는 멸균 과정에서 공기 중 방사선 조사와 관계된 산화 등과 관계가 있음이 알려져 멸균과정의 개선이 이루어졌으며 최근에는 제조 중 가열과정을 조절하여 마모강도를 높인 고도 교차결합 폴리에틸렌과 산화를 막는 Vitamin E를 포함한 폴리에틸렌 등도 개발되어 임상에 사용되고 있다.[35,42]

폴리메틸메타크릴레이트는 인공관절의 골수강 내 고정을 위하여 사용되며 분말상태의 고분자 입자와 initiator, 그리고 액상의 모노머와 activator로 제공된다. 이들을 섞으면 일정 시간이 경과 후 중합반응이 일어나며 점성이 증가하고 결국 경화된다. 점착성과 점성이 동시에 증가하며 사용하기 좋은 시기가 될 때까지를 waiting phase, 점착성이 소실되고 사용하기 좋은 시기를 application phase, 이후 경화가 완성되는 시기를 setting phase라고 하는데 짧은 waiting phase와 적당히 긴 application phase를 가지는 것이 좋으며 주위의 온도가 높으면 중합반응이 빨리 일어난다. 생체 내에서는 기계적 맞물림으로 주위 조직과 결합하여 인공관절 표면을 골수강 표면에 고정시키는 역할을 한다. 최대강도 이하의 부하도 반복되면 피로골절이 생길 수 있고 시멘트 내 다공구조(pore)가 이를 촉진할 수 있어 다공구조를 줄이기 위한 진공상태에서 섞는 vacuum mixing 등의 방법이 동원되기도 한다. 방사선에 잘 보이게 하기 위하여 분말부분에 황산화바륨(barium sulfate)을 첨가하기도 한다.[36,39]

(4) 복합 생체소재

복합소재는 금속, 세라믹, 고분자의 소재를 두 가지 이상 혼합하여 사용하는 것으로 주성분인 매트릭스 소재와 섬유상 입자상의 보강재로 구성된다. 매트릭스 소재로는 폴리에테르설폰(polyethersulfone), 폴리에테르에테르케톤(polyetherether-ketone, PEEK) 등이 사용되고 보강재료는 카본이나 세라믹 소재 등이 사용된다.[36,41]

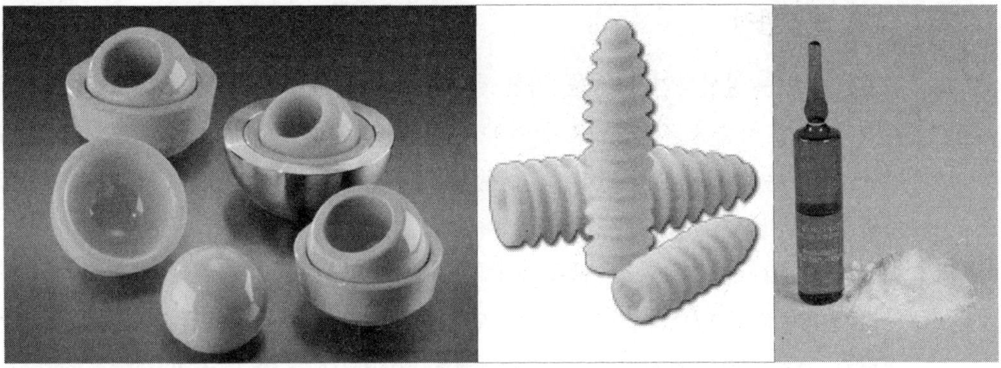

(a) (b) (c)

그림 17.9 (a) 인공고관절에 쓰이는 세라믹 부품(Biolox®, CeramTec)
(b) 인대재건술 시 골터널에 고정하기 위해 사용되는 트리칼슘포스페이트 나사(Matryx™ biocomposite interference screw, Linvatec Co.)
(c) 분말상태의 고분자 입자와 액상의 모노머로 구성된 골시멘트

17.3.2 정형외과에서 생체재료의 활용

(1) 골절고정기구

골절은 일정 시간이 경과 후 유합되므로 골절의 고정물은 골유합이 완성되면 그 기능을 다하게 된다. 체중 등의 부하를 견디기 위해 충분한 강도를 지닌 금속재료가 주로 사용되어 왔으나 최근 흡수성 고분자가 부하를 적게 받는 부위를 고정하기 위한 핀이나 나사에 사용되기도 한다.

금속 고정물의 형태는 골의 외측에 나사를 이용하여 사용하는 금속판, 골수에 고정하는 금속정, 간단한 골편을 고정하는 나사나 핀, 골에 핀을 삽입한 후 고정하는 외고정구 등이 있다. 응력차폐현상을 줄이고 고정력을 높이기 위한 여러 다양한 형태가 개발되어 왔다. 일반적으로 대퇴골, 경골 등 부하를 많이 받는 하지의 장관골 간부에는 금속정 고정이 선호되며 금속정에 의한 고정을 기대할 수 없는 관절 주위나 체중을 많이 받지 않는 상지의 골절에는 금속판고정이 선호되어 왔다. 이들 금속 고정물은 골절이 붙지 않는 상태로 오래 지속된 경우 피로골절에 의하여 파단에 이르게 된다. 최근 다수의 나사와 금속판 사이의 결합을 통해 생물학적 치유기능을 보존하며 골절 부위 고정력을 높인 잠김금속판(locking plate)이 개발되어 대부분의 골절에 효과적으로 사용되고 있다.

금속재료는 과거 스테인리스강이 이용되어 왔으나 최근 응력차폐 현상이 적고 골절면에 맞추어 변형이 가능한 타이타늄 합금이 주로 이용되고 있다.[33,34,38]

(2) 인공관절

인공관절은 일시적인 고정을 위한 골절치료와는 달리 영구적으로 기능을 요하며 몸체는 하중을 지탱할 수 있어야 하고 뼈와의 접촉부에는 골성장이 잘 일어날 수 있는 성질을 갖추어야 하며 관절면은 높은 경도 및 마모에 저항하는 성질과 낮은 마찰계수를 가지고 있어야 한다.

현재 고관절, 무릎관절, 발목관절, 어깨관절, 팔꿈치 관절, 수지 관절에 인공관절이 개발되어 있으나 가장 사용이 먼저 시작되었고 좋은 임상결과를 보이는 관절은 고관절과 슬관절이다. 인공고관절은 1960년대 초반 영국의 John Charnley가 개발한, 시멘트로 고정하는 인공관절이 좋은 결과를 보였으나 현재의 추세는 시술이 간편하고 경험이 적은 시술자에서도 좋은 결과를 보이는 무시멘트 인공고관절이 대세를 이루고 있다. 인공고관절의 몸체는 무시멘트 인공관절의 경우 대부분 타이타늄 합금이며 시멘트 인공관절의 경우는 강도가 우월한 코발트 크롬 합금이 많이 사용되고 있다. 관절면은 금속-폴리에틸렌 관절이 대세를 이루고 있었으나 폴리에틸렌 마모에 의한 골용해 현상이 인공관절의 이완을 가져오는 단점이 있었고 현재는 마모에 있어서 우월한 세라믹-세라믹 관절 등 hard bearing 관절의 사용이 증가 추세이다. 금속-폴리에틸렌 관절도 경도 및 마모에 대한 저항성을 높인 고도 교차결합 폴리에틸렌이 개발되어 사용되고 있다.[38,39]

인공슬관절은 1970년대 John Insall에 의한 초기 형태가 등장한 후 1980년대 들어 기법이 발전하고 보편화되었다. 고관절과는 역학적 환경이 다르고 젊은 연령에 시행되는 경우가 적다는 차이가 있다. 최근 수술 술기 및 디자인의 발전과 폴리에틸렌 마모의 감소 등에 힘입어 양호한 장기추시 결과가 발표되면서 적응증이 확대되고 시술횟수가 비약적으로 증가하고 있다. 대퇴치환물은 코발트 크롬 합금이 사용되며 몸체가 곧 관절면이다. 슬관절 대퇴치환물에 산화지르코니아(oxidized zirconium) 등을 이용하여 마모를 줄이고자 하는 노력이 있다. 경골치환물은 타이타늄 합금 또는 코발트 크롬 합금을 사용하며 폴리에틸렌 삽입물을 경골부에 결합하여 관절면으로 사용한다. 폴리에틸렌 삽입물이 경골치환물에 고정되어 움직임이 제한되는지 부분적으로 고정하여 움직임이 허용되는지에 따라 고정형과 가동형 삽입물로 나눈다. 경골치환물을 골에 고정방법은 골시멘트를 이용하는 방법이 주로 이용되고 있다.[40,42]

(3) 골대체재

크게 인산화칼슘(calcium phosphate)과 황산화칼슘(calcium sulfate)이 골전도물질(osteoconductive material)로 많이 사용되고 있다.

인산화칼슘은 실제 골기질의 주요 구성성분이기도 하며 다양한 공정 과정을 통하여 골전도에 알맞은 크기의 소공 구조물로 만들어 쓰고 있다. 단점으로는 생체흡수가 비교적 느리고 잘 부스러지는 성질을 들 수 있다. 산호(calcium carbonate)의 carbonate를 phosphate로 치환한 하이드록시아파타이트인 ProOsteon™(Interpore Cross Int'l, Irvine, CA)이 대표적인 제품이며 TCP는 하이드록시아파타이트에 비하여 생체 흡수도는 빠르나 역학적으로는 더 취약하며 대표적인 제품으로는 Vitoss™(Orthovia, Nalvern, PA)가 있다. Norian SRS™는 흡수성 골시멘트로 개발된 제품이다.

황산화칼슘은 인산화칼슘보다 빠른 흡수를 보이기 때문에 역학적 안정성을 요하는 부위는 쓰이지 않는다. Osteoset™, MIIG™(Wright Medical, Arlington, TN) 등이 의료용으로 개발된 제품이다.[33)]

(4) 조직공학용 고분자

세포나 성장인자 등을 수용하고 유지하는 지지체로서 흡수성 고분자 화합물은 최근 조직공학의 발전과 함께 비약적인 관심을 끌고 있다. 천연고분자와 합성고분자가 있으며 제1형 Collagen, PLA(Polylactic acid), PGA(Polyglycolic acid), PCL(Polycaprolactone), PDO(Polydioxanone), PEG(Polyethyleneglycol) 등의 고분자재료가 유망하다.[34-35)] 흡수성 고분자 화합물은 치유기, 잠복기(latency phase), 흡수기(resorptive phase), 회복기(recovery phase) 등을 거쳐 흡수된다. 잠복기가 너무 길면 지지체의 물성이 떨어져 고정력은 약하면서도 조직으로 제대로 치환되지 못할 수 있다. 반면 흡수기에 조직반응이 심하면 골용해로 인한 낭종(cyst) 또는 누공(fistula), 형성, 2차적 감염 등의 위험성이 있다. 관절 내에 이와 같은 합병증이 생기면 더욱 심각한 후유증을 남길 수 있어 충분한 물성, 다공성, 세포부착성 등을 가지면서도 독성이 없고 적절한 생체적합성을 가지도록 고분자의 성질을 조절하는 것이 중요하다. 손상 시 잘 재생이 되지 않는 연골조직을 위한 지지체가 근골격계의 조직공학에 있어 가장 관심을 받고 있는데 현재 제 1/III형 교원질을 이용한 Chondro-Gide®, PGA-PLA copolymer를 이용한 Bioseed®-C, Alginate-agarose hydrogel을 이용한 CARTIPATCH®, Chitosan을 이용한 BST-CarGel® 등이 임상에 사용되고 있다. 대부분 임상적 결과는 만족스럽다고 하나 완전한 관절연골은 아직 만들지 못하여 이들 결과를 개선하기 위한 연구가 많이 진행되고 있다. 손상된 반월연골판(meniscus)을 만들기 위한 시도의 결과로 반월연골판 대치용 지지체도 개발되었다. 이들은 주로 세포 없이 지지체만을 삽입하여 조직을 대치하고 재생을 도모하는 형태로 개발되었는데,

제1형 교원질을 이용한 Collagen meniscal implant (CMI®), polyurethane을 이용한 Actifit® 등이 상품화되어 사용되고 있다.[42-45]

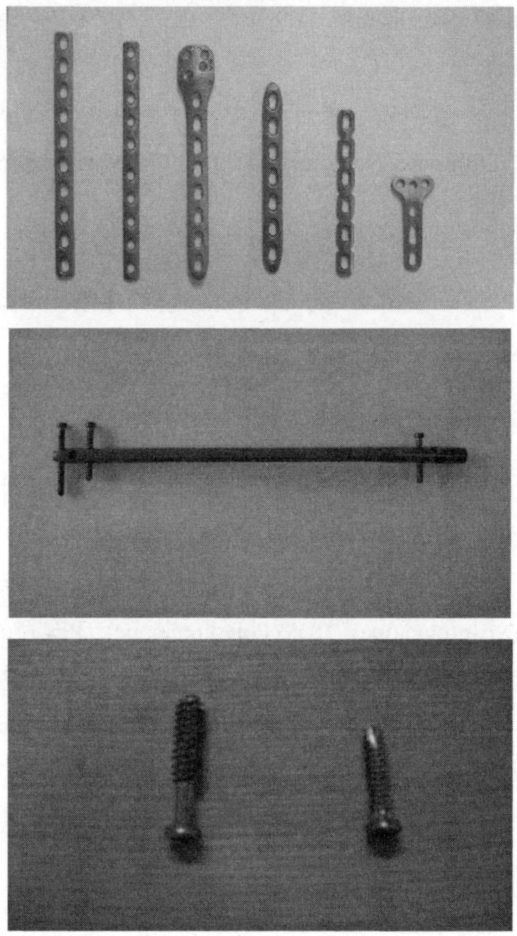

(a) (b) (c)

그림 17.10 (a) 골절 고정용 금속판, (b) 금속정, (c) 금속 나사못.

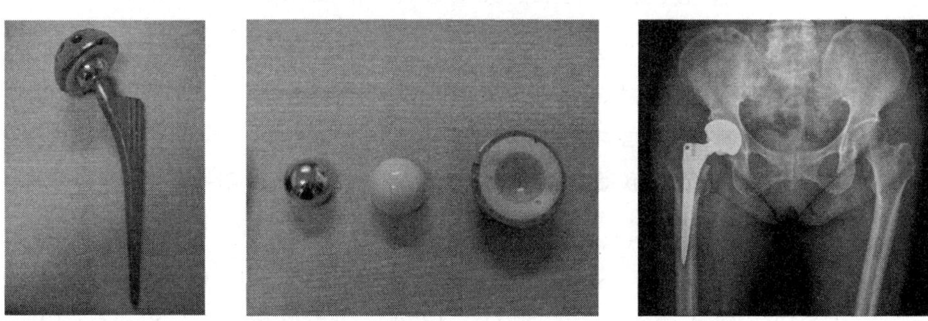

(a) (b) (c)

그림 17.11 (a) 인공고관절, (b) 골두로 쓰이는 금속 세라믹 및 폴리에틸렌 라이너, (c) 시술 후 방사선 사진.

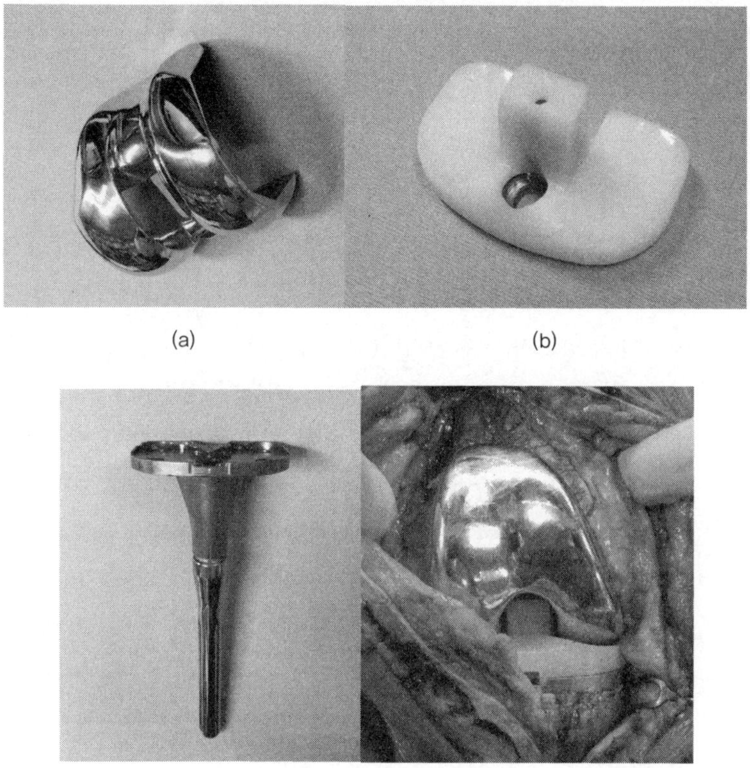

(a) (b) (c) (d)

그림 17.12 인공슬관절. (a) 대퇴치환물, (b) 폴리에틸렌 삽입물, (c) 경골치환물, (d) 체내 삽입된 인공슬관절

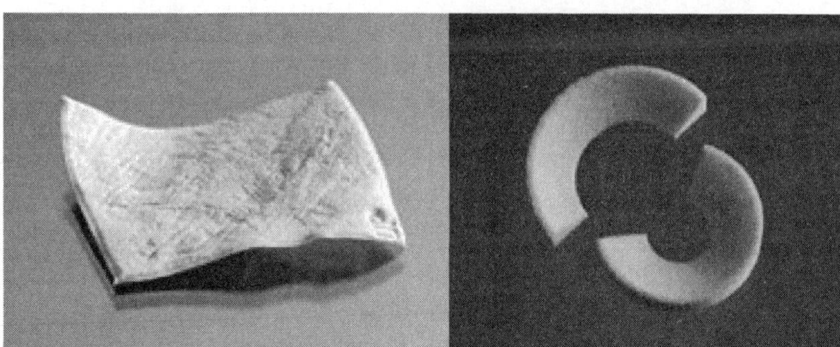

(a) (b)

그림 17.13 (a) 연골세포 이식용 고분자(Bio-Gide®), (b) 반월연골판 대치용 고분자(Actifit®)

17.4 안과

안구는 전안부를 구성하는 각막, 결막, 공막, 수정체, 홍채와 후안부를 구성하는 망막, 유리체, 시신경, 맥락막으로 크게 구분된다. 이들 각 구조물들은 질병에 의하여 투명도가 저하되거나(백내장, 각막 혼탁 등), 해부학적 구조의 왜곡(홍채 결손, 황반 변성 등)이 발생하거나, 기능이 점진적으로 상실(녹내장, 시신경 위축 등)될 수 있다. 우리 눈의 중요한 기능이 시력이기 때문에, 앞에서 열거한 병리학적 변화는 심각한 시력의 상실을 초래하게 된다. 이미 오래 전부터 안과질환의 치료를 위하여 다양한 생체재료들이 사용되어 왔으며, 최근에는 빠른 속도로 발달하고 있는 광학기술, 나노과학, 인공장기 등의 연구에서 습득된 여러 기술들이 안과적 질환이 치료에 응용되고 있으며, 특히 오랫동안 사용된 인공수정체를 넘어서 인공각막과 인공망막의 개발을 위한 연구가 활발히 진행되고 있다. 이 절에서는 현재 안과 영역에서 사용되고 있는 다양한 생체재료들을 살펴보고자 한다.

17.4.1 전안부 질환과 생체재료

(1) 각막 질환과 생체재료

사람의 각막은 중심 두께가 약 520 μm 정도로, 제1형 콜라겐의 규칙적인 층판 배열로 이루어진 투명한 구조물이며, 우리 눈이 가지는 전체 굴절력의 약 2/3를 담당한다. 각막은 조직학적으로 각막상피층, 보우만층, 각막간질층, 데스메막층, 각막내피세포층으로 구성되며, 각막상피는 세포 간 치밀 결합(tight junction)이 존재하여 지용성 약물에는 높은 투과성을 보이나, 수용성 약물에는 낮은 투과성을 보이고, 이와 달리 전체 각막 두께의 90% 가까이 차지하고 있는 각막간질층은 수용성 약물에 높은 투과성을, 지용성 약물에는 낮은 투과성을 보인다.[46] 세균성 감염이나 외상 등에 의하여 각막이 투명성을 상실하게 되면, 각막을 대체하기 위한 수술적 치료가 필요하다. 가장 널리 사용되고 있는 방법은 사후 기증 각막을 이용한 각막이식수술이다. 그러나 각막이식 이후에도 거부 반응 등으로 이식이 반복적으로 실패한 경우, 인공각막이 사용된다. 보스톤형 인공각막(Boston type keratoprosthesis)(그림 17.17)은 현재 미국 등에서 가장 다빈도로

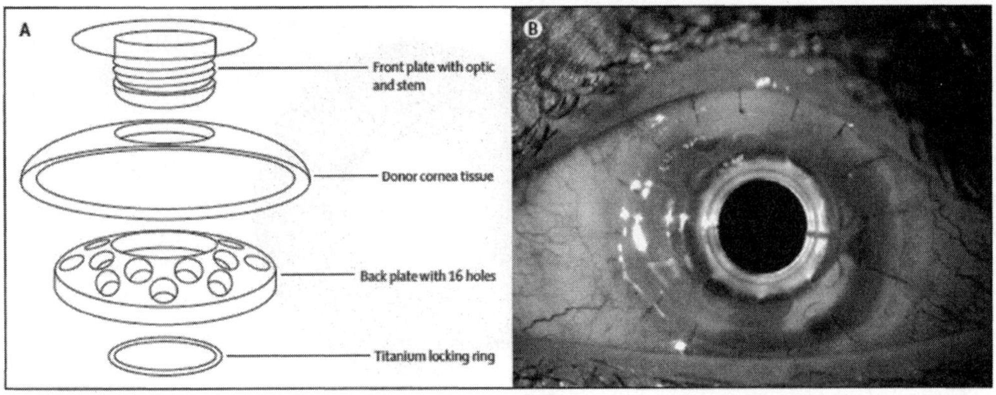

그림 17.14 보스턴 1형 인공각막의 모식도 (A)와 수술 후 모습 (B). 중심부의 투명한 PMMA 부위가 광학부이며 불투명한 공여각막부위는 수여각막과 봉합되어 있다. 이미지 출처: Lancet 2012;379:1755.[48]

사용되는 인공각막이며, Dohlmann 등이 1974년 개발하여 1992년 미국 FDA의 허가를 받았다.[47,48] 가장 최신형은 PMMA 재질의 광학부(3 mm 직경의 기능적 광학부를 가진다)의 지지부에 연결하는 방식이며, 광학부와 지지부 사이에 기증각막이 샌드위치 모양으로 위치하게 되는데, 이 기증각막 부위를 수여각막에 봉합사를 이용하여 연결하게 된다. 중간에 위치한 각막 조직이 괴사를 방지하기 위하여 16개의 구멍이 지지부에 위치하고 있다. 인공각막 수술의 성공 여부의 판단에 있어 장기간 관찰하였을 때 각막 표면에 잔존율이 매우 중요한데, 보스톤형 인공각막의 경우 5년 이상 경과 관찰 시 약 80 ~ 90%에서 잔존하였다고 보고되었다.[47,49] 보스톤형 인공각막과 달리 poly-HEMA 재질을 이용하여 유연성을 가진 인공각막(AlphaCor Keratoprosthesis)도 개발되어 사용되고 있으나, 그 잔존율이 3년 이상 관찰 시 50% 이하로 보고된다.[50]

인공각막처럼 전체 각막을 대신하지는 않지만, 각막 내부에 삽입되어 기능성을 발휘하는 각막 삽입물(corneal inlay)들이 있다. 노안은 40세 이후 수정체의 탄력이 감소하고, 수정체를 조절하는 모양체의 기능이 떨어지면서 근거리를 볼 때 수정체의 굴절력 증가가 효율적으로 일어나지 못하는 상태를 말한다. 노안에 의한 근거리 시력 저하를 보상하기 위하여 카메라의 핀홀(pinhole)효과를 이용한 각막 삽입물이 개발되었다. KAMRA®는 polyvinylidene fluoride를 이용한 두께 6 μm, 지름 3.8 mm의 얇은 판모양이며, 중심부에 직경 1.6 mm의 광학부가 위치한다.[6](그림 17.15) 펨토초레이저(femtosecond laser)를 이용하여 만든 각막편(corneal flap) 아래에 동공에 맞추어 KAMRA®를 위치시키면, 마치 동공이 작아진 효과를 만들어 눈의 초점 깊이가 깊어지며, 근거리 시력이 호전되게 된다. 각막에 발생하는 드문 질환 중에 10대에 시작하여 점차적으로 각막이 앞으로 확

A

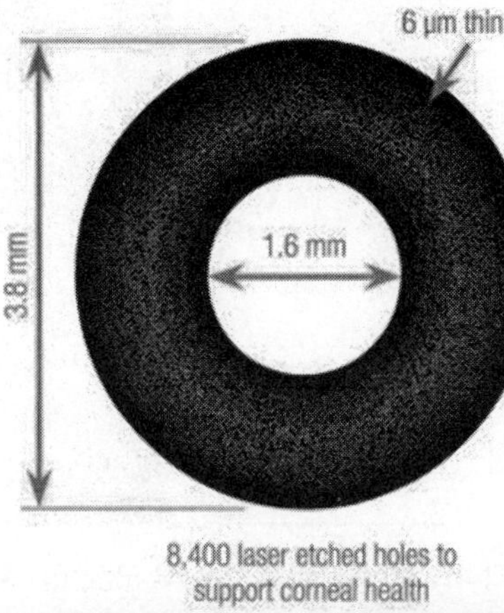

B

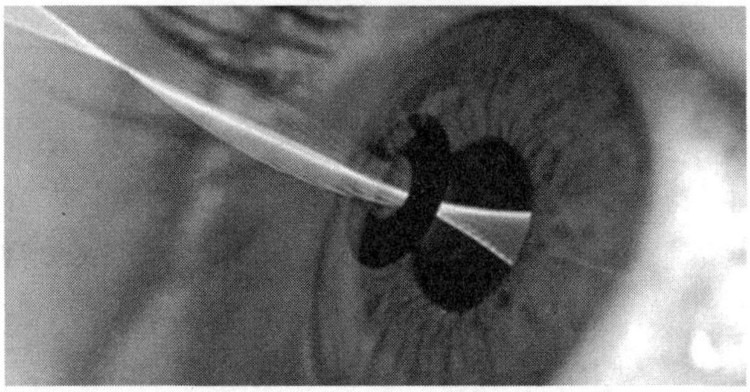

그림 17.15 노안 교정을 위한 각막 내 삽입물인 KAMRA™. 중심에 형성된 1.6 mm 직경의 원형 광학부로 빛이 들어가며 pin hole 효과에 의해 근거리와 원거리 모두 초점을 맺을 수 있다. 이미지 출처: www.acufocus.com (A); www.inovativescience.net (B).

장되고 뾰족해지는 원추각막(keratoconus)이 있다. 유병률이 약 2000명 중 1명 정도로 흔하지 않지만, 결과적으로 각막 이식이 필요할 정도의 심각한 확장 증에 이르기도 한다. 이러한 원추각막을 교정하기 위한 각막 삽입물로 PMMA를 이용한 각막 링(ring)들이 사용된다. Intacs®와 Keraring®이 대표적이며, 각각 6 ~ 7 mm 직경과 5 ~ 6 mm 직경의 원호(arc) 모양이다.[7] 보통 2개가 한 쌍으로 각막에 삽입되어 각막의 수평적 긴장도를 증가시켜 전방으로의 돌출을 막아 준다.

(2) 눈물질환에서의 생체재료

안구 표면은 눈물에 의하여 코팅되어 있다. 눈물의 코팅 기능이 떨어지면, 건조감, 이물감, 시력 저하 등을 호소하는 안구건조증후군(dry eye syndrome)으로 발전하게 된다. 안구건조증후군의 치료를 위하여 눈물점을 막는 방법이 사용되기도 한다. 눈물점은 우리 눈에서 위와 아래 두 개가 존재하는데, 눈물점 마개(punctal plug)를 이용하여 이들 한시적이나 영구적으로 폐쇄하게 된다. 한시적

눈물점 마개는 콜라겐으로 구성된 제품은 7 ~ 9일, 합성고분자를 사용한 제품은 60 ~ 180일간 서서히 분해되면서 눈물점을 막아준다.[53] 눈물점 삽입을 용이하게 하고 폐쇄 효과를 높이기 위해 하이드로겔(hydrogel)과 마이크로스피어를 이용하여 실온에서는 플러그의 직경이 가는(thin) 상태이지만 삽입 이후는 눈물에 의하여 팽대되는 스마트 플러그(smart plug)도 개발되었다. 눈물점 폐쇄의 효과가 좋은 경우 영구적인 폐쇄를 고려하게 되는데, 이때는 실리콘 재질의 눈물점 마개가 사용된다. 실리콘 눈물점 마개의 경우 의사가 제거하지 않는 한 지속적으로 눈물점을 막는 역할을 한다. 한편 눈물점 마개는 안구표면에 안정적이고 지속적인 약물전달을 위하여 사용될 수 있다. 대표적인 녹내장 치료약인 latanoprost와 travoprost의 경우 특별히 고안된 눈물점 마개 내부에 약물을 충전하여 수개월에 걸쳐 서서히 약물이 안구 표면에 전달되어 안압을 하강시키는 효과를 기대할 수 있다.

(3) 인공수정체

안과 영역에서 가장 널리, 그리고 오랫동안 사용된 생체재료는 인공수정체라고 할 수 있다. 초기 인공수정체는 1949년 영국의 Ridley 경이 개발하였으며, 이후 지속적인 발전을 거쳐 현재의 형태에 이르게 되었다. 인공수정체는 백내장이 발생하여 투명도를 상실한 수정체를 제거한 이후 수정체가 가진 굴절력을 보상하기 위하여 눈 안에 삽입된다. 과거에는 홍채 앞에 위치하는 전방형(anterior chamber) 인공수정체도 사용되었으나, 최근에는 특수한 경우를 제외하고는 홍채 뒤에 위치하는 후방형(posterior chamber) 인공수정체가 주로 사용된다. 인체에 삽입된 후 수십 년간 광학적 투명성을 유지하는 것이 가장 중요하며, 현재 사용되는 재질은 주로 친수성(hydrophilic) 또는 소수성(hydrophobic) 아크릴이다. 또한 최근 노인 인구가 급증함에 따라, 백내장 수술 이후에도 근거리와 원거리에 대해 동 보기를 원하는 환자들의 욕구가 증가하였다. 과거에 사용되던 단초점 인공수정체의 경우 마치 일회용 카메라처럼 정해진 초점 거리에 위치한 이미지만 뚜렷하게 보이고, 다른 거리에 위치한 사물의 경우는 뚜렷한 이미지를 얻기 위하여 그에 맞는 안경을 착용해야 하였으나, 최근 사용되는 다초점 인공수정체의 경우 원거리와 근거리에 위치한 사물을 안경 착용 없이 동시에 볼 수 있는 기능을 제공한다.[54] 특히 최근의 생체재료 분야의 발달로 인하여 사람의 수정체와 유사하게 모양체 근육의 변화에 따라 굴절력이 변하는 이중 광학부(dual optics) 인공수정체들도 소개되고 있으며, 인공수정체의 굴절력을 광선을 이용하여 조절하는 photosensitive silicone macromere matrix 인공수정체와, 실온에서는 막대기 형태를 유지하여 눈 속에 삽입이 용이하고, 수정체낭에 위치하면 원래의 수정체의 모양과 유사하게 팽대하는 스마트 인공수정체(smart IOL) 등도 최근 활발히 개발되고 있다. 또한 인공수정체의 겉면을 기능성 박막(functional thin membrane)으로 코팅하여 눈 속에 삽입 이후 항생제나 항염증 약물이 일정 기간 지속적으로 유리되도록 하는 약물 전달 인공수정체도 개발되고 있다. 이러한 약물 전달 방법으로는 soaking, coating, chemical grafting, drug impregnation, drug insert 등이 사용된다.[55)]

17.4.2 후안부 질환과 생체재료

망막은 각막과 수정체를 통과하며 굴절한 빛에 최종적으로 상을 맺는 곳이다. 특히 중심 망막부위를 황반(macular)이라고 하며, 다양한 질병[황반 원공 (macular hole), 노인성 황반변성(age related macular degeneration)] 등에 의하여 황반이 비가역적으로 손상된 경우 심각한 시력 저하를 초래한다.

(1) 후안부 약물전달을 위한 장치

황반부종이나 후안부 포도막염의 경우 시력이 저하를 초래하여, 장기간의 약물 치료가 필요하다. 이들 질환에서 안약으로 점안할 경우 후안부에 전달되는 약물의 절대량이 부족하여 효과적인 치료가 어려운 경우가 많다. 이런 경우 직접 약물을 주사침(30 guage needle)을 이용하여 후안부에 주사하는 방법을 사용할 수도 있다. 그러나 후안부 주사는 감염의 위험성이 있으며, 주사에 의한 통증을 수반하고, 일시적인 안압의 상승도 동반한다. 따라서 후안부에 안정적이고 지속적인 약물전달을 위하여 후안부 약물전달 장치들이 활발히 개발되고 있다.[56)] Bausch & Lomb 사에서 개발한 Vitrasert®와 Retisert®(그림 17.16)는 각각 항바이러스약제인 Ganciclovir와 항염증약제인 Flucinolone acetate를 poly-vinyl alcohol로 구성된 약물코어에 충전한 이후 작은 절개창을 통하여 후안부에 삽입하게 된다. Vitrasert®는 약 6~8개월 동안, Retisert®는 약 3년 동안 안정적으로 후안부에 약물을 전달한다고 알려져 있다. 한편 Ozurdex™(AllerganInc.)는 항염증약물인 dexamethasone을 함유한 막대기 형태의 생체분해성 PLGA 매트릭스로 후안부 유리체강 내부로 주사하면 약 3개월 정도 항염증효과를 발휘한다.

(2) 인공망막

망막이 기능을 상실하면 카메라의 필름이 손상된 것처럼 유효한 시력을 가질 수 없게 된다. 망막은 재생이 불가능한 조직이기 때문에 유일한 대체 방법은 현재로서는

A

B

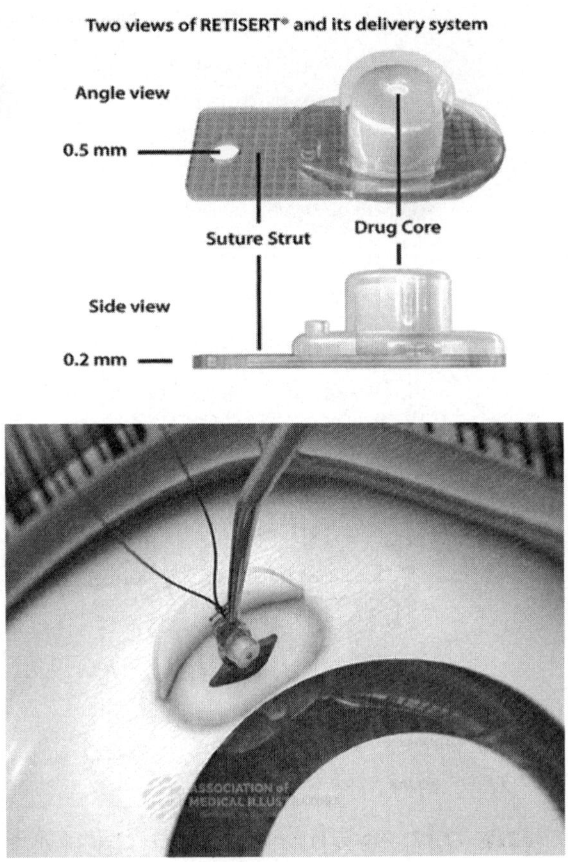

그림 17.16 (A) 유리체강 내 약물전달장치인 RetisertTM, (B) 공막에 절개창을 만들어 유리체 내로 삽입한다. 이미지 출처: www.retisert.com(A); www.ami.org

인공망막이라고 할 수 있다.[57] 2013년 2월 미국 Food and Drug Administraion(FDA)는 세계 최초로 인공망막인 Argus II 인공망막 시스템을 망막색소상피염(retinitis pigmentosa)으로 시력을 상실한 환자들에게 시술하는 것을 승인하였다(그림 17.17). 이 시스템은 비디오카메라가 장착된 선글라스를 환자가 착용하고, 허리에는 광학처리유닛(video processing unit(VPU)을 착용한다.[58] 카메라로 촬영된 영상은 기존에 수술을 통하여 망막에 삽입된 60개의 전극(electrode)으로 구성된 어레이(array)로 전달되고, 어레이에서 전기 신호가 시신경을 자극하여 대뇌로 영상신호를 전달하게 된다. 그러나 Argus II 인공망막 시스템은 정상적인 시신경 기능이 남아 있는 경우에만 효과를 발휘할 수 있어 녹내장이나 시신경 손상에 의한 실명환자에게는 도움을 줄 수 없다. 이 밖에도 세계 각지에서 활발한 연구를 통하여 Tübingen MPDA Project Alpha IMS system, Harvard/MIT implant system, Visual Cortical implant 등의 다른 인공망막 시스템도 개발되고 있다.

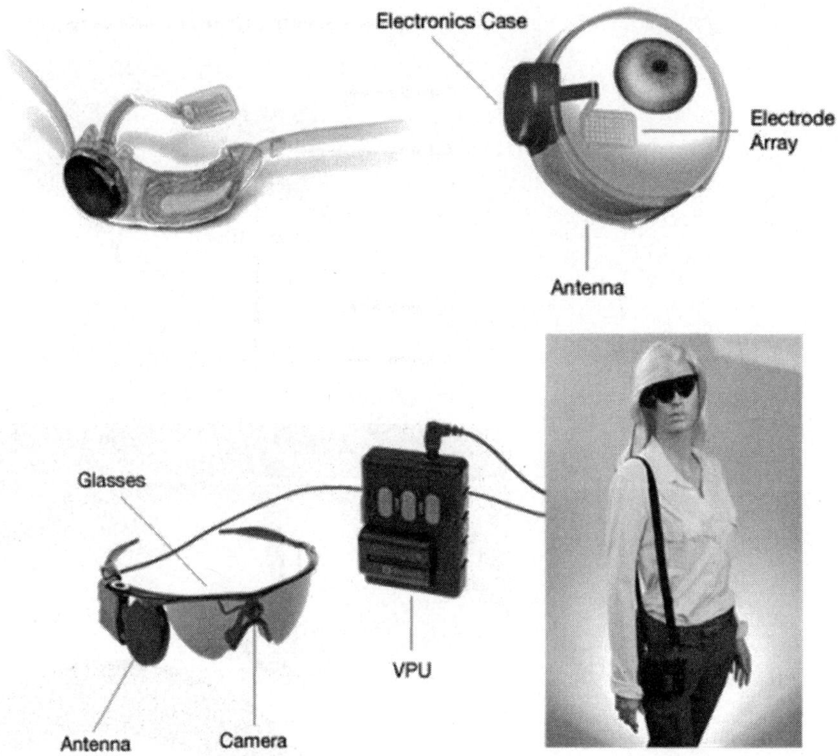

그림 17.17 Argus II 인공망막 시스템. 선글라스에 장착된 카메라의 촬영 영상이 안구내부에 장착된 electrode array로 전달되고 다시 시신경이 자극되어 신호가 뇌로 전달되는 방식이다. 사진 출처: www.secondsight.com

인공망막은 아직 실명한 환자들에게 정상활동을 할 수 있는 시력을 되찾아 줄 수준에는 이르지 못하였지만, 향후 꾸준한 개발을 통한 무한한 가능성이 열려 있는 분야라고 할 수 있다.

17.5 성형외과

17.5.1 서론

수천 년 전부터 신체의 손상을 외부 물질로 복구하려는 노력이 있어 왔다. 그 기원을 정확히 알 수는 없지만 현재의 미국 워싱턴 케네윅(Kennewick)에서 발견된 9000년 전의 원시 인류 둔부에서 창끝이 발견된 바 있으며 유골 상태로 보아 상처는 문제없이 치유되었고 일상생활에 지장은 없었던 것으로 추측된다고 한다. 비록 의도된 것인지는 알 수 없지만 이것이 현대의 적은 이물 반응을 특징으로 하는 생체재료와 유사한 가장 오래된 예라고 할 수 있을 것이다.

현대적 의미의 생체재료는 1886년 'nickel plated sheet steel'을 내고정에 사용했던 한스만(Hansmann)이 최초인 것으로 알려져 있다.[59] 그 이후로는 견사(silk), 은(silver), 백금(platinum) 등의 재료를 인체에 사용하려는 시도가 꾸준히 있었고 2차 세계대전 이후에는 비약적인 발전을 하게 되면서 '생체재료(biomaterial)', '생체적합성(biocompatibility)' 등의 단어가 만들어졌다.[60]

성형외과에서는 연부조직 및 골, 연골 조직의 결손이나 부족분을 자가 조직을 이용하여 재건 또는 보충하기도 하는데 생체적합성이라는 측면에서는 이러한 자가 조직의 이식이 무생물인 생체재료보다 가지는 이점이 많다. 하지만 공여부에 합병증과 반흔이 남게 되고 얻을 수 있는 양에도 제한이 많으므로 필요한 경우 생체재료를 사용하게 된다.

반면 생체재료가 자가 조직에 대해 가지는 이점은 양에 제한이 없다는 점, 수술 시간이 단축된다는 점, 어떤 경우에는 자가 조직보다 더 우수한 물리적 특성을 가질 수 있다는 점, 공여부 합병증이 없다는 점 등이 있으나 감염, 면역반응 유발, 재수술 가능성, 기계적 기능 소실, 제거 시 어려움 등의 단점도 있으므로 장단점을 잘 이해하고 고려하여 생체 내에 적용하여야 한다.[61]

17.5.2 임상적 응용

(1) 봉합재료

봉합사의 역사는 기원전 3500년경으로 거슬러 올라갈 만큼 깊다.[62] 봉합사의 선택은 상처 치유의 속도, 강도, 감염, 염증반응 등과 관련 있으므로 관련지식을 충분히 알고 선택하여야 한다.

크게 흡수성 봉합사와 비흡수성 봉합사로 나눌 수 있으며 대표적인 물질로 전자에는 catgut과 polyester의 일종인 polyglycolic acid 및 poly-L-lactic acid 등이 속하는데 현재 단일가닥 봉합사로는 PDS, 다중가닥으로는 바이크릴(Vicryl), 맥손(Maxon), 덱손(Dexon) 등의 이름으로 상품화되어 쓰이고 있다. 비흡수성 봉합사 중 단일가닥으로는 나일론(nylon), 폴리프로필렌(polypropylene) 성분의 프롤린(Prolene), 금속 성분의 스테인리스강이 있으며, 다중 가닥으로는 실크(silk)

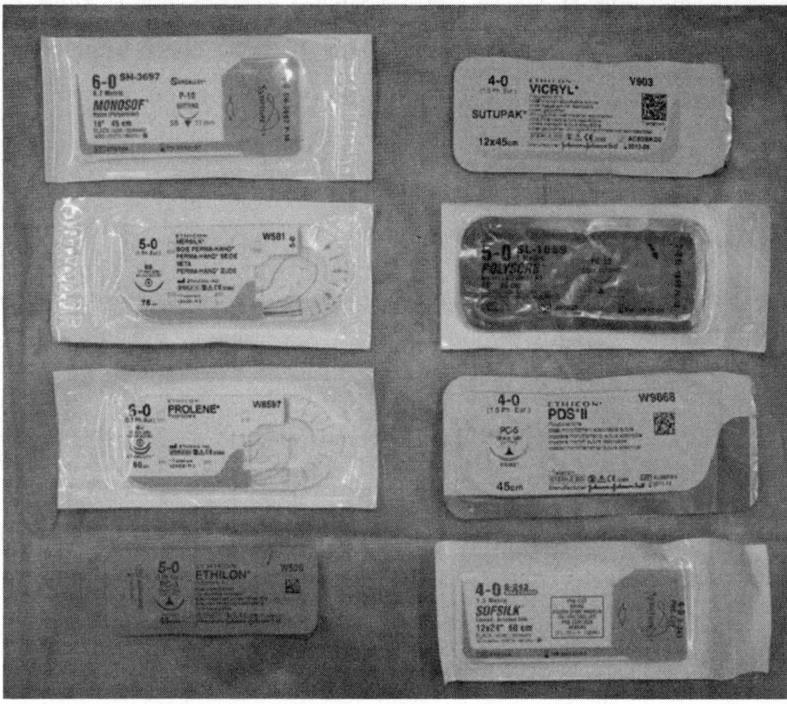

그림 17.18 성형외과에서 사용되는 다양한 봉합사

등이 주로 쓰이고 있다.[63]

(2) 골대체물

뼈의 결손을 재건하는 가장 좋은 방법은 자가골을 이식하는 방법이다. 자가골의 공여부로는 머리덮개뼈(calvarium), 갈비뼈(rib), 장골(iliac bone), 종아리뼈(fibula) 등이 이용되며 이식 부위의 뼈와 접촉이 많고 골막(periosteum) 등의 연조직의 손상이 없을수록 생착이 잘 된다. 자가골은 뼈전도(osteoconduction)와 뼈형성유도(osteoinduction)가 모두 일어나므로 가능한 경우 가장 이상적인 골대체물이라고 할 수 있다. 하지만 공여할 수 있는 양이 한정되어 있고 공여부에 합병증이 생길 수 있는 단점이 있다. 따라서 결손이 크거나 환자의 상황이 허락하지 않는 경우에는 최근 개발된 다양한 골대체물을 이용할 수 있다.

현재 임상적으로 사용되고 있는 대치물로는 수산화인회석(hydroxyapatite), 탈회골기질(DBM, demineralized bone matrix), 인산칼슘(calcium phosphate), 폴리에틸렌(polyethylene), 폴리메틸메타아크릴레이트(polymethyl metacrylate), 플루오르중합체(polytetrafluorethylene, PTFE), 주사용 골대체제(Injectable bone substitute) 등이 있다.[64]

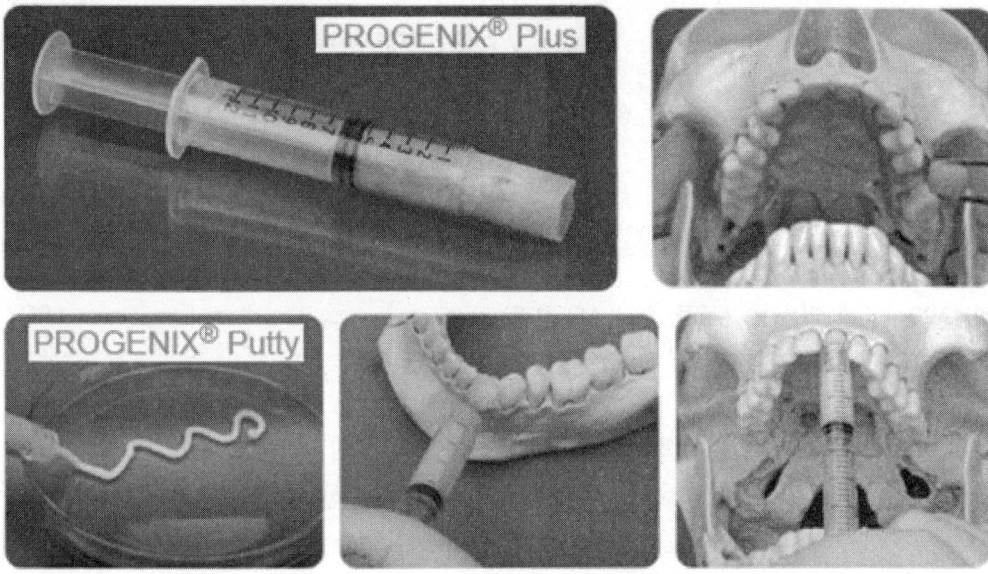

그림 17.19 사진은 Progenix Plus(상)과 Progenix Putty(하) 제품

수산화인회석은 원래 Ca5(PO4)OH의 화학식을 갖는 무기물로 칼슘화된 인체 뼈의 60%를 차지할 정도의 주요 광물 성분이며 흡수가 잘 되지 않는 안정적인 물질이다. 다공성의 수산화인회석은 산호에서 볼 수 있는데 인체의 뼈구조와 유사하며 의학용으로는 인공 합성물이 사용되고 있다. 이러한 합성물은 다공성 형태나 과립 형태로 상용화되어 있으며 뼈전도를 일으킬 수 있는 것으로 알려져 있어 얼굴뼈 돋움술, 얼굴윤곽교정술, 뼈결손의 재건 등에 널리 이용되고 있다.[62,65]

탈회골기질(DBM)은 염산(hydrochloric acid)을 사용하여 탈석회화(decalcification)시키고 유기 콜라겐 기질(organic collagen matrix)만 남게 만든 동종이식편 제품(allogenic product)으로, 표면 항원이 소멸되어 면역반응을 일으키지 않는다. 비록 골원성(osteogenic capacity)을 가지지는 않지만 골전도성(osteoconductive property)과 골유도성(osteoinductive property)을 가져 수혜부의 뼈생성 세포를 집결하여 다양한 골결손부위 복원에 기여한다. 시판되는 DBM으로는 Osteofil, Progenix, Grafton, Dynagraft 등이 있으며 공정 전 공여된 뼈의 상태, 공정과정 등이 DBM의 골전도성과 골유도성에 기여한다. 자가골이식을 하기에는 공여부 결손이 우려되는 경우 사용을 고려할 수 있다.[66,67,68]

인산칼슘은 일인산석회(monocalcium phosphate, Ca(H2PO4)2), 이인산석회(dicalcium phosphate, Ca(HPO4)), 삼인산석회(tricalcium phosphate, Ca3(PO4)2), 수산화인회석(hydroxyapatite, Ca5(PO4)3(OH)) 등 많은 종류가 있으며, 인산칼

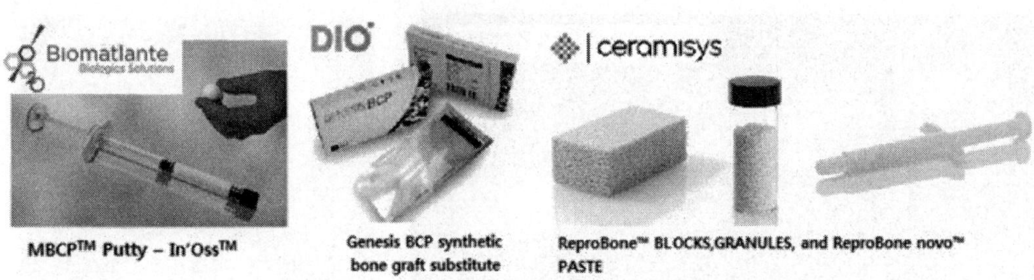

그림 17.20 다양한 인산칼슘 제품들. 출처: MBCP™Putty-In'Oss™ from Biomatlante.com, Genesis BCP from Dioimplant.com, ReproBone™ products from ceramisys.com

슘은 흔히 삼인산석회를 일컫는다. 우유에 포함되어 있고 탄산칼슘(calcium carbonate)과 함께 보조제로 사용되고 있다. 삼인산석회와 수산화인회석이 합쳐 이상 인산석회(biphasic calcium phosphate)가 되고, 세라믹골격(ceramic scaffold)을 포함한 골대체삽입물(osseous implant)의 생체재료로 사용된다. Genesis 사의 BCP(biphasic calcium phosphate), Biomatlante 사의 MBCP gel 등 많은 제품들이 있으며, biphasic calcium phosphate 형태로 골대체물로서 치과, 정형외과, 성형외과 영역에서 흔히 사용된다.[69,70]

폴리에틸렌 중 고밀도의 재료인 MEDPOR는 비흡수성이며 면역반응이나 알레르기 반응을 일으키지 않으며 다공성 형태를 띠고 있어 조직이 자라 들어갈 수 있다. 하지만 경도의 감염을 일으킬 수 있다는 보고가 있으며 주위의 연조직이 얇아지는 경향 및 과도한 반흔 형성 등의 문제가 보고된 바 있다. 실제 임상에서는 두개저 재건이나 얼굴뼈 돋움술, 얼굴윤곽 교정술, 다양한 크지 않은 뼈 결손의 재건 등에 사용되고 있다.[71]

폴리메틸 메타아크릴레이트(polymethyl metacrylate, PMMA)는 생체적합도가 좋고 비활성인 단단한 물질로서 임상적으로는 액체 상태의 메틸 메타아크릴레이트 단량체(monomer)와 고체 상태의 메틸 메타아크릴레이트 중합체(polymer) 과립을 섞어 쓰게 된다. 이렇게 하면 약 10분간의 중합시간 동안 원하는 형태를 만들 수 있게 된다. 하지만 이 과정에서 열이 많이 발생해 주위 조직에 손상을 줄 수 있다는 단점이 있다. 이 물질은 흔히 골시멘트(bone cement)라고 불리는데 흡수가 잘되지 않는 장점이 있으며 주위 연부조직이 건강하고 감염우려가 적은 경우 골대체물로 사용되고 있다.

플루오르중합체(polytetrafluorethylene, PTFE)는 화학적으로 에틸렌(ethylene) 단량체를 뼈대로 하여 주위에 4개의 불소(fluorine) 분자가 결합되어 있는 형태로서 매우 안정적이고 알러지를 유발하지 않고 발암성도 없는 것으로 알려져 있

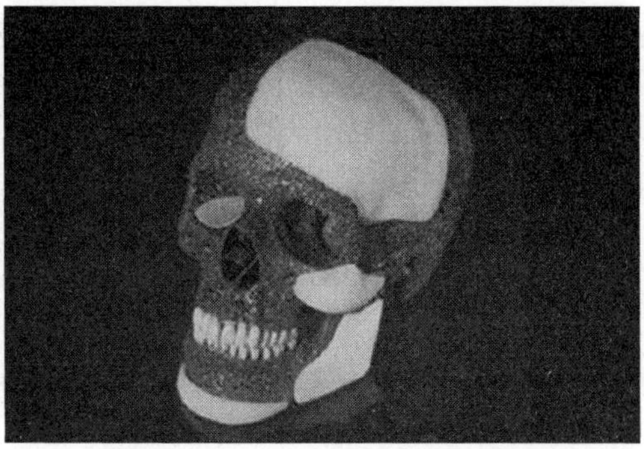

그림 17.21 MEDPOR의 임상적 응용

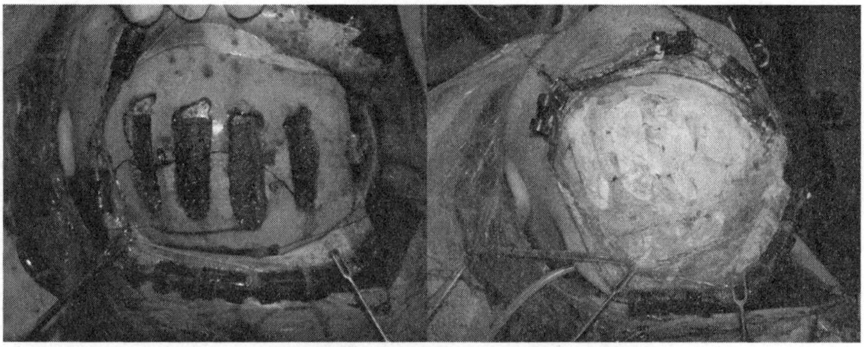

그림 17.22 수산화인회석 임상적 응용

어 얼굴뼈 돋움술 및 복부나 흉부 재건 수술 등의 재료로 현재 유용하게 사용되고 있다. 이 물질에는 10 ~ 30 μm의 작은 구멍들이 있어 조직의 내성장이 일어날 수 있으며 염증 반응과 막형성은 잘 일어나지 않는다.[72)]

좌측은 수술 중 두개골의 결손이 생긴 상태이며 우측은 결손을 수산화인회석을 사용하여 재건한 모습이다.

주사용 골대체제(injectable bone substitute)는 수산화인회석과 삼인산석회의 합성물로 최소 침습적이고 주사기를 이용한 삽입이 가능하다는 장점이 있다. 최근 carbonates, Si, Sr, Fl, Mg 등의 무기물을 첨가하여 우수성을 높였다. 최근 골원성(osteogenic potential)을 가진 중간엽줄기세포(mesenchymal stem cell)를 이용한 골대체물의 연구가 활발히 진행 중이다.[73)]

(3) 실리콘 생체재료

실리콘은 현재 가장 광범위하게 사용되고 있는 생체재료의 하나이다. 실리콘은 뼈대가 실리콘의 반복적인 산소결합으로 구성되어 있는 합성 중합체로서 실리

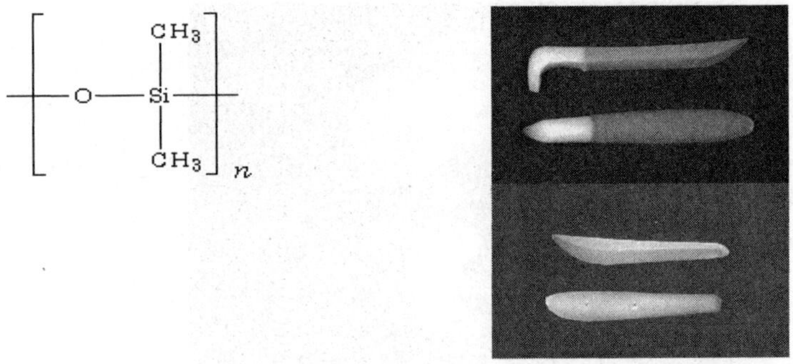

그림 17.23 실리콘
좌: 실리콘의 화학식, 우: 코성형 수술에서 사용되는 실리콘 보형물

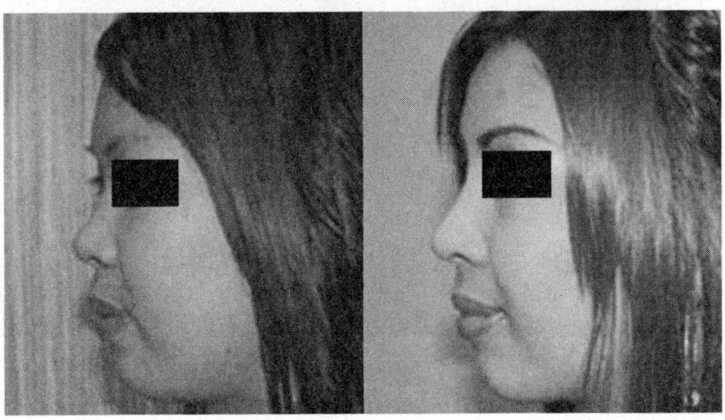

그림 17.24 실리콘 보형물을 이용한 코성형 수술(좌: 수술 전, 우: 수술 후)

콘이 산소 결합 외에 두 개의 메틸 그룹(methyl group)과 결합되어 있는 경우 'silicone'이라고 불리게 되며 정확한 이름은 polydimethylsiloxane(PDMS)이다. 중합체의 길이가 길거나 짧음에 따라 실리콘은 액체, 젤 또는 고체의 형태로 존재하게 되는데 액체 상태인 경우 윤활 역할을 하도록 바늘이나 실, 삽입물에 코팅을 하는 용도로 사용되고 있으며, 젤은 유방 삽입물이나 고환 삽입물 등에 이용되며, 고체 상태의 경우 얼굴 융기술 및 코 확대 수술 등에 다양하게 이용되고 있다.[62]

(4) 인공피부

피부는 인체의 장기 중 가장 넓은 면적을 차지하며, 주요기능으로는 외부로부터 내부의 장기를 보호하는 장벽기능, 외부의 자극을 인지하는 기능, 땀, 열 등을 방출하는 조절기능 등을 꼽을 수 있다. 화상이나 사고 등으로 피부가 손상되면 이러한 기능을 잃게 되므로 이를 대체하려는 노력이 계속되어 왔다.[74]

피부 대체재는 진피, 표피, 혹은 혼합 대체재인지에 따라서, 그리고 영구적인지, 일시적인지에 따라서, 자가, 동종, 혹은 이종인지에 따라서 그림 17.25 같이 분류할 수 있다.[75)]

인테그라(Integra®, Integra life science Corporation, Plainsboro, NJ, USA)는 처음으로 상업적으로 이용되는 피부 대체물로서, 정상 피부의 진피층에 해당하는 소 콜라겐과 글라이코사미노글라이칸의 교차결합으로 이루어진 층 그리고 표피층에 해당하는 실리콘 막으로 이루어진 층으로 이루어진 물질이다. 혈관화가 좋은 피부결손 부위에 사용할 경우 콜라겐 층이 새로운 진피층으로 변하게 된다. 그 후 실리콘 층을 제거하고, 부분층 피부이식을 하면 비교적 넓은 범위의 피부 손상도 치유가 가능하며 최근 화상 치료에서 가장 많이 이용되는 물질 중 하나이다.[61)]

Matriderm은 탄성섬유로 코팅된 type I, III, V형 비교차형 송아지 유래의 콜라겐 섬유로 구성되어 있다. 인테그라와 마찬가지로 영구적 진피대체물재로 부분층 피부이식이 필요하다.[75)]

알로덤(AlloDerm®)은 세포 및 표피가 제거된 사체 진피로 반투과성을 가진다. 이 재료는 진피 재생의 주형 역할을 하며 표피층이 없으므로 결국 식피술이나 각질세포이식 등이 필요하지만, 생착이 잘 되고 상처 부위의 반흔 형성을 줄일 수 있는 것으로 알려져 있다. 현재 임상적으로 화상이나 미용수술 등에 광범위하게 사용되고 있다.[61)]

1980년대 초반에 피부세포(keratinocytes, fibroblasts)를 첨가한 피부대체재가 소개된 이후, 여러 가지 제품들이 개발되었다.

더마토그래프트(Dermatograft®, Advanced Tissue Sciences Inc, La Jolla, CA, USA)는 중합체 골격(polymer scaffold)에 동종 신생아 섬유모세포를 배양

Table 17.3 Permanent and temporary dermal and epidermal skin substitutes

Origin	Dermal	Epidermal	Mixed
Permanent			
Autograft	Fibroblast culture	Keratinocyte culture Skin graft	
Allograft	Human cadaver dermis (Alloderm)		
Synthetic	Integra Matriderm		
Temporary			
Mixed	Dermagraf (polyglactin mesh + human fibroblasts)		Apligraft (bovine collagen matrix + neonatal human fibroblasts and keratinocytes)
Temporary			
Xenograft	Xenoderm (porcine-derived acellular dermis) Mediskin (porcine-derived acellular dermis) Strattice (porcine-derived acellular dermis)		

그림 17.25 피부대체재의 분류

한 것으로, 이식 후에도 이 세포들이 살아남아 각종 성장인자와 단백질을 분비할 수 있는 것으로 알려져 있다. 결국 소실된 진피층을 대체할 수 있다고 생각되며 당뇨발 등의 만성창상 치유에 이용되고 있다.[61)]

아플리그라프[Apligraf®(Graftskin), Organogenesis Inc, Canton, MA, USA]는 젤 형태의 소의 제1형 콜라겐과 동종 신생아 섬유모세포, 신생아 각질세포층의 각질화를 이용하여 만든 피부 대체물로 이를 이용할 경우 색소 침착이 적고 질감도 우수하며 혈관 분포도 좋아 만성창상의 치유 등에 이용되고 있다.[61)]

CEA(cultured epithelial autografts)는 사람의 상피세포(human epithelial cell)로부터 각질세포(keratinocyte)를 추출하여 체외배양과 증식을 통해 얻어진 농축된 각질세포를 얇은 판 또는 스프레이 형태로 사용하는 것이다. 심한 화상 환자와 같이 손상 면적이 넓어 기존의 부분층 피부이식만으로는 해결하기 어려운 병변의 치료를 위해 고안되었다.[76,77)]

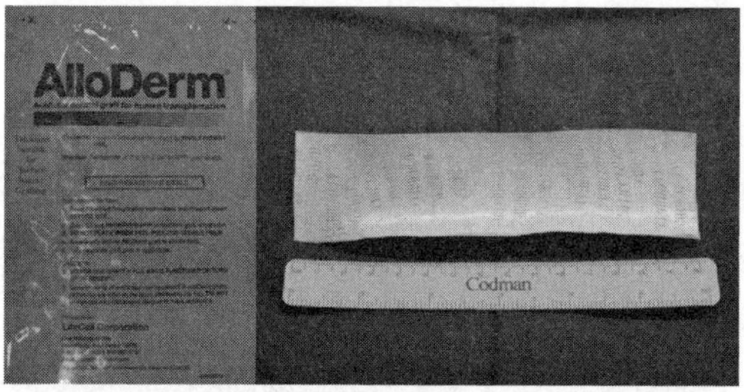

그림 17.26 현재 임상적으로 사용되고 있는 AlloDerm®

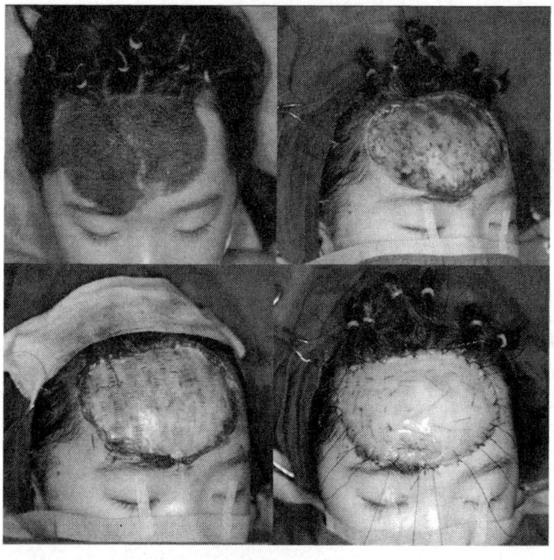

그림 17.27 이마의 선천성 거대모반을 제거하고 AlloDerm® 적용 후 그 위에 피부 이식한 모습

이 중 하나가 에피셀®(Genzyme Tissue Repair Coporation, Cambridge, MA, USA)로서, 이식 후 진피 상피 이음부의 미숙으로 인하여 다소 불안정한 모습을 보이기도 하지만 만성 창상이나 화상, 수포성 표피박리증 등에 사용된다.

큰 상처를 일시적으로 덮기 위해서 돼지 유래의 Xenoderm(Asclepios Medical Technics, www.ascelpios.de), Permacol(Tissue Science Laboratories, Hampshire, UK), Strattice(Lifecell, KCI), Mediskin(Brennen Medical, www.brennenmedical.com) 등이 있다.[75]

(5) 인조혈관

인조혈관으로 사용되는 물질로는 플루오르중합체(Polytetrafluorethylene, PTFE, Teflon, Gore-Tex), 폴리에틸렌 테레프탈레이트(다크론, Dacron) 등이 있다. 임상적으로 후자는 큰 혈관에 사용되고 전자는 작은 혈관에 사용되고 있다.

PTFE는 화학적으로 에틸렌 단량체를 뼈대로 하여 주위에 4개의 불소 분자가 결합되어 있는 형태로서 매우 안정적이고 알러지를 유발하지 않고 발암성도 없는 것으로 알려져 있어 융기술 및 복부나 흉부 재건수술 등의 재료로 현재 유용하게 사용되고 있다. 이 물질에는 10 ~ 30 μm의 작은 구멍들이 있어 조직의 내성장이 일어날 수 있으며 염증 반응과 막형성은 잘 일어나지 않는다.[78]

폴리에틸렌 테레프탈레이트는 폴리에틸렌과 나일론을 응축시킨 물질로 그물 모양의 구조로 되어 있고 조직이 자라 들어갈 수 있는 특징을 지니고 있다. 비교적 가격이 저렴하지만 문제가 생겼을 때 제거가 쉽지 않다는 단점이 있다.

직경이 크고 혈류가 빠르며 저항이 작은 대동맥, 엉덩혈관(iliac vessel)이나 넙다리 혈관(femoral vessel)의 경우에는 5년이나 10년이 지나도 90% 정도 흐름이 유지되는 것으로 알려져 있다. 하지만 직경 6 ~ 8 mm 이하의 작은 혈관의 5년 개통률은 50%가 채 안되는 것으로 보고된 바 있다. 일반적으로 혈관이 길수록, 직경이 작을수록 저항이 커지므로 결과도 좋지 않은 것으로 생각된다.[62]

인조혈관의 내부는 보통 피브리노젠(fibrinogen)으로 코팅되는데 시간이 지나면 이층이 혈소판-피브리노젠 응집체가 되어 가성내막(pseudointima)이라는 구조가 된다. 이층을 주위 정상혈관에서 자라 들어온 내피세포가 덮게 되면 이 부위는 혈전형성이 되지 않는 신내막(neointima)이 된다. 하지만 이러한 변화는 인조혈관과 정상혈관 접합부에서 10 ~ 15 mm 정도에서만 일어나므로 나머지 층은 가성 내막이 계속 덮여 있게 되어 갑작스러운 혈관 폐쇄의 원인이 될 수 있다.

인조혈관의 주된 합병증으로는 혈전형성, 감염, 가성 동맥류 등이 있다.

(6) 필러

안면부의 노화 현상은 연부조직의 위축과 중력에 의한 저하, 피부톤의 소실로 인해 생긴다. 이러한 노화 현상을 교정하는 안면부 회춘술로는 ① 수술적인 방법으로 과도한 피부조직을 제거하는 것(redraping of excess skin), ② 물리적 혹은 화학적 방법을 통한 피부벗김술(resurfacing), ③ 해부학적 구조의 골격 수술(recontouring of structural anatomy), ④ 보톡스를 이용한 과비대 근육의 이완(relaxing of the hypertrophic musculature), ⑤ 위축된 연부조직의 보충(replacement of the atrophic subcutaneous tissue) 등이 있다. 이 중에서 수술적 치료 없이 점액성이 있는 물질로 피하층 혹은 진피층에 주사함으로써 위축된 연부조직을 보충하여 안면부 회춘을 시행하는 방법은 그 간편성과 비침습성이라는 장점 때문에 현재 널리 시행되고 있고 이러한 연부조직 보충 물질로 여러 가지 종류의 필러가 개발·사용되고 있다.

1) 역사

19세기 파라핀의 등장과 함께 인체 내에 파라핀을 주사하기도 했으나 오랜 시간이 지난 후에 심한 육아종(granuloma) 및 이물 반응을 유발하는 것이 알려지면서 1920년대부터는 사용이 크게 감소하였다. 이후로 주사용 실리콘이 사용된 바 있으나 역시 시간이 지나며 심한 안면부 변형을 야기함이 밝혀져 미국 식품의약청은 이의 사용을 공식적으로 금지하였다.

이렇게 주입한 물질이 체내에 영구 잔류함으로써 일으키는 부작용이 큼이 알려지면서, 장시간 체내에 잔류하지 않고 분해되지만 지방이식보다는 그 효과가 오래 지속되는 전혀 새로운 물질에 대해 많은 연구가 진행되었다.

이러한 기준에 부합하는 반영구적(일시적) 필러로 가장 먼저 등장한 것은 콜라겐(collagen)이었다. 1958년 하버드 의대의 Gross와 Kirk는 소에서 추출한 콜라겐 성분을 젤 형태로 만들어 피하층에 주사할 수 있도록 만든 1세대 주사제 Zyderm을 발표하였다. 1977년 이후 Zyderm 화학 성분을 변형시켜 지속성을 좀 더 향상 시킨 Zyplast, Zyderm2 등을 상품으로 출시하였다. 그러나 이도 2~3개월 이상 효과가 지속되지 못했고, 시술이 쉽지 않을 뿐 아니라 소에게서 추출된 성분이 인체 내에서 과민반응을 유발할 수 있는 단점이 있어 미리 반응성 테스트를 시행하는 등 번거로운 절차가 필요하였다. 이러한 단점을 개선하기 위해 돼지에서 추출한 성분을 이용한 Evolence 등이 개발되었고 무과민성 사람 콜라겐 제품, Autologen(사람 진피에서 추출), Dermalogen(Cadaver에서 추출), CosmoDerm/Cosmoplast가 개발되었다. 그러나 이러한 제품들 역시 과민반응에서 완전히 자유롭지 못하거나 제조 과정이 까다로워 콜라겐을 대체할 전혀 새로운 물질의 개발에 여러 사람들이 관심을 갖게 되었다.

일시적인 필러의 새로운 장을 열게 된 것은 2003년 미국 식품의약청의 공식 허가를 받고 판매되기 시작한 하이알루론산 제재(Hyaluronic acid)인 레스틸렌(Restylane)이다. 1991년 Piacquadio 등에 의해 cross-linked hyaluronic acid가 발표된 이래 그 안정성과 대중성을 인정받아 현재는 Halaform, Hylaform plus, Captique, Juvederm, Perlane 등 각각의 분자량이나 점액성 등을 변화 혹은 개선시킨 양상으로 여러 회사에 의해 상품으로 개발되었고 현재 필러 시장에서 가장 널리 쓰이는 필러 물질이 되었다.[61,79]

2) 필러의 분류

필러는 크게 그 지속성에 따라 영구적 필러, 반영구적 필러, 일시적 필러로 구분을 지을 수 있다.[79]

① 영구적 필러

영구적인 필러는 앞서 이야기한 바와 같이 체내 영구 잔류하여 이물 반응 및 심한 육아종을 발생시키는 것으로 알려져 현재는 그 사용이 중단된 상태이다. 이에는 파라핀(Paraffin), 공업용 실리콘 등이 있다.[80]

② 반영구적 필러

이는 1~2년 이상 지속되는 필러를 이야기한다. 반영구적 필러는 그 구성성분에 따라 다음 네 가지 형태로 구분할 수 있다.[80]

가) 고분자 젤(polymer gels): Silicon 1000, Aquamid

나) 잘 분해되지 않는 고분자 마이크로 입자에 흡수성 액을 코팅시킨 제재: ArteFill

다) 서서히 분해되는 고분자 마이크로 입자에 흡수성 액을 코팅시킨 제재: Sculptra, Radiesse

라) 자가 지방(Autogenous fat)

③ 일시적 필러

가) 콜라겐(collagen): Zyderm I, II, Zyplast, CosmoDerm1, 2, CosmoPlast, Evolence(porcine collagen), Atelocollagen(Australian bred claves), Isolagen (autogenous).

과민반응의 위험이 있어 시술 전 피부 반응 검사를 시행하여야 한다. 그러나 진피 얕은 층에 주사하면 경결이 만져지는 하이알루론산에 비해 비교적 입자가 작아 진피 얕은 층에도 주사가 가능하므로 최근 하이알루론산과의 동시에 사용되고 있다.

나) 히알루론산(hyaluronic acid): Halaform, Hylaform plus, Captique, Juvederm, Perlane 등

가장 안전하고, 사용이 간편하며, 적은 면역반응, 가역성, 그리고 상대적 장기 지속성 때문에 현재 가장 흔히 사용되는 filler의 종류이다. 제조사마다 각기 다른 정도의 히알루론산의 총 함량, 탄성계수(modulus), 입자 크기, 교합(cross-linking)의 정도, 방출력(extrusion force)를 사용하여 제품을 제조하고 있다. 현재 작은 입자의 히알우론산을 1,4-butanediol diglycidyl ether에 화학적으로 교합을 하여 lidocaine 용액에 섞어 사용하는 SP-HAL(Restylane Silk)이 보편적인 얇은층 피부 주름 개선에 사용되고 있고, 좀 더 깊은 층에는 Small gel-particle HA(Restylane) 또는 Large gel-particle HA(Perlane) 등이 사용되고 있다. 교합의 정도에 따라 체내 분해 속도가 결정되며, 많을수록 느리게 분해된다. 반영구적 필러에 비해 지속성이 적다는 것이 큰 단점으로, 이러한 단점을 개선코자 연구가 꾸준히 진행 중이다.[81,82]

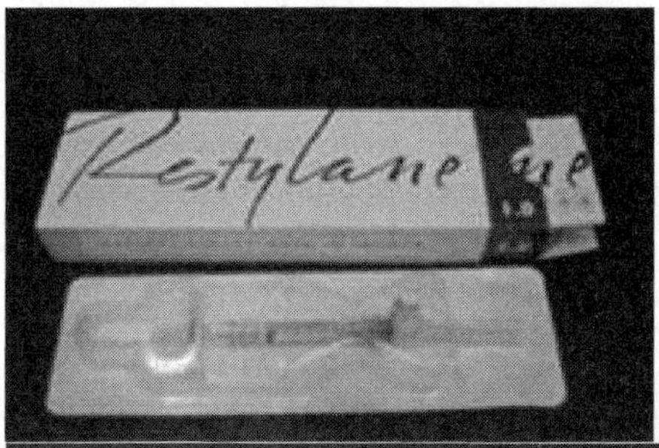

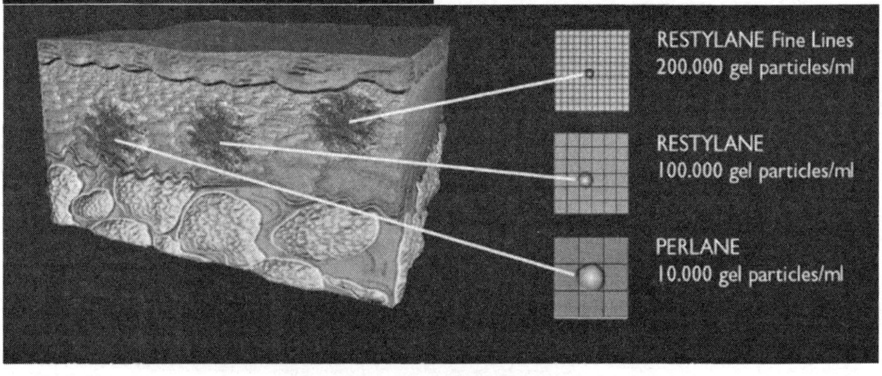

그림 17.28 시판되고 있는 레스틸렌(Restylane®)(위)과 임상적 응용(아래) 주입하는 진피의 깊이에 따라 입자의 크기가 다르다.

(7) 유방보형물

작은 유방의 확대술이나 유방암의 절제술 후 재건에서 감소된 유방의 부피를 회복시키려는 목적으로 인공보형물이 이용될 수 있다. 과거에는 파라핀이나 실리콘액 등이 그 안전성이 증명되지 않았음에도 무분별하게 사용된 적이 있으나, 현재는 사용되지 않고 있다.

가슴 보형물의 구조는 기본적으로 안쪽의 충전물(filler material)과 바깥쪽의 껍질(shell)이며, 현재 의학적으로 안정성이 입증된 가슴 보형물로는 실리콘 젤 보형물(silicone gel implant)과 생리식염수 보형물(saline implant)이 있다.

실리콘 젤 보형물은 1992년부터 2006년까지 임상적 사용이 금지되었던 실리콘 보형물의 새는 단점을 교차결합을 증가시켜 보완한 제품이다. 이러한 가슴보형물의 가장 큰 문제점은 피막수축(capsular contracture)인데 과거에 사용되었던 실리콘 보형물의 경우 생리식염수 보형물보다 이 합병증의 빈도가 높은 것으로 알려져 있었으나, 최근 미식품의약기구(FDA)의 승인을 받은 실리콘 젤 보형물에서는 아직 규명이 필요한 상황이다. 하지만 실리콘 젤 보형물은 촉감이 부드럽고 표면의 울퉁불퉁함이 덜 느껴져 최근 매우 각광받고 있으며 임상적으로 많이 사용되고 있다.[83)]

현재 시판되고 있는 보형물들은 내용물의 차이뿐 아니라 직경 및 높이, 내용물을 싸고 있는 재질의 표면이 매끄러운지 혹은 거친지, 형태가 둥근 형태인지 혹은 처진 모양인지 등에 따라 분류되어 환자에 맞는 제품을 선택할 수 있다.

현재는 미국의 Mentor와 Allegan, 프랑스의 Sebbins 외에도 한국의 Hans Biomed 중국의 Guangzhou Wanhe Plastic Materials 등 13개 이상의 회사에서 유방보형물을 제작하여 판매하고 있다.[84)]

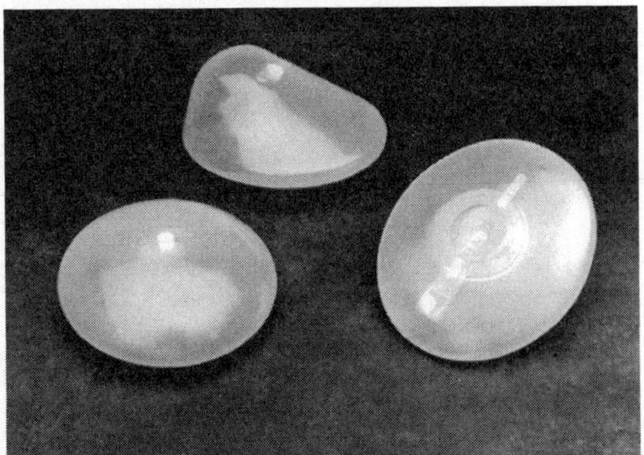

그림 17.29 실리콘 가슴보형물

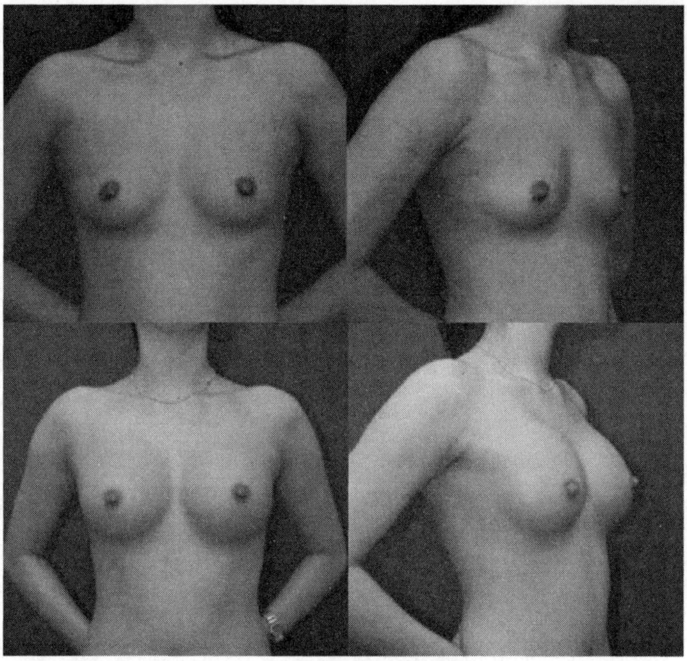

그림 17.30 실리콘 가슴보형물을 이용한 유방확대술의 예
수술 전 사진(위), 수술 후 사진(아래)

(8) 골고정 재료

골절이 생겼을 때 적절한 정복 후 뼈를 고정하는 재료로는 일반적으로 금속인 타이타늄이 사용되고 있으며 최근 흡수성 골고정 재료도 개발되어 임상적으로 많이 사용되고 있다.

흡수성 골고정 재료는 폴리에스터 중 대표적인 poly-lactic acid(polyglicolide)

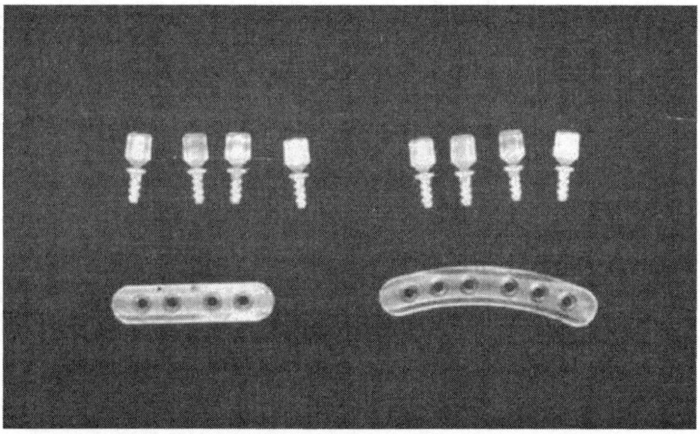

그림 17.31 흡수성 골고정 재료(골고정 판과 나사)

와 poly-L-lactic acid라는 지방족 물질을 이용한 재료로서 생체 pH에서 가수분해가 일어나 사라지는 특성을 가지고 있다. 이 과정에는 보통 수개월이 걸리며 이런 특성을 이용해 골고정 판(plate)이나 나사(screw)를 만들기도 하며 망사(mesh) 등의 형태도 있다. 현재 이 물질은 골고정 판 또는 나사 등으로 상용화되어 있다.

17.6 비뇨기과

17.6.1 서론

과학의 발달 및 향상된 인류복지와 복잡한 사회구조의 변화는 인구의 고령화를 초래하였고, 향상된 노후의 질에 대한 국민들의 지속적인 요구는 당연한 것으로 여기게 되었다. 선진국을 포함한 많은 국가에서의 인류복지에 대한 관심의 증가로 인해 생명공학은 명실공히 국민 복지의 중요한 위치로 올라가게 되었다.

치료기술의 발달은 여러 질병의 치료효과를 높이고 환자의 삶의 질을 향상시킬 수 있다. 이러한 치료기술은 전쟁을 통해 비약적으로 발달하였으며, 평화 시대를 맞아서 다양한 의료장비의 개발과 함께 더욱 발전하고 있다. 또한 질병에 의해 손상된 장기를 다른 장기로 이식하거나, 인공장기로 대처하거나, 유전자 조작으로 치료하는 등의 첨단의학을 이용한 치료로 발전하고 있는 중이다. 이들과 함께 재생의학(regenerative medicine)이 도입되어, 조직이나 장기의 기능을 정상(normal)에 가까운 조직으로 대치하여 회복시키고자 하고 있다. 이러한 재생의학은 병든 장기의 기능을 기계가 대신하는 기계적 재생(mechanical regeneration)과 세포를 이용해 장기의 기능을 재생하는 세포학적 재생(cellular regeneration)을 포함하고 있다. 재생의학 발달의 바탕은 생체에 적합한 많은 생체재료들이 개발됨으로써 조직재생이 실질적으로 발전함에 있다. 환자의 기능을 정상으로 되돌리는 재생의학의 전략에는 세포가 없는 자연 또는 생체재료(biomaterial)에 숙주세포가 자라게 하는 법, 신체 밖에서 생체물질로 준비된 지지체에 조직공학적으로 처리하여 이식하는 법, 치료목적의 복제(therapeutic cloning)와 줄기세포를 이용한 재생이 있다.

최근에는 복강경수술 등 덜 침습적이고, 치료 후 흉터가 적게 남고, 치료 후

정상생활로의 빠른 회복을 보장하는, 로봇수술 등 의사들에게 좀 더 편하며 치료율을 약간 향상시킬 수 있는 수술장비의 개발 및 치료결과가 치료 전 정상상태와 가장 근접된 상태를 보장하는 치료를 추구하고 있다. 실제로, 현재 비뇨기과 영역에서는 더 나은 삶의 질을 위해 생체재료를 적절히 이용하고 있다. 이를 이해하기 위해 비뇨기과 영역의 정상적인 해부학 구조와 기능을 인지한 후 장기별로 잘 발생하는 질환을 이해하는 것이 중요하다.

비뇨기과는 외과영역의 한 전문 분야로서 내분비기관인 부신(adrenal)과, 신장(kidney), 요관(ureter), 방광(bladder) 및 요도(urethra)를 포함하는 요로계(urinary system), 그리고 고환(testis), 부고환(epididymis), 정낭(seminal vesicle), 전립선(prostate) 및 음경(penis)을 포함하는 남성 생식계(male reproductive system)로 구성된다.[85)]

요로계는 신체 대사결과 발생된 독성물질을 소변과 함께 체외로 배설하는 기관이다. 독성물질을 포함하는 소변과 요로계가 접촉하는 이유로 인해 요로계에는 특징적인 질병들이 발생한다. 소변에는 다양한 무기물질들이 많이 포함되어 있고, 이 물질들이 요로계 내에서 결정체를 구성한 후 증식되기도 하는데, 이 과정은 요로계에 이물이 존재하는 경우 매우 촉진된다. 정상 신장에서 분비, 농축 및 재흡수의 과정을 거친 소변은 신유두(renal papilla)를 통해 소신배(minor renal calyx)로 배설된다. 소신배로 배설된 소변은 대신배(major renal calyx)를 통해 신우(renal pelvis)에 모여 잠시 정체한 후, 요관을 통해 방광으로 흘러 들어간다(그림 17.32). 요관은 간헐적인 연동운동을 통해 방광을 향해 소변을 일방향으로 보내며, 방광과 요관 사이에는 구조적인 폐쇄부분이 없으나 기능적인 밸브(valve) 역할을 하는 요관-방광 이행부(ureterovesical junction, UVJ)가 있으며, 소변은 이 UVJ를 통해 방광 내로 유입된다. 방광은 소변이 저장됨에 따라 일정한 양에 도달될 때까지는 방광내압(intravesical pressure)의 큰 변동 없이 팽창되며, 일정량의 소변이 방광에 저장되면, 방광 삼각부(trigone)가 수축되면서 요관-방광 이행부가 당겨지고, 소변으로 충만된 방광의 용적에 의해 요관과 방광 사이의 기능적인 밸브가 닫히며, 방광경부(bladder neck)가 개구되기 직전 요도외괄약근(external sphincter)이 이완되어, 방광이 낮은 압력으로 수축하여도 방광내의 소변이 요도를 통과해 쉽게 배출된다.

이러한 구조의 비뇨생식기계는 요도를 둘러싸고 있는 음경과 남성생식기 일부를 제외하고는 모두 후복강(retroperitoneal space)에 위치하고 있어 외부에서 눈으로 확인할 수 없다. 그러나 내시경 및 전자-광학의 발달로 인해 요도 끝(외요도구, external urethral opening)부터 신장의 소신배까지 확인이 가능하다.

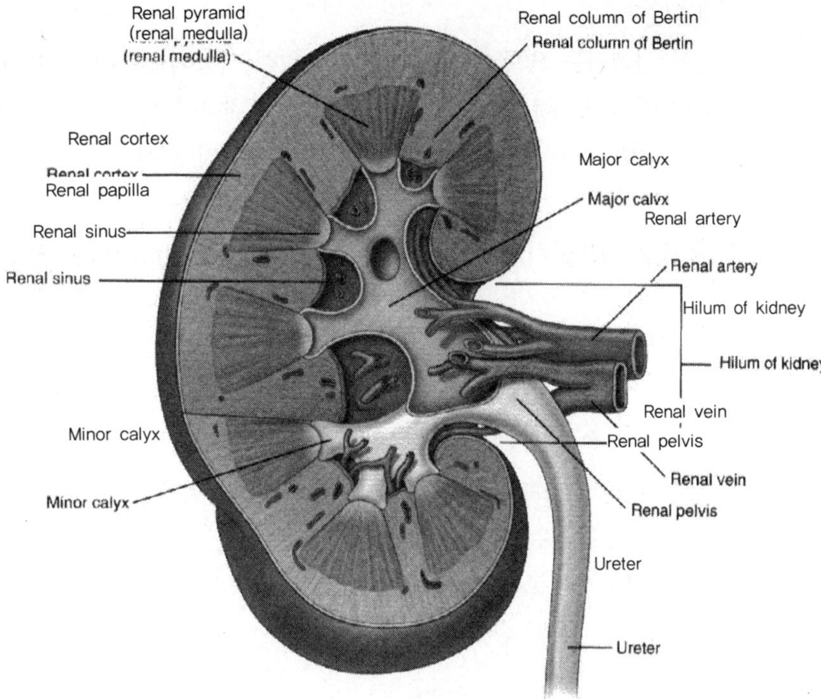

그림 17.32 신장의 내부 구조. 신장은 피질(renal cortex)과 수질(renal medulla)로 구성되며 신장에서 농축된 소변은 소신배로 배설되며, 이 소변은 다시 소신배 2～3개가 모인 대신배를 통해 최종 신우로 모인다. 신우는 요관과 연결된다.

이와 같은 정상적인 요 배설과정이 장애를 받게 되는 경우, 다양한 수술방법과 기구를 이용하여 장애를 해결하고, 체내에서 생성된 독성물질을 체외로 배출할 수 있도록 하는 것이 비뇨기과 전문의들의 치료 영역 중 일부이다. 최근에 재료공학의 발달과 더불어, 비뇨기과 영역에서도 많은 친(親)신체적인 중재용(interventional) 의료기구가 이용되고 있으며, 이들은 환자의 '삶의 질'을 높이는 데 큰 역할을 한다. 이러한 비뇨기과적 의료기구는 요로계의 해부학적 구조에 맞추어 제조되고 있다. 비뇨기과에 사용되는 의료재료들은 일회용과, 일정기간 요로장기 내 유치(indwelling) 등의 장기 사용을 목적으로 제작되는 것으로 구분되며, 각각의 재질은 다르게 제작된다. 최근에는 비뇨기과 영역의 의료기구에도 일회용제품의 사용이 증가추세에 있다.

남성 생식계[86)]는 정자가 고환에서 미성숙 정자로 생산되고 이 정자가 부고환을 통과하면서 성숙되고 정낭에 도달한 후, 정낭에서 분비되는 정낭액과 함께 전립선으로 이동하여 전립선액과 다시 합류 후, 전립선 요도의 사정관을 통하여 요도로 방출(emission)되어 요도에서 사정(ejaculation)의 과정을 통하여 체외로 배출된다.

이 절에서는 요로질환을 치료하기 위해 사용되는 다양한 비뇨기과용 의료기구들 중 금속재료를 제외한 비금속재료에 대하여 논하고, 최근 각 비뇨기계 장기와 관련된 조직공학적 경향에 대해 논하고자 한다.

17.6.2 비뇨기계의 양성 폐쇄성 질환(Obstructive disease)

(1) 신장

신장은 그림 17.32와 같이 콩모양의 장기로서, 내부에 소신배가 있으며, 이 내부의 돌출된 신유두로부터 소변이 분비되며 이 소변들이 소신배로 배설된다. 소신배 2~4개가 서로 합쳐 대신배를 형성하고, 대신배 2~3개가 모여 신우로 연결된다. 소신배 또는 대신배가 선천적 또는 후천적으로 좁아져 있거나 막히는 경우, 소변이 신우로 배출되지 않게 되며, 지속적으로 축적되는 소변에 의해 신배

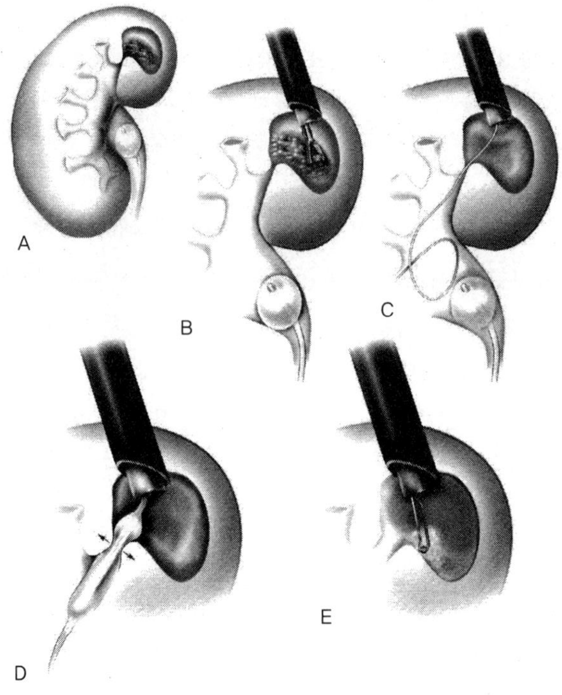

그림 17.33 신배협착 및 경피적 풍선확장술. 신배에 협착이 발생하면, 정체된 소변에 의해 협착 상부가 확장되어 국소적인 수신증이 형성된다(A). 소변이 확장된 부위에 정체되면, 소변 내의 결정체들이 결석을 형성하는데, 이 결석을 신루관을 통해 제거(B)한 후, 유도철심을 통하여 협착부위에 설치한 후 협착을 치유하고(C,D), 치료과정에서 발생한 출혈부위는 전기소작(E) 등으로 치료할 수 있다.

가 팽창된다. 이에 이차적으로 신장의 실질(parenchyme)이 압박되며 얇아지고, 이 얇아진 신장조직으로 둘러싸인 낭포(cyst) 또는 국소적인 수신증(hydronephrosis)이 발생하게 된다(그림 17.33-A). 또 신우의 요관과 접속하는 경계부위인 신우-요관 이행부(ureteropelvic junction, UPJ)가 좁아지는 경우, 신장에는 전체적인 수신증이 발생하게 된다.

이 수신증이 지속되는 경우, 정체된 소변의 양이 증가하면서 신실질(renal parenchyme)을 압박하게 되어 신장은 얇아지고, 결과적으로 신기능이 파괴된다. 양측 신장에 수신증이 발생할 시에 이를 교정해 주지 않으면 환자의 생명이 위협받는다. 이러한 확장된 신장의 신장내압(intrarenal pressure)을 감압함으로써 개선이 가능한데, 신장 외부에서 확장된 신배 또는 신우로 초음파 유도 또는 방사선(X-ray) 유도로 경피적 신천자(percutaneous renal puncture)를 하여, 정체된 소변을 체외로 배출해 주는 치료술(신루관 조성술)[87]을 실시하게 된다(그림 17.34). 확장된 경피적 신천자 경로를 따라 설치된 신루관(nephrostomy tube)을 통하여 정체된 소변을 신체외부로 배출-감압시켜, 신장의 압박을 풀어 신장기능이 회복된다. 그러나 앞에서 언급한 바와 같이 신루관은 신체에서는 이물

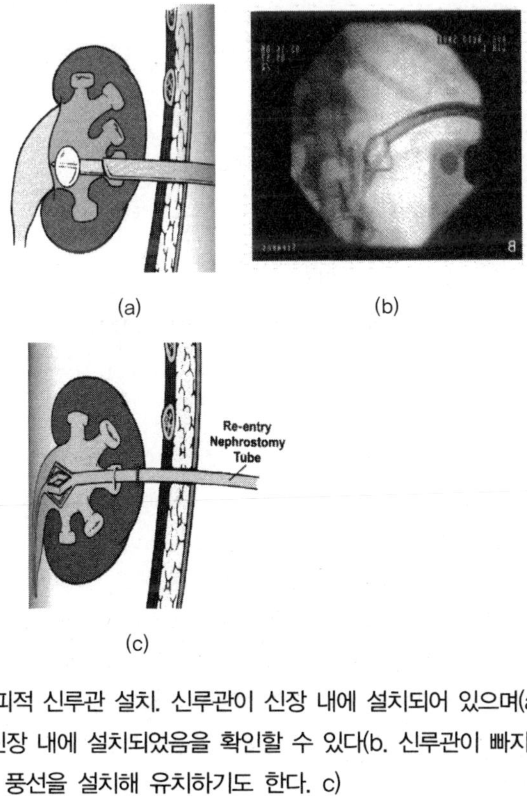

(a) (b) (c)

그림 17.34 경피적 신루관 설치. 신루관이 신장 내에 설치되어 있으며(a), 이의 방사선 영상에서 신루관이 신장 내에 설치되었음을 확인할 수 있다(b. 신루관이 빠지는 것을 방지하기 위해, 신루관 끝에 풍선을 설치해 유치하기도 한다. c) (foreign body)이므로, 신루관을 장기간 유치(indwelling)하게 되는 경우, 소변 내에 포함되어 있던 무기물질들이 신루관의 내부 또는 외부에 부착되어 성장하거나, 축적되어 신루관을 폐쇄하거나 결석처럼 커지게 되면, 신장의 기능이 회복된 후 신루관을 제거할 때 신루관 제거 불능의 원인이 되므로, 신루관을 주기적으로 교체해 주어 무기물이 부착되지 않도록 해야 한다. 외부 또는 내부에 무기물질이 부착하는 것을 방지하거나 지연시킬 수 있는 신루관이 환자들의 신루관 폐쇄 또는 피각형성(incrustration)에 의해 고생하는 것을 예방한다. 선택되는 신루관의 재질 및 종류는 유치기간(indwelling period), 원하는 관의 크기에 따라 달리 채택되며, 신루관의 모양도 치료목적에 따라 결정된다.

신우가 요관에 연결되는 부위인 신우-요관 이행부(UPJ) 협착[88]에 의하여 수신

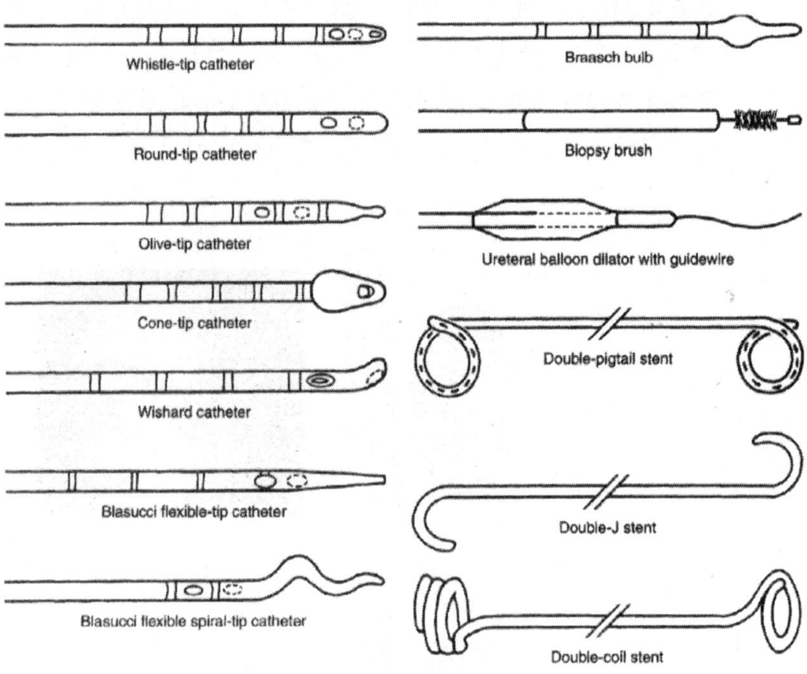

그림 17.35 요관 카테터 및 요관 스텐트. Whistle–tip, round–tip, olive–tip, cone–tip, Wishard, Blasucci flexible–tip, Blasucci flexible spiral–tip 및 Braach built 카테터는 주로 영상진단을 위한 보조기구로 주로 사용되며, brush–biopsy 카테터는 암이 의심스러운 경우 진단용 세포를 채취하기 위해 사용된다. 요관 풍선 카테터(ureteral balloon catheter)는 협착 부위를 치료하는 데 사용된다. 스텐트(double pigtail, double–J, double coil stent)는 신우의 소변을 방광으로 직접 이동시키는 목적 또는 요관 및 신우–요관 이행부 협착 또는 요관–방광 이행부 협착을 치료한 후 요관의 재협착 방지 및 안정적 고정을 위해 설치한다. 스텐트의 한측 말단부는 신우 내에 위치하고, 다른 반대측 말단부는 방광에 위치하여, 양 장기를 연결하는 역할을 한다.

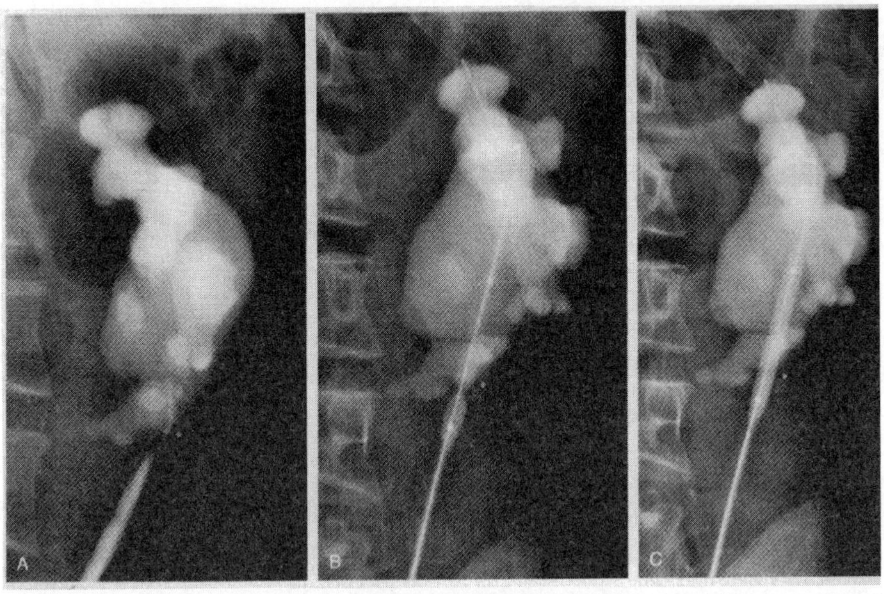

그림 17.36 역행성 신우-요관 이행부 풍선확장술(retrograde ureteropelvic stricture balloon dilation). 방광경으로 요관을 통하여 신우-요관 이행부 협착부위에 요관용 풍선 카테터의 풍선을 위치시킨 후, 강한 압력을 가해 풍선을 확장시키면, 협착부위가 파열되면서, 협착이 치료된다. 풍선 카테터 및 유도철선이 요관 협착부를 지나 신우 내로 삽입되었으며(A), 풍선 내부의 압력이 약하게 가하면 협착부위의 풍선이 함몰되어 보이고(B), 강한 압력을 가해 풍선을 확장시키면, 협착부위가 파열되어 치료되면서 풍선이 완전히 펼쳐지게 된다(C).

증이 발생하는 경우, 경피적 신루관 조성술과 달리 요도-방광-요관을 통해 역행성으로 요관 스텐트(ureteral stent, 그림 17.35)를 설치하여, 신장 내 정체된 소변이 UPJ의 협착부 상부에 유치된 요관 스텐트의 내부 공간을 통하여 또는 요관 스텐트의 측벽을 따라 직접 방광으로 배출되도록 하여 신장기능의 상실을 방지하고자 있다.

UPJ 협착에 의한 수신증을 치료하는 다른 방법으로는, 직접 경피적 신루관을 통해 내시경을 신장 내부로 삽입한 후 내시경용 칼, 또는 요도를 통한 요관경을 통해 요관경용 내시경 칼로 협착부위를 절개(percutaneous pyelotomy)하여 확장시킨 후, 재협착을 방지하기 위하여 요관 스텐트를 삽입하기도 한다. 일부에서는, UPJ 협착에 풍선이 달린 요관 카테터(balloon catheter)를 요도을 통해(그림 17.36) 또는 경피적 신루관을 통해 협착부위로 삽입한 후, 압력을 가해 풍선을 확장시켜 협착부위를 파열시키는 풍선확장술(balloon dilatation)을 시행한 후 신루관 또는 요관을 통해 요관 스텐트를 삽입하여 재협착을 예방한다.

(2) 요관

요관은 신우-요관 이행부로부터 방광상부까지의 25 ~ 30 cm 길이의 관으로, 신우에 모인 소량의 소변이 방광까지 이동하는 데 필요한 도관 역할을 한다. 요관의 내면은 이행상피로 구성되어 있으며, 요관의 내경은 일정하지 않고 신우-요관 이행부(UPJ), 장골동정맥 통과부위(iliac vessel crossing site) 및 요관-방광 이행부(ureterovesical junction, UVJ)가 정상적으로 좁아져 있으며, 이 부위에 요로결석이 잘 걸린다. 이들 정상 협착부 중 UVJ가 가장 좁다(그림 17.37).

요관의 가장 많은 질환은 요관결석(ureteral stone)이며, 요관의 구조적 이상이 없는 상태에서 요관 내에서 요관결석이 하강하다가 걸리는 부위는 협착부위가 대부분이다. 정상인의 요관결석은 신장에서 생성되어 소변과 함께 요관으로 내려 온 것으로, 대개 직경 0.5 cm 이하의 것은 요관을 통과하여 방광으로 쉽게 빠진다. 그러나 요관결석이 발견되는 것은 요관에 해부학적·구조적 이상이 존재할 가능성이 높음을 말한다.

다양한 요관협착의 치료법[89] 중에서 중재적 내비뇨기과적(interventional endourological) 치료법이 최근 선호되고 있다. 중재적 내비뇨기과적 치료 중 앞에서 설명한 풍선확장술을 주로 실시한다(그림 17.38). 일부 요관 카테터는 풍선

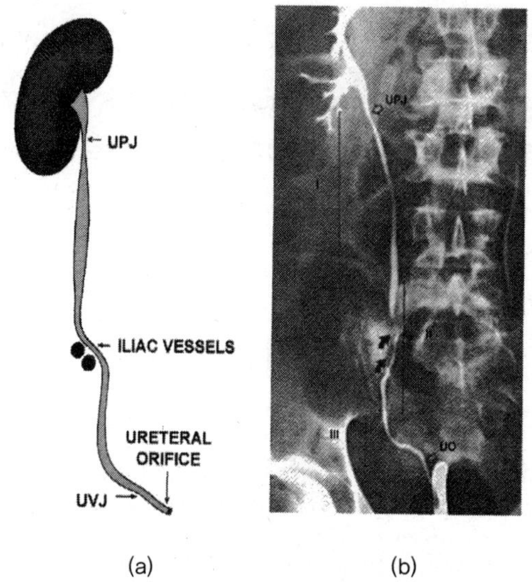

(a) (b)

그림 17.37 정상 요관 협착부. 신우–요관 이행부, 장골동정맥 통과부위 및 요관–방광 이행부는 정상적으로 좁아져 있으며(a), 이 3부위 중 요관–방광 이행부가 가장 좁은 부위로서, 요로결석 및 요관암의 발생 빈도가 가장 높다. 이의 방사선 영상촬영상(b)으로, 세 군데의 정상적으로 좁아진 곳을 보이고 있다. I은 상부요관, II는 중부요관, III은 하부요관이다.

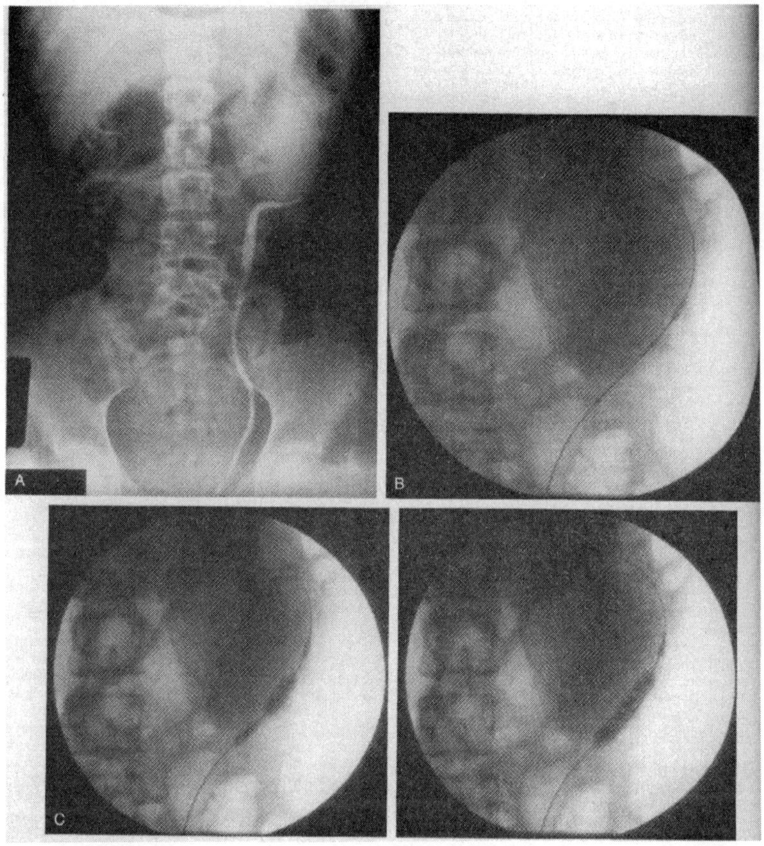

그림 17.38 요관협착의 풍선확장술. 요추 3번과 4번 사이에 발생한 요관협착을 역행성요로조영술로 진단(A)한 후, 풍선 카테터를 설치하고(B), 풍선에 강한 압력을 가해 요관협착을 파열시켜 치료한다(C, 협착부위에 의해 풍선 중간부위가 좁아져 있다).

위에 전선을 설치하여, 풍선확장과 함께 전기를 통과시켜, 협착부를 쉽게 절개-확장시키기도 한다. 다른 내비뇨기과적 수술요법은 요관경용 내시경 칼로 요관의 협착부위를 절개하는 것이다. 어떤 방법을 사용하여 협착된 요관을 확장시키더라도, 시술 후 협착부위를 통과하는 요관 카테터를 유치하여 재협착을 방지하면서 신우로부터 방광까지 소변이 막힘없이 통과하도록 한다.

이와 같은 치료목적의 요관 카테터 이외에, 진단목적으로 이용되는 카테터들이 있는데, 이들은 조영제를 요관 내에 주입하거나, 요관 내의 종양 세포진 검사를 위한 특수한 브러쉬(brush)를 달고 있는 카테터 내부 철심이 있다(그림 17.39-A & B, biopsy brush). 이외에, 요관결석을 제거하기 위해 철심망(iron basket)을 장치한 카테터(ureteral stone basket)가 있다(그림 17.39-C).

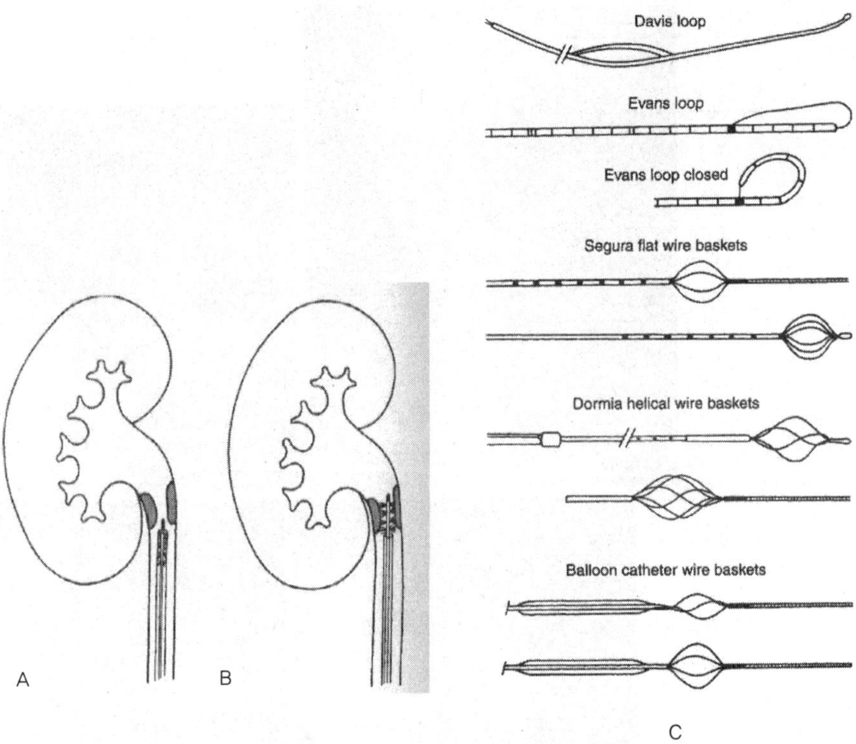

그림 17.39 생검(biopsy) 또는 세포진(cytology)검사용 브러쉬 및 요관결석제거용 카테터. 요관 내에 종양이 의심스러울 때 생검 또는 세포진 검사를 위한 브러쉬가 설치되어 있는 요관 카테터와 요관에 결석이 위치하는 경우, 개복수술을 하지 않고 내비뇨기과적으로 제거하기 위해 고안된 카테터로, 결석 상부에서 고리를 만들거나, 몇 개의 철심으로 덫을 만들어, 요관결석을 잡아 신체 외로 빼내어 치료하기 위해 고안된 기구들이다.

(3) 방광과 요도

방광[90)]은 주머니 모양의 근육기관으로서, 성인 방광의 내부 용적은 400 ~ 450 mL인데, 정상적으로 이 용적에 도달할 때까지 방광내압(intravesical pressure)의 유의한 증가 없이 방광은 팽창될 수 있다. 소변 분비 장기인 신장과 방광의 연결 장기인 요관은 방광으로 비스듬히 삽입되는데, 이 부위를 요관-방광 이행부(UVJ)라고 하는데, 이 부위는 방광이 소변에 의해 충만되면서 발생되는 방광 압력에 눌려 막히게 되어 기능적인 밸브 역할을 한다. 방광 하부에서는 방광경(bladder neck)이 요도(urethra)와 연결되며 이를 통해 소변을 체외로 배설한다. 방광경 후부에는 전립선(prostate), 정낭(seminal vesicle), 정관(vas deference) 및 하부요관이 있으며, 여성은 자궁(uterus)과 질(vagina)이 위치한다. 방광은 비교적 용적이 크고, 자체적으로 환경의 변화에 적응할 수 있는 가변성의 장기이므로, 방광 자체의 질환에 의한 요로폐쇄 등의 상황은 거의 발생되지 않으나, 가끔 방광결석(bladder stone), 방광암 또는 의인성 이물질(iatrogenic foreign body)이 요로폐쇄의 원인이 된다. 배뇨장애의 대부분의 원인인 하부요로폐쇄는 방광과 요도 사이의 해부학적 문제가 관여된다.

하부요로 배뇨장애 중 가장 흔한 원인은 방광경부 또는 전립선 부근의 상부요로의 좁아짐, 폐쇄 또는 협착 등에 의해 소변의 배출이 장애[91)]받는 것이다. 이 배뇨장애의 원인질병은 전립선 비대증(benign prostatic hyperplasia), 요도협착(urethral stricture), 방광경부 수축(bladder neck contracture), 요도결석(urethral stone) 등이 있으며, 일부에서는 방광결석 또는 방광 내 혈액 덩어리(hematoma) 때문이다. 이 하부요로 폐쇄 상태는 방광의 이상 팽창(abnormal distension)을 초래하는데, 신경의 마비가 없는 경우, 방광이 팽창된 환자에게는 매우 심한 하복부 통증을 초래하기도 한다. 이를 해소하기 위해서는, 요도를 통해 관을 방광 내로 삽입하여 방광 내부의 소변을 외부로 배출시켜야 한다. 이러한 목적으로 다양한 관(그림 17.40)들이 개발되었으며, 일시적인 소변 배출을 목적으로 개발된 관(catheter)들과 장기간 유치(indwelling)를 목적으로 개발된 관으로 구분되며, 목적에 따라 각 관의 모양이 결정된다. 일부에서는 방광이 충만된 상태에서 경피적으로 직접 방광을 천자하여 소변을 신체외부로 직접 우회시키기도 한다.

가장 흔히 사용되는 일회용 관은 네라톤 카테터(Nelaton catheter)로서, 방광 내 소변을 1회에 한하여 체외로 배출시키고 폐기하기 위한, 일정한 크기의 내경을 소유한 관으로 재질은 고무 또는 플라스틱 등 저렴한 재료를 사용한다. 장기간 유치를 목적으로 개발된 카테터는 폴리 카테터(Foley catheter)가 대표적이며 임상에서 가장 많이 사용된다. 그림 17.40에서 보는 바와 같이, 요도 내로 삽입이 용이하게 제조되었으며, 측면에 두 개의 요배출(urinary drainage)을 위한 구멍이 있다. 첨부 구멍 아래에 풍선이 설치되어 있어, 방광경부를 통과할 수 없는 크기 이상으로 풍선이 부풀려짐으로써 카테터가 빠지지 않고 유치된다. 요 배출구와 달리 풍선을 부풀리게 하기 위한 주입구가 따로 설치되어 있다. 단, 요도에 카테터를 삽입하기 전, 요도에 충분한 수용성 윤활제를 도포하여, 삽입되는 카테터에 의해 요도 점막에 손상이 가지 않도록 하여야 한다. 요도 카테터를 유치시, 어떤 방법을 사용하더라도 48시간 내에 카테터 주위를 통해 요도감염이 발생한다. 동시에, 장기간 요도점막과 접촉하므로 요도점막에 손상을 주어 요도협착을 유발하기도 한다. 현재 이러한 문제를 해결하도록, 카테터 주위에 서방형 약제(sustained releasing drug)가 도포되거나 또는 친수성 특수 재료를 사용한 카테터 등이 개발되어 시판되기도 한다.

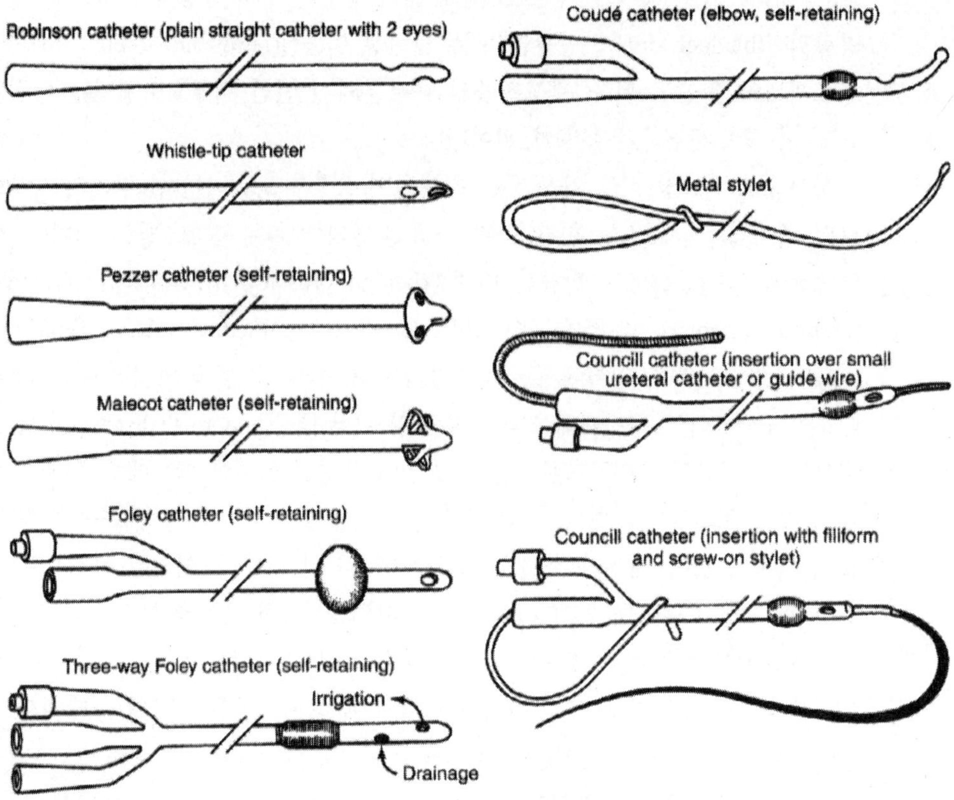

그림 17.40 요도 카테터. 요도 카테터는 일회 배뇨를 위한 카테터(Robinson catheter, Whistle-tip catheter)와 지속적인 배뇨를 위해 유치할 수 있는 카테터(indwelling catheter)로 구분된다. 유치 카테터는 대부분 풍선을 이용하여 카테터를 유치하나 Malecot 카테터와 같이 자가유치 카테터도 있다. 카테터의 모양에 따라 각기 다른 추가적인 기구(stylet 등)가 필요하다. 자가유치 카테터 방광 삽입부의 특이 구조로 인하여 장기간 유치가 가능하지만, 어느 힘 이상으로 잡아당기면 유치되지 않고 제거될 수 있다.

(4) 카테터의 디자인과 특성

앞에서 설명한 바와 같이 다양한 종류의 카테터가 비뇨기과 영역에서 사용되며, 크기, 모양, 원료의 형태, 내강(lumen)의 수 및 카테터에 포함된 여러 기전 등이 사용목적에 따라 결정되고, 각 카테터의 표준 크기는 Charriēre의 Franch 척도로 표시하는데 3 Frach가 1 mm이다. 가장 적당한 카테터의 크기는 환자와 사용목적에 따라 결정된다. 큰 직경의 카테터는 혈괴(blood clots) 등의 배출에 사용된다. 작은 크기의 카테터는 수술적 처치 후 안정화시키거나 중재적-내비뇨기과적 치료 후 스텐트로 사용되거나, 축적된 소변을 배출하는 데 사용된다.

카테터의 제조에서 고려되어야 하는 점[92]은 카테터의 경도, 카테터의 내외 직경의 비와 생체적합성 등이다. 흔히 고무(latex)제품은 고무에 알레르기가 있는 환자에서는 매우 심각한 문제를 일으킬 수 있다. 실리콘(silicone)제제는 마찰계수를 줄여주고, 경우에 따라서는 hydromer가 카테터 표면에 도포되어 계면을 형성하는데, 이는 약 5일 정도 유지되기도 한다. 영구적으로 하이드로겔을 도포하는 것은 장기간 사용이 가능하게 한다. 마찰계수를 줄이는 것이 요로점막에 손상을 적게 준다. 동시에 계면기간을 늘리는 것이 피각형성(encrustration)을 줄이게 된다. 최근 표면에 서방형(sustained releasing) 항생제가 도포된 카테터가 개발되어 카테터 유치로 인한 요로감염을 방지하기 위한 방법도 강구되고 있다.

17.6.3 비뇨기계의 비폐쇄성 양성 특수질환(Non-malignant non-obstructive specific disease)

(1) 요실금

요실금[93)]은 자신의 의지와 관계없이 소변이 방광으로부터 신체 밖으로 유출되는 현상을 말하며, 빈도는 65세 이상 여성의 40% 내외, 40대 여성에서도 20% 내외를 보이는 매우 흔한 질환이다. 정상적으로 요도괄약근(urethral sphincter) 등에 형성되는 요도폐쇄압(urethral closure pressure)은 방광의 충만, 자세의 변화, 복압상승 등과 같은 변화에 즉각적(반사적)으로 반응하여, 요도저항을 높여 신체 외부로 소변이 유출되는 것을 방지한다. 이 정상기전의 손상은 여러 가지 원인에 의해 발생되는데, 복압성요실금(stress urinary incontinence, SUI), 절박요실금(urge incontinence), 범람요실금(overflow incontinence)으로 구분되며, SUI가 가장 빈도가 높다. SUI는 골반근육의 약화와 골반이완으로 방광과 요도가 처져 있는 상황에서 기침 또는 뜀(jumping)과 같이 복강내압이 증가되면 방광과 요도가 밑으로 더욱 처져, 방광과 요도 사이에 각도가 증가되면서 소변이 환자 자신의 의지와 관계없이 요도를 통해 배출되는 것이다. 이 각도를 인위적으로 감소시켜 요실금을 치료하기 위한 다양한 의료기구를 이용한 수술법이 개발되고 있다. 이 치료법들은 두 가지로, 방광경부(bladder neck)를 인위적으로 끌어올려 주는(견인, pull)(그림 17.41) 슬링(sling) 등을 이용하여 복압의 증가 등의 스트레스 때 방광경부와 요도와의 각도를 유지하거나 증가시키기 위한 것이다. 다른 한 방법은 방광경부와 요도의 밑 근육에 몸에 무해한 물질 또는 환자 자신의 근막(fascia)을 삽입하여, 방광경을 상승시켜 방광으로부터 소변이 유출되지 않도록 하는 것이다. 주입하는 물질[94)]은 durasphere, polytetrafluorourethane(polytef, Teflon), ethylene vinyl alcohol, silicone polymers, Collagen, Polydimethylsiloxane, autologous blood, autologous fat와

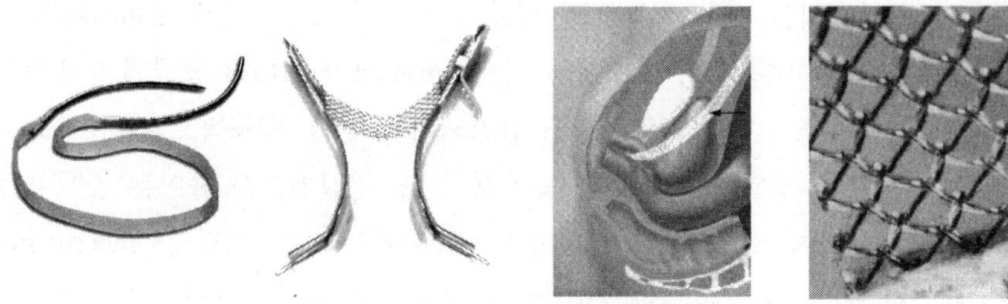

(a) (b) (c) (d)

그림 17.41 요도 견인용(sling) 인공재료 및 견인술. 비뇨기과에서 흔히 사용되는 요도 견인용 일체형 재료로서, 날카로운 탐침(a)과 함께 인체에 무해한 망(d)이 연결되어 있으며, 이를 상부로 끌어 올림(c)으로써 방광-요도각을 재건하며, 최근에는 견인이 필요 없는 일체형기구(b)도 개발되었다. 망 또는 섬유로, 환자의 생체조직 사이에 유착을 증가시키도록 고안되어 있다.

Dextranomer/hyaluronic acid 등이 있다.

(2) 방광요관역류

신장에서 생산된 후 요관을 통해 방광으로 배설되는 소변은 정상인의 경우, 방광의 삼각부(trigone) 끝에 개구하고 있는 요관구(ureteral orifice)를 통해 배설되어 방광에 저장된다. 그러나 팽창된 방광 내부로 개구하고 있는 요관의 방광점막 아래의 요관 부분은 방광 내부가 소변으로 점차 충만됨에 따라, 위에서 설명된 바와 같이 방광의 기능성 일방향 밸브(functional one way valve, UVJ)에 의해서 압박받아 폐쇄되어, 일단 방광으로 유입된 소변은 요관으로 역류되지 않는다. 그러나 선천적 및 후천적 해부학적인 이상이 동반되어 UVJ의 일방향 밸브 기능이 손상된 경우, 방광 내의 소변이 요관으로 역류(vesicoureteral reflux)[95]되고, 역류가 장기간 지속되는 경우에는 신장 기능에 심각한 손상을 유발한다. 정상인의 경우 방광의 감염(방광염, cystitis)이 발생하여도 이 감염이 요관 및 신장의 감염으로 확산되지 않는 이유는 이 UVJ의 일방향 밸브 역할 때문이다. 그러나 이 UVJ의 정상기능이 손상 받은 경우, 방광의 감염이 역류되는 소변을 타고 상부로 확산되어 쉽게 신장의 염증을 유발하며, 배뇨 중에 발생한 방광 내 압력이 신장에 전파되어(water hammer effect) 신장을 손상시킨다.

이러한 UVJ의 해부학적 구조의 이상으로 초래되는 방광요관역류를 막고자 여러 가지 수술적 치료법[96]이 개발되었다. 15여 년 전부터 내비뇨기계(endourologic) 의료장비를 이용하여 피부에 절개를 하지 않고 요도를 통해 여러 가지 생체재료를 방광 점막 밑의 위치에 삽입(그림 17.42)하여 방광 내 요관을 위로 압박해 압

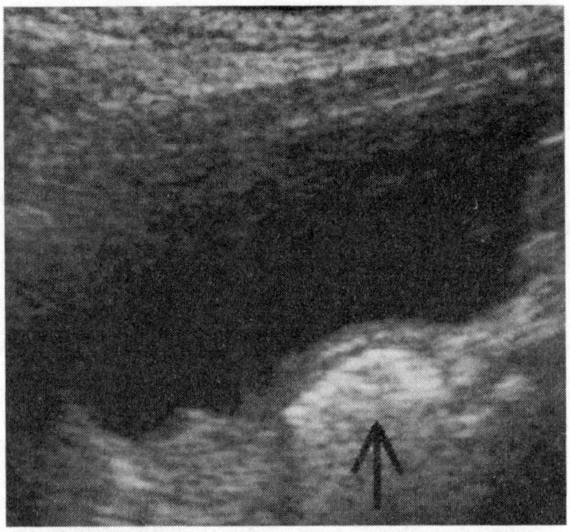

그림 17.42 방광요관역류 내시경적 교정 후 방광초음파 소견. 방광점막하 요관상부에 주입된 polydimethylsiloxane은 결절처럼 보인다(화살표).

력을 가함으로써, 방광요관역류를 막는 시술이 행해지고 있다. 이에 사용되는 재료[97]는 요실금 치료 때 사용하던 재료와 동일하다.

(3) 음경발기부전(Penile erectile dysfunction)

정상인은 심리적-성적 자극 및 신경자극 등에 의하여 음경해면체에 혈액이 충만되면서 발기가 유발된다. 음경발기[98]는 고무풍선에 바람을 불어넣어 풍선을 부풀리는 것과 같은 기전이다. 음경발기와 관련된 중요한 구조는 해면체동맥, 스폰지와 같은 구조의 해면체, 해면체 내의 피가 배출(drain)되는 여러 정맥 및 아주 질긴 백막(tunica albuginea) 등이다. 음경발기의 기전은 각 음경해면체 중앙의 해면체동맥으로부터 혈액이 유입되어 해면체 내에 혈액이 충만되지만, 단단한 백막은 더 이상 팽창되지 못하여, 결국 음경을 둘러싸고 있는 백막 밑에 있던 여러 정맥들이 압박되어 해면체내의 혈액들이 더 이상 배출되지 못하고, 동맥을 통해 유입된 혈액이 음경해면체에 충만되어 음경이 단단히 발기된다. 그러나 기본적으로, 신경자극이 감소되거나 동맥에 질환이 있어 충분한 혈액이 해면체로 유입되지 못하는 경우, 또는 혈관의 해부학적 이상에 의해 정맥으로 해면체 혈액이 쉽게 유출되는 경우, 환자는 발기를 못하게 된다. 이런 발기부전환자를 치료하기 위해 음경보형물(그림 17.43)[99]을 해면체에 삽입하면, 인공적으로 발기와 같은 상태를 유지할 수 있다.

음경보형물은 재질의 문제와 팽창(inflation)과 배출(deflation)을 자유롭게 할 수 있는 기전이 중요하다. 음경보형물의 종류에 따라 팽창과 배출을 할 수 없는 단순한 비팽창형 음경보형물뿐만 아니라 내부에 복잡한 기전을 소유한 팽창형

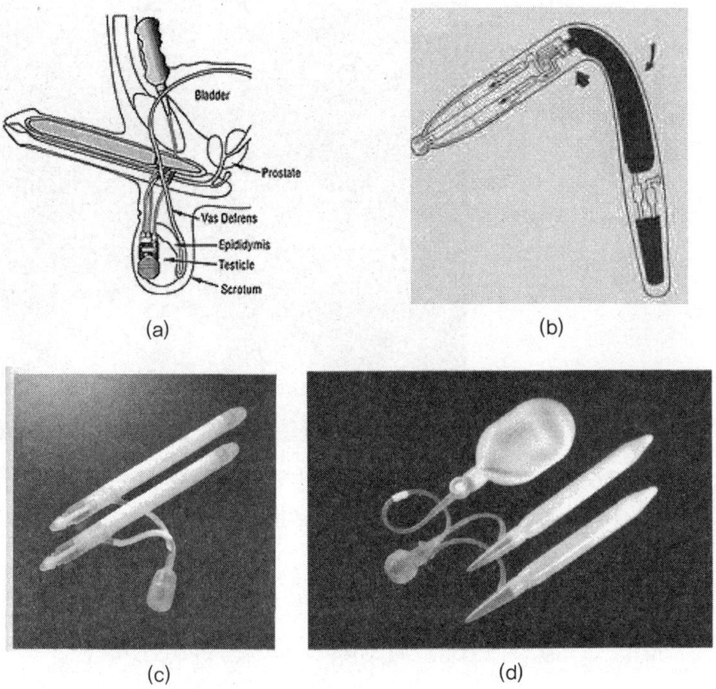

그림 17.43 팽창형 음경보형물. 팽창형 음경보형물은 다양한 형태를 가지고 있으며(c–d) 각 보형물은 액체를 저항할 수 있는 저장고와 해면체에 삽입되는 두 개의 원통 및 저장고와 원통 사이에 액체를 이동시키는 펌프로 구성(a, b)되어 있다.

음경보형물(그림 17.43-B)이 개발되었다.

(4) 남성요실금

남성에서 요실금은 흔한 질병이 아니다. 남성요실금이 초래되는 대표적인 질환은 2가지로, 하나는 전립선비대증에 2차적인 과도일류(overflow) 요실금이며, 다른 하나는 수술 후 요도괄약근(urethral sphincter)의 손상에 의한 요실금이다. 전립선은 남성에만 있는 방광경부(bladder neck)와 요도괄약근 사이에 위치하는 장기로서 사정관이 위치하고 있다. 전립선의 증대에 의해 전립선 요도의 압박으로 인한 요도폐쇄에 2차적인 방광 팽창은 방광내압의 증대를 초래하고, 증가된 방광 내 압력이 전립선 요도 폐쇄압을 넘는 경우, 일류성 요실금(overflow incontinence)이 발생하게 된다. 전립선 증대의 치료는 전립선 적출술로 성공적으로 치료되며, 동시에 일류성 요실금도 치료된다. 미국에서 전립선암은 남성암 중 피부암을 제외한 암 중 가장 높은 발생빈도를 보이는 암으로서, 나이가 증가됨에 따라 발생빈도가 급격히 증가되는 노인성 질환이다. 최근 우리나라에서도 평균연령의 증가와 정밀 의료장비의 광범위한 공급 및 종양 표지자 PSA를 진단

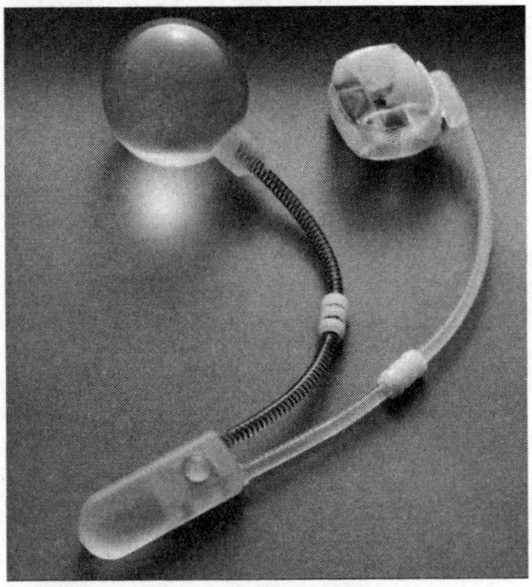

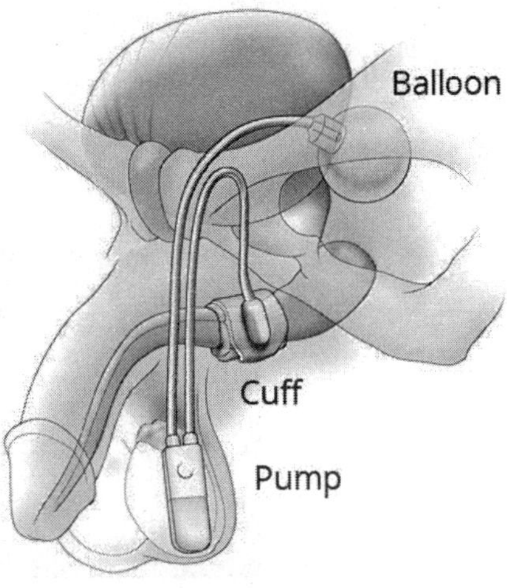

그림 17.44 인공 요도괄약근은 요도를 둘러싸는 커프(cuff), 고환 내에 위치하는 펌프(pump), 복벽에 위치하는 액체가 저장되는 저장소(balloon)로 구성된다. 펌프를 누르면, 액체가 커프와 저장소로 옮겨가는데, 커프를 압박하거나 또는 이완되면서, 요도를 압박하여 요도를 통한 소변 배출을 막거나, 요도를 이완시켜 소변이 요도를 통해 배출되도록 한다.

과정에 적극적으로 적용함으로써 조기 전립선암 검출률이 급격히 증가하였으며, 이는 근치적 전립선적출술의 증가와 연결되었다. 요도괄약근의 중요성을 잘 인식하는 비뇨기과 의사들이지만, 전립선암의 근치적 적출술의 원칙에 따른 수술은 요도괄약근의 손상을 초래할 수밖에 없는 수술을 행해야 하는 수가 적지 않으며, 이 경우 남성에서도 요실금이 발생된다. 남성요실금을 치료하기 위해서는 인공 요도괄약근이 적용된다.

(5) 고환손상(Testicular injury)

고환은 정자를 생산하고 남성호르몬을 생산하는 장기이다. 고환을 절제하는 원인은 다양하나 암과 고환의 외상이 대부분을 차지하고 있으며, 일부에서 방치된 잠복고환 등이다. 고환은 음경과 함께 남성을 상징하는 대표적 장기이므로, 고환이 절제된 경우 많은 환자들이 고환보형물을 삽입하여 남성상징의 상실을 심리적으로 보상하고자 한다. 이때 사용하는 고환보형물은 두꺼운 액체 주머니 또는 합성물의 덩어리 자체이며, 고환보형물[100)]의 크기는 고환을 삽입할 반대편의 크기와 동일하거나 당시의 나이의 평균 크기와 비슷한 보형물을 삽입한다.

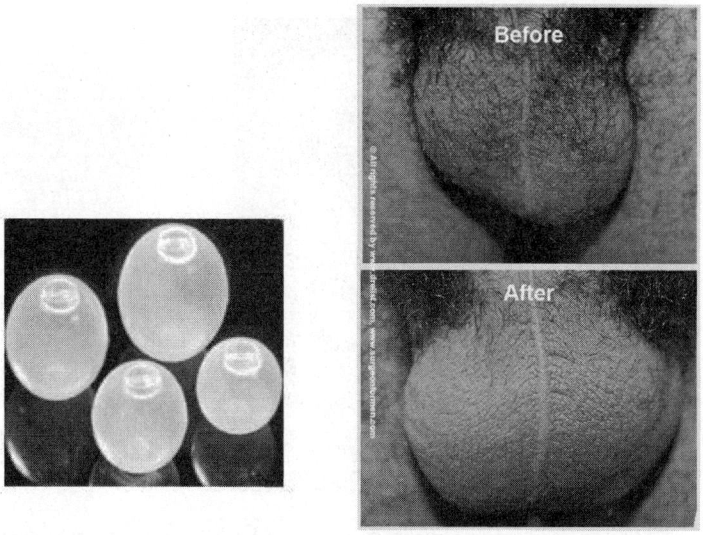

그림 17.45 크기가 다른 고환보형물(좌) 및 우측 고환이 결여되어 위축된 우측 고환(우측 상부)을 소유한 환자에게 인공고환을 이식한 후 좌우 균형을 이룬 음낭.

17.6.4. 비뇨기계의 세포학적 재생의학(Cellular regeneration)

재생의학의 치료목적으로의 접근은 세포에 기반을 두거나, 생합성물질에 기반을 두거나, 이들 둘을 모두 포함한 치료에 기반을 두고 있다. 모든 생체에서는 손상된 조직을 자신이 치료하려는 고유의 경향을 가지고 있지만, 이 능력을 넘어서 손상이 치료되지 않는 경우에는 인위적으로 손상을 재생시키는 것이 중요하다. 조직 또는 장기에 손상이 발생했을 때, 이에 대한 완성된 세포 조직학적 재생은 구조(형태)와 기능을 모두 회복할 수 있는 재생이 최상의 재생이 될 것이다. 재생의학에서 세포학적 조직재생을 하는 데 이용할 수 있는 세포는, 치료받고자 하는 환자 자신의 세포를 증폭(초대배양, primary culture)시켜서 사용하는 것과 자신 또는 타인의 세포 중 증식뿐만 아니라 자신의 원천(source)과 다른 새로운 세포로의 분화가 가능한 줄기세포를 이용하는 방법이 있다. 이 중 줄기세포는 2가지 특징을 소유하고 있는데, 하나는 자기 복제능력으로서, 분열하여 증식하는 동안 원천세포(source cell)와 동일한 줄기세포의 풀(pool)을 유지할 수 있다. 다른 하나는 원천세포와 다른 분화된 후대(differentiated progeny)를 소유할 수 있다는 것이다(그림 17.46).

줄기세포에서 가장 중요한 중간엽줄기세포(mesenchymal stem cell)는 골수, 태반, 탯줄 또는 말초혈액뿐만 아니라, 월경혈(menstrual blood) 및 소변(urine) 등을 포함한 매우 다양한 조직에서 발견되었다. 줄기세포 개발과 관련된 역사를

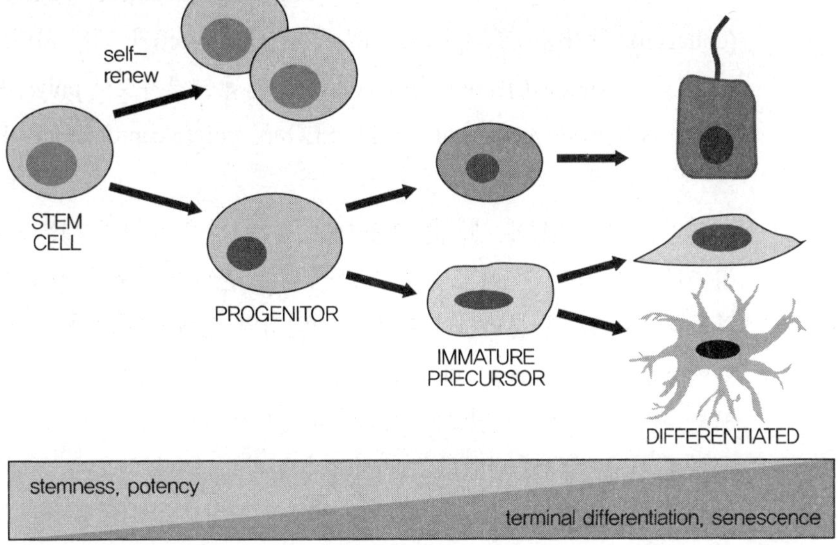

그림 17.46 줄기세포는 2가지 능력이 있는데, 자기복제능력과 분화능력을 소유하고 있다. 줄기세포는 분화가 진행될수록 줄기세포의 특성은 점차 감소하나, 노화는 상대적으로 증가된다.

간단히 살펴보면, 1959년에 첫 동종골수줄기세포 이식이 실시되었고, 1963년에 골수간엽줄기세포(mesenchymal stem cell)가 확인되었으며, 1981년에 생쥐의 포배(blastocyst)의 내포괴(inner cell mass)로부터 배아줄기세포가 분리되었으며, 1996년에 처음 복제양 돌리(Dolly)가 탄생했으며, 1998년 인간 배아줄기세포가 성공적으로 분리되었으며, 2006년에 쥐의 섬유아세포(fibroblast)로부터 역분화줄기세포(induced pluripotent stem cell, iPS)가 제조되었으며, 2007년에 인간 역분화줄기세포가 제조되었다.[100)]

최근에는 세포를 이용한 세포박판이 개발되어, 이를 손상부위에 부착함으로써 장기 원래의 구조 및 기능에 근접한 장기재생도 가능하게 되었고, 일부에서는 장기 일부분의 조직학적 재생이 아닌 장기 전체의 세포를 탈세포(decellularization) 후 전체세포를 교환하려는 연구(recellularization)가 시도되고 있다.[101)]

복잡한 구조를 소유한 장기의 경우, 미리 준비된 다양한 생물학적 재료 및 특성을 소유한 구조의 지지체(scaffold)의 중요성이 부각되고 있다. 지지체에 관한 연구 및 개발은 전적으로 고분자를 포함한 생체재료를 전공하는 학자들의 영역이지만, 이 지지체는 적절한 구조를 제공하고, 세포들이 결합하고(graft), 생존하고(survive), 서로 상호작용하고(interact), 분화(differentiation)할 수 있도록 한다. 이 지지체는 약 3가지로 분류할 수 있는데, 1) 소장의 점막하조직(submucosa of small intestine), 방광(bladder), 심장막(pericardium) 및 진피 등의 여러 조직으로부터 생산된 자연의 탈세포 기질(natural decellularised matrix), 2) 콜라겐(collagen), 알지네이트(alginate) 또는 키토산(kitosan)과 같은 자연으로부터 추출된 고분자(extracted natural polymers), 3) 합성 고분자로서 poly(ethylene glycol, PEG), poly(lactic co-glycolic acid, PLGA), poly(ε-caprolactone, PCL) 등이 이에 속한다.[102]

이러한 조직재생에 세포를 이용하는 경우, 원래 장기의 세포(autologous cell)를 이용하는 것과, 원래의 세포가 아닌 다른 원천의 세포를 이용하여, 일부는 목표로 하는 세포로 분화시켜 이용할 것인지의 선택이 필요하다. 전자의 경우 초대배양된 세포(primary cultured cell)가 사용될 수 있으며, 후자의 경우 줄기세포가 해당될 수 있다. 앞으로 비뇨기과 영역의 여러 장기에 대한 최근의 조직재생학적 상황에 대해 간단히 소개하고자 한다. 그러나 다음에 소개되는 내용들은 현재까지는 실험적으로 시도되거나 임상전 실험으로서 동물에만 국한되어 시도되는 것이며, 향후 지속적인 연구가 필요한 과제이다.

(1) 신장

신장의 기능은 신체 내에서 생산된 노폐물을 체외로 배설하는 중요 장기 중 하나이다. 이유를 막론하고, 신장기능이 거의 상실된 말기 신부전(end stage renal disease, ESRD) 환자는 치료하지 않을 경우, 체내에 노폐물이 지속적으로 축적되게 되어 요독증(uremia)에 빠져 사망에 이르게 된다. 현재의 ESRD 치료는 신장이식과 지속적인 투석(dialysis)뿐이며, 잘 조절된 요독증 환자는 거의 정상적인 생활의 유지가 가능하다. 신장이식은 신장 공여자의 절대적인 부족과 면역적인 이유와 관련된 거부반응 등으로 인해 제한적으로 성공한다. 투석은 매일 몇 번씩 또는 일주일에 2~3회를 사망 전까지 실시해야 되는 등 환자에게 심각한 불편을 초래한다. 신장은 재생의학적인 관점에서 신장이 기능부전에 의해 신장의 기능이 거의 없어졌을 때, 인공장기에 의해 기능을 회복한 최초의 장기이며, 최초로 임상에서 성공적으로 동종이식(allograft)수술이 실시된 장기이기도 하다. 신장은 중배엽(mesoderm) 장기로서, 발생학적으로 구조가 복잡하고 기능이 복잡하여 조직공학적 재생이 쉽지 않다.

급성신부전의 병리는 신세관(renal tubule)과 혈관세포(vascular cell)의 손상과 염증의 복합적 손상의 결과이며, 급성신부전 동물에 대한 줄기세포치료는 사구체와 신세관의 복구를 개선시켰음이 알려졌으며,[103] 그 기전은 중간엽줄기세포가 신장폐쇄에 의한 상피-간엽 이행(epithelial mesenchymal transition, EMT)과 신장이 섬유화를 예방한다고 보고되었다.[104]

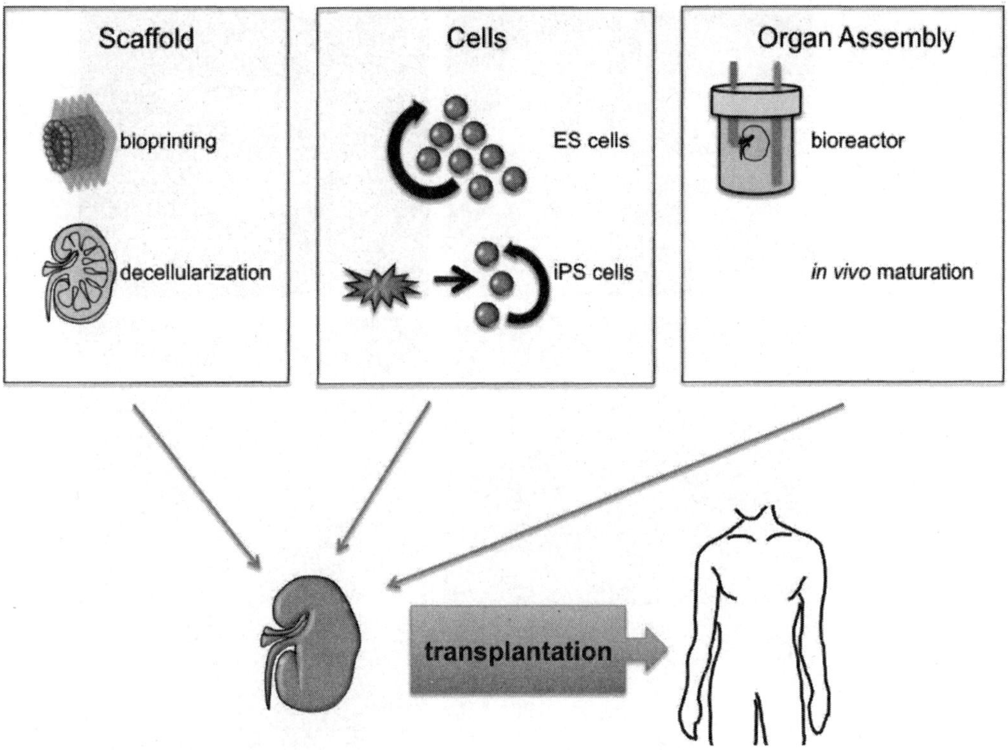

그림 17.47 최근의 인공 생합성 신장은 3단계를 거친다. 1단계는 생프린트(bioprinting) 또는 탈세포화에 의한 지지체를 구성하는 것이며, 2단계는 지지체에 배아줄기세포 또는 역분화줄기세포를 파종하여, 지지체 내에서 파종된 세포가 증식하도록 하며, 3단계는 세포가 증식된 지지체를 생반응기(bioreactor)나 체내에서 성숙된 장기로 제조한 후 성숙된 장기를 인체에 이식하는 것이다.

신장에서의 기능을 개선시키기 위한 방법 중 하나는 신체 외부에서 증폭된 신세포를 자가이식시켜 신장조직을 증폭시키는 것이다. 이 목적을 위해 실험적으로 분리된 토끼 신장세포를 신체 밖에서 배양하였고, 이를 생분해성 지지대에 뿌린 후, 누드생쥐에 심어 사구체(nephron)를 재생하였다.[105] 신세뇨관은 신상피세포를 부유시킨 상태에서 재생하였다.[106] Atala 등은 2002년 소의 피부 섬유아세포를 핵이식 방법을 이용하여 줄기세포를 생산한 후, 이를 지지대를 이용해 신장모델을 재생하기도 하였다.[107] 한편, 최근에 여러 학자들이 동물에서 신장을 탈세포시킨 후, 이에 배아줄기세포를 세포이식시켜 사구체, 혈관, 세뇨관 등을 재생시켰고, 이들로부터 소변도 생산함을 확인하였다.[107](그림 17.48)

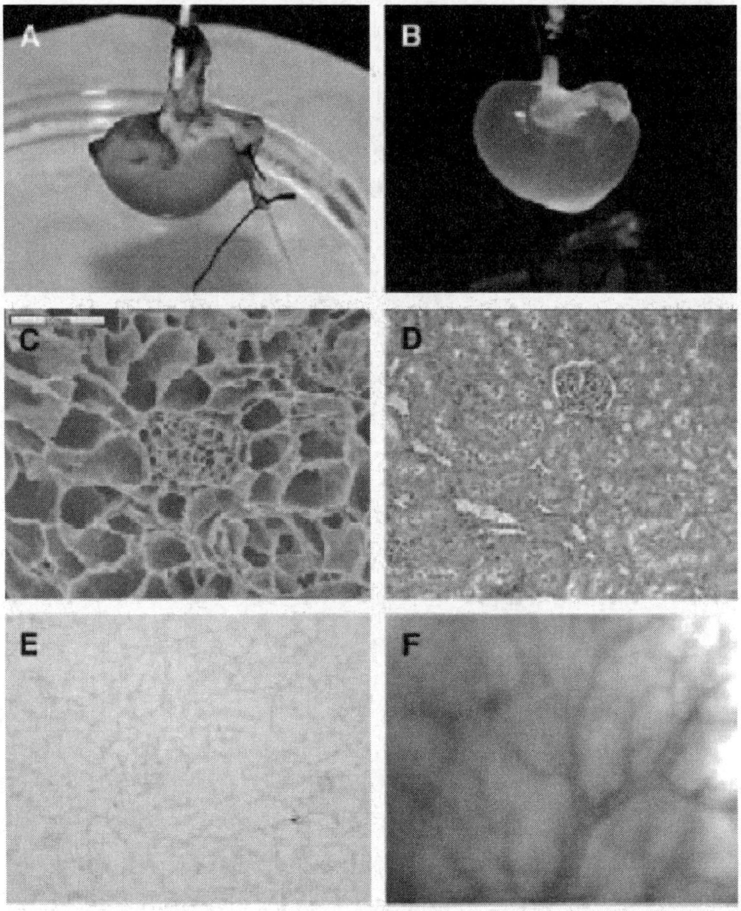

그림 17.48 탈세포화된 신장. 신장을 분리하여(A) 화학적 조작을 거쳐 탈세포화된 신장으로 투명하게 관찰되지만(B), 정상신장구조(D)에 비해 탈세포한 후, 주사전자사진(C)과 염색(E) 및 비염색(F) 사진에서 신장의 세포 외 기질(ECM, extracellular matrix)이 보존됨을 보이고 있다.

(2) 요관

요관은 신장과 방광을 이어주는 도관(conduit, pipe)으로서, 요관 내부에 요로점막(urothelial mucosa)이 둘러싸고 있고, 그 외부에 근육층이 있으며, 근육층 밖으로 피막(serosa)이 둘러싸고 있다. 요관의 기능은 신우의 소변을 방광까지 운반하는 것이다. 요관에는 신경이 분포하고 있으며, 일정한 시간적 간격을 두고 연동운동(peristaltic movement)을 하여 소변의 이동을 돕는다. 다수의 학자들이 콜라겐관(collagen tube) 또는 흡수 가능한 생체재료를 이용한 관형 지지체에 요로세포(urothelial cell)를 파종하여[108] 다층관근육구조의 요관을 구성하였다.[109] (그림 17.49)

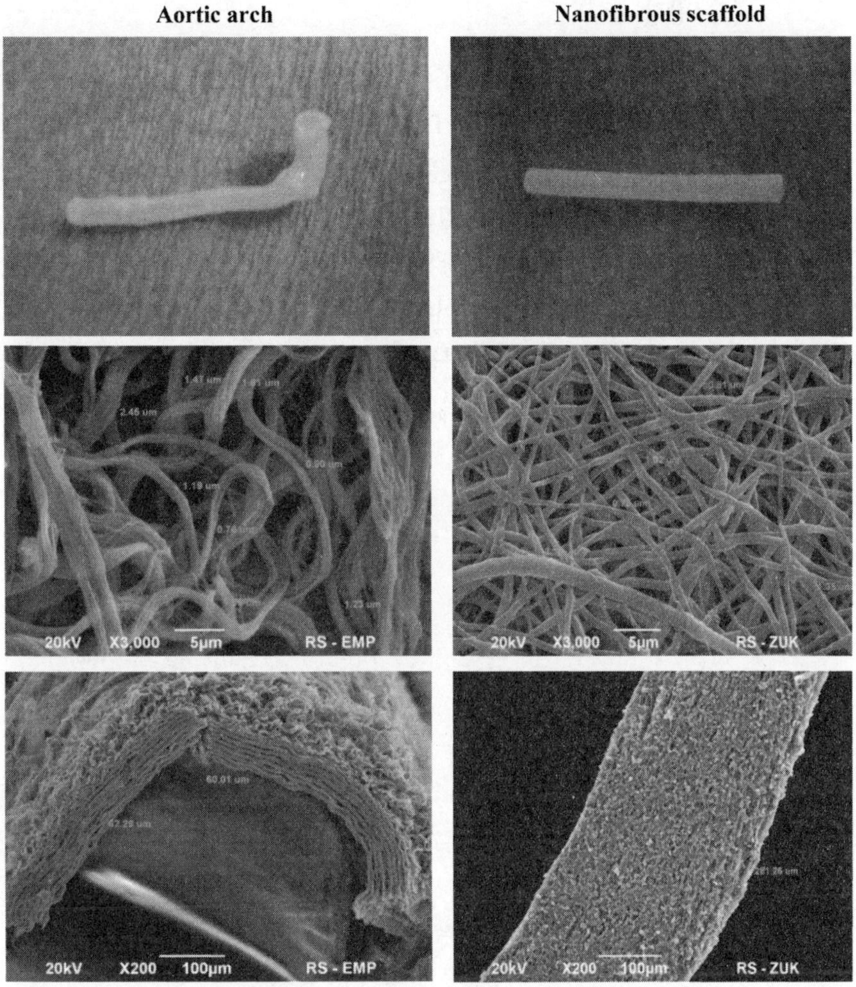

그림 17.49 탈세포 대동맥궁과 합성 지지체의 구조의 비교로서 대동맥궁을 탈세포한 후와 나노섬유 지지체의 육안적 구조와 주사현미경 사진. 탈세포 대동맥궁을 탈세포한 후, 세포가 전혀 남아 있지 않아 나노섬유 지지체와 매우 유사함을 보이고 있다.

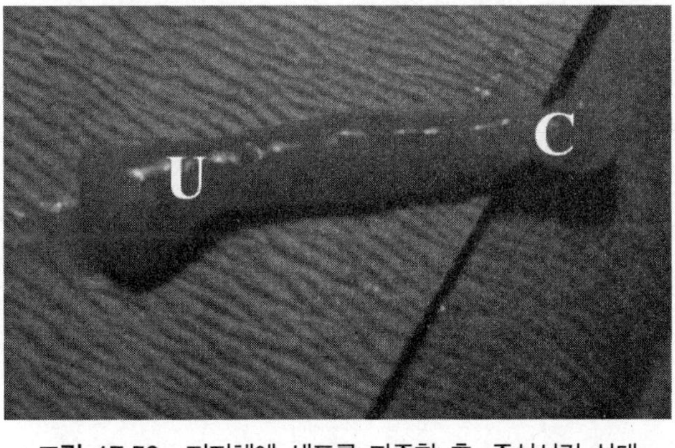

그림 17.50 지지체에 세포를 파종한 후, 증식시킨 상태

(3) 방광

방광은 요관을 통해 분비된 소변이 체외로 배출되기 전까지 저장되는 팽창 가능한 구형장기로서, 내부는 이행상피인 요로상피(urothelium)로 둘러싸여 있고, 요로상피 밖으로 두꺼운 근육층이 있다. 이 근육층은 3개의 서로 주행방향을 달리하는 근육으로 구성되어 있고, 밖으로 방광피막이 있다. 방광에는 신경이 널리 분포하는데 이 신경의 상당부분은 대뇌와 간접적으로 연결되어 있으며, 의지적 기능 조절이 가능한 장기이다. 용적이 감소되거나 어떤 이유로 제거된 방광은 임상에서 환자의 소장을 이용하여 확대 또는 대치하고 있다. 그러나 재생의학의 발달과 함께 방광의 재생에 대한 일부 실험은 방광이 부분 절제된 동물모델을

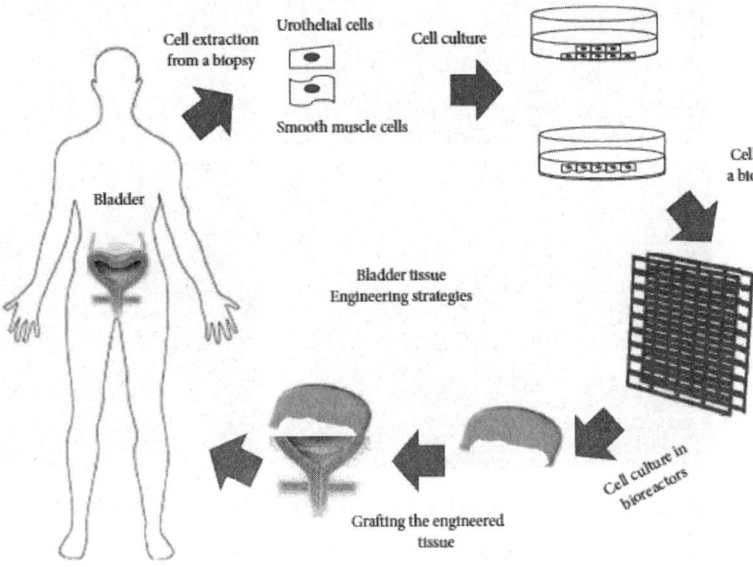

그림 17.51 방광재생을 위한 전략. 수축된 방광에서 요로상피(uroepithelium)와 평활근을 채취하여 증식시키고, 지지체에 파종하여 생체 반응기에서 다시 증식시킨 후, 방광확대술에 이용한다.

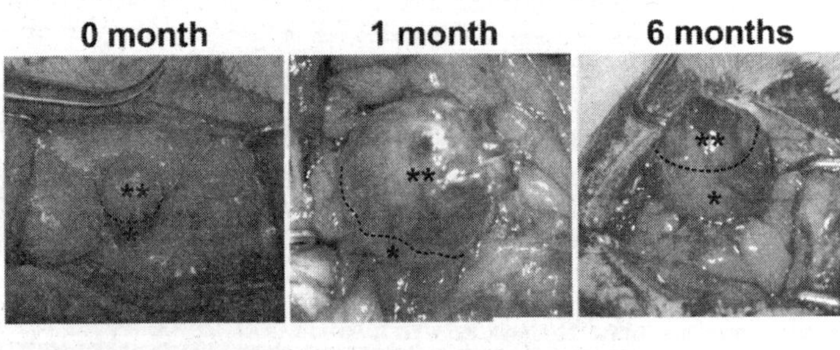

그림 17.52 재생된 방광을 기존의 방광에 이식한 후 시간의 경과에 따른 변화. 시간이 경과함에 따라 정상방광과 유사하게 혈관 등이 배치되어 있다.

이용해 실시되었다. 절제된 방광부분에 세포를 파종하지 않은 지지체만을 이식한 경우, 정상의 방광에 비해 50% 이하의 방광 순응도(compliance)를 보였으나, 세포가 파종된 지지체가 사용된 조직공학적 방광은 정상방광과 같은 방광 순응도를 보였다. 사용되는 세포를 줄기세포와 같은 원종(progenitor)세포를 사용하는 경우, 그 원천이 유전적으로 정상인 비암성(non-malignant) 원종세포인 경우, 조직학적으로 점막 및 근육과 피막을 재구성할 수 있음이 보고되었다.[110] 이미 미국에서는 선천적으로 방광벽이 결여된 환자에서 조직공학을 이용한 방광벽재생이 시도되었다.[111-112](그림 17.51, 17.52)

(4) 요실금 및 요도손상

요도는 방광과 연결되어 방광의 소변이 체외로 배출되는 도관으로서, 소변이 지속적으로 배출되지 않도록 요도괄약근이 긴장을 하고 있어서, continence가 유지되고 있다. 남성의 경우 전체 요도의 길이는 15 ~ 20 cm 정도의 길이이며, 전립선 직하부를 요도괄약근이 둘러싸고 있어서, 소변이 체외로 배설되는 것을 조절하고 있다. 여성의 경우 요도 자체의 길이가 4 cm 내외로 짧으며, 남성과 달리 특별한 요도괄약근은 없으나, 방광요도각(vesicourehtral angle)의 유지 등에 의해서 요자제(urinary continence)가 유지된다. 요실금이란 방광에 저장되어 있는 소변이 환자의 의지와 관계없이 배출되는 것이다. 남자의 경우에는 요도괄약근이 손상되는 발생하는 경우가 대부분이지만, 여자의 경우에는 주로 요도와 방광 사이의 각이 소실되어 초래된다. 이러한 손상된 요도괄약근을 재건하고, 소실된 각을 재건하고자 앞에서 언급된 여러 자제들이 사용되고 있다. 그러나 최근에는 지지체 및 세포를 이용해 교정하고자 시도되고 있다.[113-114] 세포나 지지체를 이용하는 방법들의 치료개념은 줄기세포를 투여하여, 줄기세포가 요도괄약근을 구성하는 조직으로의 분화를 바라보거나, 괄약근 자체의 고유 줄기세포를 재활성화시키는 것이다. 그리고 여성 요실금의 경우, 투여된 세포가 증식하여 방광요도각을 재건하거나 지지해 주는 역할을 기대하는 것이다.

다른 요도의 이상 중 하나는 선천적으로, 드물게는 후천적으로 요도가 결여되어 있는 경우이다. 남자의 경우 정상적인 요도는 방광에서부터 시작하여 음경귀두의 중앙에 개구해야 하지만, 일부에서는 출생 시부터 요도 개구부가 음경귀두의 중앙부가 아닌 부위에서 개구하여, 상당부분의 요도가 상실되어 여러 비정상적인 배뇨를 보이기도 한다. 이러한 요도의 상실은 오래전부터 다양한 수술방법에 의해 교정되고 있는데, 최근에는 지지체와 줄기세포를 이용하여 요도를 재건하려는 시도가 있다.[115]

17.7 이비인후과

17.7.1 서론

이비인후과 분야는 크게 귀, 코, 목 부위 질환으로 나뉜다. 이비인후과 영역에서 발생하는 질환은 중이염과 같은 염증 반응에서부터 안면신경마비나 성대마비와 같은 신경과 관련된 질환, 외상으로 인한 코뼈나 턱뼈의 골절, 귓바퀴 연골이나 기관 연골의 선천적인 결핍이나 후천적인 손상, 후두암이나 구강암과 같은 악성 종양에 이르기까지 매우 다양하다. 다른 부위의 질환도 어느 정도의 기능 손실을 가져오겠지만 이비인후과 영역의 질환은 청력, 발성, 음식 삼키기, 후각, 미각 등 다양한 기능의 손실을 유발함과 동시에 외관상 잘 드러나는 위치에 있기 때문에 외모 변형으로 인해 환자에게 큰 고통을 주고 정상적인 사회생활을 하는 데 많은 지장을 준다. 이비인후과 영역은 무균(sterile) 영역이 아니고 구강이나 비강 내의 상재균(normal flora)과 같은 균으로 덮여 있어서 감염에 취약하다. 또한 수술이나 방사선과 같은 치료 이후에 미세순환(microvascular circulation)이 손상된 부위에 이식물을 삽입해야 하는 경우가 있어 생착이 쉽게 되도록 이식물의 구조를 제작하여야 한다. 이비인후과 영역은 하악골(턱뼈)을 제외하면 무릎이나 척추와 같이 하중을 받는 부위가 아니므로 큰 강도가 필요하지 않는 대신에 콧등과 같은 부위의 외형상의 결손이나 성대마비나 난청과 같은 기능상의 결손을 재건하는 것이 필요하다. 때문에 재료들의 기계적 강도에 초점을 맞추지 않고 주로 면역반응이나 세포독성이 적고 시술이 쉽게 이루어지는 데 초점을 맞추어 연구 및 임상적용이 이루어지고 있다. 또한 얼굴 재건을 시행하는 경우 다른 부위와 달리 시술 재료의 정형화 및 규격화가 어려운 부분이 있어서 정상 구조물의 크기와 모양을 3D 프린팅을 이용하여 제작한 지지체로 재건하는 시술이 활발히 진행되고 있다.

17.7.2 성대주입술용 재료

후두 내에는 발성과 호흡 및 기도 보호 기능을 담당하는 성대가 있다. 성대는 한 쌍으로 이루어져 있으며 되돌이후두신경의 지배를 받아 움직이게 된다. 양측 성대는 대칭적인 움직임을 보이는데 양측 성대가 벌어지면 기도가 열려서 숨을 들이쉬거나 내쉴 수 있게 되고 양측 성대가 닫혀서 서로 붙으면 발성 및 기도

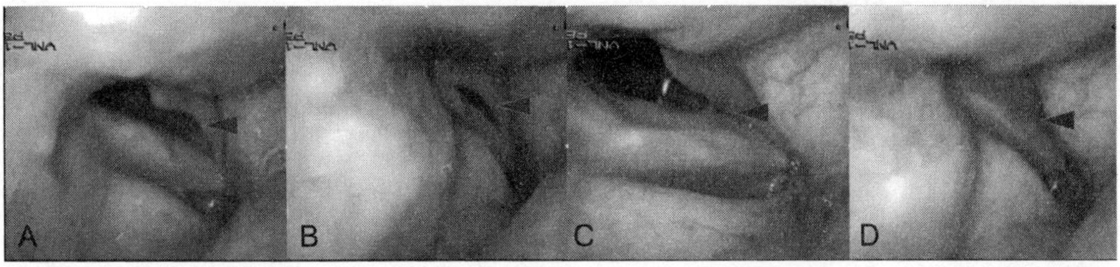

그림 17.53 성대마비의 내시경 소견(A, B). 성대 주입술 직후 내시경 소견(C, D) (A) 마비측 성대가 곧바르지 않고 활처럼 휘어 있다. (B) 발성 시 성대의 모습. 화살표 쪽 성대 마비로 성대가 서로 붙지 못하고 틈이 벌어져 쉰 목소리가 나고 기도로 음식이 넘어간다. (C) 마비 측 성대에 성대주입술을 시행한 직후 휘어있던 성대가 똑바로 펴짐. (D) 발성 시 양측 성대가 완전히 붙음.

보호 기능을 하게 된다. 여러 원인(종양, 염증, 수술 등)에 의해 한쪽 되돌이후두신경이 마비되면 같은 쪽 성대가 움직이지 못하게 되는데(대개는 약간 벌어진 위치에 고정됨) 이로 인해 쉰 목소리가 나고 음식물을 먹을 때 기도를 보호하지 못해 사래가 들리게 된다(그림 17.53).

일측성 성대마비는 후두골격수술, 후두신경재식술 등의 수술로 치료해 왔으나 최근 성대주입술(injection laryngoplasty)로 치료법이 바뀌고 있다. 성대주입술이란 성대의 구성성분과 유사한 물질을 성대 내에 주입하여 성대를 불룩하게 만들어 성대 사이의 공간을 줄여 주는 시술을 말한다. 성대주입술은 비침습적이고 합병증이 적으며 전신마취 없이 외래에서 가능하다는 여러 장점을 가지고 있다.

성대주입물질의 이상적인 조건은 다음과 같이 요약할 수 있다.

① 생체 내에서 면역반응을 유발해서는 안 된다. ② 정확한 주입량과 주입위치를 조절할 수 있도록 쉽게 주사할 수 있어야 한다. ③ 외래에서 쉽게 사용할 수 있도록 복잡한 전처리나 준비과정이 필요해서는 안 된다. ④ 성대의 생물리학적인 특성과 유사하여야 하며 성대의 정상적인 진동을 저해해서는 안 된다. ⑤ 생체 내에서 주입위치에 머물러야 하고 쉽게 주변 조직으로 이동하거나 흡수되어서는 안 되고 만약 잘못 주입된 경우 쉽게 제거할 수 있어야 한다.

성대주입술에 사용되는 재료는 일시적인 것과 영구적인 것으로 나눌 수 있다. 일시적인 재료는 성대 마비가 회복될 가능성이 있는 사람에게 주입하는 흡수성 재료로 최근에 히알루론산이 많이 사용되는 추세이다. 영구적인 재료에는 Polymethylmethacrylate와 수산화아파타이트 등이 있다. 이러한 재료들은 대부분 피부과에서 주름살을 제거할 목적으로 먼저 제작된 것을 응용하여 만든 것들이다.

(1) 싸이메트라

싸이메트라(Cymetra®)는 인간 사체에서 채취된 피부조직에서 진피(dermis)의 비세포 구성물질(non-cellular component)을 살균, 동결 건조시킨 분말이다. 조직 내에서 지속 시간이 약 2~3개월로 보고되고 있으며,[116) 히알루론산의 등장과 함께 사용빈도가 감소하고 있다.

(2) 히알루론산

히알루론산(Hyaluronic acid, HA)은 모든 생물에서 발견되는 결체조직의 구성물질로 glycosaminoglycan으로 알려져 있는 고분자 화합물이다. 이 물질은 이당류(disaccharide)의 반복된 결합의 분자구조를 가지는데 이 중 친수성기(hydrophilic unit)가 수분과 강하게 결합하여 점도와 탄성을 유지할 수 있다. 자연 상태의 HA는 생체에 그대로 주입하면 하루나 이틀 내로 분해되어 버리기 때문에 시판되는 상품은 모두 수산기(hydroxyl group) 사이에 가교결합을 시켜 판매된다. HA는 생체에서 피부에 주입했을 때 길게는 1년까지 유지된다고 보고되는데 성대에 주입된 경우 6개월 정도면 흡수되는 것으로 알려져 있고 기능의 지속기간은 3 ~ 4개월 정도이다. HA는 콜라겐에 비해 과민반응이나 감염의 우려가 없으며 시술 전 전처치가 필요 없이 바로 사용할 수 있고, 점탄성이 우수하면서 긴 지속효과를 가진다는 장점이 있어 빠르게 사용량이 증가하고 있으며 생체에서 완전히 흡수된다는 특성으로 임시적인 성대주입물로서 이상적인 물질이라고 할 수 있다.[117)]

(3) 폴리메틸메타크릴레이트(PMMA)

폴리메틸메타크릴레이트(Polymethylmethacrylate, PMMA)는 의학용으로 골시멘트, 치과용 접착제, 콘택트렌즈, 인공관절 등에 쓰이고 있으며 생체친화적이고 분해되지 않는 물질로 알려져 있다. 현재 성대주입술에 사용되는 PMMA는 25%의 PMMA와 75%의 우형콜라겐으로 구성되어 있다. PMMA는 30 ~ 40 μm 크기의 구슬 모양으로 제작되었는데 이는 26게이지 바늘을 통과할 수 있을 정도로 작으면서 거식세포(macrophage)에 의해 탐식되지 않을 정도로 큰 적절한 크기를 가지고 있다. 콜라겐은 PMMA를 주사할 수 있도록 젤 상태로 만들어주는 일종의 운반체 역할을 하는데 일단 생체에 주입된 후 2 ~ 3개월 내에 모두 흡수되며 남아 있는 PMMA 구슬 사이로 자가 섬유아세포가 자라 들어옴으로써 부피를 유지할 수 있다.[118)] PMMA는 녹아 없어지지 않는 영구적인 물질로 일단 주입하면 제거하기가 어려우므로 추후에 추가로 주사할지라도 약간 모자라게 주입하는 것이 더 좋다. PMMA는 우형콜라겐에 대한 과민반응의 위험성 때문에 신중히 사용해야 한다.

(4) Calcium hydroxylapatite(CaHA)

CaHA는 뼈나 치아를 구성하고 있는 물질로 골조직의 재건이나 치과재료로 사용되어 왔다. CaHA를 미세구슬 형태로 만들어 젤 형태의 운반체와 혼합하여 주사 가능한 제품(Radiesse®)이 개발되었는데 이 제품은 주사를 위한 운반체로 carboxymethylcellulose(CMC)를 사용함으로써 우형콜라겐으로 인한 과민반응이나 감염의 우려가 없고 현존하는 영구적 성대주입물질 중 유일하게 성대주입에 대한 FDA 허가를 받은 물질이다.[119)]

17.7.3 기관 재건

기관(trachea)은 후두와 폐 사이를 연결하는 기도의 일부로서 연골, 점막, 점막하 조직으로 이루어져 있다. 자동차 사고, 종양, 오랜 기간 기관 내 삽관 등에 의해서 기관 연골의 소실이 발생하면 기관 협착이 발생하여 환자는 호흡 곤란을 경험하게 된다. 기관 협착이 성문하부에 있을 경우 기관을 재건하기 위해 주로 자가 늑골 연골(autologous rib cartilage)을 이식하여 협착부위를 넓혀 주는 시술(RCG, Rib Cartilage graft)을 하지만, 이식된 연골이 염증 반응으로 탈락하는 문제가 있다. 기관이 협착되어 있는 부위를 잘라내어 제거하고 위아래 기도를 서로 연결하는 술식(TREE, Tracheal resection and end to end anastomosis)을 사용하기도 하지만 이는 기관협착 부위가 길 경우 시행할 수 없다는 단점이 있다.

Kojima 등은 PGA mesh sheet에 연골세포를 이식한 뒤 실리콘 튜브에 말아서 누드마우스의 등에 이식하고 6주가 경과하면 원통형의 연골조직이 생성되는 것을 보고하였다.[122)] 인간에게 기관지를 이식한 가장 유명한 연구는 2008년 lancet에 실린 논문으로 사망한 사람의 기관을 공여 받아서 탈세포화시킨 후(decellulized scaffold) 자가골수세포 유래 중간엽줄기세포와 코점막상피세포를 지지체에 이식한 후 바이오리액터에서 배양하는 과정을 거쳐서 기관지(bronchus) 결핵으로 기관지가 협착되어 있던 사람에게 이식한 연구이다. 이 연구는 사람에게 기관지를 이식하여 살린 최초의 연구라는 점에서 의의가 있으나 이식 수술 후 기관지 재협착으로 수십 차례 수술이 필요하였고, 동일한 방법을 이용하여 기관에 이식 받은 환자들이 사망한 사건들이 있어 진정한 의미의 성공이라고 하기는 어렵다. 과거 기관 재생은 기도를 유지하는 연골을 대생하는데 초점을 맞추어 진행되었으나 최근 기관 재생을 위한 연구는 연골의 재생과 기관점막을 빠르게 재생시키는 것과 재협착을 막는 데 주안점을 두고 진행되고 있다. 또한 3D 프린팅을 이용하여 기관 지지체를 제작하는 방법을 도입하여 환자 맞춤형 지지체를 만들려는 노력과 줄기세포와 바이오리액터를 도입하여 보다 재생 능력이 강화된 이식물을 이식하는 것이 시도되고 있다.

17.7.4 코성형술용 재료

코성형술 시, 재료는 자가이식물(autograft)이 이상적이지만 채취할 수 있는 양에 한계가 있으므로 적절한 인공조직의 사용을 고려해야 한다. 인공재료로 파라핀(paraffin), 포셀린(porcelain), 알루미늄(aluminium), 백금(platinum), 상아(ivory) 등이 이용되었으나 여러 부작용으로 현재는 사용되지 않고 현재는 실리콘(silicone), 테프론(teflon), 머실린(mersilene), 고어텍스(gore-tex) 등이 사용되고 있다. 이러한 인공재료들은 조직 내에서 염증, 이물반응, 알레르기 반응을 일으키지 않아야 하고 가공성이 좋으며 물리화학적으로 변화가 일어나지 않아야 하고 독성이 없어야 한다.[120] 또한 아무리 생체적합성이 높은 재료라고 하더라도 시술 중 부주의로 인한 감염이나 환자의 신체 구조를 감안하지 않은 과도한 성형을 시행하였을 경우 이식 부위 염증, 농양, 괴사 및 이식물의 탈출 등의 합병증(그림 17.54)이 발생하므로 해당 부위의 해부학적 구조를 잘 파악하고 있는 경험 있는 의사에 의해 조심스럽게 시술되어야 한다.

(1) 실리콘(Silicone)

가장 널리 사용되는 인공재료로 대부분의 의학용 실리콘은 dimethylsiloxane의 중합체로서 다양한 모양과 재질 형태로 판매되고 있다. 실리콘은 코를 올리는 수술에 주로 사용되므로 서양인보다 주로 동양인에게 사용되고 있다. 실리콘은 비교적 단단한 재료로 생체 내에서 거의 변화되지 않고 이물 반응이 적으며, 원하는 모양으로 다듬을 수 있는 장점이 있다. 그러나 섬유성 피막에 의해 변형될

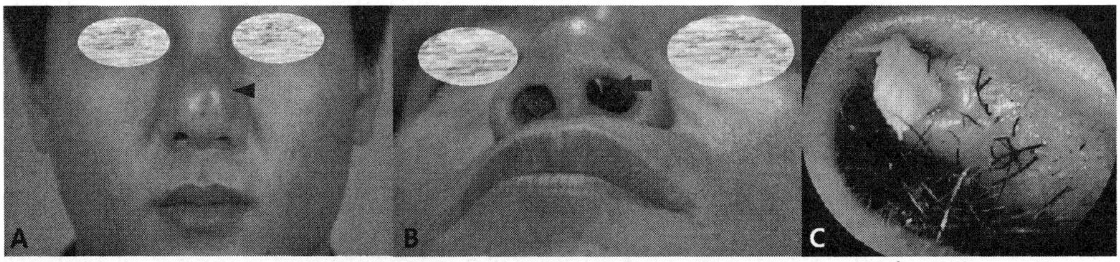

그림 17.54 코 성형수술 후 발생한 합병증. A: 이식물 주위에 발생한 염증으로 콧등이 부어 있고 붉게 변함, B: 이식물의 비강 내로 돌출, C: B환자의 비강 내시경 소견.

수 있으며, 실리콘 표면에 지질이 침착하거나 석회화될 수 있고 피부의 변색, 삽입물의 변위(displacement), 탈출, 감염 등의 합병증이 생길 수 있다. 특히 삽입물을 코끝까지 사용하면 상기한 부작용을 조장하므로 코끝의 조직은 자가 조직을 사용하는 것이 좋다.

(2) 고어텍스(Gore-Tex®)

폴리테트라프루오로에틸렌(polytetrafluoroethylene)을 성분으로 하는 재료로 임상적으로 봉합사(suture material)나 심장판막, 동맥 절제 후 인공혈관용으로 많이 사용되고 있다. 재질이 천처럼 부드러워 가공이 쉽고 두께를 조절할 수 있을 뿐 아니라 폭이나 모양도 원하는 대로 디자인하여 자연스러운 모양을 만들 수 있다. 자가 조직을 이용하는 것보다 다루기 쉬워 수술 시간을 줄일 수 있으며, 돌출이나 이물 반응 등 합병증이 적고 자연스러운 모습으로 만들 수 있다. 가격이 비싸고 시간이 지나면서 올려놓은 코가 가라앉는 것과 염증 등의 부작용이 생겨서 제거하려고 할 때 힘든 것이 단점이다.

(3) 써지폼(Surgiform®)

ePTFE(expanded polytetrafluoroethylene)를 성분으로 하는 재료로 실리콘과 고어텍스 중간 정도의 강도를 지니고 있다. 미세한 구멍이 많은 구조로 되어 있어서 조직이 재료 내로 자라 들어오며 시간이 지나도 흡수되거나 모양의 변형되는 경우가 적고 성형 후 모양이 마음에 들지 않으면 쉽게 제거할 수 있으며, 조각하기가 다른 재료보다 쉽기 때문에 최근에 많이 사용되고 있다.

(4) 알로덤(Alloderm®)

알로덤은 인체의 진피(dermis)에서 얻어진 조직으로 절골술(osteotomy) 후 콧등을 매끄럽게 하는 데 이용된다. 거의 흡수되지 않으며 혈관화하여 자가 조직으로 대체된다. 입술, 이마 등 안면부의 다양한 미용성형에 이용되고 있다. 두께가 얇아 코끝을 올리기 위한 부피가 부족하고 가격이 비싸다는 단점이 있다.

(5) 동종연골(allogenic cartilage) 및 동종근막(allogenic fascia)

튜토플라스트 카틸리지(Tutoplast cartilage; Tutogen Medical GmbH, Neunkirchen am Brand, Germany)는 인체의 늑연골에 여러 과정을 거치는 처리를 하고 마지막으로 감마선 조사를 시행하여 면역 반응을 일으키는 세포성분을 빼낸 것으로 비중격(nasal septum)이나 콧등 재건에 주로 사용되지만 시간이 지나면서 흡수가 되고, 흡수되는 정도를 예측하기가 힘들다는 단점이 있다.[121] 튜토플라스트

파샤 라타(Tutoplast fascia lata)도 인체의 대퇴부위 근막을 처리하여 세포성분을 제거한 것으로 콧등 피부가 얇아서 콧등 부위로 삽입물이 튀어 나와 보일 때 보조적으로 사용되거나 재수술을 시행할 때 콧등의 피부가 울퉁불퉁한 경우 부드럽게 보이게 할 목적으로 사용된다.

17.7.5 이소골 보형물

이소골(ossicular)이란 중이(middle ear) 속에 있는 우리 몸속에서 가장 작은 뼈를 지칭한다. 이소골은 세 개의 뼈가 연결되어 있는 구조이며 이들은 고막의 진동을 청각신경세포가 있는 내이(inner ear)로 전달하여 소리를 들을 수 있게 해주는 역할을 한다. 만성 중이염과 같은 중이의 질환이 발생하면 이소골 사이의 연결이 끊기거나 이소골의 손상이 발생하여 소리가 더 이상 내이로 전달되지 않게 된다. 이소골 보형물이란 생체 내에서 이소골을 대신하여 이소골을 연결시켜 소리가 내이로 전달될 수 있게 하는 물질을 통틀어 말한다. 이소골 보형물로 쓰이는 재료는 생체적합성이 뛰어나야 할 뿐 아니라 아주 작은 진동도 전달하도록 매우 가볍게 만들 수 있어야 하고 환자에 따라서 필요한 길이가 다르므로 쉽게 길이 조절이 가능하도록 만들어야 한다. 과거 이소골 보형물에 사용된 재료로 스테인리스, 금, 백금, 폴리에틸렌, 실리콘, 글레스 세라믹 등이 있었으나 고막과 직접 접촉되면 고막을 뚫고 나오거나 흡수되는 부작용 등이 있어서 더 이상 사용되지 않는다. 현재 이소골 보형물에 사용되는 재료로 수산화아파타이트(hydroxyapatite)가 가장 많이 사용되고 있으며 1990년대 중반 이후 타이타늄이 사용되기 시작하여 점차 사용이 증가하고 있다.[122,123]

또한 3D 프린팅 기술이 발달함에 따라 이소골을 프린팅하여 뽑아낼 수 있는 기술도 소개되고 있다(그림 17.55).

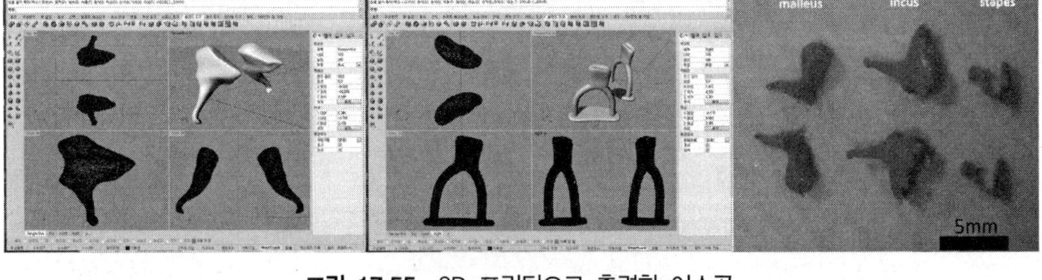

그림 17.55 3D 프린팅으로 출력한 이소골

17.7.6 귓바퀴 재건

선천적으로 귓바퀴(와이, Auricle)가 작거나 화상이나 충격 등으로 손상을 입으면 귓바퀴를 재건하여야 한다. 현재 가장 많이 사용되는 방법은 기관과 마찬가지로 자가 늑골 연골(autologous rib cartilage)을 떼어서 귓바퀴 모양으로 다듬어 삽입하거나,[125] 늑골 연골을 원하는 만큼 충분히 얻기가 힘들고 어린 나이에 이식하였을 경우 신체 다른 부위는 성장하나 이식한 귓바퀴 연골은 자라지 않아 재수술을 요하는 등의 문제가 있다. 그래서 아직 상업화되지는 않았으나 연골세포와 지지체를 이용한 방법들이 대두되고 있다. 1991년 Vacanti 등이 최초로 poylglycolic acid(PGA) 지지체와 연골세포를 nude mouse에 이식하여 귓바퀴 연골을 만든 이후로 polylactic acid(PLA), polyglycolic acid(PGA), copolymer hydrogel of polyethylene oxide and polypropylene oxide 등을 지지체로 하여 귓바퀴를 만드는 여러 실험이 이루어지고 있다.[126,127]

최근에는 정상적인 귓바퀴의 3차원 형태를 3차원 스캐너 혹은 CT 이미지를 통하여 얻은 후 CAD/CAM 시스템과 3D 프린팅을 이용하여 귓바퀴 형상의 지지체를 만들고, 또한 다양한 재료를 이용하며, 지지체에 연골세포 혹은 간엽줄기세포를 이식하는 실험이 다양하게 진행되고 있다.[129](그림 17.56)

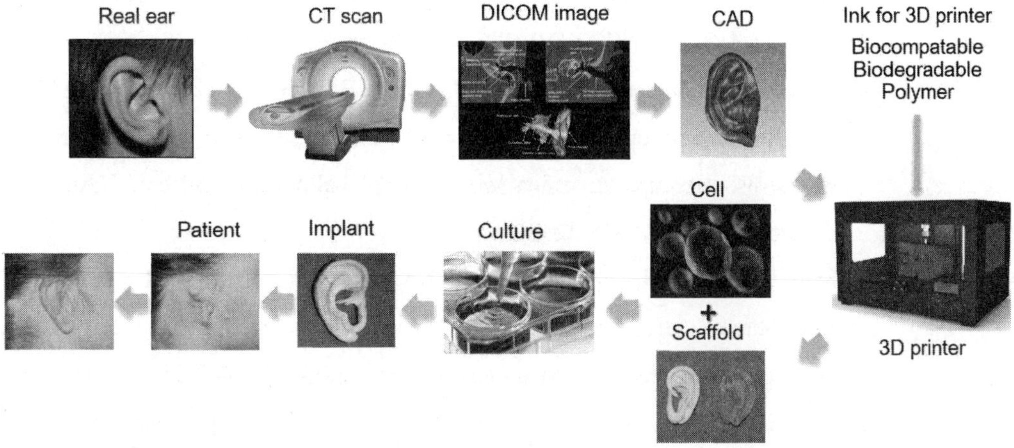

그림 17.56 생체 형상과 동일한 구조의 귓바퀴 지지체의 제작. 3차원 스캐너 혹은 CT 이미지로 정상 귓바퀴의 형태를 얻고 이를 CAD 시스템과 3D 프린팅을 통해서 이개 지지체를 만든다. 세포이식 후 적절한 배양 조건에서 숙성 후 이식할 지지체를 최종적으로 완성하여 소이증(microtia) 등의 환자에게 이식한다.

17.7.7 안면골격

안면골격에서 골 결손을 치료하기 위해 다른 부위의 골 조직을 채취하여 이식하는 방법을 사용해 왔으나 채취와 이식에 상당한 시간과 노력이 필요하며 공여부의 이환율이 높은 단점이 있다. 최근에 구강암으로 하악골이 일부 제거된 환자에서 하악골을 재건하기 위해 3D-CT를 이용해 결손된 뼈의 부피를 정확히 측정하고, 이를 CAD를 이용하여 타이타늄 그물망으로 디자인한 후 bone mineral blocks과 bone morphogenetic protein 7, 그리고 환자의 골수 20 mL로 채우고 환자의 등 근육에 심은 뒤 7주 후에 새로운 뼈가 생성되는 것을 확인하였다. 형성된 뼈에서 타이타늄 그물망을 제거하고 환자의 하악골에 등 근육과 같이 이식한 후 성공적으로 생착이 되었다.[128)]

부비동암(maxillary sinus cancer)으로 상악골 부분(광대뼈 부위)이 소실된 환자의 경우 안면부 CT를 찍어서 건강한 쪽의 상악골을 바탕으로 결손된 부위의 상악골을 디자인하여 이식하는 치료가 국내 환자에게 성공적으로 시행되었으며 향후 이러한 치료법이 크게 성행할 것이다.

■ 참고문헌

1. Park SJ, Park SW, Hong MK et al. Stenting of unprotected left main coronary artery stenosis: Immediate and late outcome. J Am Coll Cardiol 1998; 31: 37-42.
2. Hedin M. The origin of the word Stent. Acta Radiol 1997; 38: 937-9.
3. 한국보건산업진흥원(KHIDI), "스텐트 시장동향," (2005).
4. Mercado N, Boersma E, Wijns W, Gersh BJ, Morillo CA, de Valk V, et al. Clinical and quantitative coronary angiographic predictors of coronary restenosis: a comparative analysis from the balloon-to-stent era. J Am Coll Cardiol 2001; 38: 645-52.
5. Kim IH, Lee DH, Yoo JG, Kwon KS et al. The efficacy of intraluminal radiotherapy after metallic stent insertion in malignant biliary tract obstruction. Korean J Gastrointest Endosc 2000; 20: 449-55.
6. Lake DF, Briggs AD, Akporiaye ET. Basic & Clinical pharmacology. 12th ed. Katzung BGNew York: McGraw Hill. 2012; pp. 985-94.
7. Lee DH. Drug-eluting stent in gastrointestinal disease. Korean J Gastroenterol 2007; 49: 294-9.

8. Diaz de la Llera LS, Ballesteros S, Nevado J, Fernandez M, Villa M, Sanchez A, et al. Sirolimus-eluting stents compared with standard stents in the treatment of patients with primary angioplasty. Am Heart J 2007; 154: 164 e1-6.
9. Gershlick AH, Richardson G. Drug eluting stents. BMJ 2006; 333: 1233-4.
10. Kim SE, Lee BS, Kim JH, Park K, Han DK, Controlled Release of Paclitaxel from Biodegradable Polymer Films for Drug-Eluting Stents. Polymer(Korea) 2010; 34: 172-7.
11. Kerner A, Gruberg L, Kapeliovich MGrenadier E. Late stent thrombosis after implantation of a sirolimus-eluting stent. Catheter Cardiovasc Interv 2003; 60: 505-8.
12. McFadden EP, Stabile E, Regar E, Cheneau E, Ong AT, Kinnaird T, et al. Late thrombosis in drug-eluting coronary stents after discontinuation of antiplatelet therapy. Lancet 2004; 364: 1519-21.
13. Kim JM, Bae IH, Lim KS, Park JK et al. A method for coating fucoidan onto bare metal stent and in vivo evaluation. Prog Org Coat 2015; 78: 348-56.
14. Jang EJ, Bae IH, Park DS, Lee SY et al. Effect of a novel peptide, WKYMVm- and sirolimus-coated stent on re-endothelialization and anti-restenosis. J Mater Sci; Mater Med 2015; 26: 251-9.
15. Che HL, Bae IH, Lim KS, Song IT, Lee H, Muthiah M, et al. Suppression of post-angioplasty restenosis with an Akt1 siRNA-embedded coronary stent in a rabbit model. Biomaterials 2012; 33: 8548-56.
16. Kwon JS, Song SJ, Yang EJ, Kim YS, Lim KS, Kim DG, et al. Novel abciximab-Kruppel-like factor 4-plasmid dual-delivery titanium dioxide-coated coronary stent. Int J Cardiol 2013; 168: 5104-6.
17. Venkatraman SS, Tan LP, Joso JF, Boey YC, Wang X. Biodegradable stents with elastic memory. Biomaterials 2006; 27: 1573-8.
18. Tamai H, Igaki K, Kyo E, Kosuga K, Kawashima A, Matsui S, et al. Initial and 6-month results of biodegradable poly-l-lactic acid coronary stents in humans. Circulation 2000; 102: 399-404.
19. Chen MC, Tsai HW, Chang Y, Lai WY, Mi FL, Liu CT, et al. Rapidly self-expandable polymeric stents with a shape-memory property. Biomacromolecules

2007; 8: 2774-80.

20. Kim DM, Lee BS, Park CH, Park K, Son TI, Jeong MH, Han DK. Metal Surface Coating Using Electrospray of Biodegradable Polymers and α-Lipoic Acid Release Behavior for Drug-Eluting Stents. Polymer(Korea) 2010; 34: 178-83.
21. Bill D. Gogas, Vasim Farooq, Yoshinobu Onuma, Patrick W. Serruys. The ABSORB Bioresorbable Vascular Scaffold: an evolution or revolution in interventional cardiology? Hellenic J Cardiol 2012; 53: 301-9.
22. 유지, 이일우. 조직공학과 재생의학(Tissue Engineering and Regenerative Medicine). 군자출판사, p181-348 (2002).
23. Anthony Atala et al, Principles of regenerative medicine Elsvier (2008).
24. 신경외과학 3rd edition, 대한신경외과학회 (2005).
25. 나카바시야 노부오 등. 정동준, 박용순 역. 생체재료학. 성균관 대학교 출판부 (2004).
26. 박광성, 윤택림 등. 생체재료와 조직공학. 전남대학교 출판부 (2000).
27. 강길선, 이해방. 의료용 고분자. 문운당 (2001).
28. 유지, 이일우. 조직공학과 재생의학. 군자출판사 (2002).
29. M. Putzier, P. Strube ea al, J Neurosurg Spine. 8: 536-543 (2008).
30. IW Lee, JP Vacanti, JR Madsen. Neurological Research. 22: 105-110 (2000).
31. WW Ashley, TS Park. J Neurosurg Pediatrics. 105: 452-456 (2006).
32. JK liu et al. Neurosur Focus. 16(3).
33. 조태준, 이기석, 대한골절학회지, 19-1, 109-116 (2006).
34. 정형외과학, 제6판 1권, 62-66 (2006).
35. S. Kurtz, C. Rimnac et al. In vivo degradation of polyethylene liners after gamma sterilization in Air. J Bone Joint Surg 87 815-823 (2005).
36. B. Jonathan H. Garth, Handbook of Biomaterial Properties, 1st ed., (1998).
37. C. Willis, Campbell: Operative Orthopaedics, 10th ed., 224-232 (2003).
38. J.J. Callaghan, A.G. Rosenberg, H.E. Rubash, The adult hip, 1st ed., 87-157 (1998).
39. J. Michael Kabo, Biomaterial for Use in Orthopaedic Surgery. Hip Arthroplasty, 1st ed., 29-31 (1991).
40. J.N. Insall, H.D. Clarke. Historic development, classification, and characteristics

of knee prosthesis. Insall & Scott surgery of the knee, 5th ed. 97-98 (2012).

41. T.M. Wright, S.A. Maher. Biomaterials. Orthopaedic basic science: foundations of clinical practice. 3rd ed. Rosemont, IL: American Academy of Orthopaedic Surgeons 65-86 (2007).
42. S. Kurtz (Ed.), The UHMWPE Handbook: Ultra-High Molecular Weight Polyethylene in Total Joint Replacement. Elsevier Science & Technology Books. (2004)
43. J.M. Patrascu, U. Freymann, C. Kaps, D.V. Poenaru. Repair of a post-traumatic cartilage defect with a cell-free polymer-based cartilage implant: a follow-up at two years by MRI and histological review, Bone Joint J 92(8), 1160-1163 (2010)
44. B. Johnstone, M. Alini, M. Cucchiarini, G.R. Dodge, D. Eglin, F. Guilak. Tissue engineering for articular cartilage repair--the state of the art. Eur Cell Mater 25, 248-267 (2013)
45. H. Bouyarmane, P Beaufils, N. Pujol, J. Bellemans, S. Roberts, T. Spalding et al. Polyurethane scaffold in lateral meniscus segmental defects: clinical outcomes at 24 months follow-up. Orthop Traumatol Surg Res 100(1), 153-157 (2014)
46. Morrison PW, Khutoryanskiy VV. Advances in ophthalmic drug delivery. Therapeutic delivery. Dec 2014; 5(12): 1297-1315.
47. Avadhanam VS, Smith HE, Liu C. Keratoprostheses for corneal blindness: a review of contemporary devices. Clinical ophthalmology. 2015; 9: 697-720.
48. Tan DT, Dart JK, Holland EJ, Kinoshita S. Corneal transplantation. Lancet. May 5 2012; 379(9827): 1749-1761.
49. Akpek EK, Alkharashi M, Hwang FS, Ng SM, Lindsley K. Artificial corneas versus donor corneas for repeat corneal transplants. The Cochrane database of systematic reviews. 2014; 11: CD009561.
50. Jiraskova N, Rozsival P, Burova M, Kalfertova M. AlphaCor artificial cornea: clinical outcome. Eye. Sep 2011; 25(9): 1138-1146.
51. Dexl AK, Jell G, Strohmaier C, et al. Long-term outcomes after monocular corneal inlay implantation for the surgical compensation of presbyopia. Journal of cataract and refractive surgery. Mar 2015; 41(3): 566-575.

52. Parker JS, van Dijk K, Melles GR. Treatment options for advanced keratoconus: A review. Survey of ophthalmology. Sep-Oct 2015; 60(5): 459-480.
53. Yellepeddi VK, Sheshala R, McMillan H, Gujral C, Jones D, Raghu Raj Singh T. Punctal plug: a medical device to treat dry eye syndrome and for sustained drug delivery to the eye. Drug discovery today. Jul 2015; 20(7): 884-889.
54. Gil-Cazorla R, Shah S, Naroo SA. A review of the surgical options for the correction of presbyopia. The British journal of ophthalmology. Apr 23 2015.
55. Liu YC, Wong TT, Mehta JS. Intraocular lens as a drug delivery reservoir. Current opinion in ophthalmology. Jan 2013; 24(1): 53-59.
56. Kang-Mieler JJ, Osswald CR, Mieler WF. Advances in ocular drug delivery: emphasis on the posterior segment. Expert opinion on drug delivery. Oct 2014; 11(10): 1647-1660.
57. Chuang AT, Margo CE, Greenberg PB. Retinal implants: a systematic review. The British journal of ophthalmology. Jul 2014; 98(7): 852-856.
58. Luo YH, da Cruz L. The Argus II Retinal Prosthesis System. Progress in retinal and eye research. Sep 25 2015.
59. Hansmann, Dtsch. Gesekkschaft. Chirurg., 15, 134(1886).
60. G. Binyamin, B.M. Shafi, C.M. Mery, Semin. Pediatr. Surg., 15, 276(2006).
61. S.J. Mathes, Plastic Surgery, 2nd edition, WB Saunders, 2006.
62. B.D. Ratner, Biomaterials science: an introduction to materials in medicine, 2nd edition, Elsevier, 2004.
63. C.C. Snyder, Plast. Recon. Surg., 58, 401(1976).
64. C.J. Damien, J.R. Parsons, J. Appl. Biomater. 2, 187(1991).
65. U. Heise, J.F. Osborn, F. Duwe, Int. Orthop. 14, 329(1990).
66. Georgios I Drosos, et al. World J Orthop. 18, 269(2015).
67. Tuli, S.M., Singh, A.D. Journal of bone and joint surgery. 60, 116(1978).
68. Jeffrey C. Wang. Eur Spine J 16, 1233(2007).
69. J P Bonjour. J Clin Invest. 15, 1287(1997).
70. Isabelle Denrya, Liisa T. Kuhnb. Academy of Dental Materials 2015.
71. J.L. Frodel, S. Lee, Arch. Otolaryngol. Head. Neck. Surg., 124, 1219(1998).

72. B. Mole, Plast. Recon. Surg., 63, 219(1992).
73. V. Campana, G. et al. J Mater Sci Mater Med. 25, 2445(2014).
74. J.G. McCarthy, Plastic Surgery, 1st edition, WB Saunders, 1990.
75. Plastic Surgery. Third Edition, Elsevier Saunders. Peter C. Neligan (Chapter 17. Skin graft. Saja S. Scherer-Pietramaggiori, etc.)
76. Mcheik JN. Plast Reconstr Surg 7, e218(2014).
77. HOWARD GREEN, Proc. Nati. Acad. Sci. 76, 5665(1979).
78. D.K. Ousterhaut, E.J. Stelnicki, Clin. Plast. Surg., 23, 183(1996).
79. B.L. Eppley, B. Dadvand, Plast. Recon. Surg., 118, 98e(2006).
80. K.W. Broder, S.R. Cohen, Plast. Recon Surg., 118, 7S(2006).
81. Bertucci, Vince, Lynde, Carrie B. Plast Reconstr Surg. 136, 132S(2015).
82. Kenji Tomihata and Yoshito Ikada. Journal of Biomedical Materials Research. 37, 243(1997).
83. G.S. Brody, Plast. Recon. Surg., 100, 1314(1997).
84. Global Breast Implants Market 2015-2019, Technavio, Published on: April 22, 2015.
85. 비뇨기과학. 대한비뇨기과학회편. 2007. 일조각.
86. 남성과학. 대한남성과학회편. 2003. 군자출판사.
87. R.H. Reznek, L.B. Talner. Radiol. Clin. North. Am., 22, 393 (1984).
88. G.A. Barbalias, E.N. Liatsikos, G.C. Kagadis, D. Karnabatidis, C. Kalogeropoulou, G. Nikiforidis, D. Siablis. J. Urol., 168, 2383 (2002).
89. S.Y. Nakada, J.J. Soble, S.M. Gardner, J.S. Jr. Wolf, R.S. Figensthau, M.S. Pearle, P.A. Humphrey, R.V. Clayman. J. Endourol., 10, 311 (1996).
90. Pathology of the urinary bladder. Foster. 2005, W.B. Saunders.
91. 배뇨장애와 요실금. 대한배뇨장애 및 요실금학회편. 2003. 일조각.
92. Smith's General Urology, E.A. Tanagho, J.W. McAninch. 2008, Lange.
93. K.J. Macura, R.R. genadry. Abdom. Imaging. 33, 371 (2008).
94. J.S. Starkman, H. Scarpero, R.R. Dmochowski. Curr. Urol. Rep. 7, 405 (2006).
95. H.S. Thomsen. Acta. Radiol. Diagn. 26, 3 (1985).
96. Glenn's Urologic Surgery, Graham, 2004, Lippincott W&W.
97. A.J. Lorenzo, A.E. Khoury. Curr. Opin. Urol. 16, 299 (2006).
98. H.F. Newman, J.D. Northup. Urology, 17, 399 (1981).

99. H. Sadeghi-Nejad. J. Sex. Med. 4, 296 (2007).

100. Wezel F, Southgate J, Thomas DFM. Regenerative medicine in urology. Br J Urol Int. 2011, 108: 1046-1066.

101. Badylak SF, Taylor D, Uygun K. Whole organ tissue engineering: decelluarization and recellularization of three-demensional matrix scaffolds. Ann Rev Biomed Engin. 2011, 13: 27-53.

102. Buday L, Tompa P. Functional classificaion of scaffold proteins and related molecules. FEBS J. 2010, 277: 4348-4355.

103. FE Tögel, C Westenfelder. Kidney Protection and Regeneration Following Acute Injury: Progress Through Stem Cell Therapy. Am J Kidney Dis. 2012, 60: 1012-1022.

104. Hiroshi Asanuma H, Vanderbrink, BA, Campbell MT, Hile KL, Zhang H, Meldrum DR, Meldrum KK. Arterially Delivered Mesenchymal Stem Cells Prevent Obstruction-Induced Renal Fibrosis. J Surg Res 2011, 168: e51–e59.

105. Saito A, Kazama JJ, Iino N, Cho K, Sato N, Yamazaki H, Oyama Y, Takeda T, Orlando RA, Shimizu F, Tabata Y, Gejyo F. Bioengineered implantation of megalin-expressing cells: a potential intracorporeal therapeutic model for uremic toxin protein clearance in renal failure. J Am Soc Nephrol. 2003, 14: 2025-2032.

106. Davies J. Engineered renal tissue as a potential platform for pharmacokinetic and nephrotoxicity testing. Drug Discov Today. 2014, 19: 725-729.

107. Lanza RP, Chung HY, Yoo JJ, Wettstein PJ, Blackwell C, Borson N, Hofmeister E, Schuch G, Soker S, Moraes CT, West MD, Atala A. Generation of histocompatible tissues using nuclear transplantation. Nat Biotechnol. 2002, 20: 689-696.

108. Shi JG, Fu WJ, Wang XX, Xu YD, Li G, Hong BF, Wang Y, Du ZY, Zhang X. Tissue engineering of ureteral grafts by seeding urothelial differentiated hADSCs onto biodegradable ureteral scaffolds. J Biomed Mater Res A. 2012, 100: 2612-2622.

109. Xu Y, Fu W, Wang Z, Li G, Zhang X. A tissue-specific scaffold for tissue engineering-based ureteral reconstruction. LoS One. 2015, 10: e0120244.

110. Adamowicz J, Kowalczyk T, Drewa T. Tissue engineering of urinary bladder - current state of art and future perspectives. Cent Eur J Urol 2013, 66: 202-206.

111. Corona BT, Ward CL, Baker HB, Walters TJ, Christ GJ. Implantation of In Vitro Tissue Engineered Muscle Repair Constructs and Bladder Acellular Matrices Partially Restore In Vivo Skeletal Muscle Function in a Rat Model of Volumetric Muscle Loss Injury. Tissue Eng Part A 2010, 16: 1769-1779.

112. Kates M1, Singh A, Matsui H, Steinberg GD, Smith ND, Schoenberg MP, Bivalacqua TJ. Tissue-engineered urinary conduits. Curr Urol Rep. 2015, 16(3): 8.

113. Hart ML, Izeta A, Herrera-Imbroda B, Amend B, Brinchmann JE. Cell Therapy for Stress Urinary Incontinence. Tissue Eng Part B Rev. 2015, 21: 365-376.

114. Jack GS1, Almeida FG, Zhang R, Alfonso ZC, Zuk PA, Rodríguez LV. Processed lipoaspirate cells for tissue engineering of the lower urinary tract: implications for the treatment of stress urinary incontinence and bladder reconstruction. J Urol. 2005,

115. Wang DJ, Li MY, Huang WT, Lu MH, Hu C, Li K, Qiu JG, Gao X. Repair of urethral defects with polylactid acid fibrous membrane seeded with adipose-derived stem cells in a rabbit model. Connect Tissue Res. 2015, 56: 434-439.

116. Karpenko AN, Dworkin JP, Meleca RJ, Stachler RJ. Ann Otol Rhinol Laryngol 927-34, 112(2003).

117. Kwon TK, Rosen CA, Gartner-Schmidt J. J Voice 668-73, 19 (2005).

118. Lemperle G, Hazan-Gauthier N, Lemperle M. Plast Reconstr Surg 627-34, 96 (1995).

119. Rosen CA, Thekdi AA. J Voice 387-91, 18 (2004).

120. Chang JS, Becker SS, Park SS. Curr Opin Otolaryngol Head Neck Surg 336-43 (2004).

121. Song HM, Lee BJ, Jang YJ. Arch Otolaryngol Head Neck Surg. 485-9, 134 (2008).

122. Martin AD, Harner SG. Laryngoscope. 61-4, 114 (2004).

123. Truy E, Naiman AN, Pavillon C, Abedipour D, Lina-Granade G, Rabilloud M. Otol Neurotol. 492-8, 28 (2007).

124. Kojima K, Bonassar LJ, Roy AK, Mizuno H, Cortiella J, Vacanti CA. FASEB J 823-8, 17(2003).

125. Walton RL, Beahm EK. Plast Reconstr Surg 234-49, 110 (2002).

126. Kamil SH, Vacanti MP, Aminuddin BS, Jackson MJ, Vacanti CA, Eavey RD. Laryngoscope 867-70, 114 (2004).

127. Rotter N, Aigner J, Naumann A, Planck H, Hammer C, Bumester G, et al. J Biomed Mater Res A 347-56, 42 (1998).

128. Warnke PH, Springer ING, Wiltfang J. Lancet 766–70, 364 (2004).

129. Clinical transplantation of a tissue-engineered airway. Macchiarini P, Jungebluth P, Go T, Asnaghi MA, Rees LE, Cogan TA, Dodson A, Martorell J, Bellini S, Parnigotto PP, Dickinson SC, Hollander AP, Mantero S, Conconi MT, Birchall M

찾아보기

T

U~W

기타

ㄱ

ㄴ

ㄷ

ㄹ

ㅁ

ㅂ

ㅅ

ㅇ

ㅈ

ㅊ

ㅎ

생체재료학 -제2판-

| 저　　자 한국생체재료학회
| 발 행 인 김지영
| 발 행 처 자유아카데미
| 주　　소 경기도 파주시 회동길 37-42
파주출판도시
| 전　　화 031-955-1321
| 팩　　스 031-955-1322
| 홈페이지 www.freeaca.com
| 전자우편 main@freeaca.com(대표)
editor@freeaca.com(편집)
crm@freeaca.com(영업)
| 등　　록 제406-2003-017호, 1980. 7. 12
| 제2판1쇄 2016년 2월 25일 발행
| 제2판3쇄 2022년 1월 20일 발행
| 정　　가 39,000원

저자와의 협의하에 인지생략

ISBN 979-11-5808-073-0　93500